K.-H. Staubach/L. Straub, T. Kreutzig, B. Guzek, A. Limberger

Viererband: Kleine operative Fächer

Karl-Hermann Staubach/Lisbeth Straub,
Thomas Kreutzig, Bernd Guzek, Anette Limberger

Viererband
Kleine operative Fächer

Kurzlehrbuch
Urologie, Augenheilkunde, HNO, Orthopädie

4., aktualisierte Auflage

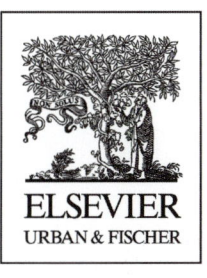

URBAN & FISCHER

München · Jena

Zuschriften und Kritik an:
Elsevier GmbH, Urban & Fischer Verlag, Lektorat Medizinstudium, Karlstraße 45, 80333 München E-Mail: medizinstudium@elsevier.de

Wichtiger Hinweis für den Benutzer
Die Erkenntnisse in der Medizin unterliegen laufendem Wandel durch Forschung und klinische Erfahrungen. Die Autoren dieses Werkes haben große Sorgfalt darauf verwendet, dass die in diesem Werk gemachten therapeutischen Angaben (insbesondere hinsichtlich Indikation, Dosierung und unerwünschten Wirkungen) dem derzeitigen Wissensstand entsprechen. Das entbindet den Nutzer dieses Werkes aber nicht von der Verpflichtung, anhand der Beipackzettel zu verschreibender Präparate zu überprüfen, ob die dort gemachten Angaben von denen in diesem Buch abweichen und seine Verordnung in eigener Verantwortung zu treffen.

Bibliografische Information Der Deutschen Nationalbibliothek
Die Deutsche Nationalbibliothek verzeichnet diese Publikation in der deutschen Nationalbibliografie; detaillierte bibliografische Daten sind im Internet unter http://dnb.d-nb.de abrufbar.

Alle Rechte vorbehalten
1. Auflage 1993
2. Auflage 1995
3. Auflage 2000
4. Auflage 2008

© Elsevier GmbH, München
Der Urban & Fischer Verlag ist ein Imprint der Elsevier GmbH.

08 09 10 11 12   6 5 4 3 2 1

Das Werk einschließlich aller seiner Teile ist urheberrechtlich geschützt. Jede Verwertung außerhalb der engen Grenzen des Urheberrechtsgesetzes ist ohne Zustimmung des Verlages unzulässig und strafbar. Das gilt insbesondere für Vervielfältigungen, Übersetzungen, Mikroverfilmungen und die Einspeicherung und Verarbeitung in elektronischen Systemen.

Programmleitung: Dr. med. Dorothea Hennessen
Lektorat: Isabella de la Rosée, Veronika Sonnleitner
Redaktion: Isabella de la Rosée
Herstellung: Cornelia Reiter, Renate Hausdorf
Satz: Mitterweger & Partner, Plankstadt
Druck und Bindung: Uniprint International BV, The Bookfactory
Umschlaggestaltung: SpieszDesign, Neu-Ulm
Gedruckt auf Primaset 90 g

ISBN: 978-3-437-42191-4

Aktuelle Informationen finden Sie im Internet unter www.elsevier.de und www.elsevier.com

Vorwort zur 4. Auflage

Liebe Leserinnen und Leser,

wir freuen uns, Ihnen die 4., komplett aktualisierte Auflage des ehemaligen „Renz, Fünferbandes – Kleine operative Fächer" vorstellen zu dürfen. Aufgrund der veränderten Situation durch die neue AO entfällt der fünfte Teil Zahn-Mund-Kieferheilkunde. Optimal angepasst an den GK bietet diese Auflage einige Neuerungen: Neben den blauen Pfeilen, die Textpassagen umschließen, die zur Beantwortung der Fragen der letzten zehn Examina dienen, finden Sie am rechten Rand vieler Überschriften Ausrufezeichen, die die Prüfungsrelevanz symbolisieren.

!!! = absolut prüfungsrelevant – sehr gut lernen! Mit drei Ausrufezeichen sind die Kapitel gekennzeichnet, zu denen bisher häufig Fragen gestellt wurden und die von ihrem Inhalt her absolut prüfungsrelevant sind.

!! = prüfungsrelevant – gut lernen. Mit zwei Ausrufezeichen sind die Kapitel gekennzeichnet, zu denen hin und wieder Fragen gestellt wurden.

! = bedingt prüfungsrelevant. Mit einem Ausrufezeichen sind die Kapitel gekennzeichnet, zu denen bisher nur ein bis zwei Fragen gestellt wurden.

Zusätzlich gibt es Flussdiagramme zu den wichtigsten Differentialdiagnosen des jeweiligen Faches. Ein großes didaktisches Plus stellen die reichhaltige Bebilderung und die umfassende Erweiterung des Farbteils dar.

Wir wünschen Ihnen allen viel Freude mit diesem Werk und Erfolg im Examen!

Veronika Sonnleitner,
Lektorat Medizinstudium
München, im Sommer 2007

Danksagung

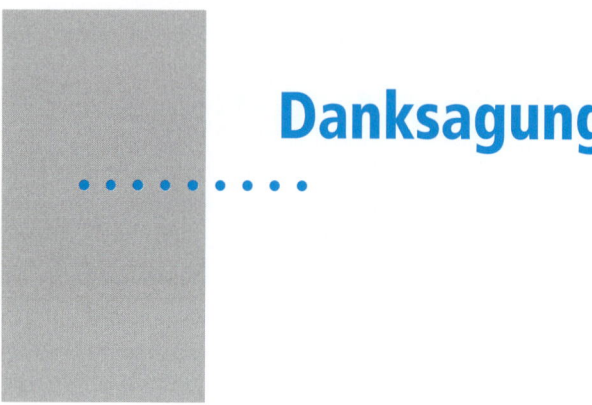

Leider konnte aus zeitlichen Gründen Herr Ulrich Renz nicht die Herausgeberschaft übernehmen. Wir möchten uns an dieser Stelle bedanken für die jahrelange ausgezeichnete Zusammenarbeit als Autor und Herausgeber.

Ebenfalls bedanken möchten wir uns bei Herrn Karl-Hermann Staubach, der sich freundlicherweise bereit erklärte, die Orthopädie-Kapitel von Frau Lisbeth Straub zu überarbeiten.

Gesamtinhalt

Urologie	1
Augenheilkunde	117
Hals-Nasen-Ohrenheilkunde	227
Orthopädie	361
Farbtafeln am Ende des Buches	I–XV

Quellenverzeichnis

[1] Franzen, A.: Kurzlehrbuch Hals-Nasen-Ohren-Heilkunde. 3. Aufl. 2007, Elsevier Urban & Fischer München

[2] Bruch, H.-P./Trentz, O.: Chirurgie. 5. Aufl. 2006, Elsevier Urban & Fischer München

[3] Liebsch, R.: Augenheilkunde. 1999, Urban & Fischer München

[4] Liebsch, R.: Kurzlehrbuch Neurologie. 2. Aufl. 2001, Elsevier Urban & Fischer München

[5] Benninghoff, A./Drenckhahn, D. (Hrsg.): Anatomie. Band 2. 16. Aufl. 2004, Elsevier Urban & Fischer München

[6] Wetterauer, U./Ruitshauser, G./Sommerkamp, H. (Hrsg.): Urologie. 1995, de Gruyter Berlin.

[7] Eichenauer, R./Sandmann, J./Vanherpe, H.: Klinikleitfaden Urologie. 3. Aufl. 2003, Urban & Fischer München

[8] Breusch, S./Mau, H./Sabo, D. (Hrsg.): Klinikleitfaden Orthopädie. 5. Auflage 2006, Elsevier Urban & Fischer München

[9] Rössler, H./Rüther, W.: Orthopädie und Unfallchirurgie. 19. Aufl. 2007, Elsevier Urban & Fischer München

[10] Nürnberger, H.-R./Hasse, F.-M./Pommer, A. (Hrsg.): Klinikleitfaden Chirurgie. 4. Aufl. 2006, Elsevier Urban & Fischer München

[11] Souza-Offtermatt, G./Staubach, K.-H./Sterk, P./Udolph, A.: Intensivkurs Chirurgie. 2004, Elsevier Urban & Fischer München

[12] Mediscript Examensbände 2. Staatsexamen, 3/96–3/2005. Elsevier Urban & Fischer München

[13] Burk, A./Burk, R.: Checkliste Augenheilkunde. 3. Aufl. 2005, Thieme Stuttgart

[14] Trepel, M.: Neuroanatomie. 3. Aufl. 2003, Elsevier Urban & Fischer München

[15] Jesserer-Kirchmayr: Die präsenile und die senile Involutionsosteoporose. Documenta rheumatologica Geigy 8, 1955.

[16] Bernau, A.: Orthopädisch-traumatologische Röntgendiagnostik. 4. Aufl. 2004, Elsevier Urban & Fischer München

[17] Classen, M. *et al.*: Differentialdiagnose auf einen Blick. 2002, Urban & Fischer München.

Abkürzungsverzeichnis

5-JÜR	5-Jahres-Überlebensrate	CRP	C-reaktives Protein
β-HCG	humanes Choriongonadotropin	CT	Computertomographie
ACTH	adrenocorticotropes Hormon	**d**B	Dezibel
AEP	akustisch evozierte Potentiale	DCS	dynamische Kondylenschraube
AFP	α-Fetoprotein	DD	Differentialdiagnose
AGS	Adrenogenitales Syndrom	DEXA	dual energy X-ray absorptiometry, Röntgenabsorptiometrie
ALS	amyotrophe Lateralsklerose	DIC	disseminierte intravasale Gerinnung
AMD	altersabhängige Makuladegeneration	DIP	distales Interphalangeal-Gelenk
ANV	akutes Nierenversagen	DJ	Doppel-J-Katheter
a.p.	anterior-posterior	DK	Dauerkatheter
ASR	Achillessehnenreflex	DNOAP	diabetisch-neuropathische Osteoarthropathie
ASSR	Auditory Steady State Responses		
AUG	Ausscheidungsurogramm	dpt	Dioptrien
BAHA	Bone Anchored Hearing Aid	DPOAE	Distorsionsprodukte otoakustischer Emissionen
BCG	Bacillus Calmette-Guérin	DRU	digitorektale Untersuchung
BCR	Bulbocavernosus-Reflex	DSA	digitale Subtraktionsangiographie
BERA	Brainstem Evoked Response Audiometry	**E**CochG	Elektrocochleographie
BOO	Bladder Outlet Obstruction	ED	Encephalomyelitis disseminata
BPE	Beningn Prostatic Enlargement	ED	erektile Dysfunktion
BPH	benigne Prostatahyperplasie	EEG	Elektroenzephalographie
BPO	Benign Prostatic Obstruction	EKG	Elektrokardiogramm
BPS	benignes Prostata-Syndrom	EMB	Ethambutol
BSG	Blutkörperchensenkungsgeschwindigkeit	EMG	Elektromyographie
		ENG	Elektronystagmographie
BSR	Bizepssehnenreflex	ENoG	Elektroneuronographie
BWK	Brustwirbelkörper	EPL	extrakorporale piezoelektrische Lithotripsie
BWS	Brustwirbelsäule		
CAPD	chronisch ambulante Peritonealdialyse	ERA	Electric Response Audiometry
		ERO	evoked response olfactometry
c.c.	cum correctione	ESWL	extrakorporale Stoßwellenlithotripsie
CCD-Winkel	Centrum-Collum-Diaphysenwinkel	**F**AEP	frühe akustisch evozierte Potentiale
CERA	Cortical Evoked Respose Audiometry	FEES	Flexible Endoscopic Evaluation of Swallowing
Ch	Charrière	FSH	follikelstimulierendes Hormon
CM	Cochlear Microphonics		

GFR	glomerulären Filtrationsrate	**N**BKS	Nierenbeckenkelchsystem
GnRH	Gonadotropin releasing hormone	nCPAP	Nasal Continuous Positive Airway Pressure
γ-GT	γ-Glutamyltranspeptidase		
GN	Glomerulonephritis	NET	Nerve Excitability Test
		NLG	Nervenleitungsgeschwindigkeit
Hb	Hämoglobin	NMR	nuklearmagnetische Resonanz (Kernspintomographie)
HCG	humanes Choriongonadotropin		
HDI	Harnleiterdarmimplantation	NNH	Nasennebenhöhlen
Hk	Hämatokrit	NNR	Nebennierenrinde
HL	Hearing Level		
HMG	human menopausal gonadotropin	**O**A	Oberarm
HoLEP	Holmium-Laser-Enukleation	OAB	überaktive Blase
HPT	Hyperparathyreoidismus	OAE	otoakustische Emissionen
HTEP	Hüftgelenk-Totalendoprothese	OAT	Oligo-Astheno-Teratozoospermie
HVL	Hypophysenvorderlappen	OSAS	obstruktives Schlaf-Apnoe-Syndrom
HWI	Harnwegsinfekt	OSG	oberes Sprunggelenk
HWK	Halswirbelkörper		
HWS	Halswirbelsäule	**p**.a.	posterior-anterior
Hz	Hertz	Pa	Pascal
		PAH	Paraaminohippursäure
IE	Internationale Einheiten	PAO	periartikuläre Ossifikation
ILK	interstitielle Laserkoagulation	PDE	Phosphodiesterase
i.m.	intramuskulär	PE	Probeexzision
ING	Isotopennephrogramm	PGE	Prostaglandin E
INH	Isoniazid	PHPV	persistierender hyperplastischer primärer Glaskörper
IOL	Intraokularlinsen		
IPL	Interpeaklatenzen	PIP	proximales Interphalangeal-Gelenk
IPP	Induratio penis plastica	PN	Pyelonephritis
IPSS	International Prostate Symptome Score	PNF	propiozeptive neuromuskuläre Fazilitation
i.v.	intravenös	PNL	perkutane Nephrolitholapaxie
		PNP	Polyneuropathie
KBR	Komplementbindungsreaktion	PNS	perkutane Nephrostomie
		PORP	partial ossicular replacement prothesis
LH	luteinisierendes Hormon		
LISL	laserinduzierte Stoßwellenlithotripsie	Proc.	Processus
LISS	Less Invasive Stabilization System	PSA	Prostata-spezifisches Antigen
Lj.	Lebensjahr	PSR	Patellarsehnenreflex
LK	Lymphknoten	PTH	Protioninamid
LUTS	Lower Urinary Tract Symptoms	PVP	photoselektive Vaporisierung der Prostata
LW	Lebenswoche		
LWK	Lendenwirbelkörper	PZA	Pyrazinamid
LWS	Lendenwirbelsäule		
		QoL	Quality of Life
MAG3	Technetium^{99m}-Mercaptoacetylglycerin		
		RAA	Renin-Angiotensin-Aldosteron-System
MCP	Metacarpophalangealgelenk	RAST	Radioallergosorbenstest
MCU	Miktionszystourethrogramm	RLA	retroperitoneale Lymphadenektomie
MEA	Multiple Endokrine Adenomatose	RMP	Rifampicin
MEN	Multiple Endokrine Neoplasie	RP	retrogrades Pyelogramm
MIC	minimalinvasive Chirurgie	RPR	Radiusperiostreflex
MIOL	multifokale Intraokularlinsen	RR	Blutdruck
MRI	magnetic resonance imaging	RTA	renale tubuläre Azidose
MRT	Magnetresonanztomographie	RUP	retrogrades Ureteropyelogramm
MS	Multiple Sklerose		
MT	Metartasale	**S**AEP	späte akustisch evozierte Potentiale
MTP-Gelenk	Metatarsophalangealgelenk	SAP	Summenaktionspotential
MZU	Miktionszystourethrogramm	s.c.	sine correctione

SEARP	subureterale endoskopische Antireflux-plastik	TUNA	transurethrale Nadelablation
SHF	Schenkelhalsfraktur	TUR	transurethrale Resektion
SISI	Short Increment Sensitivity Index	TUR-B	transurethrale Blasentumorresektion
SKAT	Schwellkörperautoinjektionstherapie	TUR-P	transurethrale Prostataadenomresektion
SM	Streptomycin	TUUC	Trans-uretero-uretero-cutaneostomie
SOAE	spontane otoakustische Emissionen	TUV-P	transurethrale Vaporesektion der Prostata
SP	Summationspotential		
SPL	Sound Pressure Level, Schalldruckpegel	TVT	tension-free vaginal tape
SSEP	somatosensorisch evozierte Potentiale	UA	Unterarm
		UG	Urethrographie
		UNHS	universelles Neugeborenen-Hörscreening
Tbc	Tuberkulose		
Tc^{99m}	Technetium 99 metastabil	UPPP	Uvulopalatinopharyngoplastik
TENS	transkutane elektrische Nervenstimulation	URS	Ureterorenoskop(ie)
		US	Unterschenkel
TEOAE	transitorisch evozierte otoakustische Emissionen	USG	unteres Sprunggelenk
		VCD	Vocal Cord Dysfunction
TORP	total ossicular replacement prothesis	VEGF	vascular endotehlial growth factor
TOT	transobtural tape	VLAP	visuelle Laserablation
TPR	Tibialis-posterior-Reflex	VRA	Visual Reinforcement Audiometry
TRUS	transrektaler Ultraschall	VUG	vegetatives Urogenitalsyndrom
TSR	Trizepssehnenreflex		
TUIP	transurethrale Inzision der Prostata	VUR	vesikoureteraler Reflux
TULIP	transurethrale Laserinzision der Prostata	Z.n.	Zustand nach
TUMT	transurethrale Mikrowellentherapie	ZVD	zentraler Venendruck

Urologie

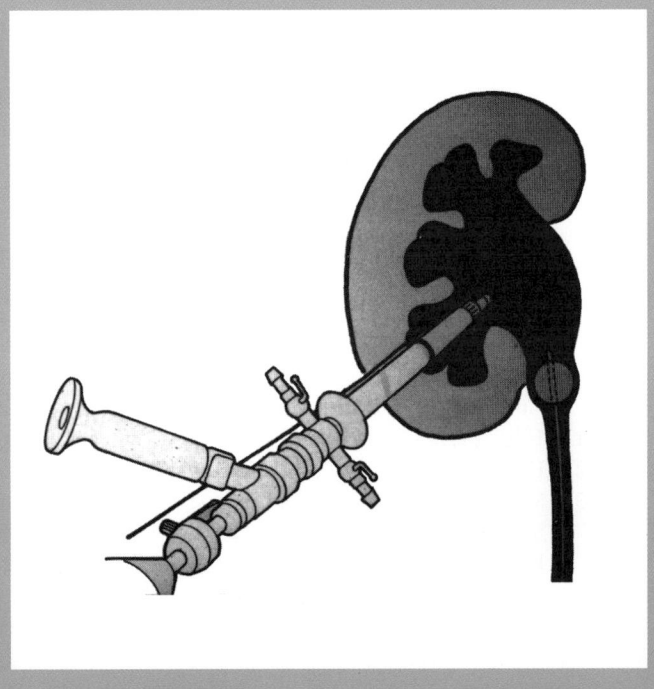

Inhaltsverzeichnis Urologie

1	**Pathomechanismen**	**5**
1.1	Niereninsuffizienz	5
1.1.1	Akutes Nierenversagen (ANV)	5
1.1.2	Chronisches Nierenversagen	6
1.2	Störungen des Urintransports	7
1.3	Renale Hypertonie	9
2	**Urologische Leitsymptome**	**11**
2.1	Veränderte Urinausscheidung	11
2.1.1	Hämaturie	11
2.1.2	Proteinurie	12
2.1.3	Leukozyturie	12
2.1.4	Bakteriurie	12
2.2	Miktionsstörungen	12
2.3	Hämaturie	13
2.4	Schmerz	13
2.4.1	Schmerzcharakter	13
2.4.2	Nieren-/Harnleiterschmerz	14
2.4.3	Blasen-/Harnröhrenschmerz	14
2.4.4	Prostata-/Samenblasenschmerz	14
2.4.5	Skrotalschmerz	14
3	**Urologische Diagnostik**	**15**
3.1	Die Untersuchung des Patienten	15
3.2	Bakteriologische und klinisch-chemische Untersuchung	15
3.2.1	Urin	15
3.2.2	Harnsteinanalyse	17
3.2.3	Sekrete der ableitenden Harnwege	17
3.3	Sonographie	17
3.4	Funktionsdiagnostik	18
3.4.1	Clearance-Untersuchung	18
3.4.2	Isotopendiagnostik	18
3.4.3	Urodynamik	19
3.5	Radiologische Verfahren	19
3.5.1	Ausscheidungsurogramm	19
3.5.2	Spezielle urologische Röntgendiagnostik	19
3.5.3	Weitere diagnostische Verfahren	20
3.6	Transurethrale Diagnostik	21
3.6.1	Katheterismus	21
3.6.2	Endoskopie	22
3.7	Punktionsverfahren	22
3.7.1	Prostatabiopsie	22
3.7.2	Nierenpunktion	22
4	**Urologische Therapie**	**24**
4.1	Allgemeine Therapierichtlinien	24
4.2	Medikamentöse Therapie	24
4.2.1	Therapie der Kolik	24
4.2.2	Antibiotikatherapie	24
4.2.3	Chemotherapie	24
4.2.4	Strahlentherapie	25
4.3	Chirurgische Therapie	25
4.3.1	Niere	25
4.3.2	Harnleiter	26
4.3.3	Blase	26
4.3.4	Prostata	27
4.3.5	Harnröhre	27
4.3.6	Äußeres Genitale	27
4.3.7	Samenleiter	28
4.4	Endoskopische Techniken	28
4.4.1	Diagnostische Endoskopie	28
4.4.2	Therapeutische Endoskopie	28
4.5	Harnableitung	29
4.5.1	Temporäre Harnableitung	29

4.5.2	Permanente Harnableitung	30		7.5	Tumoren des Penis	56
4.6	Lithotripsie	30		7.5.1	Benigne Tumoren	56
4.6.1	ESWL (Extrakorporale Stoßwellenlithotripsie)	30		7.5.2	Maligne Tumoren	56
				7.6	Tumoren des Hodens	57
4.6.2	URS/LISL (Ureterorenoskopische Steinentfernung/ Laserinduzierte Stoßwellenlithotripsie)	31		7.7	Tumoren der Prostata	59
				7.7.1	Benignes Prostata-Syndrom (BPS)	59
				7.7.2	Prostatakarzinom	66
5	**Fehlbildungen**	**32**				
5.1	Niere	32		**8**	**Urolithiasis**	**71**
5.1.1	Nierenagenesie	32		8.1	Steinarten	71
5.1.2	Hypoplasie	32		8.2	Epidemiologie, Ätiologie und Pathogenese	71
5.1.3	Hufeisenniere	32				
5.1.4	Lageanomalien	33		8.2.1	Pathogenese kalziumhaltiger Steine	72
5.1.5	Zystische Nierenveränderungen	33		8.2.2	Pathogenese nicht kalziumhaltiger Steine	73
5.1.6	Doppelniere	34				
5.2	Harnleiter	35		8.3	Nierenstein	73
5.2.1	Subpelvine Stenose	35		8.4	Harnleiterstein	73
5.2.2	Ureter fissus	35		8.5	Blasenstein	76
5.2.3	Ureter duplex	35				
5.2.4	Ureterozele	36		**9**	**Verletzungen**	**78**
5.2.5	Megaureter	36		9.1	Verletzungen der Niere	78
5.3	Blase/Harnröhre	36		9.2	Verletzungen des Ureters	79
5.4	Äußeres Genitale	36		9.3	Verletzungen der Blase	79
5.4.1	Penisdeviation	36		9.4	Verletzungen der Harnröhre	81
5.4.2	Sonstige Fehlbildungen	36		9.5	Verletzungen des äußeren Genitales	82
6	**Entzündungen**	**37**		**10**	**Nebenniere**	**83**
6.1	Allgemeines	37		10.1	Cushing-Syndrom	83
6.2	Unspezifische Entzündungen	38		10.2	Conn-Syndrom (primärer Hyperaldosteronismus)	83
6.2.1	Pyelonephritis	38				
6.2.2	Zystitis	41				
6.2.3	Prostatitis	43		10.3	Adrenogenitales Syndrom (AGS)	84
6.2.4	Vesikulitis (Samenblasenentzündung)	44		10.4	Phäochromozytom	84
6.2.5	Urethritis	44		10.5	Neuroblastom	84
6.2.6	Orchitis	45				
6.2.7	Epididymitis	46		**11**	**Andrologie**	**86**
6.3	Spezifische Entzündungen	47		11.1	Erektile Dysfunktion (ED)	86
6.3.1	Tuberkulose	47		11.2	Infertilität	89
6.3.2	Bilharziose	48		11.2.1	Varikozele	90
6.3.3	Echinokokkose des Harntrakts	49		11.2.2	Deszensusstörungen (Kryptorchismus)	91
7	**Tumoren**	**50**				
7.1	Allgemeines	50		**12**	**Urologische Erkrankungen im Kindesalter**	**92**
7.2	Nierenzellkarzinom	51				
7.3	Tumoren des Nierenbeckens und des Harnleiters	53		12.1	Kongenitale Missbildungen	92
				12.1.1	Missbildungen der Niere	92
7.4	Tumoren der Blase	54		12.1.2	Missbildungen des Harnleiters	93

12.1.3	Missbildungen von Blase und Harnröhre 95		14	**Neurogene Blasenentleerungsstörungen** **103**	
12.1.4	Blasenentleerungsstörungen 96		14.1	Allgemeines 103	
12.1.5	Missbildungen/Lageanomalien des Hodens 96		14.2	Querschnittslähmung 104	
12.1.6	Missbildung des äußeren Genitales 97		**15**	**Notfälle** **105**	
12.2	Enuresis 97		15.1	Harnverhalt, Anurie 105	
12.3	Urologische Tumoren im Kindesalter 98		15.1.1	Harnverhalt 105	
			15.1.2	Anurie 105	
12.3.1	Nephroblastom (Wilms-Tumor) 98		15.2	Kolik 105	
12.3.2	Neuroblastom 98		15.3	Akutes Skrotum 106	
12.3.3	Rhabdomyosarkom 98		15.3.1	Epididymitis 107	
			15.3.2	Orchitis 107	
13	**Urologische Erkrankungen der Frau** **99**		15.3.3	Hodentorsion 107	
			15.3.4	Hydatidentorsion 108	
13.1	Erkrankungen der Niere und der ableitenden Harnwege 99		15.3.5	Hodentumor 108	
			15.3.6	Akute Hydrozele 108	
13.1.1	Entzündungen 99		15.3.7	Hämatozele 108	
13.1.2	Harnwege und Schwangerschaft 100		15.3.8	Inkarzerierte Hernien 109	
13.2	Mögliche Folgeerscheinungen gynäkologischer oder geburtshilflicher Eingriffe 100		15.4	Priapismus 109	
			15.5	Paraphimose 110	
			15.6	Hämaturie 110	
13.3	Urininkontinenz 101		15.7	Urosepsis 111	
13.3.1	Formen der Urininkontinenz 101				
13.3.2	Diagnose und Therapie 101		**16**	**Diagnostische Flussdiagramme** **112**	

1 Pathomechanismen

 Die Urologie als „kleines operatives Fach" befasst sich mit den Erkrankungen der Nieren, Ureteren, Harnblase, Prostata, Harnröhre und männlichen Genitale. Die Abgrenzung zur internistischen Nephrologie, die sich mehr mit den funktionellen Problemen der Nieren befasst, ist teilweise fließend.
Eine gute Grundlagenkenntnis in der Urologie ist für jeden Mediziner wichtig, da urologische Erkrankungen sehr häufig sind. Wohl jeder Arzt wird sich im Laufe seiner medizinischen Tätigkeit einmal mit Patienten zu befassen haben, die z.B. an einem Prostataadenom erkrankt sind oder eine Nierenkolik haben!

1.1 Niereninsuffizienz

Die Niereninsuffizienz ist eine **Einschränkung der Nierenfunktion** mit Erhöhung der harnpflichtigen Substanzen im Serum (Harnstoff, Kreatinin).

Die durchschnittliche Urin-Tagesproduktion beträgt 1000–1500 ml. Urinmengen unter 500 ml/d werden als **Oligurie** (☞ auch Kap. 15 und Kap. 16, Abb. 16.1), Urinmengen unter 100 ml/d als **Anurie** bezeichnet. Fehlt die Urinproduktion, nennt man das eine **komplette Anurie** (☞ auch Kap. 15 und Kap. 16, Abb. 16.1). Bei der **Polyurie** werden Urinmengen von über 2 l pro Tag ausgeschieden.
Das **Nierenversagen** kann in eine akute, eine chronische sowie eine terminale Form unterteilt werden.

1.1.1 Akutes Nierenversagen (ANV)

Beim akuten Nierenversagen (ANV) kommt es bei nicht vorgeschädigten Nieren zu einer **reversiblen Verminderung des Einzelnephronfiltrats** (erkennbar durch Anstieg der Retentionswerte und Oligo-/Anurie). Das nicht oligurische ANV hat eine günstigere Prognose. Die aus verschiedenen Ursachen auftretende **Tubulusnekrose** ist die zugrunde liegende pathologische Veränderung des ANV.

Nach der Ätiologie teilt man das ANV in **drei Gruppen** ein (☞ Abb. 1.1):
- prärenales
- renales
- postrenales Nierenversagen.

Prärenales Nierenversagen
Vorkommen bei:
- **Hypovolämie:** häufigste Ursachen sind Schock, Sepsis, große Blutverluste, Wasser- und Elektrolytverluste (z.B. Durchfall, Erbrechen), hypertone Dehydratation (Kalium-, Natrium- und Hb-Anstieg)
- ▶ **Ischämie:** bedingt durch Embolie, Thrombose, Tumor, Nierenstielabriss. Ferner bei Myoglobin- und Hämoglobinämie, z.B. durch Gewebsquetschung (Crushniere). Eine Crushniere kann auch nach intensiver sportlicher Betätigung auftreten (Rhabdomyolyse). ◀
- **TUR-Syndrom:** kann Folge einer transurethralen Prostataadenomresektion sein. Durch Eröffnung von Venensinus besteht die Gefahr der

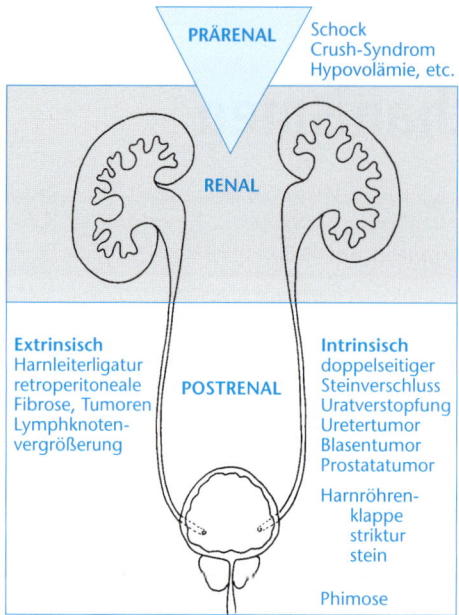

Abb. 1.1: Ursachen des Nierenversagens

Symptome

Zunächst steht die Klinik der extrarenalen Ursachen im Vordergrund (Trauma, Operation, Schock). Das Hauptsymptom ist die **Abnahme der Urinausscheidung**. Bei längerer Dauer kommt es zu Übelkeit, Müdigkeit, Brechreiz, Tachy-/Dyspnoe (Fluid lung).

Laborchemisch: Kreatinin- und Harnstoffanstieg. Später können eine Hyperkaliämie (RR-Abfall, Arrhythmie, Kammerflimmern), Hyponatriämie (Gefahr des Hirnödems) sowie eine metabolische Azidose hinzukommen.

Therapie

Prärenale und renale Ursachen ☞ Innere Medizin.
Beim **postrenalen ANV** müssen die zugrunde liegenden **Ursachen möglichst rasch beseitigt werden**. Wichtigstes Prinzip ist die Sicherung des Urinabflusses!
Je nach Ursache kann dies durch eine **innere Urinableitung** (Doppel-J-Katheter; Syn.: „innere Schiene", „Pigtail") oder durch eine **Urinableitung nach außen** (perkutane Nephrostomie) erfolgen. Bei einer **Prostatahyperplasie** mit subvesikaler Obstruktion und Harnstauungsnieren mit ANV kann die **Katheterisierung** (transurethral/suprapubisch) Therapie der Wahl sein, bei einer **Harnröhrenstriktur** ggf. ein **suprapubischer Katheter**, wenn ein transurethraler Katheter nicht möglich ist.

> **Merke!**
> Es muss eine bilanzierte Flüssigkeitszufuhr, ggf. auch ein Elektrolytausgleich, erfolgen.

Einschwemmung isotoner Spülflüssigkeit. Dies führt zu hypotoner Hyperhydratation → Wasserintoxikation → metabolische Azidose → Schock.

Renales Nierenversagen
Ursache ist die **Schädigung des Nierenparenchyms**.
- ▶ **Primäre Nephropathien:** akute Glomerulonephritis, Pyelonephritis, Hyperurikämie (Uratverstopfung), Panarteriitis nodosa etc. ◀
- **Nephrotoxine:** anorganisches Quecksilber, Tetrachlorkohlenstoff, Schwermetalle, Chromate, Pilz- und Schlangengifte, Äthylenglykol und viele andere Substanzen sind direkt nephrotoxisch.

Postrenales Nierenversagen („urologisches Nierenversagen")
Hier kommt es als Folge einer **Harnwegsobstruktion** zu einer reaktiv verminderten Tubulusperfusion.

Die Obstruktion kann folgende Ursachen haben:
- **doppelseitiger Steinverschluss:** kommt insgesamt selten vor (Harnsäuresteine)
- **doppelseitige Ureterenkompression:** retroperitoneale Fibrose (M. Ormond), Ligatur
- primäre, sekundäre oder funktionelle **Einzelniere mit Obstruktion** (z. B. Harnleiterstein).

1.1.2 Chronisches Nierenversagen

Die Ausprägung der Niereninsuffizienz hängt von der Zahl der untergegangenen Nephrone ab. Der Nephronuntergang kann herdförmig (**Pyelonephritis** = PN) oder diffus (**Glomerulonephritis** = GN) vorliegen.
Aus dem akuten Nierenversagen kann sich eine chronische Niereninsuffizienz entwickeln, wenn die zugrunde liegende Ursache nicht beseitigt wird.

Ätiologie
Ursachen des chronischen Nierenversagens:
- häufigste Ursachen: glomeruläre Nephropathien, Pyelonephritis

- Hypertonie und Kollagenosen (durch Gefäßbefall und Zerstörung der Glomeruli)
- Stoffwechselerkrankungen wie Diabetes mellitus, Amyloidose, Hyperurikämie sowie der Hyperparathyreoidismus (HPT): können die Glomeruli durch Einlagerung von Mukopolysacchariden bzw. Harnsäure oder Kalzium schädigen
- chronische Harnwegsobstruktionen (z.B. durch Prostataadenom, Prostatakarzinom, Harnröhrenstriktur, Urothelkarzinom)

Symptome
Das chronische Nierenversagen **beginnt schleichend** und wird von den Patienten häufig erst spät bemerkt. Müdigkeit, Schwäche und Inappetenz sind uncharakteristische Zeichen.

Unmittelbare Folgen der chronischen Niereninsuffizienz sind: Natriumverlust, Kaliumanstieg, Harnsäure- und Kreatininanstieg, metabolische Azidose (Ammoniakausscheidung ↓), Hypokalzämie und Isosthenurie.

Konsekutiv können auftreten: renale Osteodystrophie (gestörter Vitamin-D-Stoffwechsel, sekundärer HPT), gastrointestinale Störungen (urämische Gastritis), Anämie (verminderte Produktion von Erythropoetin), kardiopulmonale Störungen (Hypertonie, urämische Perikarditis) sowie Störungen des ZNS (Elektrolytverschiebungen).

Als Reaktion auf den Nephronuntergang kommt es zu einer **kompensatorischen Hypertrophie gesunder Nephrone (Intakt-Nephron-Hypothese)**. Daraus resultiert eine erzwungene osmotische Diurese, um einen stabilen, kompensierten Zustand zu erhalten. Dieser kann über Jahre konstant bleiben.

Ist die Niere nicht mehr zur Kompensation fähig, entsteht die **terminale Niereninsuffizienz**, die zu den genannten Symptomen führt.

Therapie
- bilanzierte Flüssigkeitszufuhr (z.B. Ausgleich des Flüssigkeitsverlustes bei Zwangs-Polyurie)
- je nach Salzverlust entsprechende Einschränkung oder Zufuhr
- Behandlung der Hypertonie

Im Stadium der **terminalen Niereninsuffizienz** kann die Behandlung nur noch durch Dialyse oder Nierentransplantation erfolgen.

Das Ziel der **Dialyse** (Hämodialyse, chronisch ambulante Peritonealdialyse = CAPD, Hämofiltration, Heimdialyse) ist der Entzug der harnpflichtigen Substanzen aus dem Organismus, die Korrektur der Azidose und die Flüssigkeitsreduktion.

Durch die **Nierentransplantation** wird die Wiederherstellung der „normalen" Lebensqualität (Unabhängigkeit von der Dialyse) angestrebt.

Indikationen sind progrediente Niereninsuffizienz, kongenitale Missbildungen, Nierentraumen und Schäden an einer Einzelniere.

Kontraindikationen sind Malignome, Systemerkrankungen als Ursachen der Niereninsuffizienz sowie Multiorganschäden.

1.2 Störungen des Urintransports

Der Urintransport beginnt in den Glomeruli der Nierenrinde (Filtration des Primärharns; ca. 150–180 l/d. Von hier fließt der **Primärharn** in das proximale Konvolut des Nephrons, wird über die Henle-Schleife in das distale Konvolut transportiert und gelangt von dort in die Sammelrohre, die in der Papillenspitze münden.

Der **Endharn** (ca. 1,5 l/d) fließt von der Papillenspitze durch Ureter, Blase und Harnröhre bis zur Harnröhrenöffnung (Meatus urethrae externus).

Der Urin wird aus dem Nierenbecken durch Kontraktion in den Harnleiter transportiert. Der **Harnleiter** ist ein Hohlorgan mit glatter Muskulatur und elastischem Bindegewebe, wie auch Magen und Darm. Der Urin wird in einer peristaltischen Welle in die **Blase** befördert.

> **Merke!**
> „Der Ureter ist **kein** Regenrohr!"

Obstruktion

 Ist der Transport ab der Papillenspitze gestört, so liegt eine **Obstruktion** vor.
Die Obstruktion ist die am häufigsten auftretende Urintransportstörung. Je nach Lokalisation werden Urintransportstörungen in suprasvesikal, vesikal und infravesikal unterteilt.

Ätiologie und Pathogenese
- **supravesikale Obstruktion:**
  - **erworben:** Steine (Nierenbeckenkelchsystem, Harnleiter), Blutkoagel, Papillennekrose, Tumoren, Tuberkulose, Kompression von außen (Tumor, Lymphknoten, M. Ormond), Z.n. Bestrahlung, postoperativ
  - **kongenital:** Ureterabgangsstenose, hoher Ureterabgang, Hufeisenniere, retrokavaler Ureter, primärer Megaureter, Ureterozele, vesikoureteraler Reflux (VUR), ektoper Ureter.
- **vesikale Obstruktion:** Blasentumor, Blasenstein, Schrumpfblase (radiogen, interstitielle Zystitis)
- **infravesikale Obstruktion:**
  - **erworben:** Prostatahyperplasie, Prostatakarzinom, Harnröhrentumor, Harnröhrenstriktur, Fremdkörper
  - **kongenital:** Blasenhalsstenose, Urethralklappen, Harnröhrenstenose, Urethradivertikel, Meatusstenose, Phimose

Die Folge einseitiger Obstruktion ist die **reversible Ektasie** von Nierenbeckenkelchsystem (NBKS) und Harnleiter. Bei chronischer Obstruktion entsteht eine **Harnstauungsniere (Hydronephrose):** Das NBKS ist sackartig erweitert (Wassersackniere), das Nierenparenchym atrophisch. Durch den Harnstau im NBKS besteht Infektionsgefahr (Pyelonephritis).

Obstruktion im Harnleiter

Liegt im Harnleiter eine Obstruktion vor, reagiert er zunächst mit **verstärkter Peristaltik**. In der Folge kommt es zur Muskelhypertrophie. Bleibt die Obstruktion bestehen, relaxiert die Muskulatur und das elastische Bindegewebe dehnt sich. Dieser Zustand ist noch reversibel. Bei chronischer Obstruktion entsteht eine **Hydronephrose**.

Häufigste Ursache einer einseitigen, plötzlichen Harnleiterobstruktion sind **Steine**.

Symptome

Einseitige, plötzliche Harnleiterobstruktion: Häufigstes Symptom ist die **Kolik**. Typischerweise verursacht eine Kolik **Flankenschmerzen**, die je nach Lokalisation der Obstruktion nach ventro-kaudal ausstrahlen.
Bei hohem Harnleiterstein erfolgt die Schmerzausstrahlung in Samenstrang und Hoden, bei mittlerem und tief sitzendem Harnleiterstein in die Skrotalhaut bzw. Labia majora und Mons pubis. Der intramural (in der Blasenwand) sitzende Harnleiterstein verursacht Schmerzen im Bereich der vorderen Harnröhre und Glans penis bzw. Klitoris. Typisch ist hier auch eine begleitende Pollakisurie mit ständigem Harndrang.
Häufig wird die Kolik von Unruhe, Übelkeit, Erbrechen und Kaltschweißigkeit begleitet. Meist besteht gleichzeitig eine **Darmatonie**, die bis zum paralytischen Ileus reichen kann.

Bezüglich der Symptomatik der anderen hier aufgeführten Obstruktionen ☞ entsprechende Kapitel.

Diagnose
- **Ausscheidungsurogramm (AUG):** Im AUG zeigt sich die Obstruktion durch eine verzögerte **Kontrastmittelausscheidung** und Stopp der Kontrastmittelsäule über dem Hindernis.

> **Merke!**
> Während einer akuten Kolik ist das AUG wegen der Gefahr der Fornixruptur (als Fornix wird die Nahtstelle zwischen Nierenpapille und Kelch bezeichnet) kontraindiziert! Grund: Kontrastmittel verursachen eine osmotische Diurese.

- **Sonographie**

Die Ausprägung der Harnstauungsniere im Ausscheidungsurogramm oder der Sonographie wird im Allgemeinen nach Emmett (Grad I–V) eingeteilt (☞ Tab. 1.1 und Abb. 1.2).

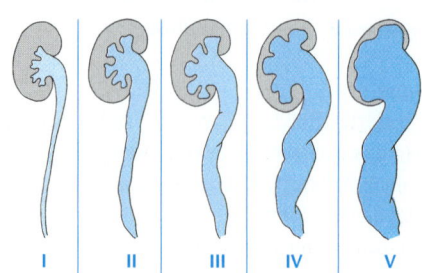

Abb. 1.2: Schweregrade der Harnstauungsniere nach Emmett

Tab. 1.1: Harnstauungsniere nach Emmett

Ausprägung der Harnstauung	Beschreibung
Emmet I	Nierengröße und -parenchym normal, dilatiertes Nierenbeckenkelchsystem (NBKS)
Emmet II	Nierengröße und -parenchym normal bis leicht vergrößert, Harnleiter und NBKS deutlich erweitert, Kelche verplumpt
Emmet III	☞ EII, zusätzlich noch ausgeprägtere Kelchverplumpung mit beginnender Papillenabflachung
Emmet IV	Nieren vergrößert, verschmälertes Parenchym, vollständige Abplattung der Papillen
Emmet V	Parenchym bis auf schmalen Saum vermindert

Therapie
Die Beseitigung des Abflusshindernisses ist das wichtigste Therapiekonzept. Näheres in den entsprechenden Kapiteln.

1.3 Renale Hypertonie

Die chronisch arterielle Hypertonie wird unterteilt in primäre (essentielle) und sekundäre Hypertonie.

Unter den sekundären Formen sind die renalen Ursprungs nicht selten.

Ätiologie und Pathogenese
Ursache der renalen Hypertonie kann eine Erkrankung beider Nieren oder einer Niere sein. **Beidseitig** sind meist **Erkrankungen des Nierenparenchyms**, wie
- chronische Pyelonephritis,
- chronische Glomerulonephritis,
- interstitielle Nephritis,
- Nierenamyloidose oder
- Kollagenosen.
(☞ Innere Medizin).

Erkrankungen, die meist nur **eine Niere** betreffen und zu renaler Hypertonie führen, sind:
- Anomalien wie angeborene Hypoplasie der Niere, Zystenniere, Ureterstriktur, vesikoureteraler Reflux, angeborene Hydronephrose
- Harnleiterobstruktion mit der Folge der Hydronephrose
- Nierentuberkulose
- pyelonephritische Schrumpfniere
- Tumoren: Wilms-Tumor, Nierenzellkarzinom, Reninom, Phäochromozytom
- vaskuläre Veränderungen: Stenose, Embolie oder Aneurysma der Nierenarterie
- Zustand nach Trauma: Page-Niere = Kompression des Nierenparenchyms.

Pathophysiologisch betrachtet, handelt es sich bei der renalen Hypertonie um eine Entgleisung des Renin-Angiotensin-Aldosteron-Systems (RAA, ☞ Abb. 1.3).

> **Merke!**
> Das Erkennen der Ursache ist von therapeutischer Relevanz, da die Hypertonie durch einen operativen Eingriff (Nephrektomie, Beseitigung der Nierenarterienstenose, Ureterverlagerung) häufig behoben werden kann, sofern noch keine schweren Hypertonieveränderungen an den Nieren vorliegen.

Diagnose
- **Sonographie** (Tumorsuche, Größenbestimmung)
- **Ausscheidungsurogramm** (Tumorsuche, Nierengrößenbestimmung, Ureterenverlauf, Stenose)
- **Miktionszystourethrogramm** (Reflux, Harnröhrenstriktur)
- **Isotopennephrogramm** (seitengetrennte Nierenfunktion, urodynamisch wirksames Abflusshindernis)
- **Angiographie** (Tumor, Gefäßveränderungen, Embolie)
- **seitengetrennte Reninbestimmung** in der Nierenvene (auf betroffener Seite mindestens um den Faktor 1,5 erhöht – Reninlateralisierung)
- **Kalium-Bestimmung** (Ausschluss des Conn-Syndroms)
- **Katecholamin-Bestimmung** (Phäochromozytom)
- **Captopril-Test.**

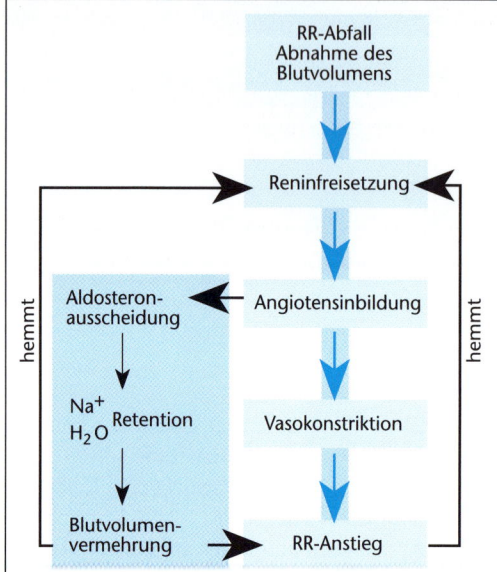

Das Glykoprotein **Renin** wird im juxta-glomerulären Apparat gebildet, der über Druck- und Volumenrezeptoren verfügt (bei sinkender Na^+-Konzentration oder sinkendem RR wird Renin ausgeschüttet).
Renin wandelt das in der Leber gebildete Tetradekapeptid Angiotensinogen in das Dekapeptid Angiotensin I um.
Die ubiquitär vorkommende Plasmapeptidase „Converting-Enzym" spaltet zwei Aminosäuren ab und es entsteht **Angiotensin II**.
Dieses wirkt auf zwei Wegen:
- direkt vasopressiv (40-mal stärker als Noradrenalin)
- Stimulation der Aldosteron-Sekretion
  – vermehrte Natriumretention
  – Erhöhung des Blutvolumens
  – Blutdruckanstieg.

Abb. 1.3: Renin-Angiotensin-Aldosteron-System

2 Urologische Leitsymptome

2.1 Veränderte Urinausscheidung

In diesem Kapitel sollen die wichtigsten urologischen Leitsymptome vorgestellt werden. In der Urologie gibt es viele spezifische Begriffe, die bei dieser Gelegenheit deutlich gemacht werden. Das Kapitel gibt auch einen Überblick über wichtige Symptomatik und deren Zuordnung.

Der **normale, frische Urin** ist gelb (hell bis dunkel), durchsichtig und klar.
Je nach Hydratationszustand ändert sich die Urinmenge und Farbe. Kühlt der Urin ab, können Salze ausfallen (z. B. Urate = Ziegelmehlsediment).
Das **spezifische Gewicht** des Urins schwankt zwischen 1001 und 1030 (Konzentrationsbreite der Niere).
Kann der Urin nicht mehr konzentriert werden, spricht man von **Hyposthenurie** (spezifisches Gewicht < 1010).
Ein ständig um 1010 zu messendes spezifisches Gewicht bezeichnet man als Funktionsstarre = **Isosthenurie**.

2.1.1 Hämaturie

Die Hämaturie ist eine synonyme Bezeichnung für die **pathologische Erythrozyturie**.

Diese kann so stark ausgeprägt sein, dass die Rötung des Urins mit dem bloßen Auge erkennbar **(Makrohämaturie)** oder nur mikroskopisch zu erkennen ist **(Mikrohämaturie)**.

Die Hämaturie ist immer ein Alarmzeichen. Auf Seite 113 finden Sie in Abbildung 16.2. den Algorithmus des Diagnosevorgangs bei Patienten mit Hämaturie.

Bei der Makrohämaturie ist der Urin rosa bis blutrot. Kaffeefarben wird der Urin, wenn sich im sauren Milieu Hämatin bildet.

> **Merke!**
> Die schmerzhafte Makrohämaturie spricht oft (jedoch nicht immer!!) für eine Urolithiasis oder eine Infektion, während die schmerzlose Makrohämaturie immer tumorverdächtig ist.

Man unterscheidet bei der Makrohämaturie:
- **initiale Makrohämaturie:** spricht für Prozess im unteren Harntrakt (Urethritis)
- **terminale Makrohämaturie:** häufig bei Zystitis
- **totale Makrohämaturie:** (gesamte Urinportion blutig) kommt vor allem bei Tumoren vor.

Ätiologie
Tumor, Urolithiasis, Infektion, Glomerulonephritis, Uro-Tbc, Prostataadenom, Prostatakarzinom, Bilharziose, Zystennieren, Blasentumoren, Niereninfarkt, Papillennekrose.

Diagnose
Jede Hämaturie muss so lange als tumorverdächtig gelten, bis dieser ausgeschlossen ist!

Nachweis:
- mikroskopisch: > 2 Erythrozyten pro Gesichtsfeld
- Sangur-Teststreifen.

▶ Körperliche Untersuchung, Urinmikroskopie (dysmorphe Erythrozyten? s. u.), Urinkultur, Sonographie, Nierenübersichtsaufnahme, Ausscheidungsurogramm.

Durch die **Zystoskopie** können ein Blasentumor sowie eine Seitenlokalisation der Blutung nachgewiesen werden.

Ggf. retrogrades Pyelogramm, Angiographie, CT, NMR sollten eine sichere Diagnose erbringen.

Zur Differenzierung der Blutung aus Niere bzw. Blase ist die **Erythrozytenmorphologie** hilfreich. Renale Erythrozyten sind meist deformiert (Ringstruktur, Endozapfen, Exozapfen).

Weitere Ursachen für roten Urin können Hämoglobinurie (Hämolyse bei Transfusionsreaktionen, Vergiftungen, Marsch-Hämoglobinurie), Porphyrinurie, Myoglobinurie (Alkoholintoxikation, Überanstrengung, Starkstrom-Unfall, Polytrauma, AVK), Beeturie (rote Beete) sein. Auch ein Test auf nukleäres Matrixprotein (NMP22) im Urin kann erfolgen und Hinweise auf einen Blasentumor liefern. ◀

2.1.2 Proteinurie

Die **physiologische Proteinurie** beträgt 20–150 mg/Tag.

Proteine mit einem Molekulargewicht < 69.000 Dalton passieren die glomeruläre Membran, werden jedoch normalerweise im Tubulus weitgehend rückresorbiert.

Die Proteinurie kann demnach Folge glomerulärer Veränderungen (Entzündungen, toxisch) oder tubulärer Schäden (Rückresorptionsstörung) sein (☞ Innere Medizin).

Ausgeprägte Proteinurien (> 5 g/Tag) finden sich bei **Glomerulonephritis** bzw. dem **nephrotischen Syndrom**, während die Pyelonephritis deutlich geringere Proteinurien verursacht.

2.1.3 Leukozyturie

Als Leukozyturie wird die **vermehrte Ausscheidung von Leukozyten im Urin** bezeichnet (normal bis 10/mm³). Die Leukozyturie ist ein Hinweis auf **Infektionen** im Bereich des Urogenitaltraktes. Bei der sog. „**sterilen Leukozyturie**" besteht eine vermehrte Leukozytenausscheidung im Urin, ohne dass jedoch auf Standardnährböden Bakterien angezüchtet werden können. Bei Vorliegen einer sterilen Leukozyturie muss daher an eine **Urogenitaltuberkulose** gedacht werden.

2.1.4 Bakteriurie

Vermehrter Nachweis von Bakterien im Urin als Zeichen einer **Infektion**.

> **Merke!**
> Vorsicht vor Verfälschungen! Der Urin muss frisch sein (Bakterien, die erst nach der Uringewinnung im Urin wachsen, sind nicht relevant!).

Die Gefahr der Verunreinigung hängt stark von der Methode der Uringewinnung ab. Im Folgenden sind die Methoden nach abnehmender Wahrscheinlichkeit der Verunreinigung angeordnet (Gefahr hoch → gering): Spontanurin → Mittelstrahlurin → Urin durch Einmalkatheter → Urin durch Blasenpunktion.

2.2 Miktionsstörungen

Zur Beschreibung von Miktionsstörungen werden folgende in Tabelle 2.1 genannten Begriffe verwandt.

▶ **Tab. 2.1: Miktionsstörungen** ◀

Dysurie	Oberbegriff
Algurie	schmerzhafte Miktion
Strangurie	krampfartige Schmerzen bei der Miktion
Pollakisurie	vermehrte Miktionsfrequenz
Polyurie	vermehrtes Urinvolumen
Enuresis	unwillkürliches Einnässen (diurna/nocturna)
Nykturie	gehäufter nächtlicher Harndrang
Pneumaturie	Luftbeimengung
Fäkalurie	Stuhlbeimengung

Normalerweise wird bei einer gewissen Füllungsmenge der Blase über den **Dehnungsreiz** via nervaler Weiterleitung die Miktion in Gang gesetzt. Bei einer Blasenfüllung von 250–350 ml beträgt die Miktionszeit 10–15 s, die maximale Flussrate 20–30 ml/s. Die Blasenentleerung sollte restharnfrei erfolgen.

Störungen des Miktionsablaufs
- Der **Harnverhalt** kennzeichnet das Unvermögen zu miktionieren. Ist die Blase maximal gefüllt, kann wenig Urin im Sinne einer „Überlaufblase" austreten **(Ischuria paradoxa)**.
  Die **Ursache** des Harnverhalts ist meist eine **obstruktive Abflussstörung**, z. B. Prostataadenom (chronische Beschwerden), Fremdkörper (akute Beschwerden) oder neurogene Läsionen (z. B. Multiple Sklerose). Auch postoperativ ist ein Harnverhalt möglich (pharmakologisch oder reflektorisch).
- ▶ Vom Harnverhalt muss stets die **Anurie** (meist prärenal bedingt) abgegrenzt werden:
  – Blasenperkussion
  – sonographische Blasenvolumenbestimmung (leere Blase = Anurie)
  – evtl. Einmalkatheterismus. ◀
- Als **Restharnbildung** bezeichnet man die unvollständige Blasenentleerung. Die **Restharnbestimmung** erfolgt sonographisch nach der Näherungsformel: Länge × Breite × Tiefe × 0,52.
  In Ausnahmefällen kann die Restharnbestimmung auch mittels Einmalkatheter erfolgen.
  Ursachen für Restharnbildung sind z. B. Prostatahyperplasie, Urethrastriktur, Uterus myomatosus oder neurogene Blasenentleerungsstörungen.
  Als **Folgen** der Restharnbildung können dysurische Beschwerden und rezidivierende Harnwegsinfekte auftreten.

Weitere Miktionsstörungen sind:
- die **zweizeitige Miktion** (Nachlaufen von Urin aus einem Blasendivertikel, Nachlaufen von Urin aus der Niere bei vesikoureteralem Reflux)
- die **Stakkatomiktion** als typisch stotternde Miktion, z. B. bei Blasensteinen, Fremdkörpern oder gestielten Tumoren durch Verlegen des Blasenausgangs.

2.3 Hämaturie

(☞ Kap. 2.1.1)

2.4 Schmerz

2.4.1 Schmerzcharakter

Man unterscheidet nach dem **Ort** den lokalen vom fortgeleiteten Schmerz sowie nach der **Art** den Organschmerz (konstant), die wellenförmige Kolik und den Tast- bzw. Druckschmerz (auslösbar).

Lokaler Schmerz

Der lokale Schmerz wird im oder um das Organ verspürt. **Organschmerz** ist ein lokaler, gleich bleibender Schmerz. **Ursache** ist meist eine Volumenzunahme des parenchymatösen Organs. Der Nierenschmerz z. B. ist dumpf und konstant (Th10 bis 12, L1). Er wird im kostovertebralen Winkel, der Flanke und unterhalb der 12. Rippe verspürt (Entzündung. Ödem bei Pyelonephritis, expansiver Tumor, akute Stauung → Kapseldehnung → O_2-Versorgung sinkt → Ischämieschmerz).

Fortgeleiteter Schmerz

Der fortgeleitete Schmerz geht von einem Organ aus, wird aber in einiger Entfernung davon verspürt (z. B. **Harnleiterstein** → Leiste (gemeinsame Innervation durch den N. iliohypogastricus)).

Durch **atypische Lage der Nieren** (z. B. Hufeisenniere) oder beim **M. Ormond** (retroperitoneale Fibrose) kann es durch Nervenplexusreizung oder Harnstauungsnieren zu diffusen Abdominal- oder Rückenschmerzen kommen.

Der **Hodenschmerz** wird im Organ selbst verspürt, aber auch in den Samenstrang fortgeleitet.

Kolik

Koliken können in allen **Hohlorganen** auftreten (Niere, Harnleiter, Gallenblase, Uterus etc.). Es handelt sich um einen plötzlichen, scharfen, stechenden Schmerz, der wellenförmig auftritt und nach seinem Höhepunkt langsam oder plötzlich abklingt.

Begleiterscheinungen sind Unruhe, Übelkeit, Erbrechen, Tachykardie, Peritonealreizung (Blähbauch, Darmatonie), Kaltschweißigkeit, Fieber und Schüttelfrost.

Differentialdiagnostik der Abdominalschmerzen
- **Gallenkolik:** Schmerzen rechter Oberbauch und Ausstrahlung in die Schulter rechts
- **Cholezystitis:** Ausstrahlung in den linken Oberbauch, rechten Unterbauch und Nabel
- **Appendizitis:** diffus, später punctum maximum über McBurney
- **Pankreatitis:** gürtelförmig im Oberbauch und Rücken
- **Ulcus ventriculi:** stechend bohrende Schmerzen im Epigastrium
- **Nieren-/Ureterkolik:** wellenförmige Schmerzen von der Flanke ausgehend, in die Leiste ziehend

2.4.2 Nieren-/Harnleiterschmerz

Ruhende **Nierenbeckenkonkremente** können dumpfe, gleich bleibende Schmerzen verursachen. Kommt es zu Konkrementbewegungen, kann eine Kolik auftreten (von der Niere ausgehend mit Schmerzen im kostovertebralen Winkel und nach ventro-kaudal ausstrahlend). Bei **Harnleiterkonkrementen** hängt die Schmerzausstrahlung von der Lokalisation ab. Eine Kolik kann durch Steine, Blutkoagel, Tumorpartikel oder abgestoßene Papillen verursacht werden.

Auch der **Niereninfarkt** (häufig embolisches Geschehen bei absoluter Arrhythmie) kann Beschwerden verursachen, die einer Kolik ähnlich sind.

Pyelonephritis ☞ Kap. 6.2.1

Paranephritischer Abszess/Karbunkel
Verursacht ähnliche Beschwerden wie die Pyelonephritis (Klopfschmerz und Druckschmerz des Nierenlagers). Ist der Prozess nahe dem M. psoas, können Schmerzen beim Strecken des Beines (Schonhaltung mit angezogenen Beinen) auftreten. Bei kranialer Lokalisation Zwerchfellhochstand, bei medialer Lokalisation Peritonealreizung.

Nierentrauma
Von leichtem Organschmerz bei Kontusionen bis hin zur Kolik bei Koagelabgang. Abwehrspannung bei peritonealer Reizung.

Nierentumor
Dumpfes, diffuses Organgefühl. Erst bei großen Tumoren kommt es zu Verdrängungsschmerz (Magen-, Darmnerven) und Kapselspannung.

2.4.3 Blasen-/Harnröhrenschmerz

Algurie, Pollakisurie, Strangurie und Druckschmerz bei Entzündungen, Füllungs- und Dauerschmerz bei großen Tumoren, Blasentenesmen bei Strahlenzystitis, interstitieller Zystitis.

2.4.4 Prostata-/Samenblasenschmerz

Perineale Schmerzen und Dysurie, Rückenschmerzen, Defäkationsschmerz, Ejakulationsschmerz, spastischer Analsphinkter bei Prostatitis.

2.4.5 Skrotalschmerz

Epididymitis
Druckschmerzhafte Nebenhodenschwellung, Rötung und Schwellung der entsprechenden Skrotalhälfte. Das Prehn-Zeichen ist häufig positiv (Nachlassen des Schmerzes bei Hochlagern des Skrotums).

Hodentorsion
Plötzlicher Hodenschmerz durch Ischämie des Hodens. Prehn-Zeichen negativ, Übelkeit, Erbrechen.

Hodentrauma
Bei Ruptur der Tunica albuginea oder Einblutung in den Hoden kommt es zu heftigsten Hodenschmerzen.

Varikozele
Meist nur leichte ziehende Schmerzen, die in die Leiste und den Unterbauch ausstrahlen.

3 Urologische Diagnostik

 In diesem Kapitel wird auf die allgemeine und spezielle urologische Diagnostik eingegangen. In der Urologie gibt es viele spezielle diagnostische Methoden, auf die auch gerne in den Prüfungen Bezug genommen wird.

3.1 Die Untersuchung des Patienten

Die urologische Untersuchung unterscheidet sich nur wenig von der sonst üblichen Untersuchung des Patienten. Besonders wird auf das **Nierenlager** (Druck- oder Klopfschmerz?) geachtet. Es erfolgt stets eine **Untersuchung des äußeren Genitales**. Wenn der Mann nicht zirkumzidiert ist, sollte immer die Vorhaut ganz zurückgezogen werden, um auch die Glans penis und die Urethramündung genau beurteilen zu können. Bei der Untersuchung des Skrotums werden beide Skrotalhälften vergleichend (vorsichtig) palpiert.

Die Untersuchung der Prostata erfolgt durch die **digitorektale Untersuchung (DRU)**, bei der reichlich Gleitmittel (Vaseline o.ä.) verwendet werden sollte. Dabei wird auch der äußere Analbereich inspiziert. Diese Untersuchung kann in Seitenlage oder am vornüber gebeugten, stehenden Patienten erfolgen.

3.2 Bakteriologische und klinisch-chemische Untersuchung

3.2.1 Urin

Die Voraussetzung zur Urinuntersuchung ist eine standardisierte Uringewinnung.

Es gibt verschiedene **Uringewinnungsmethoden:**
- Spontanurin
- Mittelstrahlurin
- Katheterurin
- Punktionsurin
- Uringewinnung mittels Plastikbeutel (Kinder).

Spontanurin ist stets sekundär verunreinigt (Kontamination durch Bakterien der Meatusregion bzw. der genitoanalen Region bei der Frau) und daher für die urologische Urinuntersuchung nicht geeignet (Ausnahme: Zweigläserprobe).

Mittelstrahlurin ist für die urologische Urinuntersuchung beim Mann die geeignetste Form der Uringewinnung. Auch bei der Frau ist Mittelstrahlurin mit Einschränkungen geeignet.

Technik der Gewinnung von Mittelstrahlurin

Beim Mann: Zurückstreifen der Vorhaut, Waschen der Glans (mildes Desinfektionsmittel oder Seife), die erste Urinportion wird verworfen, erst die nächste Portion wird in einem sauberen Gefäß aufgefangen.

Bei der Frau: Spreizen der Labien mit einer Hand, dann Reinigung mit milder Seife und Verwerfen der ersten Urinportion. Die zweite Portion wird aufgefangen.

Technik der Katheter-Uringewinnung

Beim Mann: Desinfektion des Meatus und Einbringen eines sterilen Gleitmittels. Der Einmalkatheter wird entweder mit einem sterilen Handschuh, mit Pinzette oder durch die sterile Hülle eingeführt. Hierbei ist beim Mann auf die **Harnröhrenanatomie** zu achten. Zunächst wird der Penis gestreckt, um die erste Harnröhrenkrümmung auszugleichen. Anschließend wird der Katheter (14–16 Ch) eingeführt. In Höhe des Sphinkter externus/Prostata liegt die zweite Krümmung. Hier spürt man meist einen geringen Widerstand. Nun wird der Penis in gestrecktem Zustand nach kaudal (zwischen die Beine) verlagert und der Katheter in die Blase vorgeschoben. Wegen der Gefahr der **Via-Falsa-Bildung** darf keinesfalls Gewalt angewendet werden.

Bei der Frau gilt grundsätzlich das Gleiche; wegen der kurzen Urethra der Frau ist die Katheter-Uringgewinnung technisch sehr einfach.

Diese Form der Uringewinnung ist die **aussagekräftigste Methode**. Mittelstrahlurin ist wegen der Gefahr der Keimkontamination (Keime des vulvoanalen Bereiches) weniger zuverlässig, reicht aber für die Routine meist aus.

Zur Gewinnung von **Punktionsurin** wird die Blase mit einer langen Nadel nach vorheriger Desinfektion der Haut ca. 1 cm oberhalb der Symphyse median punktiert.

Bei Säuglingen und Kleinkindern ist die Uringewinnung sehr schwierig. Hier sollte deshalb der Urin nach vorheriger Säuberung des Genitale mit einem **Klebebeutel** gewonnen werden.

> **Merke!**
> ▶ Wichtig ist bei jeder Uringewinnung die **sofortige Untersuchung!** Lange Standzeiten führen zu einer Verfälschung des Untersuchungsergebnisses: Es kann sowohl zu einer Verminderung der Keimzahl (Absterben empfindlicher Keime) als auch zu einer Vermehrung von „Kontaminationskeimen" kommen. Außerdem können Salze ausfallen. ◀

Drei-/Viergläserprobe

Sie dient der **Differentialdiagnostik der Urethritis/Zystitis/Prostatitis**.
- 1. Glas: erste Urinportion (Spontanurin)
- 2. Glas: Mittelstrahlurin
- 3. Glas: Prostataexprimat
- 4. Glas: Miktion nach Prostatamassage (Exprimaturin).

Bei der **Urethritis** finden sich Bakterien vermehrt in der 1. Probe, bei der **Zystitis** vermehrt in der 2. Probe. Bei der **Prostatitis** finden sich Bakterien und Leukozyten in der 3. bzw. 4. Probe (Exprimaturin). Das Prostataexprimat wird zusätzlich im Ausstrichpräparat untersucht.

Qualitative Urinuntersuchung

Bei der **Mikroskopie** wird entweder der Nativurin im Phasenkontrastmikroskop oder das Sediment untersucht. Es können folgende Bestandteile beurteilt werden: Erythrozyten, Leukozyten, Epithelzellen (Platten-, Rund- und Nierenepithel), Spermatozoen, Zylinder (Hyalin-, Epithel-, Erythrozyten-, Leukozytenzylinder), Bakterien, Kristalle.

Quantitative Urinuntersuchungen

- **Mikroskopische Sedimentuntersuchung:** 10 ml Mittelstrahlurin werden bei 2800 Umdrehungen pro Minute 5 Minuten zentrifugiert. Anschließend Dekantieren von 9 ml und Untersuchung des aufgeschüttelten Restes mit einer 400fachen Vergrößerung und Auszählung von 10 Blickfeldern.
- **Semiquantitative Untersuchungen:** Es stehen verschiedene **Schnelltests** in Form von Teststreifen oder Stäbchen zur Verfügung (☞ Farbabb. 3.1). Die Reagenzien sind in trockener Form auf dem Teststreifen aufgebracht, der nach Benetzung mit Urin nach einer definierten Zeit abgelesen werden kann. So können z.B. pH-Wert, spezifisches Gewicht, Erythrozyten, Leukozyten, Nitrit, Eiweiß, Zucker, Keton, Urobilinogen und Bilirubin bestimmt werden.

Urinfärbemethoden

Zum Bakteriennachweis wird das Präparat mit **Methylenblau** gefärbt und fixiert. Bei steriler Leukozyturie (Tuberkuloseverdacht) ist die **Ziehl-Neelsen-Färbung** sinnvoll. Bei Verdacht auf Gonorrhö sollte eine **Gram-Färbung** erfolgen.

Zytologie

Das Material wird auf einem Objektträger ausgestrichen, fixiert und nach **Papanicolaou** oder **May-Grünwald-Giemsa** gefärbt. Anwendung finden vor allem die Urinzytologie (Platten-, Übergangs-, Nierentubulusepithel), die Prostatazytologie (Aspirationszytologie) sowie die Untersuchung von Zysteninhalt bei Nierenzysten mit Verdacht auf Zystenkarzinom.

Es wird sowohl die **Exfoliativzytologie** (abgeschilferte Zellen) als auch die **Punktionszytologie** (Absaugen von Zellen aus dem Gewebeverband) angewandt.

Resistenzbestimmung/Kultur

Lassen sich mikroskopisch Bakterien nachweisen, so sollte von einem Teil der Probe eine Kultur angelegt werden.

Dazu wird ein mit einem Nährboden überzogener Träger (z.B. Urikult®) mit Urin übergossen und 24 Stunden im Wärmeschrank bebrütet. Findet ein Keimwachstum statt, können dann der **Bakterientyp** und das **Antibiogramm** (Empfindlichkeit der nachgewiesenen Bakterien auf Antibiotika) bestimmt werden. Außerdem wird die **Keimzahl** bestimmt.

Ein **Harnwegsinfekt** (HWI) gilt als gesichert, wenn $> 10^5$ Keime im Mittelstrahlurin (bei Punktionsurin $> 10^4$) nachgewiesen werden können.

Bei **abakterieller = steriler Leukozyturie (Pyurie)** muss immer eine Urogenitaltuberkulose ausgeschlossen werden. Sind mikroskopisch keine säurefesten Stäbchen erkennbar (Fehlerquelle: Mykobakterien des Smegma), so ist die Tuberkulose-Kultur nötig (Untersuchung des Morgenurins an drei aufeinander folgenden Tagen). Außerdem wird immer ein Tierversuch angelegt (höchste Sensitivität; Dauer: 8 Wochen).

3.2.2 Harnsteinanalyse

(☞ Kap. 8)

3.2.3 Sekrete der ableitenden Harnwege

Die Sekretuntersuchung dient zur Diagnostik von Fertilitätsstörungen **(Ejakulat)**, der Prostatitis (**Exprimat** nach Prostatamassage) und der Urethritis **(Abstrich)**.

Ejakulat

Das **Spermiogramm** zur Abklärung der Kinderlosigkeit sollte beim Mann nach Anamneseerhebung und klinischer Untersuchung als Erstes durchgeführt werden. Das Ejakulat wird nach drei- bis fünftägiger sexueller Abstinenz frisch untersucht (☞ Kap. 11.2).

Prostatasekret (☞ Drei-/Viergläserprobe) Urethralsekret

Bestehender Ausfluss aus der Urethra (bei Entzündungen) wird direkt auf Objektträgern (Mikroskopie) oder durch Abstrich und mikrobiologische Diagnostik (Untersuchung auf Bakterien, Trichomonaden, Pilze, Mykoplasmen (Ureaplasma urealyticum, Chlamydien)) untersucht.

3.3 Sonographie

Die Sonographie ist das wichtigste nichtinvasive bildgebende Verfahren in der Urologie.
Eine Beurteilung von Veränderungen an Niere, Blase, Hoden und Prostata ist möglich. (In der Urologie werden Ultraschallfrequenzen von 3,5; 5; 7,5 und 10 MHz angewandt. Je oberflächlicher das zu untersuchende Gewebe, desto hochfrequenter sind die erforderlichen Schallwellen).

▶ Beurteilung von:
- **Niere:** Größe, Parenchymdicke (1–2 cm), Parenchymstruktur, Zentralecho, Lage, Verschieblichkeit, Umgebung, Zysten (scharf begrenzt, echofreie Binnenstruktur, dorsale Schallverstärkung), Steine, Stauung, Entzündung (Ödem), Tumoren (rund bis unregelmäßig, unscharf begrenzt, echoarme bis echoreiche Binnenstruktur, inhomogen)
- **Ureter:** Der Ureter ist normalerweise sonographisch nicht darstellbar. Der proximale Harnleiter ist nur im gestauten Zustand sonographierbar.

- **Retroperitoneum:** retroperitoneale Lymphknotenvergrößerung (Hodentumoren)
- **Blase:** Tumoren, Steine, Blutkoagel, Fremdkörper, Blasenkapazität (Urinvolumen) sowie Restharn (Restharnformel), Divertikel u. a.
- **Prostata:** Volumen, Tumoren, Infiltrationen. Durch die transrektale Sonographie ist hier eine noch genauere Beurteilung möglich.
- **Hoden/Nebenhoden:** Tumor, Hydrozele, Spermatozele, Epididymitis, Hämatom (Trauma). ◀

3.4 Funktionsdiagnostik

Aufgrund des „Kreatinin-blinden-Bereichs" (☞ Physiologie) korreliert das Serumkreatinin nur in bestimmten Bereichen mit der Nierenfunktion. Die Lokalisierung einer Nierenfunktionseinschränkung ist hiermit nicht möglich.

3.4.1 Clearance-Untersuchung

Clearance-Verfahren erlauben eine Aussage über das **quantitative Ausmaß** der Einschränkung der Gesamt- und Partialfunktion der Niere.

> **Merke!**
>
> **Clearance** = U × V ÷ P
> V = Pro Minute ausgeschiedenes Urinvolumen
> U = Im Urin ausgeschiedene Substanzkonzentration
> P = Plasmakonzentration

Substanzen zur Bestimmung der **glomerulären Filtrationsrate (GFR)** sind Inulin und Thiosulfatderivate. Zur Bestimmung der tubulären Sekretionsrate wird PAH (Paraaminohippursäure) verwandt.

3.4.2 Isotopendiagnostik

 In der Urologie hat die Isotopendiagnostik die klassischen Clearance-Untersuchungen weitgehend abgelöst.
Dabei werden radioaktiv markierte Substanzen, die vollständig glomerulär filtriert bzw. tubulär sezerniert werden, intravenös verabreicht und die Aktivitäts- und Zeitverteilung mit einer Gamma-Kamera registriert.

Nierenszintigraphie

Die Szintigraphie der Nieren zeigt eine statische Momentaufnahme von funktionstüchtigem Nierenparenchym.

Es sind Aussagen über die Nierengröße, Form und Lage möglich. Des Weiteren kann die Parenchymmorphologie beurteilt werden (z.B. Niereninfarkt, Kontusionen). Es werden Jod^{123}, Jodhippursäure^{131} und Tc^{99m} (Technetium 99 metastabil) verwendet.

Die isolierte Nierenszintigraphie wird heute aufgrund anderer bildgebender Verfahren praktisch nicht mehr angewandt.

Isotopen-Clearance

Die Isotopen-Clearance ist ein Verfahren, mit dem nuklearmedizinische Clearance-Kurven ermittelt werden können. Durch Verwendung verschiedener Substanzen (**Tracer**) können sowohl **glomeruläre** als auch **tubuläre Clearanceraten** erfasst werden.

Das am häufigsten verwendete Verfahren ist die Jod^{131}-Hippuran-Clearance (20 % werden glomerulär filtriert, 80 % tubulär sezerniert).

Mit Hilfe von Detektoren werden nach i.v.-Injektion des Tracers Retentionskurven errechnet. Dabei kann sowohl die Gesamtclearance als auch die seitengetrennte Clearance ermittelt werden.

Isotopennephrogramm (ING)

▶ Das ING ist eine **kombinierte Nierenfunktionsuntersuchung**, die einerseits eine Bildgebung in verschiedenen Phasen (**dynamische Szintigraphie**) ermöglicht, andererseits durch Anwendung integrierter Clearanceformeln Retentionskurven (**Isotopen-Clearance**) ermittelt (☞ Abb. 3.2). ◀ Das ING vereinigt somit die Nierenszintigraphie und die Isotopen-Clearance in einer Untersuchung. Es werden verschiedene Substanzen angewandt: J^{123}- bzw. J^{131}-Hippuran und vor allem MAG3 (Technetium^{99m}-Mercaptoacetylglycerin).

Es erfolgt eine Einteilung in **4 Phasen:**
- Durchblutungsphase (Perfusionsphase)
- Parenchymphase
- Sekretionsphase
- Entleerungsphase (Eliminationsphase).

Die seitengetrennte sowie die Gesamtnierenfunktion können ermittelt werden.

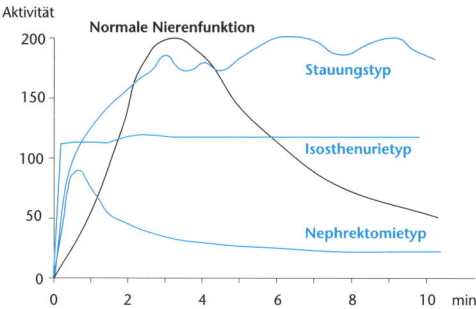

Abb. 3.2: Aktivitätskurven im Isotopennephrogramm

Durch ergänzende Furosemid-Injektion (**Lasix-ING**) kann die Dynamik des Urintransports von Nierenbecken und Harnleiter beurteilt werden. Durch Messung der Aktivitäts-Zeitverteilung kann so über die ableitenden Harnwege eine Aussage gemacht werden (z. B. bei Ureterabgangsstenose, kompensierte oder dekompensierte Obstruktion?).

3.4.3 Urodynamik

(☞ Kap. 13.3)

3.5 Radiologische Verfahren

3.5.1 Ausscheidungsurogramm

 Die Ausscheidungsurographie (AUG) ist das klassische bildgebende Verfahren in der Urologie.
Mit Hilfe des AUG lassen sich Diagnosen bzw. Verdachtsdiagnosen bei z. B. Tumoren, Entzündungen, Steinen und unklarer Nierenstauung stellen.

Das AUG besteht normalerweise aus 3–4 Aufnahmen:
- **Nierenübersicht** („Nierenleeraufnahme"): Beurteilung von Skelett, Organ- und Weichteilschatten, Verschattungen, Wirbelsäulenveränderungen (Spina bifida, Skoliose), Osteolysen, Frakturen, Coxarthrose, Form und Lage der Nieren, Psoasrandschatten (verwaschen z. B. bei paranephritischem Abszess, Hämatom, M. Ormond), pathologische Weichteilschatten, kalkdichte Verschattungen (z. B. Steine, Fremdkörper, Lymphknoten), freie Luft, Ileuszeichen.
- 7 Minuten nach Kontrastmittelinjektion
- 15 Minuten nach Kontrastmittelinjektion
- ggf. 20 Minuten nach Kontrastmittelinjektion und Blasenentleerung (Restharnaufnahme).

Im AUG kann die **Morphologie** von Nieren (Parenchymphase), Nierenbeckenkelchsystem und Harnleiter sowie der Blase beurteilt werden. Kalkdichte Verschattungen können in ihrer Projektion auf die ableitenden Harnwege beurteilt werden. Es sind Aussagen über **Entleerungsstörungen** und **Weitstellungen des Harntraktes** möglich.

Kontrastmittelaussparungen werden meist durch Tumoren, nicht schattengebende Konkremente oder Blutkoagel verursacht.

Schichtaufnahmen ermöglichen eine genauere Abbildung bestimmter Tiefen.

Bei verzögerter Ausscheidung (z. B. Harnleiterobstruktion) sind Spätaufnahmen sinnvoll (z. B. nach 30 Minuten, 1 Stunde, 3 Stunden, 6 Stunden, 12 Stunden).

Die Ausscheidungsurographie kann folgendermaßen modifiziert werden: **Infusionsurogramm** (höhere Kontrastmittelmengen), **Aufnahme im Stehen** (zur Diagnostik der Nephroptose).

Für eine gute Abbildungsqualität ist eine Vorbereitung des Patienten vor dem AUG sinnvoll (abführende und entblähende Maßnahmen).

Stets muss die **Allergie- und Schilddrüsenanamnese** vor Beginn der Untersuchung erhoben werden. Ernste anaphylaktoide Reaktionen, die bis zum Schock führen können, und hyperthyreote Krisen können während des AUG auftreten.

Kontraindikationen
▶ Kreatinin > 2–2,5 mg/dl, Nierenkolik (Gefahr der Fornixruptur), Schwangerschaft. Bei Jodallergie oder Hyperthyreose darf das AUG nur nach strenger Indikationsstellung und spezifischer Vorbereitung durchgeführt werden. ◀

3.5.2 Spezielle urologische Röntgendiagnostik

Miktionszystourethrogramm
Beim Miktionszystourethrogramm (MCU/MZU) wird die **Blase mit Kontrastmittel gefüllt** (mittels Katheter, Olivenspritze oder Punktion). Unter

Röntgen-Durchleuchtung erfolgt dann die aktive Miktion des Patienten. Eine Kombination mit dem Urethrogramm zum UG/MCU ist möglich.

Die Beurteilung folgender Strukturen ist möglich:
- **Blasenkontur** (Divertikel/Muskelhypertrophie/Trabekulierung/Raumforderungen/Kapazität)
- **Harnröhre und Blasenhals** können unter physiologischen Bedingungen der aktiven Miktion beurteilt werden (anterograde Urethrographie). Die Diagnose von subvesikalen Obstruktionen (Harnröhrenstriktur, BPH, Blasenhalsengen, Harnröhrenklappen) oder Verletzungen ist auf diesem Wege möglich.

Der nach Miktion verbleibende **Restharn** kann abgeschätzt werden.

Eine der wichtigsten Indikationen für das MCU ist die Diagnostik eines **vesikoureteralen Refluxes**. Dabei kann sowohl ein Reflux in der Füllungsphase („low-pressure-Reflux") als auch ein Reflux unter Miktionsbedingungen („high-pressure-Reflux") festgestellt werden (☞ Kap. 12.1).

Retrograde Urethrographie (UG)
Mit der retrograden Urethrographie kann der gesamte **Verlauf der (männlichen) Harnröhre** röntgenologisch beurteilt werden. Dazu wird die Urethra mittels eines in der Fossa navicularis geblockten Katheters oder einer Olivenspritze vorsichtig mit Kontrastmittel gefüllt.

Retrogrades Pyelogramm (RP)
Über ein Zystoskop wird ein Ureterenkatheter (Ch 3–5) in das Ureterostium eingeführt und unter Röntgendurchleuchtung Kontrastmittel appliziert. Auf diese Weise ist eine sehr gute **Darstellung des Ureters und des Nierenbeckenkelchsystems** möglich (höhere Kontrastmitteldichte als im AUG).

Im gleichen Arbeitsgang kann erforderlichenfalls eine innere Harnableitung (Doppel-J-Katheter) in den Ureter eingelegt werden, außerdem kann Urin aus definierten Lokalisationen (z. B. für zytologische Untersuchungen) entnommen werden.

Wie für alle instrumentellen Maßnahmen muss neben der exakten Indikationsstellung ein Harnwegsinfekt ausgeschlossen sein.
- **Gefahr:** Keimverschleppung, Verletzung (Perforation).

- **Indikationen:** Abklärung einer „stummen Niere", Ureter- und Nierenbeckentumor, Ureterkonkremente, unklare Harnleiterkompression (Tumor, Narbe), Ureterabgangsstenose, Jodallergie (keine intravasale Kontrastmittelapplikation).

Auch bei einer Kontrastmittelallergie kann ein RP durchgeführt werden.

> **Merke!**
> Eine Indikation für das RP besteht bei allen Prozessen, die mittels der weniger invasiven Ausscheidungsurographie nicht geklärt werden können oder einer genaueren Beurteilung bedürfen.

3.5.3 Weitere diagnostische Verfahren

Nierenangiographie (Renovasographie)
Darstellung der Nierengefäße, die in verschiedenen Techniken erfolgen kann (direkt, DSA: digitale Subtraktionsangiographie, ☞ Radiologie).

Durch Röntgenaufnahmen in verschiedenen Anflutungsphasen können sowohl die **arteriellen** als auch die **venösen Gefäße** der Niere dargestellt werden. Auch eine **Beurteilung des Hohlsystems** ist möglich, da das Kontrastmittel wie beim AUG von der Niere ausgeschieden wird.

Indikationen: z. B. Nierenarterienstenose, Nierentumor (tumortypische Gefäßveränderungen), Nierenverletzung (Nierenstielverletzungen), unklare Makrohämaturie.

Kontraindikationen: wie beim AUG.

Cavographie
Darstellung der V. cava mit Kontrastmittel über eine Punktion der V. femoralis.

Zur Diagnostik bei Invasion von Nierentumoren in die V. cava („venöser Tumorthrombus") und bei Verlagerung der V. cava durch retroperitoneale Tumoren oder Metastasen sowie bei Einengung infolge eines M. Ormond (retroperitoneale Fibrose).

Lymphographie
Darstellung der Lymphbahnen nach Injektion öliger Kontrastmittel am Fußrücken. Es stellen sich

die Lymphbahnen sowohl in der Füllungsphase als auch in der Speicherphase (24 Stunden nach Injektion) dar.

Es ist eine **Darstellung von Lymphknotenmetastasen** bei Hodentumoren und Peniskarzinomen möglich.

Durch Sonographie, CT sowie NMR ist diese Untersuchung heute oft ersetzbar.

Cavernographie
Röntgenologische Darstellung der Corpora cavernosa nach Punktion und Kontrastmittelapplikation.

Indikationen (☞ Kap. 11.1):
- Erektile Dysfunktion mit negativer SKAT-Testung (venöses Leck)
- Thrombosen und Fibrosierungen der Corpora cavernosa, Penisdeviation/Induratio penis plastica, Penistraumen.

Computertomographie/ Kernspintomographie
Computertomographie (CT) und Kernspintomographie (NMR = nuklearmagnetische Resonanz, Syn.: MRI = magnetic resonance imaging, MRT = Magnetresonanztomogramm) sind moderne bildgebende Verfahren, die eine gute Beurteilung von Niere, Nebenniere, retroperitonealen und Beckenlymphknoten, Harnblase und Prostata ermöglichen.

Die CT liefert Querschnittsbilder, im NMR sind Längs- und Querschnitte möglich.

Im **CT** können **Dichtemessungen** erfolgen (die Dichtemessung erfolgt in Hounsfield-Einheiten; minus 1000 = Luft, 0 = Wasser, plus 1000 = Knochen).

Der besondere **Vorteil des NMR** liegt in der fehlenden Strahlenbelastung und der guten Darstellbarkeit flüssigkeitsgefüllter Räume.

3.6 Transurethrale Diagnostik

3.6.1 Katheterismus

Zur **Technik** der Katheteranlage ☞ 3.2.1 (Uringewinnung).

Katheter in Form von Einmal- oder Dauerkathetern sind in verschiedenen **Formen** (☞ Abb. 3.3) und aus verschiedenen **Materialien** (PVC, Gummi, Silikon) verfügbar. Die **Dicke** von Kathetern (und urologischen Instrumenten) wird in Charrière (Ch) angegeben (1 Ch = 1/3 mm).

Bougies dienen diagnostisch der Bestimmung der Größe einer Öffnung (Meatus/Urethra). Therapeutisch kann auch die Dehnung (Bougierung) einer Engstelle mit Bougies erfolgen.

Die Katheterisierung kann verschiedene **Aufgaben** erfüllen. Sie dient u.a.:
- als **diagnostische Maßnahme:** Katheteruringewinnung bei der Frau, Urinbilanzierung
- als **therapeutische Maßnahme:** Behebung eines erstmaligen Harnverhalts beim Prostataadenom

Katheter:
1 - Nelaton-Einmalkatheter
2 - Thiemann-Einmalkatheter
3 - Thiemann-Ballonkatheter
4 - Nelaton-Ballonkatheter
5 - Nelaton-Ballonkatheter (verstärkt)
6 - Thiemann-Spülkatheter

Bougie:
7 - Bougie a boule
8 - Stufenbougie
9 - Stufenbougie

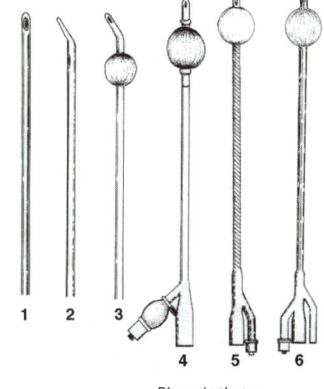
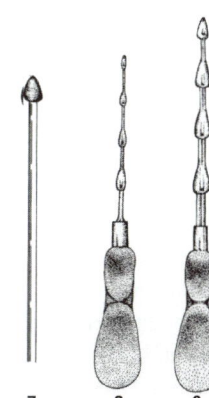

Abb. 3.3: Katheter und Bougie

mittels Einmalkatheter, intermittierender Einmalkatheterismus (z. B. bei neurogenen Blasenentleerungsstörungen), zur temporären oder dauerhaften Harnableitung bei subvesikaler Obstruktion (z. B. Prostatahyperplasie, Prostatakarzinom). Bei ausgeprägter Makrohämaturie kann ein Spülkatheter indiziert sein.

Komplikationen: Infektion, Verletzung
Jeder transurethrale Katheter **beim Mann** birgt die Gefahr der Harnröhrenverletzung (keine Gewaltanwendung beim Katheterisieren!). Kleinere Einrisse können zu Harnröhrenstrikturen führen. Es ist beim Mann daher u. U. sinnvoll, für eine kurz- und mittelfristige Harnableitung einen suprapubischen Katheter (suprapubische Zystostomie) anzulegen.

Die Gefahr der Harnröhrenstriktur durch Dauerkatheter ist **bei der Frau** gering. Daher ist die Indikation zur suprapubischen Dauerkatheteranlage selten gegeben (Vulvaverletzung, Verbrennungen, massive Entzündungen des Genitalbereichs).

Katheterinkrustationen können durch Urinansäuerung und Senkung des spezifischen Gewichts (gesteigerte Trinkmenge) vermieden werden.

3.6.2 Endoskopie

Durch die Endoskopie (Urethroskopie/Zystoskopie/Ureterorenoskopie [URS], Pyeloskopie) kann praktisch das gesamte Hohlraumsystem des Harntraktes eingesehen werden.

Für die **Zystoskopie** werden starre oder flexible Urethro-/Zystoskope (Ch 17–21) verwandt. Durch verschiedene Optiken (0–70°) kann eine vollständige Beurteilung von Urethra und Blase erfolgen.

Auch **direkte Manipulationen**, von der Biopsieentnahme über die Steinentfernung und Steinzertrümmerung bis zur endoskopischen Operation, sind durch speziell entwickelte Endoskope möglich.

Urethra
Die Beurteilung erfolgt im Rahmen der (meist kombinierten) **Urethrozystoskopie** mit der 0°-Optik (Harnröhrenweite, Schleimhautbeschaffenheit, Colliculus seminalis, Prostataobstruktion, Blasenhals-Colliculusabstand zur Prostatagrößenbestimmung).

Blase
Mit verschiedenen Winkeloptiken ist eine Beurteilung der gesamten Blaseninnenwand möglich (Schleimhaut, Lage und Form der Ostien, Trigonum, Steine, Tumoren, Blutungslokalisation → linkes/rechtes Ostium).

Ureter/Nierenbecken
Die Beurteilung erfolgt mittels eines speziellen Instruments, dem **Ureterorenoskop** (URS). Über Harnröhre und Blase wird der Ureter sondiert und endoskopiert. Die URS dient der Diagnostik von Harnleitertumoren, Strikturen und Nierenbeckentumoren. Außerdem können auf diesem Weg Biopsieentnahmen, Laserbehandlung von Tumoren oder Steinzertrümmerung (z. B. LISL) erfolgen.

3.7 Punktionsverfahren

3.7.1 Prostatabiopsie

Jeder Verdacht auf ein Prostatakarzinom, palpatorisch, sonographisch oder laborchemisch (PSA-Erhöhung), muss durch eine Prostatabiopsie histologisch oder zytologisch geklärt werden.

Die Prostatabiopsie kann als **Stanz- oder Saugbiopsie** durchgeführt werden und von perineal oder transrektal (am besten ultraschallgesteuert) erfolgen.

Komplikationen: Blutung, Infektion (Darmkeime).

3.7.2 Nierenpunktion

Zur Diagnostik: Bei unklaren Befunden (CT, Angiographie, Sonographie) am Nierenparenchym kann durch die (ultraschallgesteuerte) transkutane Nierenbiopsie eine histologische Klärung erreicht werden. Die Nierenpunktion dient auch der Diagnostik diffuser Nierenparenchymveränderungen (Glomerulonephritis/Systemerkrankungen).

Wird die Punktion bis ins Nierenbecken fortgesetzt, kann sie auch zur anterograden Darstellung des Nierenbeckens und Harnleiters dienen, wenn ein retrogrades Pyelogramm nicht möglich ist **(anterograde Pyelographie)**.

Zur Therapie: Auch therapeutisch kann das Verfahren genutzt werden (Platzierung von Nephrostomiekathetern bei Harnstauungsnieren, Pyonephrose, Zystenpunktion und Verödung).

Weiterhin ist die Zertrümmerung und Entfernung von Nierenbecken- oder hohen Harnleitersteinen möglich: **perkutane Nephrolitholapaxie (PNL)**.

Biopsieentnahmen aus dem Nierenbecken und Schlitzungen von Nierenbeckenabgangsstenosen können durchgeführt werden.

Komplikationen: Blutung (intrarenal, extrarenal), Infektionen, AV-Fisteln, Pleura- und Peritonealverletzungen.

4 Urologische Therapie

 Dieses Kapitel gibt einen Überblick über Therapieprinzipien in der Urologie. Prägen Sie sich aber vor allem die allgemeinen Therapierichtlinien besonders gut ein!

4.1 Allgemeine Therapierichtlinien

Die wichtigste präoperative Maßnahme in der Urologie ist der sichere **Ausschluss einer Harnwegsinfektion**.

Bei Infektnachweis dürfen je nach Dringlichkeit invasive Maßnahmen nur unter breitem antibiotischem Schutz oder möglichst erst nach testgerechter antibiotischer Behandlung erfolgen.

Jeder **invasive Eingriff** an den ableitenden Harnwegen erfordert außerdem die Sicherstellung eines unbehinderten Urinabflusses sowie eine ausreichende Diurese.

4.2 Medikamentöse Therapie

4.2.1 Therapie der Kolik

▶ Die Therapie der Nieren- bzw. Harnleiterkolik erfolgt meist durch i.v. Gabe von **Analgetika** peripheren (z.B. Metamizol – Novalgin®) und zentralen (Opiatderivate) Typs, evtl. auch durch gleichzeitige Sedierung (Diazepam – Valium®), durch welche die Kolik wirkungsvoll durchbrochen werden kann.

Auf die Gabe von **N-Butylscopolamin** (Buscopan®) sollte wegen der geringen Wirksamkeit auf den Harnleiter sowie der Verstärkung der (bei Kolik ohnehin vorhandenen) Darmatonie **verzichtet** werden. Anmerkung: Leider wird N-Butylscopolamin noch sehr oft eingesetzt. Was das IMPP dazu meint, ist nicht genau abzuschätzen! ◀

Eine längerfristige **antiphlogistische Therapie** (nichtsteroidale Antiphlogistika) kann durch lokale Schleimhautabschwellung den Steinabgang beschleunigen.

Unter dieser Therapie, kombiniert mit reichlicher Flüssigkeitszufuhr, gehen 80 % aller Harnleitersteine spontan ab.

4.2.2 Antibiotikatherapie

Bei der Auswahl des Antibiotikums ist neben dem Antibiogramm insbesondere darauf zu achten, dass das Medikament **ausreichende Konzentrationen** im Hohlraumsystem bzw. dem zu therapierenden parenchymatösen Organ **erreicht**. Zusätzlich sollte bei eingeschränkter Nierenfunktion eine mögliche **Nephrotoxizität** berücksichtigt werden (z. B. Cotrimoxazol, Aminoglykoside).

4.2.3 Chemotherapie

Generell gilt das Prinzip: Lokale Tumoren werden lokal, systemische Tumoren systemisch behandelt. Bei den urologischen Tumoren zeichnen sich insbe-

4.2.4 Strahlentherapie

Es gibt mehrere Möglichkeiten der Strahlentherapie bei urologischen Tumoren. Sie kann lokal, interstitiell und in Großfeldern mit kurativem und palliativem Therapieziel durchgeführt werden (☞ Kap. 7).

4.3 Chirurgische Therapie

4.3.1 Niere

Die **Nierenfreilegung** kann von einem Flankenschnitt (retroperitoneal) oder Rippenbogenrandschnitt (transperitoneal) durchgeführt werden. Ausschlaggebend für die **Wahl des Zugangsweges** ist die Grunderkrankung. So werden Schrumpfnieren, Hydronephrosen und kleinere Tumoren meist von retroperitoneal, große Nierentumoren von transperitoneal operiert. Weitere Möglichkeiten der Nierenfreilegung sind z. B. der Lumbodorsal-, Interkostal- und Pararektalschnitt.

Nephrektomie
Die Nephrektomie wird z. B. bei destruktiven, entzündlichen Prozessen, funktionsloser Hydronephrose, Missbildungen mit Funktionsausfall, Gefäßerkrankungen der Niere und Nierenruptur durchgeführt. Bei bösartigen Neubildungen erfolgt eine radikale Tumornephrektomie, bei Nierenbecken-(Urothel-) Karzinomen zusätzlich eine Ureterektomie. Die radikale Tumornephrektomie beinhaltet eine gleichzeitige Entfernung von Niere, Nierenkapsel und Nebenniere.

Präoperative Diagnostik: Eine radiologische Diagnostik der Nierenveränderung und Beurteilung der Gegenseite ist präoperativ obligat.

Nach einseitiger Nephrektomie hypertrophiert die gegenseitige Niere meist und übernimmt die volle Funktion.

Versicherungsrechtliche Gesichtspunkte: Die Minderung der Erwerbstätigkeit (MdE) nach Nephrektomie bei gesunder kontralateraler Niere ist abhängig von der Grunderkrankung und beträgt etwa 20–30 %, bei zusätzlicher Schädigung der verbleibenden Niere kann die MdE auf 60–100 % steigen.

Nierenteilresektion, Polresektion, Heminephrektomie
Bei einigen Erkrankungen der Nieren, z. B. bei Tumoren in Einzelnieren, Traumen, Hydrokalix, Nierenkarbunkeln sowie funktionslosem Doppelnierenanteil ist eine organerhaltende Chirurgie nötig bzw. möglich.

Adrenalektomie
Bei benignen und malignen Erkrankungen der Nebennieren (Conn-, Cushing-Syndrom, Phäochromozytom) sowie Nebennierenhyperplasie ist eine ein- bzw. beidseitige Nebennierenentfernung erforderlich.

Diese kann von interkostal **(Lumbotomie)**, thorakoretroperitoneal und transabdominal durchgeführt werden. Bei beidseitiger Adrenalektomie ist eine lebenslange postoperative Kortikoidsubstitution obligat.

Nephropexie
Bei nachgewiesener renaler Minderperfusion einer Senkniere **(Nephroptose)** muss eine Nephropexie durch Fixation der Nierenkapsel in Höhe der 10. Rippe erfolgen.

Nephrotomie/Pyelotomie
Kelchsteine können nach Nierenfreilegung durch Parenchymschnitte entfernt werden. Die **Nephrotomie** erfolgt in Hypothermie und/oder Ischämie, ggf. mit Laser. Dieses Verfahren wird heute aufgrund der Stoßwellen- und perkutanen Lithotripsie (☞ 4.6) nur noch selten durchgeführt.

Bei **Nierenbeckensteinen** bzw. unklaren Nierenbeckenbefunden kann nach Nierenfreilegung eine extrarenale Eröffnung des Nierenbeckens erfolgen, die aufgrund der postoperativen Stenosierungsgefahr nicht im pyeloureteralen Übergang liegen sollte. Bei intrarenal gelegenem Nierenbecken kann die **Pyelotomie** nach entsprechender Präparation auch als **Kalikotomie** (Kelcheröffnung) erfolgen.

Nierenzystenresektion

Nur große symptomatische Nieren- und Echinokokkuszysten bedürfen einer operativen Therapie. Eine vorherige Punktion (bei Echinokokkuszysten mit Instillation parasitentötender Mittel!) kann das operative Vorgehen erleichtern. Unter Umständen muss gleichzeitig eine Nierenteilresektion erfolgen.

4.3.2 Harnleiter

Bei allen Operationen am Harnleiter ist eine postoperative Schienung zur Sicherung der Harnableitung und Schonung der Anastomose nötig.

Nierenbeckenplastik (z. B. Anderson-Hynes)

Bei Nierenbeckenabgangsstenosen bzw. Stenosen des proximalen Harnleiters muss bei urodynamisch wirksamer Obstruktion eine Erweiterung dieses Abschnitts (**Resektion und Reanastomose**) erfolgen.

Ureterotomie/Ureteranastomosen

Bei obstruierenden Harnleiterprozessen (z. B. Stein) kann über verschiedene Zugänge, in Abhängigkeit von der Lokalisation (interkostal, pararektal) der Harnleiter **endoskopisch** erreicht werden und eine Steinentfernung erfolgen. Dieses Verfahren ist durch die Stoßwellen- bzw. endoskopische Lithotripsie und -lapaxie (☞ 4.6) in den Hintergrund getreten.

Harnleiterstenosen können endoskopisch geschlitzt (**Ureterotomie**) oder durch offene Operationen (**Resektion und Reanastomose**) behandelt werden.

Boari-Plastik/Hörner-Blase

Bei distalen Harnleiterveränderungen kann eine **Resektion** des betroffenen Anteils und eine **Überbrückung** des Defektes mit Blasenanteilen (Blasenlappen, an den Psoas fixierte, hochgezogene Blase) mit Harnleiterreimplantation über einen Median-, Pararektal- oder Pfannenstielschnitt von retro- oder transperitoneal durchgeführt werden.

Antirefluxoperationen

Das Prinzip aller Antirefluxoperationen ist eine **Rekonstruktion des intramural verlaufenden Ureteranteils** (Waldeyer-Scheide), um einen Reflux von Urin in das obere Hohlraumsystem zu verhindern und so Druckschädigungen der Nieren zu vermeiden. Diese Operationen können nach Blaseneröffnung (z. B. Politano-Leadbetter, Cohen) und von extravesikal (z. B. Lich-Grégoir) erfolgen, wobei jeweils eine verlängerte submuköse Harnleiterstrecke geschaffen wird. In letzter Zeit haben sich hierbei submuköse Kollagenunterspritzungen über einen transurethralen Zugang bewährt (**SEARP – subureterale endoskopische Antirefluxplastik**).

4.3.3 Blase

Sectio alta

Die Sectio alta ist der **erste Schritt** bei jeder offenen Blasenoperation. Die gefüllte Blase wird über einen Median- oder Pfannenstielschnitt nach Abschieben des Peritoneums längs eröffnet.

Die Sectio alta wird angewendet z. B. bei der Entfernung größerer Blasensteine und für bestimmte Formen der Antirefluxplastik, früher auch häufig bei der „offenen" Prostataadenomentfernung.

Zystostomie

Unter einer Zystostomie versteht man eine **Harnableitung aus der Blase**. Sie kann durch Einlage eines entsprechenden Katheters (suprapubischer DK, Zystofix) oder offen operativ erfolgen. Je nach Bedarf ist die Zystostomie temporär oder als Dauerableitung möglich.

Divertikulektomie/Blasenteilresektion

Große, symptomatische Divertikel können nach Blasenfreilegung reseziert werden. Bei großen oberflächlichen oder lokal, invasiven Blasenkarzinomen oder anderen lokalisierten Veränderungen der Blase kann in Einzelfällen eine Blasenteilresektion diskutiert werden.

Zystektomie

Jede **Entfernung der Blase** (Zystektomie) beinhaltet zwangsläufig eine Form der Harnableitung (s. u.). Beim Mann erfolgt i. d. R. gleichzeitig eine Prostatektomie. **Indikationen** zur Zystektomie sind z. B. Blasentumoren ($pT_2N_0M_0$), Plattenepithelkarzinome der Blase und Rezidive nach TUR-B, Schrumpfblasen, ausgedehnte Blasenfisteln und unbeherrschbare Blasenblutungen.

4.3.4 Prostata

Prostataadenomektomie retropubisch/transvesikal

Offene Prostataoperationen erfolgen i.d.R. von transvesikal oder retropubisch. Aufgrund der langdauernden Operationszeiten bei transurethralen Resektionen mit der Gefahr des TUR-Syndroms sollte bei einer benignen Prostatahyperplasie (BPH) von über 80 g eine Adenomentfernung von retropubisch oder transvesikal erfolgen.

Radikale Prostatektomie

Das lokale Prostatakarzinom ($pT_{1-2}N_0M_0$) sollte mit kurativem Therapieansatz vollständig entfernt werden. Dies erfolgt meist nach einer initialen diagnostischen pelvinen Lymphadenektomie (offen oder laparoskopisch) zum Lymphknotenstaging als radikale Prostatovesikuloektomie.

4.3.5 Harnröhre

Harnröhrenplastik

Bei **Harnröhrenveränderungen** (z.B. Strikturen, Fisteln, Hypospadie, Epispadie) können Harnröhrenrekonstruktionen durch End-zu-End-Anastomosen, Ersatz aus Vollhaut (Präputium, Schaft) oder Blasenmukosa erfolgen. Strikturen werden auch häufig durch endoskopische Verfahren (Urethrotomie) behandelt oder bougiert.

4.3.6 Äußeres Genitale

Zirkumzision

Bei Vorhautenge, benignen und malignen Veränderungen des Präputiums sowie aus rituellen Gründen kann die Zirkumzision **(Vorhautbeschneidung)** durchgeführt werden. Wegen möglicher postoperativer Vernarbungen sollte diese vollständig bis an den Sulcus coronarius erfolgen.

Penisteilamputation/Penisamputation

Bei Peniskarzinom oder **distalem Urethrakarzinom** kann eine Penisteil- bzw. Penisamputation nötig sein. Corpora cavernosa und Corpus spongiosum mit Urethra werden getrennt freigelegt und abgetrennt. Nach Hautdeckung wird ein Neomeatus geschaffen.

Penisschaftaufrichtung

Bei **Penisdeviationen**, die zu Kohabitationsschwierigkeiten führen, kann eine Corporaplastik mit Schaftaufrichtung durch Raffungsnähte oder Exzisionen aus dem Corpus cavernosum auf der Gegenseite durchgeführt werden.

Hydrozelen-/Spermatozelenoperation

Spermatozelen werden nach skrotaler oder inguinaler Freilegung reseziert. Bei der **Hydrozele** erfolgt die Eröffnung der Tunica vaginalis ggf. mit Resektion und Vernähung dorsal. Eine Punktion und Sklerosierung kann versucht werden, hat aber eine hohe Rezidivrate (☞ auch Kap. 16, Abb. 16.4).

Orchiektomie/Ablatio testis

Die Orchiektomie, meist im Zuge der hormonablativen Therapie des Prostatakarzinoms, erfolgt plastisch durch Ausschälung des Hodengewebes oder durch Abtrennen des Hodens am Rete testis beidseits. Die Ablatio testis beim Hodentumor oder nach verschleppter Hodentorsion erfolgt durch Absetzen des betroffenen Hodens im Bereich des Samenstrangs.

> **Merke!**
> Jede Hodenfreilegung hat bei unklarem Befund (Tumor) von inguinal zu erfolgen.

Orchidopexie

Bei **Hodentorsion** sollte eine Hodenfreilegung mit Detorquierung und bei ausreichender Reperfusion eine Pexie an der Tunica vaginalis erfolgen. Auch der Hoden der Gegenseite ist entsprechend zu behandeln.

> **Merke!**
> Jeder Verdacht auf Hodentorsion ist ein akuter Notfall!

Orchidolyse

Bei nicht deszendiertem Hoden **(Kryptorchismus)** kann eine **Freilegung des Hodens** und Lösen von Verwachsungen des Samenstranges und der Hodengefäße bis an den Nierenhilus nötig sein. Der so gelöste Hoden wird im Skrotalfach fixiert.

Epididymektomie
Bei therapieresistenten, rezidivierenden Nebenhodenentzündungen unterschiedlicher Genese kann eine **Nebenhodenentfernung** unter Schonung der Hodenperfusion durchgeführt werden.

Varikozelenoperation
Bei Varikozelen mit entsprechenden Spermiogrammveränderungen oder Symptomen kann eine Ligatur der V. testicularis retroperitoneal (Bernardi, Palomo: plus A. testicularis) oder inguinal (Ivanissevich) erfolgen.

4.3.7 Samenleiter

Vasovasostomie/Epididymovasostomie
▶ Bei **Verschlussazoospermie** kann eine Rekanalisierung in Form einer End-zu-End-Anastomose im Bereich des Ductus deferens oder eine Seit-zu-End-Anastomose zwischen Ductus deferens und Nebenhoden geschaffen werden. ◀

Vasektomie
Bei **Sterilitätswunsch** und abgeschlossener Familienplanung kann eine beidseitige Durchtrennung, Resektion und Ligatur des Ductus deferens i.d.R am Übergang von der Leiste zum Skrotum erfolgen.

4.4 Endoskopische Techniken

Die Endoskopie ist die Domäne der Urologie. Sie kann sowohl als diagnostische als auch als therapeutische Maßnahme erfolgen.
Von der Blase bis zum Nierenbecken sind alle Strukturen endoskopisch zugänglich. Der Zugang kann auch perkutan erfolgen. Es werden Instrumente mit verschiedenen Optiken verwendet, die teils auch flexibel sind. Arbeitskanäle erlauben das Vorführen entsprechender Instrumente.

4.4.1 Diagnostische Endoskopie

- **Urethroskopie:** Beurteilung von Harnröhre und Prostatagröße sowie evtl. Obstruktion
- **Zystoskopie:** Beurteilung von Blasenschleimhaut, Blasenmuskulatur (Trabekulierung), Harnleiterostien (Lage, Form), Divertikeln, Tumoren
- **Ureteroskopie:** Harnleiterbeurteilung (Stein, Tumor, Stenose)
- **Renoskopie:** Nierenbeckenbeurteilung (Stein, Tumor)

4.4.2 Therapeutische Endoskopie

Meatotomie
Bei **Meatusstenosen** mit entsprechender klinischer Symptomatik sollte die Urethrotomie nach Otis (Schlitzung der distalen Harnröhre mit dem Otis-Urethrotom) oder die dorsale Meatotomie (Längsinzision und Quervernähung) erfolgen.

Sichturethrotomie
Harnröhrenstrikturen werden häufig durch die interne Urethrotomie (nach Sachse) behandelt. Dabei wird unter Sicht die Schlitzung der Engstelle bei 12 Uhr vorgenommen, um Verletzungen des Corpus cavernosum zu vermeiden. In etwa 30 % kommt es nach Anwendung dieser Verfahren zu einer Rezidivstriktur, die erneut behandelt werden muss.

Alternativen zur internen Schlitzung sind die offenen Operationsverfahren.

Bei **Blasenhalsstenosen** erfolgt die Blasenhalseinkerbung z.B. nach Tumer-Warwick bei 5, 7 und 12 Uhr oder eine transurethrale Resektion des engen Blasenhalses.

Transurethrale Prostataadenomresektion (TUR-P)/ Transurethrale Operationen an der Prostata
Die obstruktive BPH ist die häufigste **Indikation** zur Durchführung der TUR-P. Weitere Indikationen zur TUR-P sind: Obstruktion bei Prostatakarzinom (trotz adäquater Therapie), ggf. chronische Prostatitis, Sphinktersklerose und Prostataabszess.

Die TUR-P sollte als **Niederdruckresektion** (Ableiten der bei der Resektion notwendigen Spülflüssigkeit über eine Zystostomie) durchgeführt werden. Dadurch wird das Einschwemmen von Spülflüssigkeit vermieden. Die Resektion des Adenoms erfolgt schrittweise mit einer elektrischen Schlinge bis auf die chirurgische Kapsel unter Schonung der Sphinkterregion.

Mögliche Komplikationen der TUR-P: Verletzung der Kapsel (paravesikale Einschwemmung), Blasenverletzung, Nachblutung, Transurethrales Resektions (TUR)-Syndrom (Hyponatriämie. Hypervolämie, Hypoosmolalität, Lungen-/Hirnödem, Schock) durch Einschwemmung der hypotonen Spülflüssigkeit über eröffnete Prostatavenen.

Als Spätfolgen: Epididymitis, Inkontinenz (Sphinkter in Colliculusnähe), retrograde Ejakulation und Harnröhrenstriktur.

Transurethrale Blasentumorresektion (TUR-B)

Makroskopisch sichtbare, insbesondere tumorverdächtige Läsionen der Blasenschleimhaut werden transurethral reseziert. Dies dient sowohl der **Diagnostik** (histologische Untersuchung) als auch der **Therapie**. Papilläre, gestielte, aber auch breitbasige Tumoren können reseziert werden. Anschließend werden aus dem Randgebiet und der tiefen Schicht Proben entnommen, um das Tumorstadium zu bestimmen. Biopsien aus den anderen Blasenbereichen (Mapping, Quadrantenbiopsie) sind sinnvoll, um das häufig multilokulär vorkommende Carcinoma in situ auszuschließen.

Ureterostienschlitzung-/Ureterstenosenschlitzung

Bei **Harnleiterostienengen** kann die endoskopische Schlitzung nötig sein. Kurzstreckige Ureterstenosen können ebenfalls ureteroskopisch geschlitzt werden.

Perkutane Nephrolitholapaxie (PNL)

Nierenbeckenkelch- und Ausgusssteine können nach perkutaner Punktion der Niere unter Sicht mit unterschiedlichen Methoden lithotripsiert und entfernt werden.

Laparoskopie

Der Nachweis und die Lokalisation von **kryptorchen Hoden** kann laparoskopisch erfolgen. Nach Sicherung der Diagnose sollte im Anschluss die Orchidolyse und -pexie erfolgen.

Die **pelvine Lymphadenektomie** zum Lymphknotenstaging von Blasen- und Prostatakarzinomen kann im Rahmen der minimalinvasiven Chirurgie (MIC) vor radikaler Zyst- bzw. Prostatektomie laparoskopisch durchgeführt werden. Auch die radikale Prostatektomie oder Nephrektomie ist heute laparoskopisch möglich.

4.5 Harnableitung

Veränderungen der ableitenden Harnwege erfordern häufig eine Harnableitung. Diese kann in Höhe der Nieren, der Harnleiter, der Blase oder der Harnröhre erfolgen. Es sind temporäre von permanenten Ableitungen zu unterscheiden.

4.5.1 Temporäre Harnableitung

☞ Tab. 4.1

Tab. 4.1: Formen der temporären Harnableitung

Organ	Form der Ableitung	Indikation
Nieren	Nephrostomie/Nierenfistel	Pyonephrose bei Obstruktion, dekompensierter obstruktiver Megaureter, nach perkutaner Nephrolitholapaxie, nach Nierenbeckenplastik, Infekt und gleichzeitig Obstruktion
Ureter	DJ-Katheter	nach plastischen Operationen, Ureterreimplantation, Nieren-/Harnleiterstein mit Stauung, M. Ormond, Harnleiterstenosen, Harnleiterkompression
	Ringureterokutaneostomie	dekompensierter obstruktiver Megaureter
Blase	suprapubischer Katheter/Zystostomie, transurethraler Katheter	subvesikale Obstruktion, Urinbilanzierung Harninkontinenz
Harnröhre	Harnröhrensplint	nach Hypospadiekorrektur zur Anastomosenschonung

4.5.2 Permanente Harnableitung

Permanente Harnableitungen sind **nach Entfernung der Blase** bzw. bei deren **Funktionslosigkeit** notwendig.

Hierbei werden **Hochdruck-** von **Niederdruckableitunge**n **mit und ohne Reservoirfunktion** unterschieden. Die Ableitung kann als **kontinente** oder **inkontinente Form** angelegt werden. Die **Ureterreimplantation** in das neugeschaffene Reservoir sollte antirefluxiv gestaltet werden, um der Refluxnephropathie vorzubeugen.
Kontinente Ableitungen mit Reservoir verbessern entscheidend die Lebensqualität der therapierten Patienten.

Hochdruckableitungen

Ureterosigmoidostomie (Coffey-OP, Harnleiterdarmimplantation = HDI)
Sigma und Rektum dienen als Ersatzreservoir. Die Harnleiter werden im Dickdarm am rektosigmoidalen Übergang submukös, meist antirefluxiv, reimplantiert. **Voraussetzungen** für diese OP sind ein ausreichender Analsphinktertonus, keine prä- oder postoperativen Bestrahlungen und ein unauffälliger oberer Harntrakt.

Mögliche **Komplikationen** sind häufige Darmentleerung, hypokaliämische-hyperchlorämische Azidose (Chlorid- und Wasserstoffionenresorption aus dem Darm, Bikarbonat- und Kaliumeinstrom in das Darmlumen), Pyelonephritis sowie das in 5–10 % d.F. auftretende Anastomosenkarzinom.

Diese Form der Harnableitung wird seltener angewandt.

Niederdruckableitungen

Ileumconduit (Brickerblase)
Ein ca. 10–15 cm langes Segment des terminalen Ileums wird mit Gefäßstiel mobilisiert und isoliert. Nach Verschluss eines Endes werden die Harnleiter antirefluxiv reimplantiert und das offene Ende als Hautstoma ausgeleitet. Der Urin wird mit einem Stomabeutel aufgefangen.

Mögliche **Komplikationen** dieser Harnableitung können Stomastenosen und Pyelonephritiden sein.

Colonconduit
Gleiches Vorgehen wie beim Ileumconduit, jedoch wird ein Sigma- oder Colon-Transversum-Segment verwendet.

Ureterhautfistel (Trans-uretero-ureterocutaneostomie = TUUC)
Ist eine Conduitanlage nicht möglich (z.B. Vorbestrahlung, Darmerkrankung), so kann die TUUC durchgeführt werden. Die Harnleiter werden retroperitoneal gekreuzt, anastomosiert und in die Haut implantiert. Dieses Verfahren stellt die einfachste und schnellste Form der Harnableitung dar. Die **Hauptkomplikation** ist hier die Stomastenose.

Ersatzblase
Bildung eines kontinenten Niederdruckreservoirs aus Darmanteilen, in die die Ureteren antirefluxiv reimplantiert werden.
- Ileumblase (Kock-Pouch)
- Ileozökalblase
- Neoblase aus Ileum

Eine Neoblase im eigentlichen Sinne ist aufgrund anatomischer Gegebenheiten vor allem beim Mann möglich. Diese Operationen sind aufwändig und bedürfen langer Operationszeiten sowie intensiver postoperativer Betreuung.

Mögliche **Komplikationen** sind Stenosen im Sphinkterbereich, Harnwegsinfekte und Inkontinenz.

4.6 Lithotripsie

4.6.1 ESWL (Extrakorporale Stoßwellenlithotripsie)

☞ Kap. 8.4

Seit 1980 angewandtes Verfahren, das eine **Zerstörung von Steinen** „berührungsfrei" ermöglicht. Dabei werden auf verschiedenen Wegen (Funkenentladung, elektromagnetisch oder piezoelektrisch [EPL]) Stoßwellen generiert, die über ein Halbellipsoid in dem sonographisch oder röntgenologisch georteten Stein fokussiert werden (☞ Abb. 4.1). Der Stein zerfällt durch Einwirkung von Druck-, Zug- oder Scherkräften, das umgebende Gewebe wird nur wenig alteriert.

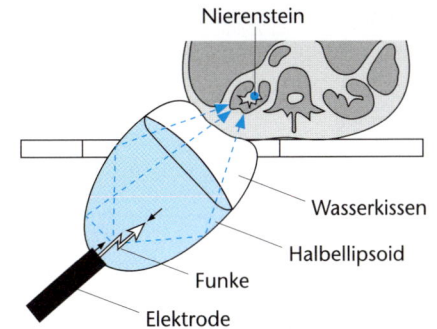

Abb. 4.1: Prinzip der extrakorporalen Stoßwellen-Lithotripsie (ESWL) (nach [6])

Prinzipiell ist die Behandlung mit ESWL bei allen Steinformen möglich.

4.6.2 URS/LISL (Ureterorenoskopische Steinentfernung/ Laserinduzierte Stoßwellenlithotripsie)

Mit dieser Methode können vor allem **distale Harnleiterkonkremente**, die nicht spontan abgehen und auch der ESWL nicht zugänglich sind, behandelt werden. Mit einem Ureterorenoskop kann dabei über Harnröhre und Blase direkt der Ureter eingesehen werden. Der Stein kann dann gefasst oder vor Ort zerstört werden. Dazu steht neuerdings auch die direkte Stoßwellenapplikation mit gepulsten Lasern (LISL) zur Verfügung.

5 Fehlbildungen

Ursachen von Missbildungen können chromosomale Faktoren, aber auch Umweltschäden und Infektionen in der Schwangerschaft (z. B. Zytomegalie) sein. Oft sind urologische Missbildungen mit anderen Fehlbildungen vergesellschaftet.

Die Nierenmissbildungen zählen zu den häufigsten Fehlbildungen in der Urologie. Von der Agenesie über die Hypoplasie bis zu multiplen Form-, Lage- und numerischen Anomalien sind viele Varianten möglich.

Viele Missbildungen lassen sich bereits intrauterin sonographisch darstellen (z. B. Hydronephrose, Agenesie, Zysten).

Häufiges Symptom urologischer Missbildungen ist die Harnwegsinfektion. Auch bei kindlichen Entwicklungsstörungen, Bauch- oder Rückenschmerzen, tastbarem abdominalem Tumor, Inkontinenz und Hypertonie muss an urologische Missbildungen gedacht werden.

5.1 Niere

5.1.1 Nierenagenesie

Die einseitige Nierenagenesie (-aplasie) (Häufigkeit 1:5000) entsteht durch eine mangelnde oder fehlerhafte Entwicklung der Ureterknospe. In 30 % d.F. liegt eine gleichzeitige Genitalmissbildung (z. B. Hodenhypoplasie, Uterus-, Vaginalaplasie) vor.

Beidseitige Nierenagenesien sind extrem selten und mit dem Leben nicht vereinbar.

Im Gegensatz zur Agenesie ist das Vorkommen von mehr als zwei Nieren sehr selten.

Meist verursacht die Agenesie (einseitig) keine Symptome und wird daher häufig zufällig entdeckt.

Diagnose
Sonographie, AUG („stumme Niere"), Zystoskopie (fehlendes Ostium).

5.1.2 Hypoplasie

Die Nierenhypoplasie ist eine im Parenchym um etwa 50 % reduzierte Niere, die i.d.R. weniger als 5 Kelche aufweist. Die **angeborene Hypoplasie (kleine Niere)** ist von der **erworbenen (Schrumpfniere)** abzugrenzen. Die kontralaterale Niere ist meist kompensatorisch vergrößert. Liegen keine weiteren Missbildungen vor, so ist die einseitige Hypoplasie meist symptomlos.

5.1.3 Hufeisenniere

Es handelt sich um eine **Fusion beider Nieren** am unteren Nierenpol (Häufigkeit 1:1000), wobei meist zwei vollständige Hohlraumsysteme (Nierenbecken und Harnleiter) vorhanden sind.

Wegen der Verschmelzung in der frühen Entwicklungsphase aszendiert die Hufeisenniere selten bis zur normalen Höhe. Die Verbindung (Isthmus) kann sowohl aus Nierenparenchym als auch aus Bindegewebe bestehen und liegt vor den großen Abdominalgefäßen. Die Nieren sind malrotiert, das Nierenbecken weist nach ventral, die Harnleiter verlaufen über den Isthmus. Daraus können Ob-

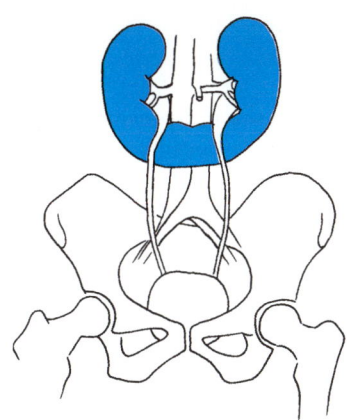

Abb. 5.1: Hufeisenniere

struktionen resultieren (aberrante Blutgefäße, Abknickung der Harnleiter).

Die Hufeisenniere ist häufig mit anderen Anomalien des Urogenitaltraktes (25–50 %) verbunden (vesikoureteraler Reflux, Ureter duplex, Kryptorchismus).

Meist sind Hufeisennieren **asymptomatisch**. Gelegentlich treten abdominale Schmerzen, rezidivierende Harnwegsinfekte, Hämaturie und Abflussstörungen auf.

Die **Diagnose** der Hufeisenniere wird durch die Sonographie und das AUG gestellt.

Bei symptomloser Hufeisenniere sollten regelmäßige Kontrollen durchgeführt werden. Bei Abflussstörung ggf. Isthmusdurchtrennung, Lateropexie und Nierenbeckenplastik.

5.1.4 Lageanomalien

Bei den Lageanomalien der Nieren kommen **zahlreiche Variationen** vor. Dystopien mit oder ohne Malrotation sind vom Becken bis in den Thorax hinein möglich. Auch gekreuzte Dystopien kommen vor, dabei liegt die gekreuzte unterhalb der normotopen Niere.

Oft verursachen Lageanomalien **keine Symptome**. Im Falle von Harnabflussstörungen oder vesikoureteralem Reflux ist eine operative Korrektur nötig.

Beckenniere
Durch fehlende Aszension liegt die Niere im Beckenbereich, die Blutversorgung erfolgt aus den regionalen Gefäßen (z.B. A. iliaca communis). Meist ist die Beckenniere malrotiert.

Differentialdiagnose
Abgrenzung der Senk- bzw. Wanderniere (Nephroptose) durch AUG im Liegen und Stehen.

5.1.5 Zystische Nierenveränderungen

Multizystische Nierendysplasie
Es handelt sich um eine meist einseitige, zystische Nierenanlage mit funktionslosem Nierengewebe. Es entwickeln sich nur wenige zystische Sammelrohre ohne Anschluss an das Nephron. Der Ureter fehlt oder ist verkümmert.

Symptome sind gastrointestinale Beschwerden sowie ein großer, palpabler, abdominaler Tumor.
Therapeutisch ist nur die Nephrektomie möglich.

Infantile polyzystische Nierendegeneration
Autosomal-rezessive Erkrankung mit beidseitigen großen zystischen Nieren, die mit dem Leben nicht vereinbar ist. Oft Kombination mit anderen zystischen Fehlbildungen (Leber, Pankreas, Lunge). Die Diagnose wird meist schon pränatal sonographisch gestellt. Die Neugeborenen sind oligurisch, sie sterben meist in den ersten zwei Lebensmonaten.

Adulte polyzystische Nierendegeneration
▶ Ätiologie
Autosomal-dominante Erkrankung mit beidseitigen großen zystischen Nieren, die primär normal angelegt sind und meist erst um das 40. Lebensjahr klinisch auffällig werden. Typisch ist das Auftreten einer Niereninsuffizienz in der 5.–6. Lebensdekade.

Das Nierenparenchym ist bis zu den Glomeruli funktionsfähig, diese münden in ein blind endendes Tubulussystem; daneben finden sich funktionsfähige Einheiten. Aus den veränderten Tubuli entwickeln sich Zysten, die das gesunde Gewebe komprimieren. ◀

▶ **Symptome**
Meist führen Flanken- und Abdominalbeschwerden den Patienten zum Arzt. Weitere Symptome können rezidivierende Harnwegsinfekte, Hämaturie, Kopfschmerz, Übelkeit, Gewichtsabnahme, Makrohämaturie und Hypertonie (60–70 %) sein. ◀

▶ **Diagnose**
- **Familienanamnese**
- klinische Untersuchung
- **Sonographie:** große, polyzystische Nieren
- **Labor:** Anämie durch chronischen Blutverlust und Erythropoetinmangel, Anstieg der Retentionswerte
- **Urinstatus:** Proteinurie, Hämaturie
- **AUG:** Kelcherweiterung, große Nierenschatten, verdrängtes Nierenbecken
- **CT:** dünnwandige Zysten, häufig auch Leberzysten ◀

Differentialdiagnose
Beidseitige Hydronephrose (Obstruktion), von-Hippel-Lindau-Syndrom, Tuberöse Sklerose, Nierenzysten.

▶ **Komplikationen**
Pyelo-/Perinephritis, spontane Nierenruptur und Zystenkarzinom. ◀

Therapie
Ausreichende Flüssigkeitszufuhr, bei Niereninsuffizienz Dialyse, Nephrektomie bei rezidivierenden Infekten oder Karzinomverdacht. Bei Niereninsuffizienz erhalten die sonst gesunden Patienten heute oft eine Nierentransplantation.

Markschwammniere
Autosomal-rezessive Erkrankung, die durch eine zystische Erweiterung der distalen Tubuli und Sammelrohre gekennzeichnet ist. Oft treten bei der Markschwammniere Nierensteine und gelegentlich Harnwegsinfekte auf.

Symptome sind selten, die Prognose der Markschwammniere ist gut.

Nierenzysten
Nierenzysten treten meist einseitig auf, manchmal auch multilokulär. Etwa 40 % aller über 50-Jährigen haben Nierenzysten.

Symptome
Kleinere Zysten sind meist symptomlos und oft Zufallsbefunde. Große Zysten können lokal verdrängend wachsen und entsprechende Symptome verursachen (Obstruktion, Flankenschmerzen, ggf. Hypertonie).

▶ **Diagnose**
In der **Sonographie** zeigt sich eine meist runde, glattwandige, homogene Raumforderung (mit dorsaler Schallverstärkung), die keine Binnenechos aufweist. ◀

Differentialdiagnose
Tumor, Echinokokkuszyste, Hämatom.
Suspekte Befunde sollten mit weiteren bildgebenden Verfahren (CT, NMR, Angiographie) abgeklärt werden.

Therapie
Nur bei symptomatischen Nierenzysten ist eine Therapie erforderlich. Eine Zystenpunktion und -sklerosierung kann versucht werden (Rezidivgefahr), ansonsten operative Zystenexstirpation.

5.1.6 Doppelniere

Durch eine **embryonale Störung** (gespaltene Ureterknospe) kommt es zur Entwicklung von zwei Nierenbecken. Eine **Dopplung der Ureteren** ist in verschiedener Ausprägung immer vorhanden. Sie kann vom bifiden Nierenbecken über den gespaltenen Ureter (Ureter fissus) bis zur vollständigen Ureterdopplung (Ureter duplex) reichen.

Das Parenchym der Doppelniere ist verschmolzen, also liegen nicht zwei getrennte Organe vor. Die Doppelniere kann ein- oder beidseitig auftreten.

Die Doppelniere ist meist **asymptomatisch** und wird häufig als Zufallsbefund entdeckt. Sie bedarf keiner Therapie, wenn nicht durch Ureter fissus oder Ureter duplex Symptome verursacht werden (☞ 5.2.3).

5.2 Harnleiter

5.2.1 Subpelvine Stenose

(☞ Kap. 12.1.2)

5.2.2 Ureter fissus

▶ Der Ureter fissus ist eine Dopplung des Ureters bei Doppelniere. Von jedem der beiden Nierenbecken geht ein Harnleiter ab, wobei der Zusammenfluss der Ureteren in verschiedenen Höhen erfolgen kann. ◀

> **Merke!**
> ▶ Da beide Harnleiter über eine eigenständige Peristaltik verfügen, kann es zu einer funktionellen Obstruktion kommen (die unterschiedlichen peristaltischen Wellen verlaufen asynchron).
> Daraus kann sowohl eine retrograde Flussrichtung des Urins von einem in das andere Nierenbecken resultieren (passiver Reflux, Jo-Jo-Phänomen) als auch eine funktionelle Obstruktion durch einen gestörten Übergang der peristaltischen Welle in den gemeinsamen Harnleiter. ◀

Symptome
Bei Obstruktion kann es zu unspezifischen Symptomen wie rezidivierenden Harnwegsinfekten, Koliken, Erbrechen, Fieber und Appetitlosigkeit kommen. Häufig bleibt jedoch der Ureter fissus völlig asymptomatisch.

Diagnose
Sonographischer Nachweis einer Doppelniere (Parenchymbrücke), ggf. mit dilatiertem Nierenbecken.
Im **Ausscheidungsurogramm** typische Y-Formation der Harnleiter.
Das **Isotopennephrogramm** klärt ggf. Ausmaß der Stauung und der Partialfunktion.

Therapie
Meist ist eine Therapie des Ureter fissus nicht erforderlich. Ein gestauter, funktionsloser Nierenanteil kann durch **Heminephroureterektomie** entfernt werden. Funktionelle Obstruktionen können durch Anastomosen zwischen beiden Harnleitern im Pyelonbereich ggf. behoben werden.

5.2.3 Ureter duplex

Ätiologie
Entwicklungsgeschichtlich gleiche Ursache wie bei Ureter fissus, es besteht jedoch eine komplette Doppelbildung beider Harnleiter.

> **Merke!**
> Wenn die Ureterknospe auf beiden Seiten aus dem Wolff-Gang an regulärer Stelle entspringt, entwickeln sich beide Harnleiter regelrecht (beide Ostien im Trigonum in normaler Position).
> Liegt eine ein- oder beidseitige Störung der Entwicklung der Ureterknospe vor (vollständige Spaltung), entwickeln sich zwei getrennte Harnleiter mit jeweils eigenem Ostium.
> Aus embryologischen Gründen (Aszension und Drehung) mündet der zum oberen Nierensegment gehörende Harnleiter weiter unten in der Blase, der zum unteren Nierensegment gehörende Harnleiter weiter oben in der Blase, so dass es zu einer Überkreuzung der Ureteren kommt (**Mayer-Weigert-Gesetz**).

Aus den genannten Gründen ist das untere Ostium (oberer Nierenanteil) häufig ektop, gelegentlich mit einer Ureterozele kombiniert und obstruktiv. Das obere Ostium (unterer Nierenanteil) ist hingegen häufig refluxiv.

Symptome
Bei Reflux, Obstruktion oder Ureterozele können rezidivierende Harnwegsinfekte, Enuresis und Inkontinenz auftreten.

Diagnose
- **Sonographie:** Harnstau, Parenchymbrücke
- **AUG:** Harnleiterduplikatur, evtl. ektope Mündung, Kelchverplumpung, stummer oberer Nierenanteil
- **MCU:** vesikoureteraler Reflux
- **Zystoskopie:** Ostienbeurteilung, Ureterozele.

Therapie
Bei Reflux ohne Parenchymschaden: Ureterreimplantation beider Ureteren.

Bei Reflux mit Parenchymschaden: Heminephroureterektomie.

Bei Ureterozele: ☞ 5.2.4.

5.2.4 Ureterozele

Ätiologie
Die Ureterozele ist eine sackartige Ausstülpung des distalen Ureteranteils in die Blase oder bei ektopem Ureter in die Harnröhre. Die Ureterozelen können sehr groß werden, so dass sie bei Doppelnieren das ipsilaterale Ostium des zweiten Harnleiters oder gar das der Gegenseite verlegen können. Bei Obstruktion des Blasenausganges durch eine Ureterozele kann es sogar zum Harnverhalt kommen.

Symptome
Harnwegsinfekte, Miktionsstörungen (Harnverhalt, Inkontinenz), Ureterozelenprolaps, Steinbildung.

Diagnose
- **Sonographie:** zystische Raumforderung in der Blase, Doppelniere, Harnleiterektasie
- **AUG:** zystische Dilatation bzw. Füllungsdefekt in der Blase, Hydronephrose
- **MCU:** Füllungsdefekt, häufig Reflux bei Doppelureter meist in den unteren Nierenanteil
- **Zystoskopie:** ballonierte Zyste, Doppelostium

Therapie
Eine endoskopische Schlitzung ist selten als alleinige Maßnahme erfolgreich.
Heminephroureterektomie der oberen Nierenhälfte und Ureterozelenabtragung bei funktionslosem oberen Nierenanteil. Gegebenenfalls Ureterreimplantation des zweiten Harnleiters.

5.2.5 Megaureter

(☞ Kap. 12.1.2)

5.3 Blase/Harnröhre

(☞ Kap. 12.1.3)

5.4 Äußeres Genitale

5.4.1 Penisdeviation

Durch Fehlentwicklung der Penisschwellkörper kann es bei Erektionen zu Penisschaftverkrümmungen unterschiedlicher Ausprägung kommen (☞ Abb. 5.2). Sind diese so stark ausgeprägt, dass es zu Kohabitationsstörungen kommt, kann eine operative Penisschaftaufrichtung erfolgen. Penisdeviationen treten auch bei Hypo- bzw. Epispadie auf (☞ Kap. 12).

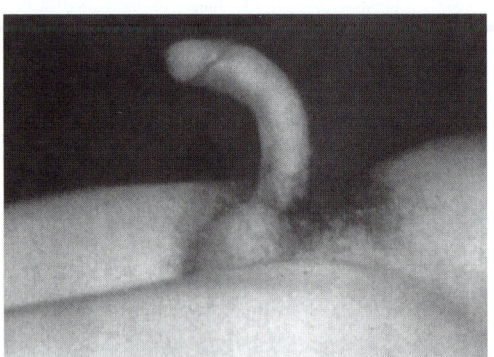

Abb. 5.2: Penisdeviation

5.4.2 Sonstige Fehlbildungen

☞ Kap. 12

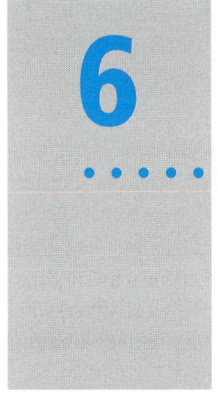

6 Entzündungen

Entzündungen des Urogenitalsystems bilden aus topographisch-anatomischen Gründen eine Einheit. Aus morphologischer Sicht unterscheidet man zwischen den
- häufigen, einfachen, afebrilen, nicht invasiven Hohlrauminfektionen und
- febrilen, invasiven Infektionen von parenchymatösen Organen (z. B. Niere, Prostata).

6.1 Allgemeines

Ätiologie
Eine Keimbesiedlung des Urogenitalsystems kann exogen, endogen (hämatogen, lymphogen) oder kanalikulär erfolgen.

Prädisponierende Faktoren sind:
- Obstruktion der Harnwege
- topographisch-anatomische Gegebenheiten (vulvo-anales Grenzgebiet der Frau, Missbildungen)
- Fremdkörper in den ableitenden Harnwegen
- Stoffwechselerkrankungen (Diabetes mellitus, Hyperurikämie, Hyperkalzämie)
- Gravidität, Menstruation (hormonell)
- Analgetikaabusus
- Immundefizienz.

Ab einer **Keimzahl $> 10^5$ Keime/ml Urin** (Mittelstrahlurin) spricht man von einer signifikanten Bakteriurie bzw. Harnwegsinfektion.

Die Harnwegsinfektion erfolgt meist durch Aszension der Erreger.

Merke!
Der ungestörte Harntransport und die restharnfreie Blasenentleerung wirken infektprotektiv. Weiterhin stehen Phagozytose und Uromukoid als unspezifische und Antikörper als spezifische Immunabwehr zur Verfügung.
Die typischen Erreger verfügen teilweise über Virulenzfaktoren, die eine Bindung mit dem Urothel sowie eine Hemmung der Ureterperistaltik bewirken.

Die häufigsten **Erreger** von Harnwegsinfekten sind **gramnegative Bakterien**. Viren als Erreger bilden die absolute Ausnahme.

Entzündungen des Nierenparenchyms werden in der Regel durch gramnegative Stäbchen, die der Nierenhüllen durch grampositive Kokken hervorgerufen. Bei Infektionen der männlichen Adnexe finden sich häufig gramnegative Stäbchen und grampositive Kokken (☞ Tab. 6.1).

Tab. 6.1: Erregerspektrum bei Harnwegsinfektionen

Erreger	Häufigkeit	Gram
Kolibakterien (E. coli, E. freundii, Coliforme)	50 – 65 %	–
Enterokokken (Streptococcus faecalis)	20 – 25 %	+
Proteus mirabilis	15 %	–
Streptokokken	10 %	+
Pseudomonas aeruginosa	10 %	–

Tab. 6.1: Erregerspektrum bei Harnwegsinfektionen (Fortsetzung)

Erreger	Häufigkeit	Gram
Klebsiellen	8 %	–
Aerobacter aerogenes	5 %	–
Staphylococcus aureus	3–8 %	+
Proteus vulgaris, morgani, rettgeri	3,5 %	–

Die Angaben zur Häufigkeit entstammen verschiedenen Literaturquellen. Die Summe ergibt daher nicht 100 % – vielmehr soll die relative Häufigkeit verschiedener Erreger demonstriert werden!

Symptome
Neben der spezifischen Symptomatik der einzelnen Erkrankungen (s. u.) kommt es bei Entzündungen der ableitenden Harnwege meist zu **dysurischen Beschwerden** wie z. B. Pollakisurie und Algurie.

Asymptomatische Bakteriurie
Passager kann es insbesondere bei Frauen rezidivierend zu asymptomatischen Bakteriurien kommen, die nicht therapiebedürftig sind.

> **Merke!**
> Im Gegensatz hierzu sind asymptomatische Bakteriurien in der Schwangerschaft und im Kindesalter stets abzuklären und zu therapieren.

Diagnose
Die Diagnose der Harnwegsinfektion wird durch den **bakteriologischen Nachweis** des Erregers gesichert.
Hinweisend sind die **Anamnese** mit dysurischen Beschwerden und evtl. Fieber.
Weiterhin finden sich in der Regel eine Hämaturie (Mikro-, Makro-), Leukozyturie, Bakteriurie und eine allenfalls mäßige Proteinurie.
Laborchemische Parameter wie Leukozytose, BSG- und CRP-Erhöhung sprechen für eine Mitbeteiligung von parenchymatösen Organen.

Therapie
Generell kann die Therapie der Harnwegsinfektion **nach Uringewinnung** zur bakteriologischen Erreger- und Resistenzbestimmung zunächst **blind** erfolgen. Sie sollte jedoch nach Erhalt der Keimdifferenzierung und des Antibiogramms ggf. umgestellt werden.

Zudem ist bei der **Antibiotikatherapie** der Harnwegsinfektion darauf zu achten, dass das entsprechende Antibiotikum ausreichende Konzentrationen im Urin bzw. in den zu therapierenden parenchymatösen Organen erreicht.
Üblicherweise finden Cotrimoxazol, Cephalosporine, Gyrase-Hemmer, Penicilline und Aminoglykoside Anwendung.

Auf eine mögliche **Nephrotoxizität** bzw. Kumulation bei eingeschränkter Nierenfunktion ist zu achten.

> **Merke!**
> Als allgemeine Therapierichtlinien sollten immer eine ausreichende Hydratation zur Erlangung einer guten Diurese sowie eine regelmäßige Harnblasenentleerung erfolgen.

6.2 Unspezifische Entzündungen

6.2.1 Pyelonephritis

▶ Die Pyelonephritis ist eine **destruktive, bakterielle interstitielle Nephritis** (die Bezeichnung „Nierenbeckenentzündung" ist daher nicht ganz korrekt). ◀

Eine isolierte Pyelitis ist absolut selten, eine Mitbeteiligung des Nierenparenchyms ist die Regel.

Die Pyelonephritis ist nach der Glomerulonephritis und der diabetischen Nephropathie die **häufigste Ursache der terminalen Niereninsuffizienz im Erwachsenenalter** (ca. 20 %). Oft ist sie auch die Ursache der kindlichen Hypertonie.

Ätiologie
Die Keimbesiedlung erfolgt hämatogen, lymphogen oder kanalikulär-aszendierend (urogen). Häufig liegt ein kombinierter Infektionsmodus vor.

Das Erregerspektrum der Pyelonephritis entspricht dem der Harnwegsinfekte.

Prädisponierende Faktoren sind:
- Gravidität, Menstruation (hormonell)
- obstruktive Erkrankungen der ableitenden Harnwege (obstruktive Uropathie)
- vesikoureteraler Reflux
- Harnblasenentleerungsstörungen
- Urolithiasis
- Fremdkörper in den ableitenden Harnwegen (DK, DJ)
- Missbildungen der ableitenden Harnwege
- Tumoren
- Diabetes mellitus
- Hyperurikämie/Hyperurikosurie
- Nephrokalzinose
- Analgetikaabusus (Phenacetin) → Papillennekrose
- gastrointestinale Erkrankungen.

▶ **Diagnose**
- **Anamnese**, insbesondere Fragen nach prädisponierenden Faktoren (vorangegangene pyelonephritische Schübe)
- **klinische Untersuchung** (Flankenschmerz)
- **Urinstatus:** Leukozyturie, Leukozytenzylinder, mäßige Proteinurie, Bakteriurie, Hämaturie
- **Bakteriologie**
- **Labor:** Leukozytose, BSG ↑, CRP ↑, evtl. Anämie, Retentionswerte ↑
- **Sonographie** der ableitenden Harnwege
- nach Abklingen der Entzündung AUG, MCU (Reflux?), Isotopennephrogramm, Zystoskopie ◀

Komplikationen
- Übergang von der akuten in die chronische Form
- abszedierende Pyelonephritis
- Pyonephrose
- Nierenkarbunkel, paranephritischer Abszess
- Urosepsis
- Niereninsuffizienz
- tubuläre Funktionsstörungen (Natrium-, Kaliumverlustniere, renal tubuläre Azidose)
- arterielle Hypertonie
- Anämie
- Urolithiasis

Akute Pyelonephritis
Symptome
- akuter, meist einseitiger Flankenschmerz, (**Cave:** unbestimmte Rückenschmerzen)
- dysurische Beschwerden
- Fieber, Schüttelfrost
- Übelkeit, Erbrechen, evtl. paralytischer Ileus
- allgemeines Krankheitsgefühl
- hochfieberhaftes, septisches Krankheitsbild

Trias aus:
- Fieber
- klopfschmerzhaftes Nierenlager
- Leukozyturie.

Diagnose
Im akuten Stadium wird die Diagnose durch die **klinischen Zeichen** und den **Nachweis von Leukozyten und Bakterien im Urin** gestellt.

Die bakteriologische Erreger- und Resistenzbestimmung ist selbstverständlich. Weiterhin sollte die Sonographie der ableitenden Harnwege zum Ausschluss ursächlicher Veränderungen erfolgen.

Erst nach Abklingen der Entzündung erfolgen weitere diagnostische Maßnahmen.

> 💡 **Merke!**
>
> Im akuten Stadium kommt es durch die Oligurie im Ausscheidungsurogramm nur zu einer schwachen Kontrastmittelausscheidung, die keine eindeutige Beurteilung zulässt. Weiterhin lassen sich nach dem ersten Schub einer Pyelonephritis meist noch keine morphologischen Veränderungen der ableitenden Harnwege nachweisen.

Therapie
Zunächst darf eine „blinde" Antibiotikagabe nach **Urinabnahme** erfolgen (blande Verlaufsform oral; schwere Verlaufsform parenteral), die nach Erhalt des Antibiogramms testgerecht sein muss (ggf. Umstellung der Therapie).

Bei der **oralen Therapie** kommen Cotrimoxazol, Gyrase-Hemmer und Aminopenicilline zur Anwendung. Bei der **parenteralen Therapie** der schweren Verlaufsform sollten Cephalosporine allein oder in Kombination mit Aminoglykosiden (**Cave:** Nierenfunktion!) verabreicht werden. Die Therapiedauer beträgt in der Regel 14 Tage.

Flankierend sollten eine ausreichende Hydratation (ggf. parenteral), Bettruhe, antipyretische und analgetische Medikamente veranlasst werden.

Prognose
Die akute Pyelonephritis heilt in 70–80 % der Fälle aus.

Chronische Pyelonephritis

Eine chronische Pyelonephritis bzw. rezidivierende Schübe einer akuten Pyelonephritis entstehen auf dem Boden einer insuffizienten Therapie der akuten Verlaufsform und/oder durch die o. a. prädisponierenden Faktoren. Vaskuläre, toxische und immunologische Faktoren sind von ätiopathogenetischer Bedeutung.

Symptome
- meist einseitiger Flankenschmerz (**Cave:** unbestimmte Rückenschmerzen)
- **allgemeine Beschwerden:** Müdigkeit, Abgeschlagenheit, Kopfschmerzen, Übelkeit, Erbrechen, Gewichtsabnahme
- **im akuten Schub:** dysurische Beschwerden, intermittierendes Fieber, Schüttelfrost
- **Spätfolgen:** arterieller Hypertonus, Niereninsuffizienz, Anämie

Folgende **Verlaufsformen** bzw. Ausprägungen werden beobachtet:
- glomerulär (Retention hampflichtiger Substanzen, Reduktion von GFR und Kreatinin-Clearance)
- tubulär
- anämisch
- hämaturisch
- ödematös mit nephrotischer Komponente.

Diagnose
- Anamnese, klinische Untersuchung
- **Ausscheidungsurogramm:** Bei der chronischen Pyelonephritis zeigen sich typische Kelchdeformitäten in Abhängigkeit vom Schweregrad der Schädigung. Diese Veränderungen können von den Nierenkelchen über die Fornices und Kelchgruppen das gesamte Hohlraumsystem betreffen und beruhen auf einer Schädigung und Schrumpfung des Interstitiums.

> **Merke!**
> Die Kelchhälse nähern sich wie die Finger einer Hand.

Die Kontrastmittelausscheidung kann aufgrund der eingeschränkten glomerulären und tubulären Funktion vermindert (flau) sein. Im Endzustand ist die Nierenkontur unregelmäßig, das Organ verkleinert (pyelonephritische Schrumpfniere).
- **Sonographie:** Unregelmäßige Nierenkontur mit narbigen Einziehungen der Oberfläche. Verschiebung des Parenchym-Pyelonverhältnisses zugunsten des Pyelons. Die Rinde ist echoreich (Fibrose) und hebt sich von der Markregion ab.
- **Urinstatus:** Proteinurie (bis 4 g/Tag), ansonsten meist unauffällig. Unter Provokation (Belastung) Leukozyturie, Leukozytenzylinder, Bakteriurie.
- **Isotopennephrogramm:** Funktion, Seitenanteile
- **MCU:** Reflux?
- **Labor:** BSG, Leukozytose, Retentionswerte, Anämie.

Therapie
- Beseitigung der prädisponierenden Faktoren
- ggf. antibiotische Langzeitprophylaxe
- nephrologische Überwachung (Kreatinin etc.)
- bei terminaler Niereninsuffizienz ggf. Dialyse oder Transplantation
- Bei einseitiger chronischer Pyelonephritis und funktionsloser Schrumpfniere sollte aufgrund des potentiellen Infektherdes und der möglichen arteriellen Hypertonie bei funktionstüchtiger kontralateraler Niere die Nephrektomie erfolgen.

Abszedierende Pyelonephritis

Die abszedierende Pyelonephritis (Eiter im Hohlraumsystem) ist eine foudroyant verlaufende akute Pyelonephritis mit **hoch septischen Temperaturen** und **ausgeprägtem Flankenschmerz** neben den o. a. Symptomen. Laborchemisch zeigen sich Leukozytose und ggf. septische Parameter (z. B. Thrombozytenabfall).

Therapeutisch muss zur Entlastung des putriden Hohlraumsystems eine **sichere Harnableitung** gewährleistet sein (z. B. PNS, DJ), die unter **breiter**

antibiotischer Abdeckung erfolgen muss, um einen Verlust des Organs zu vermeiden. Flankierend sollten kreislaufüberwachende und -stabilisierende Maßnahmen erfolgen.

Nierenkarbunkel/Paranephritischer Abszess

Das **Nierenkarbunkel** ist ein Eiterherd im Bereich des Nierenparenchyms unterschiedlicher Ätiologie, häufig durch gramnegative Keime verursacht. Bei Einschmelzung, Nekrose und Ruptur ins pararenale Fettgewebe kommt es zum **paranephritischen Abszess**. Dieser kann auch durch Entzündungen der Nierenhüllen und hämatogene Streuung entstehen.

Symptome sind Fieber, Flankenschmerz, Vorwölbung im Kostovertebralwinkel, tastbarer Tumor, BSG-Beschleunigung, Zwerchfellbehinderung/verminderte Atemverschieblichkeit.

Die **Diagnose** wird durch die Klinik, Sonographie und ggf. durch CT gestellt.

▶ Die **Therapie** erfolgt durch breite, hochdosierte Antibiotikagabe und evtl. breite Inzision sowie Drainage (ubi pus ibi evacuo). ◀

Chronische Pyonephrose

Die chronische Pyonephrose entsteht auf dem Boden einer Obstruktion mit sekundärer Entzündung (infizierte Harnstauungsniere) und ist ein langsam progredienter, meist einseitiger Prozess. Neben den o. a. **Symptomen** der Pyelonephritis imponieren **persistierende subfebrile Temperaturen**. Initial muss zur Entlastung des infizierten Hohlraumsystems unter **antibiotischer Abdeckung** eine **sichere Harnableitung** (z. B. PNS, DJ) erfolgen. Sekundär, im stabilen Intervall, sollte die **Nephrektomie** (bei funktionslosem Organ) und außerdem die Beseitigung der möglichen Ursachen stattfinden.

Xanthogranulomatöse Pyelonephritis

Es handelt sich hierbei um eine **Sonderform der Pyelonephritis**. Histologisch liegt eine Akkumulation von fetthaltigen Phagozyten vor. Sie tritt gehäuft bei Frauen auf. Die Ätiologie ist bislang nicht vollständig geklärt. Diskutiert werden Obstruktion und Infektion (häufig Proteus, E. coli), Immundefizienz, Kalzium- und Fettstoffwechselstörungen.

Klinisch findet sich ein **tumorös vergrößertes Organ**, wodurch differentialdiagnostische Probleme entstehen können (Tumor!). Die **Diagnose** wird letztlich oft **histologisch** gestellt, wenn die bildgebenden Verfahren nicht eindeutig sind.

Papillitis necroticans

Die **Nierenpapillennekrose** entsteht im Rahmen einer chronischen Pyelonephritis, prädisponierend sind z. B. Phenazetinabusus, Diabetes mellitus. Leberzirrhose und Sichelzellanämie.

Klinisch imponiert die akute Form wie eine Kolik mit Flankenschmerz (Obstruktion durch abgestoßene Papille), Hämaturie, Oligurie und evtl. Fieber. Die **Therapie** erfolgt spasmoanalgetisch und durch Behandlung der Grunderkrankung.

Pyelitis/Ureteritis

Isolierte Entzündungen des Nierenbeckens und der Harnleiter sind Raritäten. Eine Sonderform ist die **Ureteritis cystica** (kleine Schleimhautzysten). Sekundär treten Pyelitis bzw. Ureteritis häufiger lokal durch Fremdkörper (Katheter, Steine) auf und klingen dann nach Beseitigung der Ursache meistens rasch ab.

6.2.2 Zystitis

Akute Zystitis

Ätiologie

Die Zystitis ist meist eine bakterielle Entzündung (80 % E. coli) des Urothels **(Urozystitis)** oder aller Wandschichten **(Panzystitis)**. Sie entsteht in der Regel kanalikulär aszendierend.

Prädisponierende Faktoren sind:
- **bei der Frau:** kurze Harnröhre sowie die unmittelbare Nachbarschaft zur (stets keimbesiedelten) ano-genitalen Region, aus der Keime (Bakterien, Pilze, Trichomonaden) leicht aszendieren können. ▶ Des Weiteren spielt der Geschlechtsverkehr als „typisches Zystitistrauma" (Honeymoon-Zystitis) eine wesentliche Rolle. ◀ Auch im Rahmen gynäkologischer Infektionen (Vulvovaginitis) kann es zu einer Keimaszension kommen. In der präpubertären Phase sowie in der Menopause werden Infektionen zusätzlich durch den fehlenden protektiven Effekt der Östrogene begünstigt.
- **bei beiden Geschlechtern:** infravesikale Obstruktionen, Restharn, Harnblasenfremdkörper,

vesikoureteraler Reflux, Harnblasenentleerungsstörungen.
Weiterhin kann es durch radiogene Schädigung sowie Zytostatika (Prophylaxe mit Uromitexan) zu einer Zystitis **(Radio-, Chemozystitis)** kommen.

Symptome
Typisch sind **dysurische Beschwerden** mit Pollakisurie, Algurie, Nykturie sowie terminalem Brennen und ständigem Blasendrangefühl.

Eine terminale Makrohämaturie kann im Rahmen einer hämorrhagischen Zystitis auftreten.

Die Beschwerden können bei chronischer Keimbesiedlung auch geringer ausgeprägt sein.

Die reine Zystitis macht in der Regel **kein Fieber!**

▶ **Diagnose**
Der typische Befund im **Urinstatus** (Leukozyten, Erythrozyten, Bakterien und Zelldetritus) macht die Diagnose wahrscheinlich, die Diagnosesicherung erfolgt durch Anlage einer **Urinkultur** (vor Therapie!!). ◀
Differentialdiagnostisch muss bei der Frau eine Endometriose der Blasenschleimhaut ausgeschlossen werden. Der Ausschluss eines Blasentumors sollte stets erfolgen, da er klinisch ähnliche Symptome wie eine Zystitis machen kann.

▶ **Therapie**
Die Therapie erfolgt **antibiotisch** (vorher Urinkultur). Sie darf „blind" begonnen werden und muss nach Erhalt der Erreger- und Resistenzbestimmung ggf. umgestellt werden.
Als geeignete Antibiotika haben sich Cotrimoxazol oder Gyrase-Hemmer erwiesen.

Die notwendige **Therapiedauer** wird unterschiedlich beurteilt. Eine „single-shot"-Therapie bzw. die Gabe über 3 Tage bei der unkomplizierten Zystitis erscheint am sinnvollsten. Eine längere Therapiedauer kann zu Keimresistenzen führen.

Zusätzlich gesteigerte Trinkmenge sowie ggf. spasmoanalgetische Therapie und externe Wärmeapplikation. ◀

Chronische Zystitis
Als chronische Zystitis wird das gehäufte Auftreten einer akuten Zystitis mit teils länger anhaltender Symptomatik verstanden. Die chronische Zystitis kann Folge einer ungenügenden Therapie der akuten Zystitis sein. Stets muss aber auch an andere Ursachen gedacht werden, wenn es immer wieder zu einer Zystitis kommt.

> **Merke!**
> Bei jeder chronischen rezidivierenden Zystitis muss eine weitergehende Diagnostik (Sonographie, AUG, MCU, Zystoskopie) zum Ausschluss einer sekundären Infektursache erfolgen. Jede rezidivierende Zystitis bei Patienten über 40 Jahren ist tumorverdächtig.

Therapeutisch hat unter testgerechter Antibiotikatherapie die Beseitigung der ursächlichen Erkrankung zu erfolgen. Bei seltener, isolierter chronischer Zystitis sollte eine entsprechende Antibiotika-Langzeitprophylaxe (niedrigere Dosis abends) durchgeführt werden.

Interstitielle Zystitis
Die interstitielle Zystitis ist ein ätiologisch unklares Erkrankungsbild, welches vor allem bei Frauen im 5. Lebensjahrzehnt auftritt. Symptome sind **ausgeprägte dysurische Beschwerden** (Pollakisurie, Strangurie), häufig auch (terminale) **Makrohämaturie**.

Es kommt zu einer (zystoskopisch sichtbaren) zunehmenden, teils ulzerösen **Fibrosierung der Blasenwand**, welche im Extremfall zur Ausbildung einer Schrumpfblase und vesikoureteralem Reflux führen kann.

Eine kausale Therapie ist nicht möglich, so dass nur eine symptomatische Therapie erfolgen kann. Im äußersten Fall muss ggf. eine Zystektomie mit Harnableitung erfolgen.

Radiozystitis
Durch Bestrahlungen im Bereich des Beckens (Tumoren) verursachte **Fibrosklerose der Blasenwand**, die dysurische Beschwerden unterschiedlichen Ausmaßes hervorruft. Auch noch Jahre nach der Bestrahlung kann sich als Spätfolge auf dem Boden einer Strahlenzystitis eine Schrumpfblase entwickeln.

Die Häufigkeit der Strahlenzystitis konnte durch moderne Bestrahlungsverfahren wesentlich gesenkt werden.

Die **Therapie** erfolgt symptomatisch, ein Therapieversuch mit Kortikoiden ist lohnend. Als Ultima Ratio Zystektomie und Harnableitung.

Syndrom der überaktiven Blase (OAB [overactive bladder]) „Reizblase"

Dysurische Beschwerden ohne fassbare morphologische Veränderungen werden unter diesem Begriff subsumiert. Betroffen sind Frauen und Männer zwischen 30 und 50 Jahren.

Ätiologisch wird neben psychischen Faktoren bei Frauen auch ein Östrogendefizit **(karyopyknotischer Index)** diskutiert. Nach sicherem Ausschluss morphologischer Veränderungen kann die Therapie symptomatisch, durch eine **anticholinerge Therapie** erfolgen. In therapieresistenten Fällen ist auch die Injektion von Botulinumtoxin in die Blasenwand möglich. Auch Psychotherapie oder Psychopharmaka, ggf. Östrogensubstitution können nützlich sein.

6.2.3 Prostatitis

Man unterscheidet die **akute** und **chronische Prostatitis**, die **bakterielle** und **abakterielle Form** sowie die **Prostatodynie** (vegetatives Urogenitalsyndrom = VUG).

Ätiologie

Erreger sind häufig gramnegative Stäbchen, seltener grampositive Kokken. Selten sind spezifische Infektionen mit Tuberkelbakterien, Gonokokken oder Trichomonaden. Chlamydien, Mykoplasmen und Ureaplasmen spielen ebenfalls als Erreger eine Rolle.
Der **Infektionsweg** ist häufig kanalikulär aszendierend, kann aber auch deszendierend, hämatogen oder lymphogen sein.

Prädisponierende Faktoren sind morphologische Veränderungen der männlichen Adnexe und subvesikale Obstruktionen (z.B. Prostatahyperplasie, Harnröhrenstriktur, Urethraldivertikel, Meatusstenose, Phimose). Bei der chronischen Prostatitis lassen sich in nur etwa 10% d.F. Erreger nachweisen,

36% sind abakterielle Prostatitiden, etwa 50% Prostatodynien.

Symptome

Typisch sind dysurische Beschwerden, abgeschwächter Harnstrahl bis zum Harnverhalt, perinealer Schmerz, Defäkationsschmerz, Rektumtenesmen, Analsphinkterspasmen und Ejakulationsschmerzen. Gelegentlich kann es zu Harnröhrenausfluss, Hämaturie oder Hämospermie kommen.

Bei der hochakuten Form sind Allgemeinerscheinungen mit Fieber und Schüttelfrost bis hin zur Urosepsis möglich.

Weitere **Komplikationen** sind der Prostataabszess mit Perforation in Rektum oder Urethra und sekundären Urinfisteln, die akute Pyelonephritis, Epididymitis und Blasenhalssklerose.

Diagnose
- Anamnese, klinische Untersuchung
- **rektale Palpation:** vergrößerte Prostata, schlecht abgrenzbar, stark druckdolent, bei chronischer Prostatitis z.T. derb, z.T. weich, evtl. Prostatasteine (DD Prostatakarzinom)
- Fluktuationen weisen auf eine Abszedierung hin!
- **Urinstatus:** Leukozyten, Bakterien, Erythrozyten
- **Vier-Gläser-Probe**
- **Mikroskopie, Bakteriologie** von Urin, Prostatasekret, Harnröhrenabstrich und Ejakulat (bei chronischer Prostatitis insbesondere Untersuchung auf Mykoplasmen, Chlamydien, Trichomonaden, Candida, Tbc)
- **laborchemische Parameter** (PSA, Leukozyten, CRP, BSG)
- **Uroflowmetrie**

Nach Abklingen der Entzündung sollten zum Ausschluss ursächlicher Faktoren die Sonographie der ableitenden Harnwege, eine Uroflowmetrie zum Ausschluss einer Striktur, ggf. ein Ausscheidungsurogramm, ein retrogrades Urethrogramm sowie eine Zystoskopie durchgeführt werden.

Therapie
- Bettruhe, Antiphlogistika, Analgetika und Laxantien
- je nach Resistenzlage Antibiotika, die eine genügend hohe Gewebekonzentration erreichen (Co-

trimoxazol, Gyrase-Hemmer, Doxycyclin, Chinolone, Penicilline, Cephalosporine, Aminoglykoside). Eine **ausreichend lange antibiotische Therapie** ist wichtig (Minimum 3 Wochen).
- bei Abszedierung transrektale Abszesseröffnung (ubi pus ibi evacuo)
- bei Harnverhalt suprapubische Harnableitung

> **Merke!**
> Keine transurethralen Manipulationen bei akuter Prostatitis!

Eine **Sonderform** stellt die **granulomatöse Prostatitis** dar. Hier liegt eine Reaktion auf herdförmige, bakteriell bedingte Epithelnekrosen (Sekretstau und Infektion) vor. **Histologisch:** histiozytäre und lymphozytäre Infiltration sowie Fremdkörperzellen. Der Altersgipfel liegt zwischen dem 50. und 70. Lebensjahr.

Diese Form der Prostatitis ist insoweit von Bedeutung, da sie **nur bioptisch vom Prostatakarzinom abzugrenzen** ist (eine palpatorische Differenzierung ist oft nicht möglich).

Therapeutisch erfolgt die Gabe von Antibiotika, Steroiden, Antihistaminika, ggf. die transurethrale Resektion.

6.2.4 Vesikulitis (Samenblasenentzündung)

Die Vesikulitis ist meist eine Begleitentzündung im Rahmen einer Prostatitis, tritt jedoch auch isoliert auf.

Ätiologie
Die Vesikulitis entsteht durch unspezifische und spezifische Erreger kanalikulär, lymphogen und selten hämatogen, vor allem durch Staphylokokken, Streptokokken, E. coli, Proteus, Trichomonaden, Gonokokken und im Zusammenhang mit einer Urogenitaltuberkulose.

Symptome
- Dysurie (Algurie, Pollakisurie, Nykturie), evtl. Harnverhalt
- perineale, urethrale Schmerzen (insbesondere postkoital)
- Hämaturie, Hämatospermie
- verminderte Libido

Bei Samenblasenempyem zusätzlich septische Temperaturen, Schüttelfrost, Unterbauchkoliken, Defäkationsschmerzen, Harnverhalt.

Bei **chronischer Vesikulitis** Hämatospermie, evtl. erektile Dysfunktion, Ejaculatio praecox, schmerzhafte Erektionen.

Diagnose
- Anamnese, Inspektion, Palpation (rektal)
- **Urinstatus:** Leukozyten, Erythrozyten, Bakterien
- **Bakteriologie:** Urin, Ejakulat, Vier-Gläser-Probe mit Erreger- und Resistenzbestimmung, bei Verdacht auch auf Tuberkulose
- **Sonographie** der ableitenden Harnwege und Prostata, transrektaler Ultraschall

Nach Abklingen der Entzündung evtl. AUG, UG/MCU (Veränderungen der ableitenden Harnwege).

Therapie
Bei nachgewiesener bakterieller Infektion sollte eine testgerechte Antibiose eingeleitet werden.

Bei Vorliegen einer Primärerkrankung muss diese gleichzeitig therapiert werden.

Beim **Samenblasenempyem** ist die chirurgische Intervention mittels transrektaler Punktion und ischiorektaler Drainage erforderlich (ubi pus ibi evacuo).

6.2.5 Urethritis

Es gibt eine akute und eine chronische Form der Urethritis. Eine Sonderform ist die senile Urethritis der Frau **(Hypoöstrogenismus)** mit degenerativen Urethralschleimhautveränderungen. Die chronische Urethritis des Mannes ist häufig Folge einer chronischen Prostatitis oder einer Urethrastriktur.

Ätiologie
Man unterscheidet die häufigere **nichtgonorrhoische** von der selteneren **gonorrhoischen Urethritis** (☞ auch Dermatologie).
Sie entsteht
- kanalikulär,
- hämatogen,
- lymphogen,

- iatrogen (transurethrales Instrumentieren, Dauerkatheter),
- durch Harnwegsobstruktionen (kongenital, erworben),
- durch exogene Noxen.

Bei der nicht-gonorrhoischen Urethritis lassen sich in 30–50 % d.F. Chlamydien, in 20 % Ureaplasma urealyticum und in 4 % Trichomonaden nachweisen. Weiterhin können Infektionen mit Candida albicans, Mykoplasmen und Viren (Herpes Typ II) ursächlich sein. Ansonsten entspricht das Erregerspektrum der Urethritis dem der Harnwegsinfektionen.

Symptome
Akute Urethritis
- Dysurie (Algurie, Pollakisurie, Nykturie)
- dauerndes Brennen und Jucken in der Harnröhre
- Fluor urethralis
- geröteter Meatus urethrae externus
- stark schmerzhafte, infiltrierte Urethra
- gelegentlich Penisödem
- Mikro-, Makrohämaturie

Chronische Urethritis
- zystitische Beschwerden (Algurie, Pollakisurie)
- gelegentlich miktionsunabhängiger Harnröhrenschmerz
- bei Trichomonadenurethritis oft Gelenkmanifestation und psychische Veränderungen

Diagnose
- Anamnese (Miktions-, Sexualanamnese), Inspektion, Palpation (auch rektal)
- **Urinstatus:** Mikro-, Makrohämaturie, Bakterien, Trichomonaden im Frischurin
- **Bakteriologie:** Harnröhrenabstrich, Vier-Gläser-Probe mit Erreger- und Resistenzbestimmung
- **Sonographie** der ableitenden Harnwege und Prostata

Später nach Abklingen der Infektion UG (Urethrastrikturen), AUG (Primärerkrankung des oberen Harntrakts und der Blase) und Urethrozystoskopie.

Therapie
Bei nachgewiesener bakterieller Infektion sollte eine testgerechte Antibiose erfolgen. Bei der Mycoplasmen-Urethritis sind Tetracycline und Gyrase-Hemmer am wirksamsten.

Sekundäre Faktoren (z. B. eine Harnröhrenstriktur) sollten beseitigt werden.

Oft ist eine gleichzeitige **Partnerbehandlung** notwendig, um eine „Ping-Pong"-Infektion zu vermeiden. In der akuten Phase ist Geschlechtsverkehr zu vermeiden.

Komplikationen und Prognose
Als mögliche Komplikationen können Urethrastrikturen, Prostatitis, Zystitis, periurethrale Abszesse und Urinfisteln auftreten. Die Prognose der Urethritis ist gut.

Die Urethritis gehört auch zum Symptomenkomplex des **M. Reiter** (Symptomen-Trias: Urethritis, Arthritis, Konjunktivitis). Die Ätiologie ist weitestgehend unbekannt, in etwa 90 % d.F. lässt sich das HLA-B 27 nachweisen. Meist sind junge Männer betroffen. Eine spezifische Therapie ist nicht möglich, eine kombinierte Antibiotika-Kortikoid-Therapie bzw. Methotrexat-Gabe wird empfohlen.

6.2.6 Orchitis

Eine isolierte Orchitis ist selten. Bei der Orchitis **(Hodenentzündung)** kommt es in der Regel zu einer irreversiblen Schädigung des Keimepithels, während die Leydig-Zwischenzellen (Testosteronproduktion) funktionstüchtig bleiben.

Ätiologie
Eine **hämatogene Streuung von Bakterien** (Pneumokokken, Brucellen) **und Viren** (Mumps, Coxsackie-Viren) ist die häufigste Ursache. Seltener kommt es im Rahmen einer Epididymitis zu einer Begleitorchitis. Eine tuberkulöse Ätiologie ist möglich.

▶ **Symptome**
- plötzlicher starker Schmerz des betroffenen Hodens
- Hodenschwellung und starke Druckdolenz
- hohes Fieber
- allgemeines Krankheitsgefühl
- später ödematose, ruboröse Skrotalschwellung (lat. Rubor = Rötung)
- oft Hodenatrophie nach Abklingen der Entzündung ◀

Diagnose
- Anamnese, Inspektion, Palpation, Diaphanoskopie (negativ)
- **Urinstatus:** Mikrohämaturie, gelegentlich Proteinurie
- ▶ **Labor:** Leukozyten, BSG, CRP, Serologie ◀

Therapie
- physikalische Maßnahmen (Bettruhe, Hochlagerung, Kühlung)
- Antiphlogistika, Antipyretika, bei starken Schmerzen Samenstranginfiltration mit Lokalanästhetika

Bei viraler Orchitis ist eine Antibiotikagabe zwecklos, bei nachgewiesenem bakteriellem Erreger sollte möglichst eine testgerechte Antibiotikatherapie erfolgen.

6.2.7 Epididymitis

Ätiologie
Die Epididymitis ist eine **Entzündung des Nebenhodens**, die in den meisten Fällen durch Mikroorganismen hervorgerufen wird. Sie stellt die **häufigste Erkrankung des Nebenhodens** dar. Betroffen sind in erster Linie Männer im Erwachsenenalter. Präpubertales Auftreten ist selten.

Die häufigsten **Keime** bei Patienten jenseits des 35. Lebensjahres sind gramnegativ (E. coli, Proteus, Klebsiellen, Pseudomonas aeruginosa, Neisseria gonorrhoeae). Bei Patienten vor dem 35. Lebensjahr treten vorwiegend Chlamydien und Mycoplasmen auf. Bei Kleinkindern und Säuglingen sind es häufig Salmonellen, Haemophilus und Viren.

Bei der akuten Epididymitis ist die Ätiologie oft nicht nachzuweisen.

Am häufigsten ist eine **aszendierende Keiminvasion** die Ursache (☞ Tab. 6.2).

Auch nach Prostatektomie und transurethralen Eingriffen (TUR) kann es sekundär zu einer Epididymitis kommen (Keimaszension).
Eine Epididymitis ist auch **postgonorrhoisch** möglich und hinterlässt dann meist ein Restinfiltrat am Abgang des Ductus deferens (Folge: Azoospermie).
Eine **chronische Epididymitis** kann nach nicht vollständig ausgeheilter akuter Epididymitis entstehen.

Tab. 6.2: Ätiologie der Epididymitis

kanalikulär aszedierend	• Harnröhrenstriktur • akute oder chronische Prostatitis/Urethritis • transurethrale Eingriffe/Instrumentierungen (TUR: 7,2%) • Urinreflux in Ductus deferens • Dauerkatheter
primär hämatogene Streuung	septische Foci (Tonsillitis, Furunkulose, Typhus, Darmaffektionen)
primär lymphogene Streuung	selten, meist in Kombination mit kanalikulärer Streuung
spezifische Infektionen (z. B. Tbc)	• primär hämatogen • kanalikulär: ausgehend von einer spezifischen Prostatitis/Urethritis
traumatisch	Sehr selten bei direktem Skrotaltrauma. Meist wirkt das Trauma als auslösender Faktor bei schon vorbestehender, aber klinisch nicht manifester Prostatitis/Urethritis.
Anomalien	ektope Harnleitermündungen, subvesikale Abflusshindernisse
idiopathisch	bei jungen Männern

Verlaufsformen:
- spontane Heilung
- Übergang in das chronische Stadium
- Abszedierung und Fistelbildung

▶ **Symptome**
- sehr starke skrotale Schmerzen mit Ausstrahlung in den Samenstrang
- hohes Fieber bis 40 °C
- stark druckdolente Nebenhodenschwellung, die bereits nach einigen Stunden schlecht vom Hoden abgrenzbar ist
- ödematöse, ruboröse Skrotalschwellung
- zystitische, urethritische Beschwerden
- gelegentlich Fluor urethralis
- Urosepsis ◀

Diagnose
- Anamnese, Inspektion, Palpation
  - **akut:** Nebenhoden stark geschwollen, gelegentlich schlecht vom Hoden abgrenzbar, starke Druckdolenz, oft mit Samenstrangbeteiligung (Prehn-Zeichen positiv)

- **chronisch:** Nebenhoden gut abgrenzbar, mäßig druckdolente Indurationen, gelegentlich symptomatische Hydrozele
- **Abszedierung:** Fluktuation im Abszessbereich, die meist auf den Hoden übergreift
- **negative Diaphanoskopie**
- **Urinstatus:** Leukozyturie, Bakterurie
- **Bakteriologie:** Urin, Urethraabstrich
- ▶ **Labor:** Leukozyten, BSG, CRP ◀
- Ejakulat-pH > 8
- **Sonographie:** ableitende Harnwege (sekundäre Ursache?), Hodensonographie
- **Dopplersonographie** der Hodengefäße (Hyperperfusion)
- Morgenurin auf Tbc untersuchen (vor allem bei rezidivierenden Epididymitiden mit indolenter, harter Nebenhodenvergrößerung und ausgeprägter Pyurie)
- sekundär nach Abklingen der Symptome: AUG, Uroflowmetrie, ggf. UG/MCU zum Ausschluss von Harntraktanomalien und Urogenitaltuberkulose, Beurteilung der Prostata (Verkalkungen), Reflux in Prostata oder Samenleiter.

Therapie
Akute Epididymitis
- physikalische Maßnahmen (Bettruhe, Hochlagerung, Kühlung)
- **Antiphlogistika, Antipyretika,** bei starken Schmerzen Samenstranginfiltration mit Lokalanästhetika
- **Antibiotika** bei unbekannten Erregern:
  - Cotrimoxazol (> 35. Lj.)
  - Gyrase-Hemmer (> 35. Lj.)
  - Cephalosporin und Aminoglykosid
  - Tetracyclin/Erythromycin (< 35 Lj.)
  bei Persistenz der Symptome und des Lokalbefundes anstelle des Cephalosporins ein Breitbandpenicillin
- ansonsten testgerechte Antibiose
- **Vasoligatur:** zur Verhinderung der Keimaszension bei prädisponierenden Faktoren (z.B. erforderlicher Dauerkatheterableitung oder Blasen-, Prostataeingriffen) insbesondere bei älteren Patienten.

Chronische Epididymitis
- wie akute Epididymitis
- **Suspensorium**

- ggf. **Epididymektomie** bei Schmerzpersistenz und rezidivierenden Schüben.

Bei **Abszedierung** Ablatio testis.

Bei **tuberkulöser Epididymitis**
- initial Tuberkulostatika
- je nach Ansprechen Epididymektomie.

6.3 Spezifische Entzündungen

6.3.1 Tuberkulose

Ätiologie
Die Tuberkulose (Tbc) ist eine Infektion durch das **Mycobacterium tuberculosis**. Die Urogenital-Tbc entsteht meist **postprimär durch hämatogene Streuung** eines Tbc-Herdes in Lunge, Skelett oder Lymphknoten mit einer **Latenz von 5–12 Jahren** nach der Primärerkrankung. Die Morbidität beträgt 4–5/100.000. Das Manifestationsalter liegt zwischen 50 und 60 Jahren.

> **Merke!**
> Die Tbc ist bei Erkrankung und Tod meldepflichtig!

Pathogenese und Einteilung

Ausgehend vom Primärherd der Uro-Tbc kommt es durch eine **kanalikulär-deszendierende Infektion** zur Beteiligung von Nierenbeckenkelchsystem, Harnleiter, Blase und männlicher Adnexe (Prostata, Samenbläschen, Nebenhoden, Hoden).

Die Infektion der **Nieren** wird in 3 Stadien eingeteilt:
- **parenchymatöse** Verkäsungsherde (Nierenrinde)
- **ulzerokavernös** (Anschluss von mindestens einer Kelchgruppe an das Nierenbeckenhohlsystem)
- **Kittniere** (Autoamputation).

> **Merke!**
> Keine Bakteriurie (Tuberkelbakterien) ohne tuberkulöse Parenchymveränderungen mit Anschluss an das Nierenbeckenkelchsystem.

Tuberkulöse Veränderungen der **Harnleiter** sind Fibrosen und Stenosen. Häufiger ist der distale, seltener der proximale Ureter betroffen. Im progredienten Stadium kann es zur Pyonephrose mit Autonephrektomie kommen. Harnblasennahe Veränderungen können zu einem vesikoureteralen Reflux führen.

Bei Beteiligung der **Blase** kann sich eine Zystitis tuberculosa mit ulzerösen Schleimhautläsionen bis hin zur Schrumpfblase, z. T. mit Ostienstenose und -deformierung, entwickeln.

Die männlichen **Adnexe** (s. o.) können ebenso durch eine verkäsende Entzündung, z. T. mit Abszessbildung, betroffen sein.

> **Merke!**
> Jede offene Uro-Tbc (Nachweis von Bakterien im Urin) ist hochkontagiös.

▶ **Symptome**
- chronisch rezidivierende Entzündungen von Niere, Harnleiter, Blase und männlicher Adnexe, meist therapieresistent
- subfebrile Temperaturen, Nachtschweiß
- **sterile Leukozyturie**, Hämaturie ◄

Diagnose
Anamnese, klinische Untersuchung und typischer Urinbefund (sterile Leukozyturie) führen häufig zur **Verdachtsdiagnose**. Gestützt werden kann diese durch radiologische Verfahren wie Ausscheidungsurogramm (Kelchdestruktionen, Margaritenform der Kelche), Verkalkungen, Ureterstenosen (Gänsegurgelureter), RP (Ureterstenosen), MCU/UG (Verkalkungen, Kavernen, Schrumpfblase, vesikoureteraler Reflux [VUR], Harnröhrenstenosen) sowie die Zystoskopie.

Die **Diagnosesicherung** erfolgt durch den Mykobakteriennachweis in spezifischen Kulturen, im Tierversuch und mikroskopisch (Ziehl-Neelsen-Färbung) im Urin (Morgenurin an 3 aufeinanderfolgenden Tagen). Bereits eine positive Kultur bzw. ein positiver Tierversuch beweisen die Diagnose.

Therapie
Testgerechte **Tuberkulostatika** nach folgenden Schemata in Abhängigkeit von der Ausprägung des Befundes:

- 3–4 Medikamente über 2–4 Monate, anschließend 2 Medikamente über 4–9 Monate (meist INH und RMP),
- 6 Monate (INH, RMP, PZA).

RMP = Rifampicin (9 mg/kg KG/d)

INH = Isoniazid (5 mg/kg KG/d)

PZA = Pyrazinamid (30–35 mg/kg KG/d)

SM = Streptomycin (15 mg/kg KG/d)

EMB = Ethambutol (20–25 mg/kg KG/d)

PTH = Protioninamid (5–7,5 mg/ kg KG/d).

Zu den Tuberkulostatika der ersten Wahl gehören INH, SM, RMP und EMB. Bei der tuberkulostatischen Therapie ist besonders auf die **spezifischen Nebenwirkungen** der einzelnen Medikamente zu achten.

In der Initialphase kann die zusätzliche Gabe von Steroiden zur Vermeidung von Vernarbungen (Ureterstenosen) sinnvoll sein.

Erforderliche chirurgische Interventionen (z. B. Heminephrektomie, Nephrektomie) sollten nur unter tuberkulostatischem Schutz durchgeführt werden.

6.3.2 Bilharziose

Die Bilharziose ist eine Infektion mit **Schistosoma haematobium** (Blase), **mansoni** (Darm) oder **japonicum** (Leber), die besonders in südlichen Ländern vorkommt („Unde venis? Woher kommst Du?"). Die **Übertragung** erfolgt **durch Larven (Zerkarien)**, die **von Wasserschnecken** (Zwischenwirt) ausgeschieden werden. Die Zerkarien können die Haut aktiv durchdringen und so den Endwirt Mensch infizieren. Im Organismus halten sie sich insbesondere in Venen (perivesikal, periprostatisch und periportal) auf und reifen dort zu geschlechtsreifen Schistosomen heran, die wieder ausgeschieden werden können.

Symptome
Aufgrund einer Fremdkörperreaktion kommt es zu einer **chronischen Zystitis mit typischen klinischen Symptomen und Komplikationen** (Schrumpfblase, VUR, Blasenhalssklerose, Blasensteine, spontane

Blasenruptur, perivesikale Abszessbildung, distale Ureterstenosen, sekundäre Infekte und maligne Entartung des Urothels).

Diagnose
Die Diagnose wird durch **Nachweis der Erreger** im Blut, Urin und der Blasenschleimhaut (Biopsie) gestellt. **Diagnoseweisend** können Serologie (KBR), Zystogramm und Zystoskopie sein.

Therapie
Chemotherapeutika (Stibophen, Lucanthon, Antimon). Bei Komplikationen (Stenosen, Schrumpfblase, Reflux, Karzinom) ggf. chirurgische Intervention.

6.3.3 Echinokokkose des Harntrakts

Ätiologie
Als Erreger kommt nur **Echinococcus granularis** in Betracht. Der Mensch dient als Zwischenwirt (Fehlwirt). Hauptwirt ist der Hund, selten andere Carnivoren (Fleischfresser). Die Aufnahme erfolgt peroral, die Absiedlung in der Niere erst sekundär.

Symptome
Der Echinokokkusbefall der Niere imponiert als **tumoröse Veränderung des Organs**. Bei Perforation in das Hohlraumsystem kann es zu Koliken kommen. Weiterhin können dysurische Beschwerden, Hämaturie und Allgemeinsymptome wie Urtikaria, Pruritus und unklare Fieberschübe auftreten.

Diagnose
Die Diagnose wird durch bildgebende Verfahren (Sonographie, AUG, CT) gestellt. Im Urin lassen sich evtl. die Erreger **(Skolizes)** nachweisen. Weiterhin Serologie (KBR).

Therapie
Therapeutisch muss eine subtile (**Cave:** Echinokokkusaussaat) **operative Zystenentfernung** aus der Niere erfolgen. Intraoperativ kann zunächst eine Punktion und Applikation von erregertoxischen Substanzen erfolgen, um eine Streuung zu vermeiden. Ggf. Marsupialisierung (Verbinden der Zystenränder mit der Körperoberfläche) mit der Haut bzw. bei großen oder verkalkten Zysten Nephrektomie.

7 Tumoren

 Dem Kapitel Tumoren kommt auch in der Urologie eine besondere Bedeutung zu. Das Prostatakarzinom ist inzwischen der häufigste Tumor des Mannes geworden. Aber auch Blasen- und Nierentumoren gehören zu den häufigen Tumoren in der Urologie. Die richtige Erkennung von Hodentumoren ist besonders wichtig, da oft junge Patienten betroffen sind.

7.1 Allgemeines

> **Merke!**
> Bei fast allen urologischen Tumoren ist die **Mikro-** oder **Makrohämaturie** das Hauptsymptom. Jede Mikro- oder Makrohämaturie muss daher urologisch abgeklärt werden und darf nicht einfach als „Infekt" behandelt werden!

Einteilung

Alle Tumoren werden heute nach den Richtlinien der UICC (Unio Internationalis Contra Cancrum) in einem TNM-System eingeteilt. Dabei bedeutet:
- **„T" (Primärtumor):** allgemeine (nicht organspezifische) Einteilung nach der lokalen Ausbreitung des Tumors in T_1 bis T_4 (Staging):
  - T_1: kleiner, auf das Organ begrenzter Tumor
  - T_2: größerer, auf das Organ begrenzter Tumor
  - T_3: bis zur Organgrenze bzw. darüber hinaus wachsender Tumor
  - T_4: in Nachbarorgane infiltrierter Tumor
  - T_x: Tumorgröße unbekannt.

Die **am Resektat** bestimmte Ausdehnung wird durch das Praefix **p** gekennzeichnet (p = postsurgical):
- pT0: kein histologischer Anhalt für einen Primärtumor
- pTis = Carcinoma in situ

Für jedes Organ gibt es eine organspezifische Einteilung des TNM-Systems.
- **„N" (Noduli):** mit der (organspezifischen) Einteilung von N_0 (keine Lymphknoten befallen) bis N_{3-4} (große Lymphknotenmetastasen). N_x = Lymphknotenbefall unbekannt.
- **„M" (Metastasen):** M_0 (keine Fernmetastasen), M_1 (vorhandene Fernmetastasen). M_x = Metastasen unbekannt.
- **„G" (Grading):** Das Grading bezeichnet den histologischen Differenzierungsgrad und reicht von G_0 (sehr gut differenziert) bis G_4 (äußerst schlecht differenziert/besonders maligne). G_x = Differenzierungsgrad unbekannt.

Allgemeine Tumordiagnostik

Die **lokale** Tumorausdehnung kann in der Regel mittels Palpation, Sonographie (ggf. auch transrektal) sowie durch röntgenologische Methoden (Übersichtsaufnahmen, Kontrastmitteldarstellungen, CT), NMR und endoskopische Verfahren erfasst werden.

Zum Nachweis einer möglichen **Lokal- oder Fernmetastasierung** gehören neben den o.g. Methoden Oberbauchsonographie, Röntgen-Thorax und Knochenszintigramm sowie ggf. eine Lymphangiographie.

7.2 Nierenzellkarzinom

Syn.: ▶ Adenokarzinom der Niere, **Grawitz-Tumor**. ◀ Die verbreitete Bezeichnung Hypernephrom sollte heute möglichst nicht mehr verwendet werden. Man war früher fälschlicherweise davon ausgegangen, dass sich dieser Tumor von der Nebenniere ableitet. Zu den Tumoren der Niere ☞ Tab. 7.1.

▶ Epidemiologie
Das Adenokarzinom ist der **häufigste bösartige Nierentumor**. ◀ Der Altersgipfel liegt im 6. Lebensjahrzehnt. Männer werden häufiger als Frauen betroffen (2:1). In 2 % der Fälle findet man ein bilaterales Vorkommen.

Ätiologie
Die Ursachen sind unbekannt. Diskutiert werden Cadmium, Nikotin, Kaffee, fettreiche Kost sowie genetische Faktoren (gehäuftes Vorkommen beim von-Hippel-Lindau-Syndrom).

▶ Symptome
Eine **Frühsymptomatik** gibt es nicht. Heute werden viele Nierentumoren als Zufallsbefund bei der Oberbauchsonographie entdeckt.

Die klassische Symptomentrias **(Hämaturie, palpabler Tumor, Flankenschmerz)** muss bereits als **Spätsymptom** gewertet werden.
Die Hämaturie resultiert aus einem Tumoreinbruch in das Nierenbeckenkelchsystem und kann als Mikro- oder Makrohämaturie (typischerweise schmerzlos) imponieren.

Daneben können Fieberschübe als Folge der Tumornekrose auftreten.

Bei 1 % der männlichen Patienten kommt es aufgrund einer tumorbedingten Abflussbehinderung in der V. testicularis zu einer sog. **symptomatischen Varikozele** (bleibt auch bei liegendem Patienten bestehen). Da die linke V. testicularis in die Nierenvene mündet, ist die symptomatische Varikozele links häufiger als rechts.

Laborchemisch können BSG-Erhöhung und Anämie auftreten.

Paraneoplastische Erscheinungen sind beim Nierenzellkarzinom häufig:
- Renin-produzierende Tumoren können eine **Hypertonie** verursachen.
- das sog. **Stauffer-Syndrom** (reversible Leberdysfunktion) mit erhöhter γ-GT und alkalischer Phosphatase, Dysproteinämie sowie verlängerter Prothrombinzeit. In der Regel normalisieren sich die Werte nach Tumornephrektomie.
- **Polyglobulie** (Erythropoetin-produzierender Nierentumor), **Hyperkalzämie** (kalziummobilisierende Tumorfaktoren/erhöhte Produktion von 1,25-Dihydroxycholecalciferol). ◀

Metastasierung
Die Metastasierung kann sowohl **hämatogen** als auch **lymphogen** erfolgen. Hauptsächlich sind Lunge (50–60 %), Knochen (30–40 %) sowie die regionalen Lymphknoten und großen Venen (15–30 %) betroffen.

Diagnose
Differentialdiagnostisch sind zu berücksichtigen: Nierenzyste (evtl. auch mit Einblutung), Hydronephrose, polyzystische Nieren, Hämatome.

▶ Die **Sonographie** ist die wichtigste Untersuchung bei Verdacht auf Nierentumor. Die Unterscheidung

Tab. 7.1: Tumoren der Niere

	parenchymal	mesenchymal	Mischtumoren
maligne	Adeno-Ca der Niere (Nierenzellkarzinom) 80 %!	Liposarkom Fibrosarkom Myosarkom	„Wilms-Tumor" (Nephroblastom, embryonales Adenosarkom)
benigne	Adenom (möglicherweise Vorstufe des Adeno-Ca)	Lipom Fibrom Myom	Angiomyolipom

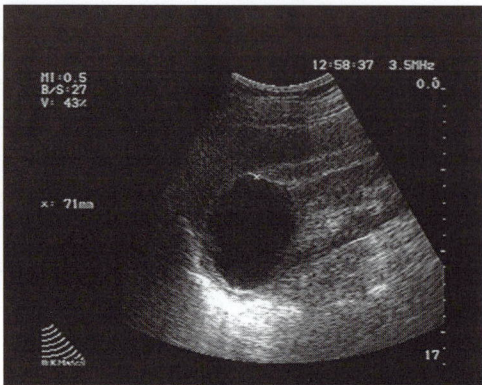

Abb. 7.1a: Sonographie einer Nierenzyste

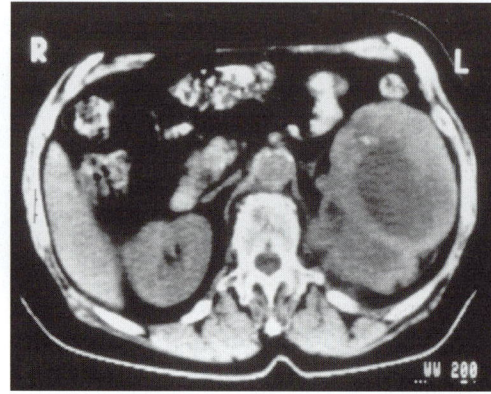

Abb. 7.2: CT eines großen linksseitigen Nierentumors

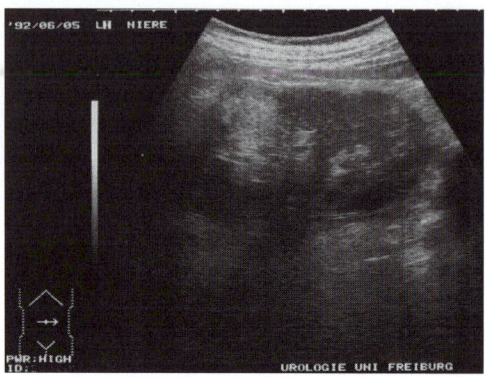

Abb. 7.1b: Sonographie eines Nierentumors

Nierenzyste (echoarm) – Nierentumor (inhomogen) ist in der Regel möglich (☞ Abb.7.1 a, b).
In der **Ausscheidungsurographie** zeigen sich über den normalen Nierenorganschatten hinausgehende Raumforderungen, bogige Verdrängungen des Hohlsystems oder fehlende Kelchgruppen.

In der **Computertomographie** lässt sich der Tumor mit 90%iger Wahrscheinlichkeit nachweisen, außerdem ist eine Aussage über Gefäßinvasion und lokalen Lymphknotenbefall möglich (☞ Abb.7.2).
Die Angiographie (**Renovasographie**, selektiv oder DSA) kann durch typische Veränderungen den Tumor ebenfalls zuverlässig diagnostizieren (☞ Abb. 7.3). Das operative Vorgehen kann durch Kenntnis der Gefäßversorgung erleichtert werden. ◄

▶ Die **Cavographie** kann den Einbruch des Nierentumors in die V. cava oder V. renalis nachweisen. Durch die verbesserte CT-Technik und das NMR kann auf diese Untersuchung heute jedoch weitgehend verzichtet werden.

Zum kompletten Staging gehören das **Knochenszintigramm** sowie der **Röntgen-Thorax**. ◄

▶ **Therapie**
Die **radikale Tumornephrektomie** (Niere, Fettkapsel, Nebenniere) stellt die wirkungsvollste Behand-

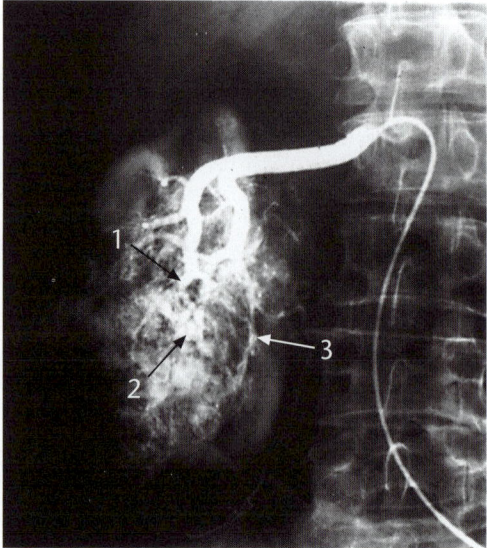

Abb. 7.3: Angiographie eines großen linksseitigen Nierentumors mit typischen pathologischen Gefäßen (Gefäßabbrüche (1) Kontrastmittelseen (2), Korkenziehergefäße (3))

lung in allen operationsfähigen Tumorstadien (T_{1-3}, N_{0-1}, $M_{0-(1)}$) dar (☞ Farbabb. 7.4).

Bei angeborener oder erworbener Einzelniere kann auch eine Teilresektion erfolgen.

Chirurgisch therapierbare Solitärmetastasen sind keine Kontraindikation zur Tumornephrektomie.

Bei großen inoperablen Tumoren (T_4) kann als **palliative Maßnahme** auch die **Nierentumorembolisation** (Verschluss der A. renalis) erfolgen. Dies ist insbesondere bei anhaltender, tumorbedingter Blutung indiziert.

Die prä- oder postoperative Bestrahlung hat genauso wie die Versuche einer hormonellen Therapie keine Verbesserung der Überlebensrate gezeigt.

Das Nierenzellkarzinom ist **chemotherapieresistent**. In letzter Zeit findet zunehmend die **Immuntherapie** (α-Interferon, Interleukin-2 sowie LAK-Zellen = Lymphokin-aktivierte Killerzellen) Anwendung. Die Ergebnisse müssen noch abgewartet werden. Auch die neuen **Raf-Kinase-Hemmer** wie z. B. Sorafenib (Nexavar®) sind hoffnungsvolle Medikamente, die die Chancen der Behandlung des Nierenzellkarzinoms möglicherweise verbessern können (ein Multi-Kinase-Hemmer, der Serin-/Threonin-Kinasen und Rezeptor-Tyrosin-Kinasen in den Tumorzellen und in den Tumorblutgefäßen hemmt). ◄

Prognose
Die Prognose ist **vom Tumorstadium abhängig**. Die 5-Jahres-Überlebensrate liegt beim lokal begrenzten Tumor (T_{1-2}, N_0, M_0) bei 65–100 %, während der lokal fortgeschrittene Tumor (T_3, N_{0-2}, M_0) nur eine Überlebensrate von 20–60 % aufweist. Das metastasierte Nierenzellkarzinom hat lediglich eine 5-JÜR von < 10 %.

7.3 Tumoren des Nierenbeckens und des Harnleiters

Bei den malignen Tumoren des Nierenbeckens und des Harnleiters handelt es sich in der Regel um vom Urothel ausgehende Karzinome **(Urothelkarzinome)**, die mit dem Urothelkarzinom der Harnblase in enger Beziehung stehen.

Gutartige Tumoren des Nierenbeckens und des Harnleiters sind sehr selten.

Epidemiologie
Insgesamt **seltene Erkrankung** (2 pro 100.000/Jahr). Der Altersgipfel liegt zwischen dem 40.–80. Lebensjahr. Männer sind dreimal häufiger als Frauen betroffen. Bevorzugt wird das untere Harnleiterdrittel befallen.

Ätiologie
Begünstigend wirken chronische Irritationen durch Steine oder Entzündungen (Bilharziose) und Karzinogene (Kohlenwasserstoffderivate, Phenazetin, Nikotin).

Symptome
Das Hauptsymptom ist die **schmerzlose Mikro- oder Makrohämaturie**. Daneben können Flankenschmerzen oder Koliken (abgehende Blutkoagel oder Tumorpartikel) sowie Harnstauung auftreten. Vorhandene Tumoren können Harnwegsinfektionen begünstigen (deshalb bei allen rezidivierenden Infektionen Tumorausschluss!).

Metastasierung
Die Metastasierung erfolgt vor allem **hämatogen** in Leber, Knochen und Lunge.

Bei rezidivierend auftretenden Blasentumoren muss immer auch der obere Harntrakt abgeklärt werden, da es sich hierbei um lokale „Implantationsmetastasen" eines primären Nierenbecken- oder Harnleitertumors handeln kann.

Diagnose
Richtungweisend ist die tumorbedingte Kontrastmittelaussparung (Füllungsdefekt) im **AUG**.

Daneben können auch die **Sonographie** und **Urinzytologie** sowie der **NMP22-Test** Hinweise geben.

Bei hinlänglichem Tumorverdacht muss eine **retrograde Ureteropyelographie** (RP, RUP) durchgeführt werden (☞ Abb. 7.5).

Dabei wird gleichzeitig die ebenfalls erforderliche **Zystoskopie** (Blasentumoren?) vorgenommen. **Ureterorenoskopisch** kann evtl. der Tumor auch direkt gesehen werden.

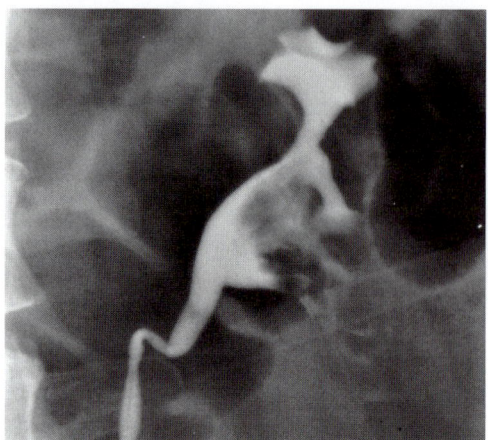

Abb. 7.5: Retrogrades Ureteropyelogramm bei Nierenbeckentumor

Ergänzende Hinweise liefern die **Computertomographie** sowie das **NMR**. Selbstverständlich gehören auch hier zum vollständigen Staging das **Knochenszintigramm** und der **Röntgen-Thorax**.

Therapie
Die Therapie der Wahl ist die **Nephroureterektomie** mit Resektion einer Blasenmanschette.

Nur bei kleinen, gut differenzierten Tumoren ist die **lokale Abtragung (URS)** oder **Neodym-YAG-Laserbehandlung** indiziert. Auch kongenitale, erworbene oder funktionelle Einzelnieren können zu einer solchen Behandlung zwingen.

Bei metastasierenden Tumoren können die **palliative Bestrahlung** sowie die **systemische Chemotherapie** die Prognose verbessern.

Prognose
Die globale 5-JÜR liegt bei ca. 30%, für Patienten mit Tumoren des Differenzierungsgrades G_1 70%, G_2 50% und G_3 ca. 25%.

7.4 Tumoren der Blase !!!

▶ Der mit Abstand häufigste, maligne Blasentumor (90%) ist das sich vom Epithel ableitende **Urothelkarzinom** (Übergangszellkarzinom). Daneben kommen in 3% d.F. Plattenepithel- und in 1% d.F. Adenokarzinome der Blase vor. Mesenchymale Tumoren sind selten. ◀

▶ **Epidemiologie**
Das Blasenkarzinom ist nach dem Prostatakarzinom der zweithäufigste Tumor des Urogenitaltrakts (3–3,5% aller malignen Tumoren).

Die **Tumorinzidenz** nimmt nach dem 40. Lebensjahr deutlich zu und erreicht einen Gipfel im 6.–7. Lebensjahrzehnt. Die Geschlechtsverteilung zwischen Männern und Frauen beträgt 3:1. Bevorzugte **Lokalisationsstellen** von Blasentumoren sind Seiten- und Hinterwand sowie Blasentrigonum. Multifokales Auftreten ist häufig. ◀

▶ **Ätiologie**
Eine besondere Rolle spielen **exogene Karzinogene**, vor allem Aminkohlenwasserstoffe (Farbstoffindustrie). Der Zusammenhang ist so eindeutig, dass das Blasenkarzinom bei Arbeitern in entsprechenden Betrieben als Berufserkrankung anerkannt ist. Weitere Risikofaktoren sind **Nikotinkonsum** (Blasenkarzinom bei Rauchern 2- bis 5-mal häufiger) und **chronischer Phenazetinabusus**. **Urinstase** gilt als fördernder Faktor der Tumorentstehung.

Die **Bilharziose** sowie andere chronische Irritationszustände begünstigen die Entstehung des Plattenepithelkarzinoms.

Das Adenokarzinom tritt bei **Blasenekstrophie** deutlich häufiger auf. ◀

▶ **Symptome**
Häufigstes, oft frühzeitig auftretendes Symptom ist die **Makrohämaturie**. Bei intramuralen Tumoren treten vermehrt auch **dysurische Beschwerden** auf, die nicht als „Zystitis" fehlgedeutet werden dürfen. ◀

> **Merke!**
> Jede rezidivierende Zystitis bei Patienten über 40 Jahre ist karzinomverdächtig.

Einteilung
☞ Tab. 7.2, Abb. 7.6

7.4 Tumoren der Blase

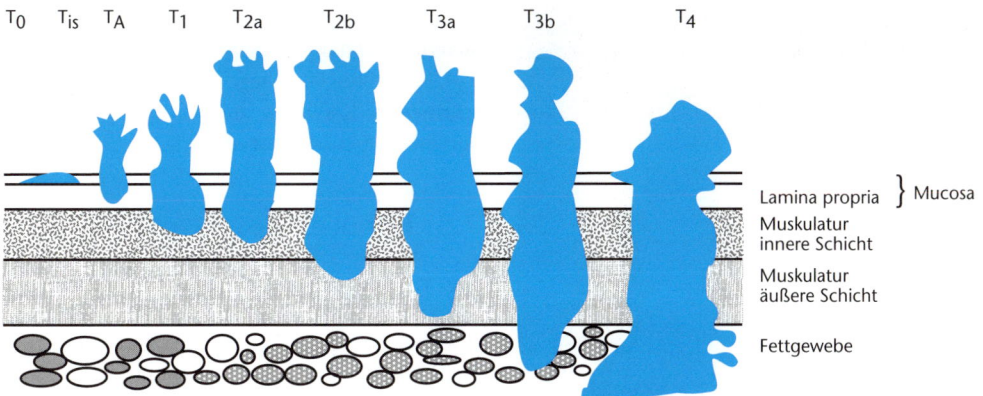

Abb. 7.6: T-Einteilung des Blasenkarzinoms. T_A = nichtinvasives, papilläres Karzinom

Tab. 7.2:	T-Einteilung des Blasenkarzinoms
T_x	Primärtumor kann nicht beurteilt werden
T_0	kein Anhalt für Primärtumor
T_A	papilläres, nichtinvasives Karzinom
T_{is}	Carcinoma in situ
T_1	Tumor infiltriert subepitheliales Bindegewebe
T_2	Tumor infiltriert Muskulatur
T_{2a}	Tumor infiltrierte oberflächliche Muskulatur
T_{2b}	Tumor infiltriert tiefe Muskulatur
T_3	Tumor infiltriert perivesikales Gewebe
T_{3a}	mikroskopisch
T_{3b}	makroskopisch
T_4	Tumor infiltriert in eine der folgenden Strukturen: Prostata, Uterus, Vagina, Beckenwand, Bauchwand
T_{4a}	Tumor infiltriert Prostata, Uterus oder Vagina
T_{4b}	Tumor infiltriert Beckenwand oder Bauchwand

Metastasierung
Die Metastasierung erfolgt **lymphogen** in die regionalen Lymphknoten (Iliaca-interna- und Obturatoriuslymphknoten) und **hämatogen** in Leber, Lunge und Skelett.

▶ **Diagnose**
Bei entsprechender Beschwerdesymptomatik (Makrohämaturie) ist die wichtigste und aussagekräftigste Untersuchung die **Urethrozystoskopie**. Auch die **Sonographie** zeigt nicht selten einen deutlich erkennbaren Tumor in der Blase (☞ Abb. 7.7).
Die **Ausscheidungsurographie** ist obligat. Nicht nur der Tumornachweis selbst ist möglich, sondern auch der Nachweis von Veränderungen am oberen Harntrakt (Nierenstauung durch Infiltration des Tumors) (☞ Abb.7.8). Insbesondere muss auch der Ausschluss eines gleichzeitigen Uroheltumors des Nierenbeckens und Harnleiters erfolgen.
Durch die **Urinzytologie** und/oder einen **NMP22-Test** kann mit immer größerer Treffsicherheit ein Tumornachweis (insbesondere auch bei Rezidiven) erfolgen.

Die **CT oder NMR** kann wandüberschreitendes Wachstum sowie Lymphknoten- und Lebermetastasen zeigen.

Zur Vervollständigung des Stagings: **Knochenszintigramm** und **Röntgen-Thorax**. ◀

▶ **Therapie**
Oberflächliche Blasentumoren (T_A, T_1; N_0; M_0)

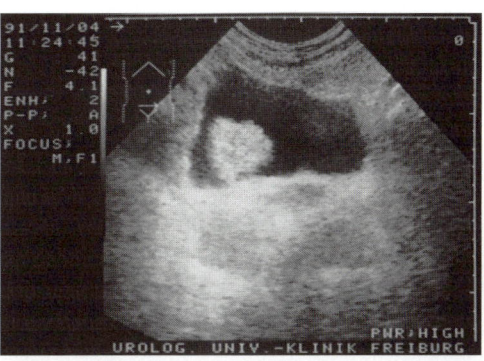

Abb. 7.7: Sonographie bei Blasentumor

7 Tumoren

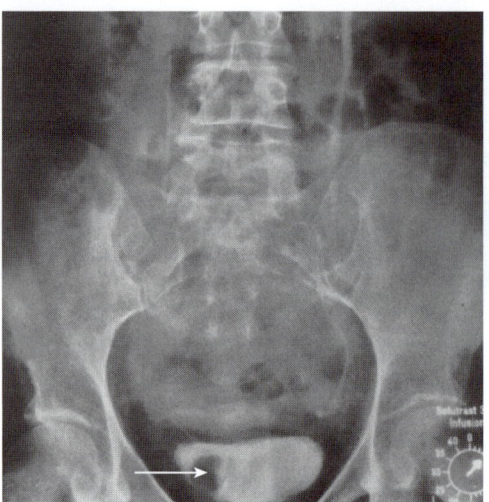

Abb. 7.8: Ausscheidungsurogramm bei Blasentumor: KM-Aussparung (Pfeil)

Hier ist die **transurethrale Blasentumorresektion** die Behandlungsmethode der Wahl. Zur Beurteilung der Randgebiete und tiefen Wandschichten soll 8–10 Tage nach dem Ersteingriff eine Nachresektion erfolgen. Eine **Laserbehandlung** (Neodym-YAG-Laser) kommt heute alternativ in Betracht. Bei Tumoren mit schlechtem Differenzierungsgrad kann die **radikale Zystektomie** diskutiert werden.
Da oberflächliche Tumoren eine hohe Rezidivquote aufweisen (bis zu 70 %), werden zur **Rezidivprophylaxe** nach der transurethralen Resektion Blaseninstillationen mit Zytostatika (z. B. Adriamycin, Epirubicin) oder immunmodulierenden Substanzen (BCG) vorgenommen.

Infiltrierende Blasentumoren (T_{2-3}, N_0, M_0)
Die **radikale Zystektomie** (mit Harnableitung; ☞ Kap. 4.3) ist erforderlich.

Fortgeschrittene Blasentumoren (T_{3-4}, N_{1-2}, M_{0-1})
Eine kurative Therapie ist meist nicht möglich. Es kommen lediglich **palliative Therapiemaßnahmen** in Betracht.
Eine **systemische Chemotherapie** kann teilweise gute Remissionsraten, jedoch kaum Heilungen erzielen. Die Radiotherapie ist den kurativ chirurgischen Maßnahmen unterlegen.
Die Therapie des **Plattenepithel- und Adenokarzinoms**, welche meist frühzeitig infiltrierend wachsen, besteht in der radikalen Zystektomie. ◀

Prognose
Während beim oberflächlichen Blasenkarzinom die 5-JÜR bei über 90 % liegt, beträgt sie beim fortgeschrittenen Karzinom mit Lymphknoten- oder Fernmetastasen weniger als 20 %.

7.5 Tumoren des Penis

7.5.1 Benigne Tumoren

Bei den benignen Penistumoren spielen die virusinduzierten **Condylomata acuminata** (Feigwarzen) die größte Rolle (☞ Dermatologie).

7.5.2 Maligne Tumoren

Peniskarzinom
Das **Plattenepithelkarzinom** ist unter den malignen Tumoren des Penis die häufigste Tumorform (☞ Abb. 7.9).

Epidemiologie
Das Peniskarzinom ist mit 0,5 % aller Malignome des Mannes ein seltener Tumor. Der Altersgipfel liegt zwischen dem 40.–70. Lebensjahr.

Ätiologie
Es besteht ein eindeutiger Zusammenhang zwischen **Genitalhygiene** und Auftreten eines Peniskarzinoms.

Die häufig mit dem Peniskarzinom assoziierte **Phimose mit chronischer Balanopostitis** begünstigt die

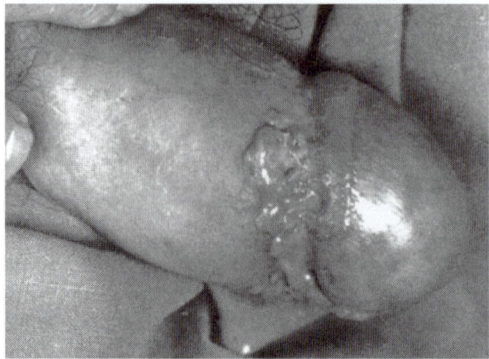

Abb. 7.9: Peniskarzinom

Karzinomentstehung. In Ländern, in denen eine rituelle Zirkumzision durchgeführt wird, ist das Peniskarzinom extrem selten.

Als **Präkanzerosen** gelten die Leukoplakie, die Erythroplasie Queyrat und der M. Bowen (☞ Dermatologie).

Symptome
Nicht abheilende Erosionen im Bereich der Glans oder des Sulcus coronarius, tastbare, indolente Knoten an Glans oder Präputium und ggf. putrider, teilweise blutiger Fluor, der sich aus der verengten Vorhaut entleert.

▶ Metastasierung
Die Metastasierung erfolgt vor allem **lymphogen** zunächst in die inguinalen Lymphknoten, bei Infiltration des Corpus cavernosum können auch die parailiakalen Lymphknoten betroffen sein. Eine **hämatogene** Metastasierung in Lunge und Leber tritt nur bei sehr ausgedehnten Peniskarzinomen auf. ◀

Diagnose
Die **Biopsie** sichert die Diagnose Peniskarzinom. Die **inguinale Palpation** kann den Verdacht auf Lymphknotenbefall untermauern.

Sonographie, CT und Lymphoangiographie geben Auskunft über das Tumorstadium.

Differentialdiagnose
Luetischer Primäraffekt, Condylomata lata, Ulcus molle (☞ Dermatologie).

Therapie
Bei kleineren, lokal begrenzten Tumoren kann eine **Laserbehandlung** oder eine **Radiotherapie** eine Heilung bewirken. Alternativ ist eine **Penisteilamputation** möglich. Bei ausgedehnteren Tumoren muss eine **Penisamputation** (totale Emaskulisation) mit inguinaler Lymphadenektomie vorgenommen werden.

Prognose
Während bei lokal begrenzten Tumoren Überlebensraten zwischen 70–100 % erreicht werden, beträgt die Überlebensrate bei metastasierten Peniskarzinomen weniger als 30 %.

7.6 Tumoren des Hodens

90 % der primären Hodentumoren gehen von den Keimzellen des Hodens aus. Die Tumoren des gonadalen Stromagewebes (Leydig-, Sertoli-Zell-Tumoren) sind selten (☞ Tab. 7.3). Bei den **Keimzelltumoren** steigt der **Malignitätsgrad** vom Seminom über das embryonale und Teratokarzinom bis zum äußerst malignen Chorionkarzinom an. Gutartige skrotale Raumforderungen sind stets abzugrenzen (z. B. Hydrozele, Spermatozele, Epididymitis).

Epidemiologie
Insgesamt ist der Hodentumor **selten** (ca. 30 pro 100.000/Jahr), in der Altersgruppe von 20–34 Jahren ist er jedoch vor der Leukämie, dem M. Hodgkin und dem Melanom die häufigste maligne Erkrankung.

▶ Tab. 7.3: Histologische Herkunft von Hodentumoren ◀

Keimzelle (90 %)	• Seminom		
	• Embryonalzellkarzinom		
	• embryonales Gewebe	– Ektoderm	Teratom (Teratokarzinom)
		– Entoderm	
		– Mesoderm	
	• extraembryonales Gewebe	– Trophoblast (Chorionkarzinom)	
		– Dottersack (Dottersacktumor, Yolk-sac-Tumor)	
Stromagewebe (10 %)	• Leydig-Zell-Tumor		
	• Sertoli-Zell-Tumor		

▶ Der Altersgipfel der Teratome liegt zwischen 20 und 30 Jahren, der der Seminome zwischen 30 und 50 Jahren. ◀

Ätiologie
Die Ätiologie der Hodentumoren ist unbekannt. Es konnte jedoch nachgewiesen werden, dass das Entartungsrisiko bei **Kryptorchismus (Maldescensus testis)** auch nach operativer Korrektur etwa 20-mal größer als bei regelrecht deszendierten Hoden ist.

▶ Symptome
Die **schmerzlose Vergrößerung des Hodens** ist bis zum Beweis des Gegenteils malignitätsverdächtig (☞ auch Kap. 16, Abb. 16.4)! Der Patient verspürt eine Gewichtszunahme des betroffenen Hodens. Gelegentlich können auch entzündliche Begleiterscheinungen mit Fieber auftreten. ◀

Die frühzeitige Diagnose des Hodentumors wird vor allem durch die Aufmerksamkeit des Patienten ermöglicht! In einigen Fällen führen erst Metastasen zu Symptomen.

Endokrine Störungen können vor allem bei Sertoli- und Leydig-Zell-Tumoren aufgrund der Produktion von Östrogenen (Gynäkomastie) und Androgenen auftreten.

▶ Metastasierung
Die Ausbreitung des Hodentumors erfolgt **primär lymphogen** in die paraaortalen und parakavalen Lymphknoten des Retroperitoneums (testikuläres Lymphzentrum). **Hämatogen** metastasieren die Hodentumoren (Chorionkarzinom) mit absteigender Häufigkeit in Lunge, Leber und Gehirn. Bei mehr als 40 % der Patienten liegt bei Diagnosestellung bereits eine Metastasierung vor. ◀

▶ Diagnose
Die **Palpation** des Skrotums ist ein wichtiges diagnostisches Kriterium. Sie sollte vorsichtig erfolgen. Mit der **Diaphanoskopie** können solide von flüssigkeitsgefüllten Raumforderungen abgegrenzt werden. Die **Sonographie** kann Hinweise auf einen malignen Tumor geben. In allen Zweifelsfällen muss eine baldmögliche inguinale Freilegung des betroffenen Hodens erfolgen.

CT, NMR und Lymphoangiographie lassen die Beurteilung eines möglichen retroperitonealen Lymphknotenbefalls zu.
Der **Röntgen-Thorax** weist evtl. vorhandene pulmonale Metastasen nach.
Das **AUG** kann Veränderungen des oberen Harntraktes (Ureterverlagerung durch retroperitoneale Lymphknotenmetatasen) zeigen.
Wichtige **Tumormarker** sind das α-Fetoprotein **(AFP)** sowie das humane Choriongonadotropin **(β-HCG)**. Bei 75 % der Keimzelltumoren sind diese Tumormarker erhöht. Beim reinen Seminom finden sich häufiger normwertige Tumormarker.
Die Tumormarker sind zur Beurteilung des Therapieerfolges einerseits, zur Kontrolle im Rahmen der Tumornachsorge andererseits wichtig. ◀

Therapie
Es erfolgt als erste Maßnahme immer die **hohe inguinale Semikastration**, in Zweifelsfällen mit intraoperativer Schnellschnittuntersuchung.

Eine Silikon-Hodenprothese kann implantiert werden.

> **💡 Merke!**
>
> Jede **skrotale Inzision oder Biopsie** ist bei Verdacht auf Hodentumor **streng kontraindiziert**, weil dadurch die Tunica albuginea eröffnet und somit die tiefen (retroperitonealen) mit den oberflächlichen (inguinalen) Lymphbahnen verbunden werden. Hierdurch werden sowohl die Behandlung als auch die Nachbeobachtung erheblich erschwert.

Die weitere Therapie richtet sich nach dem histologischen Ergebnis sowie dem Tumorstadium (☞ Tab. 7.4).

Nichtseminomatöse Tumoren
- Stadium I:
  Es können nach der Semikastration 2 Wege beschritten werden:
  – Übernahme in ein engmaschiges Überwachungsprogramm **(„wait and watch")**, Mikrometastasen (II A) sind nicht ausgeschlossen (10–20 % d.F.).
  – Modifizierte **retroperitoneale Lymphadenektomie**, danach Nachsorge.
- **Stadium II A und B: radikale retroperitoneale Lymphadenektomie.**

Bei großen retroperitonealen Lymphknotenmetastasen kann eine chemotherapeutische Vor- bzw. Nachbehandlung durchgeführt werden.
- **Stadium II C und III** (Bulky Disease/Fernmetastasen): nach primärer **Chemotherapie** Entfernung von verbleibenden Residualtumoren.

> **Merke!**
> ▶ Die **retroperitoneale Lymphadenektomie (RLA)** bedeutet die Entfernung aller Lymphknoten von der Bifurkation der großen Gefäße bis zu den Nierengefäßen. Bei der modifizierten Lymphadenektomie werden die Lymphknoten nur auf der tumortragenden Seite entfernt, wobei die für die Ejakulation wichtigen sympathischen Nervenfasern der Gegenseite geschont werden. Je höher die Zuverlässigkeit des Patienten (Einhalten der Nachsorgeuntersuchungen) ist, desto eher kann auf die RLA verzichtet und der Patient in das „wait and watch"-Programm aufgenommen werden. Die aufwändige Operation hat in 80–90% d.F. (s. o.) keinen therapeutischen Effekt, da nur 10–20% der Patienten in diesem Stadium tumorbefallene Lymphknoten haben. ◀

▶ **Seminome**

Die Seminome sind besonders **strahlensensible Tumoren** und haben die **beste Prognose** unter den Hodentumoren.
In den **Stadien I bis II B** erfolgt deshalb nach der Semikastration eine Bestrahlung der iliakalen, paraaortalen und parakavalen Lymphknoten. In allen anderen Tumorstadien gleicht die Behandlung der der entsprechenden Stadien nichtseminomatöser Tumoren. ◀

Prognose
Vor allem die **chemotherapeutische Behandlung** hat die Prognose der malignen Hodentumoren entscheidend verbessert. Die 5-JÜR beträgt beim lokal begrenzten Hodentumor über 98%, bei kleinen Lymphknotenmetastasen (bis Stadium II B) ist noch mit einer Überlebensrate von etwa 90% zu rechnen. Selbst beim ausgedehnt metastasierten Hodentumor liegen die Überlebensraten noch zwischen 40 und 60%.

7.7 Tumoren der Prostata

7.7.1 Benignes Prostata-Syndrom !!!! (BPS)

 Der Überbegriff für die Vergrößerung der Prostata und die damit verbundene Symptomatik ist das BPS (benignes Prostata-Syndrom), Grundlage der Beschwerden ist häufig eine Vergrößerung der Prostata (BPH = benigne Prostatahyperplasie).

Syn.: die Bezeichnungen BPH, Prostataadenom und BPS werden häufig synonym verwendet. Die aktuelle Nomenklatur bezeichnet aber das BPS als Oberbegriff und spezifiziert dann die Symptomatik und/oder die Ausprägung der Vergrößerung der Prostata.

▶ **Epidemiologie**
Die benigne Prostatahyperplasie ist die häufigste urologische Erkrankung des über 50-jährigen Mannes (50%). ◀

Ätiologie
Die Ursache der BPH ist im Detail bislang unklar.

Es gilt als wahrscheinlich, dass eine **Verschiebung der Testosteron-Östrogen-Spiegel** das Wachstum der periurethralen Prostataanteile auslöst. Eine wesentliche Rolle spielt dabei die im Alter zunehmende Konzentration des **Dihydrotestosterons**. Es wird durch die α-Reductase in der Prostata aus Testosteron gebildet. Bei Familien mit einem genetischen Ausfall der α-Reductase treten weder das BPS noch Prostatakarzinome auf.

Mit Sicherheit spielen auch rassische, genetische und Umweltfaktoren zusätzlich eine wesentliche Rolle.
▶ Während die normale Prostata etwa die Form einer Kastanie aufweist (etwa 20 g), kommt es mit zunehmendem Alter zu einer Zunahme des Stromagewebes um etwa das 4fache und der glandulären Anteile um etwa das Doppelte, so dass Adenomgewichte von mehr als 150 g entstehen können. ◀

Begriffsdefinitionen
Von der Vergrößerung (**BPE** – Beningn Prostatic Enlargement) wird vor allem die Innenzone (sog. periurethrale Drüsen, Innendrüse) der Prostata be-

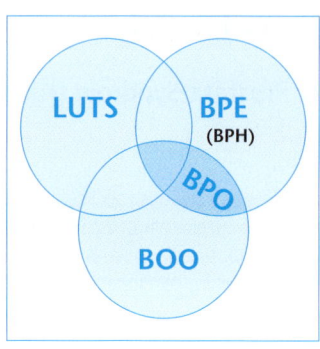

LUTS Lower Urinary Tract Symptoms

BPE Benign Prostatic Enlargement

BOO Bladder Outlet Obstruction

BPE Benign Prostatic Obstruction

Abb. 7.10: Benignes Prostata-Syndrom (BPS)

troffen, die äußere Zone wird nach außen verdrängt und bildet die sog. „chirurgische Kapsel".

Die Symptome werden heute auch unter dem Oberbegriff **LUTS** (lower urinary tract symptoms) zusammengefasst. **BPH** ist eine histologische Diagnose, die verantwortlich ist für die Vergrößerung der Prostata BPE (benign prostatic enlargement). BPE und die Vermehrung der glatten Muskelzellen gemeinsam wurden als verantwortlich erkannt für **BOO** (Bladder Outlet Obstruction), von der die **BPO** (benign prostatic obstruction) ein Teil ist. BPO wiederum ist in den meisten Fällen die Ursache für LUTS. Einen Überblick gibt Abbildung 7.10 (Hald-Ringe).

> **Merke!**
> ▶ Die benigne Prostatahyperplasie entsteht in der Prostatainnenzone, während sich das Prostatakarzinom in der äußeren Zone bildet. ◀

▶ **Symptome**
Ursächlich für die Symptomatik des BPS ist die zunehmende Kompression der prostatischen Harnröhre durch die sich vergrößernden Seiten- oder Mittellappen der Prostata.

In verschiedenem Ausmaß kommt es zu **Veränderungen am Harntrakt** (Blase [Balkenblase, Pseudodivertikel], Stauung von Harnleiter und Niere).

Klinisch klagt der Patient vor allem über einen **verzögerten Miktionsbeginn und Harnstrahlabschwächung**, gehäufte Miktionen tagsüber **(Pollakisurie)** und nachts **(Nykturie)** sowie das Gefühl unvollständiger Blasenentleerungen **(Restharnbildung)**. ◀

Orientiert an subjektiven Befunden wird die Symptomatik beim BPS nach den Beschwerden des Patienten eingeteilt, die mit dem IPSS-Bogen (International Prostate Symptome Score, ☞ Abb. 7.11) abgefragt werden. In diesem Bogen ist auch eine Frage zur Lebensqualität integriert (QoL).
Der IPSS (maximal 35 Punkte) unterscheidet:

0–7 Punkte → milde Symptomatik

8–19 Punkte → moderate Symptomatik

20–35 Punkte → schwere Symptomatik

Zusammen mit den objektiven Befunden durch die Untersuchung wird dann über eine stadiengerechte Therapie entschieden.
▶ Nach Alken unterteilt man in folgende Stadien:
• **I: Stadium der Kompensation, Reizstadium:** Dysurische Beschwerden mit Pollakisurie und Nykturie. Restharn besteht nicht. Die Blasenmuskelhypertrophie kann noch eine Kompensation erzielen (beginnende Entstehung einer Balkenblase).
• **II: Beginnende Dekompensation, Restharnstadium:** Unterschiedlich ausgeprägte dysurische Beschwerden mit Restharn > 100 ml als Ausdruck der beginnenden Dekompensation des Blasenmuskels.
• **III: Stadium der Dekompensation:** Die obstruktive BPH hat zu Veränderungen am oberen Harntrakt geführt.
Es können Harnstauungsnieren sowie eine beginnende Niereninsuffizienz vorliegen. Häufig besteht gleichzeitig eine prallgefüllte Blase, aus der sich tropfenweise Urin entleert (Überlaufinkontinenz, Ischuria paradoxa).

In jedem Stadium kann es zu einem akuten Harnverhalt (☞ Kap. 15) kommen. Das Ausmaß der Beschwerden korreliert nicht eindeutig mit der Prostatagröße, das Risiko für einen Harnverhalt nimmt aber mit der Größe der Prostata zu. ◀

▶ **Komplikationen**
• **Infektionen:** Harnwegsinfektionen kommen insbesondere bei Restharnbildung häufig vor. Fieberhafte Pyelonephritiden bis zur Urosepsis können auftreten.
Begleitende Nebenhodenentzündungen (Epididymitis) werden ebenso beobachtet.
• **Hämaturie:** Bei großen Prostataadenomen kommt es nicht selten zum Einreißen submukö-

7.7 Tumoren der Prostata

	niemals	seltener als in 1 von 5 Fällen	seltener als in der Hälfte aller Fälle	ungefähr in der Hälfte aller Fälle	in mehr als der Hälfte aller Fälle	fast immer
1. Wie oft während des letzten Monats hatten Sie das Gefühl, dass Ihre Blase nach dem Wasserlassen nicht ganz entleert war?	0	1	2	3	4	5
2. Wie oft während des letzten Monats mussten Sie nach weniger als 2 Stunden ein zweites Mal Wasserlassen?	0	1	2	3	4	5
3. Wie oft während des letzten Monats mussten Sie beim Wasserlassen mehrmals aufhören und wieder neu beginnen?	0	1	2	3	4	5
4. Wie oft während des letzten Monats hatten Sie Schwierigkeiten, das Wasserlassen hinauszuzögern?	0	1	2	3	4	5
5. Wie oft hatten Sie einen schwachen Strahl beim Wasserlassen?	0	1	2	3	4	5
6. Wie oft während des letzten Monats mussten Sie pressen oder sich anstrengen, um mit dem Wasserlassen aufzuhören?	0	1	2	3	4	5
7. Wie oft sind Sie während des Monats normalerweise nachts aufgestanden um Wasser zu lassen? Maßgeblich ist die Zeit vom Zubettgehen bis zum Aufstehen morgens.	0	1	2	3	4	5
Nur vom Arzt auszufüllen			Summe		IPPS-Score	5

Nur vom Arzt auszufüllen. Lebensqualitätsindex L:

Lebensqualitätsskala „Quality of life due to urinary problems"
American Urological Association

	ausgezeichnet	zufrieden	überwiegend zufrieden	gemischt, teils zufrieden, teils unzufrieden	überwiegend unzufrieden	unglücklich	sehr schlecht
Wie würden Sie sich fühlen, wenn sich Ihre Symptome beim Wasserlassen zukünftig nicht mehr ändern würden?	0	1	2	3	4	5	6

Nur vom Arzt auszufüllen. Lebensqualitätsindex L:

Abb. 7.11: IPSS-Fragebogen [7]

ser Randvenen (Randvenenblutung). Oft ist die Blutung so stark, dass eine Blasentamponade resultiert. Selbstverständlich muss zystoskopisch ein Blasentumor ausgeschlossen werden.
- **Hämospermie:** Die Blutbeimengung zum Ejakulat ist Symptom einer kongestionierten (hyperämischen) und entzündlichen BPH.
- **Steine:** Die Blasensteinbildung wird zum einen durch die Restharnbildung und zum anderen durch rezidivierende Harnwegsinfektionen hervorgerufen. ◄

▶ **Diagnose**
- Bei der **rektalen Palpation** kann die Größe der BPH beurteilt werden (prallelastisch, nicht hart; Abgrenzung zum Prostatakarzinom!). Der mediale Sulcus ist häufig verstrichen.
- **Sonographisch** ist eine exakte Größenbestimmung der Prostata möglich. Die BPH ist meist symmetrisch und zeigt ein homogenes Binnenecho. Das Organ ist gut abzugrenzen und wölbt sich oft in die Blase vor (intravesikales Prostataadenom).
Auch die Restharnbestimmung ist leicht durchführbar. Veränderungen der Harnblase (Wandhypertrophie, Pseudodivertikel, Blasensteine) und des oberen Harntrakts (Stauungsnieren) können beurteilt werden.
- Die **Uroflowmetrie** zeigt typischerweise eine verlängerte Miktionszeit sowie eine mehr oder weniger stark eingeschränkte maximale Flussrate (☞ Abb. 7.12).
- Durch die **Urethrozystoskopie** kann das Ausmaß der Obstruktion gut beurteilt werden. Zudem werden Veränderungen an der Blase (z. B. Trabekulierung) sicher erkannt.

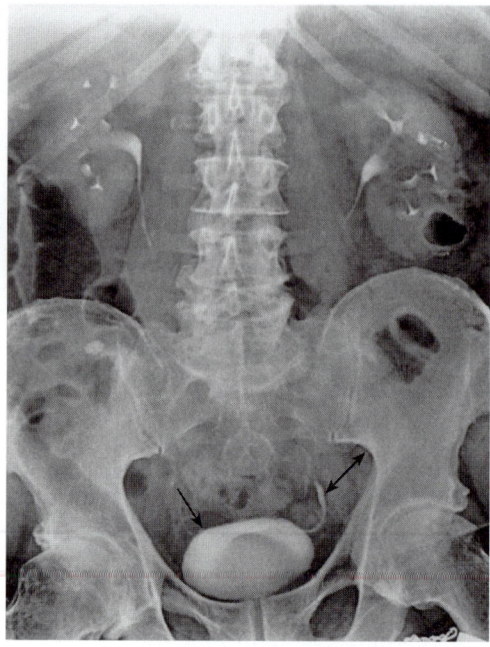

Abb. 7.13: Typische Befunde im AUG bei Prostataadenom: hier sind der angehobene Blasenboden (→) und auch der Ureter als „Angelhaken" ↔ zu sehen.

Da bei Restharnbildung begleitende bakterielle Harnwegsinfektionen häufig sind, gehören immer auch der Urinstatus und die Urinkultur zum Untersuchungsprogramm.
- Im **AUG** zeigen sich deutlich die Veränderungen des Harntrakts: Nierenstauung, Blasendivertikel, Blasensteine und durch die BPH angehobener Blasenboden mit angelhakenförmig mündenden Harnleitern (☞ Abb. 7.13). ◄

Differentialdiagnose
Die wichtigste Differentialdiagnose ist das **Prostatakarzinom**. Daneben spielen die Sphinktersklerose (Fibrosierung der Muskelfasern des Sphincter internus), die Harnröhrenstriktur, die neurogene Blasenentleerungsstörung sowie die Prostatitis eine Rolle.

▶ **Therapie**
Verschiedene Therapieoptionen stehen für die Behandlung des BPS zur Verfügung. Bei der Auswahl des Therapieverfahrens sollten möglichst die objektiven Untersuchungsbefunde sowie die Beschwerden des Patienten (IPSS/QoL) berücksichtigt wer-

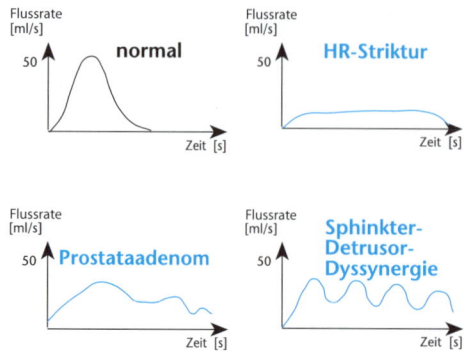

Abb. 7.12: Typische Uroflowmetriekurven

▶ **Tab. 7.5: Medikamente bei BPS und deren Wirkung** ◀

Medikament	Wirkstoff (Beispiel)	Effekt	Wirkung
Phytopharmaka	(Kürbis/Sabal etc.)	Können eine leichte Verbesserung der Symptomatik erreichen	Keine Verbesserung der Harnflussrate. Kein dauerhafter Effekt.
α-Blocker	Terazosin; Alfozosin; Tamsulosin	Entspannen die glatten Muskelfasern im Bereich des Blasenhalses	Guter Effekt auf die Harnflussrate. Kein Effekt auf die Progredienz der Prostatagröße.
α-Reductasehemmer	Finasterid (Proscar®) Dutasterid (Avodart®)	Blockade der intraprostatischen Bildung von Dihydrotestosteron: • Blockade des Typs 2 der α-Reductase durch Finasterid • Dutasterid blockiert sowohl Typ 2 als auch Typ 1 der α-Reductase.	Es wird im Bereich der kausalen Entstehung der Prostatavergrößerung eingegriffen. Therapie sinnvoll ab einem Prostatavolumen von 35–40 ml. Wirkungseintritt frühestens nach 3 Monaten Therapie. Karzinomprotektive Wirkung der α-Reductasehemmer ist nachgewiesen (Risikoreduktion mindestens 25%)

den. Ist die **medikamentöse Behandlung** (☞ Tab. 7.5) nicht oder nicht ausreichend erfolgreich, muss ggf. ein **operatives Behandlungsverfahren** angewendet werden. ◀

Milde Beschwerden (IPSS < 7/kleine Prostata/relativ niedriges PSA):
Konservative Maßnahmen wie Wärme, geregelte Darmtätigkeit und ggf. auch eine begleitende medikamentöse Therapie (Phytopharmaka) können die subjektiven Beschwerden lindern.

Eine effektive medikamentöse Behandlung kann mit α-Adrenozeptorantagonisten (α-Blockern, z. B. Alfuzosin, Terazosin, Tamsulosin) erfolgen. Da diese Medikamente jedoch das Größenwachstum des Prostataadenoms nicht beeinflussen, sollten die Patienten mindestens zweimal im Jahr durch einen Urologen untersucht werden.

Stärkere Beschwerden (IPSS > 7/kleine Prostata/relativ niedriges PSA):
Hier sind die α-Blocker die Therapie der Wahl.

Stärkere Beschwerden (IPSS > 7/große Prostata/relativ hohes PSA)
Eine Therapie mit einem α-Reductasehemmer ggf. auch in Kombination mit einem α-Blocker.

Operative Behandlung des BPS

Bei nicht erfolgreicher medikamentöser Therapie ist die operative Entfernung des Prostataadenoms indiziert. In jedem Fall besteht eine **Indikation** zu einer Operation bei:

- rezidivierenden Harnverhalten
- rezidivierenden Harnwegsinfektionen
- konservativ nicht beherrschbaren, rezidivierenden Makrohämaturien
- Harnblasenkonkrementen
- Dilatation des oberen Harntrakts, eingeschränkter Nierenfunktion oder Niereninsuffizienz durch BPO.

Die am häufigsten durchgeführte operative Methode ist die **transurethrale Prostataadenomresektion (TUR-P)**. Dabei wird durch ein transurethral eingeführtes Resektionsinstrument das Adenom in einzelnen Spänen mittels Hochfrequenzstrom herausgeschnitten. Im Idealfall kann so das gesamte Adenom bis auf die chirurgische Kapsel vollständig reseziert werden. Geübte Operateure können Adenome bis zu einem Gewicht von 100 g entfernen.

Besteht ein besonders großes Adenom oder liegen gleichzeitig Blasensteine vor, kann auch eine offene **Prostataadenomenukleation** erfolgen, die von einem transvesikalen, retropubischen oder perinealen Zugang vorgenommen wird. Zur Epididymitisprophylaxe kann eine gleichzeitige Vasektomie erfolgen.

Postoperativ wird in der Regel ein **Spülkatheter** eingelegt.

Die am meisten gefürchtete **Spätkomplikation** jeder Prostataoperation ist die **Harninkontinenz**. Nach einer Prostataoperation können die subjekti-

Tab. 7.6: OP-Methoden beim BPS

Methode	Gewebeablation	Indikation, Besonderheiten	Effekt auf Symptome	Effekt auf Obstruktion	Vorteile	Nachteile	Histologiequalität
TUR-P	sofort	große BPH	+++	+++	• schneller Therapieeffekt • beste Langzeitdaten • Standardverfahren	• perioperative Morbidität (Transfusionsrisiko; TUR-Syndrom) • retr. Ejakulation • re- Op-Rate 10–15%	gut
offene Adenomektomie	sofort	sehr große BPH ggf. mit Zusatzproblemen	+++	+++	Schnelle OP bei erfahrenem Operateur	• kaum noch erfahrene Operateure, da heute seltener Eingriff • Morbidität und Mortalität über der TUR	gut
HoLEP (Holmium-Laser-Enukleation)	sofort	auch für große Adenome	+++	+++	wenig Blutung	• Anschaffungskosten/Sondenkosten • Lernkurve • Gewebeentfernung schwierig	gut
TUV-P (transurethrale Vaporesektion der Prostata)	sofort	eher bei kleiner BPH	++	++	wenig Blutung	unklare Auswirkungen des hohen Stromflusses	schlecht bis fehlend
PVP (photoselektive Vaporisierung d. Prostata/Greenlight-Laser)	sofort	noch etwas unklar; möglicherweise auch für große Adenome	wohl ++ bis +++	wohl ++ bis +++	wenig Blutung	• hohe Kosten • noch fehlende Daten, keine Langzeitdaten	schlecht bis fehlend
TUNA/ILK/VLAP (transurethrale Nadelablation interst. Laserkoagulation visuelle Laserablation)	verzögert	auch ambulant	++	+ bis ++	wenig Blutung	• DK-Ableitung meist obligat • nicht für große Adenome • teils hohe Kosten	fehlend

Tab. 7.6: OP-Methoden beim BPS (Fortsetzung)

Methode	Gewebeablation	Indikation, Besonderheiten	Effekt auf Symptome	Effekt auf Obstruktion	Vorteile	Nachteile	Histologiequalität
TUMT (transurethrale Mikrowellentherapie (hier HE-TUMT))	verzögert	auch ambulant	++	++ bis +++	wenig Blutung	• DK-Ableitung meist obligat • nicht für große Adenome	fehlend
TUIP/TULIP (transurethrale (Laser-)Inzision der Prostata)	ohne	kleine BPH	++	+ bis ++	• Blutungsrisiko gering • schneller Eingriff • lokale Anästhesie?	nur bei kleinen Adenomen effektiv	keine
Stent	ohne	palliative oder Übergangstherapie	+ bis ++	+ bis ++	• keine Blutung • schnell • keine Narkose	• nicht für große Adenome • nicht dauerhaft • komplikationsreich	keine

ven Beschwerden des Patienten noch 4–8 Wochen (bis zur vollständigen Epithelisierung der „Resektionsloge") unverändert oder gar verstärkt weiter bestehen.

Eine **darüber hinaus fortbestehende Dysurie** kann folgende **Ursachen** haben:
- unvollständige Resektion der BPH
- Entwicklung einer Blasenhalssklerose
- Harnröhrenstriktur (besonders nach TUR)
- Blasenmuskelschwäche.

In der Regel kommt es nach einer Prostataoperation zu einer **retrograden Ejakulation** (durch Verlust des inneren Sphinkters erfolgt die Ejakulation in die Harnblase).

In jedem Fall besteht auch nach erfolgter Prostataoperation die Notwendigkeit zur **Vorsorgeuntersuchung**, da die „chirurgische Kapsel" (Ausgangspunkt des Prostatakarzinoms!!) belassen wird.

Bei **nicht operationsfähigen Patienten** kann eine **Harnableitung** (Dauerkatheter oder suprapubische Zystostomie) angelegt werden.

Inzwischen gibt es eine Vielzahl an alternativen Operationsmöglichkeiten, die, von geübter Hand ausgeführt, als gleichwertig zu betrachten sind (☞ Tab. 7.6).

> **Merke!**
> Eine Besonderheit besteht bei Prostatavergrößerungen im Stadium III nach Alken:
> Hier muss zunächst durch eine geeignete Harnableitung (Dauerkatheter, suprapubische Zystostomie) die Rückbildung der Ektasie der oberen Harnwege abgewartet werden (Cave: Entlastungspolyurie!). Danach kann die Behandlung wie in Stadium II erfolgen.

7.7.2 Prostatakarzinom !!!

▶ **Epidemiologie**
Seit 1998 ist das Prostatakarzinom in Deutschland der **häufigste bösartige Tumor bei Männern**. ◀ Es verdrängte den Lungenkrebs von Platz 1. 2002 stand es mit 22,3 % (etwa 48.650 Fälle) an der Spitze der Krebsneuerkrankungen, noch vor Darmkrebs (16,3 %, ca. 35.600 Fälle) und Lungenkrebs (14,9 %, ca. 32.550 Fälle). Die Neuerkrankungsrate (Inzidenz, standardisiert) betrug etwa 98 je 100.000 Männer. ▶ Der Häufigkeitsgipfel des Prostatakarzinoms liegt in der 7. und 8. Lebensdekade, vor dem 40. Lebensjahr kommt es nur ausgesprochen selten vor. ◀

Die **Morbidität** des klinisch manifesten Karzinoms beträgt in Deutschland 28,5, in den USA 41 (Weiße) bzw. 72 (Schwarze). Die **Mortalität** beträgt in Deutschland 16,1 und in Japan 2,5. Inzidenz, Mortalität und Morbidität stiegen in den letzten 10 Jahren tendenziell an.

Das Prostatakarzinom ist in 97 % der Fälle ein **Karzinom der Drüsenzellen** (Adenokarzinom) sehr unterschiedlicher Malignität und entsteht zu 95 % meist **multizentrisch** in den äußeren, peripheren Anteilen der Prostata (Außendrüse). Es steht mit dem Prostataadenom nicht in Zusammenhang.

Ätiologie
Die Ätiologie des Prostatakarzinoms ist unklar. Die Entdeckung von Steroidhormonrezeptoren im Karzinom und erfolgreiche kontrasexuelle Beeinflussung des Tumorwachstums führten zur **Hypothese der hormonellen Ätiologie (Testosteron)**. Auch andere Aspekte (Umwelteinflüsse?) und rassische Faktoren sind möglicherweise von Bedeutung. Hierfür spricht die unterschiedliche Inzidenz bei Schwarzen mit 100,2 und Chinesen mit 0,8. Auch eine **familiäre (genetische) Belastung** ist gesichert.

Symptome
Im **Frühstadium** ist das Prostatakarzinom in der Regel symptomlos.
Erst im **Spätstadium** wird es aufgrund des lokalen Wachstums oder seiner Metastasen symptomatisch.

Lokale Symptome sind **Miktionsbeschwerden** bei subvesikaler Obstruktion und/oder Irritation des Beckenbodens, **Harnleiterkompression mit Harnstau** und postrenaler Niereninsuffizienz.
Symptome des metastasierten Karzinoms entstehen durch **ossäre Schmerzen** an fast pathognomonischen Lokalisationen (Lendenwirbelsäule und Becken). Erst in weit fortgeschrittenem Tumorstadium treten **allgemeine Tumorzeichen** (Kachexie, Anämie u.ä.) auf.

▶ **Metastasierung**
Die **Kapselinvasion** des Prostatakarzinoms erfolgt früh, eine Penetration jedoch erst in späteren Tu-

morstadien. Es metastasiert zunächst in die regionalen, später in die juxtaregionalen Lymphknoten. 50 % der Patienten mit einem Prostatakarzinom haben bei Diagnosestellung bereits Lymphknotenmetastasen.

Die **Fernmetastasierung** erfolgt vorwiegend in das **Skelettsystem** (überwiegend osteoplastische Metastasen), bevorzugt im unteren Bereich der Wirbelsäule, des Kreuzbeins und des Beckens. Hämatogene Metastasen in Lunge und Leber sind selten. ◀

▶ **Diagnose**
Eine große Bedeutung in der frühzeitigen Diagnose hat die Bestimmung des **PSA-Wertes** im Blut (Prostata-spezifisches Antigen). PSA gilt heute als der beste Tumormarker. Er ist sehr **organspezifisch**, nicht aber tumorspezifisch, so dass die **Differentialdiagnosen** einer Erhöhung des PSA-Wertes bedacht werden müssen (BPS/Prostatitis). Auch die Anstiegsgeschwindigkeit und die PSA-Dichte (PSA pro ml Prostatavolumen) spielen u. a. eine Rolle. Die Interpretation des PSA-Wertes kann schwierig sein und gehört daher in die Hand eines erfahrenen Urologen. ◀

> **Merke!**
> Bei Vorliegen eines Prostatakarzinoms ist die Konzentration des PSA im Serum erhöht, wobei eine enge Korrelation zur Tumormasse besteht. Auch als Kontrollparameter nach erfolgter Therapie ist die PSA-Bestimmung geeignet.

▶ Die **rektale Palpation** (**DRU**, digitorektale Untersuchung) bleibt für die Diagnose des Prostatakarzinoms sehr wichtig. Jeder tastbare Knoten und jede Verhärtung der Prostata gilt als karzinomverdächtig und muss weiter abgeklärt werden. Etwa 10–15 % aller entstehenden Prostatakarzinome verursachen keine PSA-Erhöhung. Ab dem 40–45. Lebensjahr sollten alle Männer eine regelmäßige **Vorsorgeuntersuchung** machen lassen. ◀

> **Merke!**
> Die laterale Abgrenzbarkeit der Drüse und der Samenblasen sowie die Verschieblichkeit der Rektumschleimhaut über der Prostata sind für das lokale Tumorstadium von Bedeutung.

▶ Bei der weiteren klinischen Untersuchung sollten das äußere Genitale, das Abdomen und die Beine nach **Lymphknotenpaketen** bzw. **Lymphödemen** beurteilt werden.

Eine klopfschmerzhafte Lendenwirbelsäule gibt mögliche Hinweise auf eine **ossäre Filialisierung**.

Die **Sonographie** der Prostata kann transrektal und transabdominal erfolgen, wobei der transrektale Ultraschall (TRUS) eine bessere Beurteilung der Prostata ermöglicht. Jede Inhomogenität, insbesondere echoarme Strukturen, ist karzinomverdächtig. Der **TRUS** dient neben der rektalen Palpation maßgeblich zum präoperativen Staging, wobei Karzinomgröße, Infiltration der Samenbläschen und organüberschreitendes Wachstum festgestellt werden.

Bei Verdacht auf ein Prostatakarzinom erfolgt zur Diagnosesicherung die **Histologiegewinnung durch Saug- bzw. Stanzbiopsie**, die transrektal oder perineal durchgeführt werden kann. Eine ultraschallgesteuerte Punktion ist heute Standard. Wenigstens 6–8 Biopsien sollten entnommen werden. ◀

Gelegentlich wird bei der histologischen Aufarbeitung des Resektionsmaterials nach transurethraler Prostataadenomresektion (TUR-P) die Diagnose eines Prostatakarzinoms gestellt (**inzidentelles Karzinom**).

Bei gesichertem Karzinom erfolgt zum weiteren Staging eine **Knochenszintigraphie**, wobei sich das meist verwendete Tc^{99m}-Phosphat in ossären Filiae anreichert.

Zur Festlegung der **N-Klassifikation** (Lymphknotenbefall) besitzen die bildgebenden Verfahren wie Lymphangiographie, CT und NMR nur eingeschränkte Aussagekraft. Der sichere Ausschluss von pelvinen Lymphknotenmetastasen ist nur durch pelvine Lymphadenektomie möglich.

Einteilung
Je nach Klassifikationsschema werden in der Regel 3 bzw. 4 Malignitätsgrade (Grading) unterschieden, wobei die **drüsige Ausdifferenzierung** und der **Kernaplasiegrad** als Parameter gelten.

▶ In 55 % der Fälle werden im selben Tumor verschiedene Differenzierungsgrade gefunden (**pluriforme Karzinome**).

International hat sich die **Bewertung des Differenzierungsgrades nach Gleason (Gleason-Grading)** bewährt. ◄ Benannt nach dem amerikanischen Arzt Dr. Donald Gleason. Er fand im Jahr 1974 durch mikroskopische Beobachtung an zahllosen Gewebeproben, dass Prostatakrebszellen Eigenschaften aufweisen, die Aufschluss über die Aggressivität der Erkrankung geben. Dabei wird eine **nach mikroskopischen Kriterien bewertete Bösartigkeitsskala zur Beurteilung von Zellen** aufgestellt. Bewertet wird der überwiegende Eindruck der malignen Zellen sowie der am zweithäufigsten vertretene maligne veränderte Anteil. Die Summe ergibt den **Gleason-Score**. So kann der überwiegende Anteil z. B. der Einstufung 3 entsprechen, während der zweithäufigste Teil 4 entspricht. Im Befund liest sich das: Gleason 3 + 4 = 7. Es wird so auch klar, dass ein Gleason 4 + 3 anders ist als ein Gleason 3 + 4, obwohl beides in der Summe 7 ergibt. Eine Übersicht zur Einteilung gibt Abbildung 7.14.

Zur **Stadieneinteilung (Staging)** wird im europäischen Sprachraum das **TNM-Klassifikationsschema** verwandt (☞ Abb. 7.15).

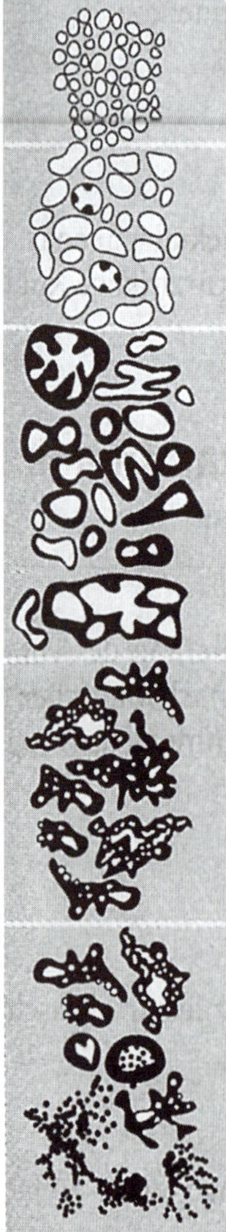

	vergebene Punkte	Drüsenform	Drüsengröße	Drüsenabstand	Herdgrenze	Stromainvasion
	1	einzeln, rund	mittel	dicht gepackt	scharf	minimal
	2	einzeln, gerundet, variabler als in Muster 1	mittel	bis zu 1 Drüsendurchmesser voneinander entfernt	weniger scharf	mild
	3	einzeln, unregelmäßig oder papilläres oder kribriformes Epithel	klein, mittel, groß	mehr als 1 Drüsendurchmesser voneinander entfernt	schwer erkennbar	mäßig
			mittel oder groß	rundliche Massen mit glattem scharfem Rand	schwer erkennbar	ausgedehnt
	4	verschmolzene glanduläre Massen oder „hypernephroid"	klein	verschmolzen	unscharf infiltrierend	stark
	5	einige winzige Drüsen oder Siegelringzellen oder wenige, kleine Lumina in solidem Epithel, zentrale Nekrose	klein	anaplastische Epithelmassen	unscharf infiltrierend	sehr stark
			klein	rundliche Massen und Stränge mit glatten scharfen Rändern	schwer erkennbar	ausgedehnt

Abb. 7.14: Gleason-Score [7]

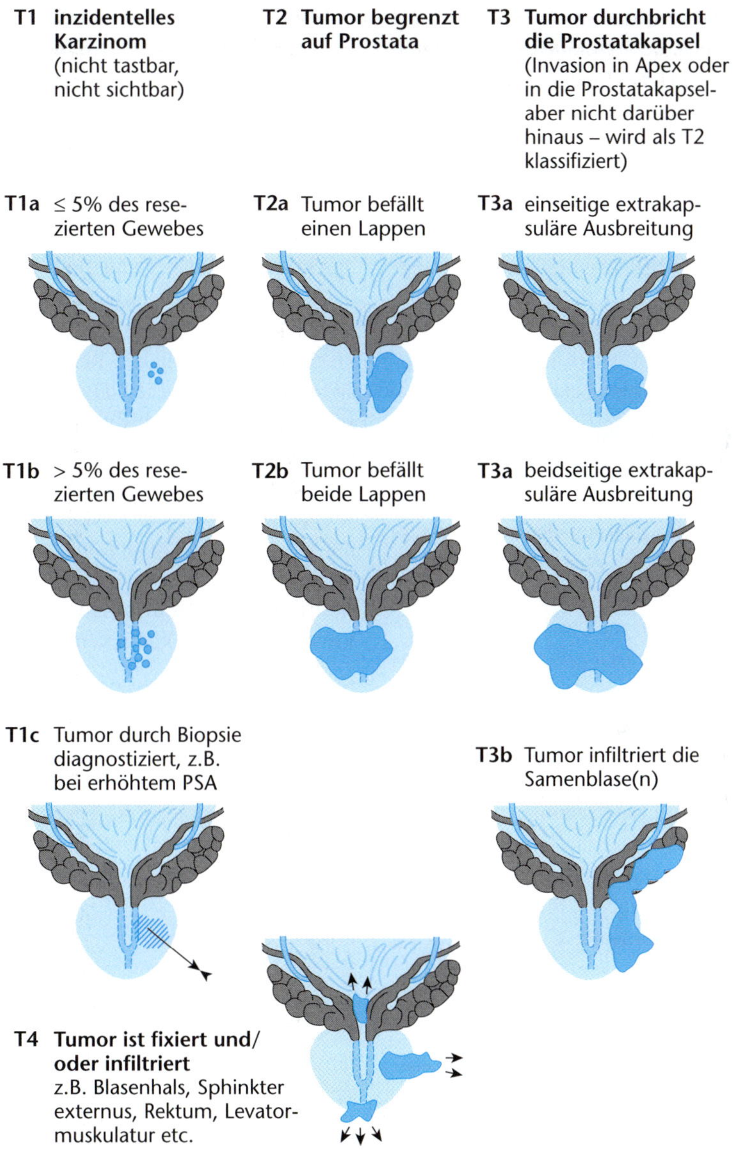

7.7 Tumoren der Prostata

T1 inzidentelles Karzinom (nicht tastbar, nicht sichtbar)

T2 Tumor begrenzt auf Prostata

T3 Tumor durchbricht die Prostatakapsel (Invasion in Apex oder in die Prostatakapsel- aber nicht darüber hinaus – wird als T2 klassifiziert)

T1a ≤ 5% des resezierten Gewebes

T2a Tumor befällt einen Lappen

T3a einseitige extrakapsuläre Ausbreitung

T1b > 5% des resezierten Gewebes

T2b Tumor befällt beide Lappen

T3a beidseitige extrakapsuläre Ausbreitung

T1c Tumor durch Biopsie diagnostiziert, z.B. bei erhöhtem PSA

T3b Tumor infiltriert die Samenblase(n)

T4 Tumor ist fixiert und/oder infiltriert z.B. Blasenhals, Sphinkter externus, Rektum, Levatormuskulatur etc.

Abb. 7.15: TNM-Klassifikation des Prostatakarzinoms

Differentialdiagnose

Prostatasteine, chronische Prostatitis, Prostatatuberkulose, granulomatöse Prostatitis, Prostatakavernen und Prostatazysten.

Therapie

> **Merke!**
> Auf einen einfachen Nenner gebracht:
> **Das lokale Prostatakarzinom wird lokal, das metastasierte systemisch behandelt.**

▶ **Lokales Prostatakarzinom:**
Hier steht die radikale **Prostatovesikuloektomie mit pelviner Lymphadenektomie** an erster Stelle. Ob die Prostatektomie offen von abdominal, perineal oder laparoskopisch erfolgt, sollte sich nach der Erfahrung des Operateurs richten. Daneben können **perkutane Hochvolttherapie** und **interstitielle Radiatio** erfolgen.
Die radikale Tumorentfernung zeigt bessere Langzeitergebnisse, weshalb strahlentherapeutische Maßnahmen somit Patienten vorbehalten bleiben sollten, die aufgrund ihres Alters oder ihres kardiopulmonalen Zustands inoperabel sind. ◀

Metastasiertes Prostatakarzinom:
Die systemische Therapie bei metastasiertem Karzinom wird im Wesentlichen **hormonablativ (operativer (Kastration)** oder **pharmakologischer Testosteronentzug)** durchgeführt. Eine Hormontherapie des Prostatakarzinoms verhindert hauptsächlich die Wirkung des Testosterons auf die Tumorzellen.
Ein **Androgenentzug** zur Behandlung des metastasierten Prostatakarzinoms kann durch folgende Maßnahmen erreicht werden:
- **Androgen-Entzug:** Orchiektomie (Kastration), LH-RH-Analoga, Ketoconazol
- ▶ **LH-RH- oder LH-Hemmung:** Östrogene, Gestagene, LH-RH-Analoga (Goserelinacetat), Androgen-Synthese-Block (Ketoconazol, Aminoglutethimid, Spironolacton, Medrogeston)
- **Antiandrogene:** Bicalutamid, Cyproteronacetat, Flutamid. ◀

Eine **komplette Androgenblockade** (Kombination der o. g. Maßnahmen) erfolgt mit 3 **Zielen:**
1. die Produktion der testikulären Androgene auszuschalten,
2. auf zellulärer Ebene durch Rezeptorblockade der Aktivität des verbleibenden Testosterons bzw. Dihydrotestosterons (wirksame Form des Testosterons) entgegenzuwirken und
3. die Tumorzellen vor dem Einfluss von unverändert produzierten Nebennierenandrogenen abzuschirmen.

Die hormonelle Therapie wird beim Prostatakarzinom meist dann angewandt, wenn eine operative Therapie nicht möglich (z. B. Alter des Patienten) oder durchführbar (Tumorstadium) ist. Häufig besteht für die Hormontherapie eine **palliative Zielsetzung**.
Voraussetzung für eine therapeutische Wirksamkeit sind intakte zelluläre Rezeptoren und Enzymsysteme der Tumorzellen. Da etwa **80 % der Tumorzellklone hormonsensitiv** und etwa **20 % hormonresistent** sind und die wichtigste Tumoreigenschaft der Metastasierung sich nicht mit der Hormonsensitivität bzw. -resistenz deckt, wird deutlich, dass mit einer Hormontherapie niemals alle Zellklone im Wachstum gehemmt werden können. Daher werden die Ansätze einer endokrinen Therapie des Prostatakarzinoms kontrovers beurteilt.

Neben der (palliativen) Hormontherapie stehen **Chemotherapeutika** wie Taxane, Estramucin, 5-FU, Cyclophosphamid, Epirubicin u. a. zur Verfügung. Diese sind jedoch bei höherem Nebenwirkungspotential nicht signifikant wirksamer. Deshalb ist diese Therapie erst im sekundären Stadium (Therapieversager) indiziert.

Prognose
Beim lokal begrenzten Karzinom beträgt nach o. a. Therapien die 5-JÜR 60–90 %.
Beim Prostatakarzinom mit regionaler Lymphknoten- bzw. fortgeschrittener Metastasierung beträgt sie 40 % bzw. < 30 %.
Das nicht therapierte, fortgeschrittene Prostatakarzinom führt in etwa einem Jahr zum Tode.

8 Urolithiasis

Wohl jeder Arzt wird im Laufe seines Berufslebens einmal mit einer Steinerkrankung konfrontiert werden, da es sich um eine sehr häufige Erkrankung handelt. Kenntnisse in diesem Bereich sind daher besonders wichtig. Einen besonderen Stellenwert hat dabei die korrekte Therapie einer Nierenkolik.

8.1 Steinarten

Harnsteine bestehen zum größten Teil aus **kristallinem Material (95 %)** und zu einem kleineren Teil aus einer sog. **organischen Matrix (2 – 5 %)**, die sich aus Mukoproteinen zusammensetzt.

In Mitteleuropa und den USA enthalten etwa 65 % der Harnsteine ein Kalziumsalz (☞ Tab. 8.1), während in wärmeren Ländern Harnsäuresteine häufiger sind. Steine können aus mehr als einer kristallinen Substanz bestehen. Kombinationen sind häufig.

Zur Steinanalyse wird neben der chemischen Analyse und der Infrarotspektroskopie auch die Röntgendiffraktionsanalyse eingesetzt.

Merke!

Die kalzium- bzw. magnesiumhaltigen Steine sind im Röntgenbild meist gut zu erkennen, während die aus organischem Material zusammengesetzten Steine (Harnsäure) nicht schattengebend sind (☞ Tab. 8.1).

8.2 Epidemiologie, Ätiologie und Pathogenese

Epidemiologie
Harnsteine sind eine **häufige Erkrankung**. Männer sind viermal häufiger als Frauen betroffen. Der Altersgipfel liegt im 4. Lebensjahrzehnt.

Tab. 8.1: Eigenschaften und Zusammensetzung von Harnsteinen			
Chemisch	**Kristall**	**Häufigkeit**	**Rö.-Dichte**
Kalziumhaltig			
Ca-Oxalat-Monohydrat	Whewellit	65 %	+++
Ca-Oxalat-Dihydrat	Weddelit		
Ca-Phosphat	Hydroxyl- oder Carbonatapatit	10 %	++
Kalziumfrei			
Magnesium-Ammonium-Phosphat („Infektstein")	Struvit	10 %	++
Harnsäure	Harnsäure	15 %	–
Zystin	Zystin	0,5 – 1 %	(+)

Ätiologie und Pathogenese

Die Entstehung der Urolithiasis ist nicht eindeutig geklärt.

Es liegt meist eine **multifaktorielle Genese** zugrunde, wobei geographische, klimatische und rassische Faktoren ebenso eine Rolle spielen wie Ernährung (Zunahme des Fleischkonsums!?), Hitzeexposition (Sauna/Hochofenarbeiter/Sonnenbaden), Stress oder Immobilisierung, Übergewicht, Veränderungen am Harntrakt und gehäufte Harnwegsinfektionen.

Das **Kristallwachstum** im Urin unterliegt dem Löslichkeitsprodukt, welches nicht nur von der Konzentration der gelösten Substanzen, sondern auch von pH-Wert und Temperatur abhängt.

Grundsätzlich kann eine Kristallbildung in einer **Lösung** nur dann erfolgen, wenn diese **übersättigt** ist. In der Phase der metastabilen Übersättigung ist ein **Kristallisationskeim** (vorhandener Kristall/organische Matrix) zum Steinwachstum erforderlich. In der Phase der Untersättigung kommt es zur Auflösung von Kristallen.

Auch beim Gesunden werden die Grenzen des Löslichkeitsproduktes häufig überschritten, die sich bildenden Kristalle aber ohne Symptome ausgeschieden.

Inhibitorische Substanzen sollen Bildung und Wachstum von Kristallen verhindern. Zu diesen Inhibitoren zählen u.a. Pyrophosphat, Magnesium, Zitrat und verschiedene Mukopolysaccharide. Möglicherweise scheiden Steinbildner weniger dieser inhibitorischen Substanzen aus.

Bei einzelnen Steinformen ist mehr über die kausale Pathogenese bekannt:

8.2.1 Pathogenese kalziumhaltiger Steine

Obwohl bei den am häufigsten auftretenden Kalziumoxalatsteinen die Ursachen nicht vollständig geklärt sind, ist wohl vor allem die renale Kalziumausscheidung von entscheidender Bedeutung.
- Die **Hyperkalzurie** kann durch Störungen im **Darm**, der Niere oder des **Knochens** verursacht sein.
- Bei der **absorptiven Hyperkalzurie** kommt es zu einer Erhöhung der normalerweise limitierten intestinalen Kalziumresorption.
- Die **renale Hyperkalzurie** ist verursacht durch eine tubuläre Rückresorptionsstörung von Kalzium oder Phosphat mit entsprechender Gegenregulation über Parathormon bzw. $1,25(OH)_2D_3$ (Dihydroxycholekalziferol).
- Die **ossäre Form** der Hyperkalzurie liegt typischerweise beim **primären Hyperparathyreoidismus (HPT)** vor, bei dem durch Adenome oder Hyperplasie der Nebenschilddrüse unangemessen Parathormon gebildet wird („Stein-, Bein- und Magenpein").

Durch Parathormon kommt es zu einer gesteigerten Resorption von Kalzium aus den Knochen sowie von Kalzium und Phosphat aus dem Darm. In den Nieren ist die tubuläre Phosphatresorption vermindert, die Kalziumresorption erhöht.

Im Serum ist Kalzium erhöht, Phosphat erniedrigt. **Im Urin** kommt es trotz verstärkter tubulärer Kalziumresorption zu einer erhöhten Kalzium- und Phosphatausscheidung.

70–80 % der Patienten mit primärem HPT bilden Nierensteine (v.a. Kalziumphosphatsteine).
- **Immobilisation** kann zu einem gesteigerten Knochenumbau mit erhöhter renaler Kalziumausscheidung führen.
- Bei der **Vitamin-D-Überdosierung** führt die vermehrte Kalziumresorption aus dem Darm zur erhöhten renalen Ausscheidung.
- Auch eine **Störung des Oxalatstoffwechsels** kann zur vermehrten Bildung von kalziumhaltigen Steinen führen. Bei Resorptionsstörungen im Bereich des Ileums (z.B. M. Crohn, Colitis ulcerosa, Darmresektion) kommt es durch die gestörte Fettresorption zu einer verstärkten Resorption von Oxalaten: Normalerweise ist Oxalat an Kalzium gebunden und kann nicht resorbiert werden, hier kommt es aber zur Bindung des Kalziums an Fette (Fettseifen), so dass Oxalat vermehrt resorbiert werden kann.
- Bei der **renalen tubulären Azidose (RTA)** ist die Fähigkeit des distalen Tubulus, H^+-Ionen zu sezernieren, erblich bedingt gestört (Diagnose: Ammoniumchloridbelastungstest → fehlender pH-Abfall im Urin). Es kommt dadurch zu einer (hyperchlorämischen) Azidose im Plasma und zu einem stets alkalischen Urin-pH mit Bildung von Kalziumphosphatsteinen.

8.2.2 Pathogenese nicht kalziumhaltiger Steine

- ▶ Bei **rezidivierenden Harnwegsinfekten** kommt es durch die Wirkung der bakteriellen Urease (v. a. Proteus) zur Bildung von Ammoniak und dadurch zu einem Absinken des Urin-pH mit Entstehung von **Struvitsteinen** (Magnesium-Ammonium-Phosphat = Infektstein). ◀
- Bei **Harnsäuresteinen** spielt der **Urin-pH** eine entscheidende Rolle. Unterhalb eines pH-Werts von 5,7 liegt die Harnsäure in ihrer undissoziierten Form vor, die leicht kristallisiert, während bei einem Urin-pH über 5,7 vor allem gut lösliche Urate vorhanden sind. Reine Harnsäuresteine lassen sich durch **Urinalkalisierung** (pH 6,2–6,8) auflösen!
  ▶ Bei **Gicht (Hyperurikämie)** kommt es in etwa 25 % d.F. zur Bildung von Harnsäuresteinen. ◀
  Andere Faktoren wie myeloproliferative Erkrankungen oder Tumorzerfall unter Chemotherapie können ebenfalls zur Hyperurikämie führen.
- **Zystinsteine** treten fast ausschließlich im Rahmen der erblichen Zystinurie auf. Es handelt sich dabei um eine Störung der Rückresorption von Zystin, Arginin, Lysin und Ornithin im proximalen Tubulus der Niere. Das besonders schwer lösliche Zystin bildet Konkremente. Durch Urinalkalisierung kann die Löslichkeit des Zystins zumindest entscheidend verbessert werden.

8.3 Nierenstein

Symptome

Ruhende Kelch- oder Nierenbeckensteine verursachen meist nur geringe oder keine Beschwerden. Durch dauernde Irritation der Schleimhaut kann es zu **Mikro- oder Makrohämaturie** kommen. Eine **Kolik** entsteht, wenn der Kelchstein in das Nierenbecken oder der Nierenbeckenstein in den Harnleiter übertritt.

Je größer der Stein, desto geringer sind oft die Beschwerden. So können große Ausgusssteine praktisch völlig asymptomatisch bleiben.

Diagnose und Therapie
☞ Harnleiterstein.

8.4 Harnleiterstein

▶ Symptome

Die **Kolik** ist das häufigste Symptom des Uretersteins. In der Kolik kommt es zu plötzlich auftretenden Flankenschmerzen mit wellenförmigem Charakter, die je nach Lokalisation des Steines nach ventral-kaudal ausstrahlen. ◀

> **Merke!**
>
> ▶ Bei hohem Harnleiterstein erfolgt die Schmerzausstrahlung in Samenstrang und Hoden, bei mittlerem und tief sitzendem Harnleiterstein in die Skrotalhaut bzw. Labia majora und Mons pubis. Der intramural sitzende Harnleiterstein verursacht Schmerzen im Bereich der vorderen Harnröhre und Glans penis bzw. Klitoris. Typisch sind hierbei auch eine begleitende Pollakisurie und ständiger Harndrang. ◀

Häufig wird die Kolik begleitet von Unruhe, Übelkeit, Erbrechen und Kaltschweißigkeit.

Durch die peritoneale Mitbeteiligung kommt es nahezu regelhaft zu einer **Darmatonie**, die sich bis zu einem paralytischen Ileus ausprägen kann. Oft kommt es zu einer Einklemmung von Harnleiterkonkrementen im Bereich der physiologischen Engen des Ureters (Nierenbeckenabgang/Gefäßkreuzung/prävesikal).

▶ Meist ist mit der Kolik auch eine **Mikrohämaturie** verbunden, selten tritt eine Makrohämaturie auf. ◀

Diagnose

Neben dem **klinisch** recht typischen Bild ist bei der **Urinuntersuchung** vor allem beim Harnleiterstein fast immer zumindest eine **Mikrohämaturie** vorhanden. Außerdem ist eine **Kristallurie** (besonders bei Zystinsteinen) nachweisbar.

Sonographisch können Nierensteine häufig dargestellt werden (harter Steinreflex mit typischer dorsaler Schallauslöschung, ☞ Abb. 8.1a, b). Bei Harnleitersteinen ist ein direkter sonographischer Nachweis meist nicht möglich. Hier gibt die in der Regel vorliegende Stauung Hinweise (☞ Abb. 8.2a, b).

▶ Auf der **Nierenübersichtsaufnahme** lassen sich konkrementverdächtige kalkdichte Verschattungen nachweisen (☞ Abb. 8.3). ◀

8 Urolithiasis

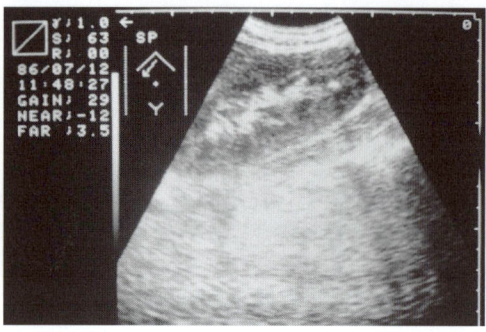

Abb. 8.1a: Sonographie eines Nierenbeckensteins

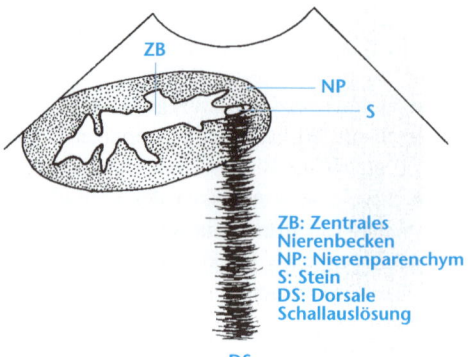

ZB: Zentrales Nierenbecken
NP: Nierenparenchym
S: Stein
DS: Dorsale Schallauslösung

Abb. 8.1 b: Schemazeichnung einer Nierenbeckenstein-sonographie

Im **Ausscheidungsurogramm** zeigt sich die Obstruktion durch eine verzögerte Kontrastmittelausscheidung und Stopp der Kontrastmittelsäule über dem Hindernis. Das nicht schattengebende Konkrement zeigt eine Kontrastmittelaussparung (☞ Abb. 8.4).

> **Merke!**
> Während einer akuten Kolik ist das Ausscheidungsurogramm wegen der Gefahr der Fornixruptur kontraindiziert (diuretische Wirkung des Kontrastmittels)!

In allen Zweifelsfällen muss eine Abklärung durch **retrograde Ureteropyelographie** erfolgen (DD: z. B. Tumor/Striktur/Kompression von außen).

Therapie

Wohl kaum ein anderes Gebiet hat sich in kurzer Zeit durch neue technische Entwicklungen (ESWL/URS/LISL) so deutlich verändert wie die Therapie der Urolithiasis.

Nach der **Akutbehandlung der Kolik und Diagnosestellung** sind verschiedene Behandlungsformen möglich:

- **Konservative Therapie:**
  Der **unkomplizierte** (kein Infekt/keine ausgeprägte Nierenstauung), **spontan abgangsfähige Harnleiterstein** kann meist konservativ behandelt werden.
  Analgetika entweder peripheren (z. B. Metamizol) und zentralen (Opiatderivate) Typs sind wirksam. Bei starken Beschwerden i. v.-Gabe. Ggf. durch Kombination mit gleichzeitiger Sedierung (z. B. Diazepam) kann die Kolik wirkungs-

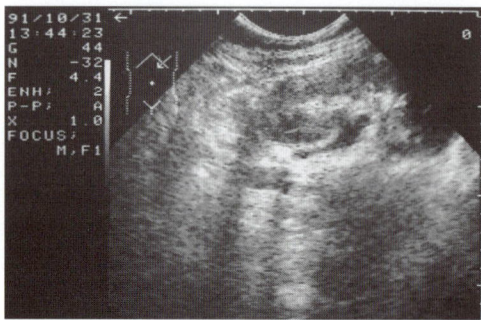

Abb. 8.2a: Proximaler Harnleiterstein mit Nierenstauung Grad I (Sonographie)

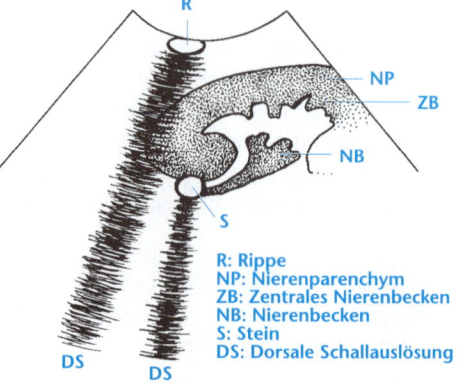

R: Rippe
NP: Nierenparenchym
ZB: Zentrales Nierenbecken
NB: Nierenbecken
S: Stein
DS: Dorsale Schallauslösung

Abb. 8.2b: Proximaler Harnleiterstein mit Nierenstauung Grad I (Schema)

8.4 Harnleiterstein

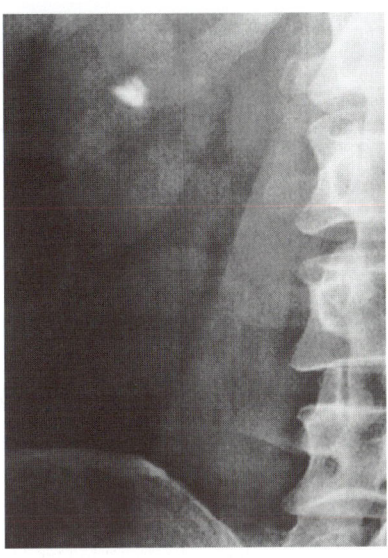

Abb. 8.3: Röntgenbild eines Nierenbeckensteins

voll durchbrochen werden. Auf die Gabe von Scopolamin sollte wegen geringer Wirksamkeit auf den Harnleiter sowie Verstärkung der Darmatonie verzichtet werden.

Eine längerfristige **antiphlogistische Therapie** (nichtsteroidale Antiphlogistika) kann durch lokale Schleimhautabschwellung den Steinabgang beschleunigen. Unter dieser Therapie, kombiniert mit reichlicher Flüssigkeitszufuhr, gehen 80 % aller Harnleitersteine spontan ab.

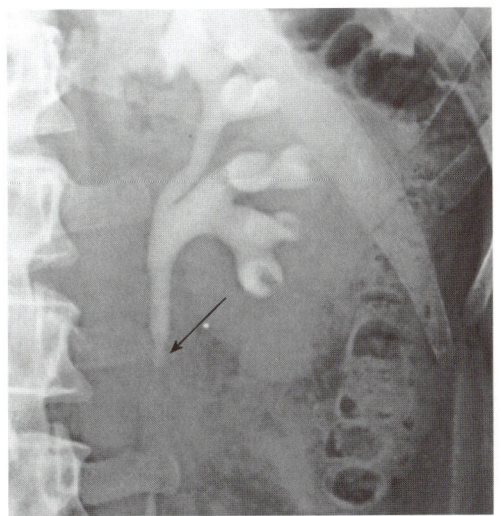

Abb. 8.4: Harnleiterstein links (Pfeil) im AUG

Erfolgt die Therapie nicht stationär, ist eine ambulante Kontrolle notwendig.
- ▶ **Medikamentöse Therapie:**
  Bei kalziumhaltigen Steinen ist eine medikamentöse Litholyse nicht möglich.
  Bei **Harnsäuresteinen** kann eine Auflösung durch Urinalkalisierung (pH 6,2–6,8), ggf. unterstützt durch eine zusätzliche Allopurinoltherapie, erreicht werden.
  Zystinsteine können durch Urinalkalisierung zumindest in ihrem Wachstum gehindert, längerfristig auch aufgelöst werden. Eine zusätzliche Gabe von Vitamin C in hoher Dosierung (bis 5 g/Tag) führt über die Reduktion der Ascorbinsäure zu einer Verschiebung des Gleichgewichtes zwischen (dem schlecht löslichen) Zystin und dem (besser löslichen) Zystein. ◀
- **ESWL (Extrakorporale Stoßwellenlithotripsie):**
  Ermöglicht die „berührungsfreie" Zerstörung von Steinen. Dabei werden auf verschiedenen Wegen (Funkenentladung, elektromagnetisch oder piezoelektrisch, EPL) Stoßwellen generiert, die über ein Halbellipsoid in dem sonographisch oder röntgenologisch georteten Stein fokussiert werden (☞ Abb. 4.1). Der Stein zerfällt durch Einwirkung von Druck-, Zug- oder Scherkräften, das umgebende Gewebe wird nur wenig alteriert. Prinzipiell ist die Behandlung mit ESWL bei allen Steinformen möglich.
- **PNL (Perkutane Nephrolitholapaxie):**
  Dieses Verfahren kann bei **Nierenbeckensteinen** angewandt werden. Nach Punktion des Nierenbeckenkelchsystems und Bougierung des Kanals kann mit dem Nephroskop in das Nierenbecken eingegangen und der Stein unter Sicht entweder direkt gefasst oder nach Zerstörung entfernt werden (☞ Abb. 8.5). Nach Einführung der ESWL wird diese Methode seltener durchgeführt, kann jedoch bei großen Nierenbeckensteinen besonders in der Kombination mit der ESWL gute Ergebnisse erreichen.
- **URS/LISL (Ureterorenoskopische Steinentfernung/Laserinduzierte Stoßwellenlithotripsie):**
  Mit dieser Methode können vor allem distale Harnleiterkonkremente, die nicht spontan abgehen oder der ESWL nicht zugänglich sind, behandelt werden. Mit einem Ureterorenoskop wird über Harnröhre und Blase direkt der Ureter inspiziert. Der Stein kann dann direkt gefasst

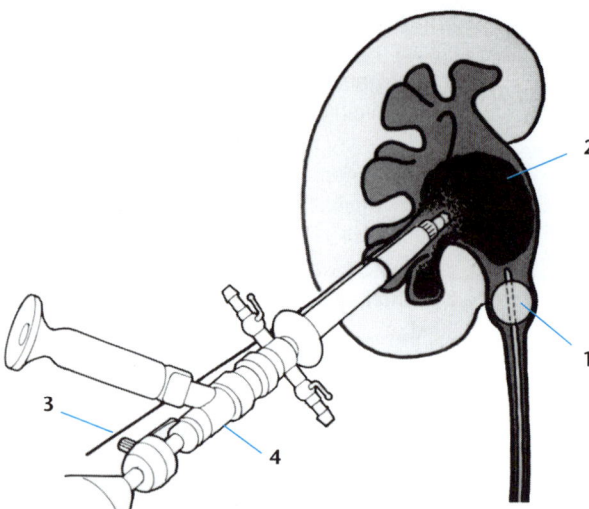

perkutane Nephrolitholapaxi (PNL):
1. Ballon-Ureterenkatheter zur Blockung des Ureters
2. Nierenbeckenstein
3. Führungsdraht im Nierenbecken
4. Arbeitsinstrument

Abb. 8.5: Perkutane Nephrolitholapaxie (PNL)

oder vor Ort zerstört werden. Dazu steht auch die direkte Stoßwellenapplikation mit gepulsten Lasern (LISL) zur Verfügung.

- **Schlingenextraktion:**
Diese früher häufig angewandte Therapie zur Entfernung distaler Uretersteine (Einlegen einer Schlinge in das Nierenbecken, Wanderung der Schlinge nach distal unter geringer Gewichtsbelastung) ist wegen der zur Verfügung stehenden eleganteren und vor allem weniger invasiven Verfahren nicht mehr zeitgemäß.

- **Operative Steinentfernung:**
Die operative Steinentfernung (Nephrolithotomie/Ureterolithotomie) wird heute nur noch in Ausnahmefällen (z.B. kombiniertes Vorgehen bei großen Steinen) durchgeführt.
Bei Obstruktion durch einen Stein und beginnender Urosepsis muss notfallmäßig eine Entlastung erfolgen, die heute meist durch eine perkutane Nephrostomie erfolgt.

> **Merke!**
> Aufstau und Infektion des Harntraktes kann eine lebensgefährliche Kombination sein! Bei jedem Verdacht auf Infekt muss daher neben der antibiotischen Therapie der Aufstau umgehend beseitigt werden.

Allgemeine Maßnahmen: Insbesondere zur Rezidivverhütung (Metaphylaxe) sind eine gesteigerte Flüssigkeitszufuhr, Gewichtsreduktion bei Übergewicht und reichlich Bewegung sinnvoll.

8.5 Blasenstein

Ätiologie
Der Blasensteinentstehung liegt meist eine Urinabflussbehinderung mit Restharnbildung und/oder eine chronische Infektion zugrunde (BPH/Harnröhrenstriktur/Bilharziose).

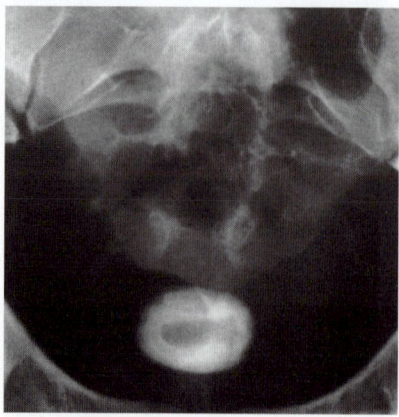

Abb. 8.6: Röntgenbild eines Blasensteins

8.5 Blasenstein

Symptome
Mikro- oder Makrohämaturie und rezidivierende Harnwegsinfekte, dysurische Beschwerden (Pollakisurie, imperativer Harndrang) sowie Unterbauchschmerzen und unterbrochene Miktion (Stakkatomiktion).

▶ **Diagnose**
Sonographie, Röntgen und Zystoskopie ermöglichen eine sichere Diagnose (☞ Abb. 8.6). ◀

Therapie
Behebung des Grundleidens. Bei großem Blasenstein und BPH können durch die Sectio alta der Stein sowie gleichzeitig auch das Abflusshindernis (Adenomenukleation) entfernt werden. Ansonsten stehen hier ebenfalls die o. a. Verfahren zur Verfügung.

9 Verletzungen

 Bei Verletzungen des Harntraktes können durch richtige Behandlung schwere Folgen für den Patienten verhindert oder gemindert werden. Durch den lagebedingt guten Schutz der Niere sind Nierenverletzungen selten. Blasenverletzungen müssen bei jedem Beckentrauma in Betracht gezogen werden.

9.1 Verletzungen der Niere

Ätiologie
Verkehrs-, Arbeits- und Sportunfälle mit starker Gewalteinwirkung auf die Flanke können zu Nierenverletzungen führen. Meist liegen Mehrfachverletzungen (Polytrauma) vor.

Einteilung
Man unterscheidet:
- **Geschlossene Nierenverletzungen (stumpfes Nierentrauma):**
  Häufigste Verletzungsform der Niere (80–90 %). Die Einteilung erfolgt nach dem **Schweregrad** der Verletzung (☞ Abb. 9.1) in drei Gruppen:
  - **Kontusion** mit subkapsulärem Hämatom oder oberflächlicher (das NBKS nicht erreichender) Parenchymverletzung
  - **Ruptur** des Nierenparenchyms transkapsulär mit Beteiligung des NBKS
  - **Zerreißung** (Berstung) des Nierenparenchyms oder Verletzung des Gefäßstiels

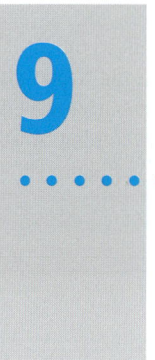

Subkapsuläres Hämatom

Ruptur von Parenchym und Kapsel

Ruptur von Parenchym, Hohlsystem und Kapsel

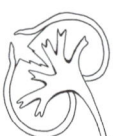
Nierenbeckenruptur

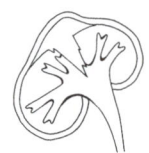
Ruptur von Nierenparenchym und Nierenhohlsystem

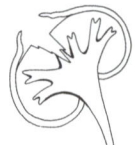

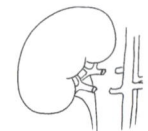
Isolierter Gefäßabriss

Abb. 9.1: Nierenverletzungen

- **Offene Nierenverletzungen:**
Selten, (perforierend, penetrierend) durch Stich, Schuss etc. Eine operative Exploration ist immer erforderlich.

Symptome
Je nach Schweregrad der Verletzung **Flankenschmerz, Hämaturie, Schock**. Außerdem geben **Prellmarken** oder **Schwellungen im Flankenbereich** Hinweise auf eine Nierenverletzung. Durch peritoneale Reizung kann es zu einem paralytischen Ileus (Übelkeit, Erbrechen) kommen.

> **Merke!**
> Die Hämaturie kann auch bei ausgeprägten Nierenverletzungen fehlen (vollständiger Nierenstielabriss, traumatische Thrombose, gleichzeitige Verlegung des Ureters). Eine zweizeitige Nierenruptur ist wie bei der Milz möglich.

Diagnose
- Neben **Anamnese, klinischem Befund** und **Urinstatus** liefert die **Sonographie** die sichersten Hinweise für eine Nierenverletzung.
- Die **Abdomenübersichtsaufnahme** zeigt mitverletzte Skelettanteile (Querfortsätze), ggf. auch einen verwaschenen Psoasrandschatten.
- Die **Infusionsurographie** (größere Kontrastmittelmenge zur verbesserten Bildgebung) erbringt entscheidende Befunde (liegt eine gesunde kontralaterale Niere vor?). Heute ist diese Methode durch die CT aber weitgehend verdrängt.
- Eine **urographisch** stumme Niere mit fehlender Hämaturie ist nahezu pathognomonisch für eine Nierenstielverletzung.
- Die **Nierenangiographie** erlaubt eine genaue Beurteilung sowohl des Gefäß- als auch des Hohlraumsystems und des Parenchyms. Auch die **CT** ermöglicht eine gute Beurteilung des lokalen Befundes.

Therapie
Wenn irgend möglich, sollte die Therapie **konservativ** sein (niedrigste Nephrektomierate). Zwingen protrahierter Schock oder Nierenstielverletzung zur operativen Revision, wird, wenn möglich, ein **organerhaltendes Vorgehen** bevorzugt. Amputierte Parenchymanteile werden entfernt.

Komplikationen
Als **Frühkomplikationen** können Urinome, Urinfisteln oder ein paranephritischer Abszess auftreten.

Die häufigste **Spätkomplikation** nach Nierenverletzungen ist die Entstehung eines Hypertonus. Weiterhin kann z.B. durch lokale Vernarbung eine Hydronephrose entstehen. Auch eine sekundäre Steinbildung nach Nierenverletzung ist möglich (deshalb: nach allen Nierenverletzungen regelmäßige Kontrolluntersuchungen!).

9.2 Verletzungen des Ureters

Ätiologie
Zu Verletzungen des unteren Ureterdrittels kommt es am häufigsten **iatrogen** durch operative Eingriffe (z.B. URS, gynäkologische Eingriffe). Die **traumatische** Verletzung des Ureters ist selten und nur bei extremen Scherkräften möglich. Es findet sich dann meist eine Verletzung des subpelvinen Ureteranteils. Oft ist die Niere mitverletzt.

Symptome
Häufig tritt **keine Hämaturie** auf, weshalb Uretertraumata nicht selten primär unerkannt bleiben. Später kommt es durch die Urinextravasation zu **peritonealen Reizerscheinungen** oder zum sog. **Urinaszites**.

Diagnose
Die Diagnose wird durch das **Infusionsurogramm** gestellt. Eine sichere Diagnose ist auch durch die retrograde Ureteropyelographie möglich, die jedoch wegen der größeren Infektionsgefahr nur dann durchgeführt werden sollte, wenn die Ureterverletzung anders nicht zu sichern ist.

Therapie
Operative Revision und möglichst End-zu-End-Anastomose.

9.3 Verletzungen der Blase

Ätiologie
Offene oder geschlossene Gewalteinwirkungen auf Becken oder Unterbauch. Am häufigsten sind die geschlossenen (stumpfen) Blasenverletzungen, die

vor allem im Zusammenhang mit Beckenfrakturen auftreten.

▶ **Einteilung**
- **Intraperitoneale Blasenruptur:** entsteht durch stumpfe Gewalteinwirkung auf die gefüllte Blase. Es kommt durch den plötzlichen Druckanstieg zur Ruptur der Blasenwand am peritoneumüberzogenen Blasendom (Locus minoris resistentiae; ☞ Abb. 9.2a). ◀
- **Extraperitoneale Blasenruptur:** nach Gewalteinwirkung auf die leere oder wenig gefüllte Blase. Vorwiegend in Blasenhalsnähe (☞ Abb. 9.2b) und häufig mit einer Beckenfraktur (Knochenfragmente!) kombiniert (bei 25 % der Beckenfrakturen ist die Blase ebenfalls verletzt). Kombinierte Verletzungen von Blase und Harnröhre sind möglich.

Symptome
Lokale Prellmarken, Schmerzen im Unterbauch sowie eine **Beckenfraktur** sollten immer den Verdacht auf eine Blasenmitverletzung lenken.

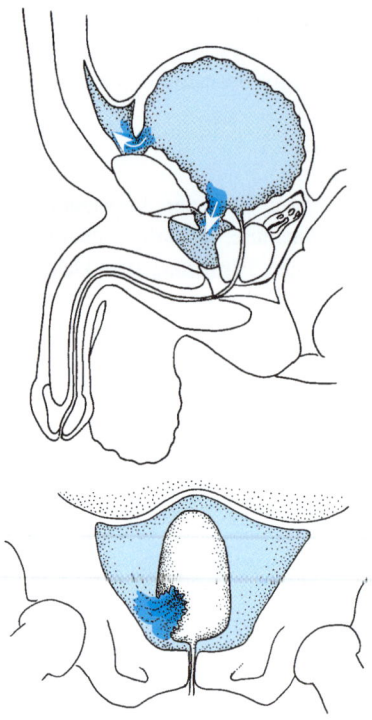

Abb. 9.2b: Extraperitoneale Blasenruptur

Schmerzhafter Harndrang bei gleichzeitiger Unfähigkeit, die Blase zu entleeren, ist ein weiteres Zeichen, jedoch kann trotz Ruptur eine Urinausscheidung noch möglich sein. **Blutaustritt aus der Harnröhre** ist häufig.

Besonders bei der intraperitonealen Blasenruptur kommt es zu einer peritonealen Reizsymptomatik.

▶ **Diagnose**
- Bei der **klinischen Untersuchung** sollte vor allem die **rektale Palpation** erfolgen. Sie kann Hinweise für die Mitverletzung der Harnröhre (s. u.) sowie für das Vorliegen eines intra- oder extraperitonealen Urin- oder Blutaustrittes geben (Vorwölbung des Douglas-Raumes).
- Die **Abdomen- und Beckenübersichtsaufnahme** lassen Frakturen erkennen.
- Mit der **Infusionsurographie** können größere Blasenverletzungen erkannt werden.
- Die mit Vorsicht durchgeführte **Urethrozystographie** sichert die Diagnose und kann gleichzeitig bestehende Harnröhrenverletzungen nach-

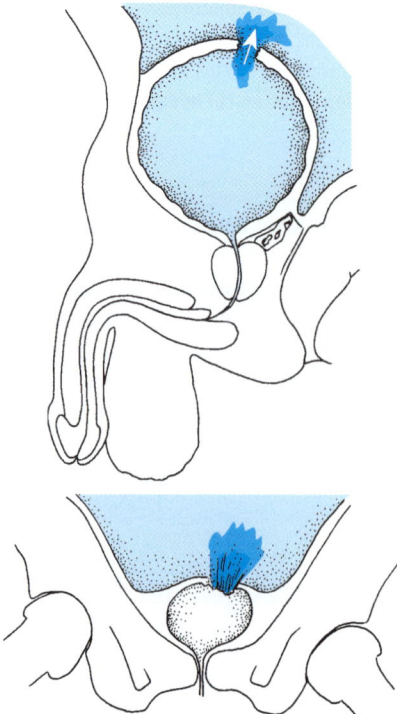

Abb. 9.2a: Intraperitoneale Blasenruptur

weisen. Dabei sollte die Blase mit wenigstens 250 ml Kontrastmittel aufgefüllt werden. Bei der intraperitonealen Blasenruptur zeigt sich ein Übertritt des Kontrastmittels in die Bauchhöhle (☞ Abb. 9.2a), bei der extraperitonealen Blasenruptur ist neben der Extravasation auch eine durch das perivesikale Hämatom birnenförmig komprimierte Blase zu sehen (☞ Abb. 9.2b).
- Eine Blasenübersichtsaufnahme nach Blasenentleerung sollte wegen der möglichen Überlagerung kleinerer Extravasationen durch die kontrastmittelgefüllte Blase stets angefertigt werden. ◄

> **Merke!**
> Eine primäre Katheterisierung ist kontraindiziert!

▶ **Therapie**
Die **intraperitoneale Blasenruptur** muss sofort **operativ** versorgt werden. ◄ Auch die **extraperitoneale Blasenruptur** muss in der Regel operativ revidiert werden. Nur bei kleineren Extravasationen ist eine konservative Therapie durch suprapubische oder transurethrale Harnableitung möglich.

9.4 Verletzungen der Harnröhre

Ätiologie
Auch bei den Harnröhrenverletzungen rangieren Verkehrs-, Arbeits- und Sportunfälle an erster Stelle. Je nach Art der Gewalteinwirkung kann es zu verschiedenen Verletzungsformen der Urethra kommen (s. u.).

Eine Kombination mit Beckenfrakturen ist häufig.

Die insgesamt seltenen offenen Harnröhrenverletzungen sowie die Harnröhrenverletzungen der Frau werden hier nicht besprochen.

Einteilung
Man unterscheidet im Wesentlichen zwei Formen der Harnröhrenverletzung:
- **intrapelvine (supradiaphragmale) Harnröhrenruptur** (☞ Abb. 9.3a): oberhalb des Diaphragma urogenitale gelegen. Zu dieser Verletzung kommt es durch externe Gewalteinwirkung auf den Unterbauch. Der Halteapparat der Prostata rupturiert (→ Kranialverlagerung der Prostata).
- **extrapelvine (infradiaphragmale) Harnröhrenruptur** (☞ Abb. 9.3b): unterhalb des Diaphragma urogenitale gelegen. Hier ist die Gewalteinwirkung auf das Perineum (**Straddle-Trauma**) wesentlicher Unfallmechanismus.

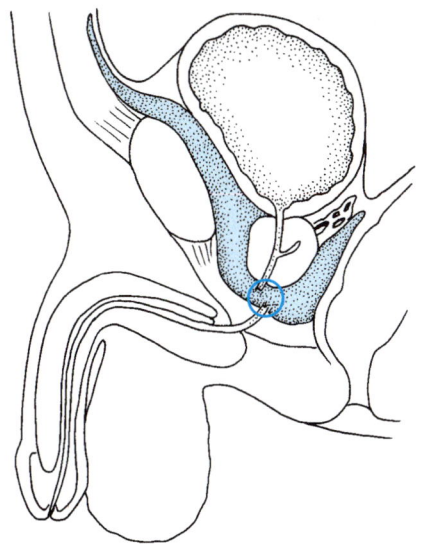
Abb. 9.3a: Supradiaphragmale Harnröhrenruptur

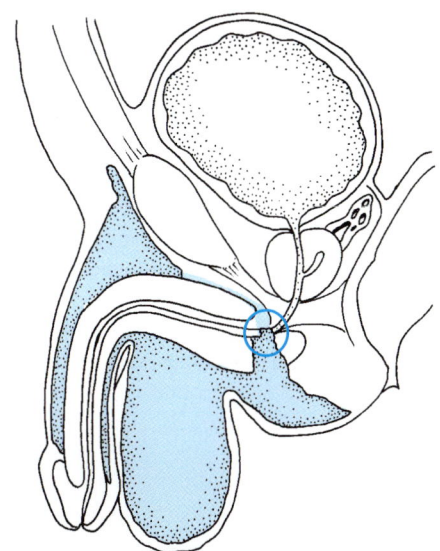
Abb. 9.3b: Infradiaphragmale Harnröhrenruptur

▶ **Symptome**
Bei entsprechendem Trauma ist jeder Blutaustritt aus der Harnröhre verdächtig für eine Verletzung. Die Miktion ist trotz gefüllter Blase nicht möglich (sog. **„blutige Anurie"**). Die Miktion kann jedoch bei inkompletter Ruptur auch erhalten sein.

Bei der **intrapelvinen (supradiaphragmalen)** Harnröhrenruptur kommt es zu einer Hämatombildung im Bereich des kleinen Beckens, während sich bei der **extrapelvinen (infradiaphragmalen)** Harnröhrenruptur das Hämatom im Bereich des Perineums (inkl. Skrotalhaut und Penis) ansammelt. Die Begrenzung des Hämatoms erfolgt durch die Colle- und Buck-Faszie (typische Schmetterlingsfigur). ◀

Diagnose
Genaue **Anamnese und klinische Untersuchung** (Prellmarken, Hämatomverteilung). Die **rektale Untersuchung** zeigt bei der intrapelvinen Harnröhrenruptur eine nach kranial und ventral verlagerte oder überhaupt nicht tastbare Prostata. Die **Beckenübersichtsaufnahme** weist knöcherne Verletzungen nach.

Wichtigste Untersuchung zur exakten Diagnosestellung ist die **retrograde Urethrographie**, die genau Lage und Ausmaß der Ruptur zeigt.

> **Merke!**
> Jede Katheterisierung oder Instrumentation ist kontraindiziert, solange eine Harnröhrenverletzung nicht ausgeschlossen ist (Gefahr der Umwandlung einer inkompletten in eine komplette Ruptur!)

Therapie
Zwei therapeutische Möglichkeiten bestehen:
- primäre **suprapubische Zystostomie** und **aufgeschobene operative Versorgung** nach 3–4 Monaten. **Vorteil:** lokales Hämatom ist resorbiert, kurze Defektstrecke; **Nachteil:** lokale Narbenbildung.
- **sofortige operative Revision** mit End-zu-End-Anastomose und transurethraler (Durchzugs-) Katheteranlage. **Vorteil:** Hämatomausräumung, exakte Adaptation; **Nachteil:** evtl. sehr schwierige Anastomose und große Defektstrecke.

▶ **Komplikationen**
Die häufigste Komplikation nach Harnröhrenverletzungen ist die Ausbildung einer **Harnröhrenstriktur**, die dann durch interne oder offene Urethrotomie, ggf. auch durch Bougierung, behandelt werden muss.

Lag die Ruptur im Bereich der membranösen Harnröhre, so ist wegen der dann großen Wahrscheinlichkeit der Mitverletzung der Nn. erigendi eine **erektile Dysfunktion** als Komplikation zu erwarten. ◀

9.5 Verletzungen des äußeren Genitales

Verletzungen des äußeren Genitales sind nicht selten und müssen je nach Ausprägung und Ursache therapiert werden. Neben Unfällen kommen ätiologisch eine Traumatisierung durch Geschlechtsverkehr oder psychische Deviation in Betracht.

Zwei typische Verletzungsformen sollen hier kurz erwähnt werden:
- **Frenulumeinriss:** Das in der Regel primär verkürzte Frenulum (Frenulum breve) reißt bei forciertem Geschlechtsverkehr ein. Es kann lokal zu einer beträchtlichen Blutung (A. frenicularis) kommen. **Therapie:** lokale Kompression/Frenulotomie und Frenuloplastik.
- ▶ **Penisfraktur:** Als Penisfraktur wird die Zerreißung der Tunica albuginea des Schwellkörpers bezeichnet. Sie entsteht durch stumpfe Traumatisierung des erigierten Penis (Geschlechtsverkehr). Es kommt zu einem lokal deutlich ausgeprägten Hämatom, ggf. mit Abknickung des Penis. **Therapie:** operative Revision und Naht der verletzten Tunica albuginea. ◀

10 Nebenniere

 Nur Überfunktionszustände der Nebenniere, die **operabel** sind, sind von urologischem Interesse. Die entsprechenden Krankheitsbilder werden hier kurz besprochen.

10.1 Cushing-Syndrom

Kortisolerhöhung im Plasma.

Ätiologie
- **Hypothalamisch-hypophysäre** Regulationsstörung:
  - inadäquate ACTH-Sekretion mit NNR-Hyperplasie
  - ACTH-produzierender HVL-Tumor (basophiles Adenom), M. Cushing
- **adrenal** bedingt durch NNR-Adenom oder Tumor der NNR
- **paraneoplastisch** durch ACTH- oder kortisolbildenden Tumor
- **exogen (iatrogen)** durch Überdosierung von Glukokortikoiden

Geschlechtsverteilung/Symptome
Frauen sind 4- bis 5-mal häufiger als Männer betroffen.

Typische **Cushing-Stigmata:** Vollmondgesicht, Stammfettsucht, Striae, Hypertonie, Osteoporose, Steroiddiabetes, Muskelschwund, Amenorrhoe.

Diagnose
Laborchemisch: Erhöhtes Plasma-Kortisol bei aufgehobenem Tagesrhythmus, Lympho- und Eosinopenie, Hypokaliämie mit metabolischer Alkalose. Diagnosestellung mit **Dexamethason-Hemmtest**.

Therapie
Chirurgische Entfernung des Produktionsherdes (hypophysär, adrenal oder anderer Lokalisation).

10.2 Conn-Syndrom (primärer Hyperaldosteronismus)

Pathologisch gesteigerte Aldosteronproduktion.

Ätiologie
Nebennierenrindenadenome (ca. 80 %), Nebennierenrindenhyperplasie (ca. 20 %) oder Nebennierenkarzinom (ca. 1 %).

▶ **Symptome**
Hypertonie, Kopfschmerzen, Muskelschwäche, Tetanie, Herzrhythmusstörungen, Obstipation, Polyurie mit Polydipsie. ◀

▶ **Diagnose**
Laborchemisch: Hypokaliämie, Hypernatriämie, metabolische Alkalose. Plasmaaldosteron erhöht, Plasmarenin erniedrigt. Ggf. Aldosteronsuppressionsversuch nach Natriumbelastung, Captopril-Test. Die **Lokalisationsdiagnostik** ist oft schwierig, da NNR-Adenome meist sehr klein sind. Sonographie, CT, NMR, NNR-Szintigraphie. ◀

Therapie

Operative Entfernung des NNR-Adenoms/-Karzinoms. Bei NNR-Hyperplasie ggf. Dauertherapie mit Aldosteronantagonisten.

10.3 Adrenogenitales Syndrom (AGS)

Gruppe von Enzymdefekten, die zu einer verminderten Synthese von Kortisol führen. Es kommt zu einer Anhäufung von Produkten vor dem Enzymdefekt bzw. zur gesteigerten Synthese anderer Produkte (Androgene). Meist (95 % d.F.) liegt ein Defekt der 21-Hydroxylase zugrunde (autosomal rezessiv). Die erworbene Form ist durch androgenproduzierende Tumoren bedingt.

Symptome
- **Beim männlichen Neugeborenen:**
  Großer Penis mit ausgebildeter Sekundärbehaarung bei gleichzeitig atrophischen Hoden, da durch hohe Androgenspiegel LH bzw. FSH supprimiert sind (dissoziierte Virilisierung, **Pseudopubertas praecox**). Unbehandelt resultieren jugendlicher Hochwuchs mit jedoch frühzeitigem Epiphysenfugenschluss sowie sekundärer Kleinwuchs.
- **Beim weiblichen Neugeborenen:**
  Mehr oder weniger stark ausgeprägte **Virilisierung** (Klitorishypertrophie, skrotumähnliche Form der Labia majora) mit dem Bild eines **Pseudohermaphrodismus femininus** (genetisch weiblich, vom Aspekt männlich), primäre Amenorrhoe.
- Eine Variante mit Salzverlustsyndrom ist möglich (zusätzlicher Aldosteronmangel).
  Morphologisch sind die Nebennieren beidseits hypertrophiert (Sonographie und CT). **Laborchemisch** finden sich ein verminderter Kortisolspiegel sowie ein erhöhter Androgen- und 17-Ketosteroidspiegel.

Therapie
Nach möglichst rascher Diagnosesicherung lebenslange Kortisolsubstitution. Bei intersexuellem Genitale operative Korrektur im Kindesalter.

10.4 Phäochromozytom

Katecholaminproduzierende, **meist gutartige Tumoren**, die im Nebennierenmark (80 %) oder extraadrenal (20 %) gelegen sind. In 10 % der Fälle ist auch eine maligne Entartung möglich.

Gehäuftes Auftreten im Rahmen verschiedener Syndrome (z.B. Neurofibromatose v. Recklinghausen, v.-Hippel-Lindau, Sturge-Weber, Multiple Endokrine Adenomatose (MEA), MEN (Multiple Endokrine Neoplasie)).

Symptome
Die klinischen Erscheinungen werden durch die inadäquate Sekretion von Adrenalin bzw. Noradrenalin bestimmt.

Es kommt zu dauernder und/oder krisenhafter **Erhöhung des arteriellen Blutdrucks**. Daneben Tachykardie, Schweißausbrüche, Unruhe, Kopfschmerzen, Pupillenerweiterung, Zittern u.a.

Diagnose
Bestimmung der Katecholamine in Serum und Urin, Bestimmung der Abbauprodukte (Vanillinmandelsäure sowie Metanephrin und Normetanephrin) im 24-h-Sammelurin (Interferenzen beachten!).

Sonographie, CT, ggf. NNR-Szintigraphie (131/123-Jod-meta-Jodobenzylguanidin) und Angiographie machen eine Tumorlokalisation möglich.

Therapie
Chirurgische Entfernung des Tumors nach Vorbereitung (Gabe von α-Adrenozeptorantagonisten, z.B. Phentolamin), Gefahr von Blutdruckkrisen.

10.5 Neuroblastom

Einer der **häufigsten hochmalignen Tumoren des Säuglings- und Kleinkindesalters**, der sich aus Zellen der Neuralleiste ableitet und so im gesamten Bereich des Sympathikusstranges auftreten kann (am häufigsten adrenal).

Symptome
Meist tastbarer abdominaler Tumor, ggf. auch tastbare zervikale Lymphknoten. Bei hormonaktiven Tumorformen (bis 50 %) mit Hypertonie.

Ein großer Teil der Tumoren hat zum Zeitpunkt der Diagnosestellung bereits Fernmetastasen gebildet.

Diagnose
Sonographie, CT, NMR, Knochenszintigraphie sowie NNR-Szintigraphie (131/123-Jod-meta-Jodobenzylguanidin) sichern Diagnose und Tumorausdehnung. Labordiagnostik wie beim Phäochromozytom.

Therapie
Wenn möglich, vollständige chirurgische Tumorentfernung. Ggf. chemotherapeutische und radiotherapeutische Vor-/Nachbehandlung.

11 Andrologie

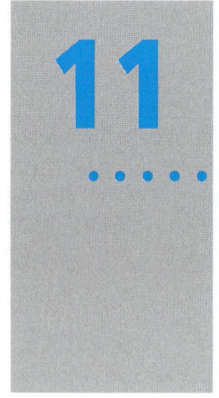

Man unterscheidet die erektile Dysfunktion (Impotentia coeundi) von der Infertilität (Impotentia generandi). Die erektilen Dysfunktion ist besonders wichtig, da sie einerseits häufig vorkommt, andererseits oft ein erstes Zeichen für eine ernste Gefäßerkrankung sein kann („die Erektionsstörung kommt **vor** dem Herzinfarkt").

11.1 Erektile Dysfunktion (ED)

Tab. 11.1: Inzidenz der ED in Abhängigkeit vom Lebensalter

Alter	Prozentualer Anteil
< 40 Jahre	2,0 %
40 – 50 Jahre	6,7 %
50 – 60 Jahre	18,7 %
80 Jahre	75,0 %

Als **Potenzstörungen** werden im weitesten Sinne Störungen der Libido, der Erektion und der Ejakulation bezeichnet. Nach der aktuellen Definition ist eine **Erektionsstörung**, die über einen Zeitraum von mehr als 6 Monaten bestehende oder wiederholt auftretende Unfähigkeit, eine ausreichende Erektion für einen befriedigenden Geschlechtsverkehr zu erreichen und/oder aufrecht zu erhalten. Einen Algorithmus des Diagnosevorgangs bei Patienten mit Erektionsstörungen finden Sie in Abb. 16.3 auf Seite 114.

Epidemiologie
Die ED ist ein häufiges Krankheitsbild; ihre Inzidenzrate ist klar alterskorreliert (☞ Tab. 11.1).

Ätiologie
Die **Erektion** ist ein **polyfaktorielles Geschehen** und beruht auf dem Zusammenspiel von arteriellen, cavernösen, venösen, psychischen, endokrinen und neuronalen Faktoren (☞ Tab. 11.2).

Eine erektile Dysfunktion resultiert aus einer Störung eines oder mehrerer der o. g. Faktoren. Es kommen posttraumatische Schädigungen, Stoffwechselerkrankungen (z. B. Diabetes mellitus, Fettstoffwechselstörungen), Operationen, Medikamente und Nikotinabusus als mögliche Ursachen in Betracht. Oft wird eine somatische ED von einer sekundär erworbenen psychischen Komponente überlagert.

Diagnose
Die Diagnostik der ED sollte nach einem **Stufenplanverfahren** durchgeführt werden:
- **Anamnese** mit Fragen insbesondere nach: Erektionsdauer und -stärke, nächtlichen und morgendlichen Tumeszenzen, situations- und partnerabhängigen Erektionen, Ejakulationsstörungen, früheren und aktuellen Erkrankungen, Operationen/Bestrahlungen im abdominalen und pelvinen Bereich, Wirbelsäulen- und Bandscheibenerkrankungen, Claudicatio, Sensibilitätsstörungen, Entzündungen im Genitalbereich, Stoffwechselerkrankungen, Medikamenten- und Nikotinabusus, psychosexuelles Interview.

Tab. 11.2: Ätiologie der ED

organische ED	arteriell	• kongenitale Anomalien • arteriosklerotische, posttraumatische und entzündliche Gefäßverschlüsse • AV-Fisteln	≥ 50 %
	cavernös/venös	• Corpus-cavernosum-Veränderungen (Fibrosen, Insuffizienz der Tunica albuginea Induratio penis plastica (IPP) • venöse Abflussvermehrung (Leck: corporospongiöse Shunts, diffuse/ektope venöse Lecks) als Folge eines gestörten venooclusiven Mechanismus	20 %
	neurogen	• zentral • peripher (z. B. nach Harnröhrenverletzungen!)	10 %
	endokrin	• Hypogonadismus • Testosteron-Östrogen-Imbalance • Hypogonadismus	5 %
nicht organische ED	psychogen		15

- **Klinische Untersuchung:** Herz, Lunge, Schilddrüse, Abdomen, äußeres Genitale, Prostata, Gefäße des Abdomens und der unteren Extremitäten und Reflexstatus (Bauchdeckenreflex, PSR, ASR, Cremasterreflex und Analreflex).
- **Laborchemisch:** Blutbild, Kreatinin, Harnstoff, Transaminasen, Blutzucker, Triglyceride, Cholesterin, Plasmatestosteron, Prolaktin, ggf. Test der Hypothalamus-Hypophysen-Achse mit Gonaden-, Schilddrüsen- und Nebennierenfunktion.
- **Pharmakotest:** Injektion vasoaktiver Substanzen (Papaverin, Phentolamin, PGE1) in das Corpus cavernosum zur Auslösung einer Erektion:
  - **niedrige** Applikationsmengen sprechen für eine psychogene oder neurogene Komponente
  - **mittlere** Applikationsmengen sprechen für eine arterielle Komponente
  - **hohe** Applikationsmengen sprechen für eine venöse und/oder kavernöse Insuffizienz.
- **Dynamische Penisarteriendopplersonographie:** Nach Applikation vasoaktiver Substanzen werden die vier Penisarterien (Aa. dorsalis penis, Aa. profundae penis) im proximalen und distalen Bereich dargestellt und die Durchflusszunahme nach Pharmakongabe beurteilt, sowie auf Seitendifferenz geachtet. Dieses Verfahren kann durch die Duplex-Sonographie („Farbdoppler") erweitert werden. Bei deutlicher Reduktion der arteriellen Flussgeschwindigkeit (PSV) ist ggf. eine kardiologische Abklärung zum Ausschluss einer koronaren Herzerkrankung sinnvoll.
- **Dynamische Cavernometrie und -graphie:** Bei negativem Pharmakotest und Verdacht auf kavernöse bzw. venöse Insuffizienz kann nach Gabe vasoaktiver Substanzen eine Cavernometrie und -graphie durchgeführt werden. Bei der Cavernometrie werden die Flussrate zur Aufrechterhaltung einer suffizienten Erektion sowie der dabei herrschende intrakavernöse Druck ermittelt. Bei Vorliegen von pathologischen Werten erfolgt eine Cavernographie zur Darstellung pathologischer Abflüsse (ektope, diffuse venöse Lecks, corporospongiöse Shunts) sowie die Darstellung der Corpora cavernosa.
- **Bulbocavernosus-Reflex (BCR):** Bei Verdacht auf neurogene Ursachen der ED werden der BCR sowie SSEP (somato-sensorisch evozierte Potentiale) bestimmt.
- **Dynamische Penisangiographie (Phallographie):** Bei Verdacht auf arterielle Ursachen der ED und geplanter Revaskularisation wird nach Applikation vasoaktiver Substanzen eine superselektive Angiographie der Penisarterien in der Tumeszenzphase (nur dann liegt ein ausreichender Blutfluss vor) durchgeführt. Ansonsten sind die dynamische Penisarteriendoppler- und die Duplex-Sonographie ausreichend.

Therapie

Bei jeglicher Therapie sollte die **Behandlung einer ggf. vorhandenen Grunderkrankung** im Vordergrund stehen. Hierzu zählen insbesondere die The-

rapie von Stoffwechselerkrankungen und Hormonstörungen sowie das Ausschalten schädigender Noxen (z. B. Nikotin).
Liegt eine psychogene Störung vor, so kann eine Sexualtherapie hilfreich sein.

Entsprechend den o. g. Ursachen stehen folgende Therapiekonzepte zur Verfügung:
- ▶ **PDE5-Inhibitoren (Sildenafil [Viagra®] – Tadalafil [Cialis®] – Vardenafil [Levitra®]):** PDE5-Inhibitoren sind heute der Standard der Therapie der erektilen Dysfunktion. Sie sind bei allen Ursachen der Erektionsstörung wirksam. Es handelt sich um Hemmstoffe der Phosphodiesterase (PDE), die spezifisch das PDE-5-Isoenzym hemmen. PDE-5 ist für den cGMP-Abbau zuständig. PDE5-Inhibitoren erhöhen also die Konzentration von cGMP, was in den Corpora cavernosa zu einer Relaxation der Muskulatur führt. Die Wirkung hängt von der Konzentration an NO (Stickstoffmonoxid) ab, das bei sexueller Stimulation ausgeschüttet wird. Die Einnahme des Medikaments ohne sexuelle Stimulation hat also keinen Effekt (☞ Abb. 11.1)
Bei der Therapie mit PDE5-Inhibitoren sind **Kontraindikationen** streng zu beachten. Eine Kombination mit Nitratpräparaten ist eine absolute Kontraindikation, da es zu unkontrollierten Blutdrucksenkungen kommen kann. Vor Beginn der Therapie ist eine urologische Untersuchung nötig. Insgesamt sind die PDE5-Inhibitoren sehr gut verträgliche Substanzen, die neben dem Effekt der Besserung der Erektionsfähigkeit eine ganze Reihe **positiver Nebeneffekte** haben: Durch eine langzeitige Therapie ist von einem sehr günstigen Einfluss auf das Endothel der Gefäße auszugehen. Mikrozirkulationsverbesserungen sind unter der Wirkung der PDE5-Inhibitoren nachgewiesen. Aktuellere Trends gehen daher auch in Richtung einer niedrig dosierten Dauertherapie. Die PDE5-Inhibitoren unterscheiden sich vor allem im Hinblick auf ihre **Pharmakokinetik** (☞ Tab. 11.3). ◀
- ▶ **Vakuumpumpe:** Durch ein Vakuum in einem über den Penis gestülpten Zylinder kommt es zu einem vermehrten Bluteinstrom. Ein Kompressionsring an der Peniswurzel verhindert gleichzeitig den Blutabstrom. Diese Therapie kann bei jeder Ursache der ED angewendet werden.

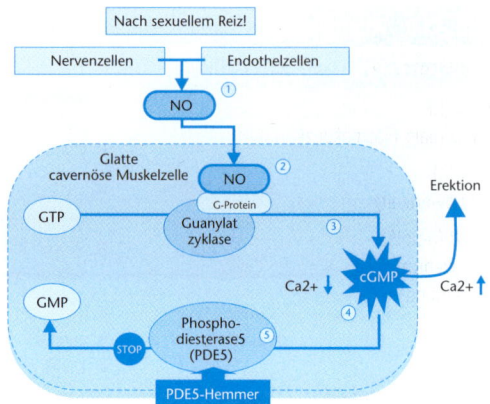

Abb. 11.1: Funktionsprinzip der PDE5-Hemmer [© TK-Verlag]
1. Nach sexuellem Reiz kommt es über Endothel und Nervenenden zu einer Ausschüttung von NO in der glatten Muskelzelle des Corpus cavernosum. 2. NO bindet an ein G-Protein, das die Guanylatzyklase aktiviert. Dadurch wird vorhandenes GTP in CGMP umgewandelt (3). 4. cGMP als sehr aktiver „second messenger" bewirkt (über mehrere Zwischenschritte) ein Absinken der intrazellulären Kalziumkonzentration und einen Anstieg der extrazellulären Kalziumkonzentration. Dadurch kommt es zu einer Erschlaffung der glatten Muskelzellen und eine Erektion wird eingeleitet. 5. Das sehr aktive cGMP wird normalerweise sehr schnell wieder zu GMP abgebaut. Diesen Prozess übernehmen organspezifische Phosphodiesterasen (im Corpus cavernosum vom Typ 5 → PDE5). An diesen Phosphodiesterasen hemmen nun die PDE5-Hemmer wie Sildenafil, Tadalafil und Vardenafil den Abbau und sorgen so für einen höheren cGMP-Spiegel, was zu einer erleichterten Erektionsfähigkeit führt.

- **SKAT** (Schwellkörperautoinjektionstherapie): Durch intrakavernöse Injektion vasoaktiver Substanzen (z. B. Papaverin, Phentolamin, Prostaglandin E1) kommt es über einen gesteigerten arteriellen Einfluss und Relaxation der glattmuskulären, kavernösen Strukturen zu einer Erektion. Diese Therapie kann bei allen Respondern im Pharmakotest angewendet werden. Die Gefahr dieser Therapie besteht in einer prolongierten Erektion (> 3 Stunden) bzw. einem Priapismus.
- **Revaskularisation der Penisarterie:** Bei eindeutigem Vorliegen einer arteriellen Minderperfusion des Penis als Ursache der ED können Anastomosen zwischen penilen und epigastrischen Gefäßen zur Revaskularisation durchgeführt werden. Die langfristigen Ergebnisse sind aber schlecht.

Tab. 11.3: Pharmakokinetik der PDE5-Inhibitoren

Parameter	Sildenafil	Tadalafil	Vardenafil
T_{max} (h) (maximale Plasmakonzentration)	1,16 ± 0,99	2,0 (0,5 – 12)	0,66 (0,25 – 3,0)
$T_{1/2}$ (h) (Halbwertzeit)	3,82 ± 0,84	17,5	3,94 ± 1,31
IC50 (nmol/l) (Konzentration an PDE5 für 50 % Hemmung)	6,6	9,0	0,7

- **Penisvenenligatur:** Bei nachgewiesenem venösen Leck, insbesondere der dorsalen Penisvene oder einzelner ektoper Venen, kann eine Ligatur dieser Venen effizient sein. Eine Spongiolyse kommt bei corporospongiösem Shunt in Betracht. Auch hier sind die Langzeitergebnisse schlecht, da primär meist eine Störung des kavernösen Gewebes selbst zu einem „venösen Leck" führt (gestörter venoocclusiver Mechanismus).
- **Penisprothesenimplantation:** Eine Penisprothesenimplantation ist als Ultima Ratio anzusehen und erst bei Versagen der o.a. Therapien indiziert. Es existieren zwei gebräuchliche Formen von Prothesen, die semirigiden (biegbar) und inflatablen (aufpumpbar). ◄

Prognose
Bei den o.g. Therapien wird eine verfahrensabhängige Erfolgsquote von 30 – 100 % angegeben.

Die Verfahren sind teilweise miteinander kombinierbar (z.B. PDE5-Inhibitoren/SKAT). Ebenso können sie als flankierende Maßnahmen z.B. bei der Sexualtherapie durchgeführt werden. Oft wird unter der Therapie mit PDE5-Inhibitoren oder SKAT eine Zunahme auch der spontanen Erektionen beobachtet.

11.2 Infertilität

Kommt es trotz regelmäßigem Geschlechtsverkehr ohne kontrazeptive Maßnahmen innerhalb von zwei Jahren nicht zu einer Gravidität, spricht man von Infertilität bzw. Sterilität.

Epidemiologie
Infertile (kinderlose) Ehen bestehen in etwa 15 %, wobei in 50 % die Ursachen beim Mann liegen.

Ätiologie
Sterilität kann durch Störungen der Hodenfunktion oder Erkrankungen der Samenwege und akzessorischen Geschlechtsorgane bedingt sein. Man unterscheidet zwischen primärer und sekundärer Hodeninsuffizienz sowie Störungen im Bereich der samenableitenden Wege.

- **Primäre Hodeninsuffizienz**
  - Entwicklungsstörungen: Hypoplasie, Kryptorchismus, Ektopie
  - Infektionen: Mumps, Tbc, Varizellen, Grippe etc.
  - Zirkulationsstörungen: Kryptorchismus, Varikozele (s.u.), Arteriosklerose, Hypertonie, Anämie, Hypoxie, Z.n. Skrotal- und Hodenoperation
  - Hodenverletzungen
  - Stoffwechselerkrankungen: Myxödem, Cushing-Syndrom, Diabetes
  - radiologische, toxische und medikamentöse Hodenschädigung
- **Sekundäre Hodeninsuffizienz**
  - Störung der hormonellen Regulation (Hypothalamus-Hypophysen-Gonaden-Achse)
  - vermehrte Androgen- oder Östrogenproduktion
  - Dystrophia adiposogenitalis
  - komplette und inkomplette Querschnittläsionen, spinale Grenzstrangresektion
- **Veränderungen an den Samenwegen**
  - Missbildungen (posttraumatisch, iatrogen, postentzündlich)
  - Erkrankungen von Prostata und Samenbläschen

– Veränderungen und Operationen im Bereich der Prostata, Blase, Harnröhre
– Operationen im Retroperitoneum und kleinen Becken mit Läsion des sympathischen Grenzstrangs und Plexus hypogastricus (Störung des Ejakulationsreflexes)

Diagnose

Anamnese und körperliche Untersuchung mit besonderem Augenmerk auf Körperbau und äußere Geschlechtsmerkmale sowie Untersuchung des äußeren Genitales.

Große Bedeutung im Rahmen der Fertilitätsabklärung des Mannes hat das **Spermiogramm** (☞ Tab. 11.4).

▶ **Begriffe:**
- **Aspermie/Asemie:** kein Sperma/Ejakulat
- **Hypo-/Hyperspermie:** <2 ml bzw. >6 ml Spermavolumen
- **Azoospermie:** keine Spermien im Ejakulat
- **Oligozoospermie:** <20 Mio/ml Sperma
- **Asthenozoospermie:** verminderte Motilität

Tab. 11.4: Spermiogramm-Normalbefunde nach WHO-Richtlinien

Parameter	Normalwert
Volumen	2–6 ml
pH-Wert	7,2–8,0
Spermienzahl	> 20 Mio/ml
Spermiengesamtzahl	> 40 Mio
Spermienmorphologie	> 30 % normale Formen
Spermienmotilität	> 25 % schnell progressive Spermien der Kategorie a oder > 50 % progressiv bewegliche Spermien der Kategorien a + b
Vitalität (Anteil lebender Spermien)	> 75 % vitale Spermatozoen
Fructosegehalt	> 13 µmol/Ejakulat
MAR-Test (Spermatozoen-Antikörperbestimmung)	< 10 % Spermatozoen mit Partikel

Motilität:
a: linear-progressiv = schnelle Vorwärtsbewegung
b: progressiv = langsame, ungeordnete Vorwärtsbewegung
c: nicht progressiv = nur lokale Beweglichkeit, Kreisschwimmer
d: immotil = keine Beweglichkeit

- **Teratozoospermie:** <30 % normale Spermatozoen
- **OAT-Syndrom:** Oligoasthenoteratozoospermie ◀

Hormonuntersuchungen

Untersuchung der Hypothalamus-Hypophysen-Gonadenachse (FSH, LH, Testosteron, Östrogene, Prolaktin) im Serum bzw. der Abbauprodukte im Urin. Hypophysen-Stimulationstest (Tamoxifen, LH-RH- oder GnRH-Test), HCG-Test (Stimulierbarkeit der Leydig-Zwischenzellen).

- **chromosomale Diagnostik** (in Zweifelsfällen) Chromatintest, F-Körper-Test, Chromosomenanalyse
- **Hodenbiopsie**
- **Durchgängigkeitsprüfung des Ductus deferens** (Vasographie/Vesikulographie)

Therapie

Vitamin E soll die Spermienmorphologie, Vitamin A die Spermienzahl und -morphologie verbessern. Zink hingegen soll zu einer Verbesserung der Spermienmotilität führen. Die Studienlage zu allen medikamentösen Therapieoptionen ist uneinheitlich.

Hypogonadismus (Hodenunterfunktion)

- **hypergonadotroper:** Hodenschaden mit sekundärer Reaktion der Hypophyse, keine Therapie möglich
- **hypogonadotroper:** Hypothalamus-Hypophysen-Insuffizienz mit sekundärer Hodeninsuffizienz, Substitution von HCG oder HMG
- **normogonadotroper oder idiopathischer:** Hypothalamusstimulation mit Tamoxifen

Asthenozoospermie

Therapieversuch mit Kallikrein.

Verschlussazoospermie

Vaso-Vasostomie oder Epididymovasostomie, indiziert bei normaler Hodenfunktion und -morphologie bei sonst normaler Durchgängigkeit des Ductus deferens bis hin zur Stenose.

11.2.1 Varikozele

Epidemiologie

Etwa 20 % aller 20-Jährigen haben eine Varikozele. Bei ca. 20 % aller Varikozelenträger ist ein pathologisches Spermiogramm (OAT-Syndrom) zu erwarten.

▶ **Ätiologie**
Bei der **idiopathischen Varikozele** (entleert sich im Liegen) handelt es sich um eine Erweiterung der V. testicularis bzw. des Plexus pampiniformis meist links (90 %). Ursache dafür ist der hämodynamisch ungünstige Einmündungswinkel der V. testicularis in die Vena renalis links bzw. insuffiziente Venenklappen und die fehlende Muskelpumpe im Retroperitoneum.

Wahrscheinlich führt eine lokal erhöhte Katecholaminkonzentration zusammen mit venöser Stase zur Hypoxie und Hyperthermie des Hodengewebes. Dies beeinträchtigt die Spermiogenese und Spermienmotilität durch Schädigung des Hoden- und Nebenhodengewebes.

Die sog. **symptomatische Varikozele**, die auch beim liegenden Patienten fortbesteht, kommt bei Raumforderungen (Tumoren im Retroperitoneum) vor, die zu venöser Kompression führen. ◀

Symptome
Infertilität (häufig OAT-Syndrom), tastbares Venenkonvolut im Samenstrangbereich, gelegentlich ziehende Schmerzen in Leistengegend und Skrotum.

Diagnose
Palpation des Funiculus spermaticus (Venenkonvolut) im Liegen, Stehen und nach Valsalva-Pressversuch, **dopplersonographische Darstellung** des venösen Refluxes, **selektive Angiographie** der Vena testicularis und **Thermographie**.

Therapie
Transfemorale, superselektive Sklerosierung der Vena testicularis. Venenligatur und -resektion inguinal, suprainguinal bzw. gleichzeitige Resektion der A. testicularis.

11.2.2 Deszensusstörungen (Kryptorchismus)

☞ Kap. 12.1.5

12 Urologische Erkrankungen im Kindesalter

 Bei den urologischen Erkrankungen im Kindesalter nehmen neben den Missbildungen insbesondere auch die Tumoren (Wilms-Tumor) eine besondere Stellung ein.
Die klinische Symptomatik ist anders als beim Erwachsenen deutlich schwerer zu beurteilen, da die Kinder ihre Symptomatik nicht oder nur schlecht beschreiben können. Bei **Entwicklungsstörungen, Bauchweh** oder **tastbarem abdominalem Tumor** muss daher auch stets an das Vorliegen einer urologischen Erkrankung gedacht werden.
Erkrankungen wie subpelvine Stenose, Megaureter oder Nierenagenesie können häufig schon während der Schwangerschaft (pränatale Sonographie) beurteilt werden.

12.1 Kongenitale Missbildungen

12.1.1 Missbildungen der Niere

☞ auch Kap. 5

Missbildungen der Niere sind häufig. Die **klinische Symptomatik** wird bestimmt durch rezidivierende Harnwegsinfekte, Entwicklungsstörungen, Hypertonie und ggf. auch Steinbildung.

Sonographie, Ausscheidungsurographie und Isotopennephrographie (ING) sichern die **Diagnose**. Begleitende andere Missbildungen sind nicht selten (z. B. Verformung der äußeren Ohrmuschel [Potter-Ohr]).

Nierenagenesie

Meist vollständiges **Fehlen des Nierenparenchyms** auf einer Seite. Wenn die Gegenniere morphologisch und funktionell normal entwickelt ist, bleibt die einseitige Nierenagenesie meist asymptomatisch.

Nierenhypoplasie

Auch die einseitige Nierenhypoplasie bleibt klinisch meist stumm. Die Abgrenzung von einer pyelonephritischen Schrumpfniere ist später ggf. erforderlich.

Doppelniere
☞ 12.1.2

Nierendystopie/Formanomalien

Die **Nierendystopie** ist ein **fehlender Aszensus einer Niere**. Sie kann als einseitige Beckenniere, aber auch als gekreuzte Dystopie vorliegen (die fehlgebildete Niere liegt dann unterhalb der normalen Niere auf der gleichen Seite, wobei auch eine Verschmelzung möglich ist [Kuchenniere]). Eine klinische Symptomatik entsteht nur, wenn die Fehllage mit einer Abflussstörung der Niere einhergeht.

Bei den **Formanomalien** spielt die **Hufeisenniere** (☞ Abb. 5.1) die größte Rolle. Es kommt dabei zur Verschmelzung der unteren Nierenpole vor den großen Abdominalgefäßen, wobei die Verbindung (Isthmus) sowohl aus Nierenparenchym als auch aus Bindegewebe bestehen kann. Regelhaft besteht eine Malrotation (die Nierenbecken weisen nach ventral).

Meist bleibt die Hufeisenniere asymptomatisch. Nur bei klinischer Symptomatik (rezidivierende Infektionen, Abflussstörung) ist eine chirurgische Therapie (Durchtrennung des Isthmus) indiziert. Die Diagnose kann sonographisch sowie mit AUG, ggf. mit ING gesichert werden.

Zystische Nierenerkrankungen

Während die solitäre kleinere Nierenzyste meist asymptomatisch bleibt, werden die anderen zystischen Nierenerkrankungen häufiger klinisch relevant.

Die **multizystische Nierendysplasie** ist eine meist einseitige extrem zystische Fehlanlage der Niere. Auf der betroffenen Seite liegt kein funktionierendes Nierenparenchym vor, die Niere ist durch multiple Zystenbildung massiv vergrößert, der Harnleiter atretisch.

Klinisch ist meist bereits beim Neugeborenen ein großer abdominaler Tumor tastbar (DD: Wilms-Tumor/Neuroblastom). Die **Diagnose** erfolgt sonographisch sowie urographisch. Die **Therapie** besteht in der Nephrektomie.

Bei der **polyzystischen Nierendegeneration** werden zwei unterschiedliche Typen differenziert:
- **infantile polyzystische Nierendegeneration** (autosomal rezessiv): beidseitige zystisch veränderte, erheblich vergrößerte Nieren, in der Regel in Kombination mit zystischen Fehlbildungen anderer Organe (Leber/Pankreas/Lunge). Klinisch sind die postpartal beginnende Niereninsuffizienz und beidseits tastbare Nieren typisch. Eine Therapie ist nicht möglich. Die betroffenen Kinder sterben meist innerhalb der ersten zwei Lebensmonate.
- **adulte polyzystische Nierendegeneration (Zystennieren)** (autosomal dominant mit 100%iger genetischer Penetranz): Aus unbekannten Gründen werden die zunächst normal angelegten Nieren zystisch umgewandelt (☞ Farbabb. 12.1). Eine klinische Symptomatik tritt meist erst jenseits des 40. Lebensjahres auf (☞ Kap. 5.1.5).

Die **Markschwammniere** weist zystisch erweiterte distale Tubuli auf, die häufig auch verkalken. Klinisch meist stumm, bei Steinentstehung entsprechende Therapie (☞ Kap. 8).

12.1.2 Missbildungen des Harnleiters

Subpelvine Stenose

Die subpelvine Stenose ist die **häufigste Uretermissbildung**. Sie wird durch ein subpelvin gelegenes, enges, aperistaltisches Harnleitersegment verursacht.

Die muskuläre Harnleiterstruktur ist in diesem Bereich ganz oder teilweise durch Bindegewebe ersetzt. Auch aberrierende Gefäße oder Kinking-Bildung des Harnleiters können das gleiche klinische Bild verursachen.

Symptome
Bei extremer Ausprägung kann eine subpelvine Stenose durch starke **Ballonierung des Nierenbeckens** beim Kleinkind als **abdominaler Tumor** imponieren (nicht selten kann die Diagnose schon durch pränatale Sonographie gestellt werden). Bei beidseitigem Vorkommen kann die Niereninsuffizienz im Vordergrund stehen. Flankenschmerzen (vor allem nach stärkerer Flüssigkeitsbelastung) können auftreten.

Diagnose
Die Verdachtsdiagnose kann sonographisch gestellt werden. Die Sicherung der Diagnose erfolgt durch das AUG sowie das retrograde Ureteropyelogramm (☞ Abb. 12.2). Das ING weist eine deutlich verlängerte Transitzeit (insbesondere nach Lasixgabe [Lasix-ING]) auf.

Therapie
Die Therapie erfolgt **operativ** durch Resektion des betroffenen Harnleitersegments und ggf. Verkleinerung des Nierenbeckens (Nierenbeckenplastik).

Megaureter
Die Bezeichnung Megaureter ist beschreibend und beinhaltet nicht die Entstehungsursache.

Diagnose
Sonographie und AUG führen zur Diagnose Megaureter. Die weitere Abklärung erfolgt mittels ING (Obstruktionsgrad/Nierenfunktion?) und MCU (Reflux?).

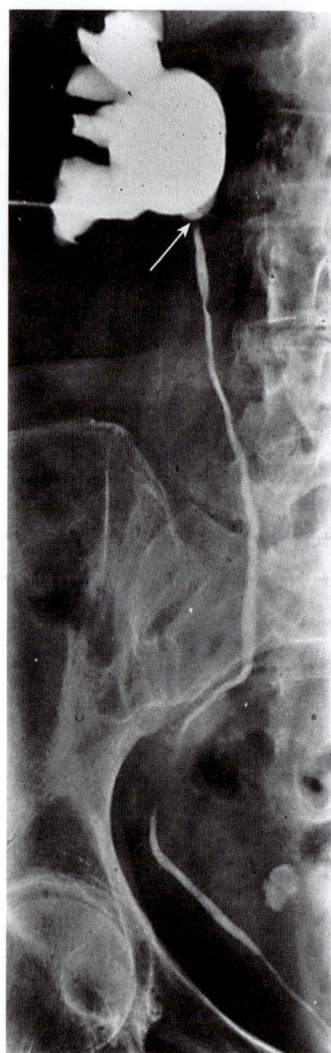

Abb. 12.2: AUG bei Ureterabgangsstenose

Symptome

Ob Megaureteren symptomatisch werden oder nicht hängt von der Ätiologie sowie der Ausprägung (ein- oder beidseitig) ab.

Das führende Symptom des Megaureters im Kindesalter ist der **(fieberhafte) Harnwegsinfekt**. Eine Niereninsuffizienz kann (bei beidseitigem Megaureter) auftreten.

Einteilung

Nach der Ätiologie erfolgt die Einteilung in folgende Formen:

- **primärer Megaureter:** Hier liegt eine **angeborene Wanderweiterung des Ureters** unklarer Genese vor (Verwandtschaft zur subpelvinen Stenose?). Durch diese Wandveränderung kommt es zu einer Störung des koordinierten Urintransports mit deutlicher Erweiterung und Verlängerung des Ureters bis zu sekundärer Nierenschädigung (Hydronephrose).
  Nicht selten bildet sich der primäre Megaureter im Rahmen des Längenwachstums bis auf einen distalen Rest zurück (Maturation). Wenn erforderlich, erfolgt die **Therapie** in Abhängigkeit der Ausprägung durch Modellierung und antirefluxive Reimplantation des Ureters.
  - Dem **primär obstruktiven Megaureter** liegt eine (angeborene) Obstruktion durch ein enges Segment, eine Ureterozele (☞ Kap. 5.2.4), Ureterklappen oder Fehleinmündung (Doppelniere, ☞ 12.1.2) zugrunde. Therapie durch Resektion des engen Segments und ggf. Ureterreimplantation.
  - Der **primär refluxive Megaureter** ist Folge eines angeborenen Refluxes (s.u.).
- **sekundärer Megaureter:** Der sekundäre Megaureter ist das Symptom einer anderen zugrunde liegenden Störung. Oft besteht beim sekundären Megaureter eine subvesikale Obstruktion, die sich dann auf die Blase und die Ostien überträgt und zum Reflux führt.
  Ursächlich kommen z.B. Harnröhrenklappen, Meatusstenosen, Prune-Belly-Syndrom sowie auch funktionelle Engen wie etwa im Rahmen einer neurogenen Blasenentleerungsstörung in Betracht. Ziel der **Therapie** ist hier die Beseitigung der zugrunde liegenden Ursache, je nach Rückbildungsfähigkeit auch die Modellierung und Ureterreimplantation.

Vesikoureteraler Reflux (VUR)

▶ **Ätiologie**

Insuffizienz des normalen Verschlussapparates des Ostiums.

Die Ursachen können **primär** (angeboren, z.B. bei Doppelniere) oder **sekundär** (☞ obstruktiver Megaureter) sein.

Wesentlich sind die Vergrößerung des Winkels in dem der Ureter die Blasenwand durchläuft und

Kürze dieser Strecke, (Waldeyer-Scheide), verbunden mit einer Erweiterung des Ostiums (Stadion-, Golfioch-, Hufeisenostium).

Durch den Reflux kommt es zu einer mehr oder weniger stark ausgeprägten Schädigung des oberen Harntraktes. ◄

▶ **Diagnose**
Die wesentliche Untersuchung zur Diagnostik eines Refluxes ist das **MCU**. Unter Füllungsbedingungen nachweisbare Refluxe werden als „**low-pressure**"-**Reflux** bezeichnet. Refluxe, die unter der Miktion auftreten, werden hingegen als „**high-pressure**"-**Reflux** bezeichnet.

Die **Einteilung** erfolgt je nach Ausprägung und Ausmaß der Nierenschädigung nach Parkkulainen in 5 Schweregrade (☞ Abb. 12.3).

Weitere wesentliche Untersuchungen sind das AUG (Beurteilung des oberen Harntraktes) sowie das ING (Nierenfunktion?). ◄

▶ **Symptome**
Während geringgradige Refluxe häufig klinisch **asymptomatisch** bleiben, treten vor allem bei höhergradigen Refluxen **rezidivierende fieberhafte Harnwegsinfekte (Pyelonephritis)** auf. Ein wesentlicher Grund hierfür ist der refluxbedingte Restharn (Pendelurin). Unbehandelt kann der Reflux zu pyelonephritisch bedingter Niereninsuffizienz führen. ◄

▶ **Therapie**
Refluxe I. und II. Grades verlieren sich häufig im Laufe des Wachstums. Hier ist ein abwartendes Verhalten gerechtfertigt. Rezidivierende Harnwegsinfekte werden antibiotisch behandelt (ggf. auch Langzeit-Antibiotikaprophylaxe).

Reflux III. bis V. Grades müssen meist operativ versorgt werden. Es wird eine **Antirefluxplastik** (antirefluxive Neueinpflanzung des Ureters in die Blase) vorgenommen. Das Prinzip aller beschriebenen Operationsmethoden ist die Schaffung eines längeren intramuralen Uretersegmentes. ◄

Harnleitermissbildung bei Doppelniere
☞ Kap. 5.1.6

12.1.3 Missbildungen von Blase und Harnröhre

 Spaltmissbildungen stehen hier im Vordergrund.

Hypospadie
Die Hypospadie ist eine **unvollständige Entwicklung der Urethra**, wobei die Urethra nicht am Meatus externus an der Penisspitze, sondern auf der Penisunterseite mündet. Der Rest der Urethra ist in Form einer nach unten offenen Rinne geformt. Die Mündung der Urethra kann in verschiedener Höhe (von glandulär bis penoskrotal) erfolgen (☞ Farbabb. 12.4). Meist liegt im Mündungsbereich der Urethra auch eine Stenose (Meatusstenose) vor.

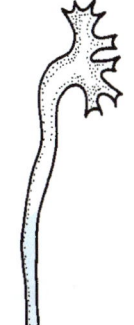 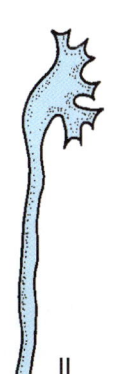 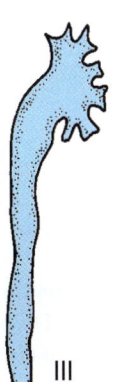 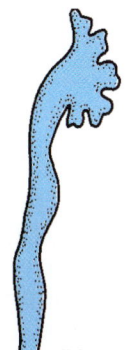 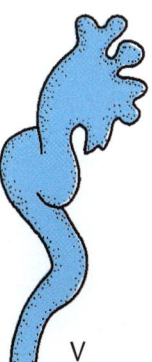

I II III IV V

Abb. 12.3: Refluxklassifikation nach Parkkulainen

Häufig ist gleichzeitig auf der Penisunterseite ein Narbenstrang **(hypospade Chorda)** ausgebildet, der zu einer teils erheblichen Penisverkrümmung nach unten führen kann. Eine sog. **volare Vorhautschürze** ist typisch.

Die **Therapie** erfolgt durch plastische Rekonstruktion **(Bildung einer Neourethra)** möglichst bis zum 3. Lebensjahr. In Abhängigkeit der Ausprägung muss ggf. in einer ersten Sitzung eine Penisaufrichtung (Chordektomie) erfolgen.

Epispadie

Die Epispadie ist ein **fehlender Verschluss der Urethralrinne** (☞ Farbabb. 12.5), wobei die Urethra auf der Oberseite des Penis mündet (unterschiedliche Ausprägungen sind möglich). Die Urethra liegt in Form einer Rinne frei. Häufig ist ein **fehlender Symphysenschluss** assoziiert, der durch das Auseinanderweichen der Corpora cavernosa zu einer (relativen) Penisverkürzung führt.

Bei der **vollständigen Epispadie** ist auch der Sphinkter externus betroffen, so dass eine Inkontinenz vorliegt. Eine zusätzliche Chorda kann den Penis ebenfalls nach oben verkrümmen.

Auch beim Mädchen kommen Epispadien vor (kurze, weite Urethra mit gespaltener Klitoris).

Blasenekstrophie

Die Blasenekstrophie ist praktisch die Extremvariante der Epispadie. Es liegt eine **vollständig epispade Urethra** vor, gleichzeitig besteht ein **Defekt der unteren Bauch-** und der **vorderen Blasenwand**, so dass die Blase offen im Unterbauch liegt (☞ Farbabb. 12.6). Immer besteht auch eine weit klaffende Symphyse, wodurch der epispade Penis deutlich verkürzt wirkt.

Die **Therapie** der Blasenekstrophie besteht in der plastischen Rekonstruktion. Wenn ein plastischer Blasenaufbau nicht möglich ist, muss ggf. auch die Resektion der Blasenplatte mit Harnableitung (z.B. Ileum-Conduit) erfolgen. Die klaffende Symphyse wird möglichst im Kindesalter durch spezielle Nähte adaptiert, weiterhin sind meist noch plastische Korrekturen des Penis erforderlich.

Das Risiko einer sekundären Entstehung eines Adenokarzinoms der Blase ist deutlich erhöht.

Urethralklappen

▶ Unter Harnröhrenklappen versteht man embryogenetisch entstandene (nur bei Knaben vorhandene) Schleimhautsegel der proximalen Urethra. Es handelt sich um die **wichtigste angeborene subvesikale Obstruktion**, die schon intrauterin den oberen Harntrakt erheblich schädigen kann (sekundäre Reflux- und Megaureterenbildung).

Die **Diagnostik** ist oft dadurch erschwert, dass sich die Klappen bei der Zystoskopie wie ein Ventil öffnen, während bei der Miktion eine segelartige Aufblähung erfolgt. Wichtigstes diagnostisches Verfahren ist daher das **MCU**.

Die **Therapie** erfolgt durch endoskopische Resektion. ◀

12.1.4 Blasenentleerungsstörungen

Die Blasenentleerungsstörungen im Kindesalter unterscheiden sich prinzipiell nicht von denen des Erwachsenenalters. Häufig liegen angeborene Störungen vor, wobei die Spina bifida (mit oder ohne Myelomeningozele) die größte Rolle spielt.

Auch hier ist der fieberhafte Harnwegsinfekt neben Inkontinenz und Restharnbildung das häufigste **Symptom**.

Die **Diagnose** wird durch urodynamische Untersuchungen (☞ Kap. 13.3) gestellt. **Therapeutisch** stehen der Schutz des oberen Harntrakts sowie die Infektprophylaxe im Vordergrund (☞ Kap. 14.1).

12.1.5 Missbildungen/Lageanomalien des Hodens

Maldescensus testis (Kryptorchismus)

Normalerweise sind beide Hoden zum Zeitpunkt der Geburt bzw. innerhalb des 1. Lebensjahres im Skrotum tastbar (Reifezeichen). Bleibt der Hodendeszensus aus, spricht man von einem Maldeszensus testis oder Kryptorchismus.

Diagnose

Die Diagnose ist meist einfach zu stellen **(nicht im Skrotalfach palpabler Hoden)**. Häufig kann der Hoden im Leistenkanal getastet werden. Ist das nicht eindeutig möglich, müssen weitere diagnostische Maßnahmen erfolgen (Sonographie, CT, NMR, testikuläre Phlebographie, Laparoskopie, ggf. auch operative Exploration), um eine Abgrenzung von der einseitigen echten Anorchie vorzunehmen.

▶ Zu differenzieren sind der Pendel- und der Gleithoden. Beim **Pendelhoden** liegt ein normal langer Samenstrang vor, der Hoden ist manuell leicht in das Skrotalfach zu befördern. Durch einen hyperreaktiven Cremaster wird der Hoden häufig in den Leistenkanal gezogen. Der Pendelhoden bedarf keiner Therapie.

Beim **Gleithoden** liegt ein relativ zu kurzer Samenstrang vor. Der Hoden kann zwar manuell in das Skrotalfach gedrückt werden, retrahiert sich aber sofort wieder (gleitet zurück). Beim Gleithoden ist eine Therapie (s. u.) erforderlich.

Das besondere **Risiko** des kryptorchen Hodens besteht einerseits in der **Infertilität**, andererseits in der **malignen Entartung** (Hodentumorrisiko bis zu 20-mal höher). Beide Probleme werden darauf zurückgeführt, dass der kryptorche Hoden wesentlich höheren Temperaturen ausgesetzt ist (die Temperatur ist im Skrotalfach 1–2 °C geringer). ◀

Therapie
Die Therapie sollte innerhalb des 2. Lebensjahres abgeschlossen sein.

Es erfolgt zunächst eine hormonelle Behandlung mit LH-RH oder HCG, der im Erfolgsfall die Orchidopexie angeschlossen wird.

Führt die Hormontherapie nicht zum Deszensus des Hodens, muss eine operative Behandlung erfolgen (Funiculolyse und Orchidopexie).

▶ Die echte Hodenektopie muss immer operativ korrigiert werden. ◀

12.1.6 Missbildung des äußeren Genitales

Neben der Hypospadie und Epispadie (☞ 12.1.3) ist hier die Phimose die wichtigste Erkrankung.

Phimose
▶ Bis zum zweiten Lebensjahr besteht eine physiologische Verklebung des inneren Präputialblattes mit der Glans penis, die in der Regel nicht therapiebedürftig ist.

Eine operative Therapie muss nur dann erfolgen, wenn das **Präputium** so stark **verengt** ist, dass es während der Miktion zu einer Ballonierung kommt.

Verengungen können so ausgeprägt sein, dass eine subvesikale Obstruktion mit Schädigung des oberen Harntrakts auftritt. Es wird dann eine **Zirkumzision (Beschneidung)** vorgenommen (später vermindertes Risiko der Entstehung eines Peniskarzinoms und des Portiokarzinoms der Frau). ◀

12.2 Enuresis

Im Rahmen der normalen Reifung der Blasenentleerungsmechanismen sind Kinder normalerweise im 5. Lebensjahr „trocken". **Wiederauftreten oder Fortbestehen frühkindlichen Miktionsverhaltens** wird als Enuresis bezeichnet, die tagsüber (**E. diurna**) oder nachts (**E. nocturna**) auftreten kann.

In einer großen Zahl der Fälle liegt ein **psychopathologisches Fehlverhalten** des Kindes und/oder der Eltern (familiäre Häufung) zugrunde. Wichtig ist der Ausschluss sekundärer Faktoren, die eine „Enuresis" bedingen können (Harnwegsinfektionen, neurogene Blasenentleerungsstörungen).

Eine primäre „Enuresis diurna et nocturna" bei sonst erhaltenem Miktionsrhythmus ist verdächtig für das Vorliegen einer **ektopen Uretermündung**.

▶ Die **Behandlung** der Enuresis erfolgt durch **gezieltes Miktionstraining** (Miktion in festgelegten Zeitintervallen), ggf. auch medikamentös und/oder durch psychotherapeutische Maßnahmen (Kind und/oder Eltern). Es gibt eine hohe spontane Heilungsrate. ◀

12.3 Urologische Tumoren im Kindesalter

12.3.1 Nephroblastom (Wilms-Tumor)

▶ Mit Abstand der häufigste hochmaligne Tumor des Kleinkindesalters (Altersgipfel 3. Lebensjahr). ◀

Es handelt sich um einen **dysontogenetischen Tumor**, der sich von embryonalem Nierengewebe ableitet. Er tritt in 10 % d.F. auch beidseitig auf.

Eine **Kombination mit Missbildungen** ist häufig (z. B. in 30 % d.F. Aniridie).

Symptome
Initiale Symptome sind:
- tastbarer abdominaler Tumor
- Hämaturie
- Schmerzen und Fieber.

Diagnose
Klinisch imponiert der **tastbare abdominelle Tumor**.

> 💡 **Merke!**
> Die Palpation sollte jedoch wegen der dadurch ausgelösten Metastasierungsgefahr nur äußerst vorsichtig erfolgen!

Laborchemisch ist meist eine maximal beschleunigte BSG nachweisbar. Weiterhin kann eine begleitende Anämie auftreten.
Die Diagnose wird durch Sonographie, AUG und CT (NMR) gesichert. Die Knochenszintigraphie gehört ebenfalls zum Abklärungsprogramm.

Die **Metastasierung** erfolgt (in abnehmender Häufigkeit) in Lunge, Leber, Knochen und Gehirn.

Differentialdiagnostisch ist vor allem das (häufig abdominal lokalisierte) Neuroblastom (☞ Kap. 10.5) abzugrenzen.

Einteilung
- **Stadium I:** Tumor auf die Niere beschränkt und vollständig exzidierbar. Oberfläche der Nierenkapsel intakt.
- **Stadium II:** Tumorausdehnung geht über die Niere hinaus, Tumor aber vollständig operabel. Der Tumor dringt durch die Pseudokapsel in das perirenale Gewebe oder die periaortalen Lymphknoten vor. Jenseits der Exzisionsgrenzen kein Residualtumor.
- **Stadium III:** Resttumor, auf das Abdomen beschränkt. Einer oder mehrere der folgenden Sachverhalte trifft/treffen zu:
  – 1. Der Tumor wurde biopsiert oder rupturierte vor oder während des Eingriffs.
  – 2. Im Peritoneum sind bereits Metastasen nachweisbar.
  – 3. Lymphknoten jenseits der abdominellen periaortalen Stränge
  – 4. Der Tumor ist nicht vollständig zu entfernen.
- **Stadium IV:** hämatogene Metastasen, z. B. in Lunge, Leber, Knochen oder Gehirn.

Therapie
Die Behandlung ist stadienorientiert und erfolgt kombiniert operativ sowie chemo- und strahlentherapeutisch.

▶ **Prognose**
Die Prognose ist unter Anwendung moderner Therapieverfahren nicht schlecht. Die 2-JÜR liegt je nach Stadium zwischen 60 und 100 %. ◀

12.3.2 Neuroblastom

☞ Kap. 10.5

12.3.3 Rhabdomyosarkom

Relativ seltener, von der quer gestreiften Muskulatur abgeleiteter maligner Tumor, der bei Kindern häufig im Bereich der Blase auftritt (häufigster kindlicher Blasentumor).

Die **Symptomatik** ist ähnlich der des Blasentumors (Schmerzen/Hämaturie/Blasenausgangsverlegung). Gelegentlich kann der traubenartige Tumor (Syn.: Sarcoma botryoides) bei Mädchen auch vor die Urethra prolabieren.

Die **Diagnose** wird sonographisch und zystoskopisch gesichert.

Die **Therapie** erfolgt durch eine radikale Zystektomie in Kombination mit Chemo- und Radiotherapie. Eine Heilung kann mit kombinierten Behandlungsverfahren in 30–80 % d.F. erreicht werden.

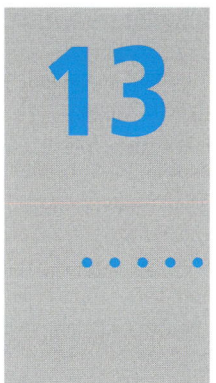

13 Urologische Erkrankungen der Frau

 Durch die enge Beziehung zwischen innerem und äußerem Genitale der Frau zum Urogenitaltrakt ergeben sich gegenseitige Wechselbeziehungen. Die unkomplizierte Zystitis der Frau ist so häufig, dass sie wohl jedem Arzt einmal begegnen wird.

13.1 Erkrankungen der Niere und der ableitenden Harnwege

13.1.1 Entzündungen

Akute Zystitis

Ätiologie
Besondere prädisponierende Faktoren, welche die Entstehung einer Zystitis bei der Frau begünstigen, sind die **kurze Harnröhre** sowie die unmittelbare **Nachbarschaft zur (stets keimbesiedelten) genitoanalen Region**, aus der Keime (Bakterien, Pilze, Trichomonaden) leicht aszendieren können. Des Weiteren spielt auch der Geschlechtsverkehr als „typisches Zystitistrauma" (sog. Honeymoon-Zystitis) eine wesentliche Rolle. Auch im Rahmen gynäkologischer Infektionen (Vulvovaginitis) kann es zu einer **Keimaszension** kommen. In der präpubertären Phase sowie in der Menopause werden Infektionen zusätzlich durch den fehlenden protektiven Effekt der Östrogene begünstigt.

Symptome
Bei akuter Zystitis treten typische **dysurische Beschwerden** mit Pollakisurie, Algurie, Nykturie sowie terminalem Brennen und ständigem Blasendrangefühl auf. Eine **terminale Makrohämaturie** (hämorrhagische Zystitis) ist nicht selten. Die Beschwerden können bei chronischer Keimbesiedelung auch geringer ausgeprägt sein.

Diagnose
Der typische Befund im **Urinstatus** (Leukozyten, Erythrozyten, Bakterien und Zelldetritus) macht die Diagnose wahrscheinlich, die Diagnosesicherung erfolgt durch **Anlage einer Urinkultur** (vor Therapie!).

Differentialdiagnostisch muss eine Endometriose der Blasenschleimhaut ausgeschlossen werden (zyklusabhängige Dysurie, ggf. mit Makrohämaturie). Hier erfolgt die Diagnose zystoskopisch und histologisch, die Therapie durch Gestagene, Antigonadotropine oder operativ.

> **Merke!**
> Bei jeder chronisch rezidivierenden Zystitis muss eine weitergehende Diagnostik (Sono, AUG, MCU, Zystoskople) zum Ausschluss einer sekundären Infektursache erfolgen.

Therapie
Die Therapie erfolgt **antibiotisch** (vorher Urinkultur). Sie darf „blind" begonnen werden und muss ggf. nach Erhalt der Resistenztestung umgestellt werden. Als geeignete Medikamente haben sich Trimethoprim/Sulfamethoxazol oder auch eine „single-shot-Therapie" mit einem Gyrase-Hemmer

neuerer Generation erwiesen. Zusätzlich gesteigerte Trinkmenge sowie ggf. spasmoanalgetische Therapie und externe Wärmeapplikation.

Interstitielle Zystitis

Die interstitielle Zystitis ist eine **ätiologisch unklare** Erkrankung, welche vor allem bei Frauen im 5. Lebensjahrzehnt auftritt. Betroffene Patientinnen klagen über **ausgeprägte dysurische Beschwerden** mit Pollakisurie und Strangurie, häufig auch (terminale) Makrohämaturie.

Es kommt zu einer (zystoskopisch sichtbaren) zunehmenden, teils ulzerösen **Fibrosierung der Blasenwand**, die im Extremfall zur Ausbildung einer Schrumpfblase mit vesikoureteralem Reflux führt.

Eine kausale Therapie ist nicht möglich, so dass nur eine **symptomatische Therapie** erfolgen kann. Im äußersten Fall muss sogar eine Zystektomie mit Harnableitung in Betracht gezogen werden.

Reizblase

Dysurische Beschwerden ohne fassbare morphologische Veränderungen werden unter diesem Begriff subsumiert. Betroffen sind meist Frauen zwischen 30 und 50 Jahren.

Ätiologisch wird neben psychischen Faktoren auch ein Östrogendefizit (Bestimmung des karyopyknotischen Index) diskutiert. Nach sicherem Ausschluss morphologischer Veränderungen kann die **Therapie symptomatisch** durch Psychotherapie oder Psychopharmaka, ggf. auch durch Östrogensubstitution erfolgen.

Strahlenzystitis

Durch Bestrahlungen im Bereich des Beckens (gynäkologische Tumoren) verursachte **Fibrosklerose der Blasenwand**, die dysurische Beschwerden unterschiedlichen Ausmaßes verursacht. Auch noch Jahre nach der Bestrahlung kann sich als Spätfolge auf dem Boden einer Strahlenzystitis eine Schrumpfblase entwickeln. Die Häufigkeit der Strahlenzystitis konnte durch moderne Bestrahlungsverfahren wesentlich gesenkt werden.

Die **Therapie** erfolgt symptomatisch, ein Therapieversuch mit Kortikoiden ist lohnend. Als Ultima Ratio Zystektomie und Harnableitung.

13.1.2 Harnwege und Schwangerschaft

Während der Schwangerschaft kommt es häufig zu einer **Dilatation des oberen Harntrakts**, wobei die rechte Seite stärker als die linke betroffen ist (Rechtsdrehung des Uterus in der Gravidität, überwiegend rechts ausgebildeter Plexus der V. ovarica [V. ovarica-dextra-Syndrom] und Schutz des linken Ureters durch das Sigma).

Diese physiologische Dilatation wird durch eine hormonell bedingte Weitstellung der Ureteren verstärkt.

Eine Therapiebedürftigkeit besteht in der Regel nicht.

Bei aszendierenden Infektionen kann es jedoch zur Ausbildung einer **Schwangerschaftspyelonephritis** kommen. Dabei treten Fieber, Schüttelfrost und Flankenschmerzen auf der betroffenen Seite auf.

Klingen die Beschwerden nicht unter **konservativer Therapie** (Bettruhe/Lagerung auf nicht betroffene Seite) ab, muss eine antibiotische Therapie eingeleitet werden, wobei die Medikamentenauswahl wegen möglicher teratogener Schäden begrenzt ist (geeignet z. B. Ampicillin und Cephalosporine).

Differentialdiagnostisch ist immer auch an das Vorliegen einer Steinerkrankung zu denken. Wenn hier Sonographie und ggf. Zystoskopie mit Indigokarmingabe keine sichere Diagnose ermöglichen, muss unter strengster Indikationsstellung eventuell auch ein AUG (Übersicht und 20'-Aufnahme) erfolgen. Wenn die Gefahr einer Urosepsis besteht ist eine Doppel-J-Einlage oder perkutane Nephrostomie erforderlich.

13.2 Mögliche Folgeerscheinungen gynäkologischer oder geburtshilflicher Eingriffe

Nach großen gynäkologischen Operationen (z. B. abdominelle oder vaginale Hysterektomie) sind insbesondere Verletzungen des Harnleiters keine Seltenheit. **Ligaturen des Ureters** (auch beidseitig) kommen vor.

Nicht erkannte Verletzungen können auch zu **Fistelbildungen** (Ureter-Scheide/Blase-Scheide/ Blase-Scheide-Rektum) führen.
Fistelbildungen sind auch nach Radiatio gynäkologischer Tumoren möglich.
In der Regel ist ein operativer Fistelverschluss erforderlich.

13.3 Urininkontinenz

Mit zunehmendem Alter ist vor allem bei Frauen die Inkontinenz ein häufig geklagtes Symptom. Als Inkontinenz wird jeder unfreiwillige und von der willkürlichen Miktion unabhängige Urinabgang bezeichnet.

Die Formen der primären und sekundären Inkontinenz, die z.B. aus Fehleinmündungen des Ureters (☞ Kap. 5.1.6) oder Fistelbildung resultieren, sollen hier nicht besprochen werden.

13.3.1 Formen der Urininkontinenz

Belastungsinkontinenz (alte Bezeichnung = Stressinkontinenz)
▶ Bei der Belastungsinkontinenz kommt es bei körperlicher Belastung (z.B. Husten, Niesen, Lachen, Heben) zu unfreiwilligem **Urinabgang ohne Harndrang**.

Ursächlich ist eine **Schwäche der Beckenbodenmuskulatur**. Auch im Rahmen des Descensus uteri (große Geburtenzahl!) ist die Stressinkontinenz häufig (verstrichener Blasenhalswinkel).

Die Belastungsinkontinenz wird in drei **Schweregrade** eingeteilt:
- **Grad I:** Urinverlust bei schwerer körperlicher Belastung (Heben/Niesen)
- **Grad II:** Urinverlust bei leichter körperlicher Belastung (Laufen),
- **Grad III:** Urinverlust im Liegen. ◀

Drang-(Urge-)Inkontinenz
▶ Die Drang- oder Urge-Inkontinenz führt zu unfreiwilligem Urinverlust bei gleichzeitig vorausgehendem **imperativem Harndrang** (aktiver Urinverlust). Es wird die **motorische Urge-Inkontinenz** (Harnabgang mit Detrusorkontraktion) von der **sensorischen Urge-Inkontinenz** (Harndrang ohne nachweisbare Detrusorkontraktion) unterschieden.

Die **Ätiologie** der Urge-Inkontinenz ist vielgestaltig. Neben der „idiopathischen" Form kommt die symptomatische Form hervorgerufen durch Entzündungen, neurogene oder hormonelle Störungen sowie bei Obstruktionen, Tumoren oder Fremdkörpern vor. ◀

Reflexinkontinenz
Unkontrolliert ablaufender Miktionsreflex bei Schäden des oberen motorischen Neurons (ZNS-Erkrankungen, Querschnittslähmung).

Überlaufinkontinenz
Urinverlust bei maximal gefüllter Blase (große Restharnmengen).

13.3.2 Diagnose und Therapie

▶ **Diagnose**
Nach Ausschluss sekundärer Faktoren, v.a. bei der Urge-Inkontinenz (Entzündungen, Tumoren, Fremdkörper), ist die **urodynamische Untersuchung** zur Differenzierung der verschiedenen Inkontinenzformen und für eine exakte Diagnosestellung erforderlich.

Urodynamik/Blasendruckmessung

Für die urodynamische Untersuchung wird ein Druckmesskatheter sowohl in der Blase als auch im Rektum platziert (der Differenzdruck zwischen Blase und Rektum ist der **Detrusordruck**). Weiterhin erfolgt die **Erfassung der Beckenbodenaktivität** (EMG) durch Nadel- oder Klebeelektroden. Die Registrierung der Flussmenge sowie der Miktionsmenge erfolgt durch integrierte **Uroflowmetrie**. ◀

Alle Messwerte werden während der Blasenfüllung mit körperwarmer Kochsalz- oder Röntgenkontrastlösung (gleichzeitiges MCU möglich) kontinuierlich aufgezeichnet.

Zur Erfassung der funktionellen Sphinkterlänge kann in gleicher Sitzung auch ein **Urethradruckprofil** angefertigt werden.

▶ **Therapie**

Belastungsinkontinenz

Die Belastungsinkontinenz **Grad I** kann meist **konservativ** durch Beckenbodengymnastik und ggf. zusätzliche Gabe von α-Sympathomimetika, erforderlichenfalls Hormonsubstitution, erfolgen. Auch eine Therapie mit Duloxetin (Yentreve®) kann die Funktion des quergestreiften Schließmuskels bessern.

Bei der Belastungsinkontinenz **Grad II – III** muss i.d.R. eine **operative Sanierung** durchgeführt werden. Eine Vielzahl von Operationsverfahren steht zur Verfügung. Die heutigen wenig invasiven Operationsverfahren wie **TVT** („tension-free vaginal tape") oder **TOT** („transobtural tape") bieten sehr gute Erfolgsraten. Ein bestehender Deszensus muss ggf. korrigiert werden.

Urge-Inkontinenz

Hier ist der **Ausschluss der zugrunde liegenden Faktoren** (☞ Kap. 13.3.1) besonders wichtig. Die Therapie erfolgt dann **medikamentös** durch Dämpfung des Detrusors mittels detrusorwirksamen Anticholinergika (z.B. Oxybutynin, Trospiumchlorid, Tolterodin oder Darifenacin). Bei der Auswahl des Wirkstoffes sollten Verträglichkeit und ggf. die ZNS-Nebenwirkungen berücksichtigt werden.

Bei Versagen der medikamentösen Therapie ist bei schweren Ausprägungen auch eine operative Versorgung z.B. mittels Blasenerweiterung durch Darm (Augmentation) möglich. ◀

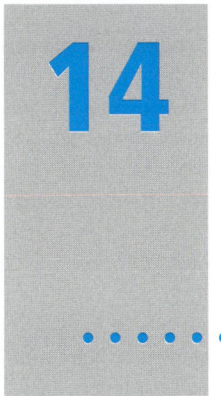

14 Neurogene Blasenentleerungsstörungen

 Die Innervation der Blase und des Schließmuskels erfolgt auf parasympathischem, sympathischem und somatischem Weg (☞ Abb. 14.1). Die Steuerung einer koordinierten Blasenentleerung ist daher ein komplexer Vorgang, der mannigfaltigen Störungen unterliegen kann.

14.1 Allgemeines

▶ Die **parasympathische Innervation (N. pelvicus)** der Blase erfolgt aus dem **sakralen Miktionszentrum** (S2–S4 in Höhe der Wirbelkörper BWS 12 bis LWS 1). In gleicher Höhe entspringt auch die **somatische Innervation** des Sphincter externus über den N. pudendus, der wiederum sensomotorische Reflexbögen mit dem N. pelvicus besitzt.

Die **sympathische Innervation** erfolgt über den Plexus hypogastricus aus TH10 bis L2.

Das periphere System untersteht der zentralen Kontrolle im Hirnstamm und dem Frontalhirn. ◀

Ätiologie
Neben **angeborenen Störungen** (z. B. Myelomeningozele, Spina bifida) kommen viele **erworbene Ursachen** in Frage:
- Querschnittslähmung
- Bandscheibenvorfälle
- Multiple Sklerose
- Entzündungen
- Tumoren
- Erkrankungen des ZNS (z. B. M. Parkinson)
- Stoffwechselerkrankungen
- pharmakologisch bedingte Störungen.

Symptome und Diagnose
Nur bei der Querschnittslähmung hat die Blasenentleerungsstörung ein eindeutiges klinisches Bild, das von der Höhe der Läsion abhängt (☞ 14.2).

Die **allgemeine Symptomatik** besteht in der Regel in dysurischen Beschwerden mit Pollakisurie, Nykturie, Stangurie etc.; Harnverhaltungen und vor allem auch Inkontinenz können auftreten.

Wesentlich ist der **Ausschluss anderer Faktoren**, die ein ähnliches Beschwerdebild verursachen können,

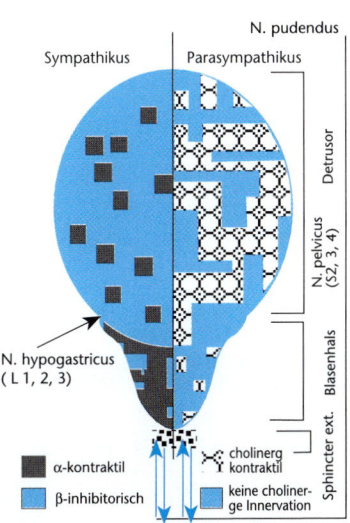

Abb. 14.1: Innervation der Blase

wie z.B. Harnröhrenstrikturen oder ein Prostataadenom.

Die Diagnose wird durch die **kombinierte urodynamische Untersuchung** gesichert.

Therapeutische Prinzipien
Im Vordergrund steht der **Schutz der Nierenfunktion**. Hier gilt es vor allem, den oberen Harntrakt vor zu hohen Miktionsdrücken sowie vor rezidivierenden Harnwegsinfekten zu schützen. Dazu muss eine entsprechend **medikamentöse Therapie** erfolgen, die sich aus den Ergebnissen der Urodynamik und der Symptomatik des Patienten ableitet.

Eine längerfristige Versorgung mit Dauerkathetern (transurethral oder suprapubisch) gilt heute als obsolet.

Der saubere **intermittierende Einmalkatheterismus**, wenn möglich durch den Patienten selbst durchgeführt, ist längerfristig die beste Versorgung, wenn medikamentös eine Therapie nicht erfolgreich ist.

Daneben besteht im Einzelfall die Möglichkeit zu einer chirurgischen (Blasenerweiterungsplastik/Zystektomie und Harnableitung) oder neurochirurgischen (Implantation von Blasenschrittmachern) Versorgung.

14.2 Querschnittslähmung

▶ Bei der meist traumatisch verursachten Querschnittslähmung tritt zunächst die Phase des **spinalen Schocks** auf. Hierbei steht primär eine **atone Blasenentleerungsstörung** im Vordergrund, die mit suprapubischer Zystostomie oder intermittierendem Katheterismus behandelt werden muss. ◀

Nach dieser Phase, die Wochen bis Monate anhalten kann, ist dann die **weitere Symptomatik von der Höhe der Läsion abhängig** (☞ Tab. 14.1).
▶ Bei einer kompletten **supranukleären Läsion** (oberhalb des sakralen Miktionszentrums S2–S4) kommt es zu dem Bild einer **autonomen Blase (Detrusorhyperreflexie/Reflexblase)**. Häufig besteht gleichzeitig eine funktionelle Obstruktion durch eine Detrusor-Sphinkter-Dyssynergie. Das Harndranggefühl fehlt, und es kommt zu unwillkürlichen Detrusorkontraktionen.
Die **Behandlung** besteht in **intensivem Blasentraining** (Erlernen einer möglichst koordinierten Blasenentleerung durch Triggerung), ggf. auch in einer **medikamentösen Zusatztherapie** durch Anticholinergika (zur Blasenrelaxation). Eine strenge urologische Kontrolle vor allem zur Verhinderung zu hoher, den oberen Harntrakt schädigenden Miktionsdrucke ist erforderlich.

Die **infranukleäre Läsion** (unterhalb des sakralen Miktionszentrums) führt zum Bild der **atonen, reflexlosen Blase (Detrusorhyporeflexie bzw. -areflexie)** mit großen Restharnmengen. Die **Behandlung** muss hier durch **intermittierenden Katheterismus** erfolgen. Ggf. kommt auch eine medikamentöse Therapie zur Tonisierung des Detrusors mit Cholinergika in Betracht. ◀

Tab. 14.1: Einteilung neurogener Blasenentleerungsstörungen		
supranukleäre Läsion	komplett	Reflexblase, autonome Blase, Läsion des oberen motorischen Neurons
	inkomplett	ungehemmte Blase: keine oder eingeschränkte Kontrolle, „Urge-Blase"
infranukleäre Läsion	komplett	schlaffe (atone) Blase, Läsion des unteren motorischen Neurons
	inkomplett	motorische Lasion: keine vollständige Sphinkterkontrolle, „Detrusor-Sphinkter-Dyssynergie" (DSD)

15 Notfälle

15.1 Harnverhalt, Anurie

15.1.1 Harnverhalt

Beim Harnverhalt **(Ischurie)** kann die volle Blase plötzlich nicht mehr entleert werden.

Ätiologie
- **subvesikale Obstruktion**
  - Prostataadenom (BPH) am häufigsten
  - Prostatakarzinom
  - Prostatitis
  - Urethrastriktur, Urethraklappen
  - Urethrasteine, Urethrafremdkörper
  - Urethratumoren
  - Phimose, Paraphimose
- **neurogen:** periphere und zentrale Nervenläsionen
- **pharmakologisch:** Pharmaka mit parasympatholytischer bzw. sympathomimetischer Wirkung
- **traumatisch:** Harnröhrenverletzungen
- **psychogen**

▶ **Symptome**
Prall gefüllte, meist schmerzhafte Blase, bei häufig starkem Harndrang. ◀

▶ **Diagnose**
- Anamnese
- Inspektion
- Palpation (palpabler Unterbauchtumor) und Perkussion der Harnblase
- Sonographie (prall gefüllte Blase, evtl. beidseitige Harnstauungsnieren)
- rektale Palpation (BPH?) ◀

▶ **Therapie**
Transurethrale (Einmal-)Katheterisierung oder suprapubische Blasenentlastung (Zystostomie, Blasenpunktion). ◀

> 💡 **Merke!**
>
> Gefahr der Blutung e vacuo bei zu schneller Entlastung der Blase (spontane Blutung aus komprimierten Blasenvenen). Daher ist fraktioniertes Ablassen des Urins über einen Zeitraum von 30–60 Minuten erforderlich.

15.1.2 Anurie

Die Anurie ist eine **Verminderung der Urinausscheidung unter 100 ml/Tag**. Hierbei ist zwischen prärenalen, renalen und postrenalen Ursachen zu unterscheiden. Stets sollte differentialdiagnostisch der Harnverhalt (volle Blase!) abgegrenzt werden (☞ auch Kap. 1 und Kap. 16, Abb. 16.1).

15.2 Kolik

Die Nieren- bzw. Harnleiterkolik ist ein **plötzlicher, starker, meist einseitiger, vernichtender Schmerz mit wellenförmigem Charakter**. Die Schmerzlokalisation bzw. Ausstrahlung ist abhängig von der Lokalisation der Obstruktion.

Die Kolik entsteht aufgrund einer Verlegung der ableitenden Harnwege und beruht auf einer Hyperperistaltik und Spastik der glattmuskulären Anteile des Hohlraumsystems über dem Abflusshindernis. Durch eine reflektorische, peritoneale Mitbeteiligung kommt es zu Übelkeit, Erbrechen und Darmatonie bis zum paralytischen Ileus.

Am häufigsten führen **Harnleitersteine** zu Koliken, differentialdiagnostisch kommen interne Ureterobstruktionen anderer Genese (Blutkoagel, Papillennekrosen) und externe Ureterkompressionen in Betracht.

Diagnose
- Anamnese
- Urinstatus
- Sonographie
- Nierenübersichtsaufnahme
- im kolikfreien Intervall Ausscheidungsurographie

▶ **Therapie**
Die Therapie der Nieren- bzw. Harnleiterkolik erfolgt meist durch **i.v. Gabe von Analgetika peripheren (Metamizol) und zentralen (Opiatderivate) Typs**, evtl. auch gleichzeitige Sedierung (Diazepam), durch welche die Kolik meist wirkungsvoll durchbrochen werden kann. Ggf. sind auch Opiate erforderlich.

Auf die Gabe von Scopolamin sollte wegen der geringen Wirksamkeit auf den Harnleiter sowie der Verstärkung der Darmatonie verzichtet werden. Eine längerfristig antiphiogistische Behandlung (nichtsteroidale Antiphiogistika) kann durch lokale Schleimhautabschwellung den Steinabgang beschleunigen. Unter dieser Therapie, kombiniert mit reichlicher Flüssigkeitszufuhr, gehen 80 % aller Harnleitersteine spontan ab. ◀

Bei **therapieresistenten Koliken** kann die Entlastung des gestauten Hohlraumsystems mittels Ureterenkatheter (Doppel-J-Katheter) versucht werden. Auch eine perkutane Nephrostomie kann erfolgen. Sekundär ist die Therapie der zugrunde liegenden Störung erforderlich.

15.3 Akutes Skrotum

Als akutes Skrotum wird **jede schmerzhafte** oder **nicht schmerzhafte** Schwellung des Skrotums bzw. dessen Inhaltes bezeichnet (☞ auch Kap. 16, Abb. 16.4).

Ätiologie
- **schmerzhaft**
  - Epididymitis
  - Orchitis
  - Hodentorsion
  - Hydatidentorsion
  - Hoden-/Nebenhodenabszess
  - Skrotalabszess
  - (inkarzerierte) Leistenhernie
  - Skrotaltrauma (Hodenruptur, Hämatozele)
  - selten: Purpura Schoenlein-Henoch, Fournier-Gangrän, Thrombose des Plexus pampiniformis
- **nicht schmerzhaft**
  - Hodentumor
  - Hydrozele
  - Spermatozele
  - Skrotalödem
  - Nebenhodentumor

> 💡 **Merke!**
> Jede schmerzhafte oder nicht schmerzhafte Skrotalschwellung gilt bis zum Beweis des Gegenteils als tumorverdächtig.

Symptome
Der Skrotalschmerz kann plötzlich oder verzögert einsetzen. Häufig wird der Schmerz durch peritoneale Reizung in den Unterbauch projiziert. Dadurch kann es auch zu Übelkeit, Erbrechen und Kreislaufreaktionen kommen.
Durch skrotale Schwellungen wird die Hautfältelung aufgehoben; eine gleichzeitige Rötung ist ebenso wie der Hodenhochstand häufig.

Diagnose
Wichtige Untersuchungsverfahren beim akuten Skrotum sind:
- Anamnese (Alter)
- Inspektion
- Palpation (oft durch Schmerzhaftigkeit erschwert)

- Diaphanoskopie
- Urinuntersuchung
- Sonographie
- Doppler-Sonographie

Wegen der unterschiedlichen Ätiologie des akuten Skrotums werden die häufigsten Krankheitsbilder einzeln besprochen:

15.3.1 Epididymitis

Entzündung des Nebenhodens, die in den meisten Fällen **bakteriell** verursacht ist. Es ist die häufigste Erkrankung des Nebenhodens. Betroffen sind in erster Linie Männer im Erwachsenenalter. Präpubertales Auftreten ist selten. Am häufigsten sind gramnegative Keime auslösend. Weiteres ☞ Kap. 6.2.7.

Symptome
- starke skrotale Schmerzen, in den Samenstrang ausstrahlend
- stark druckschmerzhafte Nebenhodenschwellung, nach einigen Stunden vom Hoden schlecht abgrenzbar
- Rötung und Schwellung der betroffenen Skrotalhälfte
- fakultativ: zystitische, urethritische Beschwerden, gelegentlich Fluor urethralis, hohes Fieber bis 40 °C, Urosepsis.

Diagnose
Anamnese, Inspektion, Palpation, Diaphanoskopie, Urinsediment (Leukozyturie, Bakteriurie), Urinbakteriologie mit Resistenzbestimmung, laborchemische Parameter (Leukozytose, BSG↑, CRP↑), Urethraabstrich, Sonographie der ableitenden Harnwege, Hodensonographie, Dopplersonographie der Hodengefäße (Hyperperfusion).

Therapie
Antibiotische Therapie ☞ Kap. 6.2.7, ferner physikalische Maßnahmen (Bettruhe, Hochlagerung, Kühlung), Antiphlogistika, Antipyretika. Bei starken Schmerzen Lokalanästhetika (Samenstranginfiltration).

15.3.2 Orchitis

Eine isolierte Orchitis ist selten, gelegentlich tritt sie als Mitreaktion bei einer Epididymitis auf. Eine Mumpsorchitis kann in oder nach der Pubertät auftreten.

Symptome
Stark schmerzhafte Hodenschwellung mit Rötung der entsprechenden Skrotalhälfte, hohes Fieber.

Diagnose
Anamnese, Inspektion, Palpation, Diaphanoskopie, Sonographie, Urinstatus, laborchemische Parameter (Leukozytose, BSG↑, CRP↑) Serologie ☞ Kap. 6.2.6.

Therapie
Bettruhe, Hochlagerung, Antipyretika, Antiphlogistika, bei starken Schmerzen Lokalanästhetika (Samenstranginfiltration). Bei Nachweis einer bakteriellen Genese testgerechte antibiotische Therapie.

15.3.3 Hodentorsion

Durch eine weite Hodenhülle (Insuffizienz des Hodenbefestigungsapparates) kann es spontan, durch Traumen, plötzliche Bewegungen (Sport) und Cremasterkontraktion zu einer Torsion des Samenstranges kommen. Dadurch werden in Abhängigkeit vom Ausmaß der Torsion (meist >360°) venöser Abfluss und/oder arterielle Perfusion unterbunden. Die Folge ist eine mögliche hämorrhagische bzw. anämische Infarzierung. Hodentorsionen sind im Kindesalter (1. Lj.) und in der Pubertät am häufigsten. Dystope Hoden neigen häufiger zu Torsionen.

▶ Symptome
Plötzlich auftretender, sehr heftiger einseitiger Hodenschmerz mit Ausstrahlung in die Leiste. Hodenhochstand auf der betroffenen Seite. Später Skrotalschwellung und -rötung. ◀

▶ Diagnose
Anamnese, Inspektion, Palpation (insbesondere Samenstrang), Dopplersonographie (Darstellung der Hodengefäße bzw. deren Abbruch im Torsions-

bereich). Das Prehn-Zeichen ist unsicher (bei Anheben des Hoden: Schmerzzunahme → Torsion; Schmerzerleichterung → Entzündung). ◄

▶ **Therapie**
Initial kann der manuelle **Detorquierungsversuch** nach außen erfolgen („Hast Du mal im Hoden Qual, drehe ihn nach lateral!").

Sofortige Hodenfreilegung von skrotal mit Detorquierung und Orchidopexie, auch der Gegenseite, ist bei jedem Zweifel erforderlich! Dies muss innerhalb der ersten 6 Stunden nach Torsion erfolgen, da ansonsten eine irreversible Schädigung zu erwarten ist. Wird nach operativer Freilegung und Detorquierung keine Reperfusion des Hodens beobachtet, muss eine Ablatio testis durchgeführt werden. ◄

15.3.4 Hydatidentorsion

Die Hydatidentorsion ist eine **Verdrehung der Appendix testis** (rudimentäre Anteile des Müller-Gangs am Hoden bzw. Nebenhoden). Sie kommt gehäuft im Kindesalter vor.

Symptome
Klinisch ähnlich wie bei einer Hodentorsion treten einseitige, plötzliche Skrotalschmerzen auf, die von einer Rötung und Schwellung begleitet sein können.

Diagnose
Anamnese, Inspektion, Palpation, Diaphanoskopie, Sonographie.

Therapie
Im Zweifel sollte immer die **Hodenfreilegung** erfolgen! Ist die Diagnose der Hydatidentorsion sicher, kann eine konservative Therapie mit Analgetika erfolgen.

15.3.5 Hodentumor

Auch ein Hodentumor kann als akutes Skrotum mit schmerzhafter Schwellung und Rötung imponieren. Weiteres ☞ Kap. 7.6 und Kap. 16, Abb. 16.4.

In allen Zweifelsfällen muss eine inguinale Hodenfreilegung erfolgen.

15.3.6 Akute Hydrozele

Durch plötzliche Öffnung eines bereits obliterierten Processus vaginalis (erhöhter intraabdominaler Druck [Schreien, Bauchpresse]) kommt es zu einer Verbindung von Peritonealhöhle und Cavum serosum testis. Hierdurch gelangt freie intraabdominale Flüssigkeit in die Hodenhüllen. Meist hat in der Anamnese bereits eine Hydrozele bestanden.

Eine sekundäre Hydrozele (Entzündung, Tumor, Torsion, Trauma) kann sich in kurzer Zeit ausbilden und aufgrund der Dehnung der Tunica vaginalis symptomatisch werden.

Symptome
Plötzliche, schmerzhafte Skrotalschwellung ohne Rötung.

Diagnose
Anamnese, Inspektion, Palpation, Auskultation, Diaphanoskopie, Sonographie.

Therapie
Akute therapeutische Maßnahmen sind in der Regel nicht nötig. Sekundär erfolgt die Therapie einer Hydrozele durch Spaltung und ggf. auch Resektion der Hodenhüllen. Bei offenem Processus vaginalis muss ein operativer Verschluss erfolgen.

15.3.7 Hämatozele

Skrotale Traumen (meist direkt) können zu einer Ruptur von Hodengefäßen führen. Hierdurch kann es zu einem schmerzhaften Hämatom in den Hodenhüllen kommen.

Diagnose
Anamnese, Inspektion, Palpation, Diaphanoskopie, Sonographie.

Therapie
Zunächst konservativ. Bei Zunahme des Hämatoms unter konservativer Therapie (Bettruhe, Hochlagerung) chirurgische Intervention.

15.3.8 Inkarzerierte Hernien

Die häufigste Hernienform ist die **Leistenhernie** (☞ auch Kap. 16, Abb. 16.4). Sie wird in direkte (medial der epigastrischen Gefäße) und indirekte Leistenhernie (lateral der epigastrischen Gefäße) unterteilt.

Als eine mögliche **Komplikation** einer inguinalen Hernie kann es zu einer Einklemmung kommen. Die Drosselung des venösen Abstroms führt zu Ödem, Peritonitis, Nekrose und Perforation des gesamten Bruchsackinhaltes (mit Passagestopp [Ileus]) oder lediglich eines Darmwandanteils (Littré-Hernie).

Symptome
Schmerzhafte, oft plötzliche Schwellung der Inguinal- und Skrotalregion. Peritonitische Zeichen (Abwehrspannung, Druckschmerz), Ileus.

Diagnose
Anamnese, Inspektion, Palpation (auch der Gegenseite), Auskultation (Darmgeräusche!), Diaphanoskopie, Abdomenübersicht.

Therapie

> **Merke!**
> Über einer inkarzerierten Hernie darf die Sonne weder auf- noch untergehen!

Repositionsversuch. **Operative Freilegung und Hernioplastik** sofort, wenn Reposition nicht sicher gelingt; anderenfalls sollte eine möglichst baldige Versorgung erfolgen. Ohne Operation keine Heilung!

15.4 Priapismus

▶ Als **prolongierte Erektion** wird eine Erektion von mehr als 3 Stunden bezeichnet, die ohne sexuelle Stimulation ausgelöst und **nicht schmerzhaft** ist (meist pharmakologisch induziert, SKAT).
Der **Priapismus** ist eine **schmerzhafte Dauererektion ohne sexuelle Erregung**.
Typischerweise sind die Corpora cavernosa rigide, während das Corpus spongiosum von Urethra und Glans schlaff ist. Häufig kommt es gleichzeitig zum akuten Harnverhalt. ◀

Der Priapismus entsteht idiopathisch oder sekundär bei:
- Bluterkrankungen mit Erhöhung der korpuskulären Anteile
- zentralen und peripheren Nervenläsionen
- selten bei Infektionskrankheiten, Hämodialyse, parenteraler Ernährung mit Fettemulsionen, venöser Abflussbehinderung des kleinen Beckens unterschiedlicher Ätiologie.

Zum Priapismus kommt es, wenn der arterielle Zufluss den venösen Abfluss überschreitet. Er entsteht durch Disbalance der nervalen, arteriellen, cavernösen und venösen Faktoren, die zur Erektion führen. Die Unterscheidung zwischen dem **ischämischen „Low-flow"-** und dem **nicht ischämischen „High-flow"-Priapismus** ist wegen der unterschiedlichen therapeutischen Konsequenzen wichtig und kann mittels Dopplersonographie der Penisarterien getroffen werden.

▶ Therapie

Der Priapismus muss innerhalb der ersten 48 Stunden erfolgreich therapiert werden, da sonst aufgrund der Thrombose und Fibrose der Corpora cavernosa eine erektile Dysfunktion droht.

An erster Stelle der Therapie (< 5 Stunden) der prolongierten Erektion bzw. des Priapismus sollte der Versuch stehen, über eine **Aktivierung des Sympathikus** (z.B. starke sportliche Betätigung) eine Detumeszenz zu erreichen.

Jede weitere Therapiemaßnahme ist invasiv.
- **„Low-flow"-Priapismus:** Punktion beider Corpora cavernosa und Aspiration von Blut
- **„Low-" und „High-flow"-Priapismus:** intrakavernöse Applikation eines Sympathomimetikums (Meteraminol, Noradrenalin) unter entsprechender Kreislaufüberwachung.

Falls diese ggf. auch mehrmals durchgeführten Maßnahmen nicht zum Erfolg geführt haben, bleibt lediglich die operative Anlage eines corporospongiösen Shunts. ◀

15.5 Paraphimose

Bei bestehender Phimose (Missverhältnis der Präputialöffnung zur Glansgröße) kann es bei hinter die Glans zurückgestreifter Vorhaut zu einer Paraphimose (spanischer Kragen) kommen. Bei regelrechter arterieller Perfusion kommt es initial zu einer oberflächlichen venösen Abflussstörung des Präputiums mit nachfolgendem Ödem, welches bei Fortbestehen bis zu einer arteriellen Durchblutungsstörung mit Gangrän der Glans führen kann.

Symptome
Starker lokaler Schmerz. Vorhautschnürring im Sulcus coronarius. Geschwollene, livide Glans.

Therapie
Konservativ, durch **manuellen Repositionsversuch**, ggf. nach längerer (fester) manueller Kompression der Glans (5 Minuten). Bei starker lokaler Schmerzsymptomatik sollte dieser in Lokalanästhesie (Peniswurzelblockade) durchgeführt werden.
Gelingt eine manuelle Reposition nicht, muss eine dorsale, longitudinale Inzision erfolgen, die transversal vernäht wird.
Sekundär sollte zur **Rezidivprophylaxe** eine **Zirkumzision** erfolgen.

15.6 Hämaturie

Die Ursachen der Hämaturie sind vielschichtig. Sie kann durch Erkrankungen der Nieren, ableitenden Harnwege sowie Prostata und Samenblasen hervorgerufen werden und durch Entzündungen, Tumoren, Steine, Traumata und Fehlbildungen bedingt sein (☞ auch Kap. 16, Abb. 16.2).

> **Merke!**
> Die Hämaturie ist als ein urologisches Leitsymptom keine Erkrankung per se!

Sie kann sich in einer Mikro- oder Makrohämaturie äußern und sowohl schmerzhaft als auch schmerzlos sein. Von einer Makrohämaturie spricht man, wenn mit bloßem Auge Blutbeimengungen im Urin sichtbar sind (> 1 ml Blut/100 ml Urin).

Zu unterscheiden sind weiterhin eine **initiale** (Harnröhre), **terminale** (Prostata, Blase) und eine **totale** Hämaturie. Das Blut kann hellrot (= frisch) oder dunkel (= alt) sein.

Es kann zur Bildung von Blutkoageln kommen, die Koliken (bei Ursprung im Nierenbecken oder Harnleiter) oder eine Blasentamponade verursachen können.

Diagnose
In jedem Fall ist eine Abklärung der Ursache erforderlich.

Es sollte eine eingehende Anamnese und klinische Untersuchung erfolgen. Urologisch sollten insbesondere die Nierenlager, Blasengegend, Prostata und äußeres Genitale untersucht werden.

Spezielle Untersuchungen
- Urinstatus
- Bakteriologie
- Labor: Hb-wirksame Blutung?
- Sonographie der ableitenden Harnwege
- Ausscheidungsurogramm
- Zystoskopie (Ausschluss eines Tumors, Lokalisation einer Blutung aus den oberen Harnwegen. Bei Infekt nur unter Antibiotikaschutz; bei akutem Infekt eines parenchymatösen Organs kontraindiziert. Ggf. retrograde Darstellung der oberen Harnwege)
- Bei Tumorverdacht: CT, NMR, Ureterrenoskopie, ggf. NMP22-Test.

Therapie
In jedem Fall muss eine **ursächliche Therapie der Grunderkrankung** erfolgen.

Bei starken Blutungen sollte eine Blasenspülung angelegt werden, um das Verstopfen der unteren Harnwege zu vermeiden (**Blasentamponade**). Das klinische Bild der Blasentamponade entspricht dem des akuten Harnverhalts. Die Blasentamponade muss sofort über einen großlumigen Blasenkatheter oder ein Zystoskop bzw. Resektoskop ausgeräumt werden. Hierbei kann gleichzeitig eine lokalisierte Blutung koaguliert werden. Konsekutiv muss die Blase über einen Blasenkatheter gespült werden.
Kreislaufüberwachende und -stabilisierende Maßnahmen sowie eine ausreichende Diurese (Flüssig-

keit und Diuretika) sind flankierende Maßnahmen. Die Inhibition einer Hyperfibrinolyse kann durch ε-Aminokapronsäure initiiert werden.

15.7 Urosepsis

Die Urosepsis ist die **Einschwemmung von Bakterien bzw. deren Toxinen ins Blut** bei infektiösen urologischen Grunderkrankungen bzw. nach urologischen Eingriffen.

Begriffe
- **Bakteriämie:** Bakterien im Blut
- **Septikämie:** Allgemeinreaktion (hohes Fieber) bei Einschwemmung von Bakterien bzw. deren Toxinen ins Blut
- **septischer Schock:** durch Septikämie verursachter Schock
- **Urosepsis:** Durch infektiöse urologische Grunderkrankung bzw. nach urologischen Eingriffen auftretende Septikämie oder septischer Schock
- **Pyämie:** Absiedlung von Bakterien bei Septikämie in anderen Organen

Das Urosepsisrisiko steigt bei Immundefizienz (Diabetes, Alter, Neoplasien, Alkoholabusus, Gicht, Tbc, Immunsuppressiva, Zytostatika, Operationen).

Pathogenese
Durch Einschwemmung von Bakterien bzw. deren Toxinen ins Blut kommt es zur Störung der Mikrozirkulation. Eine gestörte Kapillardurchblutung und -permeabilität mit disseminierter intravasaler Gerinnung (DIC) durch Aktivierung der Gerinnungskaskade (Komplement/Kallikrein-Kinin-System) führt zu kardiopulmonalen Reaktionen (Schock).
Der septische Schock zeichnet sich durch eine hyperdyname Frühphase (gesteigertes Herzminutenvolumen, verminderter peripherer Gefäßwiderstand) und eine hypodyname Spätphase (Abfall des Herzminutenvolumens, Blutdruckabfall, Anstieg des pulmonalen Gefäßwiderstands) aus.

Symptome
Hoch fieberhaftes Krankheitsbild mit Schocksymptomatik (Blutdruckabfall, Tachykardie, Unruhe), evtl. prärenales Nierenversagen, Abfall des Herzminutenvolumens, Hypoxie und metabolische Azidose im Spätstadium (Thrombozytenabfall).

Diagnose
Anamnese, klinische Untersuchung, Infektsuche (Urinstatus, Sonographie der ableitenden Harnwege).
Bei den laborchemischen Untersuchungen finden sich Zeichen der systemischen Infektion und der disseminierten intravasalen Gerinnung (DIC), Azidose und Hypoxie.
Urin- und Blutkulturen sollten zur Keim- und Resistenzbestimmung entnommen werden.

Therapie
Zunächst sollte eine **allgemeine Schocktherapie mit Überwachung und Stabilisierung der Herzkreislauffunktionen** (ZVD, Pulmonalisdruck, Ausscheidung, EKG) erfolgen.

Großvolumiger peripherer und zentraler Zugang, Volumensubstitution, ggf. Intubation und Beatmung.
Medikamentös sollten positiv inotrope bzw. vasoaktive Substanzen (Dopamin, Dobutamin oder Katecholamine) verabreicht werden.
Zur Unterbrechung der **DIC** ist die i.v. Gabe von Heparin, ggf. unter gleichzeitiger AT-III-Substitution obligat.
Bei **Niereninsuffizienz:** Furosemid-Gabe.
Bei ausgeprägter **Azidose** muss diese korrigiert werden.
Kortikosteroide sind zur Membranstabilisierung und Hemmung der Granulozytenaggregation sinnvoll. Eine **Antbiotikatherapie** muss breit (insbesondere gegen gramnegative Keime) und hochdosiert mit einer Kombination von Cephalosporinen und Aminoglykosiden frühzeitig erfolgen. Optimal nach Resistenzbestimmung.
Nach Stabilisierung oder flankierend ist die **Herdsanierung** durchzuführen.

Prognose
Die Letalität des hyperdynamen (Frühphase) septischen Schocks liegt bei etwa 20 %, die des hypodynamen (Spätphase) bei 60–90 %.

16 Diagnostische Flussdiagramme

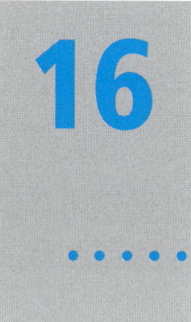

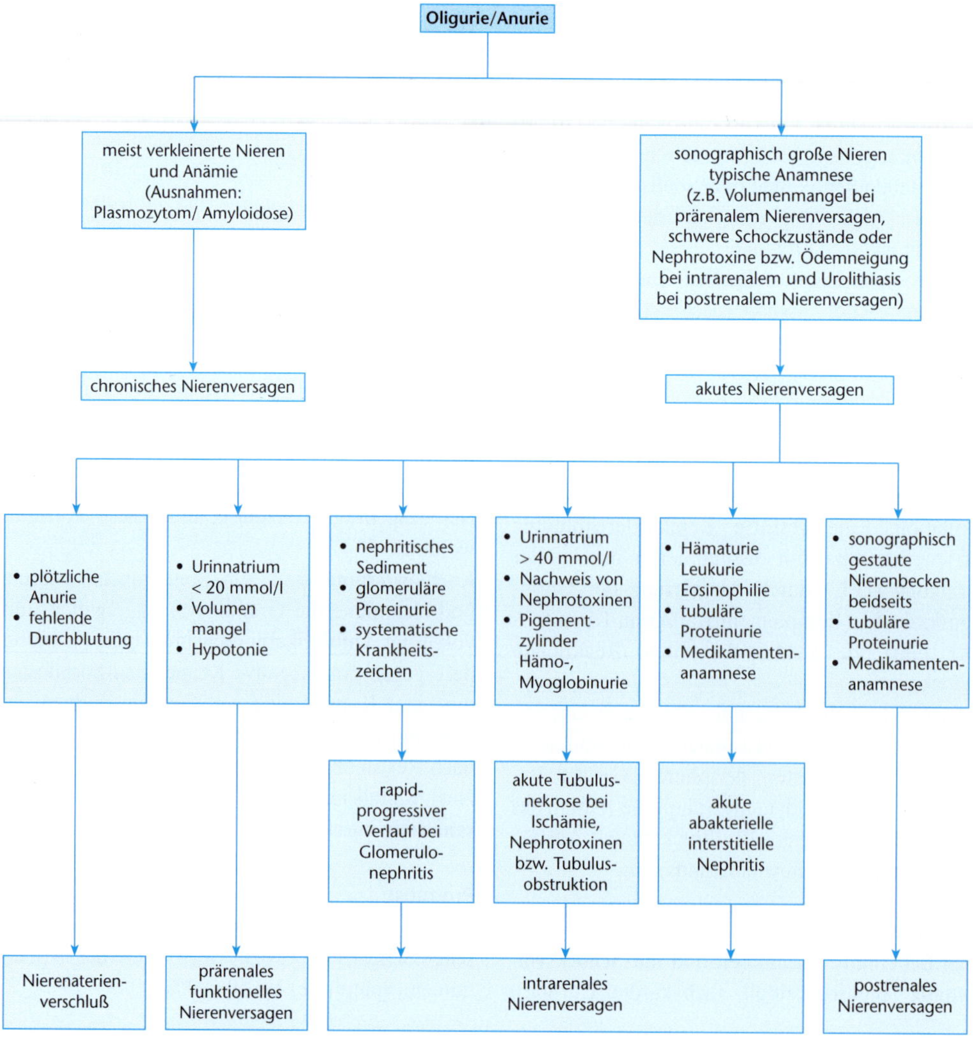

Abb. 16.1: Differentialdiagnostische Aspekte bei Oligurie und Anurie [17]

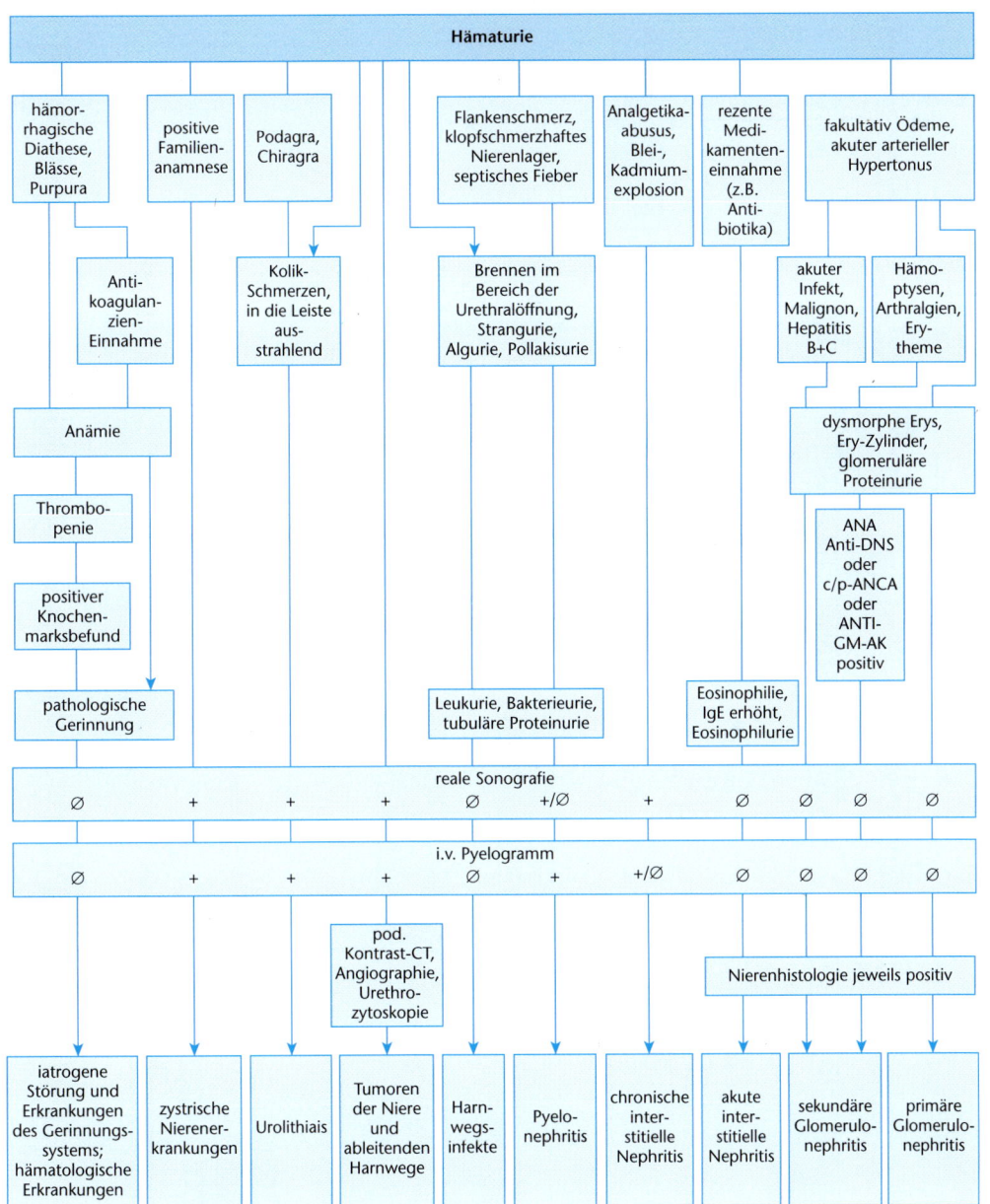

▶ **Abb. 16.2:** Algorithmus des Diagnosevorgangs bei Patienten mit Hämaturie [17] ◀

16 Diagnostische Flussdiagramme

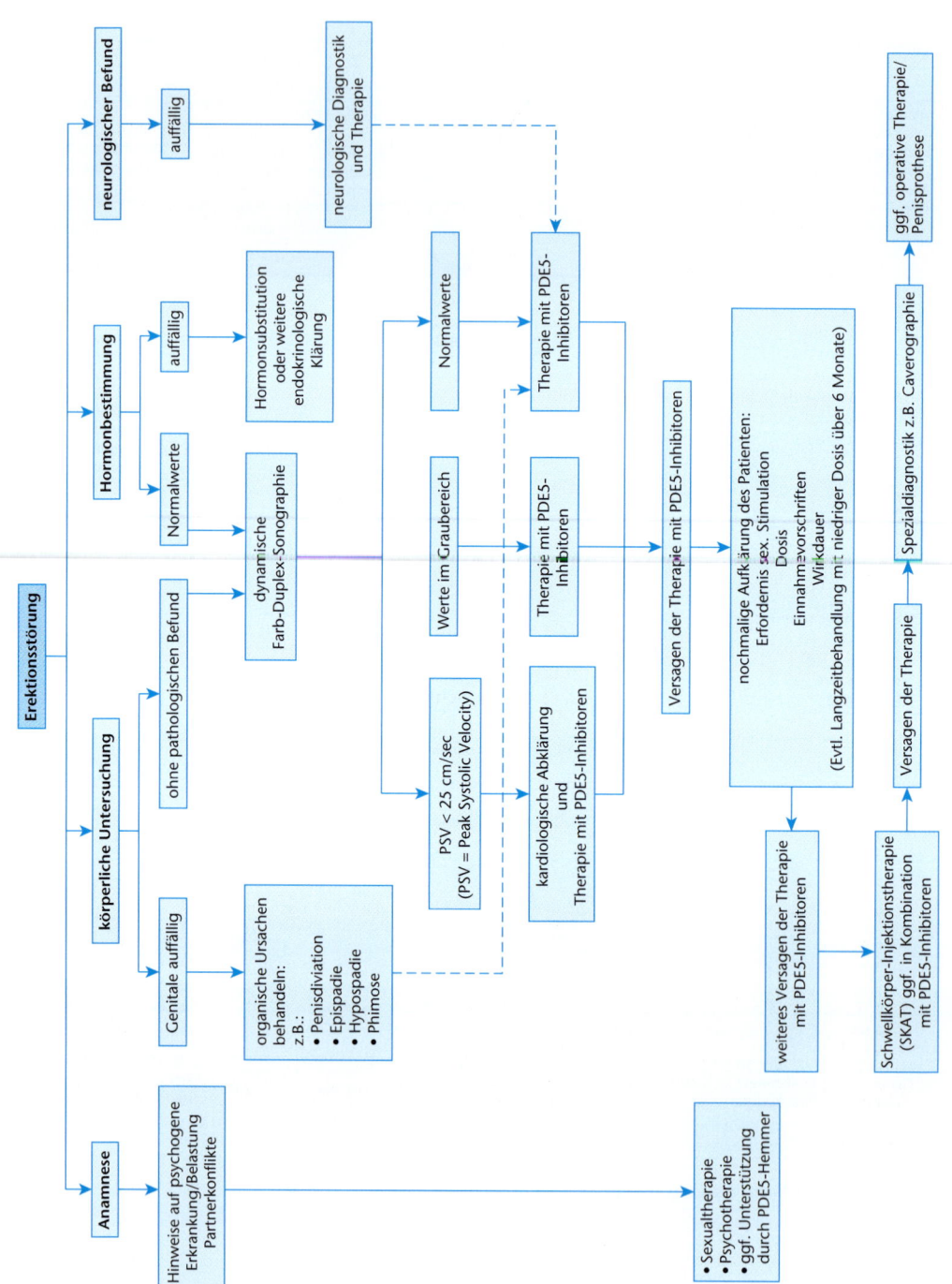

▶ **Abb. 16.3:** Algorithmus des Diagnosevorgangs bei Patienten mit Erektionsstörungen ◀

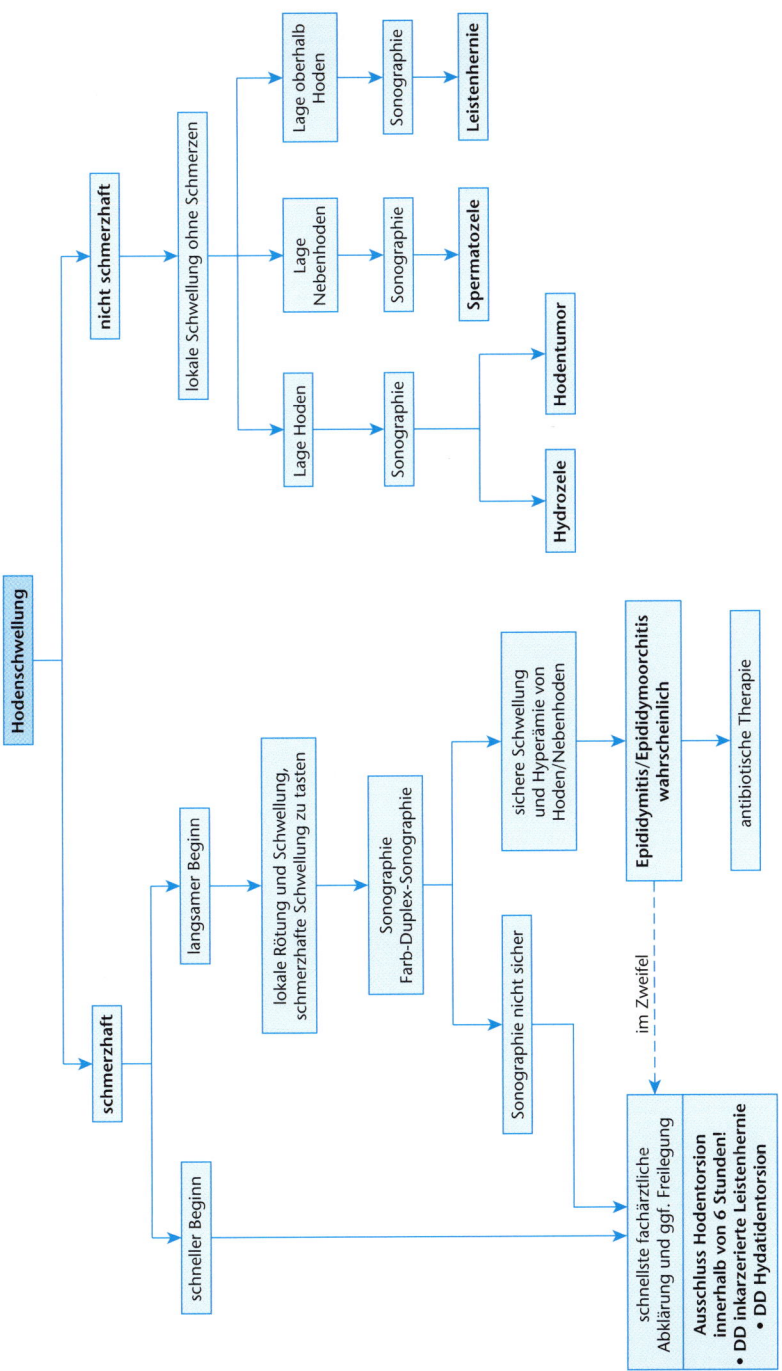

▶ **Abb. 16.4:** Flussdiagramm zur Diagnostik der Hodenschwellung ◀

Augenheilkunde

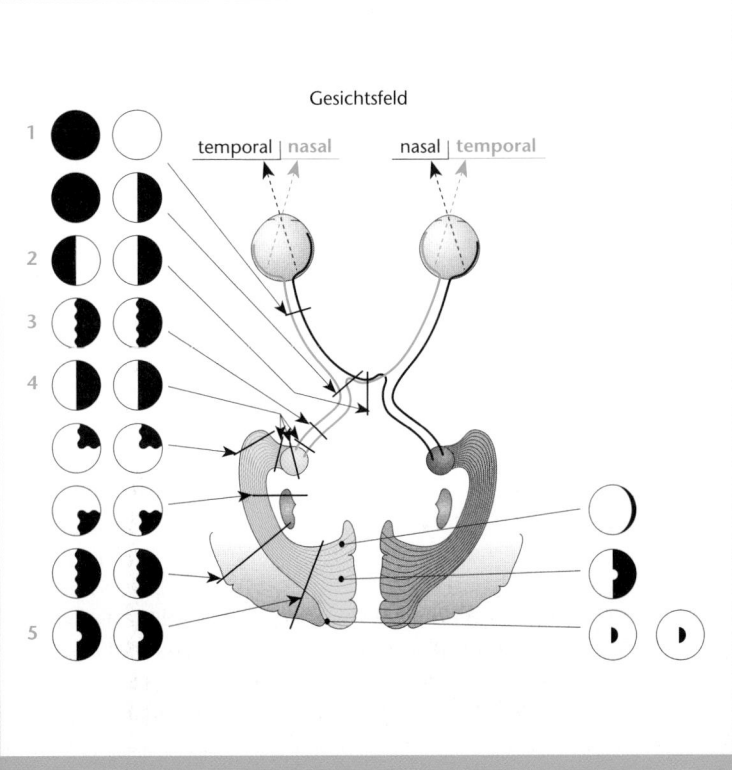

Inhaltsverzeichnis Augenheilkunde

1	**Die Lider** **122**	2.2	Untersuchung. 131
1.1	Anatomische Grundkenntnisse....... 122	2.2.1	Messung der Tränensekretion 131
1.1.1	Aufbau 122	2.2.2	Ableitende Tränenwege 131
1.1.2	Muskulatur...................... 123	2.3	Funktionsstörungen 131
1.1.3	Innervation...................... 123	2.3.1	Hypersekretion (Epiphora).......... 131
1.1.4	Funktion 123	2.3.2	Hyposekretion (Trockenes Auge)..... 131
1.2	Untersuchung.................... 123	2.4	Entzündungen der Tränendrüse
1.3	Angeborene Fehlbildungen.......... 124		(Dakryoadenitis).................. 132
1.3.1	Ptosis congenita................... 124	2.4.1	Akute Dakryoadenitis 132
1.3.2	Kolobom........................ 124	2.4.2	Chronische Dakryoadenitis 133
1.3.3	Distichiasis 125	2.4.3	Sjögren-Syndrom................... 133
1.3.4	Epikanthus...................... 125	2.4.4	Mikulicz-Syndrom 133
1.3.5	Ankyloblepharon 125	2.4.5	M. Boeck 133
1.3.6	Schrägstellung der Lidspalten 125	2.5	Tumoren und Pseudotumoren der
1.4	Erworbene Stellungsanomalien 125		Tränendrüse 133
1.4.1	Entropium 125	2.6	Tränenwegsstenose 134
1.4.2	Ektropium 125	2.6.1	Dakryostenose.................... 134
1.4.3	Stellungs- und Innervations-	2.6.2	Dakryozystitis 134
	anomalien....................... 126		
1.5	Erkrankungen der Lidhaut 127	**3**	**Bindehaut, Konjunktiva........... 136**
1.5.1	Infektiöse Prozesse 127	3.1	Anatomische Grundkenntnisse....... 136
1.5.2	Allergische Prozesse............... 128	3.1.1	Aufbau 136
1.6	Erkrankungen der Liddrüsen 128	3.1.2	Funktion 136
1.6.1	Hordeolum (Gerstenkorn) 128	3.2	Untersuchung.................... 136
1.6.2	Chalazion (Hagelkorn)............. 128	3.2.1	Untersuchungsbefunde............. 136
1.7	Tumoren 128	3.2.2	Bindehautabstriche 138
1.7.1	Benigne Tumoren 128	3.3	Bindehautentzündung
1.7.2	Maligne Tumoren 129		(Konjunktivitis)................... 138
		3.3.1	Nicht-infektiöse Konjunktivitis....... 138
2	**Die Tränenorgane................ 130**	3.3.2	Infektiöse Konjunktivitis 139
2.1	Anatomische Grundkenntnisse....... 130	3.4	Degenerationen................... 142
2.1.1	Tränendrüse 130	3.4.1	Lidspaltenfleck (Pinguecula)........ 142
2.1.2	Tränenflüssigkeit 130	3.4.2	Flügelfell (Pterygium) 142

3.5	Tumoren	142	6.3.1	Angeborene Katarakt	154
3.5.1	Papillom	142	6.3.2	Cataracta senilis	155
3.5.2	Dermoid	142	6.3.3	Katarakt bei Augen- und Allgemeinleiden	155
3.5.3	Hämangiome	143			
3.5.4	Pigmentnaevus	143	6.3.4	Cataracta secundaria	156
3.5.5	M. Bowen, intraepitheliales Epitheliom	143	6.4	Lageveränderungen	156
3.5.6	Malignes Melanom (Melanosis conjunctivae)	143	**7**	**Gefäßhaut, Uvea**	**157**
			7.1	Anatomische Grundkenntnisse	157
			7.1.1	Die Iris	157
4	**Hornhaut, Kornea**	**144**	7.1.2	Der Ziliarkörper	157
4.1	Anatomische Grundlagen	144	7.1.3	Die Aderhaut	158
4.2	Untersuchung	145	7.2	Untersuchung	158
4.3	Fehlbildungen	145	7.3	Fehlbildungen	158
4.3.1	Mikrokornea	145	7.3.1	Aniridie	158
4.3.2	Makrokornea	145	7.3.2	Kolobom	158
4.3.3	Keratokonus	146	7.3.3	Ektopie	158
4.4	Entzündung (Keratitis)	146	7.4	Entzündung (Uveitis anterior, posterior)	158
4.4.1	Herpes corneae	146			
4.4.2	Zoster ophthalmicus	147	7.4.1	Akute Iritis (Iridozyklitis)	159
4.4.3	Ulcus corneae serpens	147	7.4.2	Chronische Iritis (Iridozyklitis)	160
4.4.4	Keratomykosen	147	7.4.3	Heterochromie-Zyklitis	161
4.4.5	Keratitis parenchymatosa	147	7.4.4	Chorioiditis (Chorioretinitis)	161
4.4.6	Keratitis e lagophthalmo (Expositionskeratitis)	148	7.4.5	Sympathische Ophthalmie	162
			7.5	Tumoren	162
4.4.7	Keratitis neuroparalytica (neurotrophische Keratopathie)	148	**8**	**Die Pupille**	**163**
4.4.8	Akanthamöben-Keratitis	148	8.1	Anatomische Grundkenntnisse	163
4.4.9	Medikamentenbedingte Keratitis	148	8.1.1	Aufbau und Funktion	163
4.5	Degeneration	149	8.1.2	Innervation	163
4.5.1	Arcus senilis (Gerontoxon)	149	8.2	Untersuchung	163
4.5.2	Pterygium	149	8.2.1	Direkte und indirekte Lichtreaktion	163
4.5.3	Hornhautdegenerationen	149	8.2.2	Naheinstellungsreaktion	164
			8.2.3	Pupillomotorische Erregbarkeit der Netzhaut	164
5	**Lederhaut (Sklera)**	**150**			
5.1	Anatomische Grundkenntnisse	150	8.3	Medikamentöse Beeinflussung	164
5.2	Erkrankungen	150	8.4	Störungen der Pupillomotorik	164
5.2.1	Entzündung der Sklera bzw. Episklera	150	8.4.1	Absolute Pupillenstarre	164
			8.4.2	Reflektorische Pupillenstarre	164
5.2.2	Blaue Skleren	151	8.4.3	Amaurotische Pupillenstarre	165
5.2.3	Staphylom	151	8.4.4	Pupillotonie	165
			8.4.5	Miosis, Mydriasis	165
6	**Die Linse**	**152**	8.4.6	Anisokorie	165
6.1	Anatomische Grundkenntnisse	152			
6.1.1	Entwicklung	152	**9**	**Vorderkammer und Glaukom**	**166**
6.1.2	Aufbau	152	9.1	Anatomische Grundkenntnisse	166
6.2	Untersuchung	153	9.2	Untersuchung	166
6.3	Katarakt	153	9.2.1	Palpation	166

9.2.2	Tonometrie	167
9.2.3	Vorderkammertiefe und der Kammerwinkel	167
9.2.4	Perimetrie	167
9.3	Glaukom	168
9.3.1	Kongenitales Glaukom (Hydrophthalmus)	168
9.3.2	Engwinkelglaukom/Glaukomanfall	169
9.3.3	Offenwinkelglaukom (Glaucoma simplex)	170
9.3.4	Sekundäres Glaukom	170
9.3.5	Absolutes Glaukom	171

10	**Der Glaskörper**	**172**
10.1	Anatomische Grundkenntnisse	172
10.1.1	Aufbau	172
10.1.2	Entwicklung	172
10.1.3	Funktion	172
10.2	Untersuchung	172
10.3	Trübungen	173
10.3.1	Fliegende Mücken (Mouches volantes)	173
10.3.2	Blutungen in den Glaskörper	173
10.3.3	Beteiligung des Glaskörpers an pathologischen Prozessen	173
10.4	Amaurotisches Katzenauge	174
10.5	Persistierender hyperplastischer primärer Glaskörper	174

11	**Netzhaut (Retina)**	**175**
11.1	Anatomische und physiologische Grundkenntnisse	175
11.1.1	Entwicklung	175
11.1.2	Aufbau	175
11.1.3	Gefäßversorgung	176
11.2	Untersuchung	176
11.2.1	Untersuchung des Augenhintergrundes	176
11.2.2	Farbsinnprüfung und Farbsinnstörungen	177
11.2.3	Sehschärfenmessung	177
11.2.4	Weitere Untersuchungen	178
11.3	Gefäßerkrankungen	178
11.3.1	Retinopathia diabetica	178
11.3.2	Arteriosklerose	179
11.3.3	Hypertonie	179
11.3.4	Arterieller Gefäßverschluss	181

11.3.5	Arteriitis temporalis (Riesenzellarteriitis Horton)	181
11.3.6	Venöser Gefäßverschluss	182
11.3.7	Periphlebitis retinae (M. Eales)	183
11.4	Degenerative Erkrankungen	183
11.4.1	Makuladegeneration	183
11.4.2	Retinopathia centralis serosa	184
11.4.3	Myopische Degeneration	184
11.4.4	Retinopathia pigmentosa	184
11.4.5	Toxoplasmose am Auge	185
11.4.6	Zytomegalie-Retinochorioditis	185
11.4.7	Retinopathie bei Resochin®	186
11.4.8	Retinopathia praematurorum	186
11.5	Netzhautablösung	186
11.5.1	Primäre Ablatio retinae	186
11.5.2	Sekundäre Ablatio retinae	187
11.6	Tumoren	187

12	**Der Sehnerv**	**189**
12.1	Anatomische Grundkenntnisse	189
12.2	Untersuchung	189
12.3	Normvarianten	190
12.4	Erkrankungen	190
12.4.1	Stauungspapille	190
12.4.2	Neuritis nervi optici	191
12.4.3	Optikusatrophie	191

13	**Die Sehbahn**	**193**
13.1	Anatomische Grundkenntnisse	193
13.2	Untersuchung	193
13.3	Erkrankungen	193
13.3.1	Chiasma	193
13.3.2	Tractus opticus und Sehstrahlung	193
13.3.3	Sehrinde	194

14	**Die Orbita**	**195**
14.1	Anatomische Grundkenntnisse	195
14.2	Untersuchung	195
14.3	Exophthalmus als Leitsymptom	196
14.3.1	Entzündliche Orbitaerkrankungen	196
14.3.2	Kreislaufbedingte Orbitaerkrankungen	197
14.3.3	Tumoren, Pseudotumoren	197
14.3.4	Endokrine Ophthalmopathie	198
14.4	Enophthalmus als Leitsymptom	198
14.4.1	Traumatisch bedingter Enophthalmus	198

14.4.2 Nerval bedingter Enophthalmus (Horner-Syndrom) 198

15 Optik und Refraktion............ 200
15.1 Physiologische Grundkenntnisse 200
15.2 Untersuchungsmethoden........... 200
15.3 Refraktionsanomalien 201
15.3.1 Myopie (Kurzsichtigkeit)............ 201
15.3.2 Hyperopie (Weitsichtigkeit) 202
15.3.3 Astigmatismus.................... 203
15.4 Akkommodationsstörungen 203
15.4.1 Akkommodationsstörungen durch Medikamente..................... 203
15.4.2 Akkommodationsstörungen durch Allgemeinerkrankungen 203
15.4.3 Presbyopie 203

16 Motilität und Schielen 204
16.1 Grundkenntnisse................... 204
16.2 Untersuchung..................... 204
16.3 Blicklähmungen................... 205
16.4 Nystagmus 205
16.5 Lähmungsschielen (Strabismus incomitans)...................... 206
16.6 Begleitschielen.................... 207
16.6.1 Formen des Begleitschielens 208
16.6.2 Therapie des Begleitschielens 208
16.7 Internukleäre Ophthalmoplegie 208
16.8 Okulärer Schiefhals 209

17 Wichtige Leitsymptome 210
17.1 Schwellungen im Bereich des Auges 210
17.1.1 Nicht-entzündliche Schwellungen..... 210
17.1.2 Entzündliche Schwellungen.......... 210
17.2 Schmerzen 210
17.2.1 Schmerzen beim Lesen............. 210
17.2.2 Schmerzen in der Augenregion....... 211
17.2.3 Schmerzen bei Augenbewegungen.... 211
17.2.4 Kopfschmerz mit Augenbeteiligung... 211
17.3 Rotes Auge 211
17.3.1 Rötung ohne Entzündung 211
17.3.2 Rötung mit Entzündung............ 211
17.4 Tränenträufeln.................... 211
17.5 Akute starke Sehverschlechterung.... 211
17.6 Doppeltsehen (Diplopie)............ 211
17.7 Blendung 212

18 Unfall-Ophthalmologie 213
18.1 Verätzungen und Verbrennungen..... 213
18.2 Verletzungen der Lider und der Orbita........................... 214
18.3 Oberflächliche Verletzungen des vorderen Augenabschnitts 214
18.4 Perforierende Verletzungen.......... 215
18.5 Contusio 215
18.5.1 Contusio des Augapfels 215
18.5.2 Contusio der Orbita 216
18.6 Lichtschäden 216

19 Blindenwesen und Begutachtung ... 217
19.1 Blindenwesen..................... 217
19.2 Begutachtung..................... 217

20 Diagnostische Flussdiagramme..... 218

Terminologie der Augenheilkunde.. 221

1 Die Lider

 Die Augenlider spielen bei vielen Erkrankungen des Auges eine wichtige Rolle.

1.1 Anatomische Grundkenntnisse

1.1.1 Aufbau

Die Lider sind das Visier des Auges. Unter der zarten Lidhaut liegt das fettarme Unterhautgewebe, dessen reichlich vorhandene Gefäße bei Lidödemen eine Rolle spielen. Es folgen die quer verlaufenden Fasern des ringförmigen **M. orbicularis oculi**, der für den Lidschluss sorgt und vom N. facialis innerviert wird. Darunter liegt als Gerüst des Lides die aus festem kollagenem Gewebe aufgebaute Lidplatte, der **Tarsus** (☞ Abb. 1.1). In ihr sind die **Meibom-Drüsen** (Glandulae tarsales) eingelagert, deren lange Ausführungsgänge auf dem Lidrand münden. Weiter nach innen folgt die Bindehaut des Lides, die **Conjunctiva tarsi**.

Der **Lidrand** bildet die Grenze zwischen dem kutanen und dem konjunktivalen Teil des Lides. Am vorderen Lidrand ragen die Wimpern (Zilien) hervor – oben rund 150, unten ungefähr 75. Ihre Lebensdauer beträgt circa sechs Monate.

Am Lidrand finden sich die Ausführungsgänge der Meibom-Drüsen, eine Reihe kleiner hellgrauer Punkte. Ihr Sekret ist ein wesentlicher Bestandteil der Lipidphase des Tränenfilms.

Ein Sekretstau mit nachfolgender Infektion in der Tiefe des Lides führt zu einer chronisch-granulomatösen Entzündung, dem **Chalazion (Hagelkorn)**.

Vor den Zilien liegen auf der kutanen Seite des Lides die serösen **Moll-Drüsen**. Hinter den Wimpern finden sich die kleinen alveolären **Zeis-Drüsen**, deren Funktion nicht sicher bekannt ist. Entzündungen dieser Drüsen führen zum **Hordeolum externum (Gerstenkorn)**.

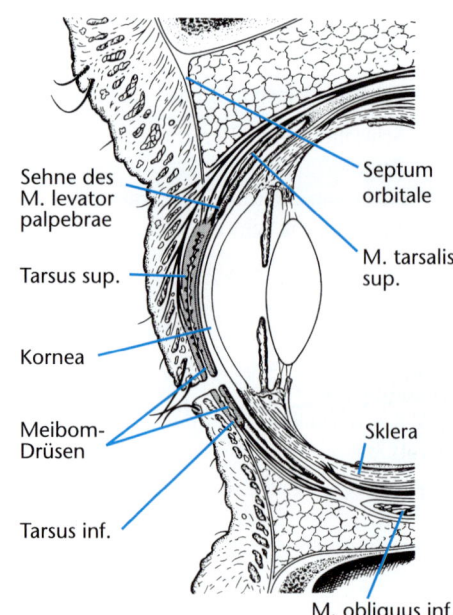

Abb. 1.1: Aufbau des Auges

Die Tarsi von Ober- und Unterlid sind mit den **Ligg. palpebralia** an der vorderen Orbitakante aufgehängt.

Zusätzlich spannt sich von den Orbiträndern je ein dünnes Bindegewebsblatt zu den Lidplatten von Ober- und Unterlid, das **Septum orbitale**. Am Unterlid setzt an der Tarsus-Unterkante außer dem Septum orbitale noch die glatte Muskulatur des **M. tarsalis inferior** an, der sympathisch innerviert wird (☞ auch Abb. 14.1).

1.1.2 Muskulatur

Am Unterlid gibt es keinen Öffnungsmuskel, es öffnet sich allein durch Tonusverminderung des M. orbicularis oculi (☞ Tab. 1.1). Am Oberlid hingegen zieht vom Tarsus der quer gestreifte **M. levator palpebrae** über den M. rectus superior hinweg zum Anulus tendineus an der Orbitaspitze.

Die Funktion des vom N. oculomotorius innervierten Muskels ist die Anhebung des Lides, sein Ausfall verursacht eine Ptosis. ▶ Ebenfalls am Tarsus des Oberlides inserieren die glatten Fasern des M. tarsalis superior, auch **Müller-Lidheber** genannt. Er wird sympathisch innerviert. Bei einer Läsion der sympathischen Fasern fällt der Muskel aus und es kommt zur Ptosis (z. B. beim Horner-Syndrom). ◀
Da sympathische Nervenfasern aus dem Rückenmark über das Ganglion cervicale superius verlaufen, können Schäden an diesem Ganglion ebenfalls zur Ptosis führen.

Die beiden Mm. tarsales bestimmen die Ruhelage des Lides – ein Tonusverlust sorgt für das unaufhaltsame Zuklappen der Augen bei großer Müdigkeit (☞ auch Abb. 16.1).

Tab. 1.1: Übersicht über die Muskulatur der Lider, ihre Innervation und Funktion

Muskel	Nerv	Funktion
M. orbicularis oculi	N. tacialis	Lidschluss und Lidschlag
M. levator palpebrae	N. oculomotrius	Lidheber
M. tarsalis superior und inferior	N. sympathicus	Offenhalten der Lidspalte

1.1.3 Innervation

Die sensible Versorgung des Oberlides übernimmt der erste Trigeminusast, der **N. ophthalmicus**. Das Unterlid hingegen wird vom **N. maxillaris** innerviert, dem zweiten Ast des Trigeminus.

1.1.4 Funktion

Die Funktion der **Lider** besteht im Schutz **des Auges vor äußeren Einflüssen durch reflektorischen Lidschluss**. Bei thermischer, mechanischer oder chemischer Reizung löst der Kornealreflex den blitzschnellen Lidschluss aus. Ferner sorgt der ständige Lidschlag alle fünf bis zehn Sekunden für die **Erneuerung des Tränenfilms** auf der Hornhaut.
Die **Wimpern** halten Fremdkörper und Schweißtropfen vom Auge fern. Auf die Bindehaut gelangte Staubpartikel oder überschüssige Tränenflüssigkeit transportiert die nach medial gerichtete Bewegung der Lider beim Lidschlag zum Tränensack.

1.2 Untersuchung

Die **Lider** sind leicht zu inspizieren. Der Normalbefund besteht in beidseits gleich breiten Lidspalten und Lidern mit regelmäßigen, geraden Wimpern in einer Reihe.

▶ Die **Conjunctiva tarsi** beurteilt man nach Ektropionieren des jeweiligen Lides (☞ Abb. 1.2): Das Unterlid wird mit einem Finger nach unten gezogen, das Oberlid hingegen um einen Gegenstand nach oben gewendet, um die Lidbindehaut beurteilen zu können. Der Untersucher fasst dazu die Wimpern mit der einen Hand und legt mit der anderen einen Desmarre-Lidhalter, einen Glasstab oder notfalls auch ein Streichholz auf das Oberlid. Mit einer schnellen Bewegung wird das Lid um den Gegenstand gewendet. Beim doppelten Ektropionieren wird der Desmarre-Lidhalter zusätzlich umgeklappt. ◀
Untersucht wird auch, ob die Lider dem Augapfel regulär anliegen oder ob sie nach innen gewendet sind **(Entropium)** bzw. nach außen umklappen **(Ektropium)**. Ferner sollte der Untersucher beurteilen, ob das Lid auf beiden Seiten vollständig geöffnet werden kann (die maximale Öffnung beträgt

1.3 Angeborene Fehlbildungen

1.3.1 Ptosis congenita

Die kongenitale Ptosis kann einseitig oder, häufiger, beidseitig auftreten. Mögliche Ursachen sind ein Ausfall der Kerngebiete des N. oculomotorius oder eine Unterentwicklung des Lidhebers. Typisch ist das **Herabhängen der Oberlider bei gleichzeitigem Fehlen der Deckfalte**. Ist die Pupille nicht dauerhaft frei, so muss möglichst frühzeitig operiert werden, um der Ausbildung einer **Deprivationsamblyopie** vorzubeugen (Operation nach Friedenwald oder Crawford). Amblyopie bedeutet Schwachsichtigkeit (☞ Kap. 16.6). Wird die Pupille nicht verdeckt, kann mit der Operation abgewartet werden.

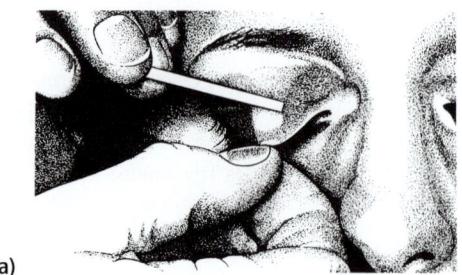
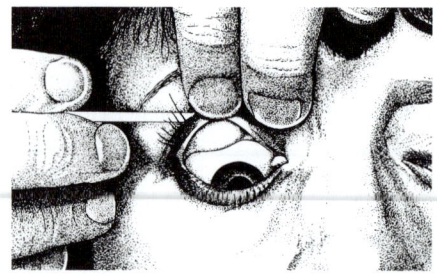

Abb. 1.2 a, b: Ektropionieren des Oberlides

> **Merke!**
> Die zwingendste Indikation zur frühzeitigen Operation ist die Verdeckung einer Pupille auch unter Okklusion des anderen Auges.

ungefähr 12 mm), ob ein **Epikanthus** besteht (Mongolenfalte) oder ob **Lidödeme** vorhanden sind. Mit dem Zusammenkneifen der Lider gegen den Finger des Untersuchers wird geprüft, ob der vollständige Lidschluss möglich ist oder nicht, wie etwa bei der Fazialisparese.

1.3.2 Kolobom

Das Kolobom ist eine angeborene **Spaltbildung der Lider**, die beim Schluss des embryonalen Augenbechers entsteht. Die meist nasal gelegenen Kolobome sollten noch im Säuglingsalter operativ verschlossen werden.

Tab. 1.2: Befunde am Lid und ihre Bedeutung

Befund	mögliche Ursachen
Lidspalt beidseits erweitert	beidseitiger Exophthalmus z. B. bei M. Basedow
Lidspalt einseitig erweitert	einseitiger Exophthalmus, z. B. bei raumfordernden Prozessen in der Orbita
Lidspalt beidseitig verengt	z. B. Enophthalmus, Mikrophthalmus (zu kleiner Augapfel)
Lidspalt einseitig verengt	Enophthalmus, z. B. bei Orbitabodenfraktur; Ptosis unterschiedlicher Genese; einseitige Entzündungen des Lides
Lider können nur unvollständig geöffnet werden	Ausfall des N. oculomotorius; Myasthenia gravis; Unterentwicklung des M. levator palpebrae
Lider nach innen gewendet	Entropium, z. B. im Alter, durch Narben oder als Folge des Trachoms (☞ Kap. 3.3.2)
Lider nach außen geklappt	Ektropium, z. B. E. senile oder durch Narben
Lidödeme	lokale Entzündungen; Infektionskrankheiten; allergische Reaktionen; Nieren- oder Herzerkrankungen; Stoffwechselkrankheiten; Myxödem; Intoxikationen

1.3.3 Distichiasis

Bei der Distichiasis **(doppelte Wimpernreihe)** reibt eine zweite Wimpernreihe auf der Hornhaut. Abhilfe durch Epilation.

1.3.4 Epikanthus

Der Epikanthus, auch **Mongolenfalte** genannt, erstreckt sich im nasalen Lidwinkel. Er kann zur Facies embryopathica alcoholica gehören. Wenn er mit einer Ptosis kombiniert ist, kann das Auge oft nicht richtig geöffnet werden. Die Korrektur der Ptosis erfolgt operativ.

1.3.5 Ankyloblepharon

Bei dieser ein- oder zweiseitig vorkommenden Fehlbildung sind **Ober- und Unterlid zum Teil miteinander verwachsen**. Therapie ist die operative Trennung der Lider.

1.3.6 Schrägstellung der Lidspalten

Wird beobachtet beim **Down-Syndrom** und tritt häufig zusammen mit Epikanthus, Katarakt und Keratokonus auf.

1.4 Erworbene Stellungsanomalien

1.4.1 Entropium

Ätiologie
Das Entropium ist das **Einwärtsklappen eines Lides** (☞ Abb. 1.3). Nach der Ursache werden zwei Formen unterschieden: das **Altersentropium (E. senile)** und das **Narbenentropium (E. cicatriceum)** nach Narbenbildung. Das Altersentropium entsteht durch Erschlaffung des Lidbindegewebes und Tonusstörungen des M. orbicularis oculi.
▶ Das Narbenentropium entsteht nach Verletzungen, Verätzungen und schweren Entzündungen sowie beim Trachom und beim okulären Pemphigoid (benignes Schleimhautpemphigoid, ☞ Kap. 3.3.2). ◀

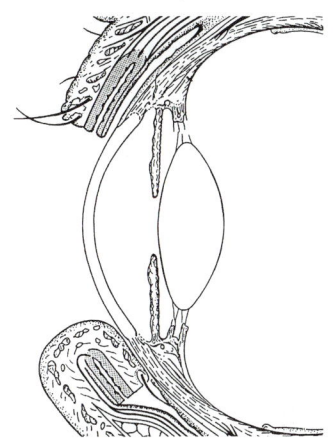

Abb. 1.3: Entropium

▶ **Klinik**
Als Folge der eingeklappten Lidränder scheuern die Wimpern auf der Hornhaut (**Trichiasis**, mit schmerzhafter Reizung der Hornhaut). Auch Epitheldefekte, Hornhautulzerationen und -vaskularisationen sind möglich. ◀

Therapie
Therapie der Wahl ist für beide Formen die **Operation**. Beim Altersentropium wird ein Teil des M. orbicularis oculi reseziert. Hierbei besteht die Gefahr einer Überkorrektur und eines sekundären Ektropiums. Die operative Korrektur des Narbenentropiums ist deutlich schwieriger.

1.4.2 Ektropium

▶ Das **Auswärtskippen des Unterlides** heißt Ektropium (☞ Abb. 1.4). Im Alter ist ein Tonusverlust des M. orbicularis oculi Auslöser für das **Ektropium senile**, aber auch Narben können ein Ektropium verursachen. ◀

Als Folge des nach außen gedrehten Tränenpünktchens kommt es zur **Epiphora** (= Tränenträufeln) und zu konjunktivalen Reizungen sowie Entzündungen. Binde- und Hornhaut trocknen aus. Die Therapie des senilen Ektropiums besteht in einer keilförmigen Exzision aus dem tarsalen Bindegewebe mit nachfolgender Naht.

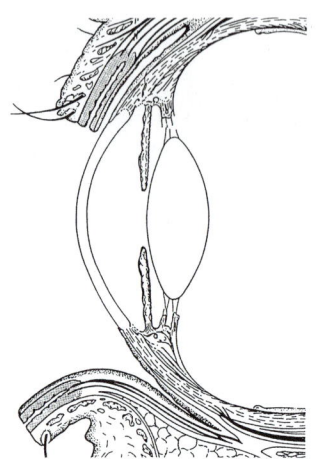

Abb. 1.4: Ektropium

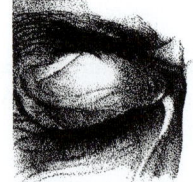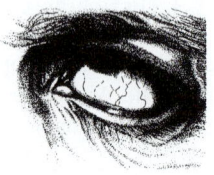

Abb. 1.5 b: Periphere Fazialisparese links, fehlender Lidschluss (Lagophthalmus mit Bell-Phänomen)

kommt es zuerst hier zur **Keratitis e lagophthalmo**, die sich über verschiedene Abstufungen der Hornhautentzündung bis hin zum Ulkus der Kornea entwickeln kann. ◀

1.4.3 Stellungs- und Innervationsanomalien

Lagophthalmus und Fazialisparese

▶ **Ätiologie und Klinik**
Der inkomplette Lidschluss infolge einer Lähmung des N. facialis heißt **Lagophthalmus** (Hasenauge).

Der Bulbus dreht beim versuchten Lidschluss nach oben, das Oberlid lässt den unteren Teil der Cornea frei **(Bell-Phänomen,** ☞ Abb. 1.5b). Grund dafür ist die Funktionsminderung oder sogar der völlige Ausfall des M. orbicularis oculi, der vom N. facialis innerviert wird. Gleichzeitig bildet sich ein **paralytisches Ektropium** (Ektropium paralyticum, ☞ Abb. 1.5a) aus. Auch bei sehr ausgeprägter endokriner Orbitopathie kann es zum Lagophthalmus kommen.

Durch den unvollständigen Lidschluss reißt der Tränenfilm ab, insbesondere nachts trocknet die Hornhaut speziell im unteren Bereich aus. Dadurch

Therapie
Therapeutisch kommt als **konservative Maßnahme** die Anwendung antibiotischer und blander Augensalben in Betracht. Durch Aufkleben eines Uhrglasverbandes kann die Austrocknung der Hornhaut verhindert werden (feuchte Kammer). **Operativ** kommt die **temporäre Blepharorrhaphie**, der teilweise oder völlige Verschluss der Lider infrage (auch **Tarsorrhaphie** genannt; ☞ Abb. 1.6).

Parese des N. oculomotorius
Das betroffene Auge weist eine **Ptosis paralytica** auf, da der Lidheber ausfällt.

> 💡 **Merke!**
> Bei Säuglingen und Kleinkindern: Amblyopiegefahr!

Wegen des Übergewichts der nicht vom Oculomotorius innervierten Muskeln steht der Augapfel nach außen und unten, wenn man das gelähmte Lid anhebt. Unterschieden wird zwischen folgenden Formen

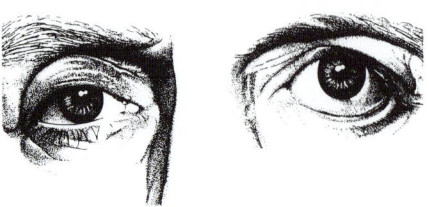

Abb. 1.5 a: Periphere Fazialisparese links mit Ektropium paralyticum

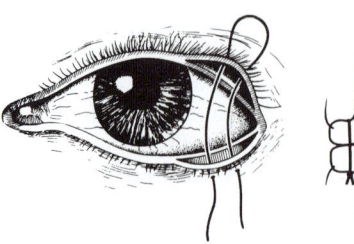

Abb. 1.6 Temporäre Blepharorrhaphie

- **Ophthalmoplegia externa**, bei der die Fasern zu den äußeren Augenmuskeln betroffen sind, die Pupille jedoch in der Regel normal reagiert. Hier liegt die Läsion im Kerngebiet des N. oculomotorius.
- Bei der **Ophthalmoplegia externa et interna** ist der Nerv betroffen, Ergebnis ist eine weite und lichtstarre Pupille durch Ausfall der pupillomotorischen Fasern.
- Die **Ophthalmoplegia interna** betrifft nur den parasympathischen Anteil des N. oculomotorius (Ursache z. B. Infarkt im parasympathischen Nucleus Edinger-Westphal). Folge sind Mydriasis und Akkommodationsstörungen.

Störungen der sympathischen Innervation
☞ Kap. 14.4.2

Auswirkungen der Myasthenie
▶ Die Myasthenia gravis betrifft oft die äußere Augenmuskulatur und ruft eine **beidseitige Ptosis** hervor, die morgens gering ist und im Laufe des Tages zunimmt. Gleichzeitig können Lagophthalmus, Ektropium und Entropium beobachtet werden. Sie kann durch Cholinesterase-Hemmer wie z. B. Tensilon (Edrophoniumhydrochlorid) in Minutenschnelle gebessert werden. ◀

Blepharospasmus (Lidkrampf)
Der krampfhafte Lidschluss ist meist als **Abwehrtrias** verbunden mit Lichtscheu und Tränenfluss und kann verschiedene Ursachen haben, wie z. B. starke Blendung, Tetanie und psychische Ursachen, aber auch durch Bindehaut- oder Hornhautentzündungen sowie Traumen und Verätzungen des Auges entstehen.

1.5 Erkrankungen der Lidhaut

1.5.1 Infektiöse Prozesse

Blepharitis
Klinik
Die Blepharitis ist eine Entzündung der Lidränder. Im Vordergrund stehen Brennen und Jucken der Augen. Die Lidränder sind morgens verklebt.

▶ Man unterscheidet zwischen der **seborrhoischen Blepharitis** (wächsern-glänzender Lidrand mit fettigen, verklebten Wimpern, Schuppen und Krusten auf dem ganzen Lidrand, nach Entfernung kein blutendes Ulkus) und der **Staphylokokken-Blepharitis** (harte, brüchige Schuppen an der Wimpernbasis, nach Entfernung kleines blutendes Ulkus). ◀

Therapie
Häufig ist ein chronischer Verlauf. Bei der reinen Staphylokokkenbepharitis Antibiotika, gelegentlich auch systemisch, besonders bei Kindern. Lidrandhygiene und Behandlung der Grunderkrankung. Kortison nur kurzzeitig.

Zoster ophthalmicus
Ätiologie
Die Erkrankung wird durch Reaktivierung des im Ganglion gasseri persistierenden Varizellavirus hervorgerufen; insbesondere Immungeschwächte erkranken.

Klinik
Durch **Sensibilitätsstörungen** und **heftige Schmerzen** im Bereich des betroffenen Nerven (N. ophthalmicus) kündigt sie sich schon vor Auftreten der **Effloreszenzen** an. Diese sind blasig, mit eitrigem Hof. Typisch ist der einseitige Befall mit scharfer Begrenzung in der Mittellinie. Die Bläschen schmelzen eitrig ein, trocknen und verkrusten. Die Schmerzen können noch Wochen und Monate nach Verschwinden der Hauterscheinungen anhalten. Mit einer intraokularen Beteiligung ist insbesondere zu rechnen bei Beteiligung des Nervus nasociliaris mit Befall der Nasenspitze.

Komplikationen
Komplizierend kann es zur Beteiligung der Hornhaut in Form einer **Keratitis disciformis** kommen, aus der sich ein korneales Ulkus und Hornhauttrübungen entwickeln können. Als Folge kann eine Iritis zusammen mit einem Sekundärglaukom auftreten. **Augenmuskellähmungen** und eine **Opticus-Neuritis** mit erheblichen Funktionsausfällen sind ebenfalls möglich, wodurch auch die Pupillomotorik gestört wird.

Therapie
Therapeutisch kommen Aciclovir, Valaciclovir oder Famciclovir lokal und/oder systemisch zur Anwen-

dung, außerdem Analgetika, Indometacin und Vitamin B in hohen Dosen.

1.5.2 Allergische Prozesse

Mit starkem Anschwellen, dem **Quincke-Ödem**, können die Lider schnell auf allergische Reize reagieren, so auch bei Medikamentenallergien. Bei chronischen Reizen entwickelt sich anstelle des Ödems eher ein **Lidekzem**.

1.6 Erkrankungen der Liddrüsen

1.6.1 Hordeolum (Gerstenkorn)

Ätiologie
Ein Gerstenkorn ist eine akute, begrenzte, eitrige Entzündung. Diese sitzt als **Hordeolum externum** in den Haarbälgen der Wimpern oder den Moll'- bzw. Zeis-Drüsen. Ein Befall der Meibom-Drüsen führt zum **Hordeolum internum**.
Erreger sind meist **Staphylokokken**.

Klinik
Dem Schmerz, der Rötung und der Lidschwellung bis zur Beteiligung der Bindehaut folgt ein lokal abgegrenzter, schmerzhafter **Abszess**. Dieser perforiert meist spontan, beim H. internum allerdings seltener. Hierbei findet sich die Schwellung an der Unterseite des Lides.

Differentialdiagnose und Komplikationen
Differentialdiagnostisch kommen ein Erysipel, eine allergische Lidschwellung oder eine Orbitalphlegmone infrage. Letztere kann auch als Komplikation auftreten. Ständige Rezidive **(Hordeolosis)** können ein Hinweis auf Diabetes mellitus sein.

Therapie
Als Behandlung kommen **milde Wärme**, **antibiotische Salben** und (selten) eine **Stichinzision** infrage, wenn das Hordeolum nicht spontan perforiert. Bei Kindern sollte ein Verband angelegt werden, um das Reiben der Augen zu vermeiden.

1.6.2 Chalazion (Hagelkorn)

▶ **Ätiologie und Klinik**
Ein Chalazion ist eine tumorartige Läsion der Augenlider. Ursache ist in der Regel ein **chronischer Sekretstau in den Meibom-Drüsen**. Dementsprechend entwickelt sich die Symptomatik langsamer als beim Gerstenkorn, es bildet sich im Lidtarsus eine etwas von der Lidkante entfernte, **indolente Lidschwellung** als typische Folge der chronischen, epitheloidzellig-granulomatösen Entzündung. Sie kann über Wochen bis Monate bestehen. Ständige Rezidive können auf einen Diabetes mellitus deuten. Histologisch finden sich eine lipogranulomatöse Entzündung der Talgdrüsen mit Epitheloid- und Riesenzellen sowie Lymphozyten, aber ohne Nekrosen. ◀

Therapie
Spontane Rückbildungen werden selten beobachtet. Im Anfangsstadium können **antibiotische Salben** versucht werden.
Sehr oft helfen diese jedoch nicht und es bleibt meist nur die **operative Entfernung**, bei der in Lokalanästhesie von der Tarsusseite im rechten Winkel zum Lid eine Inzision vorgenommen wird.

Differentialdiagnose
Bricht ein Hagelkorn spontan nach außen auf die Lidhaut **(Chalazion externum)** durch, kommen differentialdiagnostisch auch ein **Basaliom** oder ein **Meibom-Talgdrüsenkarzinom** (selten) infrage.

1.7 Tumoren

1.7.1 Benigne Tumoren

Xanthelasma, Warzen, Molluscum contagiosum
Xanthelasmen sind gelbliche Lipideinlagerungen in der Lidhaut, die besonders bei Diabetikern und Patienten mit Fettstoffwechselstörungen zu beobachten sind.
Eine Exzision aus kosmetischen Gründen ist selten notwendig.

Auch an den Lidern finden sich mitunter **Hautwarzen**. Die verrucösen, verhornten Gebilde können exzidiert werden, wenn sie stören.

▶ Das **Molluscum contagiosum** wird durch ein DNA-Virus aus der Gruppe der Pockenviren hervorgerufen. Es findet sich bei Kindern und Jugendlichen im Gesichts- und Halsbereich, bei Erwachsenen in der Anogenitalregion. Es imponiert durch Knötchen mit einem Durchmesser von maximal einigen Millimetern. An den Lidern erscheinen sie als **kleine, solide Tumoren mit zentraler Eindellung**. Die Mollusca contagiosa der Augenlider können zu einer Konjunktivitis führen. ◀

Haemangioma cavernosum
Hierbei finden sich bereits kongenital meist scharf begrenzte **Blutschwämmchen**. Wegen häufiger spontaner Rückbildungen sollte mit der Therapie abgewartet werden. Bleibt die Remission aus oder ist das Hämangiom sehr groß, kann eine Kryotherapie, eine selektive Embolisation oder eine hochdosierte Kortisonbehandlung helfen. Operation und Bestrahlung führen zu hässlichen Narben.

Sturge-Weber-Syndrom
Zusätzlich zu **kavernösen Hämangiomen am Lid** finden sich bei dieser Erkrankung Hämangiome im Ziliarkörper, in der Gesichtshaut (hier tritt auch der Naevus sebaceus auf) sowie im Gehirn. Die Beteiligung des Ziliarkörpers kann ein kongenitales Glaukom zur Folge haben.

Haemangioma racemosum
Diese Hämangiome sind ebenfalls angeboren, die Begrenzung weniger scharf als beim H. cavernosum. Die in der Lidhaut liegenden, verschlungenen Gefäßbündel vergrößern sich bei Kopftieflage und lassen die Lider anschwellen.

Eine Operation sollte vermieden werden, da diese Hämangiome sehr tief in die Orbita reichen und deshalb stark bluten können. Eine spontane Rückbildung kann sogar noch bei Erwachsenen beobachtet werden.

Dermoidzysten
Dermoidzysten sind angeborene, prallelastische Geschwülste unter der Lidhaut. Sie müssen frühzeitig entfernt werden, da sie sich vergrößern können und dabei wichtige Strukturen gefährden.

1.7.2 Maligne Tumoren

Basaliom
▶ **Ätiologie und Symptome**
Das Basaliom an den Lidern tritt meist bei älteren Menschen auf. **Sonnenexposition** vergrößert das Risiko. Es kann als derber schmerzloser Knoten in der Nähe des Lidrandes imponieren, aber auch eine zentrale Ulzeration aufweisen ◀ (☞ Farbabb. 1.7).

Differentialdiagnose
Verwechslung mit einem Chalazion ist möglich, Warzen kommen differentialdiagnostisch ebenfalls in Betracht.

Therapie
Wegen der Gefährdung der Lidfunktion möglichst **frühzeitige Exzision** im Gesunden, ggf. auch unter Verlust von Strukturen wie Tränenkanal oder Tarsus. In solchen Fällen sind plastische Operationen zur Defektdeckung notwendig. Auch die **Kryotherapie** wird angewandt.

Plattenepithelkarzinom
Ein Plattenepithelkarzinom am Lid kann die gleiche Symptomatik wie ein Basaliom aufweisen, wächst im Gegensatz zu diesem jedoch infiltrierend und metastasiert. Die Abklärung erfolgt histologisch, Therapie ist die operative Entfernung.

2 Die Tränenorgane

 Störungen des Tränenapparats können schnell starke Beschwerden auslösen.

2.1 Anatomische Grundkenntnisse

2.1.1 Tränendrüse

Die Tränendrüse liegt temporal oberhalb des Bulbus, sie ist unter normalen Umständen von außen nicht zu tasten (☞ Abb. 2.1). Etwa zehn Ausführungsgänge leiten die Tränen in die obere Umschlagsfalte der Bindehaut, den **Fornix conjunctivae**, ab. Diese benetzen das Auge. Die nach medial gerichtete Lidbewegung beim Lidschlag befördert die Tränen zum medialen Augenwinkel, wo sie von den Tränenpünktchen über die kleinen **Canaliculi lacrimales** in den Tränensack abgesaugt werden. Von hier gelangen sie in den **Ductus nasolacrimalis**, der in der unteren Nasenmuschel endet – was beim Weinen die verstopfte Nase verursacht.

Die azinöse Tränendrüse (überwiegend ekkrine Sekretion) wird vom **N. lacrimalis** innerviert.

Dieser erhält seine parasympathischen Fasern auf verschlungenen Pfaden: Sie gelangen über den N. intermedius bis zum Fazialisknie, von dort als N. petrosus superficialis major zum Ganglion pterygopalatinum. Hier werden sie umgeschaltet und ziehen mit dem N. zygomaticus weiter. Von diesem zweigen sie wiederum als Ramus communicans ab und erreichen so den N. lacrimalis. Sympathische Nervenfasern ziehen mit den Gefäßen vom Ganglion cervicale zur Tränendrüse.

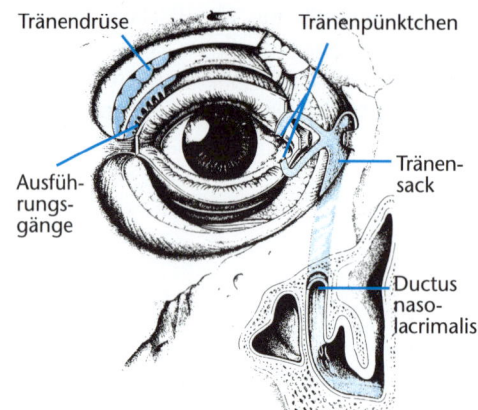

Abb. 2.1: Anatomie der Tränenwege

2.1.2 Tränenflüssigkeit

Die Tränenflüssigkeit besteht aus einer **Vielzahl von Substanzen**. Diese werden nicht nur in der Tränendrüse, sondern auch in Bindehautzellen und in den Lidranddrüsen produziert. Der Tränenfilm besteht aus mehreren Phasen: Die **Muzinphase** liegt der hydrophilen Hornhautoberfläche an, die **Lipidschicht** liegt außen zur Luft hin. Zwischen beiden befindet sich eine Schicht mit niedermolekularen Substanzen und Proteinen.

Die Muzinphase wird von den konjunktivalen Becherzellen und der Tränendrüse gebildet, die Lipidschicht von den Meibom-Drüsen.

Die **Funktionen der Tränen** sind vielfältig: Sie sorgen für eine optisch hochwertige Oberfläche, indem sie eine glatte Abgrenzung zur Luft schaffen und sogar kleine Unebenheiten der Kornea ausgleichen. Sie spielen bei der Ernährung der Hornhaut eine große Rolle, schwemmen kleine Fremdkörper aus und wirken, insbesondere durch ihren Lysozymgehalt, bakteriostatisch bis bakterizid.

Bei der augenärztlichen Untersuchung wird der Tränenfilm durch Anfärben mit 0,5 %iger Fluoresceinlösung dargestellt.

2.2 Untersuchung

2.2.1 Messung der Tränensekretion

Schirmer-Test

Die Tränenproduktion wird mit dem Schirmer-Test gemessen bzw. die beider Augen miteinander verglichen. Dazu wird ein Streifen Lackmuspapier nasal hinter das Unterlid eingelegt (☞ Abb. 2.2). Gemessen wird die Länge der befeuchteten Strecke nach 5 Minuten. 10 mm müssen mindestens erreicht werden, weniger als 5 sind pathologisch. Unterschieden wird außerdem noch nach Basis- und Reflexsekretion. Letztere erhält man, wenn der Streifen ohne Lokalanästhetikum eingelegt wird, die Basissekretion hingegen wird nach vorheriger Tropfanästhesie gemessen.

Tränenfilmaufrisszeit

Dazu bringt der Untersucher eine kleine Menge Fluorescein auf das Auge und lässt den Patienten dann mehrfach blinzeln.

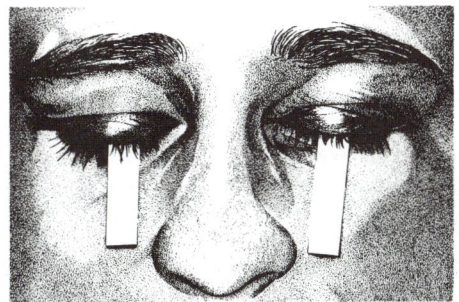

Abb. 2.2: Der Schirmer-Test

Gemessen wird die Zeit bis zum Erscheinen der ersten trockenen Flecken auf der Kornea, wenn der Patient den Lidschlag unterdrückt. Ein Wert unter 10 s gilt als pathologisch.

2.2.2 Ableitende Tränenwege

▶ Vor intraokulären Eingriffen beispielsweise gehört die **Überprüfung der Durchgängigkeit der Tränenwege** zum präoperativen Pflichtprogramm, da sich in einem verstopften Saccus lacrimalis eine Vielzahl pathogener Keime tummeln kann. ◀ Ein einfacher Test besteht darin, Fluoresceinlösung in den Bindehautsack zu träufeln und zu warten, bis der Farbstoff beim Schnäuzen das Taschentuch gelb färbt. Fällt dieser Test negativ aus, so spült man nach Tropfanästhesie mit einer speziellen, stumpfen Tränenwegskanüle, bis der Patient angibt, die Spülflüssigkeit in der Nase zu bemerken.

Wie andere Körperhohlräume lässt sich auch der Tränensack mit **Röntgenkontrastmitteln** darstellen. Injektion über das Tränenpünktchen, bei mangelnder Durchgängigkeit sammelt sich die Flüssigkeit im Tränensack an.

2.3 Funktionsstörungen

2.3.1 Hypersekretion (Epiphora)

Übermäßige Tränenproduktion oder mangelnde Abflussmöglichkeiten führen zum **Tränenträufeln**, in der Sprache der Ophthalmologen „Epiphora" genannt. Tränen laufen über die Wange, es entsteht der Eindruck eines feuchten Auges. Dazu kann eine Reihe von Faktoren führen (☞ Tab. 2.1). Sind externe Noxen für das Tränenträufeln ausgeschlossen, muss die Durchgängigkeit der Tränenwege untersucht werden.

2.3.2 Hyposekretion (Trockenes Auge)

▶ Ätiologie und Klinik

Symptome des trockenen Auges sind Augenbrennen, Fremdkörpergefühl („Sandkorngefühl") und erschwerte Lidöffnung. Durch Reibung des Oberlides auf der Hornhaut entstehen Epitheldefekte in

Tab. 2.1: Ursachen für Tränenträufeln

äußere Reize	Traumen, Verätzung, Kälte, Reizgase, UV-Keratitis
psychische Reize	Freude, Schreck, Trauer (im Volksmund heißt Epiphora in diesem Fall auch ganz schlicht „Weinen")
entzündliche Reize	akute Entzündungen, z. B. Dakryozystitis, Dakryoadenitis, aber auch manche Konjunktivitis und eine Iritis
mechanische Reize	Fremdkörper in Binde- oder Hornhaut, Trichiasis bei Entropium, oder ein Ektropium
Verlegung der Tränenwege	Canaliculitis, Dakryozystitis, Stenosen, Atresie

Form einer Keratitis punctata superficialis. Die unzureichende Ernährung der Kornea verstärkt den Effekt. Es besteht eine mäßige Rötung der Bindehaut. ◀

Das trockene Auge wird bei **Systemerkrankungen** wie dem Sjögren-Syndrom (☞ 2.4.1), dem vernarbenden Schleimhautpemphigoid (☞ Kap. 3.3.2), dem Trachom (☞ Kap. 3.3.2), dem Mikulicz-Syndrom (☞ 2.4.1) oder bei Retikulosen beobachtet. Aber auch eine senile Involution der Tränendrüse oder Vitamin-A-Mangel können die Keratopathia sicca hervorrufen. Umweltfaktoren wie Luftverschmutzung werden ebenfalls als Ursache vermutet. Häufig wird das Krankheitsbild isoliert ohne Begleiterkrankung beobachtet.

Im Wesentlichen lassen sich zwei Störungen unterscheiden:
- **Mängel im wässrigen Anteil**, deren Ursache eher im Bereich der Tränendrüse zu suchen ist
- **Störungen der Muzinproduktion** der Becherzellen.

Der Schirmer-Test kann pathologisch werden, aber auch in leichten Fällen über 15 mm erreichen. Mehr Aufschluss bietet die **Messung der Tränenfilmaufrisszeit**, die pathologisch verlängert ist. Die bulbäre Bindehaut bzw. Hornhaut lässt sich mit Bengalrosa anfärben.

Therapie
Therapeutisch kommen in **leichten Fällen** infrage: künstliche Tränen (Polyvinylalkohol, z. B. Liquifilm®, Protagent®), Methylzellulose (z. B. in Oculotect® Augentropfen mit Retinolpalmitat kombiniert, da lokal appliziertes Vitamin A nach neueren Untersuchungen auch dann helfen kann, wenn kein systemischer Mangel vorliegt) oder Polyvinylpyrrolidon (z. B. Vidisept®). In **schweren Fällen** sollte stets nach einer rheumatischen Erkrankung gefahndet werden. Therapeutisch kommt hier beispielsweise makromolekulare Hyaluronsäure zum Einsatz. Die unkritische Medikation mit Kortison oder Adstringentien ist obsolet.

2.4 Entzündungen der Tränendrüse (Dakryoadenitis)

2.4.1 Akute Dakryoadenitis

Ätiologie
Die akute Entzündung der Tränendrüse tritt **vor allem in Verbindung mit Allgemeininfekten meist einseitig** auf. Auslösend können Scharlach, Masern, Mumps, grippale Infekte, Streptokokkeninfekte und auch bakterielle Absiedelungen bei Typhus oder Gonnorhoe sein.

▶ **Symptome**
Symptome sind **Druckschmerz** kranial des temporalen Teils des Tarsus palpebrae superioris sowie **Schwellung und Rötung** am temporalen Teil des Oberlids mit Ödem bis hin zur Chemosis. Typisch ist die **paragraphenförmige Verformung der Lidspalte** (☞ Abb. 2.3). Die präaurikulären Lymhknoten schwellen an, der Patient hat Fieber. ◀

Komplikationen und Therapie
Komplikationen können Abzedierung und Orbitaphlegmone sein.

Die Therapie ist abhängig von der Grunderkrankung, im **Anfangsstadium** milde Wärme, evtl. systemische Antibiotikatherapie.

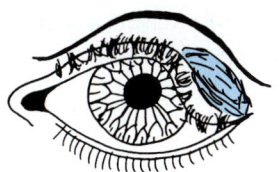

Abb. 2.3: Dakryoadenitis

Im **akuten Stadium** wird nicht gespült, um eine Keimverschleppung möglichst zu vermeiden. Bei Abzedierung Stichinzison zur Abszessentleerung.

2.4.2 Chronische Dakryoadenitis

Chronische Entzündungen der Tränendrüse treten relativ selten auf bei Infektions- oder Systemerkrankungen wie Trachom, Tuberkulose, Lues, M. Hodgkin, M. Boeck, rheumatischen Erkrankungen wie z. B. Mikulicz-Syndrom, oder bei Tumoren wie dem Lymphosarkom. Ein- oder beidseitig entwickelt sich eine **derb tastbare Tränendrüse.** Die **Schwellung ist verschieblich** und **nicht druckschmerzhaft.**
Die **Therapie** richtet sich nach der Grundkrankheit. **Spätfolge** kann eine Hyposekretion der Tränendrüse sein.

2.4.3 Sjögren-Syndrom

Ätiologie
Das Sjögren-Syndrom ist durch die **Austrocknung der Augen** (Xerophthalmie, Keratopathia sicca), **Austrocknung der Mundhöhle** (Xerostomie) und eine meist **primär chronische Polyarthritis der kleinen Gelenke** gekennzeichnet.

> **Merke!**
> **dreimal dry** – dry eyes, dry mouth, dry synovia

90 % der Erkrankten sind Frauen. Die trockenen Augen werden durch eine fibrosierende Dakryoadenitis hervorgerufen und können auch das einzige Anzeichen der Erkrankung sein. Die Erkrankung wird gelegentlich auch **Sicca-Syndrom** genannt.

Symptome und Diagnose
Symptome am Auge sind Brennen und Fremdkörpergefühl.

Es finden sich fakultativ BSG-Erhöhung, Leukopenie, Anämie und Thrombozytopenie, oft auch positive Rheumafaktoren. Die Diagnose der Xerophthalmie erfolgt mit dem Schirmer-Test.

Therapie
Bei alleinigem Auftreten am Auge erfolgt eine symptomatische Therapie mit künstlichen Tränen, ansonsten kommt die Behandlung der Grundkrankheit hinzu.

2.4.4 Mikulicz-Syndrom

Eine symmetrische und schmerzlose Schwellung der Mundspeichel- und Tränendrüsen fällt beim Mikulicz-Syndrom auf, das paraneoplastisch bei malignen Lymphomen auftreten kann. Es wird oft von einer Iridozyklitis begleitet und führt am Auge zum Sicca-Syndrom.

2.4.5 M. Boeck

Symptome des M. Boeck am Auge können sein: Bindehaut-Granulome, Keratokonjunktivitis sicca, Vaskulitis der Retina, Iridozyklitis und Chorioretinitis sowie eine Protusio bulbi bei Infiltration der Orbita.

2.5 Tumoren und Pseudotumoren der Tränendrüse

Klinik
Tränendrüsentumoren machen sich als **schmerzlose, durch das Oberlid tastbare Knoten** bemerkbar. Sie verdrängen den Augapfel typischerweise nach nasal und unten.

In späteren Stadien kommt es zur **Pseudoptose**, dem scheinbaren Herabhängen des Lides, der **Paragraphenform des Oberlides** und zur **Bulbusverdrängung** nach nasal unten und vorn mit Behinderung der Motilität und des Lidschlusses. Das Sehen von Doppelbildern kann ebenfalls zu diesem Stadium gehören.

Benigne Tumoren der Tränendrüse sind Adenome, Lymphangiome oder Dakryops (Retentionszysten der Tränenflüssigkeit). Zu den **malignen Tumoren** zählen die Tränendrüsenmischtumoren, die eher langsam wachsen und schwer im Gesunden zu exzidieren sind, da sie weit in die Orbita vordringen. Sie stellen den größten Anteil der malignen Geschwülste; seltener werden die schnell wachsenden Sarkome oder Karzinome beobachtet.

Differentialdiagnose
Eine Vergrößerung der Tränendrüse kann verursacht sein durch Leukämie, Sarkoidose oder M. Hodgkin. Differentialdiagnostisch kommt auch Mumps in Betracht.

Therapie
Je nach Tumor, im Idealfall Exstirpation.

2.6 Tränenwegsstenose

2.6.1 Dakryostenose

Angeborene Tränenwegsstenose
▶ **Ätiologie und Klinik**
Ursache der **Dakryostenosis connata** ist meist ein **Verschluss der Hasner-Klappe** an der Einmündung des Tränen-Nasen-Gangs in die untere Nasenmuschel, seltener eine Atresie der Tränenpünktchen. ◀
Symptome sind tränende Augen mit mäßigem konjunktivalen Reizzustand.

Die Kinder haben **morgens eitriges Sekret auf den Lidrändern** und eine **chronische Entzündung des Tränensacks**, die jedoch auch in eine akute Entzündung übergehen kann. Tränenträufeln kurz nach der Geburt sollte immer an diese Erkrankung denken lassen.

Therapie
Therapeutisch wird zuerst der Versuch gemacht, durch Pressen auf den Tränensack den Druck so zu erhöhen, dass die Membran platzt. Die nächste Stufe ist die Tränenwegs-Spülung (Augenarzt!). Hilft dies auch nicht, wird der Gang durch das obere Tränenpünktchen mit einer Bowman-Sonde sondiert.

Komplikationen
Der Verschluss sollte so bald wie möglich behoben werden, da eine narbige Obstruktion immer wahrscheinlicher wird, je länger der Verschluss besteht. Allerdings gibt es auch die Auffassung, die Stenose im 1. Lebensjahr zu belassen und nur bei häufigen Konjunktivitiden zu sondieren, da sich die Stenose im Laufe des Wachstums zurückbilden kann.

> **Merke!**
> Eine Dakryosteneose sollte so schnell wie möglich behoben werden, um eine narbige Obstruktion zu verhindern.

Erworbene Tränenwegsstenose
Ätiologie
Die erworbene Dakryostenose wird **nach Verletzungen oder Verbrennungen**, am häufigsten aber **nach Entzündungen** beobachtet, meist einseitig. Auch Schnittverletzungen kommen in Betracht (z. B. Windschutzscheiben-Verletzung).

Klinik
Die Symptome ähneln der angeborenen Tränenwegsstenose. Durch einen dauerhaften Vorrat von teilweise hochpathogenen Keimen im chronisch entzündeten Tränensack kann die Hornhaut gefährdet werden. Wenn diese bei oberflächlichen Epithelläsionen auf die Kornea gelangen, kann ein schweres Hornhautulkus die Folge sein.

Therapie
Spülungsversuche als Therapie sind meist erfolglos. Meist muss der Patient mikrochirurgisch versorgt werden, beispielsweise mit der **Dakryozystorhinostomie** nach Toti. Dabei entsteht ein neuer Abflussweg, indem ein Teil der lateralen Nasenwand entfernt und die hintere Tränensackwand zum Nasenlumen hin geöffnet wird.

2.6.2 Dakryozystitis

Die Entzündung des Tränensacks ist häufig eine Folge von Stenosen der ableitenden Tränenwege.

Akute Dakryozystitis
▶ **Ätiologie und Klinik**
Die akute Entzündung des Tränensacks macht sich bemerkbar durch **Schwellung, Rötung** und **heftigen Druckschmerz**. Oft ist eine chronische Entzündung vorhergegangen. Die regionären Lymphknoten

schwellen an, es kommt zum kollateralen Umgebungsödem und zum konjunktivalen Reizzustand. Subfebrile Temperaturen können vorkommen. ◄

Therapie
Therapeutisch kommen eine systemische hochdosierte Antibiotikabehandlung und lokal aufgebrachte antibiotische Salben zur Anwendung, ebenso lokale Wärme und Bettruhe. Die Spülung der Tränenwege sollte im akuten Stadium vermieden werden, um keine zusätzlichen Verletzungen zu setzen. Nach Abklingen der akuten Erscheinungen sollte ein eventueller Verschluss lokalisiert und der Tränensack operativ mit der Operation nach Toti (☞ 2.6.1) saniert werden.

Komplikationen
Als Komplikationen sind der Übergang in eine Dakryophlegmone und die Sinus-cavernosus-Thrombose gefürchtet, da über die Vena angularis eine direkte Verbindung zum Sinus cavernosus besteht.

Chronische Dakryozystitis
Die chronische Tränensackentzündung kann sich nach einer akuten Dakryozystitis oder nach Verletzungen des Gesichtsschädels entwickeln. Seltenere Ursache sind Tuberkulose, Syphilis oder M. Boeck. Einziges **Symptom** ist oft ein zunehmendes Tränenträufeln, gelegentlich eine therapieresistente sekundäre Konjunktivitis. Bei Druck auf den Tränensack, der schmerzlos geschwollen sein kann, entleert sich Eiter aus dem Tränenpünktchen. **Komplikationen** sind Tränensackphlegmone und Hornhautulkus (☞ 2.6.1).

In der Regel kommt die **Operation nach Toti** zur Sanierung des entzündeten Tränensacks zur Anwendung (Dakryozystorhinostomie).

3 Bindehaut, Konjunktiva

 Die Bindehaut des Auges reagiert schnell auf Reize. Da sie der äußeren Untersuchung schnell zugänglich ist, kann sie schnell wichtige Hinweise liefern.

> **Merke!**
>
> Das IMPP fragt immer wieder gern nach der **Plica semilunaris** (eine Schleimhautduplikatur am inneren Lidwinkel) und der **Karunkel**, dem Schleimhauthöcker im medialen Augenwinkel.

3.1 Anatomische Grundkenntnisse

3.1.1 Aufbau

Die Bindehaut des Auges besteht aus mehreren bindegewebigen Blättern und ist mit einem mehrschichtigen, nicht verhornenden Plattenepithel überzogen. Sie enthält reichlich Blut- und Lymphgefäße, die schnell auf exogene Reize reagieren können. Sie lässt sich in zwei Abschnitte gliedern: die **Conjunctiva bulbi** und die **Conjunctiva tarsi**.

Die **Bindehaut des Augapfels** liegt leicht verschieblich der Lederhaut auf, so dass subkonjunktivale Blutungen oder eine Atrophie der Sklera leicht zu erkennen sind. Sie geht am Limbus corneae in das Hornhautgewebe über. Die **Tarsus-Bindehaut** lässt sich hingegen auf ihrer Unterlage nur wenig verschieben und enthält Lymphfollikel, die bei einer Konjunktivitis stark anschwellen können und ein typisches Fremdkörpergefühl hervorrufen. Die Umschlagfalte zwischen bulbärer und tarsaler Bindehaut heißt **Fornix conjunctivae**. Ihre Bindehaut-Reserve stellt die extreme Beweglichkeit des Augapfels sicher.

3.1.2 Funktion

Die Bindehaut ermöglicht die reibungslose Beweglichkeit des Augapfels und den Lidschluss. Sie sorgt außerdem für die Befeuchtung der Hornhaut.

3.2 Untersuchung

Die Bindehaut ist gut ohne Hilfsmittel zu untersuchen, indem der Untersucher das Ober- oder Unterlid mit dem Finger vom Bulbus wegzieht, wobei der Patient in verschiedene Richtungen blicken soll. Reicht diese Technik nicht, kann zusätzlich ektropioniert werden (☞ Kap. 1.2). Dabei wird das Lid zur Untersuchung nach außen geklappt und die Schleimhaut so der Inspektion zugänglich.

3.2.1 Untersuchungsbefunde

Gefäßinjektion der Bindehaut
☞ Tab. 3.1

Die Art der Rötung der Conjunctiva bulbi bei pathogenen Reizen gibt wichtige Hinweise auf die zugrunde liegende Krankheit. Bei der **konjunktivalen Injektion** werden die oberflächlichen, von peripher zur Iris ziehenden Bindehautgefäße ziegelrot sicht-

Tab. 3.1: Gefäß- und Nervenversorgung der Bindehaut		
	Conjunctiva bulbi	**Conjunctiva tarsi**
arterielle Versorgung	aus der A. ophthalmica über die: • A. ciliaris anterior (kommuniziert mit den Ophthalmica-Ästen für die Augenmuskulatur) • A. ciliaris posterior, die neben dem Sehnerveneintritt die Sklera durchbohrt • A. conjunctivalis (läuft in der Sklera)	ebenfalls aus der A. ophthalmica über: • die Äste der A. lacrimalis • Aa. palbebrales mediales und laterales • A. angularis (aus der A. facialis)
venöse Versorgung	• über die Vv. ciliares in die V. ophthalmica superior zum Sinus cavernosus • über die V. angularis in die V. facialis	
Lymphabfluss	• lateraler Anteil: in die präaurikulären Lymphknoten • medialer Anteil: in die submandibulären Lymphknoten	
sensible Innervation	• Oberlid: N. lacrimalis und N. frontalis aus dem N. ophthalmicus (erster Trigeminusast) • Unterlid: Äste des N. maxillaris (zweiter Trigeminusast) lateraler Anteil: in die präaurikulären Lymphknoten über die V. angularis in die V. facialis	

bar. Sie sind über der Sklera leicht verschieblich und lassen sich einzeln erkennen. Liegt das Reizmaximum mehr zum Tarsus hin, so lenkt diese Injektionsform den Verdacht auf eine Bindehautentzündung. Liegt das Maximum jedoch zur Hornhaut hin, sollte an einen Hornhautprozess gedacht werden.

Ein perikornealer bläulich-roter Saum lenkt den Verdacht auf einen krankhaften Prozess in Iris und Ziliarkörper – dies ist die **ziliare Injektion**. Sie zeichnet sich durch kaum zu differenzierende einzelne Gefäßverläufe aus, die nicht verschieblich sind. Differentialdiagnostisch kommt in erster Linie eine Iridozyklitis, u.U. auch ein Ulcus corneae oder eine Keratitis in Betracht.

Die **gemischte Injektion** ist eine Mischung aus konjunktivaler und ziliarer Injektion. Sie lässt sich bei Keratitis, Glaukomanfall, Contusio bulbi oder der symphathischen Ophthalmie beobachten.

Hyposphagma

Da die Bindehaut der Lederhaut nur leicht anliegt, kann sie leicht unterbluten. Bei der Inspektion findet sich eine **gleichmäßige, intensiv rote Verfärbung der Konjunktiva**. Diese Erscheinung heißt Hyposphagma und tritt oft spontan ohne erkennbare Gründe auf.

Ursachen können eine arterielle Hypertonie, eine hämorrhagische Diathese, Diabetes mellitus mit Gefäßsklerose sowie kurzfristige Druckerhöhungen durch Husten, Niesen, Bücken oder Pressen sein. Auch Antikoagulantien-Therapie kann das Auftreten der Bindehautunterblutung fördern. Schließlich können auch handgreifliche Auseinandersetzungen und andere Kontusionsformen ein Hyposphagma verschulden.

Augeninnendrucksteigerungen verursachen kein Hyposphagma.

Ein Hyposphagma ist an sich ein **harmloses Phänomen**, auch wenn die Patienten es oft ganz anders empfinden. Durch Inspektion sollten aber stets weitergehende Verletzungen ausgeschlossen werden. Eine **Therapie** ist **nicht erforderlich**, das Hyposphagma wird innerhalb von 10 bis 14 Tagen resorbiert.

3.2.2 Bindehautabstriche

Zur Differenzierung einer infektiösen Bindehautentzündung können mit einer Platinöse Sekretabstriche entnommen werden, meist aus der unteren Umschlagsfalte. Anschließend kann nach Gram gefärbt werden. Staphylo-, Strepto- und Pneumokokken sowie Corynebakterien sind grampositiv und stellen sich blauviolett dar. Rot färben sich dagegen gramnegative Mikroorganismen wie Gono- und Diplokokken, Haemophilus aegypticus, Proteus oder Pasteurella tularensis. Die Giemsa-Färbung wird seltener angewandt und dient vornehmlich dem Nachweis von Zellen und Zelleinschlüssen.

Auch die **Sekretqualität** lässt sich differentialdiagnostisch nützen (☞ Tab. 3.2): Schleimiges Sekret findet sich bei chronischer Konjunktivitis allergischer Genese oder bei Pilzinfektionen. Die akute bakterielle Bindehautentzündung produziert eitriges Sekret, während wässrig-schleimige Absonderungen die Conjunctivitis simplex auszeichnen, die durch mechanische oder physikalische Reize hervorgerufen wird.

3.3 Bindehautentzündung (Konjunktivitis)

▶ Entzündungen der Bindehaut zeichnen sich im Allgemeinen durch die allerdings stets unterschiedlich ausgeprägte Symptomentrias **Lichtscheu, Tränenfluss mit Sekretbeimengungen und krampfhafter Lidschluss (Blepharospasmus)** aus. Subjektive Symptome bestehen in Fremdkörpergefühl und brennenden Augen. Dazu können Gefäßinjektionen der Bindehaut (konjunktivale Injektion), die Schwellung der Conjunctiva tarsi mit vermehrter Sekretion und eine Chemosis, ein schweres Ödem der Bindehaut, kommen. Bei chronischen Formen schwellen die Lymphfollikel der tarsalen Bindehaut. ◀

Bei jeder Entzündung der Bindehaut sollte eine Beteiligung der Kornea und anderer Strukturen des Auges ausgeschlossen werden. Ein Hinweis auf die **Lokalisation** des Geschehens gibt die Rötung: Ist eher die Peripherie betroffen, ist eine Beteiligung der Hornhaut weniger wahrscheinlich. Ist umgekehrt eine perikorneale Rötung vorhanden, ist ein Hornhautprozess wahrscheinlich. **Diagnose:** Anfärben, Spaltlampenuntersuchung.

 Merke!

Ist die Kornea betroffen, so ist die lokale Gabe von Kortikosteroiden **streng kontraindiziert!**

Man unterscheidet nicht-infektiöse von infektiösen Bindehautentzündungen.

3.3.1 Nicht-infektiöse Konjunktivitis

Conjunctivitis simplex
Ätiologie und Klinik
Als **einfache Bindehautentzündung** oder **Reizkonjunktivitis** wird eine Reizung der Bindehäute bezeichnet, deren Ursachen oft nicht identifizierbar sind. Die vorgebrachten subjektiven Beschwerden stehen dabei oft in keinem Zusammenhang mit dem geringen Lokalbefund. Die Patienten klagen über Brennen, Jucken, Schweregefühl in den Lidern und trockene Augen.

Eine ganze Reihe von Faktoren kommen als **Auslöser** in Frage: Tabakrauch, Dämpfe, staubige und

Tab. 3.2: Unterscheidung von Konjunktivitis-Typen			
Ursache	Sekret/Zellen	Lidschwellung	Juckreiz
Bakterien	eitrig/polymorphkernige Leukozyten	+	-
Viren	wässrig/mononukleäre Zellen	(+)	-
allergische Genese	wässrig/eosinophile Zellen	++ bis +++	+++

trockene Umgebung am Arbeitsplatz, aber auch grelles Licht und Luftverschmutzung werden angeschuldigt. Auch nicht korrigierte Refraktionsfehler kommen in Betracht, ebenso wie chronische Infektionen durch schwach pathogene Staphylokokken, Stoffwechselstörungen wie Gicht oder auch Allergien.

Therapie
Ggf. Grunderkrankung behandeln. Adstringentien, vitaminhaltige Augentropfen und -salben lindern die Beschwerden.

Heuschnupfen-Konjunktivitis (akute allergische Bindehautentzündung)
Ätiologie und Klinik
Die gefäßreiche Bindehaut ist eines der am meisten gegenüber Umweltreizen exponierten Gewebe. Allergene lösen hier eine **sehr schnelle Reaktion** aus. Schwellung, Hyperämie, gesteigerte Tränensekretion mit wässrig-schleimigem Sekret sowie brennende Schmerzen sind die Symptome der Heuschnupfen-Konjunktivitis. Diese tritt besonders zur Zeit der Gräserblüte im Frühjahr auf. Als Lokalbefund imponiert das konjunktivale Ödem.

Therapie
Therapeutisch kommen außer einer Allergen-Karenz (wenn möglich) Antihistaminika, Vasokonstriktoren oder Cromoglycinsäure in Betracht. In schweren Fällen können auch zeitlich begrenzt Kortikosteroide lokal gegeben werden (**cave:** Kortikosteroid-Glaukom, ☞ Kap. 9.3.4).

Conjunctivitis vernalis (chronische allergische Bindehautentzündung)
Klinik
Brennen, Jucken, Lichtscheu, Tränen und Fremdkörpergefühl sind die typischen Symptome der Conjunctivitis vernalis, auch **Frühjahrskatarrh** genannt, da die chronische Entzündung sich zu diesem Zeitpunkt oft verschlimmert.

Das Sekret ist schleimig mit eosinophilen Granulozyten. Als Lokalbefund ist die **pflastersteinartige papilläre Hypertrophie der tarsalen Bindehaut** typisch.

Differentialdiagnose
Das Trachom (☞ 3.3.2) ist vom Befund her ähnlich, die Follikel sind hier jedoch weniger regelmäßig und vernarben immer. Die akute allergische Konjunktivitis kommt differentialdiagnostisch nicht infrage.

Therapie
Die Beschwerden werden durch Cromoglycin-Augentropfen gelindert, die die Zellmembran der Mastzellen stabilisieren und die Mediatorfreisetzung verhindern. Antihistaminika, Vasokonstriktoren und Kortikosteroide kommen ebenfalls zur Anwendung. Letztere sind auch hier mit Vorsicht zu dosieren; u.U. für einige Tage hochdosiert geben, um dann zu pausieren. In vielen Fällen lässt sich ihre Gabe jedoch nicht vermeiden, einige Autoren geben sie auch als Mittel der Wahl an.

Conjunctivitis photoelectrica (Verblitzung)
☞ Kap. 18.6

Conjunctivitis sicca
Die Folgen mangelnder Tränensekretion werden in Kap. 2.3.2 besprochen. Die klinischen Befunde an der Bindehaut bestehen in einer geröteten und samtartig geschwollenen Lid-Bindehaut.

Konjunktivitis als Begleiterkrankung
Eine Reihe von Erkrankungen kann mit einer Bindehautentzündung einhergehen. Dazu gehören Infektionen wie Masern, Röteln, Tuberkulose sowie Rosacea, Erythema exsudativum multiforme, Skrofulose und Pemphigus.

3.3.2 Infektiöse Konjunktivitis

Konjunktivitis durch Pneumo-, Strepto- oder Staphylokokken
▶ Ätiologie
Häufige Erreger sind Pneumo-, Strepto- oder Staphylokokken. ◀ Das Krankheitsbild ist unterschiedlich ausgeprägt. Die Palette reicht von chronisch-katarrhalischer (eher Strepto- und Staphylokokken) bis zur akuten purulenten Reaktion mit Chemosis und Lidödem (eher Pneumokokken).

> **Merke!**
>
> Häufig werden diese Erreger auch in klinisch unauffälligen Augen gefunden. Nach Schwächung der körpereigenen Abwehr durch Allgemeinerkrankungen, Verletzungen oder chirurgische Eingriffe können sie akute Entzündungen hervorrufen. Zur präoperativen Routine vor intraokularen Operationen gehört deshalb u. a. ein Bindehautabstrich.

Differentialdiagnose und Komplikationen
Streptokokken können bei einer Infektion der Konjunktiva **Pseudomembranen** bilden – in diesem Fall ist differentialdiagnostisch an eine **diphtherische Konjunktivitis** zu denken. Bei allen Formen sollte ein Sekretausstrich mit Kultur erfolgen. Komplizierend kann eine Beteiligung der Hornhaut hinzukommen.

Therapie
Breitspektrum-Antibiotika, beispielsweise Neomycin, Kanamycin, Sulfonamide oder Tetracycline.

Gonoblennorrhö
▶ **Ätiologie**
Die Konjunktivitis durch Gonokokken ist zwar selten, ihre rechtzeitige Diagnose aber sehr wichtig wegen der **hochgradigen Gefährdung der Hornhaut**, die vor allem bei Säuglingen innerhalb kurzer Zeit einschmelzen kann. ◀ Die Gonoblennorrhö war eine häufige Erblindungsursache vor der Einführung der Credé-Prophylaxe. Besonders gefährdet sind Säuglinge, die sich im Geburtsweg infizieren.

Klinik
Symptome sind die typische **massive, rahmig-eitrige Sekretion** und der **Blepharospasmus**. Hinter den krampfhaft zusammengekniffenen, gelegentlich brettharten Lidern kann sich das infektiöse Sekret so aufstauen, dass es bei Manipulationen am Auge plötzlich hervorspritzt (Eigenschutz beachten!).

Differentialdiagnose
Differentialdiagnostisch kommen andere Kokkeninfektionen infrage. Die Diagnose wird durch Ausstrich gesichert, in dem sich gramnegative Diplokokken intrazellulär in Phagozyten gelagert finden.

Therapie
Säuglinge müssen bei Infektion sofort hospitalisiert werden, Erwachsene können u.U. auch ambulant behandelt werden.
Die Therapie besteht in halbstündlichem bis stündlichem Entfernen des Sekrets und Säubern der Lidspalte sowie Eintropfen von Antibiotika wie Gentamycin, Penicillin, Kanamycin, Tetracyclinen oder Chloramphenicol. Zusätzlich werden systemisch hohe Dosen von Penicillin gegeben.

Prophylaxe
Zur Vorbeugung dient die Credé-Prophylaxe. Hierzu werden unmittelbar nach Geburt ein bis zwei Tropfen einer einprozentigen Silbernitrat-Lösung in den Konjunktivalsack geträufelt. Diese Prophylaxe war lange gesetzlich vorgeschrieben. Heute wird darauf teilweise verzichtet oder das stark reizende Silbernitrat durch Erythromycin-Augentropfen bzw. PVP-Jod ersetzt, die auch gegen die wesentlich häufigeren Chlamydieninfektionen wirken.

Diphtherische Konjunktivitis
▶ **Ätiologie und Klinik**
Die **sehr seltene, meldepflichtige Erkrankung** kann als Begleitung einer Diphtherie, aber auch isoliert vorkommen. ◀ Es bilden sich Nekrosen der Bindehaut und graugelbe membranöse Beläge. Die Lider sind rötlich-bläulich verfärbt und bretthart. Der Bindehautabstrich wird mit Hilfe der Neisser-Polfärbung auf Corynebacterium diphtheriae untersucht. Differentialdiagnostisch kommen Streptokokken-Konjunktivitiden mit Pseudomembranen infrage.

Therapie
Lokal werden Breitspektrum-Antibiotika gegeben, systemisch Diphtherie-Antitoxin und Antibiotika.

Trachom
▶ **Ätiologie**
Erreger dieser auch **Körnerkrankheit** oder **ägyptische Augenkrankheit** genannten Infektion ist Chlamydium trachomatis, Subspezies A-C. ◀ In den Ländern der Dritten Welt ist das Trachom eine der wichtigsten Erblindungsursachen, vor allem unter schlechten hygienischen Bedingungen. In Europa ist die Krankheit selten, wird jedoch immer wieder als unliebsames Reisemitbringsel beobachtet.

Klinik und Diagnose

Meist beginnt das Trachom nach rund 7 Tagen Inkubationszeit wie eine Konjunktivitis mit **samtartiger papillärer Hypertrophie** der **tarsalen Konjunktiva**. Nach weiteren 7–10 Tagen entwickeln sich die für die Erkrankung typischen **Follikel in der Lidbindehaut**. Diese platzen spontan oder lassen sich ausdrücken. Letzteres ist ein für das Trachom spezifisches Phänomen, ebenso wie die **sagokornartigen Bläschen der Konjunktiva**, die aus untergegangenen Drüsen entstehen. Im weiteren Verlauf sind meist mehrere Stadien nebeneinander zu sehen, was das Trachom differentialdiagnostisch von den anderen follikulären Konjunktivitiden unterscheidet.

Die Follikel breiten sich aus und führen zu einer **Vernarbung und Vaskularisierung der Kornea**, die auch als **Pannus trachomatosus** bezeichnet wird. Dieser Prozess führt langsam zur **Erblindung**. Durch Vernarbungen der Bindehaut kann ein **Symblepharon** entstehen, eine Verwachsung der Lid- und Bulbus-Konjunktiva mit konsekutiver Bewegungseinschränkung des Augapfels.

Andere Vernarbungsfolgen können Entropium und Tränenwegsstenosen sein. Akute Verläufe des Trachoms oder Perforation der Kornea sind selten.

Die klinische Diagnose wird durch kulturellen Nachweis gestützt (McCoy-Gewebekultur). Im Frühstadium finden sich bei Giemsa-Färbung winzige Einschlusskörperchen in Epithelzellen, die sonst nur beim Paratrachom (s.u.) beobachtet werden. Von diesem lässt sich das Trachom durch die unterschiedliche Klinik differenzieren.

Therapie

Tetracycline als Augentropfen oder -salben sowie Erythromycin, Sulfonamide und Chloramphenicol. Bei schweren Infektionen ist auch eine systemische Therapie erforderlich. Das Trachom ist in der Bundesrepublik **meldepflichtig**.

Paratrachom (Schwimmbad-Konjunktivitis)

▶ **Ätiologie**

Das auch als **Einschlusskörperchen-Konjunktivitis** bekannte Paratrachom wird durch Chlamydien der Serotypen D–K ◀ (Trachom: A–C, mit gelegentlichen Überschneidungen!) hervorgerufen. Die Erkrankung wird bei Säuglingen (Infektion in den Geburtswegen) oder bei Erwachsenen beobachtet, welche sich den Erreger häufig im Schwimmbad einfangen.

▶ **Klinik**

Nach 5–14 Tagen entwickelt sich eine starke „hahnenkammartige" Schwellung der konjunktivalen Lymphfollikel mit mäßig ausgeprägter mukopurulenter Sekretion. Die Lider sind verklebt. Die präaurikulären Lymphknoten können anschwellen. Zwar lassen sich auch beim Paratrachom Einschlusskörperchen nachweisen, aber der Verlauf ist anders: die Hornhaut bleibt frei. ◀

Therapie

Die Erkrankung verläuft beim Erwachsenen leichter (oft auch einseitig) als beim Säugling. Tetracycline oder Sulfonamide lokal beseitigen den unerwünschten Gast. Da bei Erwachsenen oft auch andere auf Chlamydien zurückzuführende Erscheinungen wie nichtgonorrhoische Urethritis, Vaginitis oder Prostatitis beobachtet werden, kann eine orale Tetracyclin-Therapie empfehlenswert sein.

Keratoconjunctivitis epidemica

▶ **Ätiologie**

Erreger der **epidemischen Bindehautentzündung** ist ein sehr **kontagiöses Adenovirus** (Typ 8). Tröpfcheninfektionen, infizierte medizinische Geräte oder gemeinsam benutzte Handtücher bahnen der Infektion den Weg. ◀

▶ **Klinik**

Im Allgemeinen beginnt die epidemische Keratokonjunktivitis einseitig mit einem sehr ausgeprägten Fremdkörpergefühl, Tränenträufeln und Photophobie. Nach 8 bis 10 Tagen treten Allgemeinsymptome wie Krankheitsgefühl, Kopfschmerzen und Fieber auf. Typisch sind die **geschwollenen präaurikulären Lymphknoten**. Der Lokalbefund am Auge besteht aus einer starken Reizung der Bindehäute, einem Lidödem, Chemosis und einer um die Plica semilunaris besonders ausgeprägten Rötung **(Karunkelschwellung)** sowie Hornhautinfiltraten. Das wässrige Sekret ist serös. ◀

Komplikationen

Eine **Keratitis punctata superficialis** ist eine häufige Form der Hornhautbeteiligung, ebenso wie kleine runde Infiltrate auf der Kornea, die wegen ihres münzenähnlichen Aussehens auch den Begriff **Keratitis nummularis** geprägt haben.

Therapie
Eine kausale Therapie gibt es nicht. Gefäßverengende Tropfen lindern die Beschwerden, ebenso wie kortisonhaltige Augentropfen. Deren Einsatz wird allerdings kontrovers beurteilt, da sie nach einigen Autoren den Verlauf prolongieren und Rezidive begünstigen sollen. Die Erkrankung heilt in der Regel folgenlos ab.

Andere infektiöse Konjunktivitiden
▶ Eine Reihe anderer Erreger kann ebenfalls die Bindehaut infizieren, so das Herpes-simplex-Virus, Varizellen, Candida albicans, Aspergillen u. a. ◀

Riesenpapillen Konjunktivitis
▶ Bei dieser Krankheit sind **Riesenpapillen der oberen tarsalen Konjunktiva** typisch (☞ Farbabb. 3.1). Bei der Inspektion finden sich außerdem reichlich zähes, muköses Sekret und eine konjunktivale Hyperämie. **Differentialdiagnostik:** Wie beim roten Auge (☞ Kap. 17.3.).

Ursache ist zumeist das Tragen weicher, nur selten auch harter Kontaktlinsen. Die **Therapie** ist konservativ: Kontaktlinsen nicht tragen, lokale blande Therapie. Die Kontaktlinsen-Hygiene sollte überprüft werden. ◀

Entzündungen durch Raupenhaare
In die Bindehaut gelangte Raupenhaare können durch die Konjunktiva weiter in das Augeninnere vordringen und eine intraokulare Entzündung verursachen. Es können sich auch kleine Granulome in der Bindehaut bilden. Deshalb müssen in die Bindehaut gelangte Raupenhaare sorgfältig und vollständig entfernt werden.

Pemphigus conjunctivae
Das Schleimhautpemphigoid der Bindehaut kann wie eine Konjunktivitis beginnen. Es kann zum Symblepharon, zum Entropium mit Trichiasis und durch Hornhauttrübung auch zur Erblindung führen.

3.4 Degenerationen

3.4.1 Lidspaltenfleck (Pinguecula)

▶ Diese Veränderung ist harmlos und Folge einer hyalinen Degeneration. Am Limbus im Bereich der Lidspalte findet sich eine gelbliche Einlagerung und Verdickung der Konjunktiva. Eine Therapie ist nicht erforderlich. ◀

3.4.2 Flügelfell (Pterygium)

Diese histologisch **gutartige**, umschriebene prominente konjunktivale **Wucherung im Lidspaltenbereich** wächst meist von nasal in Richtung Hornhautmitte. Typisch ist die dreieckige Form (☞ Farbabb. 3.2). Das Pterygium sollte rechtzeitig entfernt werden, bevor durch Befall größerer Hornhautanteile ausgedehnte postoperative Narben entstehen, die die Sehschärfe beeinträchtigen. Das Flügelfell rezidiviert häufig. Chronisch in höheren Dosen einwirkende UV-Strahlung fördert die Erkrankung.

3.5 Tumoren

3.5.1 Papillom

Diese gutartigen Wucherungen sind meist gefäßreich und oft gestielt. Sie treten an der Conjunctiva bulbi oder tarsi auf und erzeugen ein Fremdkörpergefühl. Da sie maligne entarten können, sollten sie immer entfernt werden.

3.5.2 Dermoid

Dermoide sind linsen- oder erbsengroße zystische Fehlbildungen (☞ Farbabb. 3.3), die oft kosmetisch stören und chirurgisch entfernt werden sollten, da sie sich vergrößern können.

Das typischerweise temporal-unten lokalisierte **Limbusdermoid** ist ein benignes, reifes Teratom und kann mit anderen Dysplasien zusammen auftreten (**Goldenhar-Syndrom:** okulovertebroaurikuläre Dysplasie mit Gesichtshypoplasie, präaurikulären Anhangsgebilden und Dermoiden am Auge).

3.5.3 Hämangiome

Diese Blutschwämmchen der Konjunktiva bilden sich oft spontan zurück. Sie können ggf. auch im späteren Lebensalter entfernt werden (☞ Kap. 1.7.1).

3.5.4 Pigmentnaevus

Die braun-schwarzen Naevuszell-Naevi finden sich meist limbusnah im Lidspaltenbereich. Sie gelten als gutartig, können prinzipiell jedoch maligne entarten. Regelmäßige Kontrolluntersuchungen sind deshalb indiziert; die wichtigste Differentialdiagnose ist das maligne Melanom.

3.5.5 M. Bowen, intraepitheliales Epitheliom

Die präkanzerösen Veränderungen in Form weißlicher Verdickungen beim M. Bowen ähneln einem Papillom. Histologisch findet sich eine Epithelhyperplasie, die als Carcinoma in situ aufgefasst wird. Ältere Männer werden häufiger befallen. Das Epitheliom kann jahrelang sehr langsam wachsen, aber auch in ein rasch wachsendes, infiltratives und metastasierendes Plattenepithelkarzinom übergehen. Therapie ist die Exzision im Gesunden.

3.5.6 Malignes Melanom (Melanosis conjunctivae)

▶ Jeder sich plötzlich vergrößernde Pigmentfleck der Bindehaut ist prinzipiell verdächtig auf ein malignes Melanom. Dieses kann sich aus einem gutartigen Pigmentnaevus entwickeln. Therapie ist die operative Entfernung mit Bestrahlung und Zytostase. ◀

4 Hornhaut, Kornea

 Ohne eine klare Hornhaut gibt es kein klares Sehen – sie spielt beim Sehvorgang eine wichtige Rolle.

4.1 Anatomische Grundlagen

Namen sind Schall und Rauch: an der Hornhaut ist definitiv **kein** verhornendes Epithel zu finden. Vielmehr besteht unser knapp 1 mm dickes Fenster zur Außenwelt von außen nach innen aus einem mehrschichtig unverhornenden Plattenepithel, welches der **Bowman-Membran aufsitzt** (= Lamina limitans externa; ☞ Abb. 4.1). Das darauf folgende Hornhautstroma wird nach innen von der **Descemet-Membran** begrenzt; es stellt den größten Anteil der Gewebsmasse.

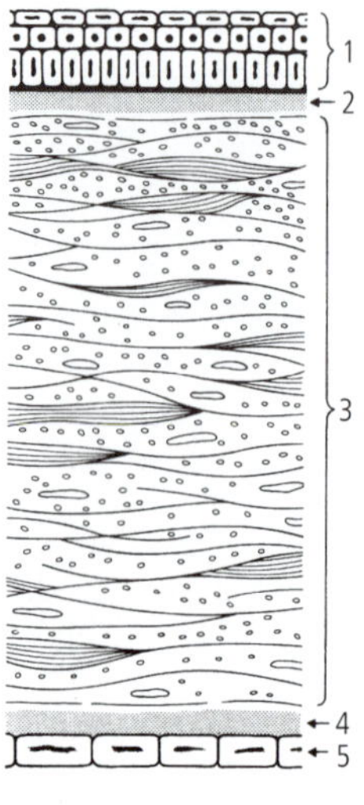

Zwischen dieser **inneren Grenzschicht** und dem Kammerwasser befindet sich noch ein einschichtiges Epithel. Wie die Linse ist auch die Kornea völlig gefäßfrei, jede Vaskularisation ist pathologisch. Die Hornhaut wird über Diffusion aus der Tränenflüssigkeit und dem Kammerwasser ernährt.

Die **Übergangszone** zwischen Kornea und Bindehaut heißt **Limbus**. Hier enden die konjunktivalen Blutgefäße in einem Circulus arteriosus. Große Moleküle wie Immunglobuline u.a. können von hier aus in das Stroma diffundieren.

Das **Korneaendothel** bildet eine Schranke zwischen Kammerwasser und dem Stroma; wird es verletzt oder aus anderen Gründen insuffizient, kann Wasser eindringen und ein Stromaödem hervorrufen. Bei der Spaltlampenuntersuchung erscheint die Hornhaut dann wie eine beschlagene Fensterscheibe. Das Epithel erneuert sich alle 5–7 Tage. Größere Defekte können vom Limbus her innerhalb von 12–36 Stunden wieder geschlossenen werden.

Die Hornhaut ist wie ein Uhrglas in die Sklera eingesetzt.

Die Brechkraft ihrer Vorderfläche hat den höchsten Anteil am dioptrischen Apparat des Auges. Ihre Gesamtbrechkraft beträgt 43 Dioptrien (Linse: 19–33 Dioptrien). Die zahlreichen feinen sensiblen Hornhautnerven sind meist marklos und stammen aus dem N. nasociliaris, der dem N. ophthalmicus (1. Trigeminusast) entstammt.

1 = unverhorntes Plattenepithel
2 = Bauman`sche Membran
3 = Stroma
4 = Descemet`sche Membran
5 = Endothel

Abb. 4.1: Schnittbild der Kornea

Tab. 4.1: Abmessungen der Hornhaut	
Normalwerte	
Durchmesser beim Neugeborenen	8 – 10 mm
Durchmesser beim Erwachsenen	10 – 13 mm
Dicke in der Mitte	0,6 – 0,7 mm
Dicke peripher	ca. 1,0 mm
Krümmungsradius	ca. 7,8 mm
Brechkraft	ca. 43 dpt
Oberfläche der Kornea	ca. 1,3 cm^2
pathologische Abweichungen	
Makrokornea (auch Megalokornea)	$\varnothing > 12$ mm
Mikrokornea	$\varnothing < 10,5$ mm

4.2 Untersuchung

Ohne Hilfsmittel lassen sich der **Oberflächenglanz** (verändert bei Entzündungen, Infiltraten oder Epithelödem) sowie die **Regelmäßigkeit der Wölbung**, z.B. bei Blick gegen ein Fensterkreuz beurteilen (☞ Tab. 4.2). Dieses muss sich ohne Verwerfung der Linien abbilden.

Am **Spaltlampenmikroskop** lassen sich sowohl die Hornhaut als auch Vorderkammer, Iris und Linse gut beurteilen. Durch entsprechendes Fokussieren ist auch eine differenzierte Begutachtung der verschiedenen Hornhautschichten möglich. Hierzu ist insbesondere die fokale Beleuchtung geeignet (seitlicher Lichteinfall).

Mit der **Fluorescein-Anfärbung** lassen sich **Epitheldefekte** nachweisen, da sich der grüne Farbstoff in ihnen ansammelt. Bei bestimmten Erkrankungen der Hornhaut (z.B. Keratitis disciformis) zeigen sich bei seitlicher Beleuchtung an der Rückseite des befallenen Hornhautbezirkes Präzipitate, das sind Niederschläge pathologischer Beimengungen des Kammerwassers (Leukozyten, Lymphozyten, Fibrin).

Die **Sensibilitätsprüfung** der Hornhaut ist sowohl für den Neurologen als auch den Ophthalmologen wichtig. Geringste Reize rufen physiologischerweise einen starken Schmerz hervor. Bei Herpes-simplex-Infektionen ist die Hypästhesie der Hornhaut typisch. Grob orientierend lässt sich die Sensibilität mit einem Wattebausch prüfen, der zu einem feinen Ende zusammengedreht wird. Genauer geht es mit einem standardisierten Reizhaar, beispielsweise mit dem Aesthesiometer nach Cachet und Bonnet, oder dem Aesthesiometer nach Draeger, das noch genauer arbeitet und die exakte, reproduzierbare Prüfung in verschiedenen Sektoren erlaubt.

4.3 Fehlbildungen

4.3.1 Mikrokornea

Bei einem Durchmesser unter 10 mm wird von einer abnorm kleinen Hornhaut gesprochen. Das Auge kann ansonsten normal sein. Häufig ist die Anomalität noch mit anderen Missbildungen, wie Kolobomen oder einem Mikrophthalmus kombiniert. Die Betroffenen entwickeln gehäuft ein Glaukom.

4.3.2 Makrokornea

Die Vergrößerung des Hornhautdurchmessers über 12 mm heißt Makro- oder Megalokornea. Eigentlich eine harmlose Normvariante, jedoch muss ein kongenitales Glaukom (☞ Kap. 9.3.1) ausgeschlossen werden, bei dem die Hornhäute ebenfalls abnorm vergrößert sein können.

Tab. 4.2: Trübungen der Hornhaut			
Trübung	**Farbe**	**Begrenzung**	**Besonderheiten**
Infiltration	grau	unscharf	Leukozyten bei seitlicher Beleuchtung sichtbar
Stroma-Ödem	„beschlagene Glasscheibe" graue Trübung	unscharf	Stroma verdickt
Stroma-Narbe	grau-weißlich	scharf	kann vaskularisiert sein; kann auf unterschiedliche Hornhautschichten begrenzt sein

4.3.3 Keratokonus

Ätiologie
Die krankhafte Vorwölbung der Hornhaut tritt sowohl **familiär gehäuft** als auch vergesellschaftet mit dem **Down-Syndrom** auf. Frauen erkranken häufiger, das typische Erkrankungsalter ist das 2. Lebensjahrzehnt. Die Patienten bemerken ein trotz Brillenkorrektur rapide nachlassendes Sehvermögen. Ursache ist die **konische Vorwölbung der Hornhaut**, die einen irregulären Astigmatismus (☞ Kap. 15.3.3) und eine Myopie hervorruft. Die Krankheit verläuft über mehrere Jahre.

Klinik
Klinischer Befund sind eine in der Seitenansicht zu erkennende Vorwölbung der Kornea mit zentraler Ausdünnung sowie zarte Stromatrübungen und Risse in der Descemet-Membran. Mit der Placido-Scheibe (☞ Kap. 15.3.3) oder Reflexbildchen, die mit dem Ophthalmometer auf die Hornhaut projiziert werden, lässt sich die irregulär geformte Oberfläche nachweisen – die Bilder werden verzerrt wiedergegeben.

Komplikationen
Durch die Risse in der Descemet-Membran kann plötzlich Kammerwasser in das Stroma eindringen und den **„akuten Keratokonus"** hervorrufen mit starkem Stromaödem, Schmerzen, Epiphora und Photophobie (☞ Farbabb. 4.2).

Therapie
Der Visus kann eine gewisse Zeit noch mit Brillen korrigiert werden.

Später sind dann **harte** Kontaktlinsen erforderlich, mit denen oft gute Erfolge erzielt werden. Schreitet die Vorwölbung weiter fort, halten die Kontaktlinsen jedoch irgendwann nicht mehr auf der Hornhaut. Dann kann eine durchgreifende Keratoplastik erforderlich werden.

4.4 Entzündung (Keratitis)

Faustregel bei Entzündungen der Hornhaut: bei Epitheldefekten grundsätzlich kein Kortison! Die einzige Ausnahme sind Verätzungen, bei denen die Entzündungsreaktion das verätzte Gewebe bedroht und deshalb unterdrückt werden muss.

4.4.1 Herpes corneae

▶ **Ätiologie**
Die Infektion mit Herpes simplex kommt häufig vor, es werden zwei Typen unterschieden: die oberflächliche **Keratitis dendritica** mit bäumchenartigen Läsionen des Epithels (☞ Farbabb. 4.3), und die **Keratitis disciformis**, bei der das zentrale Hornhautstroma getrübt ist. Die Erreger sitzen im Ganglion Gasseri. Die Herpes-Keratitis neigt zu Rezidiven, die die Sehkraft gefährden können. ◀

▶ **Klinik**
Die Läsionen bei der **Keratitis dendritica** sind sternförmig oder bäumchenartig erscheinende Epitheldefekte, die Ähnlichkeit mit Eisblumen auf einer Fensterscheibe haben können. Subjektive Symptome sind Schmerzen, Fremdkörpergefühl, Lichtscheu und Epiphora.

Die **Hornhautsensibilität** ist typischerweise **herabgesetzt**, die Läsionen lassen sich mit Fluorescein anfärben. ◀

Die **Keratitis disciformis** entsteht, wenn die Herpes-Viren das Korneaendothel befallen. Durch ein Ödem des Stromas entsteht eine **unscharf begrenzte, scheibenförmige Trübung**, hinter der speckige Präzipitate sitzen. In der Vorderkammer lässt sich das Tyndall-Phänomen (☞ Kap. 7.4.1) nachweisen. Es deutet auf eine Begleitiritis hin. Komplizierend kann außerdem ein Sekundärglaukom auftreten. Die Sensibilität der Hornhaut ist auch bei dieser Form herabgesetzt. Der Patient klagt über Lichtscheu, Tränenträufeln und ein stark herabgesetztes Sehvermögen.

Komplikationen
Eine mögliche Komplikation ist der Übergang einer oberflächlichen Herpes-Infektion in ein schwierig zu behandelndes **metaherpetisches Ulkus**. In diesem Fall entstehen Stromadefekte, die das Epithel nicht mehr verschließen kann. Unter Umständen kann hierbei eine Keratoplastik erforderlich werden.

Therapie
Zwar heilen oberflächliche Herpes-Keratitiden gelegentlich spontan, wegen der möglichen gravierenden Komplikationen ist bloßes Zuwarten jedoch sehr riskant. ▶ Die Therapie kann eine Abrasio des oberflächlichen Epithels mit Hilfe eines ätherge-

tränkten Wattebausches sein, oder die Gabe von virostatischen Augentropfen. Therapeutisch werden Kortikosteroide (nur bei intaktem Epithel!) und Aciclovir gegeben, letzteres in schweren Fällen auch systemisch. ◀ Die **Prognose** ist bei unkompliziertem Verlauf gut, insbesondere wenn nur das Stroma befallen ist. Die Behandlung kann allerdings langwierig sein. Leichte Parenchymtrübungen können zurückbleiben.

4.4.2 Zoster ophthalmicus

☞ Kap. 1.5.1

4.4.3 Ulcus corneae serpens

Ätiologie
Diese **bogenförmig voranschreitende, bakterielle Infektion der Hornhaut** entsteht, wenn Keime in einen oberflächlichen Epitheldefekt eindringen. Prädisponiert sind dafür beispielsweise Menschen mit chronischen Infektionen der Tränenwege (☞ Kap. 2.6). Auch oberflächliche Verletzungen durch Holz (Land- oder Waldarbeiter) können ein solches Hornhautgeschwür erzeugen.

▶ Erreger sind häufig Streptokokken und Staphylokokken, besonders gefürchtet ist die Infektion mit Pseudomonas aeruginosa. Hierbei kann die Hornhaut innerhalb weniger Stunden eitrig einschmelzen und perforieren mit nachfolgender Entzündung des Augeninneren (**Endophthalmitis**). ◀

Klinik
Symptome sind Schmerzen, Lichtscheu, Tränenträufeln und ein sehr starker Reizzustand der Bindehaut, die sich dabei dunkelrot verfärben kann. Klinischer Befund (Spaltlampe) an der Kornea ist eine zentral grauweiße bis graugelbe Scheibe mit einem progressiv unterminierten Rand.

Am Boden der Vorderkammer sammelt sich Eiter an. Dieser Zustand heißt **Hypopyon** (☞ Farbabb. 4.4) und ist ein Hinweis auf einen besonders schnell ablaufenden Krankheitsprozess. Ein Hypopyon entsteht durch aseptische Exsudation von Leukozyten in das Kammerwasser. Komplikationen sind neben der Endphthalmitis die Entwicklung eines Sekundärglaukorns sowie die sekundäre Iritis.

Therapie
Keine Zeit verlieren, sofort nach Abstrich zur Keimbestimmung halbstündlich Breitspektrumantibiotika. Insbesondere bei Ausbildung eines Hypopyons sollte die Therapie in der Klinik durchgeführt werden. Systemische Antibiotika können ebenfalls nötig sein.

Lokale Gabe von Kortison ist kontraindiziert!

> 💡 **Merke!**
>
> Bei der Verdachtsdiagnose „Ulcus cornea serpens" darf keine Zeit verloren gehen, um Spätschäden oder sogar den Verlust der Sehfähigkeit zu verhindern.

4.4.4 Keratomykosen

Ätiologie
Mit der zunehmenden, häufig unkritischen lokalen Anwendung von Kortikosteroiden und Antibiotika nahm auch die Zahl der Keratomykosen zu. Häufige Erreger sind Candida albicans und Aspergillus.

Klinik
Der Verlauf ist langsamer als bei einer bakteriellen Infektion. In der Hornhautmitte findet sich eine scheibenförmige, grau-weiße Infiltration mit gefiedertem Rand, den **Satellitenläsionen**. In der Vorderkammer bildet sich frühzeitig ein **Hypopyon**. Oft wird die Diagnose zu spät gestellt und mit Antibiotika oder Kortison behandelt, die die Erkrankung bis zur Einschmelzung und Perforation der Hornhaut forcieren können.

Therapie
Nach Abstrich aus dem Ulkus Nystatin lokal gegen Candida, Natamycin bei Aspergillus und anderen Pilzen. Der Patient sollte hospitalisiert werden, da die Behandlung schwierig ist. Eventuell kann eine Keratoplastik erforderlich werden.

4.4.5 Keratitis parenchymatosa

▶ **Ätiologie**
Ursache dieser Keratitis ist in 90 % d.F. eine **Lues connata**. Auch Tuberkulose, Lepra, Toxoplasmose und andere Erkrankungen können Auslöser sein. ◀

▶ **Klinik**
Die Patienten erkranken meist einseitig zwischen dem 10.–30. Lebensjahr und entwickeln eine **tiefe graue Trübung des Hornhautstromas**, die sich vom Limbus her auf die Hornhautmitte zubewegt. Parallel bestehen eine starke **ziliare Injektion** sowie Schmerzen, Tränenträufeln und Lichtscheu. Im weiteren Verlauf färbt sich das Infiltrat graurot und wird vaskularisiert; die ziliare Injektion geht in eine gemischte über. Im nächsten Stadium hellen sich die limbusnahen Trübungen etwas auf, die zentralen Abschnitte bleiben trüb. Es bilden sich graue Narben aus. Das zweite Auge erkrankt meist einige Monate später. ◀

Therapie
Die Therapie erfolgt symptomatisch lokal mit hoch dosierten Kortikosteroiden. Zur Vermeidung von Synechien (☞ Kap. 7.2) durch die begleitende Iritis wird die Pupille mit Scopolamin oder Atropin weitgestellt.

4.4.6 Keratitis e lagophthalmo (Expositionskeratitis)

Ätiologie
Eine Fazialisparese führt zum unvollständigen Lidschluss. Ebenso können ein Narbenektropium, apoplektische Insulte oder Koma Auslöser sein.

Klinik
Der untere Teil der Hornhaut trocknet dabei insbesondere nachts aus und entwickelt eine Keratitis oder sogar ein Ulkus. Zunächst zeigt sich eine oberflächliche Keratitis (K. punctata). Daran schließt sich die Entstehung einer Hornhauterosion an, aus der wiederum ein Ulkus entstehen kann. Die Sensibilität bleibt erhalten. Wird unzureichend therapiert, kann das Ulkus perforieren.

Therapie
Therapeutisch kommt als **konservative Maßnahme** die Anwendung antibiotischer und blander Augensalben in Betracht. Durch Aufkleben eines Uhrglasverbandes kann die Austrocknung der Hornhaut verhindert werden. **Operativ** kommt die temporäre Blepharorrhaphie, der teilweise oder völlige Verschluss der Lider, infrage.

4.4.7 Keratitis neuroparalytica (neurotrophische Keratopathie)

▶ **Ätiologie und Klinik**
Diese Erkrankung tritt auf bei Ausfall des N. trigeminus, beispielsweise durch Blockade des Ganglion Gasseri, Tumoren oder Verletzungen. ◀ Trotz schwerer Schäden an der Hornhaut (Epithelzerfall, Erosionen und Infiltrate in der Hornhautmitte) gelangen viele Patienten erst sehr spät in Behandlung, da gleichzeitig das **Schmerzempfinden der Hornhaut ausgeschaltet** wird. Der Metabolismus der Hornhaut wird in noch nicht endgültig aufgeklärter Weise durch die Nervenschädigung gestört. Die Hornhautschäden entwickeln sich sowohl aus kleineren Epithelverletzungen als auch ohne Schädigung der Korneaoberfläche.

Therapie
Therapeutisch kommen künstliche Tränen, lokal angewandte Antibiotika zum Schutz vor Sekundärinfektionen, Dexpanthenol-Augensalben zur Regenerationsförderung und ein Uhrglasverband zur Anwendung. Letzterer, um das Austrocknen der Hornhaut zu verhindern.

4.4.8 Akanthamöben-Keratitis

▶ Eine Akanthamöben-Keratitis ist eine seltene Hornhautentzündung. Wichtige Risikofaktoren sind Kontaktlinsen, kontaminiertes Wasser sowie Hornhauttraumen. Typische **Symptome** der Akanthamöben-Keratitis sind Epitheldefekte, Ringinfiltrate und zentrale Ulkusbildungen sowie starke Schmerzen. ◀

4.4.9 Medikamentenbedingte Keratitis

Verschiedene Medikamente rufen Störungen an der Kornea hervor. **Resochin** wird in den parenchymatösen Geweben eingelagert und führt zur Keratitis mit grauen, wirbelförmigen Hornhauttrübungen sowie zur Retinopathie (☞ Kap. 11.4.5).

Kortikosteroide sorgen zwar schnell für ein blendend weißes Auge, sie begünstigen jedoch virale, bakterielle und mykotische Hornhauterkrankungen und fördern den grauen und grünen Star.

Die 14-tägige lokale Anwendung am Auge kann bei entsprechender Disposition zum Kortikosteroidglaukom führen – diese Veranlagung haben in Europa und Nordamerika 20–40 % der Bevölkerung. Insbesondere bei unkontrollierter Selbstmedikation von Bindehautreizungen mit Kortikosteroiden wird diese Nebenwirkung beobachtet. Nur eine kritische und kontrollierte Verordnung schützt davor.

Gleiches gilt für **Lokalanästhetika**. Diese setzen die Hornhautsensibilität herab, stören den Metabolismus durch Ausschaltung der Nervenfunktion und können so schnell schwere Epithelnekrosen hervorrufen. Diese Medikamente gehören **nicht in Patientenhand!**

4.5 Degeneration

4.5.1 Arcus senilis (Gerontoxon)

▶ Im Alter ist der grau-weiße **Greisenring** in der Peripherie der Hornhaut eine Erscheinung ohne Krankheitswert. In jüngeren Jahren kann ein solcher Ring auf eine primäre Hyperlipidämie vom Typ IIa hinweisen. ◀

4.5.2 Pterygium

auch Flügelfell, ☞ Kap. 3.4.

4.5.3 Hornhautdegenerationen

Eine große Zahl erblicher und erworbener Hornhautdegenerationen ist bekannt. Einige Beispiele:
- Bei der granulären oder bröckeligen Dystrophie **Groenouw I** finden sich körnige Einlagerungen im Hornhautstroma. Hauptsymptom sind starke Blendungserscheinungen; eine Hornhauttransplantation ist jedoch nur selten erforderlich.
- Bei der gittrigen Dystrophie der Kornea **(Groenouw III)** finden sich Linien (Amyloidansammlungen) im Stroma, dazu kommen Epitheldefekte und rezidivierende Erosionen. Der Visus kann gut bleiben, kann sich aber auch so verschlechtern, dass eine Keratoplastik erforderlich wird. Diese beiden Dystrophieformen sind dominant erblich.
- Die makuläre Dystrophie **Groenouw II** gehört zu den rezessiv erblichen Hornhautdystrophien. Fleckförmige Trübungen finden sich über das gesamte Hornhautstroma verteilt. Da die Hornhaut auch zwischen den Flecken eintrübt, verhindert meist nur eine Keratoplastik die Erblindung.

Bei einigen Systemerkrankungen treten ebenfalls Hornhautdystrophien auf:
- **M. Pfaundler-Hurler:** wolkige Hornhauttrübungen durch Einlagerung pathologischer Glykosaminoglykane und andere Abnormalitäten am Auge
- **Zystinspeicherkrankheit:** Hier finden sich dichte umschriebene Hornhauttrübungen (Zystineinlagerungen) mit Blendungsempfindlichkeit und Visusminderung sowie rechteckige Zystinkristalle in der Bindehaut. Auch die Linse kann betroffen sein. Therapie: Cysteamin 0,2 % lokal.
- ▶ Der **Kayser-Fleischer-Kornealring** entsteht durch die typisch braune Einlagerung von Kupfer in der Hornhautperipherie beim **M. Wilson** und ist ein diagnostisch wichtiges Symptom. ◀
- Bei der **Fuchs-Dystrophie** finden sich feine Bläschen in der Descemet-Membran. Es entsteht die Cornea guttata, eine häufige Alterserscheinung. Übersteigt die Zahl der Bläschen jedoch eine kritische Grenze, so dringt Kammerwasser in das Stroma und erzeugt zuerst ein Epithel-, später ein Stromaödem. Mit einer 40 %igen Glucose-Augensalbe lässt sich die Hornhaut kurzfristig (für Stunden) entquellen. Oft wird eine Keratoplastik erforderlich.
- Die **Keratomalazie (Xerophthalmie)** tritt bei schwerem Vitamin-A-Mangel auf. Im Frühstadium verliert die Hornhaut ihren Glanz, es treten Bitot-Flecken auf. Die mangelernährte Hornhaut kann sich in schweren Fällen auflösen und perforieren. Die Krankheit ist in den Industrieländern selten. Sie tritt besonders in Süd- und Ostasien auf, wo karotinfreier Reis das Hauptnahrungsmittel ist.

5 Lederhaut (Sklera)

 Die Sklera ist das Stützgewebe des Auges und reagiert als Bindegewebe bei rheumatischen Erkrankungen mit. Deshalb gehört zu vielen systemischen Erkrankungen immer auch eine Augenuntersuchung.

5.1 Anatomische Grundkenntnisse

Die bindegewebige **Lederhaut** hat wichtige **Stützfunktionen** für das Auge. Die Durahülle des Sehnervs geht direkt in die Sklera über, entwicklungsgeschichtlich entspricht die Sklera der Dura des Gehirns. Sie besteht aus gitterförmig angeordneten Kollagenfasern und besitzt einen bradytrophen Stoffwechsel. Die Innervation erfolgt über die Ziliarnerven, die in der Sklera verlaufen.

Vorn geht die Sklera am Limbus in die Hornhaut über. Hier liegen auch das **Trabekelwerk** und der **Schlemm-Kanal**, das Abflusssystem für das Kammerwasser.

Hinten **lässt** die Sklera im Bereich der siebförmigen Lamina cribrosa den **Sehnerv und die Arteria centralis sowie die Zentralvene durchtreten**. Diese Region gibt bei intraokularen Druckerhöhungen als erste nach, woraus die Gefährdung des Sehnervs beim Glaukom resultiert. Zusätzlich ist die Sklera von zahlreichen feinen Kanälchen für die kurzen Ziliararterien durchsetzt. Am Äquator durchbohren die langen Ziliararterien und die Vortexvenen die Lederhaut. Auf der Sklera liegt gefäßreiches, lockeres Bindegewebe, die **Episklera**.

5.2 Erkrankungen

5.2.1 Entzündung der Sklera bzw. Episklera

Skleritis

▶ **Ätiologie**

Als Bindegewebe ist auch die Sklera anfällig für rheumatische Erkrankungen.

Ursachen einer Skleritis können eine primär chronische Polyarthritis (häufig), aber auch Infektionskrankheiten wie Syphilis oder Tuberkulose sowie Gicht, die Wegener-Granulomatose oder Kollagenosen sein. Die Erkrankung ist insgesamt selten. ◀

Klinik

Die **Skleritis** ist ernster zu nehmen als die Episkleritis: Sie kann bis zur Perforation des Bulbus fortschreiten und hat eine **schlechte Prognose**. Es imponiert eine schmerzhafte, tiefe Entzündung der Sklera mit **dunkelvioletter Verfärbung**, die zunächst sektorenförmig begrenzt ist, später diffuse Grenzen zeigt. Dazu kommen Chemosis, Lidschwellung und starke Schmerzen durch Reizung der Ziliarnerven. Sekundär können eine Keratitis und eine Iridozyklitis auftreten. **Differentialdiagnostisch** kommt in erster Linie eine Konjunktivitis infrage, die jedoch meist nicht scharf begrenzt ist.

Therapie

Die Erkrankung verläuft **chronisch** mit einer **hohen Rezidivrate**. Therapeutisch kommen lokale und systemische Kortikoidgaben zur Anwendung. Sofern die Grunderkrankung bekannt ist, wird diese behandelt. Bei entsprechender rheumatischer Grunderkrankung können auch Immunsupressiva wie Azathioprin oder Cyclophosphamid gegeben werden.

Episkleritis
▶ Hauptsymptom der Episkleritis ist ein rötlicher bis violetter schmerzhafter Knoten **(episkleritischer Buckel)** unmittelbar unter der Bindehaut, die in diesem Bereich eine ziegelrote, konjunktiyale Hyperämie zeigen kann (☞ Farbabb. 5.1).

Ziliare Injektion und **lokaler Druckschmerz** kommen hinzu. Eine Begleitiritis kann vorliegen. Als Therapie werden lokal Steroide gegeben. Die Prognose ist gut. ◀

5.2.2 Blaue Skleren

Durch eine verdünnte oder atrophische Sklera scheint die Aderhaut bläulich durch – einer der Lieblingskolibris des IMPP. Bei Neugeborenen kann dies noch normal sein, verschwindet jedoch im Laufe der ersten Lebensjahre.

Pathologischen Wert haben die blauen Skleren als typische Begleiterscheinung der **Osteogenesis imperfecta**. Sie können aber auch bei vielen anderen Bindegewebserkrankungen wie z.B. Marfan- und Ehlers-Danlos-Syndrom auftreten. Eine Therapie gibt es nicht.

5.2.3 Staphylom

Unter einem Staphylom wird eine **Dickenveränderung der Lederhaut** verstanden. Das **Staphyloma posticum** ist eine Ausstülpung des hinteren Augenpols bei extremer Myopie. Auch als Folge von Entzündungen kann die Sklera ausdünnen. Es entsteht ein **Sklerastaphylom**, durch das die Aderhaut bläulich durchschimmert. Diese Stellen können auch leicht erhaben sein. Eine Therapie gibt es nicht.

6 Die Linse

 Trübungen der Linse beeinträchtigen das Sehvermögen erheblich bis hin zur Blindheit. Insbesondere im Alter kommt es häufig zur Katarakt, weshalb eine routinemäßige Augenuntersuchung bei älteren Menschen zum Standard gehören sollte.

6.1 Anatomische Grundkenntnisse

6.1.1 Entwicklung

Im ersten Embryonalmonat stülpt sich Ektoderm in den Augenbecher und bildet die Linsengrube. Eine Mesodermschicht (später Hornhaut) wächst dazwischen und trennt die Linsengrube vom Ektoderm ab. Die Linsenblase ist entstanden. Der Augenbecher bleibt nach unten offen. Durch diesen Augenbecherspalt erfolgt die Gefäßversorgung der Linse durch die Hyaloidea-Gefäße, die zwischen dem 7. und 9. Fetalmonat vollständig obliterieren.

6.1.2 Aufbau

Die Zellen der Linsenblase bilden die Linsenkapsel, die in der Folge mit Linsenfasern ausgefüllt wird, und zwar vom Linsenäquator her (Übergang Vorder- zu Rückfläche, auch **generative Zone** genannt). Diese Linsenfaserzellen besitzen einen langen, mit dem transparenten Protein Kristallin angefüllten Zellfortsatz, der vom Äquator bogenförmig in die tieferen Linsenschichten zieht. In der sog. **Nahtfigur** treffen die Fasern auf einer Linie zusammen, die an der Spaltlampe sichtbar ist und die Form eines „y" besitzt. Das Wachstum der Linsenfasern geschieht zeitlebens, sie liegen in vielen Schichten übereinander – die älteren innen.

Die **Linsenvorderfläche** besitzt ein einschichtiges Epithel. Der **Linsenkern** besteht ebenso wie die Hinterfläche aus den Linsenfasern. Die **Linsenkapsel** umhüllt diese Strukturen. Die Linse ist frei von Gefäßen und Nerven. Im Alter nimmt sie an Volumen und Größe zu, ihre Verformbarkeit nimmt gleichzeitig ab (☞ Tab. 6.1).

Mit den feinen **Zonulafasern** ist die Linse am Ziliarkörper aufgehängt. Über diese Fasern wird der Zug der Ziliarmuskulatur vermittelt und die Linse auf unterschiedliche Dicke (= Veränderung der Brechkraft) eingestellt. Dieser Vorgang ist die **Akkommodation** und dient der Einstellung auf unterschiedlich entfernte Objekte. Der Ziliarkörper enthält **eine ringförmige und eine radiäre Muskelportion**. Zieht sich der Ringmuskel zusammen, so erschlaffen die Zonulafasern und die Linsengestalt wird mehr kugelförmig. Die Brechkraft nimmt dadurch zu. Bei ruhendem Ziliarmuskel ist die Linse deshalb für den Blick in die Ferne eingestellt (☞ Kap. 15.1).

Tab. 6.1: Linsenmaße	
Dicke	ca. 4 mm
Durchmesser	9 mm
Gewicht	ca. 170 mg
Brechkraft	19 – 33 Dioptrien

6.2 Untersuchung

▶ Bei **Inspektion mit dem bloßen Auge** lassen sich evtl. eine Linsenluxation oder eine fortgeschrittene Katarakt erkennen. Für die Katarakt ist dabei bei seitlicher Beleuchtung typisch, dass die Iris auf der Linsenvorderfläche einen Schatten wirft. Im auffallenden Licht wird eine graue Trübung in der Pupille sichtbar. Bei der **Durchleuchtung mit dem Augenspiegel** lassen sich Trübungen als Schatten vor dem rot aufleuchtenden Augenhintergrund sehen.

Die genaueste Untersuchung der Linse ist bei erweiterter Pupille mit Hilfe des **Spaltlampenmikroskops** möglich, mit dem der Untersucher durch die einzelnen Schichten hindurchfokussiert. ◀

6.3 Katarakt

▶ **Ätiologie**
Die **Katarakt** ist die Trübung der Augenlinse, im Volksmund der **graue Star**. ◀ In historischer Zeit zogen so genannte Starstecher durch die Gegend, die die Menschen von ihrem grauen Star befreiten. Ein beliebtes Verfahren war, durch starken Druck mit dem Daumen die Linse zu luxieren und in den Glaskörper zu drücken – und danach möglichst schnell den Ort zu wechseln, bevor die Komplikationen auftraten.

Ohne Linse braucht der Mensch ein Starglas von meist mehr als +12 Dioptrien. In den letzten Jahrzehnten ist die **Implantation intraokularer Linsen** zur Regeloperation geworden.

Klinik
Subjektives Symptom der Katarakt ist, dass die Patienten matt, unscharf oder wie durch einen Schleier sehen. Durch die Streuung des einfallenden Lichtes entstehen **Blendungserscheinungen**, z.B. beim Heraustreten aus einem dunklen Flur in helles Tageslicht. Insbesondere der in der hinteren Linsenkapsel lokalisierte graue Star **(Cataracta subcapsularis posterior)** verursacht solche Blendungen und reduziert das Sehvermögen sehr früh.

▶ Sitzt die Katarakt im Kern **(Kernkatarakt)**, so entsteht eine Kurzsichtigkeit und die Patienten können möglicherweise auf einmal wieder ohne Lesebrille lesen. Die Trübungen lassen sich bei Untersuchung mit der Spaltlampe genau klassifizieren und lokalisieren. ◀

Therapie
Die verschiedenen Kataraktformen werden durch Extraktion therapiert. Verschiedene Operationsverfahren stehen zur Verfügung:

- Das heute gebräuchlichste OP-Verfahren ist die **extrakapsuläre Extraktion** der Katarakt. Dabei wird die Linsenkapsel eröffnet und das getrübte Linsenmaterial aus dem Kapselsack entfernt. Die hintere Linsenkapsel bleibt stehen und stabilisiert so das Irisdiaphragma.
- Bis Anfang der 80er-Jahre war die **intrakapsuläre Kataraktextraktion** das gebräuchlichste Verfahren. Dabei wird die Linse im Ganzen zusammen mit dem Kapselsack entfernt, nachdem die Zonulafasern gelöst wurden. Vorteil des Verfahrens ist, dass keine Linsenteile im Auge zurückbleiben und sich kein Nachstar bilden kann. Als nachteilig zeigte sich, dass insbesondere Netzhautablösungen postoperativ häufiger als beim extrakapsulären Verfahren beobachtet wurden. Auch Luxationen des Glaskörpers in die Vorderkammer sind häufiger.
- Das Standardverfahren ist die **Phakoemulsifikation**. Dabei wird der Linsenkern mit Ultraschall zertrümmert, die Trümmer werden mittels einer Saug-Spül-Einrichtung abgesaugt. Vorteile der Methode sind u.a. ein kleinerer Schnitt zur Eröffnung des Bulbus, die Erhaltung des Halteapparates für eine intraokulare Hinterkammerlinse, eine kürzere postoperative Rehabilitationsphase und ein geringeres Risiko einer postoperativen Ablation retinae.

Am häufigsten implantiert werden heute **Hinterkammerlinsen**, die entweder im Kapselsack oder im Sulcus ciliaris fixiert werden (☞ Abb. 6.1). Im Gegensatz zu Vorderkammerlinsen, die an der Iris befestigt sind, kann bei den Hinterkammerlinsen unproblematisch der Augenhintergrund in medikamentöser Mydriasis untersucht werden. Folgende Klassen von **Intraokularlinsen (IOL)** können zum Einsatz kommen:

- faltbare IOL aus Acrylat oder Silikon
- nicht faltbare IOL aus PMMA (Polymethylmethacrylat, Plexiglas)
- monofokale IOL mit nur einer Refraktion

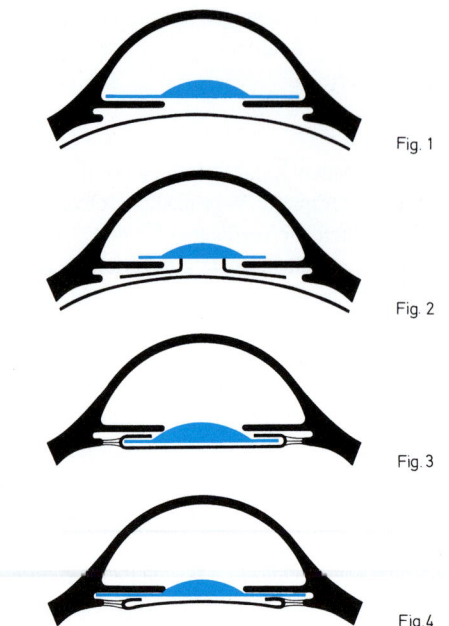

Abb. 6.1: Kunstlinsentypen
1 und 2 = Vorderkammerlinsen
3 und 4 = Hinterkammerlinsen

- multifokale IOL mit unterschiedlichen Refraktionen, auch MIOL abgekürzt
  - refraktive MIOL mit mehreren Zonen unterschiedlicher Refraktion
  - diffraktive MIOL mit zentraler refraktiver Optik und einer diffraktiven Rückfläche

In der klinischen Erprobung sind akkommodative IOL. Auf eine Implantation wird wegen potentieller Komplikationen meist dann verzichtet, wenn es sich um das letzte intakte Auge eines Patienten handelt. In diesen Fällen ist es erforderlich, die fehlende Brechkraft der Linse durch Sehhilfen zu ersetzen.

Dies ist bei einseitiger Katarakt nur mit implantierten Kunstlinsen oder Kontaktlinsen möglich, da eine Starbrille die Bilder vergrößert und so unterschiedlich große Netzhautbilder erzeugen würde, deren Fusion nicht mehr gelingt. Bei beidseitiger **Aphakie** (Linsenlosigkeit) kann auch eine Starbrille von +12 bis +17 Dioptrien verordnet werden.

Komplikationen
Bei einer Kunstlinsenimplantation können folgende Komplikationen auftreten: Infektion, Luxation des Implantats, Glaskörpervorfall, Irisprolaps, Synechien und Nachstarbildung. Der **Nachstar** entsteht durch übrig gebliebene Linsenzellen. Mit dem Laserstrahl lässt sich die dabei entstehende Membran ohne erneuten intraokularen Eingriff zerstören. Als Alternative steht die Diszision (Aufschlitzen der Nachstarmembran) zur Verfügung. Die genannten Komplikationen sind selten, in der Regel gewinnen die überwiegend alten Patienten durch die wiedererlangte Sehkraft ein hohes Maß an Lebensqualität zurück.

6.3.1 Angeborene Katarakt

Verschiedene Ursachen der angeborenen Linsentrübung sind bekannt:
- erblich
- Stoffwechselstörungen wie Galaktosämie, Aminoazidurie oder Lowe-Syndrom
- Infektionen während der Schwangerschaft:
  Die Linse wird während der 5.–8. Schwangerschaftswoche angelegt und ist in dieser Zeit noch nicht von ihrer Kapsel geschützt. Bei **Virusinfektionen der Mutter** können die Viren in das Linsengewebe gelangen und Trübungen hervorrufen.

Den größten Teil nehmen dabei Rötelninfektionen ein, die im 1. Trimenon erfolgen und zur beidseitigen Katarakt durch Persistieren der Erreger in der Augenanlage führen (Gregg-Syndrom, außer Katarakt noch Innenohrschwerhörigkeit und Herzmissbildungen). Mumps, Hepatitis und Toxoplasmose (2. Trimenon) folgen. Rötelnviren persistieren bis zu vier Jahre nach Geburt in der Linse. Auch Zytomegalie oder eine Varizelleninfektion können eine angeborene Katarakt auslösen.

Die getrübte Linse eines Säuglings führt unweigerlich zur **Deprivationsamblyopie** (irreversible Schwachsichtigkeit), wenn sie nicht rechtzeitig entfernt wird. Die sensible Zeit für die Entwicklung dieser Schwachsichtigkeit sind die ersten sechs Lebensmonate, so dass angeborene Katarakte möglichst innerhalb der ersten Lebenswochen operiert werden sollten. Im Anschluss muss die fehlende

Brechkraft durch Kontaktlinsen oder eine Brille ersetzt werden.

Bei **Galaktosämie** kann eine rechtzeitig in den ersten Wochen einsetzende Therapie die Linsentrübung beseitigen.

> **Merke!**
> Bei angeborener Katarakt immer daran denken, dass eine Deprivationsamblyopie verhindert werden muss.

Tab. 6.2: Kataraktstadien

Cataracta incipiens	erste Anzeichen ohne nennenswerte Trübungen
Cataracta immatura	Kombination initialer Trübungen; Sehstörungen
Cataracta matura	alle Schichten der Linse dicht getrübt
Cataracta hypermatura	Verflüssigung oder Verkalken der Linsenbestandteile

6.3.2 Cataracta senilis

Ätiologie
Die Pathogenese der Alterskatarakt ist noch nicht völlig geklärt.

Einteilung und Klinik
Die häufigste Form ist der **Rindenstar** (Cataracta corticalis), der sich **in zwei** Untergruppen unterteilen lässt:
- Zum einen in den **tiefen supranukleären Rindenstar**, die typische Alterskatarakt, und in den **subkapsulären oberflächlichen Rindenstar** mit hinterer Schalentrübung. Alterstare entwickeln sich meist beidseits. Die **tiefe Form** entwickelt sich nach dem 45. Lebensjahr und zeigt erst **Wasserspalten**, später **Speichentrübungen** der Linse, die typischerweise radiär vom Zentrum zur Peripherie streben wie Fahrradspeichen von der Nabe zur Felge. Es entwickelt sich in der Folge eine Kernsklerose (bräunlich), zu der weitere subkapsuläre Trübungen kommen und die schließlich in eine mature Katarakt (s. u.) übergeht. Der Prozess schreitet langsam fort, der Visus verschlechtert sich ebenfalls langsam.
- Der **oberflächliche subkapsuläre Rindenstar** entwickelt rasch die typische **hintere Rindentrübung**. Diese Form kann sich in jedem Lebensalter entwickeln und schnell in eine mature Katarakt übergehen. Diese führt früh zur Sehverschlechterung, der Nahvisus ist schlechter als der Fernvisus.

Weniger häufig kommt der **primäre Kernstar** (Cataracta nuclearis) vor. Hier findet sich zuerst eine braune Kernsklerose, ohne anfänglich den Visus merklich zu beeinflussen; der Prozess schreitet sehr langsam fort. Später wird der Kern grau-braun bis dunkelbraun (Cataracta nigra). Die Patienten entwickeln eine starke Brechungskurzsichtigkeit und Mehrfachbilder auf der Netzhaut.

Unter einer **maturen Katarakt** wird ein Stadium verstanden, in dem alle Schichten der Linse dicht getrübt sind (☞ Tab. 6.2).

Bei der **hypermaturen Katarakt** verflüssigen sich Linsenbestandteile, und der härtere Kern ist als Scheibe in dieser Masse zu erkennen **(Morgagni-Katarakt)**, oder die Linsensubstanz schrumpft und neigt zur Verkalkung. Die Morgagni-Katarakt neigt zur Spontanluxation nach Bagatelltraumen und kann so manche Wunderheilung erklären – aber leider auch ein Glaukom hervorrufen.

Folge kann ein phakolytisches Glaukom sein, das durch Übertritt von Linseneiweiß ins Kammerwasser entsteht.

> **Merke!**
> Die Entfernung einer unkomplizierten Katarakt ist heutzutage ein Standardeingriff, der meist bei sonst gesunden Patienten ohne Komplikationen auch ambulant durchgeführt werden kann.

6.3.3 Katarakt bei Augen- und Allgemeinleiden

Cataracta complicata
Diese Katarakt tritt meist infolge anderer Augenerkrankungen auf. Sie ist durch eine **hintere Schalentrübung** gekennzeichnet. Ursache können u. a. sein: chronische Iridozyklitis, rezidivierende Uveitiden, diabetische Retinopathie, Retinopathia pigmentosa, Glaukom, intraokulare Verletzungen, Ablatio retinae und Toxoplasmose.

Katarakt bei Allgemeinleiden

- Die Katarakt bei **Myotonie** besteht im Frühstadium aus vielen bunten Trübungspunkten in Form einer **Rosette**, später geht sie in eine allgemeine Trübung über.
- Bei **Diabetes mellitus** tritt eine schnell zunehmende **diffuse graue Quellung** mit Wasserspalten auf. Der gleiche Befund findet sich bei **Dialysepatienten**.
- Bei hypokalzämischer **Tetanie** finden sich im Frühstadium viele **graue Punkte** in der vorderen Kapsel.
- Die **Cataracta syndermatotica** wird bei Hautleiden wie chronischer Neurodermitis, Sklerodermie, Poikilodermie und Ekzemen beobachtet, hier finden sich im Frühstadium **radiäre, fleckförmige, weißliche Trübungen** am vorderen und hinteren Pol. Später entwickelt sich eine schildförmige Verdichtung der Kapselmitte.

Katarakt durch äußere Einwirkungen

Der **Strahlenstar** (Cataracta radiationis) kann schon durch niedrige Energiedosen (2 Gy) ausgelöst werden. Im Anfangsstadium findet sich eine hintere subkapsuläre Trübung mit einer typischen Doppelkontur.

Beim **Infrarot- oder Glasbläserstar** löst sich anfangs ein dünnes Häutchen von der Vorderkapsel, es wird als **Feuerlamelle** bezeichnet. Auch nach **Stromschlägen** kann eine subkapsuläre Katarakt auftreten.

Kortikoid-Katarakt

Bei lokaler oder systemischer Behandlung mit Kortikosteroiden kann eine schalenförmige, subkapsuläre Trübung des hinteren Linsenpols auftreten, die sich nach Absetzen der Medikation zurückbildet oder aber in unregelmäßige Trübungen von Kern und Rinde übergeht.

Cataracta traumatica

Nach dem Unfallmechanismus lassen sich zwei Formen unterscheiden:
- ▶ Bei der **Kontusionskatarakt** findet sich nach Prellung des Augapfels eine subkapsuläre Rosette an der Linsenvorderfläche, die lange unverändert bleiben kann, aber auch in eine Trübung der ganzen Linse übergehen kann (☞ Farbabb. 6.2). Den Patienten fällt oft zuerst eine leichte Abnahme der Sehschärfe auf. ◀
- Die **Perforationskatarakt** führt zur Linsenquellung innerhalb weniger Stunden, wenn durch eine Stichverletzung die Linsenkapsel perforiert wird und Kammerwasser in die Linse eindringt. Bei sehr kleinen Verletzungen kann die Trübung auch lokal begrenzt bleiben.

6.3.4 Cataracta secundaria

Unter der **Sekundärkatarakt** wird der **Nachstar nach extrakapsulärer Linsenextraktion** verstanden. Abhilfe durch Diszision oder Zerstörung der Membran mit dem Neodym-YAG-Laser. Ausführlich bereits in ☞ Kap. 6.3, Therapie, beschrieben.

6.4 Lageveränderungen

Typisches Symptom einer Lageveränderung der Linse sind **Zitterbewegungen von Iris und Linse**. Die Diagnose wird am besten an der Spaltlampe gestellt.

▶ Bei einem **Trauma** kann sich die Linse lösen. Wird sie nach hinten verlagert, kann ein **Glaskörperprolaps** die Folge sein (☞ Farbabb. 6.3). Kippt sie hingegen nach vorn, kann sich die Iris vorwölben und durch Verlegung des Kammerwinkels ein **akutes Glaukom** hervorrufen. Durch die Verlagerung aus der optischen Achse verliert die Linse ihre eigentliche Funktion und wird deshalb meist entfernt.

Das **Marfan-Syndrom** ruft am Auge das **Irisschlottern (Iridodonesis)** durch eine Subluxation der Linse hervor. Außerdem können ein Linsenkolobom, ein Glaukom und eine Kugellinse (Spärophakie) auftreten. ◀

Beim **Marchesani-Syndrom** findet sich ebenfalls eine Subluxatio lentis, dazu eine Kugellinse und oft eine abnorm kleine Linse.

Bei der in Mitteleuropa seltenen **Homozysteinurie** findet sich bei fast allen Patienten eine Subluxation.

7 Gefäßhaut, Uvea

 Die Gefäßhaut des Auges reagiert stark auf Entzündungsreize. Erkrankungen dieser Struktur können eng mit systemischen Erkrankungen in Zusammenhang stehen.

7.1 Anatomische Grundkenntnisse

Die Uvea enthält drei gefäßreiche Abschnitte: die **Iris (Regenbogenhaut)**, den **Ziliarkörper (Corpus ciliare)** und die **Aderhaut (Choroidea)**. Alle drei Abschnitte entstammen dem Mesoderm und reagieren stark auf Entzündungsreize. Die Blutversorgung erfolgt durch die A. ophthalmica: Über die kurzen Ziliararterien versorgt die A. ophthalmica die Aderhaut.

Die langen Ziliararterien ziehen in der Sklera zum Corpus ciliare und zur Iris. Dort bilden sie den Circulus arteriosus iridis, der mit dem Circulus arteriosus am Limbus corneae kommuniziert. Das venöse Blut fließt über die Vortex-Venen ab.

7.1.1 Die Iris

Aufbau
Die Iris ist eine dünne Gewebsscheibe, die vom vorderen Rand des Ziliarkörpers entspringt und wie ein Segel aufgespannt ist. Sie bildet so ein **Diaphragma**, welches in der Mitte die Pupille als Durchtrittsöffnung für die Lichtstrahlen frei lässt. Sie besteht vorn aus dem lockeren **Irisstroma**, hinten aus dem **Pigmentblatt**. Zwischen diesen Schichten liegen der radiär verlaufende M. dilatator pupillae (sympathisch innerviert) und der ringförmig um die Pupille liegende M. sphincter pupillae (parasympathisch innerviert). Die im vorderen Stromablatt eingelagerten **Chromatophoren** bestimmen die Farbe des Auges. Eine braune Iris enthält viele intensiv pigmentierte Chromatophoren, eine grüne deutlich weniger und eine blaue nahezu keine.

Funktion
Die Iris ist die **Blende des Auges**. Die Weite der Pupille reguliert die durchtretende Lichtmenge. Der M. dilatator öffnet die Pupille, der M. sphincter verkleinert ihre Öffnung.

7.1.2 Der Ziliarkörper

Aufbau
Der mit einem zweischichtigen Epithel bedeckte Ziliarkörper grenzt mit seinem hinteren, flachen Teil mit einer gezackten Linie, der Ora serrata, an die periphere Netzhaut. Der vordere, zottige Teil **(Pars plicata)** endet an der Hornhaut. Dieser Teil enthält den Ziliarmuskel und die stark vaskularisierten Ziliarfortsätze, in denen das Kammerwasser produziert wird. Auch die Fasern der Zonula Zinnii setzen hier an, an denen die Linse aufgehängt ist.

Funktion
Aufgaben des Ziliarkörpers sind zum einen die **Kammerwasserproduktion** in den Ziliarfortsätzen, zum anderen die **Akkommodation**. Durch Kontraktion des Ziliarmuskels erschlaffen die Fasern der Zonula Zinnii. Die Linse wölbt sich dadurch stärker und erhöht so ihre Brechkraft.

7.1.3 Die Aderhaut

Die Aderhaut besteht aus mehreren Schichten von Blutgefäßen. Sie liegt **zwischen Sklera und Retina** und versorgt die Sklera sowie die meisten Schichten der Retina. Ihre Blutfülle und ihr Pigment sorgen für den beim Augenspiegeln zu beobachtenden rötlichen Farbton. Die Gefäße weisen eine typische Läppchenstruktur auf; durch Anastomosen zwischen den Aa. ciliares werden Ausfälle einzelner Arterien meist kompensiert.

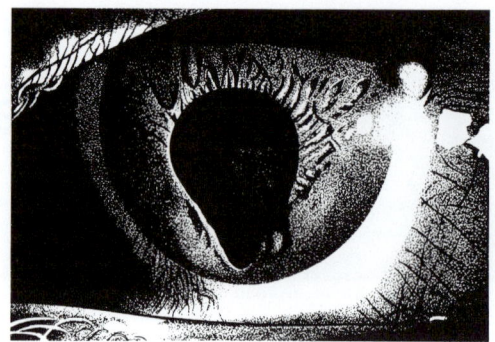

Abb. 7.1: Iriskolobom

7.2 Untersuchung

Die Irisoberfläche lässt sich mit fokaler Beleuchtung inspizieren, am besten an der **Spaltlampe**. Eine verwaschene Iriszeichnung weist auf eine Entzündung hin. Iriswurzel und Kammerwinkel sind nur mit dem **Gonioskop** zu erkennen (☞ Kap. 9.2).

Mittels direkter und indirekter Beleuchtung der Pupille lässt sich die **Pupillenreaktion** beurteilen. Innerhalb 1 s sollte sich die Pupille nach Beleuchtung seitengleich und ausreichend verengen. Zur Untersuchung der Pupille gehört auch die Beobachtung ihrer Form, besonders wichtig bei Schädel-Hirn-Traumen.

Als **Iridodonesis** wird das Schlottern der Iris nach Entfernung oder Subluxation der Linse (z. B. beim Marfan-Syndrom, ☞ Kap. 6.4) verstanden.

Irisdiagnostik: Die Irisdiagnostiker teilen die Iris in „Organfelder" ein. Veränderungen in bestimmten Gebieten sollen auf Störungen zugeordneter Organe hinweisen. Wissenschaftlich einwandfreie Erklärungen und Nachweise fehlen.

7.3 Fehlbildungen

7.3.1 Aniridie

Das **konnatale Fehlen der Iris** ist selten und wird oft zusammen mit anderen Fehlbildungen am Auge beobachtet (Fovea-Defekt, Kammerwinkel-Veränderungen und Glaukom). Die Vererbung erfolgt überwiegend dominant. Diese Patienten sind sehr lichtempfindlich.

7.3.2 Kolobom

Ein Kolobom ist ein **spaltförmiger Defekt der Iris** (☞ Abb. 7.1). Unterschieden werden **angeborene** und **erworbene** (OP, Trauma) Defekte. Ursachen für **angeborene Spaltbildungen** können dominante Vererbung oder Embryopathien (z. B. Thalidomid) sein. Die angeborenen Kolobome sind häufig mit anderen Missbildungen wie Mikrophthalmus verbunden und richten sich **meist nach nasal unten**. Sie können mit Kolobomen der Ader- und Netzhaut kombiniert sein. Besser und alltagstauglicher als die Bezeichnung „erworbenes Kolobom" sind konkrete Beschreibungen wie traumatischer Sphinkterriss oder Iridektomie.

7.3.3 Ektopie

Die Ektopie der Pupille ist eine **Verlagerung der Irisöffnung** aus der Mitte zur Peripherie, häufig mit schlitzförmiger Verformung. Diese Störung kann angeboren auftreten, aber auch durch Narbenstränge nach Verletzungen oder intraokularen Eingriffen hervorgerufen werden.

7.4 Entzündung (Uveitis anterior, posterior)

Ätiologie

Nach der **Ursache** lässt sich die seltene **exogene**, direkt infektiöse Uveitis nach Entzündungen der Hornhaut oder perforierenden Verletzungen von der wesentlich häufigeren **endogenen Form** unterscheiden. Die **akute endogene Uveitis** entsteht entweder bei Systemerkrankungen durch hämatogene Keimverschleppung (z. B. Toxoplasmose, Lues, Tuberkulose) oder als Krankheit mit immunologischer Ursache (Antigen-Antikörper-Reaktion). Auch rheumatische Erkrankungen und Vaskulitiden können mit einer Uveitis einhergehen, ebenso wie bestimmte HLA-Konstellationen dafür disponieren können. Auch ein entzündlicher Fokus im Körper kann eine Iridozyklitis verursachen.

Nach **anatomischen Gesichtspunkten** lassen sich folgende Formen differenzieren:
- **vordere (Iridozyklitis, Iritis)**
- **intermediäre (Zyklitis und periphere Uveitis)**
- **hintere (Chorioiditis und Retinitis)**
- **diffuse Form (Erkrankung aller Strukturen der Uvea)**

▶ Eine Reihe von **Allgemeinerkrankungen** kann mit Entzündungen der Uvea kombiniert sein:
- Der M. Bechterew geht sehr häufig mit einer Iridozyklitis einher.
- Bei der primär chronischen Polyarthritis werden chronisch rezidivierende Iritiden unterschiedlichster Ausprägung beobachtet.
- Bei der juvenilen rheumatoiden Polyarthritis findet sich am Auge außer einer Iritis noch eine bandförmige Hornhautdegeneration (☞ Farbabb. 7.2).
- Auch bei M. Harada, Still-Chauffard-Syndrom, M. Weil (Leptospirose), M. Boeck, M. Reiter und dem M. Behçet kommt eine Beteiligung der vorderen Uvea vor.
- Ebenso kann Zoster ophthalmicus eine Uveitis auslösen. ◀

> 💡 **Merke!**
> Eine erstmals aufgetretene Uveitis sollte über die lokale Behandlung hinaus stets eine intensive Suche nach möglichen auslösenden Systemerkrankungen zur Folge haben.

7.4.1 Akute Iritis (Iridozyklitis)

Ätiologie
Bei Erkrankungen der Iris sind meist **Iris und Ziliarkörper** als vordere Region der Uvea **gleichzeitig betroffen**, so dass in der Regel immer eine **Iridozyklitis** besteht und diese Bezeichnung auch be-

nutzt werden sollte. Begriffe wie Iritis und Zyklitis sind jedoch teilweise auch im Gebrauch. Die Einteilung erfolgt danach, welche Struktur vor allem betroffen ist:
- **U. anterior:** Iritis, Iridozyklitis. Sie kann eine Vielzahl von systemischen Grunderkrankungen als Ursache haben. Das Immungeschehen liegt in der Regel primär extraokulär. Häufigste Form, bis zu 60 % idiopathisch, die Entzündung ist steril. Zweithäufigster Grund sind HLA-B27-Syndrome, weitere Ursachen können Trauma (auch OP) oder Virusinfektion sein.
- **U. intermedia:** Betroffen können sein die Pars plana des Ziliarkörpers, Glaskörper und Netzhautperipherie. Häufig bei granulomatösen Erkrankungen.
- **U. posterior:** Entzündung hinter dem posterioren Rand der Glaskörperbasis. Häufige Ursachen: Toxoplasmose, herpetische Infekte, granulomatöse Erkrankungen, Sarkoidose, Lymphom.

Klinisch wird unterschieden zwischen der akuten und der chronischen Uveitis. Weitere ätiologische Unterscheidungen:
- exogen (durch äußere Faktoren, z. B. Verletzung, Geschwür oder – sekundär – bei Horn-, Leder-, Netzhauterkrankung sowie nach schwerer Verbrennung, Verätzung, Insektenstich) und endogen
- Infektionen
- mit sytemischer Grunderkrankung
- idiopathisch.

▶ **Klinik und Diagnose**
Die Symptomatik der **exogenen Form** besteht in erster Linie in einer **eitrigen Infektion**. Es finden sich eine gemischte ziliare Injektion mit dunkelroter, praller Hyperämie, ein Hypopyon in der Vorderkammer und eine verwaschen erscheinende Irisstruktur. Durch Eiweißexsudation in die Vorderkammer wird das **Tyndall-Phänomen** stark positiv (Lichtstreuung durch kolloidale Lösungen). Der Prozess schreitet schnell voran.

Anteriore Uveitis: Die Schmerzen sind sehr variabel, es besteht **Photophobie**, die Augen tränen. Die Patienten beschreiben einen **dumpfen Schmerz in der Tiefe des Auges** und **Schleier vor den Augen**. Bei der Untersuchung finden sich eine enge, langsam reagierende Pupille **(Reizmiosis)**, eine tiefe Injektion der ziliaren und konjunktivalen Gefäße mit Maximum am Limbus und eine **verwaschene Zeichnung der Iris**. In der Vorderkammer können Zellen und Fibrin auftreten. An der Rückseite der Hornhaut finden sich **Leukozyten-Präzipitate**. Spätfolgen können hintere **Synechien** sein (☞ Farbabb. 7.3). ◄

Intermediäre Uveitis: Verschwommene Sicht, Mouches volantes, keine Schmerzen.

Posteriore Uveitis: Schmerzlose schlechte Sicht, Mouches volantes, Gesichtsfeldausfälle. Fokale chorioretinitische Herde und Periphlebitis („Kerzenwachs") bis hin zu Gefäßverschlüssen in schweren Fällen können beobachtet werden.

Differentialdiagnose
Die wichtigste Differentialdiagnose ist ein **akuter Glaukomanfall**, da bei diesem keine Zeit verloren werden darf (☞ Kap. 9.3.2). Die Symptome sind in Tabelle 7.1 gegenübergestellt.

Komplikationen
Die **exogene Form** schreitet rasch voran und kann zu Glaskörperabszessen, Einschmelzen von Choroidea und Retina und zur Panophthalmie führen.

Komplikationen der **endogenen Form** können in erster Linie sein: ein membranöser Verschluss der Pupillenöffnung **(Occlusio pupillae)**, ein Sekundärglaukom, eine Cataracta complicata und die Ausbildung von **Synechien** (☞ Farbabb. 7.3). Diese Verklebungen entstehen durch Fibrinabsonderungen. Eine vordere Synechie besteht zwischen Hornhaut und Iris, eine hintere zwischen Linse und Iris. Nach Gabe von Mydriatika entsteht bei Synechien eine entrundete Pupille. Liegen Synechien rund um die Pupille, so entsteht die **Seclusio pupillae** mit meist eng bleibender Pupille.

Durch **Störungen der Kammerwasserzirkulation** kann ein **akutes Sekundärglaukom (Iris bombée)** mit Vorwölbung der Iris entstehen. Auch die Fibrinexsudationen können das Abflusssystem verlegen und so den Augeninnendruck erhöhen. Oft geht eine akute Iridozyklitis in eine chronische Form über.

Therapie
Facharzt! Bei der **exogenen Form** hoch dosiert Antibiotika. Bei der **endogenen Form** sind lokal hoch dosiert verabreichte Kortikosteroide das Medikament der Wahl. Besonders die subkonjunktiyale Injektion ist sehr wirksam. Um das Entstehen von Synechien zu verhindern, wird die **Pupille mit Parasympatholytika** (Atropin, Scopolamin, Tropicamid u. a.) **maximal weitgestellt**. Allerdings sollte vorher unbedingt ein enger Kammerwinkel ausgeschlossen werden, um nicht ein akutes Glaukom auszulösen (☞ Kap. 9.3.2). Wichtig ist die Kontrolle des Augeninnendrucks unter der Therapie. Soweit möglich und erkennbar, sollte zusätzlich zur Behandlung des Auges auch die Grundkrankheit behandelt werden.

7.4.2 Chronische Iritis (Iridozyklitis)

Klinik
Symptome der akuten Iridozyklitis finden sich auch bei der chronischen Variante, nur meist deutlich weniger ausgeprägt: leichte Lichtscheu, leichter dumpfer Schmerz, eine gemischte Injektion und Sehstörungen, Letztere insbesondere bei rezidivie-

Tab. 7.1: DD akute Iridozyklitis/akutes Glaukom/Konjunktivitis

	Iridozyklitis	Glaukom	Konjunktivitis
Palpation des Augapfels	normal	steinhart	normal
Rötung	gemischt, mehr ziliar	gemischt, mit Hyperämie	konjunktival
Maximum der Rötung	perikorneal	eher perikorneal	Lider und Lidwinkel
Hornhautoberfläche	klar	oft mit Trübungshauch	klar
Vorderkammer	normal	flach bis aufgehoben	normal
Pupille	Reizmiosis träge	eher weit, entrundet	normal
Schmerz	mäßig, dumpf	stark bis unerträglich, strahlt in die Stirn aus	eher leicht

renden Verläufen. An der Rückfläche der Hornhaut findet der Untersucher Präzipitate in der typischen dreieckigen Form.

Tyndall-Phänomen, Synechien, Occlusio und Seclusio pupillae, Sekundärglaukom, Cataracta complicata und Miosis werden ebenfalls bei der chronischen Variante beobachtet.

Therapie
Die Behandlung entspricht im Wesentlichen der der akuten Form.

Prognose
Rezidive sind häufig, ebenso die Miterkrankung des zweiten Auges.

7.4.3 Heterochromie-Zyklitis

▶ Sie tritt auf bei Heterochromie, also **zwei verschiedenfarbigen Augen**. ◀ Symptome sind Kataraktbildung, Glaukom, Hellfärbung der Iris, Präzipitate auf der Hornhautrückfläche, Trübung des Kammerwassers, Brückengefäße im Kammerwinkel. Keine Proteinexsudation, keine Synechien im Gegensatz zu anderen Formen der Indozyklitis, kaum Rötung. Sie spricht kaum auf Kortison an.

7.4.4 Chorioiditis (Chorioretinitis)

Ätiologie
Da Retina und Choroidea eng zusammen liegen, erkranken meist beide Schichten gemeinsam: Chorioretinitis.
- Meist tritt die Netz-Aderhaut-Entzündung herdförmig als **Chorioretinitis disseminata** auf, selten flächenhaft.
- Liegt ein solcher Herd in der Makula, kommt es sofort zu einem hochgradigen Visusverlust. In diesem Fall spricht man von einer **Chorioretinitis centralis**.
- Bei der **Chorioretinitis juxtapapillaris Jensen** liegt der Herd direkt neben der Papille und verursacht so sektorförmige Gesichtsfeldausfälle.

Als Verursacher gelten in vielen Fällen **Toxoplasmen**, wobei der Toxoplasmose-Titer nicht stark erhöht sein muss. Bei Infektion mit Toxoplasmen während der Embryonalzeit sind bleibende zentrale Narben mit entsprechenden Funktionsausfällen häufig. Andere Ursachen können Absiedelungen von Candida albicans, Tuberkulose (selten, bei Miliar-Tb) und rheumatische Erkrankungen sein.

Chorioretinitis disseminata

Klinik
Bei **zentralem Befall** starker Verlust der Sehkraft; **peripherer Befall** kann u.U. unbemerkt bleiben. Bei der Untersuchung des Augenhintergrundes finden sich gelbliche bis weißliche, unscharf begrenzte, ödematöse Herde, die eine zelluläre Exsudation unterschiedlicher Ausprägung in den Glaskörper verursachen können. Begleitend tritt eine leichte Iridozyklitis auf.

Verlauf
Das entzündliche Ödem verschwindet nach 1–3 Wochen. Zurück bleibt eine helle **Narbe** mit Funktionsverlust (Gesichtsfeldausfall an dieser Stelle). Rezidive sind häufig.

Therapie
Die Behandlung ist symptomatisch. Wichtigste Richtlinie ist, die Narben möglichst klein zu halten. Deshalb wird sofort eine systemische Therapie mit Kortikosteroiden begonnen, um die Entzündungsreaktion zu dämpfen. Die Grundkrankheit sollte auch kausal behandelt werden, bei Toxoplasmose z.B. mit Pyrimethamin, Clindamycin oder Trimethoprim.

Diffuse Chorioretinitis

Ätiologie
Ursachen einer diffus verlaufenden Entzündung können eine Röteln-Infektion des Embryos oder des Kindes sein, außerdem Infektionen mit dem Zytomegalievirus oder Herpes simplex, oft bei Immunsupression oder AIDS.

▶ Die HIV-Infektion führt am Auge am häufigsten zu Nekroseherden in der Retina als Folge der Zytomegalie-Retinitis (☞ Kap. 11.4.6). Auch Lues II kann zu einer diffusen Chorioretinitis führen. ◀

Klinik
Bei Röteln-Befall findet der Untersucher oft nur noch das Narbenstadium mit Funktionsausfällen. Bei den übrigen genannten Virusinfektionen tritt

ein plötzlicher starker Visusverlust mit unregelmäßigen weißlichen Verfärbungen am Augenhintergrund auf. Dieses Stadium geht später in eine Atrophie der befallenen Bereiche über. Bei Lues sind feine dunkle Pigmentierungen typisch, der sog. **Pfeffer- und Salz-Fundus**.

Therapie
Bei Herpes-Infektion Therapie mit Aciclovir, bei Zytomegalie Ganciclovir.

7.4.5 Sympathische Ophthalmie

▶ **Ätiologie**
Die sympathische Ophthalmie ist eine schwere Entzündung der gesamten Uvea eines unversehrten Auges, nachdem das zweite Auge eine schwere penetrierende Verletzung erlitten hat. Die Erkrankung ist eine **Autoimmunreaktion** auf ein bislang nicht identifiziertes Antigen. ◀

Klinik und Diagnose
Die Erkrankung kann noch **Jahre nach dem Trauma** auftreten. Frühe Symptome sind plötzliche Lichtscheu, Rötung beider Augen, Herabsetzung der Akkommodationsbreite, Tränen, dumpfe Druckschmerzen besonders im Ziliarkörperbereich und Verschwommensehen. In der **Fluoreszenzangiographie** zeigen sich multiple punktförmige fluorescin-positive Areale.

Bei der Untersuchung finden sich konjunktivale oder gemischte Injektion, positives Tyndall-Phänomen, Miosis und zelluläre Infiltration des Glaskörpers. Ein Papillenödem, eine Neuritis nervi optici und ein Sekundärglaukom können ebenfalls auftreten.

Therapie
Enukleation des ursprünglich verletzten Auges und lokal Kortikosteroide am verbleibenden, dazu Immunsuppressiva. Systemisch können ebenfalls Kortikosteroide gegeben werden.

7.5 Tumoren

Tumoren am Auge entstehen meist primär, Metastasen finden sich am ehesten beim Mammakarzinom. ▶ **Gutartige Tumoren** sind Angiome der Netz- und Aderhaut und Naevi der Choroidea.

Der häufigste **bösartige Tumor** ist das **maligne Melanom**. Fast immer ist nur ein Auge betroffen. Das maligne Melanom findet sich eher in der Aderhaut (☞ Farbabb. 7.4) als in der Iris. ◀

An der Iris wachsen Melanome als dunkle Knoten, oft in der Gegend des Kammerwinkels. Histologisch werden **Spindel-A-, Spindel-B-** sowie **Epitheloidzellen** unterschieden. Epitheloidzellige maligne Melanome sind prognostisch ungünstiger als spindelzellige.

Der Altersgipfel liegt zwischen dem 40. und 60. Lebensjahr. Farbige erkranken seltener, Blauäugige häufiger.

Klinik
Iristumoren werden häufiger früh entdeckt, da sie gut zu sehen sind. ▶ **Aderhauttumoren** hingegen machen erst sehr spät Symptome, wenn der Tumor die Netzhautmitte erreicht. Spätsymptome können ein Sekundärglaukom und eine Netzhautvorwölbung oder -ablösung sein. ◀

▶ **Diagnose**
Die Diagnose von Tumoren der Choroidea wird anhand der **Augenhintergrunduntersuchung**, der **Diaphoskopie** (Durchleuchtung des Augapfels), der **Ultraschalluntersuchung** sowie einer **Fluoreszenzangiographie** gesichert. ◀

Therapie
Im Frühstadium kann durch Lasertherapie oder Radionuklid-Therapie das Auge evtl. gerettet werden. Bei großen Tumoren bleibt oft nur die Enukleation des Augapfels, bei Skleradurchbruch eine Exenteratio orbitae. Die Prognose ist mäßig bis schlecht.

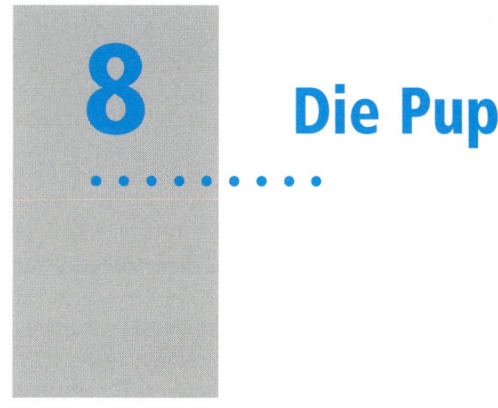

8 Die Pupille

 Die Pupille hat nicht nur eine Bedeutung für die Augenheilkunde, sondern liefert darüber hinaus eine Menge wichtiger Hinweise, beispielsweise bei neurologischen Erkrankungen.

8.1 Anatomische Grundkenntnisse

8.1.1 Aufbau und Funktion

Die Pupille ist die runde Öffnung, durch die die Lichtstrahlen die Iris passieren. Sie ist die **Blende des Auges** und korrigiert optische Mängel des Systems durch Abblendung von Randstrahlen. Ihre Weite wird von zwei Muskeln gesteuert: Der **M. dilatator pupillae** erweitert die Pupille und sorgt so für die **Mydriasis** (Pupillenerweiterung). Sein Gegenspieler ist der **M. sphincter pupillae**, er verengt die Pupille und erzeugt die **Miosis** (Pupillenverengung).

8.1.2 Innervation

Der M. dilatator wird vom Sympathikus, der M. sphincter vom Parasympathikus innerviert. Die **sympathischen Nervenfasern** entstammen dem Centrum ciliospinale (C6 bis Th12) und gelangen über den sympathischen Grenzstrang zum Ganglion cervicale superius. Von hier aus ziehen die Fasern im sympathischen Geflecht der A. carotis interna weiter zum Ganglion Gasseri. Von dort gelangen sie mit dem N. nasociliaris über das Ganglion ciliare zum M. dilatator pupillae und zur Ziliarmuskulatur.

Die **parasympathischen Fasern** gelangen aus dem Edinger-Westphal-Kern über den N. oculomotorius zum Ganglion ciliare und werden dort umgeschaltet. Sie verlaufen weiter als Nn. ciliares breves zum M. sphincter pupillae und zur Ziliarmuskulatur.

Die Pupillenreflexbahn gelangt über den N. opticus, über das Chiasma opticum, den Tractus opticus und die Vierhügelplatte (Tectum opticum) zum Edinger-Westphal-Kern und von da zum Mittelhirn. Einige Fasern gelangen aber erst aus der Sehstrahlung und der Rinde zu den Mittelhirnkernen. Von hier zieht die efferente Bahn über das Ganglion ciliare zur Iris.

8.2 Untersuchung

Zur Inspektion der Pupillen gehört die Beobachtung, ob beide Pupillen gleich weit, rund und bei durchschnittlichem Tageslicht mittelweit sind (ca. 3 mm).

8.2.1 Direkte und indirekte Lichtreaktion

Ein überschwelliger Lichtreiz löst die Pupillenreaktion aus. Bei der **direkten Lichtreaktion** wird geprüft, ob sich am beleuchteten Auge eine prompte (maximal nach 1 s, Latenzzeit max. 0,2 s) und ausgiebige Miosis einstellt. Bei der **indirekten Lichtre-**

aktion betrachtet der Untersucher, ob bei Beleuchtung eines Auges die Pupille des nichtbeleuchteten Auges die Reaktion konsensuell mitvollzieht.

> **Merke!**
> Bei Anwendung von pupillenerweiternden Substanzen sollte immer ein Engwinkelglaukom ausgeschlossen werden, da die Irisbasis bei Mydriasis den Kammerwinkel verlegen und so ein akutes Glaukom verursachen kann.

8.2.2 Naheinstellungsreaktion

Wechselt der Blick von einem weit entfernten auf ein in unmittelbarer Nähe gelegenes Objekt, so verengen sich die Pupillen. Beide Augäpfel bewegen sich gleichzeitig nach innen. Durch den **Akkommodationsvorgang** entsteht wieder ein scharfes Bild auf der Netzhaut. Zur Beurteilung der Naheinstellungsreaktion führt der Untersucher einen Finger aus einiger Entfernung bis ca. 20 cm vor die Augen des Patienten. Physiologischerweise müssen dabei eine Konvergenz der Bulbi und eine Miosis auftreten.

Sowohl Miotika als auch Mydriatika kommen zu **diagnostischen** und **therapeutischen Zwecken** zur Anwendung. Ein peripheres **Horner-Syndrom** beispielsweise lässt sich mit Hilfe zweier Mydriatika vom zentralen unterscheiden: Noradrenalin 0,1 % (normalerweise unwirksam) ruft bei peripherer Sympathikusläsion eine starke Mydriasis hervor, 2–4 %iges Kokain hingegen nicht, da die Neurotransmitter an den Nervenendigungen fehlen. Beim zentralen Horner-Syndrom ist die Wirkung der beiden Medikamente genau umgekehrt.

8.2.3 Pupillomotorische Erregbarkeit der Netzhaut

Reagiert eine Pupille bei direkter Beleuchtung auf Licht, so nimmt dieses Auge Licht wahr. Eine Reizleitung muss also mindestens bis zum Corpus geniculatum erfolgen. Die Pupillomotorik hängt ab von der sensorischen Leistung der Retina, der Leitung im Sehnerven, der Akkommodation und der Änderung der Beleuchtungsstärke.

8.3 Medikamentöse Beeinflussung

Die Übertragersubstanz für den parasympathisch innervierten M. sphincter pupillae ist Acetylcholin. **Miotika** sind Parasympathomimetika wie Acetylcholin, Pilocarpin, Carbachol (direkte Parasympathomimetika), Histamin, Opiate sowie reversible Cholinesterase-Hemmstoffe wie Physostigmin, Fiuostigmin und Neostigmin (indirekte Parasympathomimetika).

▶ **Mydriatika** sind parasympatholytisch wirksame Substanzen wie Atropin, Scopolamin, Homatropin, Tropicamid und Cyciopentolat sowie die Sympathomimetika Adrenalin, Phenylephrin, Ephedrin, Hydroxyamphetamin und Kokain. ◀

8.4 Störungen der Pupillomotorik

8.4.1 Absolute Pupillenstarre

Ursache der **absoluten Pupillenstarre** sind periphere Schädigungen des N. oculomotorius. Die Pupille ist weit sowie oft entrundet. Direkte und indirekte Lichtreaktion fehlen, die Konvergenzreaktion ist gestört. Anamnestisch sollte eine medikamentöse Mydriasis vor aufwendiger Diagnostik ausgeschlossen werden. Die Therapie richtet sich nach der Grundkrankheit.

8.4.2 Reflektorische Pupillenstarre

Bei der reflektorischen Pupillenstarre (**Argyll-Robertson-Phänomen**) sind die direkte und die indirekte Pupillenreaktion auf Licht eingeschränkt.

Ursache ist eine Läsion zwischen prätektaler Region und Edinger-Westphal-Kern, z. B. bei Tabes dorsalis, Prozessen im Okulomotorius-Kerngebiet und progressiver Paralyse.

Symptome sind ungleich weite, enge und entrundete Pupillen, denen Dunkelmydriasis sowie direkte und indirekte Lichtreaktion fehlen. Die Erweiterungsreaktion erfolgt langsam und ist unvollständig, die Naheinstellung erfolgt überschießend mit extremer Miosis.

8.4.3 Amaurotische Pupillenstarre

▶ Die **amaurotische Pupillenstarre** ist das Kennzeichen der totalen Erblindung eines Auges.

Die direkte Lichtreaktion ist erloschen, die konsensuelle Reaktion am betroffenen Auge und die Konvergenzreaktion jedoch bleiben erhalten. Die Pupillen sind gleich weit. ◀

8.4.4 Pupillotonie

Die Pupillotonie ist eine **harmlose Störung** mit unklarer Ursache, die oft einseitig auftritt (☞ Abb. 8.1). Die mittelweite, entrundete Pupille reagiert bei schneller Prüfung weder direkt noch indirekt auf Licht. Nach längerem Abwarten kann sich schließlich eine unergiebige Verengung zeigen. Die **Konvergenzreaktion** führt zu einer langsamen, aber ergiebigen Verengung der Pupille, die sich nur langsam wieder erweitert. Sie wird zur Abgrenzung gegenüber der reflektorischen Pupillenstarre benutzt. Zur Diagnose kann auch Acetyl-β-Methyl-Cholin (Mecholyl 2,5 %) benutzt werden: An der normalen Pupille erzeugt es keine Miosis, bei Pupillotonie jedoch eine starke Verengung.
An der Spaltlampe fallen wurmartige Kontraktionen des Irissphinkters auf.
Kombiniert mit der Pupillotonie können die Patellarsehnen- und Achillessehnen-Reflexe fehlen **(Adie-Syndrom)**.

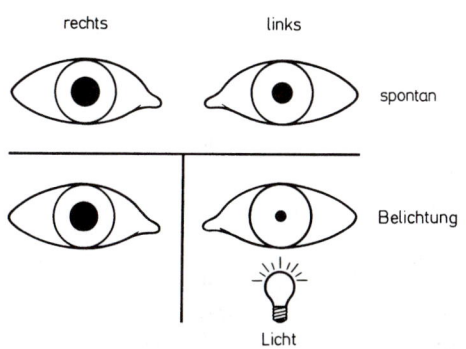

Abb. 8.1: Pupillomotorik

8.4.5 Miosis, Mydriasis

Miosis bezeichnet die Pupillenverengung unter 2 mm Durchmesser. Sie ist zu beobachten bei reflektorischer Pupillenstarre, Morphium- und Heroineinnahme, nach Gabe von Miotika, E-605-Intoxikation (sehr enge Pupillen!), oder als **Reizmiosis** z. B. bei Iritis, bei Neurolues, Halsmarkläsionen und beim Horner-Syndrom. Physiologischerweise tritt sie auch im Schlaf, als kochleopupillarer Reflex nach lauten Geräuschen und bei Blendung mit sehr hellem Licht auf. Eine im Alter oft auftretende Miosis ist ohne Krankheitswert. Die Pupille wird u. a. auch verengt durch Ergotamine, Reserpin, α-Methyldopa, Phentolamin, Chlorpromazin und Haloperidol.

Mydriasis ist die Pupillenerweiterung über 5 mm Durchmesser und tritt u. a. auf bei intraokularer Druckerhöhung, bei extra- oder subduralen Blutungen auf der Seite des Herdes, bei Hypothyreose, Kokainabusus, Okulomotoriusparese, Atropin- oder Kohlenmonoxid-Intoxikation und in tiefer Bewusstlosigkeit. Bei Reizen wie Schreck, Schmerz oder Lust sowie im Dunkeln sind weite Pupillen physiologisch. ▶ Substanzen wie z. B. Salicylate, Paraldehyd, Imipramin, Akineton und Antihistaminika erweitern die Pupille ebenfalls. ◀

Sowohl bei Miosis als auch bei Mydriasis sollte in der Anamnese die Frage nach Einnahme entsprechender Medikamente immer vor dem Beginn aufwendiger Diagnostik stehen.

8.4.6 Anisokorie

Beträgt die Differenz zwischen den beiden Pupillen mehr als 1 mm, heißt dieser Zustand Anisokorie. In seltenen Fällen ist die Anisokorie angeboren, die Pupillenreaktionen sind dann normal. Krankhafte Ursachen können sein: einseitiger Glaukomanfall, Synechien, Iridozyklitis, Tabes dorsalis, Hirndrucksteigerung, Horner-Syndrom, Pupillotonie oder Schädel-Hirn-Trauma.

9 Vorderkammer und Glaukom

 Das Glaukom ist immer noch eine der häufigsten Erblindungsursachen – dabei wäre diese traurige Statistik bei konsequenter Vorsorgeuntersuchung und Prävention leicht zu verändern!

9.1 Anatomische Grundkenntnisse

Die **Vorderkammer** wird nach ventral durch die Kornea, nach lateral durch den Kammerwinkel und nach dorsal durch die Iris begrenzt (☞ Abb. 9.1). Die Grenzen der **Hinterkammer** sind ventral die Iris, lateral der Ziliarkörper und dorsal die vordere Glaskörpergrenzmembran. Beide Hohlräume enthalten Kammerwasser.

Produktionsort für das Kammerwasser ist der **Ziliarkörper**. Es wird in die Hinterkammer sezerniert, gelangt durch die Pupille in die Vorderkammer und fließt schließlich durch das Trabekelwerk und den Schlemm-Kanal ab. Das Verhältnis aus Zufluss und Abfluss entscheidet über den intraokularen Druck; pro Minute werden 2–4 ml gebildet. Das Ziliarepithel bildet eine Diffusionsbarriere zwischen Blut und Augenkammern (Blut-Kammerwasser-Schranke).

Der **Kammerwinkel** liegt dort, wo sich Hornhaut, Sklera, Ziliarkörper und Irisbasis am nächsten sind. Seine besondere Bedeutung erhält er durch das in seiner Spitze liegende Trabekelwerk und den Schlemm-Kanal. Das **Trabekelwerk** besteht aus feinen Bälkchen, deren Netz zum Schlemm-Kanal hin in eine Endothelschicht übergeht, die das Kammerwasser passieren lässt. Der **Schlemm-Kanal** entsendet schließlich Abflusskanälchen durch die Sklera, die in den episkleralen Venenplexus münden.

9.2 Untersuchung

9.2.1 Palpation

▶ Als Orientierungshilfe dient die **Palpation der Bulbi**. Bei geschlossenen Augen blickt der Patient nach unten, der Untersucher palpiert beide Bulbi zugleich. Größere Druckdifferenzen und die steinharten Bulbi beim akuten Glaukom können so palpiert werden (evtl. Vergleich mit eigenen Augen bzw. zweiter Person). ◀

Normwerte: Der mittlere Augendruck liegt bei 15 mmHg, die Obergrenze ist 22 mmHg. Über

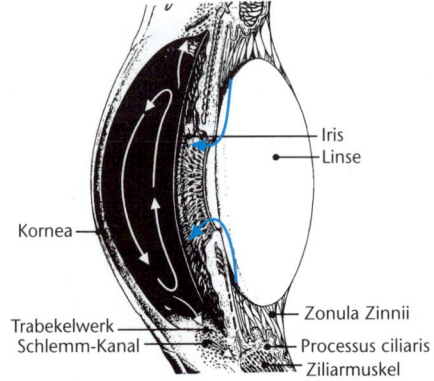

Abb. 9.1: Vorderkammer

22 mmHg besteht Glaukomverdacht, über 26 mmHg ist der Druck sicher erhöht. Die **Tensionswerte schwanken sinusförmig im Tagesrhythmus** (morgens hoch, Abfall im Lauf des Tages). Die Tagesschwankungen sollten 4 mmHg nicht überschreiten. Beim Glaukom sind die Schwankungen größer.

> **Merke!**
> Ein einmalig gemessener, normaler Augendruckwert schließt ein Glaukom genausowenig aus wie ein einmalig normaler Blutdruckwert eine Hypertonie.

9.2.2 Tonometrie

Mit der Tonometrie lässt sich der **intraokulare Druck** bestimmen. Zwei Verfahren stehen zur Verfügung:
- ▶ Bei der **Impressionstonometrie nach Schiötz** liegt der Patient bei der Messung, die Hornhautoberfläche wird betäubt und das Tonometer aufgesetzt. Ein kleiner Senkstift dellt die Kornea ein, an einer Skala wird der Druck abgelesen. Da hier die Rigidität des Auges gemessen wird, kommt es z. B. bei Myopie zu Messfehlern. ◀
- Bei der **Applanationstonometrie nach Goldmann** wird nach Tropfanästhesie der Hornhautscheitel mit einem Messkörperchen abgeflacht und die dazu notwendige Kraft ermittelt. Das Verfahren ist weniger störanfälliger als die Methode nach Schiötz und kann an der Spaltlampe im Sitzen durchgeführt werden.

9.2.3 Vorderkammertiefe und der Kammerwinkel

Die **Vorderkammertiefe** kann bei seitlicher Beleuchtung auch mit einer Taschenlampe abgeschätzt werden. Beim Engwinkelglaukom wölbt sich die Irisbasis vor und nähert sich der Hornhaut, die Vorderkammer erscheint flach.

Der **Kammerwinkel** ist nur mit dem **Gonioskop** zu erkennen. Dieses Kontaktglas wird nach Lokalanästhesie und Einträufeln von Methylzellulose auf die Hornhaut gesetzt. Ein etwas geneigter Spiegel im Glas erlaubt den Einblick in den Kammerwinkel. Geachtet wird auf die Weite des Kammerwinkels, Synechien zwischen Iris und Kammerwinkelwand (Goniosynechien), Gefäßneubildungen und abnorm starke Pigmentablagerungen.

9.2.4 Perimetrie

▶ Die Perimetrie dient der **Untersuchung des Gesichtsfeldes**.
Zur Orientierung dient der **Parallelversuch**, bei dem sich Untersucher und Patient gegenübersitzen. ◀ Ein Auge ist abgedeckt, das andere fixiert das gegenüberliegende des Arztes. Der Arzt führt einen Gegenstand von außen in das Gesichtsfeld, der Patient gibt an, wann er den Gegenstand sieht. Das Gesichtsfeld des Patienten wird so grob mit dem des Arztes verglichen.

Das **Perimeter** macht den Befund objektivierbar. Der Patient schaut in eine Halbkugel, in die Lichtpunkte projiziert werden, und gibt an, wenn er einen Punkt sieht. Jeder Punkt in dieser Halbkugel entspricht einem Punkt auf der Netzhaut des Patienten. Über eine Mechanik können diese Stellen auf einem Diagramm festgehalten werden.

Verschiedene **Verfahren** werden durchgeführt:
- Die **Schwellenwertbestimmung** misst die Empfindlichkeitsschwellen für weißes oder farbiges Licht und ist geeignet, sehr kleine Skotome (Gesichtsfeldausfälle) nachzuweisen. Insbesondere bei der Glaukomdiagnostik ist diese Methode sehr wichtig, weil damit das zentrale 30°-Gesichtsfeld erfasst wird (Lokalisation des Bjerrum-Skotoms, s. u.).
- Ein anderes Verfahren zur schnelleren Orientierung ist die **Bestimmung der Isopteren**, bei der eine Reizmarke von außerhalb des Gesichtsfeldes nach innen geführt und die Stelle notiert wird, bei der die Marke gerade eben gesehen wurde. Durch Verwendung verschiedener Reizmarken entstehen so Linien gleicher Empfindlichkeit (Isopteren).

Auch Computer-Perimeter sind gebräuchlich, sie arbeiten meist mit der Schwellenwert-Bestimmung.

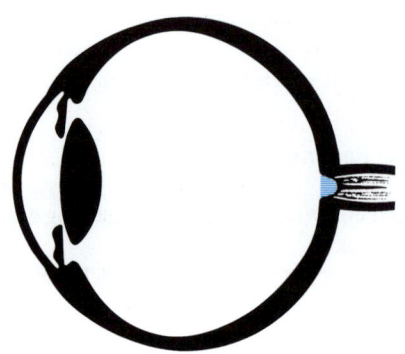

Abb. 9.2: Excavatio papillae

9.3 Glaukom

▶ Kennzeichnend für die Erkrankung ist die **Erhöhung des intraokularen Drucks**, zumeist durch eine **Störung des Kammerwasserabflusses** bei normaler Kammerwasserproduktion. **Hauptkomplikation** ist die **Druckschädigung des Sehnervs**, die über Gesichtsfeldausfälle bis zur Erblindung führen kann. Durch die Druckschädigung nimmt die Vertiefung in der Papille, die Excavatio papillae, zu (glaukomatöse Excavatio, ☞ Abb. 9.2). ◀

▶ Typischer **Perimeterbefund** beim Glaukom ist das **Bjerrum-Skotom**, ein ring- oder bogenförmiger Gesichtsfeldausfall, der vom blinden Fleck ausgeht und durch Druckschädigung der Nervenfaserbündel entsteht (☞ Abb. 9.3). Im Spätstadium ist das Gesichtsfeld bis auf eine zentrale Insel und einen temporalen Halbmond komplett ausgefallen. ◀

▶ **Sekundäre Glaukome** (z.B. nach Trauma oder Iridozyklitis) werden unterschieden von **primären Glaukomen**. Zu diesen gehören das angeborene Glaukom, das Engwinkelglaukom (akute Form) und das Offenwinkelglaukom (chronische Form). **Ursache** ist in der Regel bei allen Formen eine **Abflussbehinderung**. ◀

9.3.1 Kongenitales Glaukom (Hydrophthalmus)

▶ **Ätiologie**
Der Hydrophthalmus (auch **Buphthalmus** = Ochsenauge) ist eine Vergrößerung des Bulbus durch pathologische Augeninnendruckwerte bei noch wachsendem Auge. Er kommt häufig beidseits vor. Ursache ist die Verlegung des Kammerwinkels durch persistierendes mesodermales Gewebe (**Barkan-Membran**). ◀

▶ **Klinik und Diagnose**
Subjektive **Symptome** sind Lichtscheu, hochgradige Myopie und Tränenträufeln. Bei der Untersuchung finden sich eine vertiefte Vorderkammer, eine atrophische Iris und eine entrundete Pupille, ein vergrößerter Hornhautdurchmesser über 12 mm beim kongenitalen Glaukom, ein vergrößerter Augapfel, Hornhauttrübungen durch Einreißen der Descemet-Membran sowie eine Papillenexkavation.

Tonometrie und Gonioskopie (Nachweis von Gewebe im Kammerwinkel) sichern die Diagnose. Wichtig ist auch die Messung des Hornhautdurchmessers. ◀

Therapie
Ohne Operation **erblindet** das betroffene Auge. Prinzip der Operation ist die Schaffung eines Abflussweges. Dafür stehen zur Verfügung: die **Goniotomie nach Barkan** (das mesodermale Gewebe wird unter gonioskopischer Kontrolle mit einem feinen Messer durchtrennt) oder die **Trabekulotomie nach Harms** (Öffnung des Schlemm-Kanals zur Kammer hin).

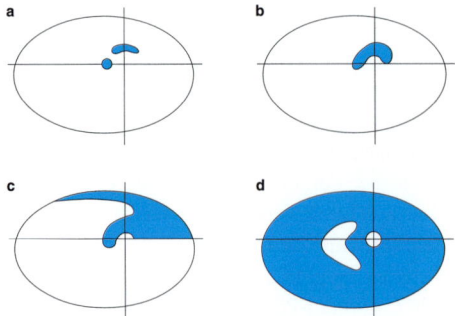

Abb. 9.3: Schematische Darstellung charakteristischer Gesichtsfeldausfälle beim Glaukom. Linkes Auge.
Parazentralskotom bei frühem Glaukom (a), Bjerrum-Skotom (b), Bjerrum-Skotom mit zusätzlichem fortgeschrittenem Rönne-Sprung (= nasaler, keilförmiger Gesichtsfeldausfall), der direkt in das Bjerrum-Skotom übergeht (c). Bei fortgeschrittenem Glaukom bleiben eine kleine, nasale Insel und ein kleines zentrales Gesichtsfeld übrig (d) (aus [3]).

9.3.2 Engwinkelglaukom/ Glaukomanfall !!!!

Ätiologie
Ursache des Glaukomanfalls, auch **akutes primäres Glaukom** genannt, ist eine zu flach angelegte Vorderkammer. Auch eine starke Hyperopie oder eine zu dicke Linse können dazu führen. Der Winkel zwischen Iris und Hornhaut ist klein, die teilweise oder komplette Verlegung des Trabekelwerks verursacht die Drucksteigerung. Solange kein Winkelblock einen akuten Glaukomanfall hervorruft, spricht man vom **Engwinkelglaukom** (drohendes Glaukom, **Glaucoma congestivum**). Die Druckwerte beim Engwinkelglaukom schwanken stark.

▶ Die vollständige Verlegung des Trabekelwerkes durch die Irisbasis ruft den akuten, schmerzhaften Glaukomanfall **(Winkelblock)** mit extremen Druckwerten hervor. **Auslösende Faktoren** können psychischer Stress, Mydriatika, Allgemeinnarkose oder die Einnahme anticholinerger Substanzen sein. ◀

▶ **Klinik des Engwinkelglaukoms**
Subjektive Prodromi wie **Augen- und Kopfschmerzen** werden oft nicht ernst genommen. Bei Druckspitzen können auch gelegentlich **Schleier vor den Augen** und **farbige Ringe um Lichtquellen** wahrgenommen werden. Ursache dafür ist das Epithelödem der Hornhaut. Bei der Untersuchung finden sich normale oder erhöhte Druckwerte, eine flache Vorderkammer, eine vorgewölbte Iris und gerötete Augen durch vermehrte Blutfülle in den Bindehautgefäßen. Gesichtsfelddefekte und eine glaukomatöse Papillenexkavation lassen sich ebenfalls häufig nachweisen. ◀

▶ **Klinik des akuten Anfalls**
Der Anfall beginnt mit **Sehverschlechterung**, der Patient sieht **farbige Ringe um Lichtquellen und Nebel**. Dazu kommen **heftige Augen- und Kopfschmerzen**. Die **Pupille** ist **weit und reaktionsarm**. Die Symptomatik kann vorübergehend abklingen und wiederkehren. Bei Übergang in den akuten Anfall tritt ein **massiver Sehverlust** auf mit stärksten, pulsierenden Augenschmerzen sowie Schmerzausstrahlung in den Trigeminusbereich und den gesamten Körper. Dazu kommen **häufig Übelkeit und Erbrechen**, oftmals so heftig, dass ein akutes Abdomen vorgetäuscht wird.

Der Bulbus ist bei der Palpation steinhart, die Tensionswerte bei der Messung extrem erhöht, bis über 80 mmHg. ◀ Die **Pupille** ist bei der Untersuchung **entrundet, erweitert und lichtstarr**. Lidödem, Tränenträufeln und gemischte Injektion können auch beobachtet werden. An der Spaltlampe finden sich ein Epithelödem der Hornhaut, eine flache oder aufgehobene Vorderkammer und ein verlegter Kammerwinkel.

Differentialdiagnose
Die wichtigste Differentialdiagnose ist die Iritis (☞ Tab. 7.1). Druck messen!

Therapie des Engwinkelglaukoms
Da auch gelegentliche Druckspitzen den Sehnerv schädigen und das Engwinkelglaukom jederzeit in ein akutes übergehen kann, sollte eine **prophylaktische Therapie mit Miotika** durchgeführt werden, damit der Kammerwinkel nicht blockiert wird. Dauerhafte ▶ Abhilfe verschafft nur eine Operation, z.B. die **basale Iridektomie**, bei der ein kleines Stück der Irisbasis entfernt wird und so ein Kurzschluss zwischen Hinterkammer und Trabekelwerk entsteht. Mit dem Laser kann eine **Argonlaser-Trabekuloplastik** (Verbesserung des transtrabekulären Kammerwasserabflusses durch Zerstörung von Trabekelwerkendothelzellen) durchgeführt werden. Infrage kommen auch eine **Laser-Iridoplastik** (Erweiterung der Kammerwinkelbucht durch Straffung der peripheren Iris) oder die **YAG-Laser-Iridotonie** (Schaffung einer Verbindung zwischen Hinter- und Vorderkammer). ◀

Therapie des akuten Anfalls

> **Merke!**
> Über einem akuten Glaukomanfall darf die Sonne nicht untergehen – sonst geht beim Patienten „das Licht aus". Deshalb sofort mit Behandlung beginnen und unverzüglich in fachärztliche Behandlung!

▶ Primäre Drucksenkung durch 1 %ige Pilocarpin-Augentropfen alle 10 Minuten, Acetazolamid (Carboanhydrasehemmer, Diamox®) oral oder i.v., osmotische Diurese durch Glycerin per os oder Mannit 20 % i.v. ◀ Eine ausreichende Analgesie gehört zur Therapie. Hochprozentiger Alkohol (z. B. Weinbrand) per os kann den Augendruck ebenfalls senken. Ein akuter Glaukomanfall gehört sofort in die Fachklinik, es droht Erblindung!

Nach Drucksenkung sollte operativ eingegriffen werden (s. o.), um Rezidive zu verhindern.

Vor Applikation pupillenerweiternder Medikamente muss immer ein enger Kammerwinkel ausgeschlossen werden.

9.3.3 Offenwinkelglaukom (Glaucoma simplex)

Ätiologie
Das Glaucoma simplex bei weitem (offenem) Kammerwinkel (auch **Weitwinkelglaukom** genannt) ist die **häufigste Form des Glaukoms** und die **häufigste Erblindungsursache** in den Industrieländern. Die Morbidität steigt mit zunehmendem Alter, insbesondere nach dem 40. Lebensjahr. Ursache ist eine **Abflussbehinderung im Trabekelwerk**, dessen Gesamtquerschnitt reduziert ist. Die Tagesschwankungen der Druckwerte sind viel geringer als beim Engwinkelglaukom.

Klinik
Bis zum Eintreten irreversibler Schäden wie hochgradigem Gesichtsfeldausfall oder gar Erblindung eines Auges bleibt das Glaukom sehr oft asymptomatisch. Bei der klinischen Untersuchung werden der Augendruck, die Exkavation der Papille und das Gesichtsfeld untersucht.

▶ **Therapie**
Der **Augeninnendruck** muss **durch medikamentöse Behandlung dauerhaft gesenkt** werden. Dazu werden heute in erster Linie lokal β-Blocker verwandt, die als 0,1 – 0,5 %ige Augentropfen (2-mal täglich) den Druck senken. Sie lassen Pupille und Akkommodation unbeeinflusst. ◀

Kontraindikationen für den Einsatz von β-Blockern sind obstruktive Lungenerkrankungen, Asthma (β-Blocker können auch bei topischer Applikation Bronchospasmen auslösen) und Herzrhythmusstörungen.

▶ Die **Erweiterung der Abflusswege** ist das Wirkprinzip des Miotikums Pilocarpin. **Nebenwirkungen** sind zum einen die verengte Pupille, zum anderen bei jungen Patienten ein Akkommodationsspasmus mit Myopie. Schmerzen im Bereich des Ziliarkörpers werden ebenfalls beschrieben. Die Tropfen müssen alle 5 – 6 Stunden gegeben werden. Alternativen sind Carbamylcholin, Adrenalin, Physostigmin und Progstigmin. ◀

Senkt die medikamentöse Therapie den Druck nicht dauerhaft oder nehmen die Skotome trotz Therapie zu, ist eine **Operation** indiziert:
- Eine gebräuchliche Methode ist die **Goniotrepanation**, bei der ein kleines Stück Sklera entfernt und für das Kammerwasser ein Abfluss unter die Bindehaut geschaffen wird.
- Bei der **Trabekulotomie** wird der Schlemm-Kanal zur Kammer hin geöffnet.
- Bei der **Zyklophotokoagulation** wird mit einem Laser der Ziliarkörper verödet. Durch die Reduktion des Drüsengewebes kommt es zu einer geringeren Kammerwasserproduktion und somit zu einer Senkung des Augeninnendruckes. Während des Eingriffs wird eine Lasersonde so auf das Auge aufgesetzt, dass der Laserstrahl transskleral und transkunkunktival seine maximale Energie im Ziliarkörper entfaltet (Transsklerale Dioden- und YAG-Laser-Zyklophotokoagulation). Pro Sitzung werden mehrere Herde appliziert. Die Narbenbildung im Ziliarkörper ist meist nach 6 bis 8 Wochen abgeschlossen.

Prophylaxe
Spätestens ab dem 40. Lebensjahr **regelmäßige Tensionskontrollen** beim Augenarzt, insbesondere bei familiärer Belastung.

9.3.4 Sekundäres Glaukom

Ein sekundäres Glaukom ist eine Druckerhöhung als Folge einer Augenerkrankung. Mögliche **Ursachen** sind eine **Iridozyklitis**, bei der Verwachsungen des Kammerwinkels den Abfluss behindern, oder **intraokulare Tumoren**, die den Kammerwinkel blockieren.

Der **Verschluss der Zentralvene** und eine **Linsenluxation** können ebenso zum sekundären Glaukom führen wie eine **Pseudoexfoliation** der vorderen Linsenkapsel (Ablagerung weißlichen Materials auf der Linsenvorderfläche und/oder an anderen Strukturen des vorderen Augenabschnitts), eine perforierende **Bulbusverletzung** oder die **Rubeosis iridis** (ausgeprägte Blutfüllung der Iris mit Neovaskularisation und Abflussbehinderung, ☞ Farbabb. 9.4) bei Diabetes mellitus. Folge der Rubeosis können außerdem Blutungen in die Vorderkammer sein.

Kortikosteroid-Glaukom
Nichts sorgt so zuverlässig für blendend weiße Augen wie ein Tropfen Kortison. Aber bis zu 40 % der Bevölkerung reagieren anlagebedingt auf längere Kortisontherapie mit einer Augendruck-Erhöhung. Prednisolon 1× täglich als Augentropfen über 2 Wochen kann ausreichen, um eine Tensionserhöhung zu provozieren. Auch die systemische Anwendung kann zum Glaukom führen, jedoch seltener.

Bei rechtzeitigem Absetzen der Medikamente kann die Druckerhöhung reversibel sein, aber auch wie ein chronisches Offenwinkelglaukom fortschreiten.

> **Merke!**
> Deshalb: Kortison am Auge kritisch verordnen, nicht für Bagatellerkrankungen und am besten nur durch den Ophthalmologen.

M. Sturge-Weber-Krabbe
Deutlichstes Symptom ist der **Naevus flammeus** im Bereich eines oder zweier Trigeminus-Äste. Am Auge finden sich Buphthalmus und Sekundärglaukom durch den Naevus vasculosus der Choroidea. Hinzu kommen Hämangiome an Lid und Uvea.

9.3.5 Absolutes Glaukom

Das absolute Glaukom ist das **Endstadium** eines unbehandelten Glaukoms. An dem blinden Auge finden sich eine atrophische Papille, eine weite, starre Pupille und eine atrophische Iris. Linsen- und Hornhauttrübungen können hinzukommen. Das absolute Glaukom kann in die **Phthisis bulbi** (Schrumpfen des Augapfels) übergehen. Bei Schmerzen und Phthisis kann der Bulbus entfernt werden.

10 Der Glaskörper

 Der Glaskörper stützt die anatomischen Strukturen des Auges. Er kann an einer Reihe von pathologischen Prozessen beteiligt sein.

10.1 Anatomische Grundkenntnisse

10.1.1 Aufbau

Der Glaskörper (Corpus vitreum) hat ein Volumen von rund 4 ml und bildet damit rund 65 % des Augeninhaltes. Er endet vorn mit der Glaskörpergrenzmembran hinter der Linse und grenzt im Übrigen an die Netzhaut (☞ Abb. 10.1). Nur an der Ora serrata und am Papillenrand ist der Glaskörper befestigt. Er ist frei von Gefäßen und Nerven. Die gallertige, klare Masse des Glaskörpers besteht zu 98 % aus Wasser, das an Schwefelsäurereste der Hyaluronsäure gebunden ist und Riesenmoleküle bildet.

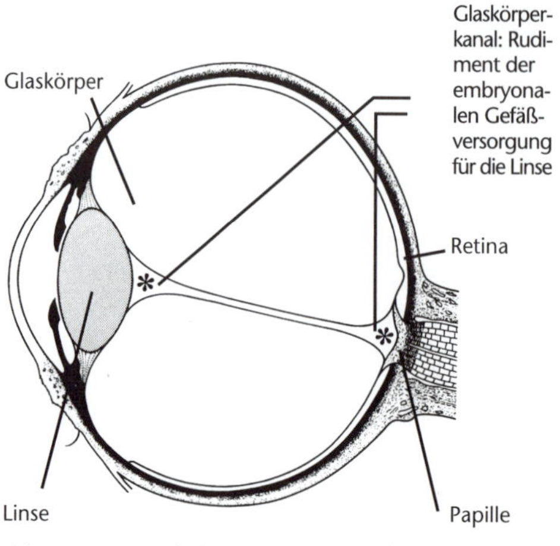

10.1.2 Entwicklung

Zuerst entsteht der primäre Glaskörper, der ebenso wie die Linsenanlage von den Hyaloidalgefäßen ernährt wird. Später wird der primäre Glaskörper vom sekundären abgelöst. Im Laufe des Lebens beginnt der Glaskörper sich zu entmischen und zu verflüssigen (**Synchisis**). Im mittleren Lebensalter ist eine flüssige Phase von einer Gel-Phase zu unterscheiden.

10.1.3 Funktion

Der Glaskörper puffert Druck-, Zug- und Stoßkräfte ab, presst die Retina gegen die Netzhaut und erhält die Form des Auges.

10.2 Untersuchung

Trübungen im Glaskörper erkennt der Untersucher mit Hilfe des **Augenspiegels** oder der **Spaltlampe** unter Durchleuchtung. **Verschattungen** des Glaskörpers durch Tumoren, Fremdkörper oder Flüssigkeitsansammlungen lassen sich mit Hilfe der **Diaphanoskopie**, der diaskleralen Durchleuchtung, erkennen. Mit Hilfe eines Lichtleiters wird in einem

Abb. 10.1: Der Glaskörper

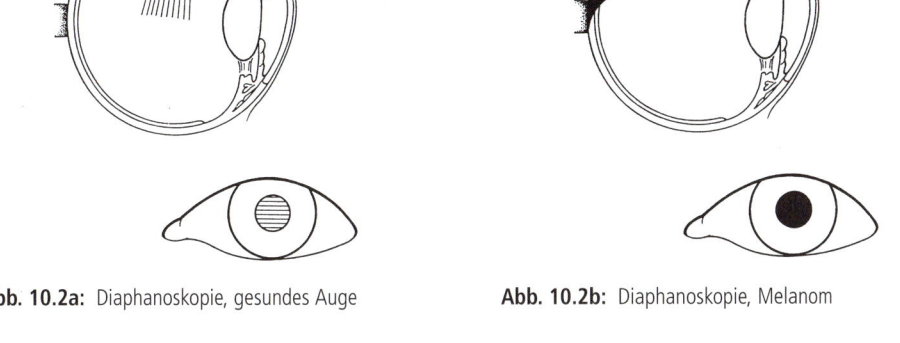

Abb. 10.2a: Diaphanoskopie, gesundes Auge   **Abb. 10.2b:** Diaphanoskopie, Melanom

völlig abgedunkelten Raum Kaltlicht direkt auf den Augapfel gebracht. Normalerweise leuchtet die Pupille rot auf, auch der Ziliarkörper kann abgegrenzt werden (☞ Abb. 10.2). Tumoren lassen sich als Schatten erkennen.

Mit Hilfe der **Echographie** lassen sich Verdichtungen des Glaskörpers, Netzhautablösungen oder intraokulare Fremdkörper lokalisieren. Auch die Länge des Augapfels lässt sich mit Hilfe der Ultraschalluntersuchung messen.

10.3 Trübungen

10.3.1 Fliegende Mücken (Mouches volantes)

Mouches volantes sind **Verdichtungen des Glaskörpers**, die besonders bei Blick gegen einen hellen Hintergrund störend als unregelmäßig geformte, durchsichtige Gebilde empfunden werden, die bei Blickbewegung wegschwimmen. Sie treten insbesondere im **Alter** und bei **Kurzsichtigkeit** auf und entstehen durch Destruktionsvorgänge im Glaskörper.

Solange sie nicht zusammen mit Erkrankungen auftreten, sind die Mouches volantes harmlos und bedürfen **keiner Therapie**. Vermehrtes Auftreten kann jedoch auch ein **Hinweis auf eine Netzhautablösung** sein. **Differentialdiagnostisch** abgegrenzt werden muss ein schwarzer Mückenschwarm bzw. Rußregen bei Netzhautrissen (subjektive Symptomatik bei einer kleinen Glaskörperblutung).

10.3.2 Blutungen in den Glaskörper

▶ Glaskörpereinblutungen können aus sklerotischen Netzhautgefäßen, bei Gerinnungsstörungen, Hypertonie, Periphlebitis retinae, diabetischer Retinopathie, Netzhautablösungen und -rissen, Zentralvenen-Astverschlüssen, intraokularen Verletzungen, retrolentaler Fibroplasie und Tumoren entstehen.

Je nach Ausprägung finden sich alle Stufen von kleinen Trübungen bis hin zu einer diffusen Glaskörpertrübung. Subjektive Symptome können vom **Rußregen** bis zum plötzlichen Sehverlust reichen. ◀

Das Ausmaß der Blutung lässt sich mit Hilfe der **Diaphanoskopie** und per **Ultraschall** feststellen. Die **Echographie** wird auch eingesetzt, um eine Ablatio retinae bei nicht mehr einsehbarem Augenhintergrund auszuschließen. Die Therapie richtet sich nach der Grundkrankheit.

10.3.3 Beteiligung des Glaskörpers an pathologischen Prozessen

▶ **Pathologische Vaskularisationen** des Glaskörpers können die Folge einer proliferativen diabetischen Retinopathie sein, aber auch nach Zentralvenenthrombosen, verschiedenen retinalen Gefäßerkrankungen und beim M. Eales (☞ Kap. 11.3.7) auftreten. Sie können Glaskörperblutungen verursachen und durch Ausbildung von Narbensträngen die Netzhaut von ihrer Unterlage abziehen ◀ **(Traktionsablatio**, ☞ Kap. 11.5.2).

Infiltrationen haben verschiedene Ursachen. Durch Verletzungen oder hämatogen können Keime in den Glaskörper gelangen und einen **Glaskörperabszess** hervorrufen. Die Pupille leuchtet bei der Augenspiegelung schmutzig-gelb. Der Prozess ist rasch progredient, die Therapie muss schleunigst eingeleitet werden. Beim Diabetes mellitus können pathologische Vaskularisationen in den Glaskörper auftreten, die Quelle für Blutungen in den Glaskörper sein können.

Mykosen rufen **perlschnurartige Infiltrate** des Glaskörpers hervor und führen später zu einer diffusen Trübung des Glaskörpers.

10.4 Amaurotisches Katzenauge

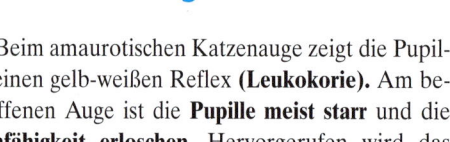

▶ Beim amaurotischen Katzenauge zeigt die Pupille einen gelb-weißen Reflex **(Leukokorie).** Am betroffenen Auge ist die **Pupille meist starr** und die **Sehfähigkeit erloschen**. Hervorgerufen wird das Phänomen durch das Vordringen einer weiß-braunen Masse hinter die Linse. Ursachen hierfür können ein Retinoblastom (☞ Kap. 11.6.1, häufigste Ursache), eine retrolentale Fibroplasie bei der Retinopathia praematurorum (☞ Kap. 11.4.6), ein Glaskörperabszess, ein persistierender hyperplastischer Glaskörper, M. Coats, eine völlige Netzhautablösung oder ein Gliom bzw. Pseudogliom sein. ◀

Die häufigste Ursache für einen **einseitigen Mikrophthalmus beim Neugeborenen** ist der persistierende hyperplastische primäre Glaskörper, der sich ebenfalls durch **Leukokorie** äußert. Hinter der Linse findet sich eine weißliche, vaskularisierte, fibröse Masse. Abgeklärt werden müssen das Retinoblastom und die retrolentale Fibroplasie.

10.5 Persistierender hyperplastischer primärer Glaskörper

Der persistierende hyperplastische primäre Glaskörper (PHPV) ist eine **retrolentale Gewebemasse**, deren Ursache die fehlende Regression des primären Glaskörpers ist. Sie ist mit der A. hyaloidea oder deren Resten verbunden. Zumeist fällt eine einseitige Leukokorie auf (weißliche Masse hinter der Linse). Der PHPV tritt sporadisch auf, es gibt keinen nachgewiesenen Erbgang – wohl aber Assoziationen mit Trisomie 21, Incontinentia pigmenti oder retinale Dysplasie Reese-Blodi. Bei anteriorem PHPV kann der Augeninnendruck erhöht sein.

11 Netzhaut (Retina)

 Die Netzhaut ist ein vorgeschobener Teil des Gehirns. Ihre Untersuchung liefert wertvolle Hinweise sowohl auf Erkrankungen des Auges als auch bei systemischen Erkrankungen, wie beispielsweise der Hypertonie. Kenntnisse über die Retina sind deshalb für jeden Arzt unabdingbar.

11.1 Anatomische und physiologische Grundkenntnisse

11.1.1 Entwicklung

Die Netzhaut ist entwicklungsgeschichtlich ein vorgeschobener Teil des Gehirns. Aus dem inneren, einschichtigen Blatt der sekundären Augenblase bildet sich die Netzhaut, aus dem mehrschichtigen äußeren Blatt das Pigmentepithel. Beide Blätter legen sich aufeinander, ohne jedoch miteinander zu verwachsen. Ein Spaltraum bleibt, der sich später bei Netzhautablösungen mit Flüssigkeit füllt und die Netzhaut vom Pigmentepithel abhebt. Nur im Bereich der Ora serrata und der Papille sind Retina und Pigmentepithel sowohl miteinander als auch mit der Sklera verwachsen. Die beiden Blätter werden durch den Druck des Glaskörpers und physikalische Anziehungskräfte aufeinander gehalten.

11.1.2 Aufbau

Die Netzhaut besteht aus mehreren Schichten (☞ Abb. 11.1). Fällt ein Lichtstrahl auf die Netzhaut, so durchquert er zuerst die **Nervenfaserschicht**, dann die **Ganglienzellschicht** sowie die **innere und äußere Körnerschicht** (innen = zum Glaskörper hin, außen entsprechend vom Glaskörper

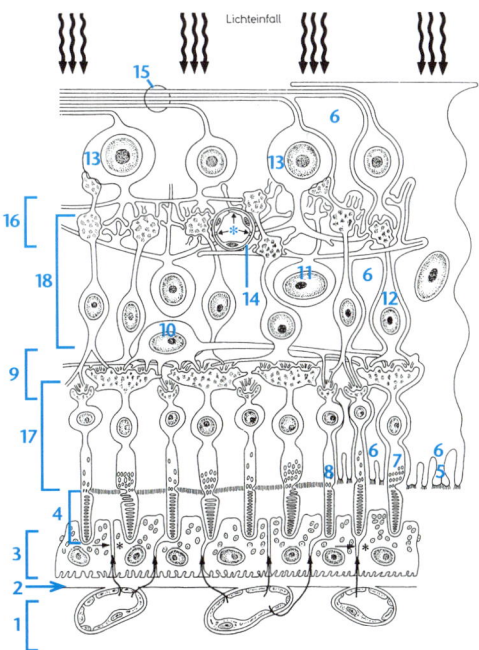

Abb. 11.1: Strukturbild der Retina.
1 Choriocapillaris, 2 Bruch-Membran, 3 Pigmentepithel mit Zonula occludentes* (Blut-Retina-Schranke), 4 Außenglieder der Stäbchen und Zapfen, 5 Membrana limitans externa, 6 Müller-Stützzellen, 7 Zapfen, 8 Stäbchen, 9 erste Synapsenzone (äußere retikuläre Schicht), 10 Horizontalzelle, 11 amakrine Zelle, 12 Bipolarzellen, 13 Ganglienzellen, 14 Retinagefäß mit Zonula occludentes* (Blut-Retina-Schranke), 15 Optikusfaserschicht, 16 zweite Synapsenzone, 17 äußere Körnerschicht, 18 innere Körnerschicht

weg). Die äußere Körnerschicht enthält die **Photorezeptoren Stäbchen und Zapfen**. Durch diesen inversen Aufbau ist die intensivere Versorgung der äußeren Körnerschicht durch die Gefäßhaut gewährleistet.

Funktionell lässt sich die Retina in **drei Abschnitte** unterteilen, Stäbchen und Zapfen bilden dabei das erste Neuron. Die in der inneren Körnerschicht gelegenen bipolaren Schaltzellen werden als das zweite Neuron aufgefasst und die in der Ganglienzellschicht angesiedelten Optikus-Ganglienzellen bilden das dritte Neuron.

Das Licht erreicht das erste Neuron also erst, nachdem es das zweite und dritte passiert hat.

Die **Aufgaben der Photorezeptoren** sind unterschiedlich. Die rund 120 Millionen **Stäbchen** sind daran schuld, dass nachts alle Katzen grau sind. Sie liefern lediglich Hell-Dunkel-Empfindungen, sind jedoch wesentlich empfindlicher als die Zapfen und ermöglichen das Sehen in der Dämmerung. Die größte Stäbchendichte findet sich direkt neben der Makula sowie zur Netzhautperipherie hin. Der paramakuläre Bezirk ist in erster Linie für das Dämmerungssehen zuständig. Die 6,5 Millionen **Zapfen** hingegen versammeln sich insbesondere zur Makula hin. Drei verschiedene Zapfentypen für Blau, Gelb und Grün lassen sich unterscheiden.

Besonders in der Netzhautperipherie findet sich das Prinzip der **Signalkonvergenz**. Durch komplexe Verschaltung werden die Reize aus den fast 127 Millionen Rezeptorzellen auf die 800.000 bis 1.000.000 Fasern des N. opticus zusammengeführt. Durch Verstärkung bzw. Hemmung bestimmter Signale findet bereits in der Retina eine Selektion der ankommenden Signale statt: Bei sehr großer Lichtintensität reagieren zwar die einzelnen Photorezeptoren, die Weiterleitung wird jedoch durch hemmende Prozesse blockiert. Durch diese Anpassungsprozesse wird der Mensch in die Lage versetzt, die in der natürlichen Umwelt vorkommenden, extremen Helligkeitsunterschiede zu bewältigen.

▶ Die **Macula lutea** (gelber Fleck) liegt etwa 4 mm temporal der Papille und enthält die **Fovea centralis**, die Stelle des schärfsten Sehens. ◀ In der Fovea centralis sind nur noch Zapfen vertreten. Beiseitegedrängte Gefäß- und Nervenschichten ermögli-

chen hier ungestörten Lichteinfall sowie hohe Sehschärfe.

11.1.3 Gefäßversorgung

Arterien und Venen der Netzhaut bilden ein Endgefäßsystem ohne Kollateralen. Das Gefäßsystem der Retina wird aus der A. centralis retinae gespeist, die ihre Zuflüsse aus der A. ophthalmica erhält. Die Zentralarterie tritt mit dem Sehnerv in den Bulbus ein und teilt sich in viele kleine Äste auf, die die Netzhaut bis einschließlich der inneren Körnerschicht versorgen (☞ Abb. 11.2). Der venöse Abfluss erfolgt über die V. ophthalmica zum Sinus cavernosus.

Die in der äußeren Körnerschicht sitzenden Rezeptorzellen werden per Diffusion über das Pigmentepithel ernährt. Löst sich die Retina vom Pigmentepithel ab, so sterben Stäbchen und Zapfen ab.

11.2 Untersuchung

11.2.1 Untersuchung des Augenhintergrundes

Die Untersuchung des Augenhintergrundes erfolgt üblicherweise mittels der **Ophthalmoskopie** in diagnostischer Mydriasis. Dabei vorher sicherstellen, dass keine flache Vorderkammer vorliegt (Gefahr des Winkelblocks)! Der Augenhintergrund wird systematisch Gebiet für Gebiet abgesucht, Veränderungen anhand einer Skizze dokumentiert.

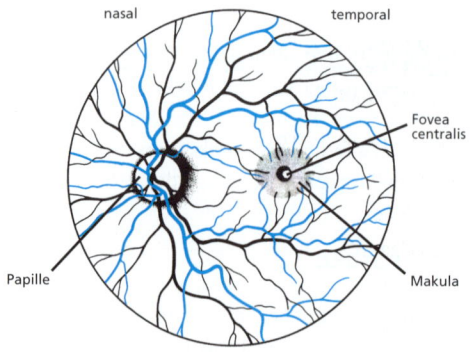

Abb. 11.2: Gefäßversorgung der Netzhaut (blau = venös)

Drei Methoden stehen zur Untersuchung des Augenhintergrundes zur Verfügung:
- ▶ Beim **Spiegeln im aufrechten Bild** lassen sich bei 16facher Vergrößerung nur kleine Areale überblicken. Mit dem Augenspiegel in der rechten Hand inspiziert der Untersucher mit seinem rechten Auge das rechte Auge des Patienten, links entsprechend.
- Das **Spiegeln im umgekehrten Bild** verschafft bei durchschnittlich vierfacher Vergrößerung einen Überblick über große Areale der Retina. Dabei hält der Untersucher eine Linse von 14–30 Dioptrien ungefähr 10 cm vor das Patientenauge. In ca. 40–70 cm Entfernung davon entsteht das Bild. ◀
- Das **Spiegeln mit Dreispiegel-Kontaktglas** schließlich ermöglicht zusätzlich die Untersuchung der äußeren Netzhautperipherie. Dabei wird über einen Spiegel der Blick in die gewünschte Region ermöglicht. Bei der indirekten Ophthalmoskopie ist der Überblick über die Netzhaut größer als bei der direkten Ophthalmoskopie.

▶ Die normale **Fundusfarbe** ist rötlich, nasal und temporal etwas dunkler. Die **Arterien** sind hellrot, haben einen breiten Reflexstreifen und zeigen keine Pulsationen; pulsierende Arterien sind immer pathologisch. Die dunkelroten **Venen** sind etwas dicker als die Arterien. Sie haben einen schmalen Reflexstreifen und pulsieren deutlich, da der intraokulare Druck und der Gefäßdruck fast gleich sind. Die feinen Aufzweigungen der Gefäße sind in der Regel nicht zu erkennen. Die Macula lutea ist völlig gefäßfrei, die zentral gelegene Fovea centralis zeigt den äußeren Ring- bzw. Wallreflex und den sichelförmigen Zentral- oder Foveolarreflex. ◀ Der Normalbefund der Papille ist ausführlich in Kapitel 12.1 beschrieben.

11.2.2 Farbsinnprüfung und Farbsinnstörungen

Farbsinnprüfung

Auf **pseudoisochromatischen Tafeln nach Ishihara oder Stilling-Hertel** wird ein Mensch mit einer Störung des Farbsinnes irregeführt, da er bestimmte Farben anhand ihres Helligkeitswertes identifiziert. So kommt es zum typischen Verwechseln oder Nichterkennen bestimmter Bildinhalte. Eine sichere Differenzierung der Farbsinnstörung erfolgt am **Anomaloskop nach Nagel**.

Farbsinnstörungen

Unterschieden werden Farbanomalien bei abnormen Farbpigmenten und Farbanopien, bei denen Zapfenpigmente fehlen (☞ Tab. 11.1). Die häufigste Störung ist die Grünschwäche (**Deuteranomalie**). Männer sind mit 8 % häufiger betroffen als Frauen (ca. 1 %), da die Gene für die Zapfenpigmente auf dem X-Chromosom liegen.

11.2.3 Sehschärfenmessung

Die Sehschärfenmessung bestimmt das **maximale optische Auflösungsvermögen der Fovea centralis**. Der **Visus cum correctione** (c.c. = Sehschärfe) gibt das maximale Auflösevermögen bei bestmöglicher Korrektur mit Brillengläsern an, der **Visus sine correctione** (s.c. = Sehleistung, Rohvisus) wird bei Prüfung ohne Gläser ermittelt.

Bei der **Prüfung des Fernvisus** werden in 5 m Entfernung standardisierte Testtafeln mit verschieden großen Buchstaben oder Zeichen wie Landolt-Ringen bzw. Pflüger-Haken aufgestellt. Geprüft wird,

Defekt/Zustand	Benennung	Physio- bzw. Pathologie	% der Bevölkerung
Normale Farbwahrnehmung	Trichromasie	Zapfenpigmente	über 90
Grünschwäche	Deuteranomalie	abnorme Zapfenpigmente	4,4
Rotschwäche	Protanomalie	abnorme Zapfenpigmente	1,0
Grünblindheit	Deuteranopie	nur 2 Zapfenpigmente	1,5
Rotblindheit	Protanopie	nur 2 Zapfenpigmente	1,1
Monochromasie		nur 1 Zapfenpigment	sehr selten
Achromatopsie		keine Zapfenpigmente	sehr selten

Tab. 11.1: Häufigkeit und Ursachen der angeborenen Farbsinnstörungen

welche Zeichengröße der Patient noch scharf sehen kann. Die **Prüfung des Nahvisus** erfolgt analog in 30 cm Entfernung. Die Berechnung des Visus erfolgt nach der Formel

> Istentfernung/Sollentfernung = 5 m/50 m = 1/10

Ein durchschnittlich guter Wert wäre bei dieser Berechnung ein Visus von 1. Bei der ebenfalls möglichen Angabe in Prozenten entspräche das Ergebnis der Berechnung einem Visus von 10 % (= 0,1), der durchschnittlich gute Wert wäre in diesem Fall 100 %. Menschen mit sehr gutem Sehvermögen erreichen auch Werte über 1 bzw. über 100 %.

11.2.4 Weitere Untersuchungen

Die **Fluoreszenzangiographie** liefert Informationen über den **Zustand des Gefäßsystems** der Netzhaut. Nach intravenöser Injektion einer Fluoresceinlösung werden mit einer Spezialkamera Serienaufnahmen des Augenhintergrundes gemacht. Die Gefäße erscheinen in den Frühphasen hell vor der Netzhaut, die späten Phasen zeigen Exsudationen. Die sehr späten Phasen zeigen schließlich Farbstoffansammlungen in pathologischen Geweben.

Seit Kurzem werden für diese Untersuchungen auch **Laser-Scanning-Ophthalmoskope** eingesetzt, die das Auflösungsvermögen verbessern. ◀ Die elektrophysiologische Untersuchung mittels des **Elektroretinogramms** der Netzhaut kommt besonders bei tapetoretinalen Degenerationen zur Anwendung. ◀ Der Begriff „tapetoretinale Degenerationen" ist ein Oberbegriff für erbliche degenerative Netzhauterkrankungen unter Mitbeteiligung des Pigmentepithels und der Aderhaut.

11.3 Gefäßerkrankungen

11.3.1 Retinopathia diabetica

Die Untersuchung des Augenhintergrundes gehört zur Standarduntersuchung beim Diabetiker. Nur hier ist unter natürlichen Bedingungen der Zustand von Arteriolen und Venolen direkt zu beurteilen.

Ätiologie
Die Basalmembranen der Gefäßendothelien verdicken sich beim Diabetes, wahrscheinlich durch Glykolysierung von Proteinen. Dieser Prozess hat Gefäßsklerose und Kapillaraneurysmen zur Folge, später Mangelversorgung. Die Perfusionsminderung in Kapillargebieten führt zu **harten Exsudaten** (Ablagerung pathologischer Lipoide) und zu einer Gefäßproliferation in Netzhaut und angrenzendem Glaskörpergewebe mit der möglichen Folge einer **Traktionsablatio** (☞ Kap. 10.3.3). Ein Hypertonus begünstigt das Voranschreiten der diabetischen Retinopathie.

Klinik und Diagnose
Der Diabetiker bemerkt eine Verminderung seiner Sehkraft erst im Spätstadium. Die Diagnose wird durch Augenhintergrundspiegelung gestellt.

▶ Der **juvenile Diabetes (Typ I)** unterscheidet sich in seiner Symptomatik vom Altersdiabetes. Der jugendliche Diabetiker entwickelt frühzeitig **Vasoproliferationen**. Zuerst findet sich eine Erweiterung der Kapillaren, gefolgt von der Entstehung von Kapillaraneurysmen, denen besenreiserartige oder fächerförmige Gefäßneubildungen folgen (☞ Farbabb. 11.3). Kleine Kapillarblutungen, kalkspritzartige weiße Herde und Gefäßwandverdickungen können ebenfalls beobachtet werden. Im Bereich der Vasoproliferationen tritt bei der Fluoreszenzangiographie Farbstoff in das Gewebe aus.

Beim **Altersdiabetes (Typ II)** stehen **Kapillaraneurysmen, Verfettungen und fleckförmige Blutungen** im Vordergrund (☞ Farbabb. 11.4). Die Verfettungen finden sich im Spätstadium kranzförmig um die Makula herum. Häufig entsteht auch ein **Ödem** am hinteren Augenpol, das einen plötzlichen Visusabfall hervorrufen kann, wenn es sich auf die Makula ausdehnt. Dies kann das erste Mal sein, dass der Patient etwas von der Retinopathie merkt. Neovaskularisationen bilden sich beim Altersdiabetiker seltener und später als beim Typ I. ◀

Therapie
Die gute medikamentöse und diätetische Diabeteseinstellung ist die wichtigste **Prophylaxe** der diabetischen Retinopathie. Hypoglykämien unter 5 mmol/l sollen die Vasoproliferation fördern. Allerdings kann eine diabetische Retinopathie auch

bei konsequenter Diät auftreten. Bei jedem Diabetiker sollte mindestens einmal jährlich der Augenhintergrund untersucht werden.

▶ Mit Hilfe der **Laser- oder Xenonlichtkoagulation** kann das Fortschreiten der Erkrankung verlangsamt werden. Dabei werden vor allem bei Typ-I-Diabetikern über die ganze Netzhaut verteilt (außer Makula und Umgebung der Papille) kleine Herde in der Netzhaut koaguliert. Beim Typ-II-Diabetes wird zurückhaltender koaguliert. Vasoproliferationen sind hierbei eine Indikation zur flächenhaften Koagulation. ◀

Komplikationen
Die Vasoproliferationen können zur **Traktionsablatio** (☞ Kap. 10.3.3) und zu **Einblutungen in den Glaskörper** führen, die eine **Vitrektomie** (mikrochirurgische Teilentfernung des Glaskörpers, Corpus vitreum) erforderlich machen können, wenn sie nicht resorbiert werden. ▶ Außerdem kann es zur **Rubeosis iridis mit Sekundärglaukom** (ausgeprägte Blutfüllung der Iris mit Abflussbehinderung) und zur **diabetischen Katarakt** kommen. Möglich sind auch eine transitorische Myopie und Akkommodationsstörungen bei stark schwankenden Blutzuckerwerten. ◀

11.3.2 Arteriosklerose

Bei der Arteriosklerose finden sich typische Veränderungen am Augenhintergrund. Dazu gehören **unregelmäßige Reflexstreifen** über den großen Arterien am Augenhintergrund, die später in weiße Randkonturen übergehen können und **Kaliberunregelmäßigkeiten** (sklerotische Veränderungen sowie Einschränkung des Gefäßlumens). An den Kreuzungsstellen von Arteriolen und Venolen erscheinen die Venolen eingeengt, dieses Phänomen ist das **Gunn-Zeichen**. Auch das **Salus-Kreuzungszeichen** (omegaartiger Bogen einer Vene über eine Arterie an einer Kreuzung) wird von manchen Autoren sowohl der Arteriosklerose als auch der Hypertonie zugeordnet, ebenso wie die vermehrte Schlängelung der Gefäße. Zu bedenken ist dabei, dass die Arteriosklerose oft Folge einer Hypertonie ist und die Zeichen am Fundus sich dementsprechend vermischen können.

Allgemein zeigt sich ein blasser, reflexarmer Fundus (auch **trockener Fundus** genannt). Nach längerem Bestehen der Arteriosklerose bilden sich die gelblich-weißen **Drusen**, hyaline Veränderungen in hypoxämischen Bezirken. Außerdem können kleine rundliche oder streifenförmige Blutungen beobachtet werden, letztere insbesondere im Bereich der im Spätstadium möglichen Venenastverschlüsse an Kreuzungsstellen.

11.3.3 Hypertonie

 Das Stadium des Bluthochdrucks lässt sich an der Retina gut erkennen.

Auch beim Hypertoniker zeigt das Fundusbild klassische Befunde. ▶ Im Gegensatz zum trockenen Augenhintergrund bei Arteriosklerose erscheint der Fundus glänzend („**durchsaftet**"). Die Befunde bei der hypertensiven Retinopathie lassen sich mehreren Stadien zuordnen. Die ersten beiden Stadien fallen unter den Begriff „**Fundus hypertonicus**", die Stufen III und IV unter den Begriff **hypertensive Retinopathie** bzw. **Retinopathia angiospastica**.

Im **Stadium I nach Thiel** findet sich bei labiler Hypertonie ein tiefroter Fundus durch die starke Blutfülle der Gefäße. Die Arterien zeigen verbreiterte, rötlich-gelbe Reflexstreifen (**Kupferdraht-Arterien**); das **Gunn-Zeichen** (Venolen erscheinen an Kreuzungsstellen mit Arteriolen eingeengt) und das **Salus-Kreuzungszeichen** (omegaartiger Bogen einer Vene über eine Arterie an einer Kreuzung) lassen sich ebenfalls beobachten. Arterien und Venen sind vermehrt geschlängelt. Die Venen zeigen Kaliberschwankungen, die leicht im Kaliber verminderten Arteriolen gehen im stumpfen Winkel ab (**Omega-Teilung**). Die Papille zeigt keine Veränderung.

Der Fundus hypertonicus im **Stadium II** bei länger bestehendem Hochdruck zeigt zusätzlich zu den Befunden der ersten Stufe punktförmige oder streifige **Netzhautblutungen** am hinteren Pol. Arteriosklerotische Veränderungen können hinzukommen. Die Arterien sind eher erweitert als eng und zeigen Kaliberschwankungen. Zusätzlich können weiß-gelbliche, fettige Degenerationen vorkommen. In der Netzhautmitte zeigen sich vereinzelt

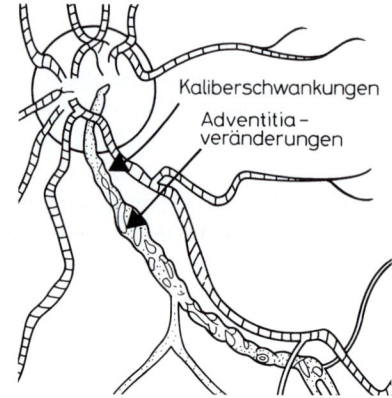

Abb. 11.5: Fundus hypertonicus III

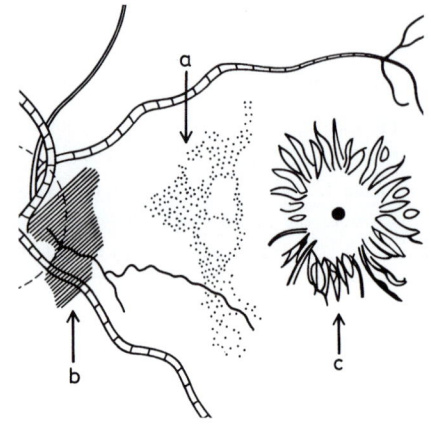

Abb. 11.6: Netzhautveränderungen bei Hypertonie
a = Cotton-wool-Herde, b = Papillenödem, c = Sternfigur der Makula

Kapillaren **(Kapillarektasien)**, evtl. auch auf der Papille. Es kommt zu korkenzieherartigen Schlängelungen der Venolen **(Guist-Zeichen)**. Die Papille bleibt sonst aber weiterhin ohne pathologischen Befund. In diesem Stadium finden sich oft Thrombosen der Zentralvene.

Das **Stadium III** zählt bereits zur beginnenden **Retinopathia angiospastica** bei maligner Hypertonie. Der Fundus ist blasser als normal.
Die Arterien sind jetzt enggestellt mit hellem Reflex **(Silberdrahtarterien)** und Veränderungen der Adventitia (☞ Abb. 11.5). Die Zahl der Blutungen nimmt zu, ebenso die Zahl der Kapillarektasien und der fettigen Degenerationen. ◀
▶ Hypoxische Schäden der Netzhaut führen zu den ersten **Cotton-wool-Herden** (☞ Abb. 11.6). Um die Makula finden sich sternförmig verteilte, kalkspritzartige weiße Herde, die **Sternfigur der Makula**. Die hyperämische Papille zeigt ein leichtes bis mäßiges Papillenödem. ◀
▶ Das **Stadium IV** schließlich gehört zum renalisierten Hochdruck. Die bisherigen Veränderungen bedecken mittlerweile den gesamten, sehr blassen Fundus. Die Arterien und Venen sind sehr engegestellt. Kleine Äste, Arteriolen und Venolen sind durch die starke Engstellung nicht mehr sichtbar. Die Kaliberschwankungen der Arterien sind ausgeprägt, es finden sich teilweise Obliterationen.

Die Cotton-wool-Herde nehmen zu, ebenso die Sternfigur der Makula, die Degenerationsherde und die Netzhautblutungen. Die Papille ist ödematös, prominent, unscharf begrenzt und ähnelt einer Stauungspapille. Diese Veränderungen sind in Abbildung 11.6 und 11.7 sowie in Farbabbildung 11.8 dargestellt. In schweren Fällen kann sich das Ödem auch auf größere Teile der Netzhaut ausdehnen. ◀
In den ersten beiden Stadien kann durch eine **Blutdruckeinstellung** eine Remission der Veränderungen herbeigeführt werden, in den beiden letzten Stadien in der Regel nicht mehr.

Retinopathie bei schwangerschaftsinduziertem Hochdruck

Am Augenhintergrund entwickeln sich, u.U. akut innerhalb weniger Tage, die Zeichen eines **Stadiums IV nach Thiel** (s. o.).

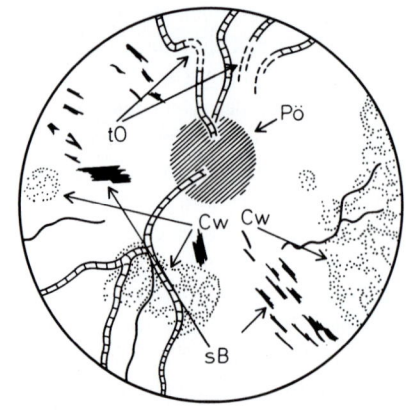

Abb. 11.7: Fundus hypertonicus IV
Cw = Cotton-wool-Herde, Pö = Papillenödem, tO = teilweise Obliterationen, sB = streifige Blutungen

11.3.4 Arterieller Gefäßverschluss

▶ **Ätiologie**
Ursachen eines arteriellen Gefäßverschlusses der Zentralarterie oder einer ihrer Äste sind häufig embolischer Natur, aber auch Gefäßspasmen bei schlechter Zirkulation können einen Verschluss auslösen. Prädisponierende Faktoren sind Arteriosklerose (Abscheidungsthromben), Hypertonie, Herzvitien (Embolien), Thrombenbildung bei Gefäßerkrankungen wie Endarteriitis obliterans und die Riesenzellarteriitis. ◀

▶ **Klinik**
Kardinalsymptom ist die **schlagartige schmerzlose Erblindung** des betroffenen Auges, meist einseitig, „als wenn das Licht ausginge".

Die mittelweite Pupille zeigt einen afferenten Defekt der Pupillomotorik. Sie reagiert nur schwach auf direkte Belichtung, jedoch normal auf Belichtung des zweiten Auges. Die Augenhintergrunduntersuchung zeigt ein milchig-weißes, ischämisches **Netzhautödem** mit insgesamt unscharfen Konturen. Die weißliche Verfärbung entsteht durch Anschwellen der Nervenfaserschicht. Da in der Makula jedoch keine Nerven vorhanden sind, schimmert hier die Aderhaut durch und führt so zum **kirschroten Fleck der Makula**. Bei Vorhandensein eines zilioretinalen Gefäßes bleibt der von diesem versorgte Bezirk normal. Die Papille ist blass und unscharf begrenzt. Die Arteriolen sind fadendünn, evtl. mit minimaler Restströmung. ◀ Bei Astarterienverschlüssen entsteht das Ödem innerhalb des versorgten Bezirks, der Rest der Netzhaut bleibt normal. Es kommt zu einer relativen afferenten Störung der Pupillomotorik des betroffenen Auges, die Efferenz (z.B. indirekte Lichtreaktion) ist nicht beeinträchtigt.

Therapie

> 💡 **Merke!**
> Der arterielle Gefäßverschluss in der Retina ist ein Notfall! Die Therapie muss sofort eingeleitet werden, da die Netzhaut innerhalb von kurzer Zeit absterben kann. Umgehender Notfalltransport in die Augenklinik!

Der erstbehandelnde Arzt entscheidet über das Ausmaß des Schadens. Die Fundusgefäße sind Endgefäße und die Überlebenszeit der Netzhaut beträgt bei vollständigem Gefäßverschluss nur bis zu 30 Minuten; eine evtl. verbleibende Restperfusion kann aber die Chancen etwas verbessern. Sofort z.B. Dextraninfusion, Heparin i.v., Augendrucksenkung. Nach **Notfalltransport in die Augenklinik** dort Weiterbehandlung, z.B. Thrombolyse mit Urokinase o.a., evtl. Pentoxyphyllin-Infusion, Antikoagulantien, Kortikoide, Augeninnendrucksenkung und Behandlung der Grundkrankheit.

Komplikationen
Unbehandelt geht bei Zentralarterienverschluss die Netzhaut zugrunde, der Sehnerv wird atrophisch. Bei Astarterienverschluss entsteht ein Skotom in dem entsprechenden Bereich. Eine zilioretinale Arterie kann den Bereich der Makula retten.

Amaurosis fugax
▶ Die Amaurosis fugax ist eine **für Sekunden oder Minuten auftretende Erblindung** eines oder beider Augen. Dieses Phänomen weist auf eine **Karotisstenose** hin, die zeitweise zu einer Mangelversorgung der A. ophthalmica führt. Dabei schießen kleine losgelöste Plaques als Mikro-Emboli in die A. ophthalmica. Die diagnostische Abklärung erfolgt mit der Dopplersonographie. Therapie ist die gefäßchirurgische Versorgung. ◀

11.3.5 Arteriitis temporalis (Riesenzellarteriitis Horton)

Ätiologie und Pathologie
Die Ursachen der Riesenzellarteriitis Horton sind unbekannt. Diskutiert wird eine Autoimmunerkrankung. Sie tritt in der Regel jenseits des 50. Lebensjahres in den Aa. temporalis und occipitalis auf, kann aber prinzipiell alle Arterien befallen, auch die A. ophthalmica.

Eine **Assoziation mit der Polymyalgia rheumatica** wird beobachtet. Histologisch findet sich eine granulomatöse Entzündung mit starker Verdickung der Intima und konsekutiver Verengung des Gefäßlumens. Die Beteiligung der Augen entsteht durch Beteiligung der A. ophthalmica und der Gefäßversorgung des Sehnervs.

▶ **Klinik und Diagnose**

Charakteristisch sind **starke ein- oder beidseitige Kopfschmerzen**. Prodromi können Appetitlosigkeit, Gewichtsverlust, Müdigkeit, Unwohlsein und subfebrile Temperaturen sein. Zum Teil werden anamnestisch **„flüchtige Verdunkelungen"**, Visusverlust oder Doppelbilder beschrieben. Im akuten Stadium ist die A. temporalis meist ein geröteter, schmerzhafter, pulsloser, verhärteter sowie geschlängelter Strang. An Allgemeinsymptomen finden sich Übelkeit, heftiger Schläfenkopfschmerz und Fieber.

Die Hälfte der Erkrankten entwickelt eine Augenbeteiligung, die von kleinen Skotomen bis zur völligen Amaurose reichen kann.

Äußerlich ist das betroffene Auge unauffällig. Am Fundus finden sich je nach Ausprägung ein unveränderter Augenhintergrund oder streifige Randblutungen, hochgradig verengte Arterien und ein ischämisches Papillenödem, nach dessen Rückbildung sich eine atrophische Papille zeigt, die später eine pathologische Exkavation entwickeln kann. Als dritte Möglichkeit kann auch das Vollbild des arteriellen Gefäßverschlusses beobachtet werden (☞ 11.3.4).

Die Diagnose wird anhand des **Fundusbildes** und der **Laboruntersuchung** gestellt. Im Labor finden sich eine sehr hohe Blutsenkung sowie Anämie, Leukozytose und Eosinophilie. Durch Probeexzision aus der A. temporalis kann die Diagnose gesichert werden. ◀

▶ **Therapie**

Hochdosierte Kortikoidmedikation, die unter Kontrolle der Blutsenkung fortgeführt wird. Hämorheologische Maßnahmen wie beim Zentralarterienverschluss werden ebenfalls angewandt. ◀

Prognose

Das zuerst befallene Auge erblindet sehr oft. Ohne Therapie ist die Prognose für das zweite Auge ebenfalls schlecht. Komplikationen wie apoplektische Insulte verschlechtern auch die vitale Prognose.

11.3.6 Venöser Gefäßverschluss

Ätiologie

Die Zentralvenenthrombose ist häufiger als ein arterieller Verschluss. Beim zentralen Verschluss (Prädilektionsstelle: Durchtritt durch die Lamina cribrosa) ist die gesamte Netzhaut betroffen. Astverschlüsse (Prädilektionsort: Kreuzungsstellen der Gefäße) betreffen umschriebene Bereiche. **Begünstigende Faktoren** sind: Hypertonie, Arteriosklerose, Gerinnungsstörungen, Tuberkulose, Lues, Polyglobulie, M. Behçet, Sichelzellämie, Thalassämie und Nikotinmissbrauch. Auch orale Kontrazeptiva sollen Zentralvenenverschlüsse begünstigen, ebenso wie die Strömungsverlangsamung bei Herzinsuffizienz.

▶ **Klinik und Diagnose**

Die Ausbildung einer Thrombose kann mehrere Tage dauern. Der Patient beschreibt eine **anfangs nur schleierartige, später starke Verdunklung** und den Verlust der Sehschärfe bei Makula-Befall. Die Diagnose wird **ophthalmoskopisch** gesichert. Im Vorstadium (Präthrombose) finden sich strotzend gefüllte Venolen mit Kaliberschwankungen und einzelne Blutungen. Bei voll ausgeprägter Thrombose imponieren ausgedehnte Hämorrhagien im Bereich des betroffenen Astes oder der gesamten Retina. Die Blutungen sind streifig, man spricht auch von **flammenartigen Blutungen** (☞ Farbabb. 11.9).

Dazu kommen ein hyperämisches Papillenödem, prall gefüllte, gestaute und geschlängelte Venen und vereinzelte Cotton-wool-Herde. Die Arterien sind fast unsichtbar. Die **Fluoreszenzangiographie** zeigt als pathologischen Befund schon früh Farbstoff, der aus den Gefäßen ins Gewebe austritt. ◀

Therapie

Bis zum 6. Tag kann eine thrombolytische Therapie sinnvoll sein. Standardtherapie ist jedoch die **Hämodilution**. Bei Gefäßproliferationen und Glaskörperblutungen kann eine **Laserkoagulation** der entsprechenden Bezirke erforderlich werden.

Komplikationen

In den betroffenen Bezirken können **Gefäßneubildungen** auftreten, die Blutungen in Netzhaut und

Glaskörper verursachen können. Ein kaum zu beeinflussendes Sekundärglaukom, das **hämorrhagische Glaukom**, kann die Folge sein. Schließlich kommt es auch zum **Makulaödem** mit **Makuladegeneration**.

Prognose
Beim Vollbild ist meist mit **Erblindung** zu rechnen. Astthrombosen führen zu sektorenförmigen Gesichtsfeldausfällen.

11.3.7 Periphlebitis retinae (M. Eales)

Ätiologie
Bei der Periphlebitis retinae finden sich schleichend verlaufende Venenwandentzündungen, die zu schmerzlosen, rezidivierenden venösen Netzhaut- und Glaskörperblutungen führen und in erster Linie bei jungen Männern auftreten (Verhältnis Mann/Frau 3:1).

▶ Klinik und Diagnose
Die Patienten klagen über **Visusminderung und verschleiertes Sehen (rot-schwarze Schleier)**. Bei der Augenspiegelung finden sich dann die Einblutungen. Im Anfangsstadium ist der Fundus oft nicht einsehbar. Später finden sich weiße Einscheidungen und Kaliberschwankungen der Venen, Gefäßinfiltrate, Gefäßneubildungen, die Ausbildung von Anastomosen (**„Wundernetz"**) sowie Mikroaneurysmen, Glaskörper- und Netzhautblutungen. ◀

Die Entstehung von bindegewebigen Strängen weist auf eine fortschreitende Retinopathie hin, die zur Traktionsablatio führen kann. Bei der **Fluoreszenzangiographie** finden sich Farbstoffaustritte aus neugebildeten Gefäßen.

Therapie
Bei akuter Blutung **Ruhigstellung des Auges** durch eine Lochbrille, dazu **Hämostyptica** (blutstillende Medikamente). Die Neovaskularisationen können mit dem **Laser** (frühzeitig!) **koaguliert** werden, solange sie nicht zentral liegen; gleiches gilt für nicht durchblutete Netzhautbezirke.

11.4 Degenerative Erkrankungen

11.4.1 Makuladegeneration

Ätiologie
Makuladegenerationen finden sich als **erbliche Leiden** mit z. T. frühem Krankheitsbeginn und als senile Degeneration. Die juvenile, X-chromosomal-hereditäre Form kann in jedem Alter auftreten und befällt beide Augen. ▶ Die **altersabhängige Makuladegeneration (AMD)** zeigt ein sehr vielfältiges Bild und tritt bevorzugt nach dem 60. Lebensjahr auf, bei bis zu 5 % der Population. Sie beginnt meist an einem Auge, Veränderungen lassen sich aber meist auch am zweiten Auge nachweisen. Die Altersdegeneration lässt sich nach dem Befund am Fundus in eine trockene und eine feuchte Form unterscheiden. Ihre Ursache ist unbekannt. ◀

> **Merke!**
> Die AMD ist die häufigste Ursache für Erblindung.

▶ Klinik und Diagnose
Die **Sehverschlechterung** zeichnet die Makuladegenerationen aus, sie kann schleichend oder plötzlich einsetzen und ist schmerzlos.

Metamorphopsie (Verzerrtsehen) kann das erste, typische Symptom sein. Der Nachweis erfolgt am **Amsler-Netz** (ein regelmäßiges Gitter, dessen Linien bei Metamorphopsie verzerrt oder wellenförmig erscheinen). Später führen Zentralskotome zum Verlust des zentralen Sehvermögens. Ursachen sind subretinale Neovaskularisationen, die aus der Aderhaut in die Netzhaut vordringen. Sie sind labil und bluten leicht. Die Netzhautperiphene bleibt meist erhalten mit einem minimalen Restvisus von bis zu 1/10.

Mit dem **Augenspiegel** finden sich bei der **juvenilen Form** zunächst helle und dunkle Flecken in der Makula. Diese wachsen und nehmen später einen orange-gelben Farbton an. In der Folge vereinigen sie sich zu einem großen, grau-gelben Herd in der Netzhautmitte.

Bei der **trockenen senilen Makuladegeneration** zeigt der Fundus **Drusen** (gelblich-weißliche Flecken, hyaline Ablagerungen unter dem Pigmentblatt), die meist asymptomatisch sind und keinen Einfluss auf das Sehvermögen haben, solange sie nicht genau in der Sehgrube liegen (selten). Nach längerem Verlauf (Jahre) tritt die **Metamorphopsie** auf. Jetzt findet sich eine Pigmentblattabhebung, die als schmutzig-grauer Fleck imponiert und Neovaskularisationen Vorschub leistet.

Wenn diese Neovaskularisationen das Pigmentblatt durchbrechen, geht die Makuladegeneration in die **feuchte** (exsudativ-proliferierende) **Form** über. In der **Fluoreszenzangiographie** zeigen sich Farbstoffaustritte im Bereich der Gefäßneubildungen. Dazu finden sich kleine Blutungen, der Visus fällt ab. Im weiteren Verlauf entstehen harte Exsudate (☞ Farbabb. 11.10) und später Proliferationen der Glia, die zu einer scheibenförmigen Degeneration mit grau-weißer Vorwölbung der Makula führen. Es folgt das Narbenstadium mit Atrophie der zentralen Netzhaut und Zentralskotom. ◄

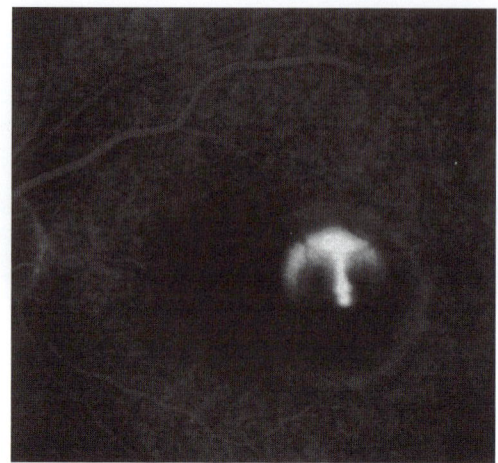

Abb. 11.11: Das Fluoreszenzangiogramm zeigt einen Quellpunkt unter der Makula, aus dem Fluorescein in einen subretinalen Spaltraum aufsteigt [12].

Therapie
Eine kausale medikamentöse Therapie ist nicht bekannt. Nikotinkarenz, Behandlung von Grunderkrankungen wie Hypertonie, Antioxidantien. Neu ist die Behandlung mit **VEGF** (vascular endotehlial growth factor) und **Pegaptanib-Natrium** (Macugen®). Lichtschutzgläser bei Blendunfähigkeit. In manchen Fällen kann durch Koagulation mit dem Argonlaser (grünes Band – schädigt die Nervenzellschicht nicht) die Neovaskularisation aufgehalten werden. In klinischer Erprobung ist die prophylaktische Laserbehandlung von Drusen.

11.4.2 Retinopathia centralis serosa

Ätiologie
Die **zentrale seröse Chorioretinopathie** ist eine Makulaerkrankung, bei der sich **subretinal Flüssigkeit** ansammelt. Als Ursache werden eine aggressive Persönlichkeit zusammen mit Stress diskutiert. Möglicherweise spielt ein erhöhtes Serum-Epinephrin eine Rolle. In weniger als 20 % der Fälle sind beide Augen betroffen. Es erkranken vor allem Männer zwischen 20 und 45 Jahren.

▶ Klinik
Die Patienten klagen über **Metamorphopsie, Mikropsie** und ein **positives Skotom** (subjektive Wahrnehmung eines Skotoms).

Am hinteren Pol findet sich eine Prominenz der Retina durch die eingelagerte Flüssigkeit. Die Fluoreszenzangiographie zeigt eine Störung der Blut-Retina-Schranke (☞ Abb. 11.11). Im Amsler-Netz ist ein relatives Skotom erkennbar. ◄

Therapie
In 80–90 % der Fälle bildet sich die Erkrankung innerhalb von 1–6 Monaten vollständig oder nahezu vollständig zurück. Daraus erklärt sich auch die konservative Therapie durch Abwarten. Die Laserkoagulation der Leckage ist bislang umstritten.

11.4.3 Myopische Degeneration

Zur myopischen Degeneration ☞ Kapitel 15.3.1, progressive Myopie.

11.4.4 Retinopathia pigmentosa

Ätiologie
Diese **tapetoretinale Dystrophie** wird zu 80–85 % autosomal-rezessiv vererbt, die übrigen Erbgänge sind autosomal-dominant bzw. X-chromosomal.

Mittlerweile wurde ein **Gendefekt im Rhodopsin-Gen** lokalisiert.

Klinik und Diagnose
Schon im Kindesalter sind die Patienten durch Störung der Dunkeladaptation **nachtblind**. Meist vor dem 20. Lebensjahr beginnt die typische braunschwarze, knochenbälkenartige Pigmentierung der Netzhautperipherie, die von einem **Gesichtsfeldverlust** in den befallenen Bereichen begleitet wird (☞ Farbabb. 11.12). Es finden sich **Ringskotome** und **enge Netzhautarterien**. Dieser Prozess setzt sich über bis zu 20 Jahre fort und führt zu einer konzentrischen Einengung des Gesichtsfeldes. Die Makula bleibt ausgespart, die zentrale Sehschärfe meist noch erhalten. Trotzdem gelten die Patienten als erblindet, da ihnen nur noch ein Gesichtsfeld von weniger als 5° bleibt, das sog. **Flintenrohrgesichtsfeld**. Eine Netzhaut- und Optikusatrophie mit wachsgelber Papille kennzeichnet schließlich Spätstadien. Bei vielen Patienten entsteht außerdem eine Cataracta complicata. Bei der autosomal-dominanten Form findet sich oft ein zystisches Makulaödem.

Im **Elektroretinogramm** verschwindet schon im Frühstadium die b-Welle, ehe noch ophthalmoskopische Zeichen zu finden sind. Die Methode wird zur **Früherkennung** bei familiärer Belastung eingesetzt.

Therapie
Eine Behandlung gibt es nicht, die Erkrankung schreitet unaufhaltsam fort.

11.4.5 Toxoplasmose am Auge

Konnatale Toxoplasmose
Ätiologie
Die Infektion mit Toxoplasma gondii im 5.–7. Schwangerschaftsmonat führt häufig noch intrauterin zu einer zentralen, meist einseitigen **Retinochoroiditis**, die unter Narbenbildung abheilt und die Funktion der Makula zerstört. Die Erkrankung kann im Laufe des Lebens rezidivieren.

▶ Klinik und Diagnose
Die konnatale Toxoplasmose zeigt die typische Symptomentrias aus **Hydrozephalus, intrakraniellen Verkalkungen** und einer **chorioretinitischen Narbe** (☞ Farbabb. 11.13). Im Fundus zeigt sich ein flauschig aussehender, heller Netzhaut-/Aderhautherd, aber auch eine Netzhaut-/Aderhautnarbe mit Pigmentierungen kann im Fundus imponieren. Glaskörperinfiltrationen können auftreten. Das betroffene Auge ist bei Befall der Makula **amblyop** und geht meist in Schielstellung. Sofern auf dem Auge noch Sehkraft erhalten ist, fallen lokalisierte oder schweifförmige Gesichtsfelddefekte auf. Mikrophthalmus und Optikusatrophie können hinzukommen. Die Diagnose wird gesichert durch den **serologischen Nachweis** (Komplement-Bindungsreaktion). ◀

Therapie
Systemisch Pyrimethamin (Daraprim®), evtl. in Kombination mit Sulfonamiden. An **Blutbildkontrollen** denken! Bei akuter Chorioretinitis auch Kortikosteroide zur Dämpfung der Narbenbildung. (☞ Kap. 7.4.4)

Nicht-konnatale Toxoplasmose
Zur nicht-konnatal erworbenen Toxoplasmose siehe Chorioretinitis disseminata (☞ 7.4.4).

11.4.6 Zytomegalie-Retinochorioditis

Ätiologie
Die Zytomegalie-Retinochoroiditis ist eine schwere Entzündung der Netz- und Aderhaut durch das Zytomegalie-Virus. Sie tritt vor allem auf bei Immunsuppression, insbesondere im Spätstadium von AIDS (gilt als **Indikatorerkrankung für AIDS**), sowie als kongenitale Infektion nach intrauteriner Übertragung.

Klinik
Leitbild sind trockene, gelb-weiße retinale Nekroseherde (☞ Farbabb. 11.14). Die Patienten klagen über Verschwommensehen, sehe schwarze Punkte oder Schwebeteilchen vor den Augen.

Therapie
Neben der Therapie der Grunderkrankung kommen Gangciclovir und Foscarnet in Frage, bei Versagen Cidovir und Probenicid.

11.4.7 Retinopathie bei Resochin®

Chloroquin (Resochin®) wird zur Malariaprophylaxe, beim Lupus erythematodes und bei der rheumatoiden Arthritis eingesetzt. Die Substanz wird nur langsam ausgeschieden und sammelt sich in bradytrophen Geweben an. An der Hornhaut entwickelt sich eine **Keratitis** mit grauen, wirbelförmigen Hornhauttrübungen. Sie sind nach Absetzen des Medikamentes reversibel – im Gegensatz zu den Auswirkungen an der Netzhaut. Diese äußern sich durch **Degeneration der Netzhaut** und **perizentrale Skotome**, **Ringskotome** mit Optikusatrophie oder Nachtblindheit und **Farbsinnstörungen**. Im **Elektroretinogramm** zeigt sich früh eine verminderte Amplitude.

> **Merke!**
> Chloroquin sollte nicht länger als 1 Jahr gegeben werden, da nach dieser Zeitspanne die Schäden sehr wahrscheinlich sind. Stets sollten dicht gestaffelte Funduskontrollen die Therapie begleiten.

11.4.8 Retinopathia praematurorum

Diese Erkrankung findet sich fast ausschließlich bei **unreifen Frühgeborenen** mit einem **Geburtsgewicht unter 1500 g**, die mit Sauerstoff beatmet wurden. Die noch unreife Netzhaut reagiert auf die hohen O_2-Konzentrationen zuerst mit Vasokonstriktion und nach Beatmungsende mit der überschießenden Bildung neuer Gefäße. Diese proliferieren in den Glaskörper und führen zur Bildung einer gefäßreichen Bindehautplatte hinter der Linse, der **retrolentalen Fibroplasie**. Zur Prophylaxe gehören eine sorgfältige Dosierung des Sauerstoffs und regelmäßige ophthalmologische Kontrollen.

11.5 Netzhautablösung

Eine Netzhautablösung (**Ablatio retinae**, auch **Amotio**) entsteht, wenn sich die Retina vom Pigmentblatt, mit dem sie nicht verwachsen ist, ablöst (☞ 11.1.1). Die Ablösung verursacht eine Malnutrition der Rezeptorschicht und führt zu deren Zerfall. Im Bereich der Ablösung besteht ein Skotom.

11.5.1 Primäre Ablatio retinae

▶ **Ätiologie**
Diese Form ist am häufigsten und wird auch **idiopathische** bzw. **rhegmatogene Ablatio** genannt.

Durch einen **Netzhautriss** oder ein **Foramen** dringt Flüssigkeit zwischen Pigmentepithel und die Zone der Stäbchen und Zapfen der Retina und hebt die Schichten voneinander ab (☞ Abb. 11.15). Die Risse und Foramina sind Degenerationserscheinungen, die insbesondere bei Myopie (die Achsenmyopie ist eine typische Prädisposition), im Alter oder bei Aphakie (Linsenlosigkeit nach Kataraktextraktion) auftreten. Weitere Auslöser können Netz- und Aderhauttumoren sein. ◀

▶ **Klinik und Diagnose**
Die Ablatio verursacht in der Regel keine Schmerzen. **Frühsymptome** sind plötzlich auftretende Lichtblitze (Photopsien), die auf Zugkräfte an der Netzhaut hinweisen. Auch verstärkt auftretende Mouches volantes oder das Sehen schwarzer Punkte können ein Frühsymptom sein. **Spätsymptome** nach erfolgter Ablatio sind die Wahrnehmung eines Vorhanges vor dem Auge (Ablatio unten; evtl. morgens geringer) oder eine aufsteigende Mauer (Ablatio oben). Verzerrtsehen, starke Visuseinschränkung und ein peripheres Skotom können hinzukommen.

Bei der **Fundusuntersuchung** imponiert die Abhebung als blasige, graue Zone, die bei Augenbewegungen flottiert. In der Risszone schimmert die

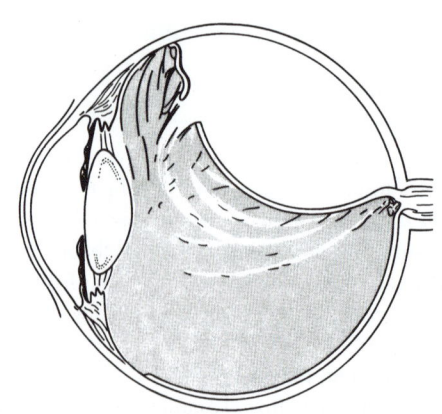

Abb. 11.15: Netzhautablösung

Aderhaut rot durch. Am Perimeter lassen sich die Gesichtsfeldausfälle bestimmen. ◄

Differentialdiagnose
Die **Retinoschisis** (primäre Netzhautspaltung als Entwicklungsanomalie) kommt infrage, hier findet sich jedoch kein Riss in der Retina.

Therapie
Ohne Therapie schreitet die Ablösung weiter fort. Je größer der abgelöste Bezirk, desto schlechter ist die Prognose. Durch eine Lochbrille lässt sich das **Auge ruhigstellen**, dazu Bettruhe. Man versucht, die beiden Blätter einander anzunähern. Dies kann konservativ erreicht werden, es kann aber auch operativ durch **Plombenaufnähung** oder **Cerclage** angestrebt werden. Durch **anschließende Induktion einer Entzündungsreaktion**, beispielsweise durch Diathermie oder Kryothermie, wird eine Zone geschaffen, in der die Schichten miteinander verwachsen.

Durch **Laserkoagulation** lassen sich kleinere Herde abriegeln, indem die Läsion durch einen Kreis von Koagulationspunkten umzingelt wird. An diesen kann sich die Ablösung nicht weiter fortsetzen. Diese Strategie kann auch zur prophylaktischen Abriegelung von Foramen und Rissen ohne Ablösung eingesetzt werden.

> **Merke!**
> Bei Symptomen für eine Netzhautablösung keine Zeit verlieren, sondern eine fachärztliche Untersuchung und ggf. Therapie einleiten.

11.5.2 Sekundäre Ablatio retinae

▶ **Ätiologie**
Hier findet sich kein Riss oder Foramen. Auslösend sind in der Regel Verwachsungsstränge (**Traktionsablatio**), z.B. nach Iridozyklitis, Periphlebitis retinae und diabetischer Retinopathie. Ursache können aber auch Prozesse sein, die aus Richtung des Pigmentepithels Druck ausüben, z.B. Aderhauttumoren, Aderhautblutungen oder ein entzündliches, subretinales Exsudat. Schließlich führen Glaskörperverlust oder -schrumpfungen, Contusio bulbi und perforierende Verletzungen zur Ablösung durch nachlassenden intraokularen Druck. ◄

Klinik, Diagnose und Therapie
Wie bei primärer Ablatio.

11.6 Tumoren

▶ Häufigster intraokularer **Tumor im Kindesalter** ist das **Retinoblastom**. Der Tumor wächst in den Glaskörper und entlang des Sehnervs ins Gehirn vor. ◄

▶ **Ätiologie**
Die Ätiologie ist nicht endgültig geklärt. Zwei Drittel der Kinder erkranken bis zum 3. Lebensjahr. In bis zu 20–40 % d.F. sind beide Augen betroffen. Familiäre Häufung kommt vor, die Familienanamnese ist deshalb wichtig. Histologisch finden sich polymorphe, chromatinreiche Zellkerne, die Zellen sind in Rosettenform angeordnet. ◄

▶ **Klinik und Diagnose**
Erstsymptom ist häufig die **Leukokorie**. Dies ist ein Pupillenreflex, der aussieht, als wenn das Auge in ein Blitzlicht schaut. Dieser Zustand wird auch teilweise nicht ganz korrekt bereits als das **amaurotische Katzenauge** bezeichnet. Das Auge weicht in Schielstellung ab, sobald die Makula betroffen ist. Am Fundus finden sich entweder eine weiße, wolkige Masse (endophytisches Wachstum) oder ausgedehnte Netzhautablösungen bei exophytischem Wachstum. Das Tumorgewebe färbt sich bei der **Fluoreszenzangiographie** an und lässt Farbstoff austreten. Ultraschall, Computer- und Kernspintomographie sowie die Diaphanoskopie sichern den Befund. ◄

Differentialdiagnose
Infrage kommen die retrolentale Fibroplasie, Glaskörperabszesse, ein persistierender primärer hyperplastischer Glaskörper oder die tuberöse Sklerose.

Therapie
Sind die Tumoren nicht größer als 2–3 Papillendurchmesser, so kann das Auge erhalten werden. Als Behandlungsmethoden kommen **Strahlentherapie** durch Aufnähen von Strahlenträgern, **Kryokoagulation** oder **Lichtkoagulation** infrage. Ausgedehnte Tumoren erfordern die **Enukleation des Au-**

ges, um das Vordringen ins Gehirn zu verhindern. Bei einseitigem Retinoblastom immer das zweite Auge engmaschig untersuchen! Bei Auftreten eines Retinoblastoms sollte die Familie genetisch beraten werden.

Prognose
Diese hängt von der Tumorgröße ab. Bei kleinen Tumoren kann der Visus sogar erhalten bleiben.

Bei rechtzeitiger Enukleation auch eines großen Tumors, der noch auf den Augapfel beschränkt ist, werden Überlebensquoten bis 88 % angegeben.

▶ Die betroffenen Kinder haben eine erhöhte Wahrscheinlichkeit, an einem Osteosarkom, einem malignen Melanom oder dem M. Wilson zu erkranken. Ihre Angehörigen haben ein erhöhtes Risiko für Lungen- und Blasentumoren. ◀

12 Der Sehnerv

 Der Kopf des Sehnervs ist der Untersuchung gut zugänglich. Sowohl bei Erkrankungen des Auges selbst wie auch bei anderen Erkrankungen lassen sich durch die hier erhobenen Befunde wichtige Rückschlüsse ziehen.

12.1 Anatomische Grundkenntnisse

Ohne Markscheiden ziehen die Neuriten der retinalen Optikus-Ganglienzellen aus der Retina zur **Papille** (auch **Sehnervenscheibe, Discus n. optici**, der intraokulär sichtbare, nicht myelinisierte Abschnitt des Sehnervs) und bilden den **N. opticus**. Der Sehnerv ist ein Teil des Gehirns. Er ist von Dura und Pia mater eingekleidet, mit dem Subarachnoidalraum verbunden und enthält rund eine Million Nervenfasern.

Vom Bulbus zieht der Sehnerv leicht s-förmig gebogen durch die Lamina cribrosa (häufige Verletzungslokalisation), dann das orbitale Fett und den Canalis opticus zum Chiasma opticum.

Hier kreuzen die Fasern der nasalen Retinahälften zur Gegenseite. Die Anteile aus den rechten Retinahälften laufen im rechten Tractus opticus weiter, die aus den linken Netzhauthälften im linken.

> **Merke!**
> Für den Sehnerven gilt: Temporal bleibt temporal.

12.2 Untersuchung

Die Papille wird in der Regel mit dem Augenspiegel begutachtet. Die folgenden Punkte sollten dabei beachtet werden:
- ▶ **Farbe:** normalerweise zartrosa bis leicht gelblich. Die temporale Papillenhälfte ist immer heller als die nasale.
- **Niveau:** Die normale Papille ist flach mit trichterförmiger Exkavation an der Austrittsstelle der Zentralgefäße.
- **Form:** Die Papille ist ein fast kreisförmiges, senkrecht stehendes Oval mit einem Durchmesser von 1,5–1,7 mm.
- **Grenzen:** Temporal und unten ist die Papille scharf begrenzt, nasal ist die Begrenzung etwas weniger scharf. Die über den Papillenrand ziehenden Fasern bilden hier einen leichten Wulst. Gelegentlich ist am Papillenrand ein Pigmentsaum oder ein sichelförmiger Ausschnitt der Sklera zu sehen.
- **Gefäße:** Die arteriellen und venösen Zentralgefäße treten durch den Gefäßtrichter in den Augapfel und teilen sich in je einen nach oben bzw. unten ziehenden Ast auf (☞ Abb. 12.1). Diese teilen sich weiter. ◀

Der Normalbefund des Fundus wurde ausführlich in Kapitel 11.2 beschrieben. Zur Untersuchung gehören außerdem die Visusbestimmung (☞ Kap. 11.2), Perimetrie (☞ Kap. 9.2), Fluoreszenzangiographie (☞ Kap. 11.2), das Elektroretinogramm (☞ Kap. 11.2) sowie bildgebende Verfahren.

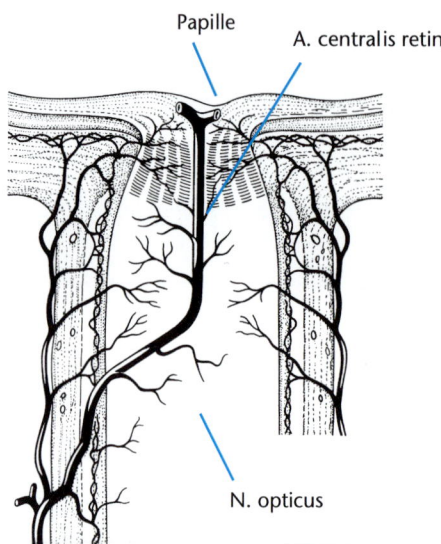

Abb. 12.1: Gefäßversorgung des N. opticus. Drei Kapillarsysteme sind an der Versorgung beteiligt: Arteriolen aus der peripapillären Aderhaut, Arteriolenäste aus den hinteren kurzen Ziliararterien und Arterien aus den Pia-Scheiden des N. opticus.

12.3 Normvarianten

Markhaltige Nervenfasern ziehen weiß-glänzend flammenförmig vom Papillenrand zur Peripherie, wobei sie sich aufspalten und die retinalen Gefäße verdecken können. Meist ist nur der blinde Fleck leicht vergrößert.

Exkavation: An der Eintrittsstelle der Zentralgefäße in den Sehnerven besteht eine zentrale Einsenkung, die sich z. B. im Alter auch unter physiologischen Umständen vergrößern kann. Im Gegensatz zur Exkavation beim Glaukom ist der Randsaum der Papille erhalten und gut durchblutet, die Exkavation ist randständig.

Bei der **Drusenpapille** finden sich sagokornähnliche, gelblich-weißliche hyaline Ablagerungen am Rand der Papille, der Papillenrand kann unscharf wirken. Meist ist dies eine familiär gehäuft auftretende harmlose Normvariante. Sie kann aber auch nach Hirnödem mit Stauungspapille, bei Retinopathia pigmentosa und Opticus-Neuritis entstehen.

Zilioretinale Gefäße finden sich bei etwa jedem 10. Auge. Sie sind eine Anastomose zwischen retinalen und choroidalen Gefäßen und verlassen die Papille am temporalen Rand. Bei Verschluss der Zentralarterie können sie die Blutversorgung der Makula aufrechterhalten.

12.4 Erkrankungen

12.4.1 Stauungspapille

Ätiologie
Die Papille ist mit dem Subarachnoidalraum verbunden. Eine **Hirndruckerhöhung** überträgt sich deshalb über den Sehnerv auf die Papille. Häufigste Ursachen sind Hirntumoren. Auch subdurale Blutungen, Abszesse, Blutungen, Störungen der Liquorzirkulation und ein Hydrocephalus internus können eine Stauungspapille verursachen, ebenso eine Arteriitis und erniedrigter Augeninnendruck. Bei der Diagnose „Stauungspapille" muss immer nach dem Auslöser gesucht werden. Auf Seite 219 finden Sie in Abb. 20.2 ein diagnostisches Flussdiagramm zur Beurteilung der auffälligen Papille.

▶ **Klinik und Diagnose**
Die Stauungspapille ruft lange Zeit keine Sehstörungen hervor, was sie differentialdiagnostisch von der Neuritis n. optici unterscheidet. Vom Papillenbefund bei der hypertensiven Retinopathie unterscheiden sie der normale Blutdruck und die nicht veränderten Fundusarterien. Perimetrie und Visusbestimmung grenzen am besten von der Papillitis ab, der Bewegungsschmerz des Bulbus bei der Opticus-Neuritis ist ein weiteres Unterscheidungskriterium. Bei exakter Perimetrie lässt sich eine **leichte Vergrößerung des blinden Flecks** nachweisen. Erst im Spätstadium (Atrophie) finden sich auch Sehstörungen.

Die frische Stauungspapille zeigt eine **Prominenz des Sehnervenkopfes** von bis zu 6 Dioptrien und eine **nasale Randunschärfe**. Die Gefäße knicken am Rand ab. Die Zentralvene ist gestaut, peripapillär finden sich streifige, radiäre Blutungen. Später kommen eine Papillenhyperämie mit Papillenödem und eine temporale Randunschärfe hinzu. ◀

Therapie
Richtet sich nach der Grunderkrankung.

12.4.2 Neuritis nervi optici

Papillitis

▶ **Ätiologie**

Die Entzündung des ophthalmologisch sichtbaren Teils des Sehnervs heißt auch **intraokulare Neuntis n. optici** oder **Neuritis n. optici anterior**. Ursache können Virusinfektionen, multiple Sklerose, Arteriitis temporalis, Intoxikationen mit Blei, Tabak oder Alkohol, Tonsillitiden, Sinusitiden, Zahnerkrankungen, Diphtherie, Masern, Malaria, Typhus, Fleckfieber u. a. sein. Oft findet sich auch keine Ursache. Die Papillitis tritt meist einseitig auf.

Klinik und Diagnose

Der Patient kommt wegen eines **plötzlichen, einseitigen Sehverlustes** zum Arzt. Die Beweglichkeit des Bulbus ist herabgesetzt und schmerzhaft, ein leichter dumpfer Schmerz verstärkt sich bei Druck auf den Bulbus. Der Fundus zeigt im Frühstadium eine Venenstauung und ein peripapilläres Ödem mit Netzhautblutungen und -ödem. Er ist oft kaum von dem der Stauungspapille zu unterscheiden. Die Papille ist hyperämisch und randunscharf, ihr Durchmesser ist leicht vergrößert und eine Prominenz von 1–2 Dioptrien ist feststellbar. Am Perimeter lassen sich Gesichtsfeldausfälle nachweisen (**Zentralskotom**, „Arzt und Patient sehen nichts"). ◀

Differentialdiagnose

Bei der Stauungspapille gibt es keine plötzliche Sehverschlechterung.

Therapie

Zur Behandlung gehört immer die **Fokussuche**. Dieser sollte saniert bzw. die Grundkrankheit soweit möglich behandelt werden. Die Neuritis selbst wird mit Kortikosteroiden bekämpft.

Prognose

In vielen Fällen bessert sich die Sehschärfe wieder spontan, gelegentlich kommt es auch zu vollständigen Remissionen. Bleibende Defekte und der Übergang in eine Optikusatrophie werden jedoch ebenso häufig gesehen, insbesondere bei zu spät einsetzender Therapie.

Retrobulbäre Neuritis

▶ **Ätiologie**

Bei der retrobulbären Form der Optikusneuritis ist der orbitale Anteil des Sehnervs entzündet. Oft liegt eine Multiple Sklerose vor, die sich auch so erstmanifestieren kann. Ansonsten kommen die gleichen Ursachen wie bei der Papillitis infrage. ◀

▶ **Klinik und Diagnose**

Der Patient klagt über plötzlichen, meist einseitigen Sehverlust. Gesichtsfeldausfälle, wie ein **Zentralskotom**, lassen sich nachweisen. Der Fundus ist anfangs unauffällig. Bulbusschmerzen und -bewegungseinschränkungen finden sich hier ebenso wie bei der Papillitis. Erst nach mehreren Wochen blasst die Papille temporal ab. Diese Veränderung bleibt als typischer Defekt nach Retrobulbärneuritis.

Die visuell evozierten Potentiale weisen früh eine verlängerte Latenzzeit auf. Eine afferente Pupillenstörung findet sich ebenso wie die Herabsetzung der Sehschärfe und ein Zentral- bzw. Zentrozäkalskotom. ◀

Differentialdiagnose

Hier kommen Prozesse im Bereich des Chiasma oder Hypophysentumoren infrage.

Therapie

Wie bei der Papillitis.

Prognose

Die Aussichten sind ähnlich gemischt wie bei der Papillitis.

> **Merke!**
> Der Patient sieht nichts, und der Arzt auch nicht.

12.4.3 Optikusatrophie

Ätiologie

Ursachen für einen Schwund des Sehnervs können Stauungspapille, Glaukom, Schädel-Hirn-Traumen, Phthisis bulbi oder erbliche Formen wie die Leber-Optikusatrophie sein. Die primäre Atrophie des Sehnervs bildet sich ohne vorangegangene Stauungspapille oder Neuritis aus.

Klinik

Bei der **primären Atrophie** findet sich eine abgeblasste, grau-weiße Papille mit scharfen Rändern und schüsselförmiger Exkavation. **Sekundäre Atrophien** zeigen eine schmutzig-weiße, unregelmäßig und unscharf begrenzte Papille. Bei der **glaukomatösen Form** liegt die Papille unter dem Netzhautniveau und zeigt eine kesselförmige Exkavation. Die **postneuritische Optikusatrophie** zeichnet sich durch enge Gefäße, eine weißliche Papillenabblassung und unscharfe Papillengrenzen aus.

Der Funktionsausfall richtet sich nach dem Ausmaß des Optikusschwundes. Bei vollständiger Atrophie ist das Auge blind und zeigt eine amaurotische Pupillenstarre. Die Pupille des betroffenen Auges reagiert dann noch konsensuell, die des gesunden Auges jedoch nicht. Die Pupille des betroffenen Auges reagiert weiterhin auf Konvergenz.

Mögliche Ursachen einer Optikusatrophie

- Traumen, Stauungspapille, Glaukom, Arteriosklerose, Hypertonus, Netz- und Aderhauterkrankungen
- **Medikamente:** Antituberkulotika, MAO-Hemmer, Chloroquin
- **Intoxikationen:** Blei, Arsen, Brom, Chinin, Tabak und Alkohol

Eine medikamentös-toxische Schädigung kann ausgelöst werden durch Ethambutol, Isoniazid und Streptomycin. Bei der Ethambutol-Therapie kommt es bei rund 1 % der Patienten zur Optikusschädigung mit akuter Visusverschlechterung. Erstsymptome sind Sehverschlechterung oder Rot-Grün-Störungen. Bei rechtzeitigem Abbruch der Behandlung geht die Visusminderung in der Regel wieder zurück.

13 Die Sehbahn

 Erkrankungen des Sehnervs fordern sowohl den Augenarzt als auch den Neurologen. Der Ort einer Schädigung der Sehbahn bestimmt die Symptomatik.

13.1 Anatomische Grundkenntnisse

Die **Kreuzungsstelle** der Sehnerven, das **Chiasma**, liegt oberhalb der Hypophyse. Seitlich ziehen die Karotiden vorbei. Vom Chiasma opticum (☞ Kap. 12.1) führt der Tractus opticus die Nervenfasern weiter zum Corpus geniculatum laterale. Hier findet eine **Umschaltung** statt. Die Sehbahn zieht von hier als **Gratiolet-Sehstrahlung** im hinteren Schenkel der inneren Kapsel zum Sehzentrum in der Calcarinaregion des Hinterhauptslappens.

13.2 Untersuchung

Schbahnschädigungen verschlechtern den Visus und lassen typische **Gesichtsfeldausfälle** auftreten, die einen Rückschluss auf die Läsion zulassen (☞ Abb. 13.1). Sie können außerdem die **Pupillomotorik** beeinträchtigen. Visusbestimmung ☞ Kap. 11.2, Perimetrie ☞ Kap. 9.2 und Pupillenreaktion ☞ Kap. 8.2.

13.3 Erkrankungen

13.3.1 Chiasma

▶ Prozesse im Chiasmabereich führen zu meist beidseitigen Sehstörungen. Ein **Chiasmasyndrom** ist eine **Trias** aus **kongruenter, bitemporaler Hemianopsie** sowie **ein- oder beidseitiger Optikusatrophie** und **Sehschärfebeeinträchtigung**. Die häufigste Ursache sind Tumoren der Hypophyse, davon am ehesten Hypophysenadenome, Sella-Meningeome und Kraniopharyngeome. Andere Auslöser können sein: Aneurysmen der A. communicans anterior, Verkalkungen der A. carotis interna und Hirnprozesse, die von kaudal auf das Chiasma drücken. ◀

13.3.2 Tractus opticus und Sehstrahlung

▶ Nach Läsionen des postchiasmatischen oder intrazerebralen Verlaufs der Sehbahn kommt es zu einer **homonymen Hemianopsie** (☞ Abb. 13.1). Bei Schädigung des rechten Tractus opticus z. B. entwickelt sich eine linksseitige, homonyme Hemianopsie, bei Ausfall des linken Tractus eine homonyme Hemianopsie nach rechts. ◀ Der Ausfall der linken Gratiolet-Sehstrahlung führt zur homonymen Hemianopsie nach rechts und umgekehrt. Als weitere Symptome können eine hemianopische Pupillenstarre, ein Abblassen der Pupille nach Monaten und evtl. eine Stauungspapille hinzukommen.

Ursachen können sein: Tumoren in Stirnbein, Schläfenlappen, Thalamus, Vierhügelgegend oder

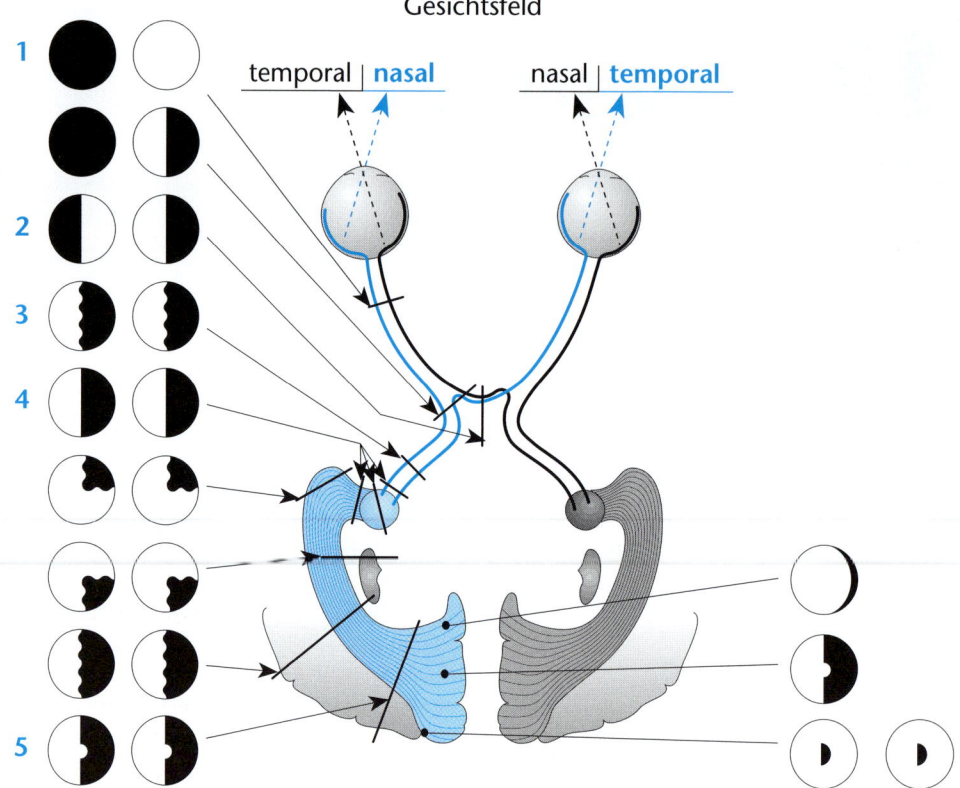

Abb. 13.1: Schematische Darstellung der Sehbahn. Läsionen an den eingezeichneten Stellen führen zu entsprechenden Gesichtsfeldausfällen, die als schwarze Fläche in den Kreisen dargestellt sind. Typische Ausfälle sind: 1 = Blindheit des linken Auges (N.-opticus-Läsion, links), 2 = bitemporale Hemianopsie (Chiasma-opticum-Läsion), 3 = homonyme Hemianopsie rechts mit unregelmäßigen Rändern (Tractus-opticus-Läsion, links), 4 = homonyme Hemianopsie rechts mit glatten Rändern (Corpus geniculatum laterale, links), 5 = Radiatio-optica-Läsion, links (homonyme Hemianopsie rechts mit zentraler Aussparung) (aus [4]).

Hirnbasis, basale Meningitis, Aneurysmen, Ischämien oder Blutungen sowie Erweichungsherde.

Die **Schädigungsorte** bei homonymen Gesichtsfeldausfällen können außer im Tractus opticus im Okzipitalhirn, der vorderen Schleife der Sehstrahlung und dem inneren Anteil der Sehstrahlung liegen.

13.3.3 Sehrinde

Zur **kortikalen Amaurose (Rindenblindheit)** kommt es bei beidseitigem Ausfall der Sehrinde. Netzhaut, Papille und Pupillomotorik sind normal, der Patient jedoch blind. Über Seitenschaltungen (Abgang im Corpus geniculatum) können durch optische Reize die endokrinen Funktionen der Hypophyse weiterhin beeinflusst werden.

Die **Seelenblindheit** entsteht bei intakten Augen und funktionierender Sehbahn. Der Patient kann die Seheindrücke nicht verarbeiten (kombinierte Läsion von Okzipital- und Parietallappen).

Flimmerskotome bei Zirkulationsstörungen sind anfallsartige Gesichtsfeldausfälle, die meist als homonyme Hemianopsie auftreten. Vorboten können Blitze und Funkenregen sein. Gefäßspasmen oder Arteriosklerose in den optischen Zentren lösen diese Phänomene aus. Kommt ein halbseitiger Kopfschmerz mit Übelkeit hinzu, heißt der Zustand **ophthalmische Migräne** oder **Hemicrania ophthalmica**. Kommen Augenmuskellähmungen hinzu, heißt das Krankheitsbild **ophthalmoplegische Migräne.**

14 Die Orbita

 Die Orbita ist die knöcherne Augenhöhle, die den Augapfel schützt. Sie spielt eine wichtige Rolle bei Entzündungen, endokriner Ophthalmopathie, Tumoren und in der Traumatologie.

14.1 Anatomische Grundkenntnisse

Die Orbita ist der nach vorn geöffnete knöcherne Trichter, in dem der Augapfel gelagert ist (☞ Abb. 14.1). Vorn schützen kräftige Knochenstrukturen, die inneren Knochenlamellen sind jedoch recht dünn. Insbesondere der Orbitaboden ist mechanischen Belastungen gegenüber sehr empfindlich. Die **mediale Wand** der Orbita grenzt an die Ethmoidalzellen, der **Boden** an den Sinus maxillaris, das **Dach** an den Sinus frontalis und der **Canalis opticus** liegt in Nachbarschaft des Sinus sphenoidalis. Vordere und mittlere Schädelgrube und die Chiasmaregion mit Hypophyse und Sinus cavernosus liegen ebenfalls in unmittelbarer Nähe. Diese Nähe begünstigt das Übergreifen von Infektionen.

Der Bulbus ist umhüllt von der bindegewebigen **Tenon-Kapsel**, die mit Bindegewebssträngen an der **Periorbita** aufgehängt ist. Die Periorbita ist die Auskleidung der Augenhöhle mit Periost, welches nur an den Durchtrittsstellen der Nerven und Gefäße fest mit dem Knochen verbunden ist (☞ Tab. 14.1). Die Orbita ist vollständig ausgefüllt. Jede Größenzunahme einer ihrer Strukturen führt zum Hervordrängen ihres Inhaltes, dem **Exophthalmus**, oder bei Volumenverlust zum Einwärtssinken, dem **Enophthalmus**.

14.2 Untersuchung

Die **Bulbusmotilität** lässt sich mittels einfacher Inspektion beurteilen, indem man die Patienten in alle Richtungen sehen lässt. Exophthalmus und Enophthalmus sind hingegen im Frühstadium oft schwer zu erkennen. Genaue Aufschlüsse über den Grad eines Exophthalmus liefert das **Exophthalmometer** nach Hertel, das an den Orbitarändern auf die Haut gesetzt wird und die Bestimmung der Position des Hornhautscheitels ermöglicht.

Tab. 14.1: Gefäß- und Nervenkanäle der Orbita

Struktur	durchziehende Nerven bzw. Gefäße
Canalis opticus	N. opticus, A. ophthalmica
Fissura orbitalis superior	N. ophthalmicus, N. trochlearis, N. abducens, N. oculomotorius, V. ophthalmica superior
Fissura orbitalis inferior	N. infraorbitalis, N. zygomaticus, V. ophthalmica inferior
Foramen ethmoidale anterior	N. ethmoidalis anterior, A. ethmoidalis anterior
Foramen ethmoidale posterior	N. ethmoidalis posterior, A. ethmoidalis posterior
Foramen zygomaticoorbitale	N. zygomaticus
Canalis nasolacrimalis	zieht von der Fossa sacci lacrimalis zur unteren Nasenmuschel

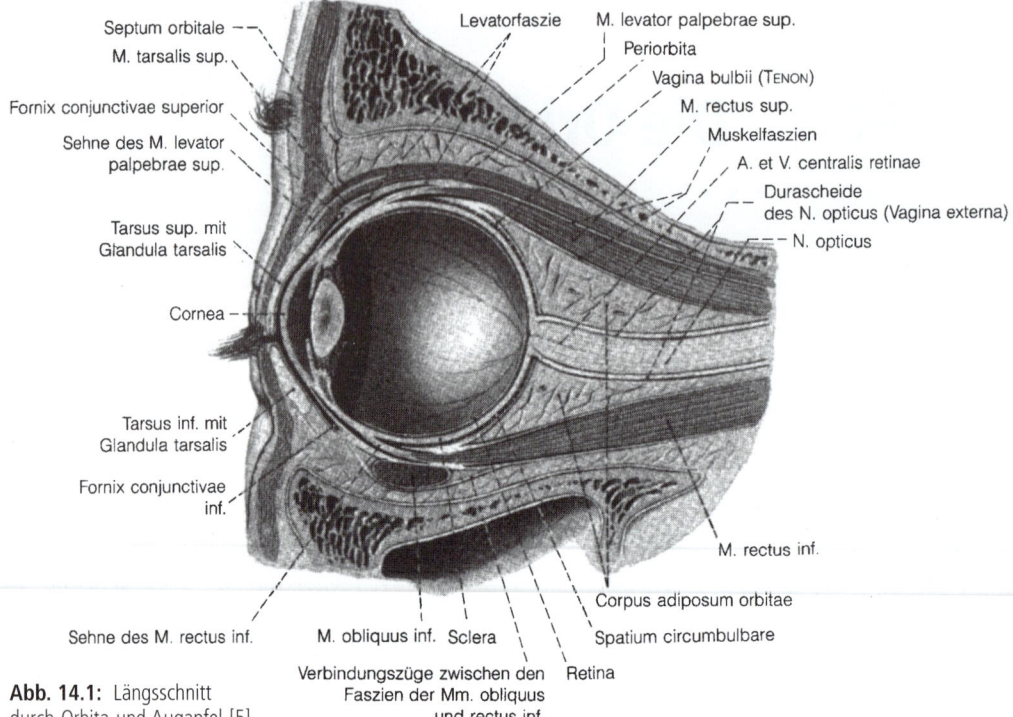

Abb. 14.1: Längsschnitt durch Orbita und Augapfel [5]

Mit Hilfe der **Ultraschalluntersuchung** lassen sich **Orbitaveränderungen** nachweisen, wobei nach Möglichkeit beide Augenhöhlen beurteilt werden sollten. Auch Tumoren lassen sich mit der Echographie aufspüren. Bei **Röntgenuntersuchungen** sollten stets beide Augenhöhlen verglichen werden. Standarduntersuchungen sind die seitliche und die frontale Aufnahme. **Computer- und Kernspintomographie** kommen insbesondere bei Tumoren der Orbita, Ex- und Enophthalmus und Prozessen an den Durchtrittsöffnungen für Nerven und Gefäße zum Einsatz.

14.3 Exophthalmus als Leitsymptom

14.3.1 Entzündliche Orbitaerkrankungen

Sinusitiden können leicht auf die Umgebung übergreifen und dabei Abszesse, Orbitaphlegmone und Thrombosen des Sinus cavernosus verursachen. Auch Traumen führen häufig zu Entzündungen der Orbita.

Orbitalphlegmone

> **Merke!**
> Die Orbitalphlegmone ist eine lebensgefährliche Erkrankung, sie kann innerhalb kurzer Zeit auf die Meningen übergreifen.

Ätiologie
Ursachen der Orbitaphlegmone können fortgeleitete bakterielle Infektionen der Nasennebenhöhlen (häufigste Ursache beim Erwachsenen), infizierte Zahnanlagen (meist bei Säuglingen), eine Osteomyelitis im Oberkiefer oder selten auch Furunkel im Gesichtsbereich sein. Erreger sind meist Staphylo- oder Streptokokken.

Klinik und Diagnose
Die Lider schwellen an und lassen sich u.U. nicht mehr öffnen. ▶ Die gerötete Bindehaut kann eine Chemosis aufweisen, ein Exophthalmus kann beobachtet werden. ◀ Die Bulbusmotilität ist stark eingeschränkt. Starke Schmerzen, Fieber, erhöhte Blutungsneigung und eine Leukozytose fallen auf. Zur klinischen Abklärung gehört eine Röntgenaufnahme der Nebenhöhlen.

Therapie
Hochdosierte Antibiotika. Bei Verletzungen ist eine chirurgische Revision der Wunde erforderlich.

Sinus-cavernosus-Thrombose
Ätiologie
Dieses **lebensbedrohliche Krankheitsbild** kann durch fortgeleitete Entzündungen der Orbita, Osteomyelitiden des Gesichtsschädels oder durch Furunkel im Gesichtsbereich (Fortleitung über die Vena angularis und die V. ophthalmica superior) entstehen. Auch Hyperkoagulabilität und Thrombophlebitiden können Auslöser sein.

Klinik
Die Erkrankung kann blande verlaufen. Meist aber treten Kopfschmerz, Erbrechen und Benommenheit auf. ◀ Ein- oder beidseitiger Exophthalmus, Lidödeme mit Chemosis der Bindehäute, Störungen der Hornhautsensibilität und Visusstörungen können hinzukommen, ebenso Meningismus und epileptische Anfälle. ◀ Der Liquor ist entzündlich verändert. Die zerebrale Angiographie sichert die Diagnose.

Therapie
Antibiotika in hohen Dosen.

14.3.2 Kreislaufbedingte Orbitaerkrankungen

Exophthalmus intermittens
Der **intermittierende Exophthalmus** tritt meist einseitig beim Bücken, Luftanhalten oder Pressen auf. Seine Ursache sind orbitale Varizen, z.B. beim M. Osler. Nach Ende der Belastung verschwindet auch der Exophthalmus.

Exophthalmus pulsans
Der **pulsierende Exophthalmus** entsteht durch arteriovenöse Aneurysmen im Bereich des Sinus cavernosus oder Läsionen der A. carotis interna durch Traumen, Arteriosklerose, Lues oder Embolien. So gelangt arterielles Blut in die Orbitavenen und führt zu einem Exophthalmus mit tastbaren Bulbuspulsationen. An den Venen des Auges finden sich deutliche Stauungszeichen. Folgen können Sekundärglaukom und Optikusatrophie sein.

14.3.3 Tumoren, Pseudotumoren

▶ Gemeinsames Symptom der Orbitatumoren ist der **einseitige Exophthalmus**. ◀ Hinzu kommen in unterschiedlichem Ausmaß Schmerzen bei der Augenbewegung, Motilitätsstörungen des Bulbus, Diplopie (Doppelbilder), evtl. Stauungspapille und Optikusatrophie, Lidödeme, Chemosis und Netzhautfalten am hinteren Pol.

Zur Abklärung werden **Röntgenaufnahmen** im Seitenvergleich, **Ultraschall** sowie **Computer- und Kernspintomographie** eingesetzt, außerdem die **Exophthalmometrie**. In der Regel kommt als Therapieversuch nur die **Operation** infrage, bei malignen Geschwülsten meist nur die **Exenteratio orbitae** mit radikaler Ausräumung inkl. Periorbita. Bei unvollständiger Entfernung Nachbestrahlung; bei Metastasen Behandlungsversuch der Grundkrankheit.

Mukozele
▶ Die **Verlegung eines Ausführungsgangs einer Nasennebenhöhle** führt zu einer Sekretretention, in deren Verlauf sich die knöcherne Wand in eine fibröse Kapsel umwandelt und sich in Richtung Orbita vorwölbt. Dadurch wird ein Exophthalmus hervorgerufen. Meist ist die Stirnhöhle betroffen. Die Operation hat eine gute Prognose. ◀

Keilbeinmeningeom
Dieser Tumor ist im Röntgenbild an der **Hyperostose**, der Verstärkung der Knochensubstanz, zu erkennen. Er dringt in die Orbita ein und wächst verdrängend.

Einseitiger Pseudoexophthalmus
▶ Ursache eines (auch einseitigen) Pseudoexophthalmus können eine **hohe Achsenmyopie** und die **Hydrophthalmie** sein, eine kongenitale Anomalie des Schlemm-Kanals und des Trabekelwerks. ◀

Leukämie
Myelosen und **Lymphadenosen** können Lider, Tränendrüse und die Orbita in Mitleidenschaft ziehen und einen Exophthalmus hervorrufen. Im Verlauf einer akuten Leukämie kann auch ein **Chlorom** (seltene tumoröse Infiltration, grünlich schimmernd) im Periost der Orbita wachsen.

Metastasen

Der am häufigsten in die Orbita und das Auge metastasierende Tumor ist das **Mammakarzinom**.

14.3.4 Endokrine Ophthalmopathie

Ätiologie
Die endokrine Ophthalmopathie tritt zu rund 80 % bei **Hyperthyreosen** auf, davon in 90 % d.F. beidseitig. Wahrscheinlich verändert eine Autoimmunkrankheit das orbitale Bindegewebe und die Augenmuskeln.

▶ Klinik und Diagnose
Neben Allgemeinsymptomen der Hyperthyreose findet sich ein oft erheblicher Exophthalmus. Die Lidspalte ist erweitert, die Konjunktiven sind geschwollen **(Chemosis)** und gerötet **(Glanzauge)**. Das Oberlid bleibt bei Blicksenkung zurück **(Graefe-Zeichen)** und die Lider weisen einen Tremor auf **(Rosenbach-Zeichen)**. Ferner finden sich seltener Lidschlag **(Stellwag-Zeichen)** und eine Konvergenzschwäche **(Möbius-Zeichen)**, die Sklera ist am oberen Limbus sichtbar **(Dalrymple-Zeichen)**. Es kann ein blickrichtungsabhängig erhöhter Augeninnendruck beobachtet werden (Messung in Primärposition und Aufblick, Tensionserhöhung beim Aufblick oft schon bei geringer Ausprägung der Ophthalmopathie).
Darüber hinaus können Augenmuskellähmungen und Paresen des M. levator palpebrae, Hornhautgeschwüre sowie Motilitätsstörungen auftreten. ◀

Die **Diagnose** erfolgt durch Inspektion und Schilddrüsendiagnostik; Verlaufskontrollen ggf. mit dem Exophthalmometer nach Hertel.

Differentialdiagnose
Bei einseitigem Auftreten: Orbitatumor.

Therapie
Die Behandlung der Grundkrankheit steht im Vordergrund. Bei extremer Protrusion **(maligner Exophthalmus)** verhindern Uhrglasverbände das Austrocknen der Hornhaut. Kortikoide und Ciclosporin werden gegen den Exophthalmus eingesetzt. Bei Versagen der **medikamentösen Therapie** kommen **Röntgenbestrahlung** der Orbitaspitze oder **operative Dekompression** der Augenhöhle infrage.

14.4 Enophthalmus als Leitsymptom

14.4.1 Traumatisch bedingter Enophthalmus

Blow-out-Fraktur

▶ **Ätiologie**
Bei frontaler Gewalteinwirkung auf die Orbita gibt meist der Orbitaboden als schwächste Struktur nach. Durch Vergrößerung des Orbitavolumens kann ein Enophthalmus entstehen. Das Orbitafett dringt in die Kieferhöhle ein. Der M. rectus inferior wird im Bruchspalt eingeklemmt, dies ruft eine **vertikale Motilitätsstörung** hervor. ◀

▶ **Klinik und Diagnose**
Der Patient klagt über **Doppelbilder**. Bei der Untersuchung fällt der Enophthalmus auf. Die vertikale Motilität des Bulbus ist gestört, wenn Augenmuskeln eingeklemmt sind. Im Bereich des N. maxillaris können **Parästhesien** auftreten. Die **Röntgenaufnahme** zeigt die Fraktur, es fällt eine Verschattung der Kieferhöhle auf. Mit dem Exophthalmometer kann der Enophthalmus verifiziert werden. ◀

▶ **Therapie**
Innerhalb von 2 Wochen sollte die Fraktur operativ versorgt werden. Nach dieser Frist wird die Einklemmung irreversibel, Doppelbilder bleiben. Vom Sinus maxillaris her wird der Defekt mit lyophilisierter Dura gedeckt. ◀

14.4.2 Nerval bedingter Enophthalmus (Horner-Syndrom)

▶ **Ätiologie**
Ursache des Horner-Syndroms ist eine Läsion des zentralen oder peripheren Sympathikus, die konnatal oder nach Schädigung des Plexus brachialis, zervikaler Syringomyelie, bei Grenzstrangläsionen durch Karotisaneurismen, Struma oder Tumor auftritt. Zur Differenzierung ☞ Kap. 8.3. ◀

Symptome
Kennzeichen des Horner-Syndroms sind **Miosis** durch Lähmung des M. dilatator pupillae, **Ptosis** durch Lähmung des Müller-Lidhebers, **Anhydrosis** des Gesichts und **Enophthalmus** durch Lähmung des M. orbitalis.

> **Merke!**
> Für das Horner-Syndrom gilt: Alles wird kleiner.

15 Optik und Refraktion

Fehlsichtigkeiten sind in der Bevölkerung weit verbreitet – Kenntnisse über die optische Refraktion deshalb für jeden Arzt ein Muss.

15.1 Physiologische Grundkenntnisse

▶ Die **Brechkraft** ist definiert als reziproker Wert der Brennweite in Metern. Ihre Einheit ist die **Dioptrie** (dpt). Bei einer Linsenbrennweite von 10 cm ist die Brechkraft 1 : 0,1 = 10 dpt. ◀

Das Gesamtsystem Auge hat eine Brechkraft von 62–76 dpt. Davon entfallen 43 dpt auf die Hornhaut und 19–33 dpt auf die Linse, die sich durch Veränderung der Brechkraft auf wechselnde Objektentfernungen einstellen kann (☞ Abb.15.1); dieser Prozess heißt **Akkommodation** (☞ Kap. 6.1.2). Im Laufe des Lebens ändert sich die **Akkommodationsbreite**. Dies ist der Bereich, in dem das Auge noch eine scharfe Abbildung schafft. Bei einem 15-Jährigen beträgt die Akkommodationsbreite rund 14 dpt, bei einem 45-Jährigen noch rund 4 dpt, und bei einem 65-Jährigen liegt sie unter 1 dpt.

15.2 Untersuchungsmethoden

▶ Die Bestimmung der Sehschärfe gehört zu jeder Augenuntersuchung. Die **Sehschärfe (Visus)** ist dann 1,0, wenn bei einem **Landolt-Ring** (Norm-Sehzeichen) die Lücke erkannt wird. Der Landolt-Ring wird dabei in einem Abstand von fünf Metern angeboten. Als Sehschärfe wird der maximal erreichbare Wert angegeben. ◀ Die Kürzel „s.c." und „c.c" bei der Visusangabe bedeuten „sine correctione" bzw. „cum correctione". Die Korrektur erfolgt durch das Vorschalten von Kreuzzylindern zur Bestimmung der Gesamtbrechkraft.

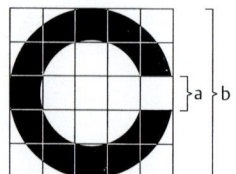

a = 1 Winkelminute (1')
b = 5 Winkelminuten (5')

▶ **Abb. 15.1:** Landolt-Ring, Außendurchmesser 5 Winkelminuten, Balkendicke 1,45 mm, Durchmesser 7,25 mm [13] ◀

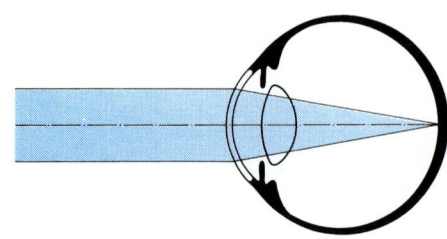

Abb. 15.2: Normalsichtigkeit (Emmetropie), exakte Abbildung auf der Netzhaut

Der **Nahvisus** dient der Bestimmung der Sehschärfe in der Nähe. Er wird mit Lesetafeln **(Nieden-Tafeln)** ermittelt.

▶ Die **Skiaskopie** ist eine Methode zur objektiven Refraktionsbestimmung. Die wird vor allem bei Kindern eingesetzt. Bei diesem Verfahren werden dynamische Reflexverläufe beobachtet und dabei die Versuchsparameter solange variiert, bis ein bestimmtes Reflexverhalten (Flackern) auftritt. Sie kann orientierend ohne Zykloplegie oder exakt in medikamentöser Akkomodationslähmung durchgeführt werden. ◀

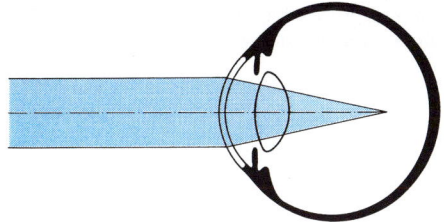

Abb. 15.3b: Brechungsmyopie

15.3 Refraktionsanomalien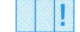

15.3.1 Myopie (Kurzsichtigkeit)

▶ **Ätiologie**

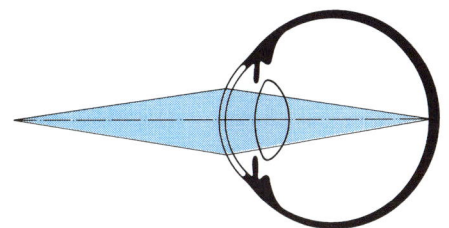

Abb. 15.3c: Myopie bei Nahakkommodation

Bei der Kurzsichtigkeit sorgt ein Brechungsfehler dafür, dass die **Strahlen vor der Netzhaut vereinigt werden** und somit kein scharfes Bild entsteht.

Der Fernpunkt rückt aus dem Unendlichen in den endlichen Bereich. Bei der **Brechungsmyopie** ist die Brechkraft des Systems zu hoch, bei der häufigeren **Achsenmyopie** ist der Bulbus zu lang gebaut (☞ Abb. 15.3a, b, c, Abb. 15.4). Die Achsenmyopie wird auch als Schulmyopie bezeichnet, die erst bei Einschulung bemerkt wird. Meist bleibt sie nach dem 20. Lebensjahr stationär. ◀ Die Ätiologie der Kurzsichtigkeit ist unbekannt, eine familiäre Häufung lässt sich beobachten. Die Achsenmyopie ist eine typische Prädisposition für eine Netzhautablösung.

Auch ein vergrößerter axialer Linsendurchmesser, eine Verlagerung der Linse, ein verkleinerter Krümmungsradius der Hornhaut oder ein beginnender Altersstar können eine Myopie hervorrufen.

Diagnose

Die Diagnose wird durch **Sehschärfenbestimmung mit normierten Testtafeln oder Optotypen** gestellt. Durch Vorschalten verschieden starker Brillengläser lässt sich das Ausmaß des Brechungsfehlers feststellen. Dabei gibt der Patient an, bei welcher Gläserstärke er am besten sieht.

Die Bestimmung des Brechungsfehlers unter Ausschaltung der subjektiven Komponente geschieht mit **Refraktometern** oder der **Skiaskopie**.

Therapie

Die Myopie wird mit **Konkavgläsern** korrigiert, die die einfallenden Strahlen zerstreuen. Dabei sollte immer das schwächste Glas verwendet werden, mit dem der Kurzsichtige gut sieht. Bei hoher Myopie

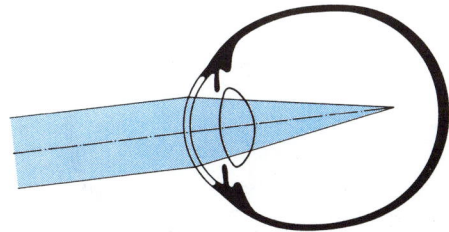

Abb. 15.3a: Achsenmyopie

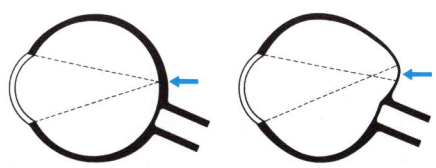

Abb. 15.4: Dicke der Sklera im normalen Auge und im achsenmyopen Auge

ab rund 8 dpt ist eine **Haftschale** indiziert, da die Brille zu schwer wird und das Gesichtsfeld einengt.

LASIK ist die derzeit populärste Methode für **refraktive Chirurgie** zur Behandlung einer Fehlsichtigkeit. Für eine LASIK-Operation wird zunächst die Hornhautdicke mit dem Ultraschall-Pachymeter bestimmt. Möglich ist eine LASIK von max. -10 bis +4 Dioptrien sowie einer Hornhautdicke von ≥ 500 µm.

Mit einem **Mikrokeratom** (Hornhauthobel) oder einem **Femtosekundenlaser** wird eine dünne Lamelle (in der Regel 130–160 µm, „Flap") einseitig von der Hornhaut gelöst und zur Seite geklappt. Auf dem darunterliegenden Gewebe wird dann mittels **Laser** die Korrektur vorgenommen, indem **Hornhautzellen** (Kollagenfasern) **aufgespalten und abgetragen** werden. Anschließend wird die Hornhautlamelle wieder positioniert.

Progressive Myopie
Wenn die Verschlechterung der Kurzsichtigkeit nicht zum Stillstand kommt, spricht man von **progressiver (maligner) Myopie**. Die Gläserstärken müssen ständig erhöht werden, da sich der Bulbus fortwährend weiter dehnt. Da sich Ader- und Netzhaut nicht an die Dehnung anpassen können, kommt es zu schweren Komplikationen.

▶ **Diagnose**
Im Fundusbild findet sich der **Conus myopicus**, ein weißer Hof um die Papille, in dem als Folge der übermäßigen Dehnung die Sklera durchscheint. Auch der hintere Pol kann sich dehnen, auf diese Weise entsteht das **Staphyloma posticum**. Weiter finden sich am Fundus eine Makuladegeneration mit Hämosiderineinlagerungen bzw. Wucherung des Pigmentepithels **(Fuchs-Fleck)**, eine peripapilläre chorioretinale Atrophie, periphere Netzhautdegenerationen sowie Glaskörpertrübungen und -verflüssigungen bzw. eine hintere Glaskörperabhebung. ◀

Komplikationen
Komplikationen der malignen Myopie sind Netzhautablösungen und rezidivierende Blutungen der Aderhaut.

15.3.2 Hyperopie (Weitsichtigkeit)

Die Weitsichtigkeit beruht häufiger auf einem **zu kurzen Bulbus**, seltener auf einer **zu geringen Brechkraft** des optischen Systems. Der Vereinigungspunkt der parallel einfallenden Strahlen liegt hinter der Netzhaut (☞ Abb. 15.5a). Jugendliche gleichen diesen Brechungsfehler durch Akkommodation aus (☞ Abb. 15.5b). Bei ihnen lässt sich die Akkommodation daher nur in Zykloplegie (Lähmung der Akkommodation) genau bestimmen, ggf. mit Refraktometer oder Skiaskopie.

Dieser Ausgleich durch ständige Akkommodation insbesondere im Nahbereich kann zu einer überschießenden Konvergenz und zum Schielen führen, da Akkommodation und Konvergenz zentral zusammen gesteuert werden. Dadurch kann ein **Strabismus convergens** (☞ Kap. 16.6.1) entstehen.

Die Diagnose wird wie bei Kurzsichtigkeit durch **Sehschärfenbestimmung** gestellt. ▶ Die Korrektur erfolgt mit **Sammellinsen (Konvexgläsern)**. Hier wird das stärkste Glas verordnet, das der Patient noch akzeptiert. ◀

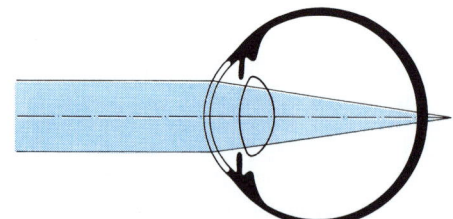

Abb. 15.5a: Hyperopie bei Fernakkommodation

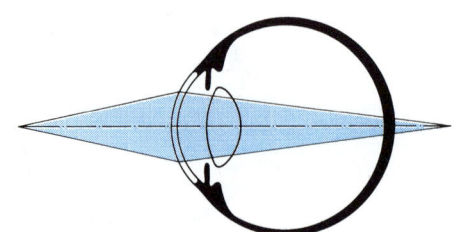

Abb. 15.5b: Hyperopie bei Nahakkommodation

15.3.3 Astigmatismus

▶ **Ätiologie**

Beim Astigmatismus **(Hornhautverkrümmung)** weicht die Korneaoberfläche von ihrer idealerweise sphärischen Form ab in Richtung einer zylindrischen Gestalt. Dadurch werden die Lichtstrahlen nicht mehr in einem Punkt gebündelt, sondern in einer Achse linienförmig verzerrt. Als Folge von Verletzungen der Hornhaut kann auch ein **irregulärer Narbenastigmatismus** mit unregelmäßiger Hornhautoberfläche oder eine **Anisometropie** mit unterschiedlicher Refraktion beider Augen entstehen. ◀

Diagnose

Die Diagnose der Abweichung erfolgt mit dem **Ophthalmometer**, mit dem das Ausmaß der Abweichung exakt gemessen werden kann. Mit einer **Placido-Scheibe** lässt sich ein qualitativer Überblick gewinnen. Diese Scheibe ist in der Mitte durchbohrt und mit konzentrischen schwarzen und weißen Ringen bedeckt. Ihr verzerrtes Abbild auf der Hornhaut lässt die Irregularitäten erkennen.

Therapie

Die Korrektur des Astigmatismus erfolgt mit **zylindrisch geschliffenen Gläsern**, die der Abweichung der Hornhaut entgegenwirken. Beim irregulären Astigmatismus werden **Kontaktlinsen** verordnet.

15.4 Akkommodationsstörungen

15.4.1 Akkommodationsstörungen durch Medikamente

Pupillenwirksame Medikamente stören auch die Akkommodation durch Beeinflussung des Ziliarmuskels. Dabei führen **Miotika** außer zur Pupillenverengung auch zur verstärkten Akkommodation. **Mydriatika** erweitern die Pupille und heben die Akkommodation auf. Bei Intoxikationen mit **Chinin** finden sich Mydriasis, Farbsinnstörungen, Visusverschlechterung, Gesichtsfeldeinengung, Doppelbilder, Erblindung und Optikusatrophie.

15.4.2 Akkommodationsstörungen durch Allgemeinerkrankungen

Auch Allgemeinerkrankungen können die Akkommodation stören, z. B.:
- **Diabetes mellitus** (☞ Kap. 11.3.1)
- Meist erst 4 Wochen nach **Diphtherie** kann es zu einer beidseitigen Akkommodationslähmung bei intaktem M. sphincter pupillae kommen, die von einer Gaumensegellähmung begleitet wird. Diphtherieserum hat keinen Einfluss auf die Lähmungen, die sich spontan zurückbilden.
- Beim **Clivus-Kanten-Syndrom** wird der N. oculomotorius durch Tumoren oder eine Meningitis gegen die Clivuskante gedrückt und so eine Akkommodationsstörung ausgelöst.
- Augensymptome des **Botulismus** sind die Ophthalmoplegia totalis (beidseitige Akkommodationslähmung mit Pupillenlähmung), Doppelbilder (Diplopie), mangelnde Koordination der Augenmuskeln sowie Mydriasis und Ptosis.
- Bei **Atropin-Intoxikation** finden sich Paresen der parasympathisch innervierten Muskulatur, die zu Mydriasis, Akkommodationsstörungen und vermehrter Blendungsempfindlichkeit führen.

15.4.3 Presbyopie

▶ Spätestens wenn die Arme nicht mehr lang genug sind, um Zeitung lesen zu können, kommt der Alterssichtige zum Augenarzt. Ursache der Presbyopie ist eine **nachlassende Verformbarkeit der Linse** mit daraus resultierender **Abnahme der Akkommodationsbreite**. Der Nahpunkt rückt weiter vom Auge weg. Das Nachlassen der Akkommodationsfähigkeit ist ein normaler Alterungsprozess. Die Presbyopie fällt im Mittel im 45. Lebensjahr auf. Im 70. Lebensjahr ist die Akkommodationsfähigkeit meist völlig aufgehoben.

Die **Diagnose** erfolgt mit Sehschärfenbestimmung im Nahbereich **(Nieden-Tafeln)**, die **Korrektur** mit **(konvexen) Sammellinsen**. Durchschnittlich werden im 45. Lebensjahr Gläserstärken von +1,0 dpt, im 50. +2,0 dpt und im 60. +3,0 dpt benötigt. ◀

16 Motilität und Schielen

 Schielen ist die Unfähigkeit, die Blickachsen beider Augen gleichzeitig auf einen Punkt zu richten. Die Fähigkeit zum beidäugigen Sehen geht mehr oder weniger verloren.
Der „Silberblick" ist kein lässlicher Schönheitsfehler, sondern eine ernste Erkrankung. Bei verschleppter Behandlung kann bei Kindern der weitgehende Verlust der Sehkraft auf einem Auge die Folge sein.

16.1 Grundkenntnisse

Bis auf den M. obliquus inferior, der seinen Ursprung nasal am medialen Orbitaboden hat und parallel zum unteren Orbitarand zum Bulbus zieht, entspringen alle äußeren Augenmuskeln am Anulus tendineus in der Orbitaspitze bzw. an den um den Canalis opticus gelegenen Knochenstrukturen (☞ Abb. 16.1). Der M. obliquus superior zieht erst zum Orbitadach, wo er dann durch die Trochleaschlaufe umgelenkt wird. (☞ Tab. 16.1)

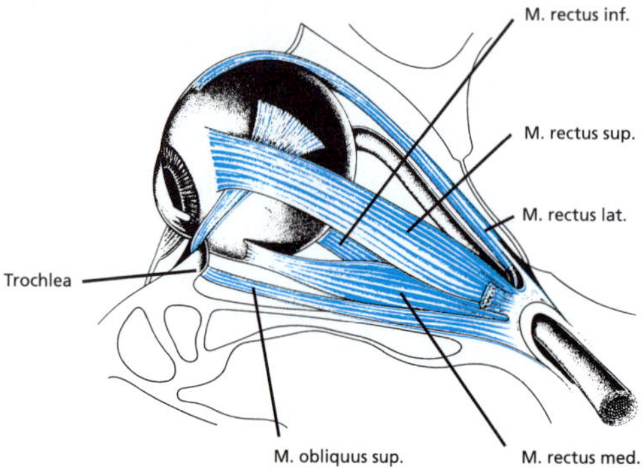

Tab. 16.1: Funktion und Innervation der äußeren Augenmuskeln

Muskel	Hauptfunktion	Innervation
M. rectus lateralis	Bulbusdrehung um die vertikale Achse, nach außen	N. abducens
M. rectus medialis	Bulbusdrehung um die vertikale Achse, nach innen	N. oculomotorius
M. rectus superior	Heber, Adduktor und Einwärtsrolle	N. oculomotorius
M. rectus inferior	Senker, Adduktor und Auswärtsrolle	N. oculomotorius
M. obliquus superior	Senker, Einwärtsroller und Abduktor	N. trochlearis
M. obliquus inferior	Heber, Auswärtsroller und Abduktor	N. oculomotorius

Abb. 16.1: Augenmuskeln

16.2 Untersuchung

Zur **Prüfung des Parallelstandes (Orthophorie)** beider Augen betrachtet der Patient eine 5 m entfernte Lichtquelle, der Untersucher beobachtet die Reflexbildchen auf der Hornhaut. Diese müssen auf beiden Augen in der Mitte der Pupille liegen. ▶ Bei der **Abdeckprobe (Cover-Test)** werden beide Augen wechselweise abgedeckt, während der Patient eine Lichtquelle fixiert. Die Reflexbildchen müssen dabei wieder zentral liegen. Beide Augen müssen auch nach dem Aufdecken fest stehen und dürfen keine Einstellbewegungen ausführen. Diese würden auf Motilitätsstörungen hinweisen (z.B. **Strabismus alternans**, ☞ 16.6.1). Liegt das Reflexbildchen nicht zentral und führt das Auge trotzdem keine Einstellbewegung durch, so spricht das für ein **unilaterales Schielen** oder einen **Pseudostrabismus**. Beim unilateralen Schielen ist ein Auge amblyop, während beim Pseudostrabismus beide Augen normalsichtig sind. ◄

Die **Bestimmung des Schielwinkels** lässt sich am **Maddox-Kreuz** durchführen. Das führende Auge fixiert dabei ein Lämpchen in der Mitte des Kreuzes und folgt dann einem zweiten Lämpchen, das der Untersucher von der Mitte aus nach außen schiebt, bis das Hornhautreflexbildchen auf dem nicht führenden Auge in der Mitte der Kornea liegt. Am Kreuz kann jetzt der Schielwinkel abgelesen werden.

Der **Prüfung des beidäugigen Sehens** dient der **Worth-Test**, der bei Kindern gut durchführbar ist. Der Patient schaut durch eine Brille, bei der ein Glas rot und ein Glas grün ist, auf zwei grüne, eine rote und eine weiße Leuchtmarke. Der binokular fixierende Normalsichtige sieht vier Punkte. Bei Exklusion eines Auges und monokularer Fixation nimmt der Patient die Farbe nicht wahr, die dem abgedeckten Auge vorgelagert ist.

Doppelbilder lassen sich mit dem **Synoptophor** überprüfen. Zwei Schwenkarme des stereoskopischen Geräts verschiebt der Patient dabei so, dass die Doppelbilder zur Deckung kommen. Anschließend lässt sich die Abweichung ablesen. Die Methode eignet sich ebenso zur Feststellung des Schielwinkels, der Fusionsbreite und des räumlichen Sehens.

16.3 Blicklähmungen

Blicklähmungen treten auf als **Motilitätsstörungen beider Augen mit Koordinationsstörungen** als Folge einer Schädigung der Augenmuskelkerne oder des hinteren Längsbündels (☞ Abb. 16.2). Dabei ist der Blick in eine bestimmte Richtung unmöglich. Der Patient hat jedoch keine Doppelbilder.

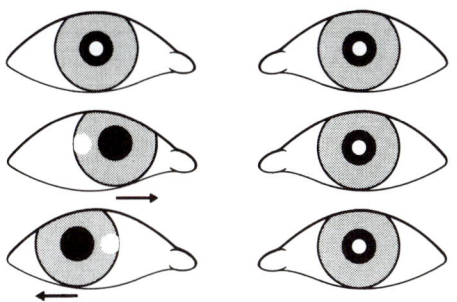

Abb. 16.2: Motilitätsstörungen
Oben: Parallelstand, Mitte: konvergent, Unten: divergent

Bei Herden im Cerebrum weicht der Blick zur gesunden Seite ab, bei Lähmung der Augenmuskulatur zur erkrankten Seite hin. Die **Richtung des Ausfalls** lässt Rückschlüsse auf den Ort der Schädigung zu. Ist der Seitwärtsblick unmöglich, weist dies auf eine Läsion in der Mittelhirnhaube. Sind Auf- oder Abblick unmöglich, so ist die Region der vorderen Vierhügelplatte betroffen. Unkoordinierte Augenbewegungen weisen auf den vorderen Kleinhirnwurm als Schädigungsort hin.

16.4 Nystagmus

- Der **optokinetische Nystagmus**, wie er beim Blick aus einem schnell fahrenden Auto auftritt, ist physiologisch.
- Ursache des **Pendelnystagmus (okulärer Nystagmus)** sind meist Schäden am Auge, wie kongenitale Trübung brechender Medien sowie Retina- oder Optikusdefekte.
- Die horizontale Ausrichtung sowie Wechsel von Frequenz und Amplitude kennzeichnen den **kongenitalen Nystagmus**, aus dem sich ein okulärer Schiefhals (☞ 16.8) durch die dabei eingenommene Kompensationshaltung entwickeln kann.
- Ein **latenter Nystagmus** begleitet angeborene Schielformen und wird erst nach Abdecken eines Auges sichtbar.

16.5 Lähmungsschielen (Strabismus incomitans) !!!

Ätiologie
Dem Lähmungsschielen liegt eine Parese zugrunde. Charakteristisch beim Erwachsenen ist beim akut auftretenden, einseitigen Lähmungsschielen der **inkomitante Schielwinkel** (der Schielwinkel nimmt bei Blickwendung in die Zugrichtung des gelähmten Muskels zu).

Am häufigsten sind der N. abducens und der N. trochlearis betroffen. Es kann konnatal (Geburtstrauma bzw. Aplasie der Okulomotorius-, Abduzens- oder Trochleariskerne), nach Schädelbasisfraktur, Enzephalitis, Meningitis, Tumoren, Arteriosklerose, rheumatischen Erkrankungen, Lues oder bei Multipler Sklerose auftreten. Bei Lähmung des M. rectus medialis sollte auch an eine Multiple Sklerose gedacht werden.

Klinik und Diagnose
Doppelbilder treten bei Abduzens- und Trochlearisparese auf, bei der Okulomotoriuslähmung nicht immer. Sie sind abhängig von der Blickrichtung.

Bei der **Motilitätsprüfung** ist die Augenbeweglichkeit in der Richtung des gelähmten Muskels eingeschränkt, der Schielwinkel nimmt bei Blick in diese Richtung ständig zu (☞ Abb. 16.3 a – c).

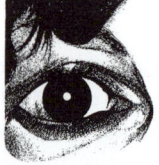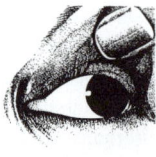
Abb. 16.3a: Okulomotoriusparese links, Geradeausblick

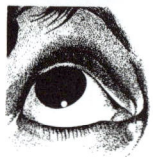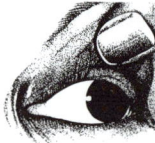
Abb. 16.3b: Okulomotoriusparese links, Blick nach oben

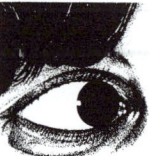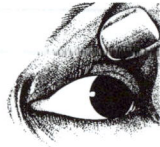
Abb. 16.3c: Okulomotoriusparese links, Blick nach links

▶ Bei der **Trochlearisparese** bedeutet dies, dass die Diplopie beim Blick nach unten innen am größten ist (☞ Abb. 16.3d). Das Gesichtsfeld ist beeinträchtigt und das räumliche Sehen verschlechtert. ◀

Tab. 16.2: Unterscheidung von Okulomotorius-, Trochlearis- und Abduzensparese

	N. oculomotorius (N. III)	N. trochlearis (N. IV)	N. abducens (N. VI)
Bei Inspektion fällt auf	Ptosis	überwiegend Höhenschielen; leichte Lähmungen können durch Kopfneigung kompensiert werden (kompensatorische Kopfhaltung)	Auge spontan in Einwärtsschielstellung
Motilität	beim Heben des Auges steht der Augapfel nach außen unten	Bielschowsky-Test: Kopf zur Seite des gelähmten Trochlearis neigen, das Auge mit dem paretischen Muskel rutscht nach oben innen ab, eine große Vertikaldifferenz entsteht	Doppelsehen, das sich beim Blick in Richtung des betroffenen Auges verstärkt. Beim Blick zur kranken Seite bleibt das kranke Auge mittig stehen, beim Blick geradeaus weicht es nach innen ab.
Pupille	meist normal; bei Unterbrechung des N. III weit und lichtstarr (Ophthalmoplegia interna et externa)	normal	normal

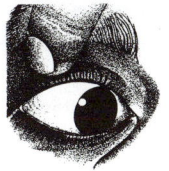 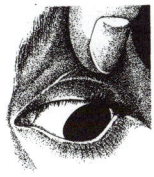

Abb. 16.3d: Trochlearisparese rechts, Blick nach unten innen eingeschränkt

Oft nimmt der Patient eine **kompensatorische Kopfschiefhaltung** ein: Bei **Lähmung des rechten N. abducens** z. B. dreht der Patient den Kopf nach rechts. Der horizontale Doppelbildabstand vergrößert sich beim Blick nach rechts.
Auch die **Parese des M. rectus lateralis** versucht der Patient durch Kopfdrehung in Richtung des paretischen Muskels zu kompensieren. Außerdem beschreibt er ungekreuzte Doppelbilder.

▶ Bei der **kompletten Parese des N. oculomotorius** finden sich Ptosis (Schwächung des M. levator palpebrae), Auswärtsschielen (Überwiegen des M. rectus lateralis) und eine weite Pupille (Ausfall der parasympathischen Fasern). ◀

Diagnostisch wichtig ist der wechselnde Schielwinkel (Differentialdiagnose ☞ Tab. 16.3). Dabei wird der **primäre** (bei Fixation des normalen Auges) vom **sekundären Schielwinkel** (bei Fixation des kranken Auges) unterschieden. Der sekundäre Schielwinkel ohne Fusion wird mit Hilfe des **alternierenden Prismenabdecktests** bestimmt. Er ist beim Lähmungsschielen größer als der primäre.

Therapie
Die Therapie richtet sich nach dem Grundleiden. **Doppelbilder** lassen sich durch Mattglas vor einem Auge ausschalten. Ist 10 Monate nach dem auslösenden Ereignis keine Besserung erfolgt, kann die Diplopie durch operative Verkürzung des Antagonisten des betroffenen Muskels ausgeschaltet werden.

16.6 Begleitschielen

In Europa schielen etwa 4 % der Bevölkerung. Der Beginn des Schielens liegt in den ersten vier Lebensjahren (80 % in den ersten beiden Lebensjahren). Nach dem vierten Lebensjahr auftretendes Schielen ist meist Lähmungsschielen. Familiäre Häufung des **Strabismus** wird beobachtet.

Ursachen können Hyperopie (häufig), Fusionsschwäche, Anisometropie (ungleiche Refraktion der Augen) oder Muskelanomalien sein.

Das leider oft verharmlosend als **„Silberblick"** bezeichnete Schielen ist kein Schönheitsfehler, sondern eine Krankheit, deren Resultat oft ein schwachsichtiges Auge ist. Diese irreversible **Amblyopie** ist Ergebnis der zentralnervösen Suppression des Bildes des abgewichenen Auges. Sie lässt sich nur durch frühzeitige Behandlung verhindern. Ein neu aufgetretenes Schielen muss umgehend diagnostisch abgeklärt werden: Auch ein Retinoblastom kann sich durch Schielen ankündigen.

Während der ersten Lebensmonate kann ein Säugling seine Augen noch nicht auf einen Gegenstand

Tab. 16.3: Differentialdiagnose Strabismus paralyticus und concomitans		
	Lähmung	**Begleitschielen**
Doppelbilder	ja; das Trugbild liegt in Aktionsrichtung des Muskels	nein, sondern Exklusion eines Auges, einseitige Fixation oder binokulare Anpassung
Schielwinkel	Schielwinkel ist inkonstant und nimmt in Blickrichtung des paretischen Muskels zu	konstanter Schielwinkel
Beginn	plötzlicher Beginn in jedem Alter	Beginn meist in den ersten Lebensjahren
Ursachen	Gehirnerkrankungen, Traumen	Hyperopie, Fusionsschwäche, Muskelanomalien
Blickfeld	am betroffenen Auge eingeschränkt	nicht eingeschränkt
Kopfhaltung	kompensatorische Schiefhaltung	keine Schiefhaltung
binokulares Sehen	intakt	eingeschränkt

fixieren. Bei intermittierendem Schielen kann daher evtl. bis zum sechsten Monat mit der Untersuchung gewartet werden. Eine konstante Schielstellung jedoch erfordert eine sofortige Abklärung, unabhängig vom Alter.

16.6.1 Formen des Begleitschielens

- Beim **Strabismus concomitans** begleitet das Schielauge das normal fixierende Führungsauge in alle Blickrichtungen.
- ▶ Der **Strabismus convergens**, auch Einwärtsschielen genannt, ist mit 80–90 % die häufigste Form. (Mit-)Ursache kann eine Hypermetropie sein. Er kann als **Strabismus concomitans unilateralis** mit stets einseitiger Fixation sowie Schielstellung stets desselben Auges auftreten und birgt dann die Gefahr der Amblyopieentstehung; oder er tritt als **Strabismus concomitans alternans** mit abwechselnder Fixation und Schielstellung in Erscheinung. Bei dieser Form kommt es nicht zur Amblyopie, da beide Augen trainiert werden. ◀
- Als **Strabismus divergens** wird das Auswärtsschielen bezeichnet, das meist nur intermittierend auftritt.
- Beim **frühkindlichen Schielsyndrom** finden sich eine kongenitale **Esotropie** (Einwärtsschielen), Strabismus convergens, eine Störung des Binokularsehens, ein latenter Nystagmus sowie eine Störung der zentralen Fixation und der retinalen Korrespondenz. Bei einer Operation der Esotropie erfolgt eine Rücklagerung des M. rectus medialis und Verkürzung des M. rectus lateralis.
- ▶ Bei vielen Menschen lässt sich eine **Heterophorie** nachweisen. Darunter versteht man ein latentes Schielen. Ihre Augenachsen stehen nicht ganz parallel, sondern leicht divergent (**Exophorie**) oder konvergent (**Esophorie**). Durch zentrale Fusion wird dieser Umstand kompensiert. Die Heterophorie kann aber bei verschiedenen Gelegenheiten dekompensieren, wie unter Alkoholeinfluss, bei Überanstrengung und Müdigkeit, Allgemeinerkrankungen und nach Gehirnerschütterung. Auch der Übergang in ein manifestes Schielen ist möglich. Die Patienten klagen oft über Kopfschmerzen, brennende Augen, unscharfes Sehen und Beschwerden beim Lesen, die zusammengefasst als **asthenopische Beschwerden** bezeichnet werden. Der Abdecktest zeigt Einstellbewegungen. Insbesondere im Nahbereich am Maddox-Kreuz lässt sich das Schielen nachweisen. ◀
- ▶ Das scheinbare Schielen, der **Pseudostrabismus**, wird durch anatomische Varianten wie Epikanthus beim Säugling oder eine breite Nase vorgetäuscht, ebenso wie durch eine größere Abweichung der optischen Augenachse von der anatomischen Achse. ◀ Sehschärfe, Koordination und Fusion sind an beiden Augen intakt, bei der Untersuchung finden sich keine Einstellbewegungen beim Abdecktest.

16.6.2 Therapie des Begleitschielens

▶ So früh wie möglich (s. o.)! Ist ein Refraktionsfehler Ursache eines Strabismus, so hilft die Korrektur durch eine **Brille**, die ca. vom 2. Lebensjahr an möglich ist. Durch **abwechselnde Okklusion jeweils eines Auges** wird versucht, ein unilaterales Schielen in ein alternierendes zu überführen und eine Amblyopie zu verhindern. ◀ Die Therapie ist sorgfältig zu überwachen, da auch durch zu langes Abdecken eine Amblyopie entstehen kann. Bei Erfolglosigkeit dieser Therapie ist eine **Operation** möglich. Dabei wird entweder eine Sehne des betroffenen Muskels verlängert, oder der Antagonist wird gekürzt.

16.7 Internukleäre Ophthalmoplegie

▶ Auslöser der internukleären Ophthalmoplegie ist eine Läsion des Fasciculus longitudinalis medialis auf der Seite des betroffenen M. rectus medialis. Die Adduktion auf dieser Seite ist eingeschränkt, es besteht ein dissoziierte Nystagmus (Blickrichtungsnystagmus, am nicht betroffenen Auge deutlich sichtbar, am betroffenen Auge nicht sichtbar, aber messbar). Bei jungen Menschen ist die Ursache meist Multiple Sklerose, bei Älteren sind es Durchblutungsstörungen oder Tumoren. ◀

16.8 Okulärer Schiefhals

Der **Torticollis ocularis** ist eine typische Schiefhaltung des Kopfes, um Doppelbilder auszuschalten. Diese Kopfzwangshaltung (von der Seite des betroffenen Auges fort) tritt auf bei Lähmung des N. trochlearis und damit verbundenem Ausfall des M. obliquus superior. Auch bestimmte Nystagmusformen können zum okulären Schiefhals führen.

Der Nachweis gelingt mit dem **Bielschowsky-Test**, bei dem der Kopf des Patienten zur Seite des gelähmten Muskels gedreht wird. Dabei wird das Binokularsehen für den Patienten unmöglich und das betroffene Auge gleitet ab. Es kann nicht nach nasal unten bewegt werden. Die Therapie richtet sich nach der Grundkrankheit.

17 Wichtige Leitsymptome

17.1 Schwellungen im Bereich des Auges

17.1.1 Nicht-entzündliche Schwellungen

Nach Gesichtsschädelbrüchen kann ein **Luftemphysem** in den Lidern entstehen. Häufigste Ursache ist eine **Siebbeinfraktur**. Bei der Palpation findet sich das typische **„Schneeballknistern"**. Das Emphysem bildet sich von selbst zurück.

Lidödeme können bei Hypothyreose im Rahmen des Myxödems oder bei der endokrinen Ophthalmopathie (☞ Kap. 14.3.4) auftreten, ferner bei Herzinsuffizienz, akuter Glomerulonephritis, dem nephrotischen Syndrom und bei Wasser- und Natriumretention.
Lidödeme kommen außerdem bei der angeborenen Elephantiasis vor, ebenso bei der durch Filarieninfektion hervorgerufenen Elephantiasis tropica. Auch **Lymphstauung** bei Tumorerkrankungen kann Lidödeme hervorrufen.

Bei der **Neurofibromatose** finden sich Tumoren an Lid, Iris, N. opticus und Retina.

Pseudotumoren finden sich am Auge in der Tränendrüse (☞ Kap. 2.5) und in der Orbita (☞ Kap. 14.3.3).

Kontusionen und Prellungen führen zu **Hämatomen**.

17.1.2 Entzündliche Schwellungen

Rezidivierende Gersten- und Hagelkörner lassen an einen **Diabetes mellitus** denken.
Weitere Ursachen einer entzündlichen Schwellung können allergische Lidekzeme, Herpes simplex oder Vakzinepusteln sein. Auch Mykosen, eine Dakryoadenitis oder Orbitaphlegmone sowie Verätzungen oder Bindehautentzündungen können zu entzündlichen Schwellungen führen.

17.2 Schmerzen

Bitte sehen Sie dazu auch Abbildung 20.1 auf Seite 218.

17.2.1 Schmerzen beim Lesen

Bei asthenopischen Beschwerden (Kopfschmerzen, brennende Augen, unscharfes Sehen; ☞ Kap. 16.6.1) geben die Patienten häufig auch Schmerzen beim Lesen an. Schuld können außer einer Heterophorie alle Refraktionsfehler oder eine Konvergenzschwäche sein. Eine akkommodative oder muskuläre Asthenopie kommt ebenso infrage wie eine Asthenopie durch Blendung bei ungünstigen Lesegewohnheiten. Auch in Mydriasis, bei Linsentrübungen oder bei nervösen Erschöpfungszuständen werden solche Beschwerden angegeben.

17.2.2 Schmerzen in der Augenregion

Schmerzen der Lider können ein Hinweis sein auf ein Erysipel, einen Lidabszess, ein Gerstenkorn, eine endokrine Ophthalmopathie oder eine Orbitaphlegmone. Auch Entzündungen der Tränendrüse kommen in Frage. Ebenso kann eine Hyposekretion Schmerzen (Brennen) auslösen.
Fremdkörpergefühl kann auf einen Fremdkörper auf der Binde- oder Hornhaut hinweisen, aber auch bei Konjunktivitis, Skleritis oder Entzündungen der Hornhaut entstehen.
Pulsierende Schmerzen weisen auf eine Orbitaphlegmone oder eine Sinus-cavernosus-Fistel hin.
Schmerzen im Augapfel geben Patienten in unterschiedlichem Ausmaß beim akuten Glaukom, bei Iritis und Skleritis oder bei der Ziliarneuralgie an.

17.2.3 Schmerzen bei Augenbewegungen

Schuld an schmerzhaften Augenbewegungen können Optikusneuritis, okuläre Myositis oder Fremdkörper sein.

17.2.4 Kopfschmerz mit Augenbeteiligung

Vasomotorische Kopfschmerzen können auch auf das Auge ausstrahlen. Beim **akuten Glaukom** findet sich ein starker bis unerträglicher Kopfschmerz, der in die Stirn ausstrahlt und auch gelegentlich auftreten kann.
Zu einer **Trigeminusneuralgie** gehört typischerweise der plötzlich auftretende, halbseitige, unerträgliche Schmerz. Auch die Arteriitis temporalis kann Kopfschmerzen auslösen.

17.3 Rotes Auge

17.3.1 Rötung ohne Entzündung

Eine Rötung ohne Entzündung verursacht das Hyposphagma (ausführlich unter ☞ Kap. 3.2.1). Auch ein Migräneanfall oder ein nicht-entzündlicher Exophthalmus können eine Rötung auslösen.

17.3.2 Rötung mit Entzündung

Eine Rötung mit Entzündung wird hervorgerufen durch verschiedene Konjunktivitisformen, durch Keratitis, Iritis, akuten Glaukomanfall und perforierende Verletzungen.

17.4 Tränenträufeln

Tränenträufeln kann hervorgerufen werden durch Einwirkung von Reizstoffen, Allergien, Konjunktivitis, Keratitis, Skleritis und Iritis. Aber auch subtarsale Fremdkörper, Hornhaut-Fremdkörper, Trichiasis und eine Tränenwegstenose sowie Hypersekretion der Tränendrüse (psychisch, reflektorisch, thyreotoxisch) und Pharmaka (Parasympathomimetika, Pilocarpin) können dazu führen.

17.5 Akute starke Sehverschlechterung

Für eine akute Sehverschlechterung kommen in erster Linie ein Zentralarterienverschluss, eine frische zentrale Chorioretinitis sowie eine Neuritis nervi optici oder eine retrobulbäre Neuritis infrage. Auch an eine Netzhautablösung, einen Glaukomanfall (Hornhautödem) oder eine Glaskörperblutung sollte gedacht werden. Ein Zentralvenenverschluss kann innerhalb von Minuten den Visus drastisch mindern.

17.6 Doppeltsehen (Diplopie)

Doppelbilder treten auf bei Lähmung äußerer Augenmuskeln, z. B. bei multipler Sklerose, zerebralen Ischämien oder Hirntumoren. Auch die Verdrängung des Augapfels durch Tumoren der Orbita, bei endokriner Ophthalmopathie sowie die Verlagerung der Linse und die Iridodialyse können Doppeltsehen zur Folge haben, ebenso eine Orbitabodenfraktur.
Monokulare Doppelbilder können auftreten bei Iridodialyse, traumatischer (Sub-)Luxation der Linse, Marfan-Syndrom und Kernkatarakt. **Binokulare Doppelbilder** entstehen am ehesten durch einen akut aufgetretenen **Strabismus paralyticus**.

17.7 Blendung

Blendung kann bei Keratitis punctata, Mydriasis (auch nach Atropinintoxikation), Aniridie und Albinismus als Symptom vorkommen. Letzterer setzt durch den totalen Pigmentmangel die Retina stark dem Licht aus, weshalb die Betroffenen stets eine getönte Brille tragen sollten. Aber auch bei einer Katarakt können häufig Blendungserscheinungen auftreten, z. B., wenn der Patient aus einem dunklen Raum in den hellen Sonnenschein tritt. Hornhautödeme oder die Keratitis punctata können ebenfalls zu Blendungserscheinungen führen.

Bitte sehen Sie als Ergänzung zu diesem Kapitel auch Seite xx, Abbildung 20.3 das Flussdiagramm zu häufigen Veränderungen am Auge.

18 Unfall-Ophthalmologie

 Auch wer nicht Augenarzt werden will: Notfallmaßnahmen am Auge muss jeder beherrschen, der zur ersten Hilfe an einen Unfallort gerufen werden könnte – also jeder Arzt.

18.1 Verätzungen und Verbrennungen

Ätiologie
Am häufigsten ist die Kalkverätzung, gefolgt von Säuren- oder Laugenverätzungen. Säuren rufen eine **Koagulationsnekrose** mit Verschorfung, Laugen eine **Kolliquationsnekrose** mit tiefgreifenden Gewebszerstörungen hervor. Hitzeeinwirkung führt genauso zu Gewebsschäden. Die Symptome und die reaktive Entzündung weisen viele Gemeinsamkeiten auf. (Verätzungsstadien ☞ Tab. 18.1)

Klinik und Diagnose
Verätzungen und Verbrennungen der Hornhaut führen zu stärksten Schmerzen und zum massiven krampfhaften Lidschluss **(Blepharospasmus)**, hinzu kommen starkes Tränen der Augen und Lichtscheu. Gelegentlich ist es vor Ort wegen des Blepharospasmus und der Abwehr des Patienten nicht möglich, das Auge zu untersuchen. Die genaue Sicherung der Diagnose muss dann hinter den Sofortmaßnahmen zurückstehen.

▶ Therapie
Sofortmaßnahmen bei schweren Verätzungen müssen unverzüglich eingeleitet werden, sie entscheiden über das Schicksal des Auges. Unter Umständen leisten die Patienten wegen der Schmerzen Widerstand: nicht beeindrucken lassen! Am wichtigsten bei Verätzungen ist **intensive Augenspülung mit reichlich frischem Wasser** oder physiologischer Kochsalzlösung – keine Neutralisierungsversuche,

Tab. 18.1: Verätzungsstadien

Grad der Verätzung	Schaden an der Hornhaut	Schaden an der Bindehaut	Prognose
I	nur oberflächliche Läsion	Chemosis	gut
II	trüb, Iris aber sichtbar	Chemosis und Ischämie, weniger als ein Drittel betroffen	gut
III	Epithelverlust und Quellung des Stromas, Iris nicht mehr vollständig sichtbar	Ischämie, weniger als die Hälfte betroffen	zweifelhaft, meist Visusverschlechterung
IV	gekochtes Fischauge, kein Durchblick durch die Kornea mehr möglich	Ischämie betrifft mehr als die Hälfte	schlecht; häufig Symblepharon

nur neutrale wässrige Flüssigkeiten verwenden! Während des **Notfalltransports in die Augenfachklinik** ununterbrochen weiter spülen. Wenn möglich, Ektropionieren und Kalkreste aus den Umschlagsfalten der Konjunktiva entfernen. Eine Spritzflasche erleichtert das Ausspülen. Lokalanästhetika und systemische Analgesie helfen, den Lidkrampf zu überwinden. ◀

In der Klinik nach Schmerzausschaltung Inspektion und Spülung mit spezifischen Pufferlösungen, z. B. Ascorbinsäure oder Phosphatpuffer. Antibiotische Abdeckung gegen Sekundärinfektionen und Kortikosteroide gegen die Entzündungsreaktion folgen. Nekrotisches Gewebe wird chirurgisch entfernt.

Bei kurzer **Hitzeeinwirkung** wird das verschorfte Epithel abradiert, unter Antibiotika-Abdeckung regeneriert sich das Epithel in wenigen Tagen. **Schwerere Verbrennungen** führen zu starken Vernarbungen von Hornhaut und Lidern, die den Bulbus narbig einmauern. Die Kornea verliert ihre Durchsichtigkeit. In noch ungünstigeren Fällen zerstört eine massive Entzündung das Auge innerhalb von Stunden.

Prophylaxe
Schutzbrille tragen bei Umgang mit gefährlichen Substanzen.

> **Merke!**
> Sofortmaßnahme bei Verätzungen: Intensive Spülung mit reichlich Spülflüssigkeit – lieber zu viel als zu wenig! Keine Neutralisierungsversuche!

18.2 Verletzungen der Lider und der Orbita

Die (recht seltene) **Fraktur der medialen Orbitawand** ist der häufigste Auslöser für ein Orbitaemphysem. Eine Erhöhung des intranasalen Drucks, z. B. durch Schneuzen, sollte unterbleiben.
Bei nicht angeschnallten Autofahrern führen Armaturenbrett und die zersplitternde Windschutzscheibe zu schweren Traumen im Augenbereich. Orbitafrakturen, perforierende Bulbusverletzungen, Verletzungen der Lider und der ableitenden Tränenwege kommen dabei vor.

Sofortmaßnahmen: wenn der vitale Zustand (oft Polytrauma) es erlaubt, Transport in Augenklinik und dort mikrochirurgische Versorgung. Auf dem Weg dorthin steriler Augenverband **beidseits**.

Das **Brillenhämatom** ist oft das wichtigste Leitsymptom für eine Schädelbasisfraktur. Es kann sich aber auch aus Lidverletzungen und durch subkutane Blutungen nach Verletzung der Nasenwurzel entwickeln.
Auch bei der selten auftretenden isolierten Jochbeinfraktur tritt es zusammen mit einer Abflachung des Jochbeinbogens, einer Stufenbildung der Bruchlinie und Parästhesien im Bereich des N. infraorbitalis auf.

18.3 Oberflächliche Verletzungen des vorderen Augenabschnitts

Subtarsale Fremdkörper rufen ein schmerzhaftes Fremdkörpergefühl und einen schmerzhaften Lidschlag hervor, die Augen tränen. Evtl. kommt ein Blepharospasmus hinzu. Durch den Lidschlag schrammen die Fremdkörper über die Hornhaut und rufen vertikale, fluoresceinpositive Linien auf der Kornea hervor. Die Therapie besteht in der Entfernung des Fremdkörpers nach Ektropionieren des betroffenen Lides.

Hornhautfremdkörper gelangen z. B. beim Schweißen oder Schleifen auf die Hornhaut. Da die Partikel oft glühen, können sie sich einbrennen. Metallene Fremdkörper erzeugen durch Oxidation einen **Rosthof**. Die Symptome entsprechen in etwa denen bei einem subtarsalen Fremdkörper. Die Therapie besteht in der Entfernung mit einer Fremdkörpernadel unter lokaler Tropfanästhesie. Rosthöfe werden mit dem Fremdkörperbohrer aus der Hornhautoberfläche ausgefräst (Facharzt!). Bleibt ein eisenhaltiger Fremdkörper zu lange in der Hornhaut, führt dies zur **Siderosis** (Verrostung).

Die **Hornhauterosion (Erosio cornea)** ist eine oberflächliche Verletzung der Hornhaut, hervorgerufen beispielsweise durch einen schnellenden Zweig oder Kinderfinger. Es kommt zu Epithelverlusten. Symptome sind Rötung, Tränen, starke Schmerzen, in schweren Fällen Lichtscheu und Blepharospasmus.

Die Anfärbung des Defektes bei der Spaltlampenmikroskopie erfolgt üblicherweise mit Fluorescin. Zur Therapie lassen sich mydriatisch wirkende Tropfen gegen die Reizmiosis, antibakterielle oder blande Salben (auch Vitamin-A-haltige Salben) und ein Augenverband einsetzen. Kortisonhaltige Präparate sind bei dieser Diagnose zur lokalen Therapie kontraindiziert. Meist heilt die Erosio corneae folgenlos in kurzer Zeit.

18.4 Perforierende Verletzungen

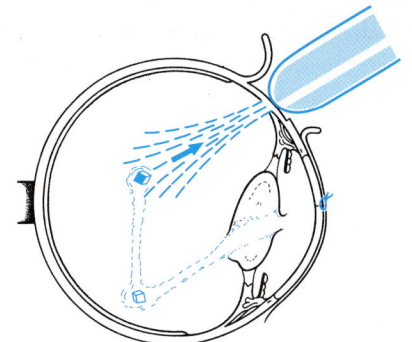

Abb. 18.1: Fremdkörperentfernung mit Hilfe eines Magneten

Ätiologie
Häufigste Ursache für perforierende Verletzungen sind mangelnde Vorsicht und eine Schutzbrille, die im Regal liegt, anstatt auf der Nase zu sitzen. Großen Anteil haben Unfälle durch **Stahlsplitter**, die bei Arbeit mit Hammer und Meißel oder beim Gebrauch von Trennscheiben und Drehmaschinen mit hoher Geschwindigkeit den Bulbus penetrieren.

▶ Klinik und Diagnose
Direkt nach dem Unfall ist das Auge noch einzusehen. Schon nach kurzer Zeit (Stunden) behindert jedoch eine zunehmende zellige Infiltration die Einsicht in den Fundus. Sie ist Vorstufe eines **Glaskörperabszesses**, wenn der Fremdkörper Keime in den Glaskörper verschleppt hat. Entsteht keine Infektion und wird der Fremdkörper nicht entfernt, kommt es bei eisenhaltigen Fremdkörpern zur **Verrostung (Siderosis)**, die bis zur **Erblindung** führen kann. Weitere Symptome können Schmerzen, Linsentrübung, abgeflachte Vorderkammer, entrundete Pupille, weicher Bulbus, Irisvorfall und eine starke Visusminderung sein. ◀

Komplikationen
Folgen können die **Infektion** mit nachfolgender **Panophthalmie** oder **sympathischer Ophthalmie** sein (☞ Kap. 7.4.4). Sekundärglaukome, Netzhautablösungen und Phthisis bulbi werden ebenfalls beobachtet.

Besonders problematisch sind **Fremdkörper aus Kupfer**, die zu schweren Entzündungen führen. Kupfer depolymerisiert die Hyaluronsäure des Glaskörpers und verflüssigt diesen innerhalb von höchstens 24 Stunden. Dazu kommt eine massive zellige Infiltration. Nach 2 Wochen ist das Auge erblindet.

Therapie
Magnetische Fremdkörper lassen sich oft mit **Magneten** entfernen (☞ Abb. 18.1). Nicht-magnetische werden mit speziellen mikrochirurgischen Techniken entfernt. Antibiotische Abschirmung!

Prophylaxe
Schutzbrille tragen bei Umgang mit Bohrern, Trennscheiben, Hammer und Meißel usw.

18.5 Contusio

18.5.1 Contusio des Augapfels

▶ Häufige Ursachen von **Prellungen des Augapfels oder der Orbita** sind mit hoher Geschwindigkeit aufprallende Sektkorken, Tennis- oder Squashbälle oder Holzscheite, die sich beim Holzhacken selbstständig machen.

Diese Prellungen können zur Folge haben: Hysphagma, Lidödeme und Luftemphysem der Lider, Sphinkterrisse und **Iridodialyse** (Abriss der Iriswurzel, ☞ Farbabb. 18.2).

Außerdem können eine Luxation der Linse mit **Phakodonesis** (Linsenschlottern) und eine Kontusionskatarakt sowie Netzhautrisse und -ablösungen auftreten, ebenso Schäden der Aderhaut (z.B. Ruptur), Sekundärglaukom und Blowout-Fraktur.

An der Netzhaut findet sich bei Prellungen häufig an der der Gewalteinwirkung entgegengesetzten Stelle das grau-weiße **Berlin-Ödem**. Liegt dieses im Bereich der Makula, verschlechtert sich der Visus drastisch. Auch Makulalöcher können entstehen. ◄

18.5.2 Contusio der Orbita

☞ Kap. 14.4.1

18.6 Lichtschäden

Ätiologie
Akute Lichtschäden durch UV-Licht treten in erster Linie an der Hornhaut auf. Sie äußern sich als **Keratokonjunktivitis**. Der Lichtbogen von Elektroschweißgeräten, Höhensonnen oder das Licht in großer Höhe, insbesondere auf Schneefeldern, sorgen für den sehr schmerzhaften Verfall des Korneaepithels, wenn keine absorbierende Schutzbrille getragen wird.

Im Tierversuch lässt sich eine **Katarakt** durch UV-Licht erzeugen. In diese Richtung weisen auch Studien über Kataraktentstehung bei überwiegender Tätigkeit im Freien, also bei normaler UV-Belastung. Eine abschließende Beurteilung liegt noch nicht vor, zunehmende Augenschäden durch den Abbau des Ozongürtels werden jedoch erwartet.

Klinik und Diagnose
Der Prozess setzt rund 6–8 Stunden nach Exposition ein mit Bindehautrötung, Photophobie, Blepharospasmus, Tränen und Schmerzen am Auge, besonders beim Lidschlag. Bei der Spaltlampenuntersuchung finden sich nach Anfärbung mit Fluorescein Hornhautepitheldefekte (Keratitis photoelectrica, Keratitis punctata superficialis) und eine Keratokonjunktivitis.

Therapie
Der Patient erhält **einmalig** zur Untersuchung ein **Lokalanästhetikum**. Als Schutz gegen Sekundärinfektionen wird eine antibiotische Salbe appliziert, eine Vitamin-B-haltige Salbe fördert die Epithelisierung. **Beidäugiger Augenverband!** Das Epithel regeneriert sich innerhalb von 24–48 Stunden, die Prognose ist gut.

> **Merke!**
> Lokalanästhetika setzen die Hornhautsensibilität herab, stören den Metabolismus durch Ausschaltung der Nervenfunktion und können so schnell schwere Epithelnekrosen hervorrufen. Deshalb diese Medikamente **nicht in Patientenhand** geben.

19 Blindenwesen und Begutachtung

 Erworbene Blindheit ist eine erworbene oder angeborene Behinderung, die das Leben des Betroffenen zutiefst beeinflusst – eine kompetente Behandlung und Führung der Patienten ermöglicht aber in vielen Fällen trotzdem ein erfülltes Leben.
Als häufigste Erblindungsursache in den Industrieländern favorisiert das IMPP immer wieder das chronische Glaukom. Nach neueren Statistiken liegt allerdings die senile Makuladegeneration vorn.

19.1 Blindenwesen

Das Bundessozialhilfegesetz definiert die **hochgradige Sehschwäche** mit einer Sehschärfe unter 1/20 bei funktionierendem Gesichtsfeld. **Blindheit** besteht, wenn die Sehschärfe weniger als 1/50 beträgt. Eine völlige Lichtlosigkeit heißt **Amaurose**. Auch das Flintenrohrgesichtsfeld im Spätstadium der Retinopathia pigmentosa oder hochgradige Minderungen der zentralen Sehschärfe gelten als Blindheit.

Hilfsmittel für Blinde sind Blindenstock, Blindenhund und die Blindenschrift nach Braille. Blinde Kinder können in speziellen Blindenschulen gezielt gefördert werden, später Erblindete können in vergleichbaren Einrichtungen umgeschult werden. Geeignete **Berufe** sind z. B. Masseur oder Stenotypist. Spezielle Blindenbibliotheken halten Lesematerial in Braille-Schrift sowie Tonbandsammlungen bereit.

19.2 Begutachtung

Zur **Rentenbegutachtung** hat die Deutsche Ophthalmologische Gesellschaft Richtlinien herausgegeben. Ein blindes Auge mit uneingeschränkter Sehkraft bedeutet mindestens eine 25%ige Minderung der Erwerbsfähigkeit (MdE). Bei herabgesetzter Sehschärfe auf dem zweiten Auge auf 0,4 steigt die MdE auf 50%. Eine 100%ige MdE ergibt sich durch zwei blinde Augen, d.h. mit einer auf 0,05 herabgesetzten Sehschärfe.

In den Industrieländern stehen senile Makuladegeneration, Glaukom und Diabetes mellitus als Erblindungsursachen an der Spitze, in Ländern der dritten Welt u. a. Trachom und Katarakt.

20 Diagnostische Flussdiagramme

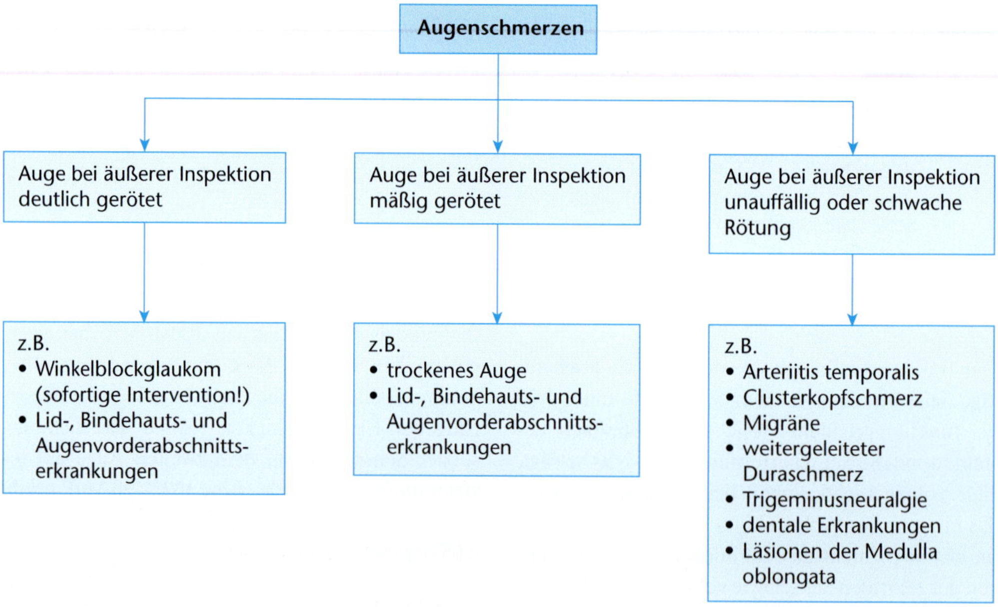

```
                    Augenschmerzen
         ┌──────────────┼──────────────┐
         ▼              ▼              ▼
Auge bei äußerer   Auge bei äußerer   Auge bei äußerer Inspektion
Inspektion         Inspektion         unauffällig oder schwache
deutlich gerötet   mäßig gerötet      Rötung
         │              │              │
         ▼              ▼              ▼
z.B.               z.B.               z.B.
• Winkelblockglaukom • trockenes Auge • Arteriitis temporalis
  (sofortige       • Lid-, Bindehauts- • Clusterkopfschmerz
  Intervention!)     und              • Migräne
• Lid-, Bindehauts-  Augenvorderabschnitts- • weitergeleiteter
  und                erkrankungen       Duraschmerz
  Augenvorderabschnitts-              • Trigeminusneuralgie
  erkrankungen                        • dentale Erkrankungen
                                      • Läsionen der Medulla
                                        oblongata
```

▶ **Abb. 20.1:** Beurteilung von Augenschmerzen und gerötetem Auge ◀

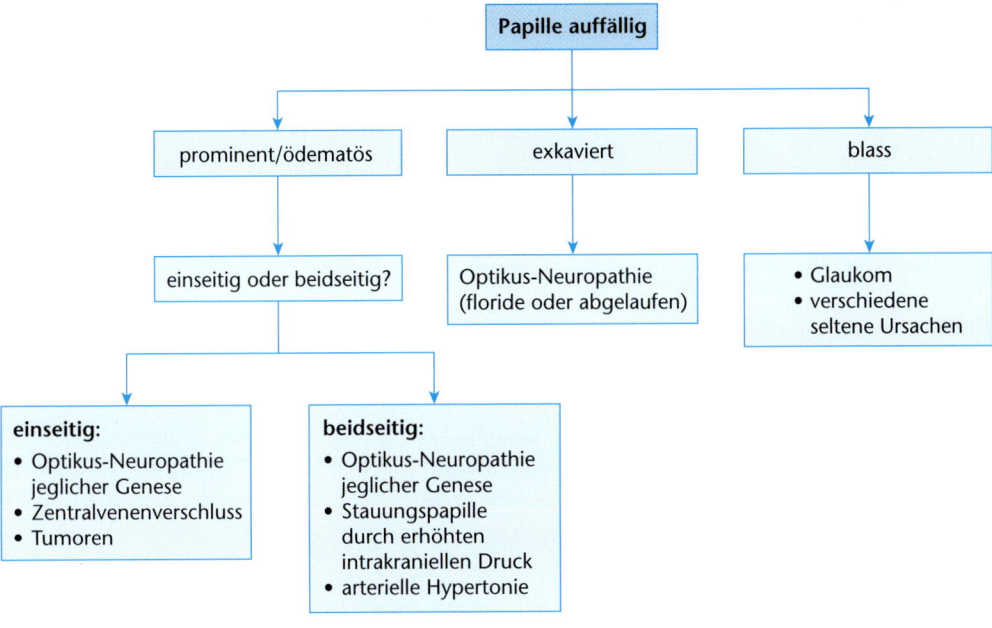

▶ **Abb. 20.2:** Beurteilung der auffälligen Papille ◀

20 Diagnostische Flussdiagramme

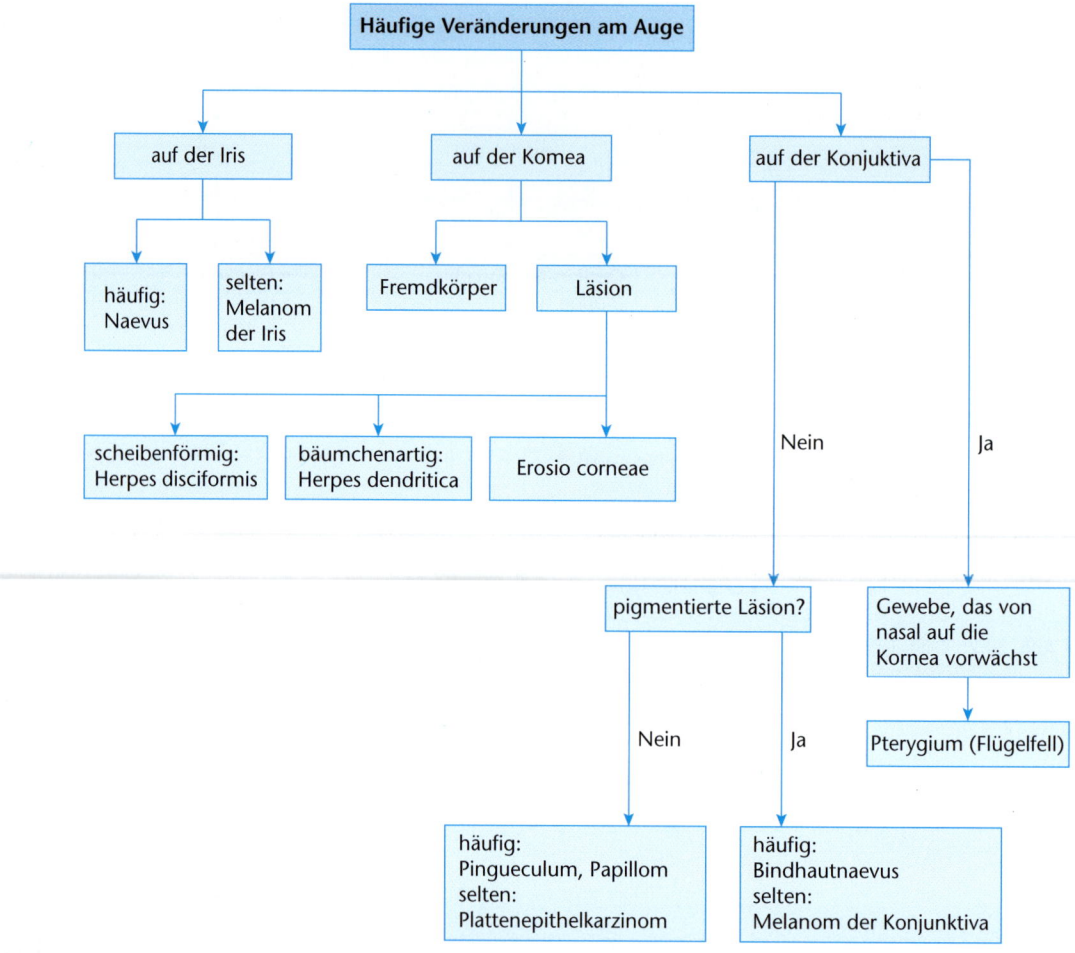

▶ **Abb. 20.3:** Flussdiagramm zu häufigen Veränderungen am Auge ◀

Terminologie der Augenheilkunde

 Die Augenheilkunde ist ein Spezialgebiet, das sich stark von anderen Sparten der Medizin unterscheidet. Das schlägt sich auch in der Fachsprache nieder. Wo immer es geht, sind die ophthalmologischen Spezialbegriffe im Text erklärt. Zum Nachschlagen bei Unklarheiten dient dieses Kurzlexikon, vielleicht auch zum Wiederholen.

Ablatio
auch Amotio; Netzhautablösung

Akkommodation
Fähigkeit des Auges, Gegenstände in unterschiedlicher Entfernung scharf abzubilden

Amaurose
völlige Blindheit, Lichtlosigkeit, auch hell/dunkel wird nicht mehr gesehen

Amaurotisches Katzenauge
gelb-weißer Reflex der Pupille, lichtstarre Pupille und Erblindung des betroffenen Auges; z. B. bei Retinoblastom

Amblyopie
Schwachsichtigkeit mit Herabsetzung der zentralen Sehschärfe

Amotio
Ablatio, Netzhautablösung

Amsler-Netz
ein regelmäßiges Gitter, dessen Linien bei Metamorphopsie verzerrt erscheinen

Anisokorie
ungleiche Pupillenweite

Anisometropie
unterschiedliche Refraktion der Augen

Ankyloblepharon
Verwachsung der Ober- und Unterlider

Aphakie
Linsenlosigkeit

Astigmatismus
Fehlsichtigkeit, die durch eine unregelmäßige Wölbung der Hornhaut hervorgerufen wird

Barkan-Membran
persistierendes mesodermales Gewebe im Kammerwinkel bei kongenitalem Glaukom

Berlin-Ödem
am hinteren Augenpol bei Contusio bulbi

Bielschowsky-Test
zum Nachweis einer Trochlearisparese beim okulären Schiefhals

Bindehaut
Konjunktiva

Bitot-Flecken
bei Austrocknung der Hornhaut oder im Frühstadium der Keratomalazie; mattweiße Flecken im Lidspaltenbereich

Bjerrum-Skotom
ring- oder bogenförmiger Gesichtsfeldausfall, der vom blinden Fleck ausgeht; Ursache: Druckschädigung von Nervenfaserbündeln beim Glaukom

Blepharitis
Entzündung der Lidränder

Blepharophimose
Verengung der Lidspalte in horizontaler Richtung, angeboren oder erworben

Blepharospasmus
Lidkrampf

Blow-out-Fraktur
Orbitabodenfraktur mit Bulbusverlagerung durch frontale Gewalteinwirkung

Bowman-Membran
äußere Grenzmembran der Kornea

Bulbus
Augapfel

Buphthalmus
„Ochsenauge", Vergrößerung des Bulbus durch erhöhten Druck beim kongenitalen Glaukom

Chalazion
Hagelkorn

Chalcosis bulbi
olivgrüne bis bräunliche Verfärbung des Auges durch kupferhaltige Fremdkörper

Chemosis
Ödem der Bindehaut

Chiasma opticum
Kreuzungsstelle der beiden Sehnerven

Chorioretinitis
Entzündung von Ader- und Netzhaut

Chorioiditis
Entzündung der Aderhaut

Choroidea
Aderhaut

Chromatopsie
auch Chromopsie; Sehstörung, bei der Gegenstände in einer bestimmten Farbe erscheinen

Chromopsie
☞ Chromatopsie

Conjunctiva
Bindehaut

Contusio bulbi
Bulbusprellung

Conus myopicus
peripapillärer Schwund der Aderhaut bei höherer Myopie

Cornea
Hornhaut

Cotton-wool-Herde
weiße Flecken (= Ödeme) am Augenhintergrund; z. B. bei Hypertonie

Crede-Prophylaxe
gesetzlich vorgeschriebene Prophylaxe der Neugeborenen-Gonoblennorrhö

Dakryoadenitis
Entzündung der Tränendrüse

Dakryops
Retentionszyste der Tränendrüse

Dakryostenose
Verengung der ableitenden Tränenwege

Dakryozystitis
Tränensackentzündung

Dalrymple-Zeichen
die Sklera ist beim Geradeausblick bei 12 Uhr sichtbar

Deprivations-Amblyopie
☞ Amblyopie

Descemet-Membran
innere Grenzmembran der Kornea

Deuteroanomalie
Grünsehschwäche

Deuteroanopie
Grünblindheit

Diaphanoskopie
Durchleuchtung des Augapfels mittels einer auf die Sklera aufgesetzten Lichtquelle

Dioptrie
Einheit der Brechkraft optischer Linsen (dpt = m^{-1} Istentfernung/Sollentfernung = 5 m/50 m = 1/10)

Diplopie
Sehen von Doppelbildern

Distichiasis
doppelte Wimpernreihe

Drusen
gelb-weißliche Flecken am Augenhintergrund (hyaline Ablagerungen unter dem Pigmentblatt)

Drusenpapille
angeborene Papillenanomalie

Eales, M.
☞ Periphlebitis retinae

Ektropionieren
Auswärtsklappen des Lides zu Untersuchungszwecken

Ektropium
Auswärtsdrehung eines Lides

Emmetropie
Normalsichtigkeit

Enophthalmus
Einwärtssinken des Orbitainhaltes

Entropium
Einwärtsdrehung eines Lides

Enukleation
operative Entfernung eines Augapfels

Epikanthus
sichelförmige Hautfalte am inneren Rand des oberen Augenlides; auch Mongolenfalte genannt

Epiphora
Tränenträufeln

Episkleritis
Entzündung des auf der Sklera liegenden Bindegewebes

Erosio corneae
Epitheldefekt der Hornhaut nach Abschilferung

Esotropie
Einwärtsschielen, z. B. beim frühkindlichen Schielsyndrom
Exenteratio orbitae
Entfernung des gesamten Inhalts der Augenhöhle
Exkavation
Aushöhlung der Papille, zumeist als Folge erhöhten Augeninnendrucks oder als Normvariante
Exophthalmus
Hervortreten des Augapfels

Fibroplasie, retrolentale
Bindegewebsbildung im Glaskörper hinter der Linse, führt zur Erblindung und kommt fast nur bei unreifen Frühgeborenen unter 1500 g Geburtsgewicht vor
Fovea centralis
Stelle des schärfsten Sehens, die vertiefte Stelle der Makula; enthält nur Zapfen
Fuchs-Fleck
Makuladegeneration mit Schwund des Pigmentepithels; bei progressiver Myopie
Fundus
Augenhintergrund
Fusion
Verschmelzung der visuellen Eindrücke beider Augen zu einem Bild

Gerstenkorn
Hordeolum
Gifford-Zeichen
erschwertes Umstülpen des Oberlides; bei M. Basedow
Glaukom
Synonym grüner Star; intraokularer Druck erhöht
Gonioskopie
Spiegelung des Kammerwinkels mit dem Gonioskop
Goniosynechien
Verklebungen zwischen Iris und Trabekelwerk
Gonoblennorrhö
Konjunktivitis durch Gonokokken
Graefe-Zeichen
bei Bewegung des Auges nach unten bleibt das Oberlid zurück; bei Hyperthyreose, retrobulbären Tumoren etc.
Gratiolet-Sehstrahlung
Verbindung zwischen dem primären Sehzentrum im Corpus geniculatum laterale und dem sekundären Sehzentrum im Hinterhauptlappen
Guist-Zeichen
korkenzieherartige Schlängelung der Venen um die Makula herum; beim Fundus hypertonicus

Gunn-Zeichen
an Kreuzungsstellen verdecken die rigiden Arterien die darunterliegenden Venen, dadurch erscheinen die Venen sanduhrartig verengt; beim Fundus hypertonicus

Hagelkorn
Chalazion
Hemianopsie
Halbseitenblindheit durch Ausfall einer Hälfte des Gesichtsfeldes
Hemianopsie, heteronyme
gekreuzte Hemianopsie; betrifft die beiden Schläfen- oder Nasenhälften des Gesichtsfeldes; z. B. bitemporale Hemianopsie bei Chiasma-Prozessen
Hemianopsie, homonyme
gleichseitige Hemianopsie, betrifft auf beiden Augen die linke oder rechte Hälfte des Gesichtsfeldes; z. B. bei Läsion im Tractus opticus
Hemicrania ophthalmica
☞ Migräne, ophthalmische
Heterochromie
unterschiedliche Farben der rechten und linken Iris
heteronyme Heminanopsie
☞ Hemianopsie, heteronyme
Heterophorie
latentes Schielen, normalerweise kompensiert, tritt z. B. bei Ermüdung auf
homonyme Hemianopsie
☞ Hemianopsie, homonyme
Hordeolum
Gerstenkorn
Horner-Syndrom
Ptosis, Miosis, Enophthalmus und Anhydriasis durch Sympathikus-Läsion
Hydrophthalmus
☞ Buphthalmus
Hyperopie
Weitsichtigkeit, Bulbus für Brechkraft zu kurz
Hyphäma
Einblutung in die Vorderkammer
Hypopyon
Eiteransammlung am Boden der Vorderkammer
Hyposphagma
Unterblutung der Bindehaut

Injektion
Sichtbarwerden der Gefäße von Konjunktiva und/oder Sklera
Iridodialyse
Ablösung der Iris vom Ziliarkörper

Iridodonesis
Irisschlottern

Iridozyklitis
Entzündung von Iris und Ziliarkörper

Ishihara-Tafeln
farbige Tafeln zur Diagnose der Farbblindheit

Katarakt
Synonym grauer Star; Trübung der Augenlinse

Katzenauge, amaurotisches
☞ amaurotisches Katzenauge

Keratitis
Entzündung der Hornhaut

Keratoglobus
kugelförmige Ektasie der Kornea; deutlich seltener als der Keratokonus

Keratokonus
pathologische, kegelförmige Vorwölbung der Hornhaut

Keratomalazie
durch Vitamin-A-Mangel hervorgerufene Hornhautnekrose

Kolobom
Spaltbildung, z. B. in Iris, Linse oder den Lidern

Konjunktiva
Bindehaut

Kontusio bulbi
Bulbusprellung

Konvergenzreaktion
Einwärtsdrehen der Augachsen bei der Naheinstellung

Kornea
Hornhaut

Kupferdrahtarterien
verbreiterte Reflexstreifen der Arterien beim Fundus hypertonicus

Lagophthalmus
„Hasenauge"; erweiterte Lidspalte mit Schlussunfähigkeit, z. B. bei Fazialisparese

Leukokorie
Pupillenreflex, der aussieht, als wenn das Auge in ein Blitzlicht schaut; Teil des amaurotischen Katzenauges, bei Retinoblastom

Limbus cornea
seichte Rinne beim Übergang der Kornea in die Skera

Macula lutea
gelber Fleck, Stelle des schärfsten Sehens; ☞ auch Fovea centralis

Madarosis
Ausfall der Wimpern

Makrokornea
zu großer Hornhautdurchmesser

Metamorphopsie
veränderte optische Wahrnehmung, Oberbegriff für z. B. Mikropsie, Makropsie; Begriff wird teilweise auch für Verzerrtsehen benutzt

Migräne, ophthalmische
anfallsartige Gesichtsfeldausfälle mit halbseitigem Kopfschmerz und Übelkeit

Migräne, ophthalmoplegische
ophthalmische Migräne plus Augenmuskellähmungen

Mikrokornea
zu kleiner Hornhautdurchmesser

Mikropsie
Gegenstände werden kleiner gesehen, als sie tatsächlich sind

Miosis
enge Pupille

Möbius-Zeichen
Konvergenzschwäche bei Hyperthyreose

Morbus
☞ unter den Eigennamen; Bsp.: Eales, M.

Mouches volantes
„fliegende Mücken", durch Glaskörpertrübungen hervorgerufene Wahrnehmung im Gesichtsfeld

Mydriasis
weite Pupille

Myopie
Kurzsichtigkeit, Bulbus für Brechkraft zu lang

Nieden-Tafeln
zur Sehschärfebestimmung im Nahbereich

Nystagmus
unwillkürliches Augenzittern mit schnellen Rückstellbewegungen

Omega-Teilung
Gefäße gehen bei Teilung im stumpfen Winkel ab; bei Fundus hypertonicus

Ophthalmie
☞ Ophthalmopathie

Ophthalmopathie
allgemein Augenentzündung; meistens gebraucht als endokrine Ophthalmopathie

Ophthalmoplegia totalis
beidseitige Akkommodationslähmung mit Pupillenlähmung, bei Botulismus

Ophthalmoplegie
Augenmuskellähmung

Ophthalmoskopie
Spiegelung des Augenhintergrundes

Ora serrata
Übergangszone zwischen Retina und Ziliarkörper; hier ist die Netzhaut fixiert und der Glaskörper angeheftet

Orbita
Augenhöhle

Orthophorie
beide Augen stehen parallel (Normalzustand)

Pannus trachomatosus
gefäßhaltiges Granulationsgewebe der Hornhaut beim Trachom

Panophthalmie
☞ Panophthalmopathie

Panophthalmitis
☞ Panophthalmopathie

Panophthalmopathie
eitrige Entzündung des gesamten Auges; Ursachen: septische Metastasen oder Trauma

Papille
Eintrittstelle des Sehnervs in den Augapfel

Perimetrie
Überprüfung des Gesichtsfeldes

Periphlebitis retinae
auch M. Eales; juvenile, rezidivierende Glaskörperblutungen ohne auslösendes Trauma

Photopsie
Sehen von Lichtblitzen, Farben, Funken; vor allem bei Schäden im Okzipital- oder Temporallappen

Phthisis bulbi
Schrumpfung des Augapfels

Pinguecula
Lidspaltenfleck

Placido-Scheibe
Scheibe mit konzentrischen Ringen zur Beurteilung der Hornhautverkrümmung

Plica semilunaris
Schleimhautduplikatur am inneren Lidwinkel

Präzipitate
an der Hornhaut: Niederschläge pathologischer Beimengungen des Kammerwassers

Presbyopie
Alterssichtigkeit; durch Elastizitätsverlust der Linse ist das Nahsehen erschwert

Protanomalie
Rotsehschwäche

Protanopsie
Rotblindheit

Protrusio bulbi
Vortreibung des Augapfels

Pseudoexfoliation der vorderen Linsenkapsel
eingerissene vordere Kapsellamelle durch Ablagerungen, führt meist zum Sekundärglaukom

Pseudostrabismus
scheinbares Schielen

Pterygium
„Flügelfell"; gefäßreiche Bindegewebsfalte, die bis auf die Hornhaut vorwachsen kann und dann entfernt werden muss

Ptosis
Herabhängen eines Oberlides

Pupille
die von der Iris gebildete Öffnung

Pupillotonie
schwache bzw. verlangsamte Pupillenreaktion

Refraktion
= Lichtbrechung; am Auge beschreibt die Refraktion die Beziehung der Gesamtbrechkraft zur Achsenlänge des Bulbus

Refraktometer
Messeinrichtung zur Bestimmung der Brechzahl von optischen Medien

Retina
Netzhaut

Retinopathie
nicht-entzündliche Netzhauterkrankung

Retinoschisis
primäre Netzhautspaltung als Entwicklungsanomalie, ohne Riss oder Foramen

retrolentale Fibroplasie
☞ Fibroplasie, retrolentale

rhegmatogene Ablatio
auch idiopathische oder primäre Ablatio retinae

Rosenbach-Zeichen
die Lider weisen einen Tremor auf; bei Hyperthyreose

Rubeosis iridis
starke Füllung der Blutgefäße der Iris; z.B. beim akuten Glaukom oder bei Diabetes mellitus

Salus-Zeichen
auch Salus-Kreuzungsbogen; Venen am Fundus weichen den Arterien bogenförmig in die Tiefe aus; bei Fundus hypertonicus

Salus-Kreuzungsbogen
☞ Salus-Zeichen

Schirmer-Probe
Messverfahren zur Bestimmung der Tränensekretion

Sehnervenscheibe
= Papille

Sehzentrum, primäres
im Corpus geniculatum laterale

Sehzentrum, sekundäres
im Hinterhauptlappen (in der Umgebung des Sulcus calcarinus)

Sicca-Syndrom
Keratokonjunktivitis sicca und Xerostomie (trockene Mundhöhle), evtl. noch vergrößerte Tränen- und Speicheldrüsen

Siderosis bulbi
Verfärbung des Augapfels durch lösliche Eisensalze durch eisenhaltige Fremdkörper im Auge

Sjögren-Syndrom
uneinheitlich definiert: entweder Sicca-Syndrom ohne Arthritis oder Sicca-Symptomatik bei rheumatoider Arthritis oder bei entzündlichen Erkrankungen des Bindegewebes

Skiaskopie
Verfahren zur Bestimmung der objektiven Refraktion durch Projektion eines Objektes auf den Augenhintergrund, dessen sicht- bzw. messbares Bild mit Hilfe vorgeschalteter Linsen scharf gestellt wird

Sklera
Lederhaut, „das Weiße im Auge"

Skleritis
Entzündung der Sklera

Skotom
Bezirk, in dem ein Gesichtsfeldausfall nachgewiesen wird

Sphärophakie
Kugellinse; z. B. bei Marfan-Syndrom

Stäbchen
Netzhaut-Sinneszellen; für Dämmerungssehen

Staphylom
Sklera-Ausdünnung, durch die die Aderhaut durchscheint

Staphyloma posticum
Ausbuchtung des hinteren Augenpols bei höherer Myopie

Star, grauer
Katarakt; Trübung der Augenlinse

Star, grüner
Glaukom; intraokularer Druck erhöht

Star, schwarzer
schwarze Trübung der Augenlinse durch Cataracta nigra

Stellwag-Zeichen
seltener und langsamer Lidschlag bei Hyperthyreose

Strabismus
Schielen

Symblepharon
Verwachsung von Lid- und Bulbus-Bindehaut, führt zur Immobilität des Augapfels

Synechie
Verwachsung der Iris mit der Linse (= hintere S.) oder der Hornhaut (= vordere S.)

Tapetoretinale Degeneration
erbliche degerative Netzhauterkrankungen unter Mitbeteiligung des Pigmentepithels und der Aderhaut

Tarsus Bindegewebsplatte des Lides

Tonometrie
Messung des intraokularen Drucks

Traktionsablatio
Netzhautablösung durch Ausbildung von Narbensträngen

Trichiasis
Scheuern der Wimpern auf der Hornhaut durch Entropium oder eine doppelte Wimpernreihe

Tritanomalie
Blau-Gelb-Sehschwäche

Tyndall-Phänomen
bei Vorhandensein von Eiweiß wird eintretendes Licht gestreut

Usher-Syndrom
Retinopathia pigmentosa plus Schwerhörigkeit

Uvea
Sammelbegriff für Aderhaut, Ziliarkörper und Iris

Vitrektomie
mikrochirurgische Teilentfernung des Glaskörpers, Corpus vitreum

Visus c.c.
Sehleistung mit Korrekturgläsern

Visus s.c.
Sehleistung ohne Korrekturgläser

Worth-Test
zur Überprüfung des beidäugigen Sehens

Xanthelasmen
periorbitale Lipidablagerungen

Xerophthalmie
Keratomalazie bei schwerem Vitamin-A-Mangel; Hornhautbenetzungsstörungen, -ulkus bis hin zur Perforation und Verlust des Auges

Zapfen
Netzhaut-Sinneszellen; für Farben- und Tagessehen; besonders dicht in der Fovea centralis

Zilien
Wimpern

Zoster ophthalmicus
Herpes zoster im Bereich des N. ophthalmicus

Zykloplegie
medikamentöse Lähmung der Akkommodation

Hals-Nasen-Ohren-Heilkunde

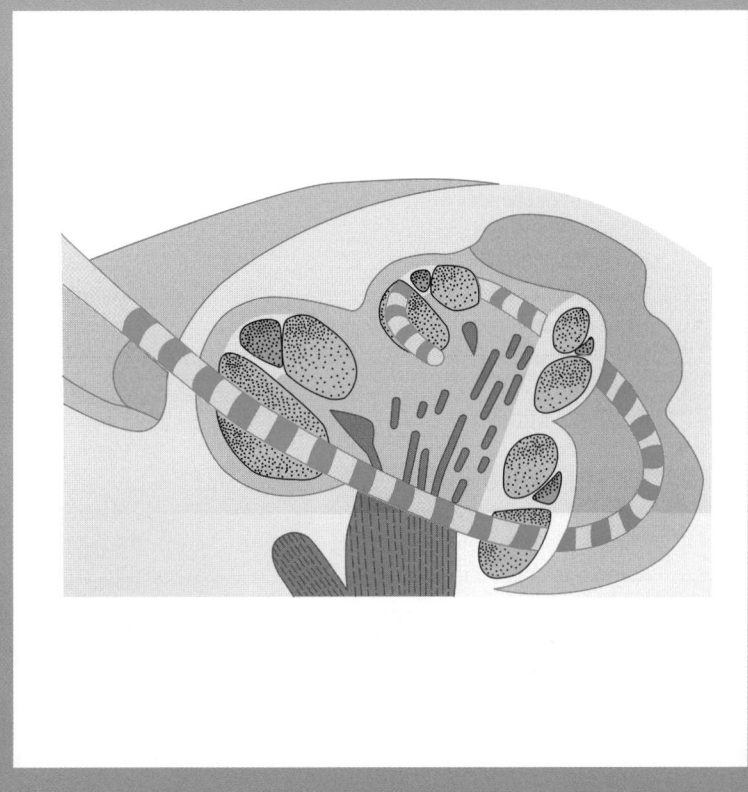

Inhaltsverzeichnis HNO

1	**Ohr**	**231**
1.1	Anatomische und physiologische Grundlagen	231
1.1.1	Anatomie des äußeren Ohrs	231
1.1.2	Anatomie des Trommelfells	232
1.1.3	Anatomie des Mittelohrs	232
1.1.4	Anatomie des Innenohrs	234
1.1.5	Der Hörvorgang	237
1.1.6	Das Gleichgewicht	238
1.2	Untersuchungsmethoden	239
1.2.1	Inspektion	239
1.2.2	Palpation	239
1.2.3	Hörprüfungen	239
1.2.4	Vestibularisprüfungen	248
1.2.5	Tubenfunktionsprüfungen	251
1.2.6	Untersuchungen des Schläfenbeins mittels bildgebender Verfahren	252
1.2.7	Fazialis-Diagnostik	253
1.3	Klinik des äußeren Ohrs	254
1.3.1	Anomalien und Missbildungen	254
1.3.2	Nicht entzündliche Prozesse	255
1.3.3	Entzündungen	256
1.3.4	Tumoren	258
1.4	Klinik des Mittelohrs	258
1.4.1	Verletzungen	258
1.4.2	Tubenfunktionsstörungen	260
1.4.3	Akute Mittelohrentzündung	261
1.4.4	Chronische Mittelohrentzündung	263
1.4.5	Komplikationen der Mittelohrentzündung	264
1.4.6	Mögliche Arten der Mittelohrrekonstruktion	264
1.4.7	Tumoren des Mittelohrs	265
1.4.8	Otosklerose	265
1.5	Klinik des Innenohrs	266
1.5.1	Kochleäre und/oder vestibuläre Störungen	266
1.5.2	Akustikusneurinom	272
2	**Nase, Nebenhöhlen und Gesicht**	**273**
2.1	Anatomische und physiologische Grundlagen	273
2.2	Untersuchungsmethoden	275
2.2.1	Inspektion	275
2.2.2	Palpation	275
2.2.3	Prüfung der Luftdurchgängigkeit	275
2.2.4	Riechprüfung	276
2.2.5	Endoskopie	276
2.2.6	Bildgebende Verfahren	276
2.3	Klinik	277
2.3.1	Frakturen	277
2.3.2	Entzündungen	281
2.3.3	Tumoren der Nase und der Nasennebenhöhlen	288
2.3.4	Nasenbluten (Epistaxis)	290
2.3.5	Missbildungen und Formfehler	291
2.3.6	Plastische und rekonstruktive Chirurgie	293
3	**Mundhöhle und Pharynx**	**294**
3.1	Anatomische und physiologische Grundlagen	294
3.1.1	Mundhöhle und Pharynx	294
3.1.2	Waldeyer-Rachenring und Tonsillen	295
3.1.3	Versorgung durch Nerven und Gefäße	295

3.1.4	Physiologie des Schluckaktes	296	5.2.2	Untersuchung mittels bildgebender Verfahren ... 335
3.1.5	Schluckauf (= Singultus)	296	5.3	Klinik ... 335
3.2	Untersuchungsmethoden	296	5.3.1	Fremdkörper ... 335
3.2.1	Inspektion	296	5.3.2	Verätzungen des Ösophagus ... 336
3.2.2	Endoskopie	297	5.3.3	Tumoren ... 337
3.2.3	Palpation	297		
3.2.4	Geschmacksprüfung	297	**6**	**Hals ... 338**
3.2.5	Untersuchung mittels bildgebender Verfahren	297	6.1	Anatomische Grundlagen ... 338
3.3	Klinik der Mundhöhle und des Pharynx	298	6.1.1	Topographische Anatomie ... 338
			6.1.2	Lymphsystem des Halses ... 338
3.3.1	Missbildungen	298	6.2	Untersuchungsmethoden ... 340
3.3.2	Verletzungen	299	6.2.1	Inspektion ... 340
3.3.3	Veränderungen der Zungenoberfläche	300	6.2.2	Palpation ... 340
3.3.4	Entzündungen	300	6.2.3	Untersuchung mittels bildgebender Verfahren ... 340
3.3.5	Adenotomie und Tonsillektomie	308	6.2.4	Gewebeentnahme ... 340
3.3.6	Tumoren	310	6.3	Klinik ... 341
3.3.7	Pulsionsdivertikel (Hypopharynx)	313	6.3.1	Missbildungen ... 341
3.3.8	Plastische Maßnahmen	314	6.3.2	Entzündungen ... 341
3.3.9	Schlafapnoe	315	6.3.3	Verletzungen ... 342
3.3.10	Dysphagie	315	6.3.4	Tumoren ... 342
			6.3.5	Plastische Chirurgie ... 343
4	**Larynx und Trachea ... 317**			
4.1	Anatomische und physiologische Grundlagen	317	**7**	**Kopfspeicheldrüsen ... 344**
			7.1	Anatomische und physiologische Grundlagen ... 344
4.1.1	Anatomie des Larynx und der Trachea	317	7.2	Untersuchungsmethoden ... 344
4.1.2	Funktion des Larynx	319	7.2.1	Inspektion ... 344
4.2	Untersuchungsmethoden	320	7.2.2	Palpation ... 345
4.2.1	Inspektion	320	7.2.3	Untersuchung mittels bildgebender Verfahren ... 345
4.2.2	Palpation	321	7.3	Klinik ... 345
4.2.3	Untersuchung mittels bildgebender Verfahren	321	7.3.1	Sialoadenitis, Sialolithiasis, Sialosen ... 345
4.3	Klinik	322	7.3.2	Sialome ... 346
4.3.1	Missbildungen, Verletzungen und Entzündungen des Larynx	322	7.3.3	Fazialisparesen ... 348
4.3.2	Kehlkopflähmungen	326	**8**	**Stimm- und Sprech- bzw. Sprachstörungen ... 350**
4.3.3	Tumoren des Larynx	328	8.1	Funktionsprüfungen ... 350
4.3.4	Tracheotomie, Koniotomie, Intubation	331	8.1.1	Stimmstatus ... 350
4.3.5	Plastische Chirurgie	332	8.1.2	Sprech- und Sprachstatus ... 350
			8.1.3	Stroboskopie ... 350
5	**Ösophagus und Bronchien ... 333**		8.1.4	Sonagraphie ... 351
5.1	Anatomische und physiologische Grundlagen	333	8.1.5	Elektromyographie (EMG) ... 351
			8.1.6	Elektroglottographie ... 351
5.2	Untersuchungsmethoden	334	8.2	Klinik ... 351
5.2.1	Endoskopie	334	8.2.1	Sprachentwicklung ... 351

8.2.2	Sprach- bzw. Sprechstörungen........ 352	10.3.1	Fremdkörper in der Luftröhre 357
8.2.3	Stimmstörungen................... 353	10.3.2	Fremdkörper in der Speiseröhre...... 357
		10.3.3	Fremdkörper in der Nase........... 357
9	**Begutachtung.................... 355**	10.3.4	Fremdkörper im Ohr 357
9.1	Hörschäden 355	10.4	Verätzungen und Verbrühungen des oberen Speisewegs 357
9.2	Schäden der Nase 355		
9.3	Schäden am Kehlkopf 355	10.5	Hörsturz........................ 357
		10.6	Akute Gleichgewichtsstörungen...... 358
10	**Notfälle und Erstmaßnahmen...... 356**	10.7	Schmerzzustände bei Tumor-erkrankungen..................... 358
10.1	Blutungen....................... 356		
10.2	Luftnot 356	**11**	**Diagnostische Flussdiagramme..... 359**
10.3	Fremdkörper 356		

1 Ohr

1.1 Anatomische und physiologische Grundlagen

 Um Erkrankungen des Ohres verstehen zu können sind Kenntnisse über die Anatomie und Physiologie unbedingt erforderlich!

Nach dem klinischen Aspekt wird das periphere Hörorgan eingeteilt in (☞ Abb. 1.1):
- äußeres Ohr, bestehend aus Ohrmuschel und äußerem Gehörgang
- Trommelfell
- Mittelohr, bestehend aus Paukenhöhle, Gehörknöchelchen und Eustachischer Röhre
- Innenohr (Labyrinth)

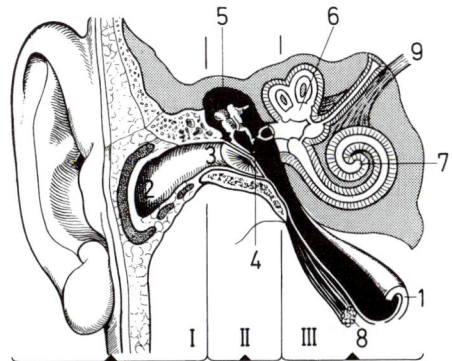

Abb. 1.1: Rechtes Ohr (Übersicht)
I = Äußeres Ohr, II = Mittelohr, III= Innenohr
1 Tuba auditiva, 2 Äußerer Gehörgang – Pars cartilaginea, 3 Äußerer Gehörgang – Pars ossea, 4 Trommelfell, 5 Gehörknöchelchen, 6 Utriculus, 7 Cochlea, 8 M. levator veli palatini, 9 N. vestibulocochlearis, 10 Bogengänge

- N. vestibulocochlearis (N. VIII) bis zu seinem Eintritt in den Hirnstamm

1.1.1 Anatomie des äußeren Ohrs

 Das äußere Ohr setzt sich aus der Ohrmuschel und dem äußeren Gehörgang zusammen. Seine Funktion ist das Auffangen, Orten und Weiterleiten von Schallwellen.

Das **Ohrläppchen** besteht nur aus Fettgewebe. Es ist sehr **gefäßreich** und daher gut zur Entnahme arterialisierten Blutes geeignet, z.B. für die Blutgasanalyse oder um Blutzucker, Hämoglobin oder Hämatokrit zu bestimmen.

Die **Ohrmuschel** (Auricula) dagegen besteht aus elastischem Knorpel. Sie besitzt eine trichterförmige Öffnung, wobei der Knorpel des Gehörgangs kontinuierlich in den Knorpel der Ohrmuschel übergeht. Die Strukturen der Ohrmuschel können benannt werden (☞ Abb. 1.2). Die Muskeln der Ohrmuschel haben im Laufe der Evolution ihre Bedeutung verloren.

▶ Die **Ohrmuschel** wird wie folgt **innerviert**:
- sensibel: an der Außenseite durch den N. auriculotemporalis (aus N. mandibularis), an der Innenseite durch den N. auricularis magnus (aus Plexus cervicalis)
- motorisch durch den N. facialis. ◀

Der **äußere Gehörgang** mit einer Länge von ca. 3–3,5 cm lässt sich in einen **knorpeligen** und einen **knöchernen Anteil** einteilen. Zwischen beiden Anteilen bestehen eine Enge **(Isthmus)** und ein Knick.

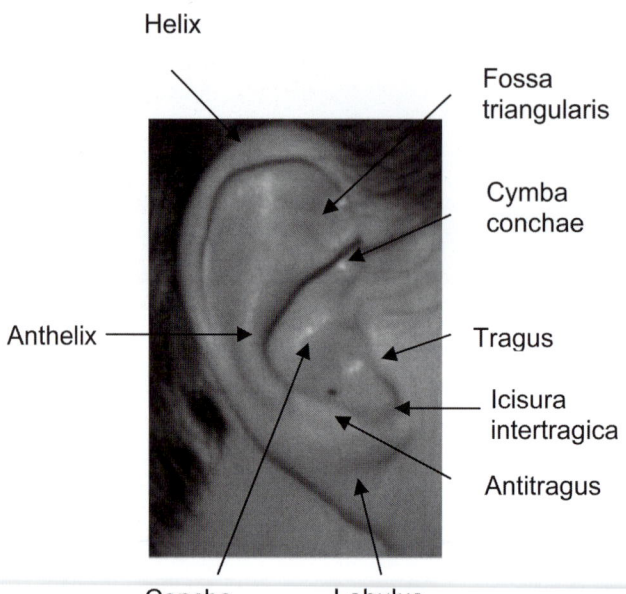

Abb. 1.2: Ohrmuschel

Im Bereich des knorpeligen Anteils befinden sich Talgdrüsen und apokrine Knäueldrüsen (fälschlicherweise Zeruminaldrüsen genannt), die mit ihrem Sekret den Talg aufweichen. Das Gemisch aus Drüsensekreten und Epidermisschuppen wird **Ohrenschmalz (Zerumen)** genannt.

Die Haut des äußeren Gehörgangs ist sehr gut innerviert (erogene Zone), und zwar durch den N. auriculotemporalis, den N. auricularis magnus und den Ramus auricularis n. vagi. Letzterer ist dafür verantwortlich, dass bei Berühren der Gehörgangshaut ein Hustenreiz ausgelöst werden kann.

Der hintere obere Anteil des äußeren Gehörgangs grenzt an das Antrum mastoideum, d. h. hier können Entzündungen durchbrechen und eine Mastoiditis verursachen (**Cave:** Senkung bei einer Mastoiditis!).

Die **Aufgabe des Gehörgangs** ist es, das Trommelfell vor äußeren Einflüssen zu schützen und die Schallwellen auf das Trommelfell zu leiten. Durch Resonanzen, die im äußeren Gehörgang entstehen, kommt es auch zur Schallverstärkung.

1.1.2 Anatomie des Trommelfells

 Das **Trommelfell (Membrana tympani)** schließt den äußeren Gehörgang gegen die Paukenhöhle ab.

Es ist in einen fibrösen Ring (Anulus fibrosus) eingelassen und besteht aus der **Pars tensa**, die den größten Teil ausmacht, und der **Pars flaccida**, einem kleinen Teil im hinteren oberen Quadranten. Dort ist auch der Anulus fibrosus unterbrochen. Bei der Inspektion sieht man, dass das Trommelfell eine nach innen gerichtete **Trichterform** besitzt. Man sieht den Hammergriff, dessen Ende, der Umbo, die Spitze des Trichters bildet.

Zur besseren Verständigung wird das Trommelfell in Quadranten eingeteilt (☞ Abb. 1.3). Es ist aber auch gängig, einen Befund mit Hilfe der Uhr zu lokalisieren.

1.1.3 Anatomie des Mittelohrs

 Unter „Mittelohr" fasst man mehrere luftgefüllte und mit Schleimhaut ausgekleidete Räume im Os temporale zusammen. Der zentrale Raum ist die **Paukenhöhle (Cavum tympani)** mit den **Gehörknöchelchen**, die für die Schallweiterleitung zuständig sind. Dorsal der Paukenhöhle liegt das

1.1 Anatomische und physiologische Grundlagen

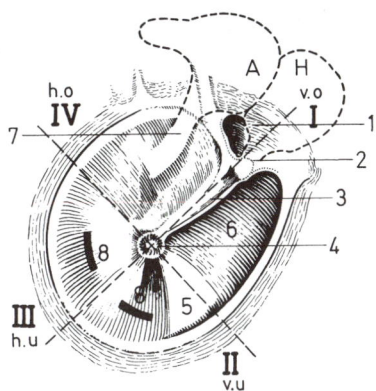

Abb. 1.3: Rechtes Trommelfell (vom Gehörgang aus gesehen)
A = Ambosskörper, H = Hammerkopf
1 Pars flaccida (Shrapnell-Membran)
2 Prominentia malleolaris
3 durchscheinender Hammergriff
4 Umbo (Membrana tympani)
5 spiegelnder Lichtreflex
6 Pars tensa
7 langer Ambossschenkel
8 übliche Parazentesestellen
Quadranteneinteilung:
v.o. vorne oben
v.u. vorne unten
h.u. hinten unten
h.o. hinten oben

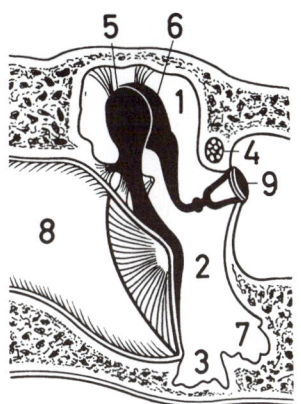

Abb. 1.4: Die drei Etagen der Paukenhöhle
1 Epitympanon, 2 Mesotympanon, 3 Hypotympanon, 4 N. facialis, 5 Malleus, 6 Incus, 7 Promontorium, 8 Äußerer Gehörgang, 9 Steigbügel mit ovalem Fenster

Antrum mastoideum; dieses führt in die Cellulae mastoideae. Vorne medial der Paukenhöhle geht die **Tuba auditiva (Eustachische Röhre)** ab. Erkrankungen des Mittelohrs treten relativ häufig auf – prägen Sie sich daher die Anatomie gut ein!

Paukenhöhle

Die Paukenhöhle wird in drei Etagen gegliedert (☞ Abb. 1.4):

- Das **Hypotympanon**, der Paukenkeller, liegt direkt über dem Bulbus v. jugularis und ist von diesem nur durch eine dünne Wand getrennt. Hier können Mittelohreiterungen durchbrechen.
- ▶ Das **Mesotympanon**, der Paukenraum, wird nach lateral durch das Trommelfell, nach ventral durch den Canalis caroticus begrenzt. Vorne medial geht die **Tuba auditiva** (**Eustachische Röhre**, s.u.) ab. Oberhalb ihrer Öffnung zieht der M. tensor tympani zum Hammergriff. Die dorsale Wand bildet das Os mastoideum, durch das

der N. facialis, im Canalis facialis, und der M. stapedius hindurchziehen. Vom N. facialis entspringt, kurz vor Ende des Fazialiskanals, die **Chorda tympani**. Sie zieht rückläufig in die Paukenhöhle, verläuft, von Schleimhaut überzogen, zwischen Hammer und Amboss und verlässt das Mittelohr durch die Fissura petrotympanica. Sie besteht aus sekretorischen Fasern für die Glandulae submandibulares und sublinguales sowie Geschmacksfasern für die vorderen 2/3 der Zunge.
Die mediale Wand des Mesotympanons bilden das **Promontorium**, das durch die Basalwindung der Schnecke gebildet wird, sowie das **runde** und das **ovale Fenster**. Das runde Fenster liegt kaudal des Promontoriums. Es ist zur Scala tyrnpani gerichtet und durch eine Membran verschlossen. Kranial des Promontoriums befindet sich das ovale Fenster, das durch die Steigbügelfußplatte verschlossen wird. Oberhalb verläuft der Canalis facialis. Er bildet den Übergang zum ◀
- **Epitympanon**, dem Kuppelraum oder Atticus. Das Epitympanon steht über den Aditus ad antrum mit dem Antrum mastoideum in Verbindung. Im Epitympanon befindet sich die **Gehörknöchelchenkette**. Sie setzt sich zusammen aus dem **Hammer (Malleus)**, der am Trommelfell befestigt ist, dem **Amboss (Incus)** und dem **Steigbügel (Stapes)**, dessen Fußplatte das ovale Fenster verschließt. Die Gehörknöchelchenkette überträgt den Schall vom Trommelfell auf das

ovale Fenster und damit auf die Cochlea. Allerdings ist dies nicht die einzige **Funktion**. Mit ihrer Hebelwirkung verstärkt die Gehörknöchelchenkette den Schall, damit der Impedanzsprung von Luft im Mittelohr auf Flüssigkeit in der Cochlea ausgeglichen werden kann.
Die **Mittelohrmuskeln**, der M. tensor tympani (Innervation: N. trigeminus) und der M. stapedius (Innervation: N. facialis), haben eine **Schallschutzfunktion**. Bei sehr hohen Schalldruckpegeln kontrahieren sich die Muskeln und versteifen so die Gehörknöchelchenkette. Dadurch kann der Schall schlechter auf die Cochlea übertragen werden und schützt diese so vor zu hohen Pegeln. Allerdings ist dieser Schutz nicht besonders wirksam, denn die Muskeln ermüden sehr schnell.

Tuba auditiva

Die Tuba auditiva (Syn.: Eustachische Röhre, Tuba Eustachii, Ohrtrompete, Tube) **verbindet** den **Nasenrachenraum** und das **Mittelohr**. Sie setzt sich aus einem **knorpeligen** und einem **knöchernen Anteil** zusammen. Der knorpelige Anteil wird zum Nasenrachenraum (Epipharynx) hin trichterförmig weiter. Diese Öffnung ist bei der Postrhinoskopie als Tubenwulst sichtbar. Der knöcherne Anteil liegt im Felsenbein und öffnet sich in das Mesotympanon.

Die Tube sorgt für den **Druckausgleich** im Mittelohr: Beim Schluckakt öffnen die Mm. tensor und levator veli palatini (Innervation: N. trigeminus bzw. N. glossopharyngeus) die Tube, indem sie das Gaumensegel anheben und den rinnenförmigen Tubenknorpel verlagern.

▶ Bei kleinen **Kindern** ist die Tube noch kurz und weit. Daher können Infektionen besonders leicht aufsteigen und führen dann zu Otitis media, Tubenkatarrh und Grippe. Außerdem werden bei Kindern die Tubenwülste oft durch die Tonsilla pharyngea (Rachenmandel, Adenoide, „Polypen") verlegt, so dass kein Druckausgleich stattfinden kann. Dies begünstigt wiederum die Entstehung von Paukenhöhlenergüssen und Mittelohrentzündungen. ◀

Gefäßversorgung des Mittelohrs

- A. tympanica superior aus A. meningea: Epitympanon
- A. tympanica inferior aus A. pharyngea ascendens: Hypotympanon
- A. tympanica posterior aus A. stylomastoidea: dorsale Paukenhöhle
- A. tympanica anterior aus A. maxillaris: Tubenostium
- Der venöse Abfluss läuft über den Plexus pharyngeus in die V. meningea media und von dort in die Sinus durae matris (**Cave:** aufsteigende Infektionen!).

Funktion des Mittelohrs

Wie aus dem oben Aufgeführten deutlich wird, ist das Mittelohr in erster Linie dazu da, den ankommenden **Schall weiterzuleiten und zu verstärken**. Die Schallverstärkung durch die Übertragung des Schalls von einer großen Fläche (Trommelfell) auf eine kleine Fläche (Steigbügelfussplatte) zusammen mit der Hebelwirkung der Gehörknöchelchenkette beträgt etwa **Faktor 22**.

Funktioniert dies nicht oder nur unzureichend, resultiert daraus eine Schwerhörigkeit. Da diese Schwerhörigkeit die Leitung des Schalls betrifft, spricht man von einer **Schallleitungsschwerhörigkeit**. Im Audiogramm stellt sich eine reine Schallleitungsschwerhörigkeit so dar, dass die Knochenleitung im Normbereich liegt und die Luftleitung abgesenkt ist (☞ Abb. 1.5).

> **Merke!**
> Bei Entzündungen der Mittelohrräume können diese durch die engen nachbarschaftlichen Beziehungen schnell zum Innenohr, zum Schädelinneren, zum Sinus sigmoideus und zum N. facialis weitergeleitet werden.

1.1.4 Anatomie des Innenohrs

Das Innenohr oder Labyrinth ist ein **Hohlraumsystem**, das im Os temporale in der Pars petrosa eingebettet ist. Nach seiner Funktion unterscheidet man zwei Anteile, das **Hörorgan** mit der Schnecke (Cochlea) sowie das **Gleichgewichtsorgan** mit Sacculus, Utriculus und den Bogengängen. Beide lassen sich weiter unterteilen in ein **knöchernes** und ein **häutiges Labyrinth**. Das häutige Labyrinth ist in das knöcherne Labyrinth eingebettet. Es ist ein Schlauchsystem, das mit einer kaliumreichen Flüssigkeit, der **Endolymphe**, gefüllt und von einer natriumreichen Flüssigkeit, der **Perilymphe**, umgeben

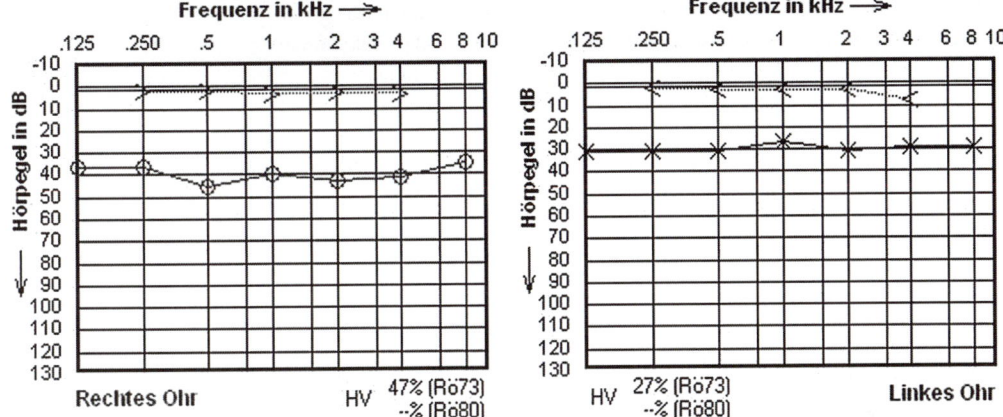

Abb. 1.5: Audiogramm einer Schallleitungsschwerhörigkeit (Pfeile mit unterbrochener Linie = Knochenleitung, Kreuze für die linke Seite mit durchgezogener Linie = Luftleitung)

ist. Die Endolymphe wird vor allem durch die Stria vascularis (☞ Ductus cochlearis) gebildet und im Saccus endolymphaticus resorbiert. Die Perilymphe ist eine extrazelluläre Flüssigkeit, die sich aus Liquor cerebrospinalis und Plasmakomponenten zusammensetzt. Im häutigen Labyrinth befindet sich das eigentliche Sinnesorgan.

Hörorgan

Das knöcherne Labyrinth des Hörorgans gliedert sich in die **Cochlea** und **den Meatus acusticus internus** (innerer Gehörgang).

- Die **Cochlea** besteht aus einer Achse (Modiolus), die die Gefäße und Nerven enthält, und einem Kanal, der 2,5 Windungen um diese Achse vollführt. Vom **Modiolus** entspringt die Lamina spiralis ossea, an der der häutige Schneckengang (Ductus cochlearis) ansetzt. Die Schneckenwindungen werden durch den Ductus cochlearis unterteilt in eine Scala vestibuli (oben) und eine Scala tympani (unten). Die **Scala vestibuli** steht in Verbindung mit dem Vorhof (Vestibulum), einem Teil des Gleichgewichtsorgans. Die **Scala tympani** hat über das runde Fenster, das durch eine Membran verschlossen ist, Kontakt zum Mittelohr. Beide Skalen sind mit Perilymphe gefüllt und an der Schneckenspitze, dem **Helicotrema**, miteinander verbunden.
- Im **Meatus acusticus internus**, dem inneren Gehörgang, vereinigen sich der N. cochlearis und der N. vestibularis zum N. vestibulocochlearis =

N. statoacusticus (N. VIII). Hier liegt das **Ganglion vestibulare**. In den Meatus acusticus treten der N. facialis, die A. labyrinthi sowie die Vv. labyrinthi ein.

Das **häutige Labyrinth** des Hörorgans ist der **Ductus cochlearis** (☞ Abb. 1.6). Er liegt zwischen den beiden Skalen im Schneckenkanal. Sein Boden ist die Basilarmembran, die zur Schneckenspitze hin immer breiter wird, sein Dach die Reissner-Membran. Die laterale Wand bildet das Ligamentum spirale, auf der innen die Stria vascularis liegt. Der Ductus cochlearis hat im Querschnitt eine dreieckige Form.

Die Basilarmembran trägt das eigentliche Hörorgan, das **Corti-Organ** mit den Sinnes- und Stützzellen. Die Sinneszellen (Haarzellen) tragen Stereozilien und gliedern sich in drei Reihen äußerer und eine Reihe innerer Haarzellen.

Die **äußeren Haarzellen** werden zusammen mit der Tektorialmembran und der Basilarmembran auch als **cochleärer Verstärker** (cochlear amplifier) bezeichnet, da dieses System der Verstärkung leiser Schallsignale dient. Hauptverantwortlich für die Verstärkung ist das Motorprotein **Prestin**, welches in der lateralen Wand der äußeren Haarzellen lokalisiert ist und dort für die Eigenbeweglichkeit der äußern Haarzellen sorgt. Am basalen Ende der äußeren Haarzellen finden sich v. a. efferente Nervenfasern, die Signale vom ZNS an die Haarzellen weitergeben.

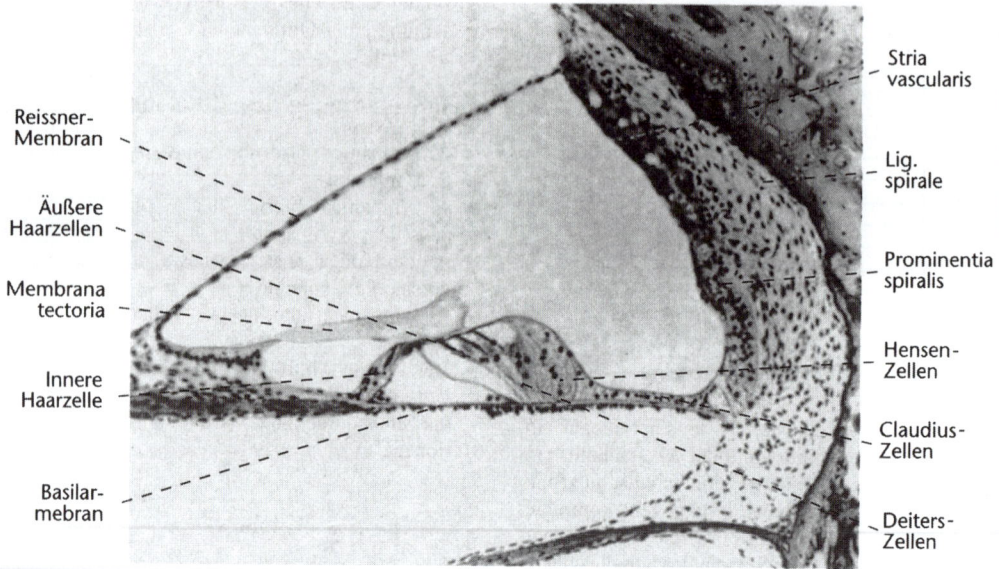

Abb. 1.6: Ductus cochlearis

An den **inneren Haarzellen**, den eigentlichen Sensoren, enden v. a. afferente Nervenendigungen, deren Perikaryen im Ganglion spirale (im Modiolus) liegen und deren Fortsätze den N. cochlearis bilden. Zur Funktion der Haarzellen ☞ 1.1.5. Über den Sinneszellen liegt die **Membrana tectoria**. Sie ist an der Lamina spiralis ossea befestigt und besteht aus einer gallertigen Masse. Weiterhin finden sich verschiedene Stützzellen wie Deiters-, Claudius- und Hensen-Zellen. Bei Ausfall der Haarzellen resultiert eine **Schallempfindungsschwerhörigkeit**, welche im Audiogramm dadurch gekennzeichnet ist, dass die Knochenleitung deckungsgleich mit der Luftleitung verläuft (☞ Abb. 1.7).

Gleichgewichtsorgan

Das **knöcherne Labyrinth** des Gleichgewichtsorgans besteht aus dem Vorhof und den Bogengängen.

- Der **Vorhof (Vestibulum)** enthält den Sacculus und den Utriculus, Teile des häutigen Labyrinths, und steht über das ovale Fenster mit dem Mittel-

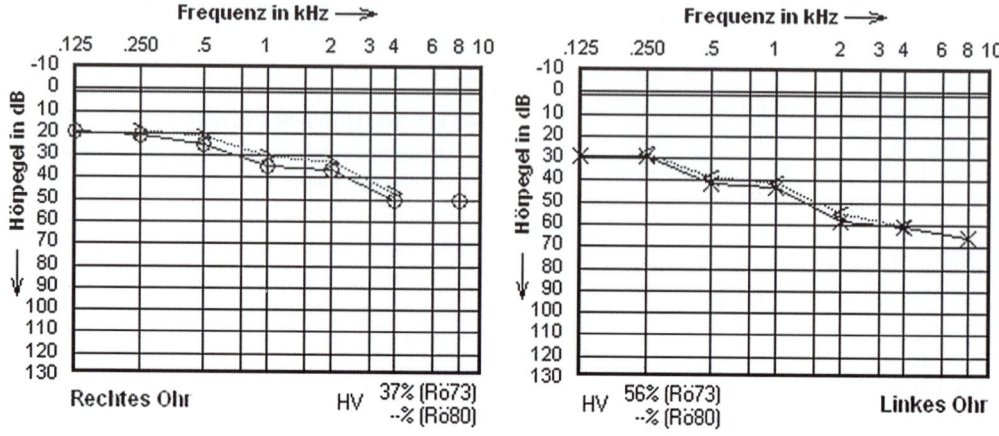

Abb. 1.7: Schallempfindungsschwerhörigkeit, dargestellt für die rechte Seite (Kreise für die Luftleitung, Knochenleitung = Pfeile und unterbrochene Linie, läuft deckungsgleich zur Luftleitung = Kreise und durchgezogene Linie)

ohr in Verbindung. Das ovale Fenster wird von der Steigbügelfußplatte verschlossen.
- Die drei **Bogengänge** münden in den Vorhof. Sie umschließen häutige Gänge gleichen Namens.

Das **häutige Labyrinth** des Gleichgewichtsorgans gliedert sich in **Sacculus, Utriculus** und die drei **Bogengänge**. Es hat über den Ductus reuniens Kontakt mit dem Ductus cochlearis.

- **Sacculus** und **Utriculus** enthalten das Sinnesorgan für lineare Beschleunigung, die **Maculae staticae** mit ihren Sinneszellen. Im Sacculus steht die **Macula sacculi** senkrecht, im Utriculus **(Macula utirculi)** horizontal zur Körperachse. Die Macula ist aufgebaut aus Sinneszellen (Haarzellen) und Stützzellen. Die **Haarzellen** tragen Stereozilien und ein längeres Kinozilium und sind in eine gallertige Masse eingebettet, die Kristallpartikel enthält (**Stato-** oder **Otolithen**, daher Stato- oder Otolithenmembran). An den Haarzellen enden afferente Nervenendigungen, deren Perikaryen im Ganglion vestibulare (im Meatus acusticus internus) liegen und deren Fortsätze einen Teil des N. vestibularis bilden. Zur Funktion der Maculae ☞ 1.1.6.
- Die **Bogengänge** sind halbkreisförmig und stehen in den Hauptebenen des Raumes. Vor der Mündung ins Vestibulum erweitern sie sich zur Ampulle, die die **Crista ampullaris**, das Sinnesorgan für Drehbeschleunigung, enthält. Die Crista ist eine Erhebung, auf der sich Sinneszellen (Haarzellen) mit Zilien sowie Stützzellen befinden. Die Zilien ragen in eine gallertige Masse, die Cupula, hinein. Auch an diesen Haarzellen enden afferente Nervenendigungen, deren Perikaryen im Ganglion vestibulare (im Meatus acusticus internus) liegen und deren Fortsätze einen Teil des N. vestibularis bilden.

1.1.5 Der Hörvorgang

Der Hörvorgang ist recht komplex. Stellen Sie sich die Anatomie des Mittel- und Innenohrs vor und verfolgen Sie den Weg des Schalls vor Ihrem inneren Auge!

Zunächst muss der Schall bis zum **Trommelfell** gelangen, von dort wird er durch die **Gehörknöchelchenkette** zum **ovalen Fenster** transportiert. Durch die **Verringerung der Aufprallflächen** von 55 mm^2 des Trommelfells auf 3 mm^2 des ovalen Fensters (vergleiche die Verstärkungswirkung eines Megaphons) und die Hebelwirkung der Gehörknöchelchenkette wird eine ca. **22fache Schallverstärkung** erreicht. Diese Schallverstärkung ist notwendig, um den Impedanzsprung von Luft (Mittelohr) zu Flüssigkeit (Perilymphe im Innenohr) überwinden zu können. Durch die Gehörknöchelchenkette wird der Schall mechanisch auf das ovale Fenster übertragen und an die **Perilymphe** im Innenohr weitergegeben.

Hier breitet sich der auftreffende Schall in Form einer **Wanderwelle** aus. Am Ort des Amplitudenmaximums wird die Reissner-Membran in den Ductus cochlearis hineingedrückt. Durch die **Druckerhöhung im Ductus cochlearis** setzt sich die Schwingung in der Endolymphe fort. Dadurch werden die Haarzellen erregt, der Nervenimpuls wird zunächst über die **innere Haarzelle** und den **N. cochlearis** weitergeleitet. Für hohe Töne liegt das Amplitudenmaximum nahe an der Basis der Schnecke, für tiefe Töne im Bereich der Schneckenspitze. Dies nennt man **Ortsprinzip**.

Da fast jede Nervenfaser im N. cochlearis ihre Information von einer inneren Haarzelle erhält, werden Frequenzen streng getrennt an das ZNS übermittelt **(Tonotopie)**. Die **äußeren Haarzellen** dienen im Wesentlichen der **Verstärkung** bei sehr leisen Tönen.

Das Ohr leistet Erstaunliches. Es ist in der Lage, **Schalldruckpegel** im Bereich von 0 bis 120 dB zu hören. Eindrucksvoller sind diese Dimensionen, wenn sie in der SI-Einheit des Schalldrucks ausgedrückt werden: Dann liegt die Hörschwelle bei 2×10^{-5} Pa (= 20 µPa = 0 dB) und die Schmerzgrenze bei 20 Pa (120 dB). Unser Gehör kann also 7 Zehnerpotenzen kompensieren.

Der Mensch kann als Kind bzw. als Jugendlicher einen **Frequenzumfang** von 16 bis 20.000 Hertz hören. Hertz ist die physikalische Einheit der Frequenz: 1 Hertz (Hz) = 1 Schwingung/Sekunde.

Im Alter sinkt die Hörschwelle zuerst für die hohen Frequenzen ab.

Die Hörbahn

Die afferenten Nervenendigungen passieren das Ganglion spirale im Modiolus und bilden den **N. cochlearis (1. Neuron)**. Dieser tritt in den Mea-

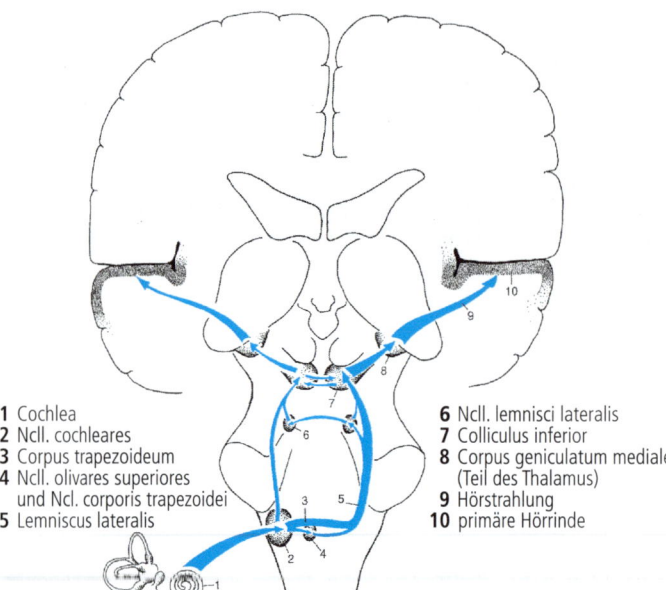

1 Cochlea
2 Ncll. cochleares
3 Corpus trapezoideum
4 Ncll. olivares superiores und Ncl. corporis trapezoidei
5 Lemniscus lateralis
6 Ncll. lemnisci lateralis
7 Colliculus inferior
8 Corpus geniculatum mediale (Teil des Thalamus)
9 Hörstrahlung
10 primäre Hörrinde

Abb. 1.8: Hörbahn [14]

tus acusticus internus ein und vereinigt sich dort mit dem N. vestibularis zum **N. vestibulocochlearis** (anatomische Nomenklatur). In der klinischen Nomenklatur heißt er oft noch **N. statoacusticus**. Er ist rein sensorisch. Durch den Porus acusticus internus gelangt der Nerv in die hintere Schädelgrube. Nach seinem Eintritt in den Hirnstamm im Bereich des Kleinhirnbrückenwinkels beginnt die zentrale Hörbahn. In ihrem Verlauf wird das Signal noch mehrfach umgeschaltet:

- Das **2. Neuron** entspringt teils im ventralen, teils im dorsalen **Nucleus cochlearis**. Vom ventralen Nucleus cochlearis zieht das 2. Neuron unilateral und kontralateral zu Kernen des Corpus trapezoideum. Vom dorsalen Nucleus cochlearis kreuzen die 2. Neurone auf die Gegenseite zu Kernen des Corpus trapezoideum.
- Im **Corpus trapezoideum** entspringt das **3. Neuron**, das über den Lemniscus lateralis zum Colliculus inferior zieht.
- Ein **4. Neuron** kann zwischengeschaltet sein. Es nimmt seinen Anfang im **Nucleus lemnisci lateralis** in der Pons und zieht zum Colliculus inferior.
- Vom **Colliculus inferior** zieht das nächste Neuron zum Corpus geniculatum mediale.
- Von hier verläuft das letzte Neuron zu den **Heschl-Windungen** im Gyrus temporalis transversus. Dort wird der Höreindruck verarbeitet.

Über efferente Bahnen, die wieder zurück zum Corti-Organ ziehen, kann der Höreindruck mitgesteuert werden. Über die Efferenzen werden überwiegend die äußeren Haarzellen angesteuert, die im Bedarfsfall das periphere Hörsystem an den Höreindruck anpassen.

1.1.6 Das Gleichgewicht

 Das Aufrechterhalten des Gleichgewichts funktioniert durch das Zusammenspiel von Auge, Oberflächen- und Tiefensensibilität und Gleichgewichtsorgan. Dadurch gelingt die Orientierung im Raum.

Das Gleichgewichtsorgan besteht im Wesentlichen aus zwei Teilen. Einer ist für die Vertikal- bzw. Horizontalbeschleunigung verantwortlich (Sacculus bzw. Utriculus), der andere für die Drehbeschleunigung (Bogengänge).

Für die **Vertikalbeschleunigung** ist die **Macula sacculi** zuständig, für die **Horizontalbeschleunigung** die **Macula utriculi**. Durch eine **Linearbeschleunigung** wird die **Statolithenmembran** abgeschert. Die Zilien der Haarzellen werden ausgelenkt, wodurch in den Zellen ein elektrisches Potential entsteht.

Reiz für die **Bogengänge** ist die **Drehbeschleunigung**. Die Sinneszellen ragen in die Cupula, die in einem mit Endolymphe gefüllten Raum liegt. Bei einer Drehbeschleunigung bleibt die Endolymphe durch ihre Trägheit hinter der Bewegung zurück, dabei wird die Cupula gegen die Crista ampullaris abgelenkt. Wie in den Maculae werden die Zilien der Haarzellen ausgelenkt und in den Haarzellen entsteht ein **elektrisches Potential**. Nach Beendigung der Bewegung kehrt die Cupula in ihre Ausgangsposition zurück, damit ist der Reiz beendet.

Bei Erwärmung der Endolymphe durch Spülung des Gehörgangs mit warmem Wasser entsteht ein Endolymphstrom, der einen Nystagmus auslöst (kalorische Prüfung, ☞ 1.2.4).

Die afferenten Nervenfasern leiten die elektrischen Impulse nach zentral weiter: Sie bilden den N. vestibularis (1. Neuron), der sich mit dem N. cochlearis zum N. vestibulocochlearis vereint. Mit dessen Eintritt in den Hirnstamm beginnt der zentrale Abschnitt des vestibulären Systems: Die Impulse werden in den drei Vestibulariskernen am Boden der Rautengrube verschaltet und zu den Augenmuskelkernen weitergeleitet, von wo sie über den Nucleus ruber und den Thalamus zur Großhirnrinde gelangen.

1.2 Untersuchungsmethoden

1.2.1 Inspektion

Bei der Inspektion des **äußeren Ohrs** einschließlich des prä- und postaurikulären Bereichs achtet man besonders auf:
- Rötung
- Schwellung
- Ulzera
- Neubildungen
- Missbildungen
- Fisteln
- retroaurikuläre Narben
- Absonderung aus dem Gehörgang (Schleim, Eiter, Blut, Liquor).

Im Anschluss erfolgt die **Otoskopie**, die Inspektion des äußeren Gehörgangs, des Trommelfells und bei Defekten des Trommelfells auch der Paukenhöhle. Dazu verwendet man entweder ein Otoskop, bei dem sich Lichtquelle und Trichter in einem Gerät befinden, oder ein Ohrmikroskop, um feinere Strukturen mit 4–40-facher Vergrößerung zu beurteilen.

> **Merke!**
> Damit man das Trommelfell einsehen kann, muss die Ohrmuschel nach hinten oben gezogen werden, um den Knick im äußeren Gehörgang auszugleichen.

▶ Folgende Punkte sind bei der Inspektion zu beachten:
- **Farbe:** normalerweise perlmuttgrau bis graugelblich
- **Oberfläche:** glatt (Ausnahme: der Bereich über dem Hammergriff)
- **Transparenz:** mäßig. Atrophe Narben sind besonders durchsichtig.
- **Lichtreflex:** unterhalb des Umbo, im vorderen unteren Quadranten

Ein Trommelfell mit den beschriebenen Eigenschaften wird als „differenziert" bezeichnet.

Die **Beweglichkeit des Trommelfells** wird während der Ohrmikroskopie mit Hilfe der pneumatischen Ohrlupe nach Brünings (oder dem Ohrtrichter nach Siegle) geprüft: durch Druck und Sog bewegt sich das Trommelfell hin und her. ◀

1.2.2 Palpation

Die Warzenfortsätze sollten gleichzeitig palpiert werden, so dass ein Seitenvergleich möglich ist. Wichtig ist die Prüfung auf **Schwellung** sowie **Druck- und Klopfempfindlichkeit** des Planum mastoideum und der Spitze.

Folgende Punkte sind bei der Palpation der Ohrmuschel zu beurteilen:
- Tragusdruckschmerz
- Ohrmuschelzugschmerz

Es folgt die **Palpation der regionären Lymphknoten**, die prä- und retroaurikulär sowie im Kieferwinkel liegen.

1.2.3 Hörprüfungen

Sie können sich einen Überblick über die verschiedenen Hörprüfungen verschaffen, indem Sie die Tests in subjektive und objektive Verfahren einteilen. Zu den subjektiven Tests gehören die Ton- und die Sprachaudiometrie sowie die Stimmgabelprüfungen. Objektive Tests, von der Mitarbeit des Patienten unabhängig, sind z. B. otoakustische Emissionen, akustisch evozierte Potentiale, Tympanometrie und Stapediusreflex.

Für Kinder gilt prinzipiell das Gleiche, nur dass sowohl die Tonaudiometrie (dann Reflex- oder Spielaudiometrie) als auch die Sprachaudiometrie (z. B. Mainzer oder Göttinger Kindersprachtest) an das Entwicklungsalter des Kindes angepasst sein muss. Hier haben auch die objektiven Tests einen besonderen Stellenwert.

Die o. g. Tests gehören in der HNO-Heilkunde zur täglichen Routine und sind daher besonders wichtig. Es hilft oft, wenn man sich zu jeder Hörprüfung den Weg des Tones veranschaulicht, um dann leichter zu erfassen, durch welche Pathologika der Test auffällig sein kann.

Für die klassischen Hörprüfungen sind die physikalischen Größen Frequenz und Lautstärke wichtig.

Unter der **Frequenz** versteht man die Anzahl der Schwingungen pro Sekunde. Sie ist das Maß für die Tonhöhe und besitzt die Einheit **Hertz** (Hz, 1 Hz = 1/s). Das menschliche Gehör ist in der Lage, einen Frequenzbereich von 16 bis 16.000 Hz (Kinder und Jugendliche bis 20.000 Hz) zu hören.

Die **Lautstärke** wird über den Schalldruckpegel, also in **Pascal** (Pa) definiert. Unser Gehör umfasst einen Lautstärkebereich, in Schalldruck gemessen, von 7 Zehnerpotenzen. Da diese Größe sehr unhandlich ist, rechnet man in der Akustik mit der Einheit **Dezibel** (1 dB = 1/10 Bel). Das Dezibel ist definiert als

$$dB\ SPL = 20 \times \log \frac{\text{Bezugsschalldruck } p_0}{\text{gemessener Schalldruck } p_1}$$

SPL = Sound Pressure Level = Schalldruckpegel, $p_0 = 2 \times 10^{-5}$ Pa (= 20 µPa).

Eine andere, kaum noch gebräuchliche Einheit ist das **Phon**. Es ist eine subjektiv gemessene Einheit, die frequenzabhängig ist: Ein Ton mit 1000 Hz wird bei gleicher Lautstärke subjektiv lauter empfunden als ein Ton mit 250 Hz. Bei 1.000 Hz entspricht die dB-Skala der Phon-Skala.

> **Merke!**
> Die Einheit Phon ist frequenzabhängig. Die Einheit Dezibel (dB) ist frequenzunabhängig.

Für die Bewertung einer Hörprüfung wäre es unpraktisch, wenn Töne, die als gleich laut empfunden werden, unterschiedliche dB-Werte hätten. Daher hat man die Töne, die der Normalhörende gerade hören kann und als gleich laut empfindet, so auf eine „Null-Linie" gelegt, dass er den Ton gerade bei 0 dB hört, egal welche Frequenz der Ton hat. Diese **„relative Hörschwelle"** wird gemessen in dB HL (HL = Hearing Level, im Gegensatz zu dB SPL).

Folgende Werte sind für die Praxis wichtig:
- **+3 dB:** Verdopplung der Lautstärke
- **+10 dB:** Verdopplung der subjektiven Lautstärke/ Ausgangsschalldruck
- **20 dB:** 10facher Ausgangsschalldruck
- **40 dB:** 100facher Ausgangsschalldruck

In der Praxis begegnet man oft den sog. **dB-(A)-Werten** (z. B. bei den Angaben zur Lautstärke eines Kraftfahrzeugs im Fahrzeugschein). So wird Schall bezeichnet, der mit einer gewissen Filterung gemessen wird. Bei mit „A" bewertetem Schalldruckpegel werden tiefe und hohe Frequenzen in derselben Weise abgeschwächt wie durch das menschliche Ohr bei niedrigen Schallpegeln.

Für die Bewertung von Hörprüfungen ist es wichtig, auch einige psychoakustische Größen zu kennen. Die **Grundgrößen der Wahrnehmung** sind:
- **Lautheit**, d. h. subjektiv empfundene Schallintensität
- **Tonhöhe**, d. h. subjektiv empfundene Frequenz
- **Zeitmuster**, d. h. subjektiv empfundene Zeitspanne und Rhythmen
- **Trennen verschiedener Signale** (z. B. Nutz- vom Störsignal).

Außerdem verwendet unser Gehör Zeit-, Frequenz- und Intensitätsunterschiede bei der Beurteilung der Richtung, aus der ein Signal kommt.

Kennzeichen aller sensorischen Systeme ist die Anpassung bzw. **Adaption** an Reize. Die Adaptation muss von der Ermüdung abgegrenzt werden, die abhängig von Intensität und Dauer der Beschallung ist. Bei Dauerbeschallung stellt sich eine **Hörermüdung**, die sog. **vorübergehende Schwellenabwanderung (TTS = Temporary Threshold Shift)** ein, die relative Hörschwelle ist nach oben verschoben. Dies stellt bereits eine Schädigung des Hörorgans dar. Das Phänomen ist sicherlich hinreichend bekannt: Nach ausgedehnten Discobesuchen oder Parties hört man vorübergehend schlechter. Grundsätzlich ist das Ausmaß der TTS abhängig von der Intensität, der Dauer und der Frequenz der Beschallung. Normalerweise kehrt die relative Hörschwelle nach kurzer Zeit, maximal nach 2 Stunden, wieder zum Ausgangswert zurück. Sollte dies nicht der Fall sein, so handelt es sich um eine **PTS (Permanent Threshold Shift)**. Diese ist Ausdruck einer **dauerhaften Schädigung des cochlear amplifier**, bedingt durch ein Missverhältnis zwischen O_2-Angebot und O_2-Verbrauch.

Tab. 1.1: Hörweiten für Umgangssprache	
> 6 m	normales Gehör
4 m	geringgradige Schwerhörigkeit
4–1 m	mittelgradige Schwerhörigkeit
1–0,3 m	hochgradige Schwerhörigkeit
> 0,25 m bis ad concham (direkt vor dem Ohr)	an Taubheit grenzende Schwerhörigkeit

Klassische Hörprüfungen

Die einfachste Methode, das Gehör zu überprüfen, ist die **Hörweitenprüfung**, auch Sprachabstandsprüfung genannt. Jedes Ohr wird für sich geprüft, indem das Gegenohr mit dem Finger verschlossen und der Finger im Ohr geschüttelt wird. Voraussetzung ist ein echoarmer Raum, der einen Abstand zwischen Prüfer und Prüfling von mindestens 6 m zulässt. Bestimmt wird die Hörweite für **Flüster und Umgangssprache**. Flüstersprache wird mit Reserveluft gesprochen, Sprachmaterial sind zweistellige Zahlen. Gewertet wird der Abstand, bei dem mindestens drei Zahlen richtig nachgesprochen werden (☞ Tab. 1.1).

Eine qualitative Aussage über die Art der Schwerhörigkeit lässt sich insofern machen, als eine große Differenz zwischen Flüster- und Umgangssprache eher für eine **Schallempfindungsstörung**, eine kleine Differenz eher für eine **Schallleitungsstörung** spricht.

Stimmgabelprüfungen

Die Stimmgabelprüfungen dienen heute noch zur **Differenzierung zwischen Schallleitungs- und Schallempfindungsschwerhörigkeit**.

▶ Weber-Versuch

Beim Weber-Versuch wird die **Knochenleitung beider Ohren** verglichen. Man setzt die angeschlagene Stimmgabel auf den Kopf des Patienten, und zwar in **Kopfmitte**, und fragt ihn, wo er den Ton hört (rechts, links oder in der Mitte?). Hört der Patient den Ton in der Mitte (Weber median, ☞ Abb. 1.9 links), so ist von einem symmetrischen Gehör auszugehen. Lateralisiert der Patient den Ton auf eine Seite, kann auf dieser Seite eine Schallleitungsstörung vorliegen (☞ Abb. 1.9 Mitte) oder auf der Gegenseite eine Schallempfindungsschwerhörigkeit (☞ Abb. 1.9 rechts). Man kann sich dieses Phänomen etwa so erklären: Liegt keine Mittelohrschwerhörigkeit vor, läuft der Ton von der Mitte des Kopfes zum Innenohr, wird dort gehört und kann dann nach außen über das Mittelohr abklin-

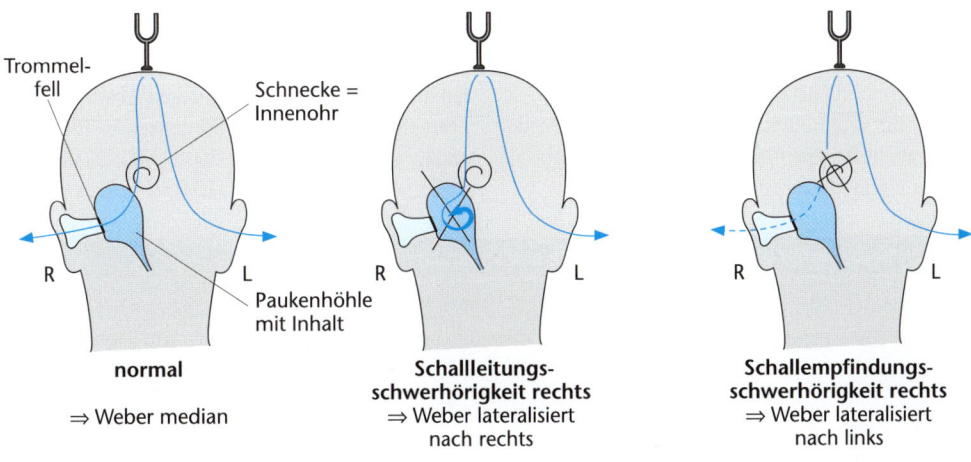

▶ **Abb. 1.9:** Weber-Versuch ◀

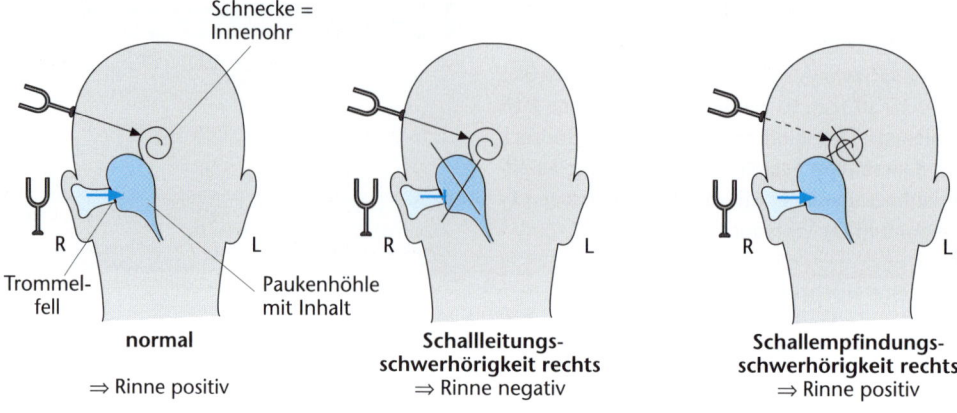

▶ **Abb. 1.10:** Rinne-Versuch ◀

gen (sog. Mach-Abflusstheorie). Liegt ein Schaden im Bereich des Mittelohres vor, so kann der Ton nicht nach außen, bleibt im Mittelohr „gefangen" und wird daher auf der kranken Seite stärker wahrgenommen. ◀

▶ **Rinne-Versuch**
Im Gegensatz zum Weber-Versuch **untersucht** man beim Rinne-Versuch **jedes Ohr für sich** und **vergleicht die Luft- mit der Knochenleitung**. Man setzt die angeschlagene Stimmgabel auf das **Mastoid**, hält sie gleich anschließend vor das Ohr und fragt den Patienten, wo er den Ton lauter hört (☞ Abb. 1.10). Hört der Patient den Ton vor dem Ohr lauter, ist der Rinne-Versuch positiv. Dies spricht gegen eine ausgeprägte Schallleitungsschwerhörigkeit. Hört der Patient den Ton jedoch am Mastoid lauter als vor dem Ohr, so ist der Rinne-Versuch negativ. Dies deutet auf eine Schallleitungsschwerhörigkeit mit einer Schallleitungskomponente von > 15 dB hin. ◀
Wichtig für die Beurteilung ist, dass man beide Stimmgabeltests nicht isoliert betrachtet. Tabelle 1.2 zeigt einige Beispiele.

Elektroakustische Hörprüfmethoden
Hier kann man subjektive von objektiven Hörprüfmethoden unterscheiden.

Subjektive Messmethoden
Zu den subjektiven, psychoakustischen Methoden gehören:
- Tonschwellenaudiometrie
- Sprachaudiometrie
- Békésy-Audiometrie
- überschwellige Methoden, wie Fowler, SISI, Langenbeck
- Hörermüdungstests

Tonschwellenaudiometrie
Zur Erstellung eines **Tonaudiogramms** (☞ Abb. 1.11) verwendet man ein handelsübliches Audiometer (ein Gerät, mit dem man die Hörschwelle messen und andere audiologische Messungen durchführen kann), dessen Eichung genauen Vorschriften unterliegt, die in regelmäßigen Abständen überprüft werden. Folgende Frequenzen werden regelmäßig geprüft: 125, 250, 500, 1.000, 2.000, 3.000, 4.000, 6.000, 8.000 und z. T. 10.000 Hz. Der Lautstär-

Tab. 1.2: Beispiele für einige typische Befunde des Stimmgabeltests			
Weber	Rinne rechts	Rinne links	Beurteilung
median	+	+	symmetrisches Gehör (cave: nicht unbedingt ein Normalbefund, auf beiden Seiten kann eine Schallempfindungsschwerhörigkeit vorliegen!)
rechts lateralisiert	-	+	V.a. Schallleitungsschwerhörigkeit rechts
links lateralisiert	+	+	V.a. Schallempfindungsstörung rechts

1.2 Untersuchungsmethoden

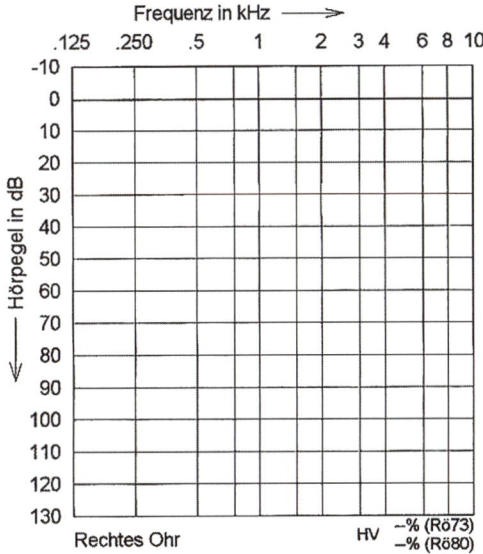

Abb. 1.11: Tonaudiogramm; auf der X-Achse wird die Frequenz (f in kHz) von tief nach hoch und auf der Y-Achse die Lautstärke (in dB HL) von oben leise nach unten laut aufgetragen.

kebereich umfasst bei 1.000 Hz 0–120 dB HL, wobei die Audiometergrenze bei hohen und tiefen Tönen bereits bei kleineren Lautstärken erreicht wird.

Zunächst wird die **Luftleitung für jedes Ohr getrennt** gemessen. Dazu bekommt der Patient einen Kopfhörer aufgesetzt. Ein Ton mit 125 Hz wird mit wachsender Lautstärke einem Ohr zugeleitet. Der Patient soll angeben, wann er den Ton gerade eben wahrnimmt. Diese Lautstärke wird mit der zugehörigen Frequenz in ein Formular eingetragen. So wird Frequenz für Frequenz fortgefahren. Man erhält so ein **Hörschwellenaudiogramm** für die Luftleitung. Anschließend wird ein sog. Knochenleitungshörer auf das Mastoid aufgesetzt und man verfährt wie bei der Luftleitung. Die **Knochenleitung** ermöglicht es, die Leistung des Innenohrs getrennt vom äußeren Ohr bzw. vom Mittelohr zu prüfen. Liegt im Seitenvergleich die Hörschwelle eines Ohres höher, so muss das bessere Ohr vertäubt (nicht betäubt!!) werden. Dazu wird das bessere Ohr mit einem Rauschen beschäftigt, damit der Ton nicht vom schlechteren auf das bessere Ohr übergehört werden kann.

> **Merke!**
> Die Knochenleitung kann nie schlechter sein als die Luftleitung!

▶ **Sprachaudiometrie**

Für die Sprachaudiometrie stehen verschiedene Testmaterialien zur Verfügung:

Der nach wie vor am häufigsten verwendete Sprachtest ist der **Freiburger Sprachverständnistest** (DIN 45 621, ☞ Abb. 1.12), wobei gerade die Sprachaudiometrie derzeit zu Gunsten von Satztests, die v. a. auch im Störgeräusch besser anzuwenden sind, im Umbruch ist.

Der „Freiburger" umfasst:
- **zweistellige Zahlen:** Geprüft wird der **Hörverlust** für Sprache in dB: Wann nimmt der Patient Sprache gerade eben wahr, d. h. wann versteht er 50 % der Zahlen?
- **einsilbige Worte:** Geprüft wird die Verständlichkeit bzw. Diskrimination: Bei welcher Lautstärke **versteht** der Patient möglichst viele (100 %) der angebotenen Worte? ◀

Weitere Sprachtests:
- Oldenburger Satztest (OlSa)
- Reimtest nach Sotschek
- HSM Satztest
- Dreisilbertest

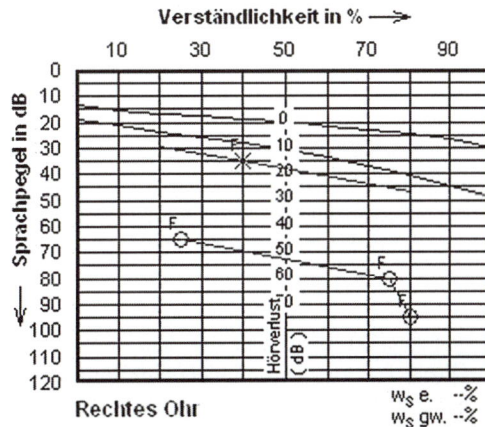

Abb. 1.12: Sprachaudiogramm; auf der X-Achse wird die Verständlichkeit in Prozent (ganz rechts 100 %) und auf der Y-Achse der Sprachschallpegel in dB SPL aufgetragen. Eingetragen sind immer die Normkurven für Mehrsilber (Zahlen, obere Kurve) und Einsilber (untere Kurve).

Sprachtests für Kinder:
- Mainzer Kindersprachtest (1–3, mit und ohne Bildkarten, je nach Entwicklungsalter)
- Göttinger Kindersprachtest (1 und 2, mit und ohne Bildkarten, je nach Entwicklungsalter)
- Oldenburger Kinderreimtest (OlKi)
- Oldenburger Kindersatztest (OlKiSa)

Dichotische Tests zur zentralen Hördiagnostik:
- Dichotischer Diskriminationstest nach Feldmann
- Dichotischer Kindersprachtest nach Uttenweiler

Bei der **zentralen Hördiagnostik** wird die Funktion des Gehirns überprüft, insbesondere die Fähigkeit, Sprachsignale zu analysieren. Bei den **dichotischen Tests** werden dem Patienten auf beiden Ohren gleichzeitig verschiedene Wörter auf beiden Seiten angeboten.

Alle diese Tests liegen in Form von CDs vor und können dem Patienten unter standardisierten Bedingungen sowohl über Kopfhörer als auch über Lautsprecher, z.B. zur Überprüfung von Hörgeräten, angeboten werden.

Békésy-Audiometrie
Die Békésy-Audiometrie bedeutet die automatische Aufzeichnung der Hörschwelle mit Hilfe eines Békésy-Audiometers. Die Frequenz- und Lautstärkeregelung des Tons sowie die Registrierung erfolgen elektronisch. Dieses Verfahren ist gut geeignet, um eine **pathologische Hörermüdung** aufzudecken.

▶ **Recruitmenttests (überschwellige Methoden)**
Die überschwelligen Methoden heißen so, weil mit Pegeln geprüft wird, die lauter sind als die Hörschwelle.

- Der **Fowler-Test** vergleicht ein gutes und ein schlechtes Ohr miteinander. Voraussetzung ist also eine **asymmetrische Schwerhörigkeit**, die mindestens 40 dB betragen sollte. Man bietet beiden Ohren nacheinander Töne der gleichen Frequenz an, deren Lautstärke miteinander verglichen werden soll. Die Lautstärke auf dem schlechteren Ohr ist fest und wird um definierte Beträge erhöht, während die Lautstärke auf dem besseren Ohr variabel ist. Wird nun ein Ton bei relativ großen Lautstärken, z.B. 100 dB, auf beiden Seiten gleich laut empfunden, obwohl ein großer Unterschied im Hörvermögen auf beiden Seiten vorliegt, so macht der Patient einen Lautheitsausgleich **(positives Recruitment)**. Dieses Phänomen spricht für einen Schaden des cochlear amplifier und somit für eine **periphere Hörschädigung**. Macht der Patient keinen Lautheitsausgleich, so spricht man von **negativem Recruitment**, was auf einen **retrokochleären Schaden** hinweist.
- Der **SISI** (Short Increment Sensitivity Index nach Jerger) stützt sich auf die Erfahrung, dass der Innenohrgeschädigte auch kleine Lautstärkeschwankungen wahrnehmen kann. Geprüft wird, ob der Patient in der Lage ist, Lautstärkeschwankungen von 1 dB wahrzunehmen. Patienten, die an einer Schädigung des cochlear amplifier leiden, d.h. an einer **kochleären Störung**, sind in der Lage, **hohe Indizes** (80–100%) bei diesem Test zu erreichen. Liegt der Schaden retrokochleär, nimmt der Patient diese Lautstärkeschwankungen nicht wahr (Index: 0%).
- Es existieren noch zahlreiche andere Recruitmenttests, z.B. Langenbeck-Geräuschaudiometrie oder Lüscher-Test, die in der Klinik zugunsten der objektiven Methoden stark an Bedeutung verloren haben. Sie werden z.T. noch im Rahmen von Gutachten durchgeführt. ◀

Hörermüdungstest
Zu den Hörermüdungstests gehören die **Békésy-Audiometrie** (s.o.) sowie der **Cahart-Test**. Dabei wird getestet, nach welcher Zeit ein schwellennaher Ton nicht mehr hörbar ist. Ein Hörgesunder oder auch kochleär Schwerhöriger hört einen solchen Ton mind. 1 Minute, während ein **retrokochleär Hörgeschädigter** den Ton oft schon nach wenigen Sekunden nicht mehr wahrnimmt. Die Lautstärke des Ton muss also ständig erhöht werden, man spricht von einer **pathologischen Hörermüdung**.

Hörprüfungen im Kindesalter
Besonders die subjektiven Hörtests müssen dem Entwicklungsstand des Kindes angepasst sein, daher sind die genannten Altersangaben nur Näherungswerte, die sich auf normal entwickelte Kinder beziehen.

Reaktionsaudiometrie/Reflexaudiometrie
- für Säuglinge etwa bis zum 6. Lebensmonat
- Das Kind wird zwischen Lautsprecher platziert und beobachtet.
- Bei lauten Geräuschen zeigt sich ein Saug-, Schreck-, oder Mororeflex.

Visual Reinforcement Audiometry (VRA = Konditionsaudiometrie)
- für Kinder zwischen 6 Monaten und ca. 2 Jahren
- Das akustische Signal wird mit einem visuellen gekoppelt und das Kind dadurch trainiert, nur auf den akustischen Reiz zu reagieren. Früher wurde dieses Verfahren auch „Peep-Show" genannt.

Spielaudiometrie
- etwa ab dem 2. Lebensjahr
- Das Kind wird konditioniert, bei einem akustischen Signal z. B. ein Klötzchen auf eine Platte zu stecken.

> **Merke!**
> Kinder reagieren altersabhängig auf Lautstärke! Ein Neugeborenes reagiert z. B. erst bei ca. 80 dB. Erst ab etwa 4 Jahren wird ein Kind eine Hörschwelle wie ein Erwachsener angeben, das heißt aber nicht, dass die Kinder schlecht hören, sie finden leise Signale nur nicht interessant!

Objektive Messmethoden
Alle bisher beschriebenen Untersuchungen sind nur dann aussagekräftig, wenn der Patient mitarbeitet bzw. mitarbeiten kann. Da seine Angaben nicht immer zuverlässig sind, bedient man sich verschiedener objektiver Tests, um Hörstörungen sicher zu diagnostizieren. Zu den objektiven Tests gehören:
- ▶ Impedanzmessung (Tympanometrie)
- Stapediusreflexmessung
- otoakustische Emissionen (OAE)
- akustisch evozierte Potentiale (AEP, auch auditory evoked potentials) ◀

Die Messung der Impedanz und des Stapediusreflexes erfasst Funktionen des Mittelohrs.

▶ **Impedanzmessung (Tympanometrie)**
Bei der Tympanometrie wird die **Schwingungsfähigkeit des Trommelfells** bei unterschiedlichen Druckverhältnissen ermittelt. Physiologischerweise schwingt das Trommelfell dann am besten, wenn davor und dahinter die gleichen Druckverhältnisse herrschen. Bei gesunden Ohren herrscht hier Atmosphärendruck. ◀

Für diese Messung wird eine **Sonde mit drei Kanälen** in den Gehörgang eingeführt. Das Prinzip der Messung verdeutlicht Abbildung 1.13. Ein Kanal ist ein Lautsprecher, der einen Ton aussendet, der zweite Kanal kann den Druck im äußeren Gehörgang variieren und der dritte ist ein Mikrofon, das den Lautstärkepegel im äußeren Gehörgang misst. Trifft nun eine Schallwelle auf das Trommelfell (Intensität$_{zu}$ = I_{zu}), so wird ein bestimmter Anteil absorbiert (I_{abs}) und an das Innenohr weitergeleitet, ein anderer Teil wird reflektiert (I_{ref}). Im äußeren Gehörgang treffen nun die Schallwelle aus dem Gerät und die reflektierte Schallwelle aufeinander (I_{ges}). Die Amplitude beider Anteile und ihre Phasenbeziehung zueinander sind abhängig vom **akustischen Widerstand (= Impedanz)** des Trommelfells und des Mittelohrs einschließlich der pneumati-

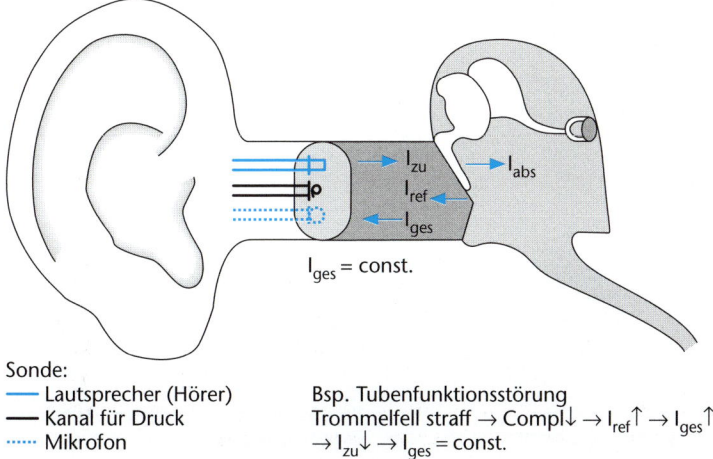

Abb. 1.13: Prinzip der Messung der Impedanz und des Stapediusreflexes

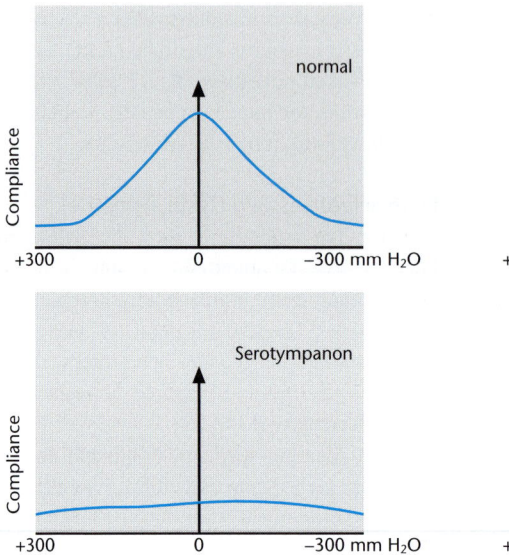
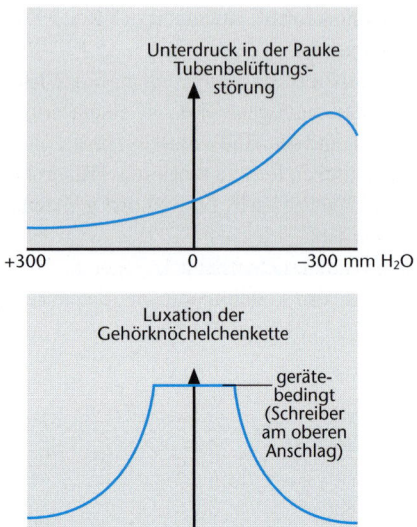

Abb. 1.14: Charakteristische Impedanzkurven

schen Räume. Der Kehrwert der Steifheit des Trommelfells, die Nachgiebigkeit (Compliance), wird bei verschiedenen Drücken registriert und aufgezeichnet.
Es gibt einige charakteristische Befunde, die in der Klinik von großer Bedeutung sind (☞ Abb. 1.14).

Stapediusreflexmessung
Mit dem gleichen Testaufbau lässt sich auch der Stapediusreflex registrieren (☞ Abb. 1.13). Hier wird die **Impedanzänderung** aufgezeichnet, die entsteht, wenn sich der M. stapedius kontrahiert, dadurch die Gehörknöchelchenkette versteift und somit auch die Compliance des Trommelfells verringert.

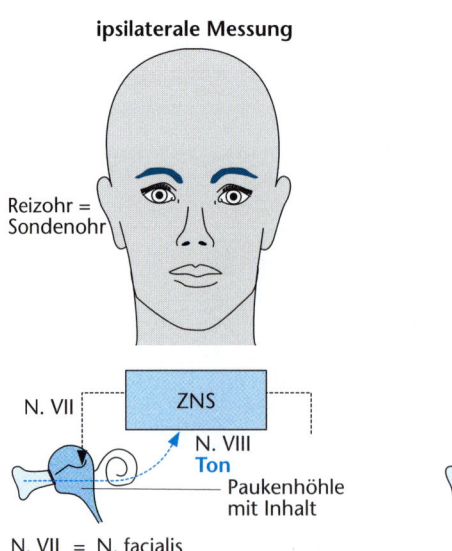
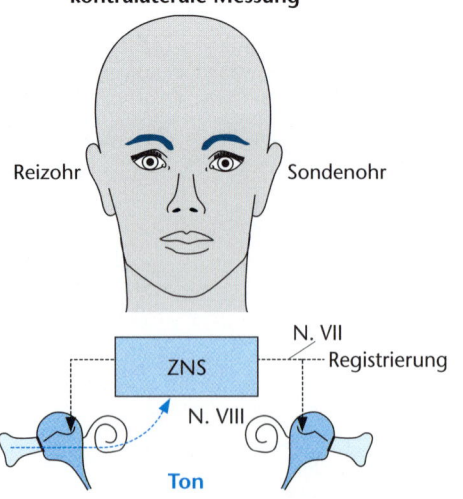

Abb. 1.15: Ipsi- bzw. kontralaterale Messung des Stapediusreflexes
N. VII = N. facialis, N. VIII = N. vestibulocochlearis

Den afferenten Schenkel des Stapediusreflexes bilden Mittelohr, Innenohr und Hörnerv, den efferenten der N. facialis (☞ Abb. 1.15). Die wichtigsten Anwendungsbereiche für diese Messung sind die **Mittelohrdiagnostik** (V.a. Otosklerose) sowie die Höhenlokalisation und Verlaufskontrolle bei **Fazialisparesen**. Die Reflexschwelle kann mit Einschränkungen auch Hinweise auf die Lokalisation einer Schallempfindungsschwerhörigkeit geben. Normalerweise wird der Reflex bei Lautstärken zwischen 70 und 90 dB SPL ausgelöst.

▶ **Otoakustische Emissionen (OAE)**
Ein weiteres wichtiges Standbein in der objektiven Audiometrie ist die Messung der otoakustischen Emissionen (OAE). Die äußeren Haarzellen können sich, Dank des Motorproteins Prestin in der lateralen Wand, kontrahieren. Diese Kontraktionen dienen der Unterstützung der inneren Haarzellen, leise Töne werden dadurch verstärkt. Daher gehören die äußeren Haarzellen zum cochlear amplifier. Der generierte Ton wird aufgrund dieser Kontraktionen nicht nur nach zentral weitergeleitet, sondern auch nach peripher. Diese **Schallaussendungen des Innenohrs** können mit einem empfindlichen Mikrofon im äußeren Gehörgang gemessen werden. Otoakustische Emissionen können spontan vorhanden (sog. **spontane otoakustische Emissionen = SOAE**) sein oder „Antwort" auf einen akustischen Reiz sein. Unterschieden werden bei den akustisch evozierten Emissionen die **transitorisch evozierten otoakustischen Emissionen (TEOAE)** und **Distorsionsprodukte otoakustischer Emissionen (DPOAE)**. TEOAE sind nicht frequenzspezifisch und bis zu einem Hörverlust von ca. 30 dB nachweisbar, DPOAE lassen sich bis zu einem Hörverlust von ca. 50 dB nachweisen und sind frequenzspezifisch. In der Klinik ist die Messung von TEOAE und DPOAE bereits Standard in der **Routinediagnostik** und hat ihren festen Platz als **Hörscreening bei Neugeborenen**. Ein weiteres Einsatzgebiet der OAE-Messung sind die Differentialdiagnose kochleärer und retrokochleärer Hörstörungen sowie die Verlaufskontrolle bei Gabe von ototoxischen Medikamenten, bei Hörsturz und Lärmtrauma. ◀

▶ **Akustisch evozierte Potentiale (AEP)**
Zur Beurteilung der zentralen Verarbeitung haben die akustisch evozierten Potentiale (AEP, oder Electrical Response Audiometry = ERA) einen hohen Stellenwert in der klinischen Routinediagnostik. Eine besondere Stellung nimmt dabei die **BERA (Brainstem Evoked Response Audiometry)** ein. Bei diesem Verfahren wird ein EEG abgeleitet und gleichzeitig jeweils ein Ohr wiederholt mit breitbandigen Signalen (clicks) gereizt. Diese clicks bewirken Veränderungen im EEG, die im Einzelfall von den zufälligen Amplitudenschwankungen überdeckt werden. Durch elektronische Mittelung werden diese zufälligen Amplitudenschwankungen im EEG eliminiert, die reizabhängigen Veränderungen, die sog. **FAEP (frühe akustisch evozierte Potentiale)**, bleiben übrig: einzelne Wellen (Potentiale), die als Welle I–VII oder Jewett (J) I–VII bezeichnet werden. Sie können bestimmten Knotenpunkten in der Hörbahn zugeordnet werden: Die I. Welle ist der Cochlea bzw. dem Ganglion spirale zuzuordnen, die III. dem oberen Olivenkomplex und der V. Peak liegt unterhalb der unteren Vierhügel. Die Wellen VI und VII kann man dem Corpus geniculatum mediale bzw. der thalamokortikalen Hörstrahlung zuordnen, jedoch wäre eine Aussage über sie zu ungenau. Sie werden deshalb nicht in die Diagnostik mit einbezogen.

Ausgewertet werden die **absoluten Latenzzeiten** und die **Interpeaklatenzen (IPL):**
- die IPL I–II lassen eine Aussage über die Intaktheit des VIII. Hirnnerven zu,
- die IPL I–III geben Auskunft über die intrazerebrale Fortleitung eines Signals bis zum unteren Olivenkomplex,
- die IPL I–V über die Fortleitung bis zu den unteren Vierhügeln.

Zusätzlich lassen sich noch die IPL III–V auswerten.

Anwendung findet die BERA bei der **Hörprüfung von Säuglingen, Kleinstkindern** und **nichtkooperativen Erwachsenen** sowie bei der **Differenzierung von sensorischer und neuraler oder zentraler Schwerhörigkeit**. Es lässt sich also auch hier wieder ermitteln, ob der Schaden im Bereich der Cochlea (sensorisch), im Bereich des Hörnerven (neural) oder in anderen zentralen Abschnitten lokalisiert ist. Außerdem wird die BERA zur **Suche nach Tumoren** im inneren Gehörgang, im Kleinhirnbrückenwinkel (z.B. Akustikusneurinome) und in der hinteren Schädelgrube eingesetzt.

Weitere AEP, die in der klinischen Diagnostik eingesetzt werden:
- **Elektrocochleographie (ECochG):** dabei wird eine Nadelelektrode durch das Trommelfell auf das Promontorium gesetzt und Antworten der inneren Haarzellen (Cochlear Microphonics = CM), bzw. das Summationspotential durch Auslenkung der Basilarmembran (SP) und das Summenaktionspotential (SAP) des Hörnerven abgeleitet.
- **CERA (Cortical Evoked Respose Audiometry):** Ableitung von der Hörrinde, die Potentiale erscheinen zeitlich später und werden daher auch späte akustisch evozierte Potentiale genannt (SAEP)
- Zu den neueren Verfahren zählen z. B. die **Auditory Steady State Responses (ASSR)**, mit deren Hilfe vielleicht zukünftig auch eine Hörsystemanpassung überprüft werden könnte.

Weitere Testmethoden

Der Vollständigkeit halber seien noch 2 Methoden erwähnt, durch die Simulanten „überführt" werden können:
- **Stenger-Test:** Test bei Simulation einer einseitigen Taubheit. Dem gesunden Ohr wird ein leiser Dauerton zugeleitet, dem vermeintlich tauben Ohr ein Dauerton mit der gleichen Frequenz, dessen Lautstärke allmählich gesteigert wird. Wenn nun der Ton auf dem angeblich tauben Ohr lauter wird als auf dem gesunden Ohr, wird der Simulant angeben, er höre nichts mehr und liefert so den Beweis, dass er simuliert.
- **Lee-Test:** Test bei Simulation einer beidseitigen Schwerhörigkeit oder Taubheit. Man lässt den Patienten einen Text lesen und gibt ihm über Kopfhörer das von ihm Gesprochene mit einer kleinen zeitlichen Verzögerung wieder. Der Simulant kann den Text nicht ohne zu stocken weiterlesen, den tatsächlich Tauben wird dies natürlich nicht stören.

1.2.4 Vestibularisprüfungen

Vestibularisprüfungen kommen immer dann zum Einsatz, wenn klinisch der Verdacht auf einen vestibulären Schwindel besteht, wobei dieser peripher oder zentral bedingt sein kann. Ein charakteristisches Merkmal des vestibulären Schwindels ist der Nystagmus. Für eine erste Differentialdiagnose ist eine ausführliche Anamnese wichtig, dann folgen die klinischen Untersuchungen auf Spontan-, Blickrichtungs- oder Kopfschüttelnystagmus mit der Frenzelbrille, dann die Gang- und Standabweichungen. Um jedes Gleichgewichtsorgan für sich zu untersuchen, steht ausschließlich die kalorische Prüfung zur Verfügung, alle anderen Prüfungen wie die Drehprüfungen und die Posturographie prüfen immer das Zusammenspiel beider Gleichgewichtsorgane. D.h., bei v. a. auf einen vestibulären Schwindel sollte man den Patienten zunächst nach einem Spontan-, Blickrichtungs- oder Kopfschüttelnystagmus fahnden, um dann gezielt weitere Untersuchungen durchzuführen.

Schwindelanamnese

Schwindel ist eine Gleichgewichtsstörung, die entsteht, wenn die Auskünfte der verschiedenen Sinnesrezeptoren einander widersprechen. Er ist ein Symptom bei vielen Krankheiten: Erkrankungen des Gleichgewichtsorgans, Arteriosklerose, Hypotonie, Hypertonie, Virusinfektionen, Intoxikationen u.v.a.m (s. a. ☞ Kap. 11, Abb. 11.1).

Die Anamnese ist hier besonders wichtig, da sie schon wesentliche Hinweise auf die Ursache des Schwindels geben kann. Folgendes sollte in der Anamnese eruiert werden:
1. **Schwindelanalyse:** Dreh-, Lift-, Schwankschwindel, Gangunsicherheit, Fallneigung, Schwarzwerden vor Augen
2. **Auslöser des Schwindels:** Lageänderung, Bücken, Kopfdrehen, Kinetosen (Auto, Schiff, Flugzeug), Aufstehen, Blickwendung
3. **Seit wann besteht der Schwindel?** Stunden, Tage, Wochen, Monate, Jahre?
4. **Wie lange dauert ein Anfall?** Sekunden, Minuten, Stunden, Tage, Monate?
5. **Begleitsymptome?** Geruchs-, Geschmacks-, Hör-, Sehstörungen, Tinnitus, Übelkeit, Erbrechen?
6. **Trauma?** Insbesondere Schädeltrauma, Zeitpunkt des Unfalls, Bewusstlosigkeit, Art der Verletzung
7. **Anfallsleiden, Meningitis?**
8. **Grundkrankheit bekannt?** Herzinsuffizienz, Hypertonie, Hypotonie, Diabetes, Gicht, Hyperlipidämie, Nieren- und Lebererkrankungen
9. **Einnahme von Medikamenten?** Insbesondere Schmerzmittel, Sedativa, Schlafmittel, Chemo-

therapeutika, ototoxische Medikamente. Rauschmittel, Alkohol, Koffein, Zigaretten, Drogen?
Um die Schwindelbeschwerden zu objektivieren und ihre Ursache herauszufinden, werden verschiedene Vestibularisuntersuchungen durchgeführt. Man beginnt mit den Koordinationsprüfungen:

Koordinationsprüfungen (vestibulospinale Reflexe)

▶ Romberg-Test
Der Romberg-Test prüft die **Standsicherheit** des Patienten bei geschlossenen Augen und nach vorne gehaltenen Armen. So soll der Patient für 15–30 s stehen bleiben. Der Untersucher achtet auf Schwanken oder Fallneigung. Bei einer akuten peripheren Schädigung des vestibulären Systems, d.h. einer Läsion des Gleichgewichtsorgans, des N. vestibularis oder N. vestibulocochlearis, tritt eine Fallneigung zur erkrankten Seite auf. ◀

Unterberger-Tretversuch
Der Patient tritt mit geschlossenen Augen und vorgestreckten Armen mindestens 50–60 Schritte auf der Stelle. Ein Kranker dreht sich dabei zur Seite der Schädigung. Eine Abweichung von der Ausgangsstellung ab 45° gilt als pathologisch. Schädigungen des zentralen Abschnitts des vestibulären Systems (ab dem Eintritt des N. vestibulocochlearis in den Hirnstamm) gehen oft mit einer uncharakteristischen Abweichung einher, wie Abweichung nach vorne, zur Seite, oder, insbesondere bei zerebellären Schädigungen, nach hinten.

Blindgang
Der Patient bekommt die Aufgabe, mit geschlossenen Augen mindestens 4 m geradeaus zu gehen. Er wird bei einer peripher-vestibulären Läsion in einem Bogen zur erkrankten Seite abweichen.

Weitere Tests
Die **Untersuchung der Armtonusreaktionen** (sinkt der Arm im Halteversuch ab?) und der **Abweichreaktionen** (weicht er zusätzlich zur Seite ab?) gibt Hinweise auf eine akute peripher-vestibuläre Störung. Der **Finger-Nase-Versuch** und die Prüfung der **Diadochokinese** geben Aufschluss über die zerebelläre Funktion.

Nystagmus
Der Nystagmus ist eine **rhythmische Augenbewegung**, die aus einer langsamen (vestibulären) und einer schnellen (zentralen) Komponente besteht. Die Richtung des Nystagmus wird nach der schnellen Komponente bezeichnet.

Man unterscheidet verschiedene **Formen des Nystagmus:**
- Spontannystagmus
- Provokationsnystagmus
- Lage- und Lagerungsnystagmus.

Spontannystagmus/ Blickrichtungsnystagmus
Dies ist eine **unwillkürliche Augenbewegung**. Der Spontannystagmus wird unter der **Frenzel-Brille** geprüft, die eine Fixation unmöglich macht. Der Patient wird angewiesen, in die fünf Hauptblickrichtungen (geradeaus, oben, unten, rechts, links = Blickrichtungsnystagmus) zu schauen. Dabei werden die Augen beobachtet und nach einem Nystagmus gesucht.

▶ Wenn ein Gleichgewichtsorgan ausgefallen ist, tritt ein Spontannystagmus auf. Meist ist dieser peripher bedingte Spontannystagmus **richtungsbestimmt**, d.h., er schlägt nur in eine bestimmte Blickrichtung, und zwar horizontal, oft mit einer rotatorischen Komponente.

Normalerweise schlägt er zur gesunden Seite hin (**Ausfallnystagmus**). Wird der Defekt des Gleichgewichtsorgans nach einiger Zeit kompensiert, so wechselt die Richtung des Nystagmus (**Erholungsnystagmus**).

Ändert der Nystagmus mit jeder Blickrichtung seine Richtung, so dass er immer gerade in die Richtung schlägt, in die der Patient blickt, ist dies auf eine zentrale Läsion zurückzuführen (**regelmäßiger Blickrichtungsnystagmus**). Dieser kommt als toxisch bedingter Nystagmus unter Einfluss von Barbituraten und Alkohol vor (zentrale Enthemmung).

Beim **regellosen Blickrichtungsnystagmus** besteht im Unterschied zum regelmäßigen Blickrichtungsnystagmus auch ein Nystagmus beim Blick geradeaus. Er kommt vor bei raumfordernden Prozessen der hinteren Schädelgrube und bei Tumoren im Kleinhirnbrückenwinkel (z.B. Akustikusneurinom). ◀

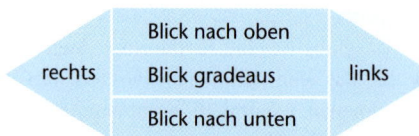

Abb. 1.16a: Schema für die Eintragung von Nystagmusrichtungen

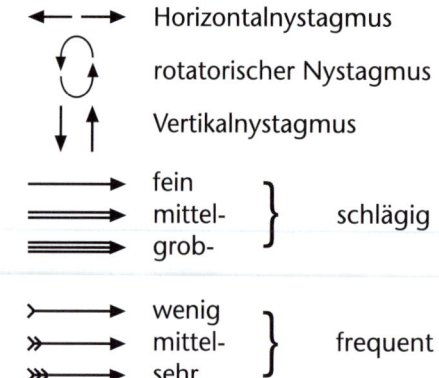

Abb. 1.16b: Symbole für die Beschreibung von Nystagmus

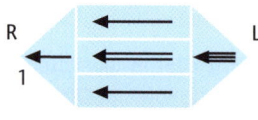

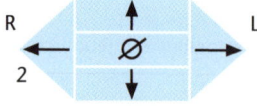

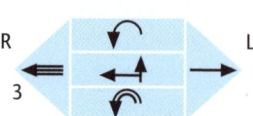

Abb. 1.16c: Hauptformen des Nystagmus, eingetragen in das Schema
1 = Richtungsbestimmter Nystagmus = meist peripher bedingt (z. B. peripher Vestibularisausfall links)
2 = Regelmäßiger Blickrichtungsnystagmus = immer zentral
3 = Regelloser Blickrichtungsnystagmus = immer zentral bedingt

Abbildung 1.16 zeigt, wie Nystagmus dokumentiert wird.

Provokationsnystagmus
Mit Hilfe verschiedener Manöver kann man einen latenten Nystagmus provozieren. Dieser Nystagmus wird ausschließlich durch Läsionen des Gleichgewichtsorgans ausgelöst. Die Provokation geschieht durch Einnahme der Schwindellage, Kopfschütteln, schnelles Bücken und Wiederaufrichten etc.

Lage- und Lagerungsnystagmus
Der **Lagenystagmus** ist eher ein **statischer** Nystagmus, der nach Einnahme einer bestimmten Lage auftritt, während der **Lagerungsnystagmus** ein **dynamischer** Nystagmus ist, bei dem der Lagewechsel der auslösende Faktor ist.

▶ Eine besondere Form ist der **benigne paroxysmale Lagerungsnystagmus**, der relativ häufig vorkommt und Ausdruck einer sog. „Cupulolithiasis" ist, d. h. die Kristalle in den Cupulae sind etwas „durcheinandergeraten". Charakteristisch sind das Auftreten des Nystagmus mit einer gewissen Latenz, das Schlagen zum unten liegenden Ohr und die recht kurze Dauer von < 30 s. ◀

Experimentelle Nystagmusprüfungen
Mit Hilfe dieser Methoden wird versucht, einen peripheren Schaden des vestibulären Systems von einem zentralen Schaden zu differenzieren.

▶ **Thermische (kalorische) Prüfung**
Bei dieser Prüfung können **beide Gleichgewichtsorgane getrennt voneinander untersucht** werden. Die Ohren werden auf jeder Seite jeweils mit Wasser einer Temperatur von 44 °C und anschließend von 30 °C für 30 s gespült. Nach jeder Spülung wird der Nystagmus für mindestens 30 s registriert.
Man achtet darauf, ob Nystagmus ausgelöst wird (Erregbarkeit des gereizten Bogengangs) und ob er bezüglich seiner Frequenz seitengleich auftritt. ◀

Rotatorische Prüfung
Sie dient der Prüfung der **Koordinationsfähigkeit beider Gleichgewichtsorgane**.
Man unterscheidet die Rotationsprüfung und die Pendelstuhlprüfung. Beide Tests werden auf einem Stuhl durchgeführt, der sich drehen lässt. Bei der **Rotationsprüfung** dreht sich der Stuhl mit definier-

ter Geschwindigkeit für 3 min um die eigene Achse. Anschließend wird der Stuhl abrupt angehalten. Registriert werden der perrotatorische und der postrotatorische Nystagmus.

Bei der **Pendelstuhlprüfung** pendelt der Stuhl jeweils hin und her. Ausgewertet wird wiederum das Symmetrieverhalten beider Augen und damit beider Gleichgewichtsorgane.

Die **Aufzeichnung** der Nystagmen bei der thermischen, der Rotations- und der Pendelstuhlprüfung kann „von Hand", also mit Hilfe der **Frenzel-Brille** geschehen. Die gezählten Schläge werden notiert. Heute erfolgt die Aufzeichnung in den meisten Fällen mit Hilfe der **Elektronystagmographie (ENG)**. Dabei werden die Elektroden jeweils rechts und links an den Schläfen befestigt. Diese Aufzeichnung ist meist auch wesentlich genauer, da sie im völlig abgedunkelten Raum durchführbar und eine Suppression des Nystagmus durch Fixation praktisch ausgeschlossen ist. Neue Geräte zeichnen den Nystagmus mit einer Videobrille auf.

▶ **Posturographie**
Hierbei wird die **Standfähigkeit** geprüft. Der Patient steht auf einer Platte, die nach vorne und hinten oder zur Seite gekippt werden kann. Gemessen wird die Schwerpunktverlagerung mit Hilfe von Sensoren, welche sich in der Platte befinden. Ausgewertet werden die Körperschwankungen pro Minute, welche dann graphisch dargestellt und mit Normalwerten verglichen werden. ◀

Mechanische Prüfung
Zur mechanischen Prüfung gehört die **Prüfung des Fistelsymptoms**. Liegt eine Fistel im Bereich des horizontalen Bogenganges oder an einer anderen Stelle der Labyrinthkapsel vor, so können durch Druckerhöhung im äußeren Gehörgang Schwindel und Nystagmus hervorgerufen werden.

Zur Prüfung des Fistelsymptoms wird ein Politzer-Ballon in den äußeren Gehörgang gesteckt und Druck bzw. Sog aufgebaut:

> 💡 **Merke!**
>
> **K**ompression = Nystagmus zum **k**ranken Ohr
> **A**spiration = Nystagmus zum **a**nderen Ohr

Tabelle 1.3 gibt Hilfen zur Differentialdiagnose peripherer (peripher bedingter) / zentraler (zentral bedingter) Schwindel.

1.2.5 Tubenfunktionsprüfungen

Über die Tuba auditiva wird der Druck zwischen Mittelohr und Umgebung ausgeglichen. Voraussetzung dafür ist eine **durchgängige Tube**. Normalerweise ist die Tube jedoch geschlossen. Geöffnet wird sie beim Schlucken, durch Zug der Mm. tensor und levator veli palatini.

Die meisten kennen das Druckgefühl auf den Ohren, das beispielsweise beim Fliegen entsteht und durch Schlucken ausgeglichen werden kann.

In der Klinik gibt es verschiedene Verfahren, um die Durchgängigkeit der Tube zu prüfen.

Valsalva-Versuch
Der Patient soll bei geschlossenem Mund und zugehaltener Nase die „Luft ins Ohr blasen". Durch die-

Tab. 1.3: Differentialdiagnose peripherer/zentraler Schwindel

Symptom/Befund	peripherer Schwindel	zentraler Schwindel
Schwindel	Drehschwindel	ungerichteter Schwindel
Spontannystagmus	richtungsbestimmter, horizontal rotierender Nystagmus	vertikaler, alternierender, rotatorischer Nystagmus
Blickrichtungsnystagmus	nicht vorhanden	vorhanden, regelmäßig oder regellos
Befund bei der Lageprüfung	richtungsbestimmter Lage- oder Lagerungsnystagmus	länger anhaltend und richtungswechselnd
Befund bei der thermischen Prüfung	einseitig verminderter oder fehlender Nystagmus: Unter- oder Unerregbarkeit des gereizten Bogengangs	der Nystagmus ist auf einer Seite stärker ausgeprägt: Richtungsüberwiegen

ses Manöver wird Luft in die Paukenhöhle gepresst und das Trommelfell wölbt sich nach außen. Die Vorwölbung des Trommelfells kann unter dem Ohrmikroskop beobachtet werden.

Politzer-Verfahren
Ein **Politzer-Ballon** wird an ein Nasenloch luftdicht aufgesetzt und das andere Nasenloch zugehalten. Der Patient wird aufgefordert, **K-Laute** zu sprechen (Kuckuck, Coca-Cola). Währenddessen wird gleichzeitig über den Ballon Luft in die Nase gepresst. Die K-Laute bewirken eine Kontraktion des M. tensor veli palatini, dadurch wird das Einströmen von Luft ins Mittelohr ermöglicht. Am einfachsten ist es, wenn ein Helfer die Luft in die Nase bläst, während der Untersucher die Trommelfellbewegungen beobachtet.

Tubenkatheterismus
Durch den unteren Nasengang wird eine gebogene Kanüle vorgeschoben und in die Öffnung des Tubenostiums im Nasen-Rachen-Raum eingeführt. Die Tubenbelüftung erfolgt dann mittels Druckluft oder mit einem aufgesetzten Gummiballon. Über diesen Weg lassen sich auch Medikamente direkt ins Mittelohr applizieren.

1.2.6 Untersuchungen des Schläfenbeins mittels bildgebender Verfahren

Röntgenaufnahmen

Zu den wichtigsten Röntgenaufnahmen gehören die Aufnahmen nach Schüller und Stenvers. Die anderen Spezialaufnahmen des Schläfenbeins sind mittlerweile weitgehend durch die Computertomographie ersetzt worden. Wichtig ist jedoch bei diesen Aufnahmen immer der Seitenvergleich.

Röntgenaufnahme nach Schüller
Dargestellt werden auf dieser Aufnahme der innere und äußere Gehörgang, der Warzenfortsatz, das Kiefergelenk und der Sinus sigmoideus (☞ Abb. 1.17). Beurteilt werden:
- Pneumatisationsgrad des Mastoids
- Struktur der Zellsepten
- Luft- und Sekretgehalt der Zellen
- Sinus sigmoideus
- Tegmen tympani.

Daraus ergeben sich die **Indikationen** für eine Röntgenaufnahme nach Schüller: V. a. Veränderungen der Mittelohrräume wie z. B. Mastoiditis, Cholesteatom oder Pyramidenlängsfraktur.

Röntgenaufnahme nach Stenvers
Dargestellt werden hier das gesamte Felsenbein bis zur Pyramidenspitze mit Cochlea und Bogengangssystem sowie der innere Gehörgang (☞ Abb. 1.18).

Beurteilt werden wieder im Seitenvergleich:
- Weite des inneren Gehörganges
- Labyrinth
- obere Pyramidenkante und Pneumatisation der Pyramidenspitze.

Indiziert ist eine Aufnahme nach Stenvers demnach bei Verdacht auf Veränderungen des Innenohrs und der Pyramide, z. B. bei Kleinhirnbrückenwinkeltumoren (Akustikusneurinom oder Glomustumor des Kleinhirnbrückenwinkels), Pyramidenbeinquerfraktur, Pyramidenspitzeneiterung, okkultem Cholesteatom mit Einbruch ins Labyrinth oder Labyrinthitis.

Computertomographie (CT)
Die heutzutage verwendeten hochauflösenden CT-Bilder in 1- oder 2-mm-Schichten geben mittlerweile sehr viel detailliertere Auskünfte über pathologische Ohrprozesse als Röntgenbilder (☞ Abb. 1.19). Die wichtigsten **Indikationen** sind:
- Mittelohrmissbildungen
- Felsenbeinfrakturen
- otogene Komplikationen bei Mittelohrentzündungen
- Mastoiditis
- Cholesteatome
- Akustikusneurinome
- Vor Implantation eines Cochlea-Implantats, mit der Frage, ob die Cochleae normal angelegt sind.

Kernspintomographie
Die Kernspintomographie (= **MRT** = Magnetresonanztomographie) bietet einen höheren Kontrast bei Weichteilgeweben als die CT. Dadurch ergibt

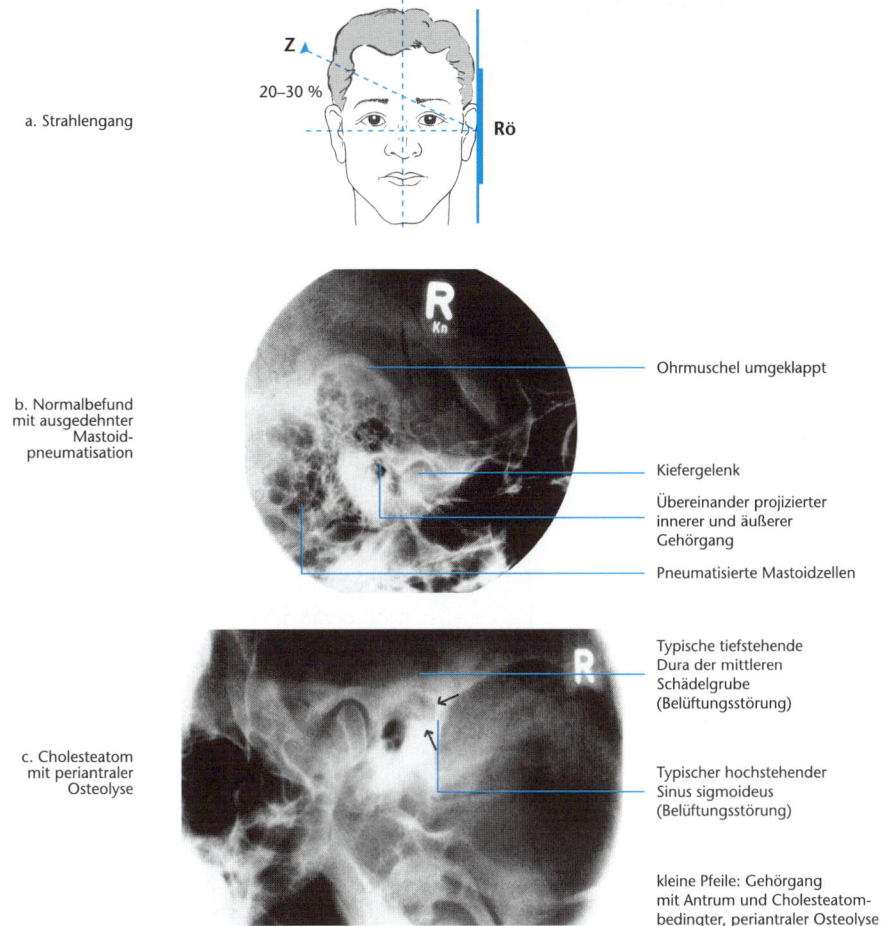

Abb. 1.17: Röntgenaufnahme nach Schüller, Strahlengang [1]

sich die **Indikation** besonders für V.a. Akustikusneurinom, da diese Tumoren auch bei sehr geringer Größe erkannt werden können. Des Weiteren wird die Kernspintomographie zur Beurteilung der Ausdehnung von Glomustumoren und zum Nachweis entzündlicher Veränderungen bei endokraniellen Komplikationen eingesetzt.

1.2.7 Fazialis-Diagnostik

Die erste und wichtigste Differentialdiagnose in der Fazialis-Diagnostik muss die Unterscheidung zwischen einer zentralen und einer peripheren Lähmung sein. Dazu lässt man den Patienten die Stirn runzeln:

> **Merke!**
> ▶ Periphere Fazialisparese: Stirnrunzeln nicht möglich; zentrale Fazialisparese: Stirnrunzeln möglich. ◀

▶ Anschließend prüft man die einzelnen **Funktionsbereiche:**
1. **motorisch:**
   – Stirnrunzeln
   – Augen zukneifen
   – Zähne zeigen
   – Pfeifen
   – Kontraktion des M. stapedius
2. **sekretorisch:**
   – Tränensekretion (N. intermedius – N. petrosus major)

1 Ohr

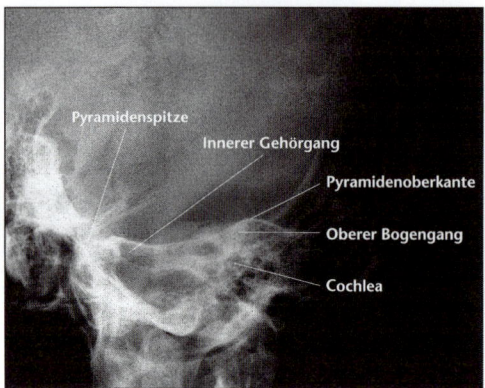

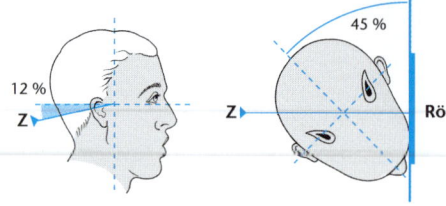

Abb. 1.18: Röntgenaufnahme nach Stenvers, Strahlengang [1]

- Speichelsekretion (Gl. submandibularis und Gl. sublingualis, N. intermedius – Chorda tympani)
3. **sensorisch:** Geschmack im Bereich der vorderen 2/3 der Zunge (Chorda tympani – N. intermedius)
4. **sensibel:** Anteile des äußeren Gehörgangs (N. auricularis posterior) ◀

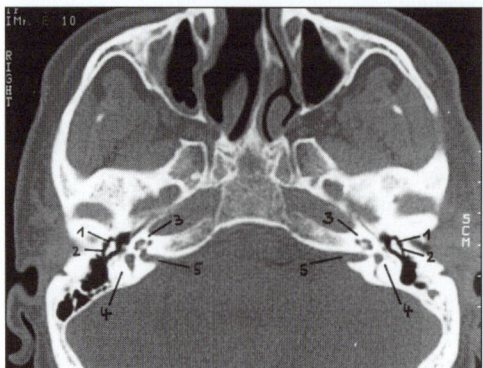

Abb. 1.19: Hochauflösendes Felsenbein-CT [1]
1 Hammer, 2 Amboss, 3 Cochlea, 4 Bogengänge, 5 Innerer Gehörgang

Topische Fazialis-Diagnostik
Schirmer-Test (Tränensekretion, N. petrosus major): In den Konjunktivalsack wird beiderseits ein Fließpapierstreifen eingelegt und die durchfeuchtete Strecke abgemessen. Der Test ist pathologisch, wenn eine Seitendifferenz von 30 % in 5 Minuten besteht.

Der **Stapediusreflex** kann nicht mehr ausgelöst werden, wenn die Schädigung des N. facialis proximal des Abgangs des N. stapedius liegt.

Mit der **Gustometrie** lässt sich eine Parese proximal des Abgangs der Chorda tympani nachweisen. Geprüft wird die Geschmacksempfindung.

Die elektrische Erregbarkeitsprüfung (funktionelle Prüfung) umfasst mehrere Tests:
- **Nervenerregbarkeitstests = Nerve Excitability Test (NET):** Der Nerv wird bis zur Muskelkontraktionsschwelle elektrisch gereizt. Pathologisch ist ein Seitenunterschied von 3,5 mA.
- **Elektromyographie (EMG):** Messung von Muskelaktionspotentialen mit einer Nadelelektrode bei willkürlicher Anspannung der Muskulatur. Nicht geeignet zur Akutdiagnostik, da Denervierungspotentiale erst nach 12 Tagen ableitbar sind. Einzige Methode zum Nachweis der Reinnervation, damit ist eine Prognose über die Erholung möglich.
- **Elektroneuronographie (ENoG):** Messung von Summenaktionspotentialen der Gesichtsmuskulatur. Durch Vergleich beider Seiten kann die Anzahl degenerierter Fasern annähernd bestimmt werden.

1.3 Klinik des äußeren Ohrs

1.3.1 Anomalien und Missbildungen

Anotie
Fehlende Ohrmuschel (☞ Farbabb. 1.20).

Mikrotie
Kleine, verunstaltete Ohrmuschel.

Therapie
Plastische Rekonstruktion mit Knorpelgewebe, Kunststoffepithese.

Abstehende Ohrmuscheln

Diese häufigste Anomalie des äußeren Ohrs ist durch Unterentwicklung oder Fehlen des Anthelixwulstes bedingt. Dies hat meist keinen Krankheitswert, kann jedoch zu erheblichen psychischen Beeinträchtigungen führen und sollte daher vor der Einschulung der Kinder korrigiert werden.

Therapie
Plastische Korrektur der Conchamulde bzw. Anthelixplastik.

Gehörgangsstenose oder -atresie und Missbildungen des Mittelohrs

Vorkommen meist zusammen mit anderen äußeren Missbildungen. Dabei ist die Ausbildung des äußeren Gehörgangs unvollständig.

Symptome
Mittel- bis hochgradige Schallleitungsschwerhörigkeit.

Therapie
Bildung oder Erweiterung des Gehörgangs und **Tympanoplastik** (Trommelfellplastik). Falls keine kausale Therapie möglich ist, kommt auch ein knochenverankertes Hörgerät infrage (BAHA = Bone Anchored Hearing Aid). Liegt eine beidseitige Atresie vor, so muss frühzeitig (möglichst im Alter von 6 Monaten) ein Hörgerät angepasst werden, damit das Kind sprechen lernen kann.

Dysostosis mandibulofacialis Franceschetti

Missbildungen des äußeren Ohrs und des Mittelohrs zusammen mit Gesichtsmissbildungen (Ober- und Unterkieferhypoplasie, Schrägstellung der Augenspalten, Vogelgesicht).

Therapie
Extensive **operative Rekonstruktion** unter Zusammenarbeit von Mund-Kiefer-Gesichts-Chirurgen, Ophthalmologen, Kieferorthopäden und Hals-Nasen-Ohren-Ärzten.

Aurikularanhänge

Meist vor der Ohrmuschel lokalisierte Hautanhängsel mit Knorpelkern (☞ Farbabb. 1.20).

Therapie: Exzision.

Ohrfistel

Unvollständiger Verschluss der Kiemenbögen. Der Gang kann mehrere Zentimeter lang sein, ist epithelialisiert und erstreckt sich u.U. bis zum seitlichen Hals. Die Öffnung der Fistel, aus der sich Detritus entleert, befindet sich meist in der Nähe des Tragus.

Therapie: Exstirpation.

1.3.2 Nicht entzündliche Prozesse

Othämatom

Nach einem Stoß oder Schlag auf das Ohr (Boxer, Ringer, Sackträger, Liegen auf umgeklappter Ohrmuschel) bildet sich ein subperichondrales Hämatom an der Vorderseite der Ohrmuschel (☞ Farbabb. 1.21).

Therapie
Retroaurikuläre Inzision, Anlegen eines Knorpelfensters und sorgfältige Ausräumung des Hämatoms.

Komplikationen
Eine **Infektion** mit nachfolgender Perichondritis und Einschmelzen des Knorpels kann zu irreversibler Deformation der Ohrmuschel führen, insbesondere wenn die Behandlung unterbleibt („Boxerohr", „Ringerohr", „Blumenkohlohr").

Ohrmuschelverletzungen durch Riss, Stich, Biss

Therapie
Anfrischen der Wundränder, vorsichtige Exzision freiliegender Knorpelteile, primäre Naht. Tetanusprophylaxe, Antibiotikum!

Komplikationen: Perichondritis!

Erfrierungen der Ohrmuschel

- **1. Grades:** weiße Ohrmuschel, gefühllos, später Hyperämie und Schwellung
- **2. Grades:** Blasenbildung
- **3. Grades:** Nekrosen

Therapie
Erfrierungen
- **1. Grades:** Aufwärmen, evtl. mit Wärmelampe (38–42 °Celsius); sterile Abdeckung, evtl. mit Betaisodona-Lösung bestreichen

- **2. Grades:** Blasen steril eröffnen, jedoch Epithel belassen
- **3. Grades:** Abtragung von Nekrosen und Infusionen zur Durchblutungsförderung mit niedermolekularem Dextran und Pentoxiphyllin 300 mg. Ggf. hyperbare Sauerstofftherapie (HBO).

Verbrennungen/Verätzungen der Ohrmuschel
- **1. Grades:** Hautrötung
- **2. Grades:** Blasenbildung
- **3. Grades:** Nekrosenbildung

Therapie
Wie bei Erfrierungen. Als **Sonderform** gilt die Schweißperlenverletzung von Gehörgang und Trommelfell (beim Schweißen gelangen Tropfen heißen Metalls in den Gehörgang bzw. auf das Trommelfell). Sie geht oft mit hartnäckig sezernierenden Wunden und therapieresistenten Trommelfellperforationen einher. Auch Gehörgangsstenosen gelten als Spätfolgen.

Cerumen obturans
Gelbbraune Talgmassen verlegen den Gehörgang vollständig = **Ohrschmalzpfropf**. Normalerweise wandert das bakterizide Cerumen zusammen mit abgeschilfertem Epithel zum Gehörgangseingang. Wird dieser Prozess durch Selbstreinigungsversuche gestört, so kann Cerumen den gesamten Gehörgang verlegen, insbesondere nach dem Baden oder Duschen, wenn es zusätzlich aufquillt.

> 💡 **Merke!**
> Hände weg von Wattestäbchen!

Symptome
Plötzlicher Druck im Ohr mit Hörminderung (Schallleitungsschwerhörigkeit). Schmerzen treten z.T. bei länger bestehenden Pfropfen auf.

Therapie
Mechanische Entfernung mit Kürette, Silbersauger, oder Ausspülen des Gehörgangs mit körperwarmem Wasser, u.U. ist zuvor ein Aufweichen des Pfropfes mit Ohrentropfen oder H_2O_2 notwendig. **Cave:** Spülungen sind bei V.a. Trommelfellperforationen kontraindiziert!

Gehörgangsfremdkörper
Vorkommen vor allem bei Kindern (Murmeln, Glasperlen, kleine Bausteine etc.), aber auch bei Erwachsenen (vergessene Wattereste, Oropax-Reste).

Therapie
Mechanische Entfernung unter ohrmikroskopischer Kontrolle. Nie mit Pinzette, da die Gefahr des Abrutschens und damit des weiteren Eindringens des Fremdkörpers, u.U. der Trommelfellperforation besteht.

1.3.3 Entzündungen

Ohrmuschelperichondritis
Ätiologie und Pathogenese
Bakterielle Infektion der Ohrmuschel nach Traumen (Othämatom), nach Ohr-OP, im Gefolge von persistierender Otorrhö (chronische Otitis media, Cholesteatom). Erreger meist Staphylokokken, aber z.T. auch Problemkeime wie Pseudomonas und Proteus.

▶ **Symptome**
Teigige Schwellung des Perichondriums, starke Schmerzen, evtl. später Fluktuationen (Abszessbildung!), Schrumpfen der Ohrmuschel. ◀

Differentialdiagnose
Erysipel der Ohrmuschel (flammende Röte).

Therapie
Alkoholumschläge, gezielte Antibiose und ggf. Salbenumschläge mit antibiotika- und kortisonhaltiger Salbe. Wenn nötig Abtragung des nekrotischen Knorpels.

Otitis externa
Ätiologie und Pathogenese
Die Otitis externa tritt gehäuft **nach Mikrotraumen** (z.B. Wattestäbchen) auf. Außerdem kommt sie als Folge einer allergischen Reaktion auf (Haar-)Waschmittel, bei Gehörgangsstenosen, nach dem Besuch von öffentlichen Bädern, besonders im Zusammenhang mit bestehenden Exostosen, bei chronisch eitrigen Mittelohrentzündungen oder bei Gehörgangsekzem vor. Auf diesem Boden können

bakterielle, pilzbedingte oder allergische Entzündungen von Kutis und Subkutis des Gehörgangs entstehen, z.T. mit Beteiligung des Trommelfells (Myringitis).

▶ **Symptome**
Beginn mit Juckreiz, dann starke Schmerzen, Schmerzen beim Kauen, Tragusdruckschmerz, Verschwellen des Gehörgangs, evtl. Schallleitungsschwerhörigkeit, häufig schmierige Sekretion (s. a. ☞ Kap. 11, Abb. 11.2). ◀

Therapie
Abstrich zum Erregernachweis! **Reinigung** des Gehörgangs von Sekret und Detritus mit sterilem Sauger. Einlage eines mit 70 %igem Alkohol getränkten Streifens und/oder antibiotika- und kortisonhaltiger Salbe. Falls die Entzündung weniger stark ausgeprägt ist, genügt es auch, antibiotika- und kortisonhaltige Ohrentropfen anzuwenden. Bei Beteiligung der Ohrmuschel oder der regionären Lymphknoten zusätzlich systemische Gabe von Antibiotika.

Nach Abschwellen des Gehörgangs sollten eine chronische Otitis media sowie ein Cholesteatom ausgeschlossen werden.

Otitis maligna sive necroticans
▶ Schwere nekrotisierende Entzündung des Gehörgangs, die auf dem Boden einer Otitis externa entstehen kann, vor allem bei Diabetikern.

Ätiologie und Pathogenese
Häufigster Erreger ist **Pseudomonas aeruginosa**, der durch Gewebsspalten einwandert und Knorpel sowie Knochen zerstört. ◀

Symptome
Anfangs wie bei einer Otitis externa, dann folgen Ohrdruck und (Kopf-)Schmerzen. Es kommt zu blutigem, fötidem Ausfluss, gefolgt von Schwerhörigkeit, Kieferklemme, Parotisschwellung und Schwindel. Im weiteren Verlauf der Erkrankung auch deutlich reduziertes Allgemeinbefinden.

Therapie
- internistische Behandlung des Diabetes mellitus
- **tägliche Gehörgangstoilette**, Ausschaben der Granulationen
- antibiotikahaltige **Ohrentropfen**, die gegen Pseudomonas aeruginosa wirken, sowie alkoholhaltige Ohrentropfen
- Parenterale, hochdosierte **Kombinationstherapie mit Antibiotika**, z.B. mit Refobacin, Gernebcin oder Tobrasix in Kombination mit Piperacillin oder Azlocillin. Zusätzlich oder als Alternative zu Piperacillin bzw. Azlocillin kann ein Pseudomonas-Cefalosporin eingesetzt werden.
- **hyperbare Sauerstofftherapie** (HBO) bei ausgedehnter Osteomyelitis des Felsenbeins
- **Analgetika**, z.B. Acetylsalicylsäure
- evtl. operative Sanierung

Auch wenn die Anwendung von Aminoglykosiden ototoxische Wirkung haben könnte, sollten sie dennoch wegen der Gefahr eines **letalen Ausgangs** der Otitis maligna angewendet werden.

Komplikationen
Ausdehnung in Parotis, Foramen stylomastoideum und/oder jugulare (Hirnnervenausfälle). Ausbreitung im Bereich der Schädelbasis, Sinus-sigmoideus-/cavernosus-Thrombose, Sepsis, Meningitis, Epiduralabszess; u.U. letaler Ausgang!

Gehörgangsfurunkel
Ätiologie und Pathogenese
Entzündung einer Haarbalg- oder Talgdrüse, meist durch Staphylokokken bedingt.

Symptome
Tragusdruckschmerz, Schmerzen beim Kauen. Umschriebene Schwellung des Gehörgangs. Lymphknotenvergrößerung vor der Ohrmuschel oder retroaurikulär.

Therapie
Gabe von Analgetika, Einlage von mit Alkohol getränkten Streifen, später Einlage von Streifen mit antibiotika- und kortisonhaltiger Salbe. Bei Fluktuation bzw. zentraler Einschmelzung Stichinzision.

> 💡 **Merke!**
> Bei rezidivierenden Furunkeln an Diabetes mellitus denken!

1.3.4 Tumoren

Benigne Tumoren

Chondrodermatitis nodularis helicis chronica
Ätiologie und Pathogenese
Durch chronischen Reizzustand, z. B. Liegen auf der Ohrmuschel oder durch Erfrierungen entstandene Veränderung des Epithels, Bindegewebes und Knorpels.

Symptome
Reiskorngroßes, hochschmerzhaftes Knötchen am freien Rand der Ohrmuschel.

Differentialdiagnose
Basaliom, Plattenepithelkarzinom, Gichttophus, Druckulkus.

Therapie
Exzision

Atherom
Ätiologie und Pathogenese
Talgdrüsenretentionszyste

Symptome
Schmerzlose Schwellung meist hinter der Ohrmuschel.

Therapie
Exzision der gesamten Talgdrüse mit dem scharfen Löffel.

Maligne Tumoren

Basaliome, Plattenepithelkarzinome (Spinaliome)
Ätiologie und Pathogenese
Prädisponierende Faktoren sind chronische Sonneneinstrahlung (betroffen sind z. B. Bauern und Straßenarbeiter), chronische Hautinfektionen, Psoriasis sowie chemische Verätzung.

Symptome
Meist schmerzlose, z. T. ulzerierende, erhabene, mit Krusten bedeckte Tumoren (☞ Farbabb. 1.22). Basaliome wachsen oft langsam und sind scharf begrenzt, Plattenepithelkarzinome dagegen wachsen häufig schnell und sind unscharf begrenzt.

Therapie
Großzügige Exzision mit histologischer Schnellschnittkontrolle der Resektionsränder. Evtl. zusätzlich neck dissection und adjuvante Radiatio. Ggf. plastische Rekonstruktion der Ohrmuschel.

1.4 Klinik des Mittelohrs

Erkrankungen des Mittelohrs sind besonders im Kindesalter häufig; da sich auch vorübergehende Schwerhörigkeiten auf die Sprachentwicklung auswirken können, sollten sie rasch erkannt und behandelt werden.

1.4.1 Verletzungen

Trommelfell

▶ **Direkte Verletzungen des Trommelfells**
Direkte Verletzungen werden meistens durch **eingebrachte Gegenstände** (Streichhölzer, Stricknadeln, Wattestäbchen etc.), **Verätzungen** oder **Verbrennungen** verursacht (wenn z. B. beim Schweißen Tropfen heißen Metalls auf das Trommelfell gelangen, sog. Schweißperlenverletzung). Eine Trommelfellperforation kann auch **iatrogen** herbeigeführt werden, z. B. bei der Parazentese, bei der das Trommelfell im vorderen unteren Quadranten inzidiert wird, um Sekret hinter dem Trommelfell abzulassen. ◀

Indirekte Verletzungen des Trommelfells
Indirekte Verletzungen können bedingt sein durch ausgeprägte **Druckänderungen**, wie z. B. bei einer Ohrfeige, bei Aufprall der Ohrmuschel auf Wasser oder sehr lauten Schallereignissen (Explosionen).

Symptome
Stechender Schmerz, Schwerhörigkeit, Tinnitus, evtl. Schwindel, Blutung.

Therapie
Kleine, frische, nicht infizierte **Perforationen** werden mit Silikonfolie unter mikroskopischer Sicht geschient. Bei **Schweißperlenverletzungen** mit Sekretion zusätzlich lokale antibiotische Therapie, z. B. Panotile®-Ohrentropfen. Bei zusätzlichem **Innenohrtrauma** Behandlung wie beim Hörsturz (☞ Kap. 10.5).

Komplikationen

Jede Trommelfellperforation birgt das Risiko einer Otitis media und einer zusätzlichen Fraktur der Gehörknöchelchenkette. Daher genaue Inspektion und ggf. gründliche Ohrtoilette.

Gehörknöchelchenkette

Wird zusätzlich zur Trommelfellverletzung die Gehörknöchelchenkette luxiert, ist es wichtig, die normale Funktion wiederherzustellen.

Unter mikroskopischer Sicht werden die luxierten Gehörknöchelchen wieder eingehängt bzw. durch eine Prothese ersetzt.

Felsenbeinbrüche

Je nach Verlauf des Frakturspalts unterscheidet man Felsenbeinlängs- und -querbrüche.

Felsenbeinlängsbrüche

Die Verletzung entsteht durch **direkte Gewalteinwirkung** auf den seitlichen Schädel. Die **Frakturlinie** verläuft durch Mittelohr, Mastoid, Tegmen tympani, Trommelfell, Gehörgang, Tube und/oder den tympanalen oder mastoidalen Fazialiskanal (☞ Abb. 1.23).

Symptome
- Hämatotympanon (Blutansammlung in der Paukenhöhle)
- Blutung aus dem Gehörgang
- bei Durazerreißung auch Otoliquorrhö
- bei Gehörgangsverletzung Stufenbildung

- bei Trommelfellverletzung und Verletzung der Gehörknöchelchenkette Schallleitungsschwerhörigkeit
- Sofort- oder Spätparese des N. facialis

Diagnose
- **Otoskopie**
- **bildgebende Verfahren:** axiale Schädelaufnahme, Schüller, CT, MRT
- **Hörprüfungen:** Stimmgabelprüfung, Audiogramm, Ausfall des Stapediusreflexes

Therapie

Ohr steril abdecken, Antibiose, Bettruhe. Besteht mehrere Tage lang eine Liquorrhö, ist eine Duraplastik indiziert. Bei primärer Fazialisparese operative Revision, bei sekundärer Fazialisparese konservative Therapie.

Komplikationen
- aufsteigende Meningitis
- posttraumatisches Cholesteatom

Felsenbeinquerbrüche

Die Verletzung entsteht durch **temporoparietale oder latero-parietale Gewalteinwirkung**. Die **Frakturlinie** verläuft durch die Felsenbeinpyramide und das Labyrinth (☞ Abb. 1.24). Eine irreversible Schädigung des Labyrinths ist die Folge. Das Trommelfell wird nicht verletzt.

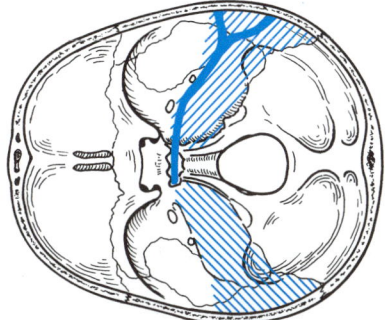

Abb. 1.23: Felsenbeinlängsbruch. Blick von kranial auf die Schädelbasis. Die schraffierten Flächen zeigen den Felsenbeinbereich.

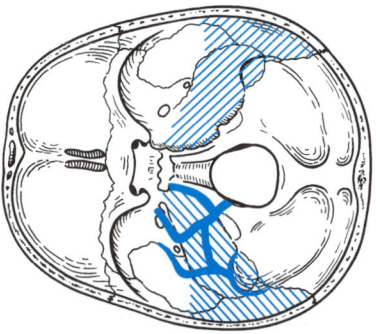

Abb. 1.24: Felsenbeinquerbruch. Blick von kranial auf die Schädelbasis. Die schraffierten Flächen zeigen den Felsenbeinbereich.

Symptome
- Hämatotympanon
- richtungsbestimmter Nystagmus zur gesunden Seite durch den Labyrinthausfall
- Fazialisparese (primär) in etwa 50 % der Fälle
- Ist die Dura eingerissen, fließt Liquor durch die Tuba auditiva ab: Liquorrhö aus der Nase.

Diagnose
- Otoskopie
- **bildgebende Verfahren:** Stenvers-Aufnahme, CT, MRT
- **Hörprüfungen:** Stimmgabelprüfungen; Audiogramm: irreversible Taubheit auf dem betroffenen Ohr
- Glucosestreifen zum Nachweis der Liquorrhö

Therapie
Antibiose, Bettruhe. Falls die Liquorrhö nicht zum Stillstand kommt, ist eine Duraplastik indiziert. Bei Fazialisparese operative Exploration.

Fazialisverletzungen

Unterschieden werden zentrale und periphere Fazialisparesen:
- **zentrale Fazialisparese:** Die Schädigung liegt auf Höhe der Kerne im Hirnstamm. **Kennzeichen:** Stirnrunzeln ist weiterhin möglich, da der Kernanteil für den Stirnast von beiden Großhirnhälften aus innerviert wird.
- **periphere Fazialisparese:** Die Schädigung liegt peripher des Hirnstamms. **Kennzeichen:** Stirnrunzeln ist nicht möglich.

Bei traumatischen Schädigungen wird außerdem unterschieden zwischen
- **primärer Fazialisparese:** Die Lähmung tritt sofort nach der Schädigung ein. Sie bildet sich meist nur unvollständig zurück, da häufig eine Durchtrennung oder starke Dehnung des N. facialis zugrunde liegt.
- **sekundärer Fazialisparese:** Die Lähmung tritt mit einer Latenz von einigen Tagen auf. Sie bildet sich meist vollständig zurück. Häufig ist der Nerv gequetscht, z. B. durch ein Hämatom.

Therapie/Prognose
Die Therapie besteht zunächst in einer möglichen **operativen Dekompression**, dann sollte der Patient **Physiotherapie** bzw. eine Anleitung zum Training der mimischen Muskulatur bekommen. Schließt das Auge der betroffenen Seite nicht mehr, ist darauf zu achten, dass es nicht austrocknet, z. B. mit einem Uhrglasverband und Augentropfen oder -gel. Die **Prognose** hängt entscheidend vom Grad der Schädigung ab.

1.4.2 Tubenfunktionsstörungen

Das Mittelohr steht über die Tuba auditiva mit der Außenluft in Verbindung. So wird ein Druckausgleich gewährleistet (☞ auch 1.2.5).

Störungen der Tubenventilation werden in **akuten** und **chronischen Tubenverschluss** unterteilt.

Akuter Tubenverschluss (Serotympanum)

▶ **Ätiologie und Pathogenese**
Verschluss der Tube durch Schleimhautschwellung oder Verlegung der Ostien durch eine Raumforderung, bei Kindern meist in Form vergrößerter Adenoide. Durch verminderte Mittelohrbelüftung entwickelt sich ein **Unterdruck** im Mittelohr, der eine **Ansammlung von Transsudat** zur Folge hat (seröser Erguss, Serotympanon). ◀

Symptome
Meist im Rahmen einer Erkältung auftretender **Druck im Ohr**, manchmal begleitet von kurzen, stechenden Schmerzen, Schwerhörigkeit und knackenden Geräuschen beim Schlucken.

▶ **Diagnose**
- **Otoskopie:** retrahiertes Trommelfell, Injektion des Hammergriffs und der Trommelfellgefäße, evtl. Flüssigkeitsspiegel sichtbar
- pathologisches **Tympanogramm** (☞ Abb. 1.14). ◀

Therapie
- abschwellende Nasentropfen
- Mukolytika
- Valsalva-Versuch

Cave: Keine Ohrentropfen, da sinnlos!

Chronischer Tubenverschluss (Seromukotympanum, chronischer Tubenmittelohrkatarrh)
▶ **Ätiologie und Pathogenese**
Ursachen sind vergrößerte Rachenmandeln, behinderte Nasenatmung, Gaumenspalte, Nasenrachentumor. Infolge rezidivierender Tubenmittelohrkatarrhe wandelt sich die Schleimhaut des Mittelohrs um, Becherzellen produzieren viskösen Schleim: Mukotympanum bzw. Leimohr („glue ear"). ◂

Symptome
Keine Schmerzen. Rauschen im Ohr, Druck und Völlegefühl, begleitet von einer progredienten Schallleitungsschwerhörigkeit.

Diagnose: wie Serotympanum

Therapie
Man sollte versuchen, mit Hilfe des **Politzer-Verfahrens** die Tuben durchgängig zu machen. Falls dies erfolglos ist, sollte die Tubenöffnung im Nasenrachen operativ saniert werden **(Adenotomie)**. Ggf. muss eine Parazentese im vorderen unteren Quadranten durchgeführt und ein Paukenröhrchen (engl.: grommet) eingelegt werden.

> **Merke!**
> Wichtig: Bestehen bei Kindern auf beiden Seiten länger als 3 Monate Paukenergüsse, können Sprachentwicklungsstörungen entstehen!

Syndrom der offenen Tube
Ätiologie und Pathogenese
Ist an der Tubenöffnung zu wenig Fettgewebe (z. B. nach exzessivem Gewichtsverlust) vorhanden, kann die Tube nicht vollständig verschlossen werden.

Symptome
Autophonie (die eigene Sprache wird dröhnend gehört).

Diagnose
Atemsynchrone Trommelfellbewegungen im **Tympanogramm**.

Therapie
Gewichtszunahme, falls die Tube infolge einer Abmagerungskur klafft. Flüssigkeitssubstitution bei Exsikkose. Versuch einer Östrogentherapie. Ansonsten ist keine Therapie möglich.

1.4.3 Akute Mittelohrentzündung

Otitis media acuta (Akute Otitis media)
Ätiologie und Pathogenese
Es handelt sich um eine akute, meist über die Tube fortgeleitete Infektion aus dem Nasen-Rachen-Raum **(endogene Infektion)**. Bei Trommelfellperforation kann die Infektion auch exogen sein.
Die häufigsten **Erreger** sind Streptococcus pneumoniae (30 %), Haemophilus influenzae (20 %), β-hämolysierende Streptokokken (10 %), Staphylococcus aureus, Pseudomonas aeruginosa, Branhamella catarrhalis (10 %) und Mykoplasmen.
Die häufigste **Ursache bei Kindern** sind große Adenoide sowie ein chronischer Infekt der oberen Luftwege.
Die Otitis media acuta kommt in jedem Alter vor, aber bevorzugt bei Kindern bis zum 6. Lebensjahr.

Symptome
Allgemeines Krankheitsgefühl, Fieber (bei Kindern rasch über 39 °C), pulsierende, stechende Ohrschmerzen, Schwerhörigkeit (s. a. ☞ Kap. 11, Abb. 11.2).

▶ **Diagnose**
- **Inspektion:** abstehende gerötete Ohrmuschel (Hinweis auf Mastoiditis)?
- **Palpation:** Mastoiddruck-, Klopfschmerz (Hinweis auf Begleitmastoiditis)?
- **Otoskopie:** hochrotes oder gelbliches, vorgewölbtes, pulsierendes Trommelfell (☞ Farbabb. 1.25), nicht selten Spontanperforation mit Eitertropfen
- **Rhinoskopie/Postrhinoskopie:** gerötete Schleimhäute, Eiterstraßen
- **Hörprüfungen:** Schallleitungsschwerhörigkeit
- evtl. **Abstrich** ◂

Therapie
- Nasentropfen
- Antibiose (Amoxicillin, Cephalosporine, Makrolide)
- evtl. lokal Wärme
- Analgetika/Antipyretika/Antiphlogistika

- Mukolytika
- bei schmerzhafter Trommelfellvorwölbung Parazentese
- bei vergrößerten Rachenmandeln Adenotomie

Komplikationen
Die möglichen Komplikationen sind zahlreich: Mastoiditis, akute Labyrithitis (Schwindel, Ertaubung), Bogengangsfistel, Fazialisparese. Als **Spätkomplikationen** können eine Thrombose des Sinus sigmoideus, Meningitis, ein Subdural- oder Epiduralabszess auftreten. Therapie bei Spätkomplikationen ist immer die operative Sanierung der Eiterherde, ggf. mit Tympanoplastik.

Sonderformen der Otitis media acuta sind:

Grippe-Otitis (Otitis externa bullosa hämorrhagica)
Ätiologie und Pathogenese
Aufsteigende Infektion mit Grippeviren.

Symptome
Druck auf dem Ohr, bedingt durch die Schwellung der Tubenschleimhaut. Schallleitungsschwerhörigkeit, häufig auch toxische Innenohrschädigung.

Diagnose
Otoskopie: Blutbläschen auf dem Trommelfell und im Gehörgang (☞ Farbabb. 1.26). Wegen der möglichen Innenohrschädigung regelmäßige Audiogrammkontrollen.

Therapie
Frühzeitige Einlage von Paukenröhrchen, frühzeitige Einleitung einer Innenohr-Infusionstherapie.

Scharlach- und Masern-Otitis
Ätiologie und Pathogenese
Hämatogene Streuung bei Scharlach- oder Maserninfektion, heute selten. Es kann zu einer Mastoiditis, Labyrinthitis und Einschmelzung des Trommelfells mit bleibendem Defekt kommen. Eine chronische Otitis media kann sich entwickeln.

Therapie
Hochdosiert Antibiotika, laufende Befundkontrolle, bei Trommelfelldefekt Operation.

Mucosus-Otitis
Ätiologie
Erreger ist Pneumococcus mucosus.

Symptome
Schleichender, symptomloser Verlauf mit zunehmender Schallleitungsschwerhörigkeit. Nach ca. 3 Wochen kann sich eine Mastoiditis entwickeln, die zu endokraniellen Komplikationen führen kann.

Säuglingsotitis
Pathogenese
Die bei Säuglingen noch kurze, weite Tube begünstigt das Aufsteigen einer Infektion. Vom Antrum des Mastoids aus bricht der Eiter häufig mit einer Latenz von wenigen Tagen retroaurikulär durch, da die Schädelnähte noch offen sind.

Therapie
Hochdosiert Antibiotika, Antipyretika, Bettruhe und Wärme. Bei Durchbruch operative Sanierung und Ausräumung des Entzündungsherdes.

Mastoiditis
Ätiologie
Die Mastoiditis ist die Folge einer nicht ausgeheilten Otitis media. Die Cellulae mastoideae schmelzen dabei ein.

▶ **Symptome**
- Ohrenschmerzen, Klopfen im Ohr
- Druckschmerz über dem Warzenfortsatz
- retroaurikuläre Schwellung mit abstehendem Ohr
- aus dem Gehörgang entleert sich eitrig-rahmiges Sekret
- Fieber
- Schallleitungsschwerhörigkeit ◀

Diagnose
- **Aufnahme nach Schüller:** Verschattung im Mastoid
- **Hörprüfungen:** Schallleitungsschwerhörigkeit
- **Labor:** BSG erhöht, BB: Leukozytose und Linksverschiebung

Therapie
Mastoidektomie; niemals konservativ!

Komplikationen

Bei Einbruch des Eiters in die das Mastoid umgebenden Räume können sich ein Subperiostal-Abszess, eine Pyramidenspitzeneiterung, Sinusthrombose, Meningitis, ein Hirnabszess, eine Fazialisparese oder eine Labyrinthitis entwickeln.

1.4.4 Chronische Mittelohrentzündung

Otitis media chronica

Es werden zwei verschiedene Formen der chronischen Otitis media unterschieden:
- chronisch-mesotympanale Otitis media
- chronisch-epitympanale Otitis media

Chronisch-mesotympanale Otitis media
Ätiologie und Pathogenese

Die chronisch-mesotympanale Otitis media ist durch eine persistierende Infektion der Mittelohrräume oder eine Infektion nach traumatischer Trommelfellperforation bedingt. Die häufigsten **Erreger** sind Staph. aureus, Proteus, Pseudomonas aeruginosa, E. coli, Streptococcus viridans, Klebsiellen und Pilze. Tubenfunktionsstörungen und eine behinderte Nasenatmung mit oder ohne chronische Sinusitis sind **prädisponierende Faktoren**. Kennzeichen ist ein **zentraler Trommelfelldefekt**.

Symptome
- wenig Schmerzen
- schleimig-eitiges, geruchloses Sekret im Gehörgang
- Schallleitungsschwerhörigkeit

Diagnose
- **Anamnese:** chronisch rezidivierende Otorrhö
- **Otoskopie:** bohnen- oder nierenförmiger, zentraler Trommelfelldefekt in der Pars tensa (☞ Farbabb. 1.27). Dahinter erscheint die Paukenhöhlenschleimhaut blass, grau und trocken.

> **Merke!**
> Diagnostisches Kennzeichen ist der **zentrale** Trommelfelldefekt.

Differentialdiagnose
Cholesteatom, Ohrtuberkulose, Mittelohrkarzinom.

Therapie
- **konservativ:**
  - subtile Ohrreinigung, ggf. Abtragen von Polypen
  - Bei Eiterung Abstrich und Antibiogramm bzw. kalkulierte Antibiose mit aminoglykosidhaltigen (!) Ohrentropfen, falls kein Antibiogramm zur Verfügung steht. Die Antibiotika-Therapie wird fortgeführt, solange die Sekretion andauert; danach aminoglykosidfreie Ohrentropfen.
  - Behandlung der zugrunde liegenden Tubenfunktionsstörung
  - bei Allergienachweis Allergenkarenz, topische Gabe (nasal) von Glukokortikoiden
  - Vermeiden des Eindringens von Wasser in das Mittelohr, Ohr föhnen
  - Hörgeräteversorgung. Diese ist bei andauernder Ohrsekretion jedoch problematisch.
- **operative Möglichkeiten:**
  - ursachenbehebende Septumplastik, NNH-Sanierung, Adenotomie
  - Tympanoplastik, ggf. mit Mastoidektomie

Chronisch-epitympanale Otitis media

> **Merke!**
> Charakteristikum und diagnostisches Zeichen ist der **randständige** Trommelfelldefekt.

Ätiologie, Diagnose und Therapie ☞ chronisch mesotympanale Otitis media.

Cholesteatom
▶ **Ätiologie**

Das Cholesteatom ist eine chronisch-eitrige Mittelohrentzündung, die dadurch entsteht, dass verhornendes Plattenepithel des äußeren Gehörgangs in die Mittelohrräume einwächst. Als Folge der Entzündung wird **Knochen zerstört**. Beim angeborenen, sog. primären Cholesteatom liegt die Ursache in zurückgebliebenen Plattenepithelresten im Mittelohr. ◀

▶ Symptome
- fötider (!) Ohrfluss
- minimale Druckschmerzhaftigkeit im Ohr und in der Umgebung
- selten Kopfschmerzen
- zunehmende Schallleitungsschwerhörigkeit
- bei akutem Krankheitsbild Zeichen einer Mastoiditis
- bei Bogengangsfistel oder Labyrinthitis Schwindel, Innenohrschwerhörigkeit oder Ertaubung
- bei angeborenem Cholesteatom bis zum Auftreten von Komplikationen lediglich Schwerhörigkeit ◀

▶ Diagnose
- **Ohrmikroskopie:** randständige Perforation epitympanal
- **bildgebende Verfahren:** Röntgenaufnahmen nach Schüller und Stenvers zeigen den Grad der Knochenbeteiligung ◀

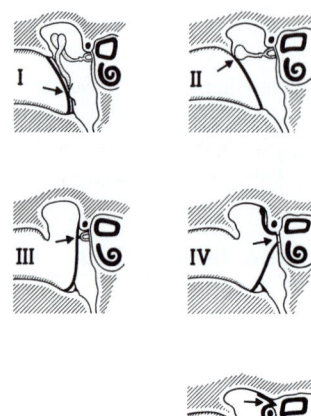

Abb. 1.28: Arten der Tympanoplastik nach Wullstein

▶ Therapie
Die einzige Chance für eine völlige Ausheilung ist die **Operation** mit radikaler Ausräumung aller Entzündungsherde. Die sofortige Operation ist angezeigt, sobald eine Fazialisparese oder ein plötzlicher Nystagmus auftritt. ◀

▶ Komplikationen
Bei Ausbreitung der Entzündung und fortschreitender Zerstörung des Knochens kann es zu Stauungsmastoiditis, Labyrinthitis, Labyrinthfistel, Fazialisparese, Subperiostalabszess, epiduralem Empyem, Meningitis, Hirnabszess oder Sinusthrombose kommen. ◀

1.4.5 Komplikationen der Mittelohrentzündung

Fazialisparese
Bei allen Formen der Otitis media kann eine, meist periphere, Fazialisparese auftreten. Sie kann durch **Übergreifen der Entzündung auf den Nerv** entstehen (z.B. bei viraler Otitis) oder **durch Kompression** bedingt sein (Cholesteatom). Im ersteren Fall verabreicht man Antibiotika in hoher Dosis sowie Vitamin-B-Komplex, bei Kompression muss der N. facialis freigelegt und entlastet werden.

1.4.6 Mögliche Arten der Mittelohrrekonstruktion

Tympanoplastik
- ▶ **Typ I:** alleiniger Perforationsverschluss bei intakter Gehörknöchelchenkette
- **Typ II:** Wiederaufbau der Gehörknöchelchenkette mit autologem Knochen oder Knorpeltransplantat
- **Typ III:** direkte Übertragung der Schallwellen vom Trommelfell auf den Steigbügel
- **Typ IV:** Schallübertragung direkt auf das ovale Fenster, zum Schutz des runden Fensters wird ein Stück Trommelfell direkt darübergelegt
- **Typ V:** Ist das ovale Fenster knöchern fixiert, kann es sinnvoll sein, den Schall direkt auf das Bogengangsfenster zu übertragen; dazu werden Trommelfellanteile verwendet. Diese Operation ist heute obsolet, da Prothesen eingesetzt werden. ◀

Prothesenarten:
- **PORP:** partial ossicular replacement prothesis (☞ Farbabb. 1.29)
- **TORP:** total ossicular replacement prothesis. Hierzu werden meist Stoffe wie Keramik, Titan oder Platin verwendet.

1.4.7 Tumoren des Mittelohrs

Plattenepithelkarzinom

Ätiologie und Pathogenese
Das verhornende Plattenepithelkarzinom des Mittelohrs ist selten. Bei Erwachsenen tritt es meist in der Paukenhöhle auf. Der Tumor entsteht nach langjähriger chronisch sezernierender Otitis media oder auf dem Boden einer Otitis externa chronica.

Symptome
- anhaltende, anfangs schmerzlose, später sehr schmerzhafte, fötide Otorrhö
- frühzeitige Fazialisparese
- bei Trommelfellperforation Schallleitungsschwerhörigkeit

Diagnose
Ohrmikroskopie: fleischiges, polypöses Gebilde auf Trommelfellniveau, im Gehörgang oder in einer durch Knochenzerstörung entstandenen Höhle sichtbar

Therapie
Abtragung aller befallenen Strukturen, adjuvante Radiatio.

Prognose
Da bei Stellung der Diagnose meist schon die regionären Lymphknoten befallen sind, ist die Prognose schlecht.

Glomustumor

Ätiologie
Tumor der nicht chromaffinen Zellen (Chemorezeptoren), der von den Glomuskörpern im Bulbus v. jugularis oder im Promontorialbereich (jugulotympanic bodies) ausgeht (☞ Abb. 1.30).

▶ **Symptome**
Einseitiger, pulssynchroner Tinnitus, Schallleitungsschwerhörigkeit und einseitige Schwellung der Halsweichteile. Im Spätstadium können Hirnnervenparesen (VII, IX, X, XII), Bradykardie und Hypotonie auftreten. ◀

Diagnose
- **Ohrmikroskopie:** bläulich durch das Trommelfell durchscheinender Tumor

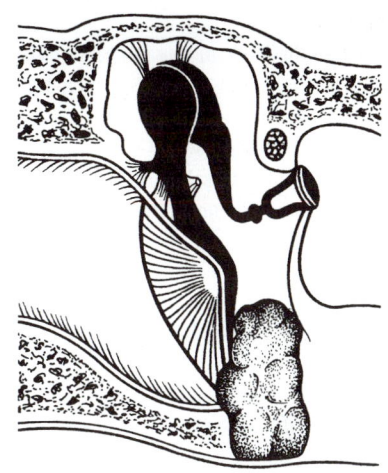

Abb. 1.30: Glomustumor, Tumor schon in Knochen eingebrochen (dunkel schraffiert)

- **Hörprüfungen:** typisches Tympanogramm: die Tympanogrammkurve schwankt pulssynchron
- **bildgebende Verfahren:** Röntgen, evtl. CT
- **Probeexzision** zum histologischen Nachweis

Therapie
Frühzeitige radikale Entfernung; Nachbestrahlung. Hat der Tumor sich bereits ins Schädelinnere ausgedehnt, ist er inoperabel.

1.4.8 Otosklerose

▶ Es handelt sich um einen **entzündungsähnlichen Prozess des Knochenumbaus** (Otospongiose), der von einer Sklerosierung (Otosklerose) gefolgt ist. Er geht meist von der Grenzzone zwischen enchondraler Ossifikation und Periost im Labyrinth aus. ◀

▶ **Ätiologie und Pathogenese**
Bei den betroffenen Patienten sind die Titer **von anti-Masernvirus-IgG-Antikörpern** sowohl im Blut als auch in der Perilymphe **signifikant erhöht**. Dies deutet auf einen Masernvirus-assoziierten Prozess hin. Da weit mehr Frauen als Männer betroffen sind und sich die Krankheit meist während einer Schwangerschaft oder nach einer Geburt verschlimmert, lässt sich auch ein **hormoneller Einfluss** vermuten. ◀

▶ **Symptome**
Meistens geht die Erkrankung mit einer einseitigen (71 %) oder beidseitigen (29 %) **Schallleitungsschwerhörigkeit** einher. In einzelnen Fällen kann das Innenohr bei reizlosem Ohrbefund beteiligt sein (Schallempfindungsschwerhörigkeit). Zweites, wichtiges Symptom ist der **Tinnitus**, der oft tiefen Geräuschcharakter hat. ◀

▶ **Diagnose**
- **Stimmgabelprüfungen:** Besonders wichtig ist der **Gellé-Versuch:** Wie beim Weber-Versuch wird die Stimmgabel auf den Kopf des Patienten gesetzt. Mit Hilfe des Politzer-Ballons wird anschließend im äußeren Gehörgang Überdruck erzeugt und so die Gehörknöchelchenkette versteift. Nun nimmt der Normalhörende den Stimmgabelton leiser wahr, der Patient mit Otosklerose bemerkt keinen Unterschied in der Lautheit des Tons.
- **Tonaudiogramm** (☞ Abb. 1.31): Schallleitungsschwerhörigkeit, oft gekoppelt mit einer kleinen Senke der Kurve für Knochenleitung bei ca. 1.500 Hz, der sog. **Carhart-Senke**. Ist eine ausgeprägtere Senke zu sehen, spricht man von einer **Kapselotosklerose:** Hier ist auch der Knochen um das Labyrinth herum von der Sklerosierung betroffen.
- **Stapediusreflex erloschen** ◀

▶ **Therapie**
Einzige Möglichkeit der Heilung ist die operative Entfernung der Herde mit Stapedektomie und Wiederaufbau der Kette mit einer Stapesplastik. ◀

Prognose
Mit Operation gut. Ohne Operation schreitet die Erkrankung fort; oft verschlechtert sie sich während der Schwangerschaft.

1.5 Klinik des Innenohrs

 Bei Erkrankungen des Innenohrs muss aufgrund der funktionellen Einheit des Labyrinths immer auch das Gleichgewichtsorgan überprüft werden.

1.5.1 Kochleäre und/oder vestibuläre Störungen

Labyrinthitis
Unterschieden werden eine diffuse und eine zirkumskripte Form.

Labyrinthitis diffusa
Die Labyrinthitis diffusa wird wiederum unterteilt in eine **seröse** und eine **eitrige** Form.

Ätiologie und Pathogenese
Ursache der **serösen** Form der Labyrinthitis diffusa ist der Übertritt von Toxinen ins Labyrinth im Rahmen einer Otitis media acuta.

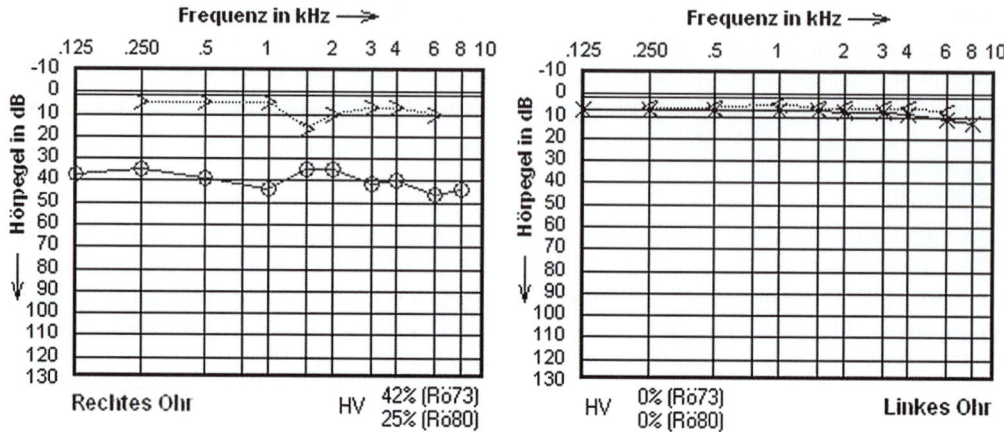

Abb. 1.31: Audiogramm Otosklerose; hierfür typisch ist einerseits die Schallleitungsschwerhörigkeit, aber auch die Senke im Bereich der Knochenleitung bei ca. 1,5 kHz (sog. Carhart-Senke)

Die **eitrige** Form entsteht, wenn Erreger einer bakteriellen Otitis media in das Labyrinth gelangen. Die häufigsten **Erreger** sind Pneumokokken, H. influenzae, β-hämolysierende Streptokokken (A); selten sind E. coli oder Klebsiella pneumoniae.

Symptome
- **seröse Form:** langdauernder Schwindel, Übelkeit, Erbrechen, Tinnitus bis zur Ertaubung
- ▶ **eitrige Form:** sehr starker Drehschwindel mit Erbrechen, Ertaubung, Meningismus. Der Patient ist **schwer krank** und hat hohes Fieber. Labor: Entzündungsparameter (CRP, BSG) erhöht; Eiweiß und Zellzahl im Liquor erhöht. ◀

▶ Diagnose
- Der wiederholte **Weber-Versuch** gibt einen Hinweis auf eine Labyrinthitis, da der Patient den Ton anfangs ins erkrankte Ohr lateralisiert (Schallleitungsschwerhörigkeit) und dann ins gesunde Ohr (Schallempfindungsschwerhörigkeit).
- **Nystagmusprüfungen:** Zur kranken Seite findet sich ein Spontannystagmus (Reiznystagmus).
- Nachweis der Toxine ◀

Therapie
Bei Auftreten direkt im Anschluss an eine Otitis media hochdosiert Antibiotika und Parazentese, bei Verdacht auf Knochendestruktion oder Cholesteatomeinbruch Mastoidektomie.

Komplikationen
Bei Übergreifen einer bakteriellen Infektion auf die Schädelgrube können eine Meningitis, Enzephalitis, ein epiduraler Abszess oder Kleinhirnabszess auftreten. Auch eine Pyramidenspitzeneiterung wurde bereits beobachtet.

> **Merke!**
> Eine Labyrinthitis kann auch bei Meningitis oder Lues auftreten.

Labyrinthitis circumscripta (Labyrinthfistel)
Ätiologie und Pathogenese
Ein Cholesteatom kann den Knochenwulst des horizontalen Bogengangs arrodieren und so eine Fistelsymptomatik auslösen.

Diagnose
Beim **Politzer-Verfahren** ist ein Nystagmus auslösbar.
Besonderheit: Ist der laterale Bogengang arrodiert, löst Druck auf den Tragus Schwindel und evtl. Nystagmus aus.

Therapie
Abtragung der Arrosion und plastische Deckung der Fistel. Bei Trommelfelldefekt Tympanoplastik.

Hörsturz
☞ Kap. 10.5

Vestibuläre Neuropathie
Die vestibuläre Neuropathie (**Syn.:** Neuropathia n. vestibularis, Neuronitis n. vestibularis, Neuritis vestibularis) ist eine vestibuläre Funktionsstörung, die plötzlich auftritt und meist nur wenige Tage andauert.

Ätiologie und Pathogenese
Diskutiert werden eine **Mikrozirkulationsstörung** im Rahmen eines Infekts oder auch bei Autoimmunerkrankungen sowie **Infektionen** mit neurotropen Viren oder Borrelien.

Symptome
Starker Drehschwindel mit Übelkeit und Erbrechen.

> **Merke!**
> Kein Hörverlust!!

Diagnose
Der Weg zur Diagnose führt über die Symptome. Wegweisend ist ein **Spontannystagmus** zur gesunden Seite am Anfang, später kann die Seite wechseln.

Therapie
Die Therapie ist meist nur **symptomatisch**: Antivertiginosa, ggf. Sedativa. Auch Glukokortikoide kommen zum Einsatz. Ist eine Borreliose serologisch nachgewiesen, wird Ceftriaxon gegeben, bei einer Infektion mit HSV 1 Aciclovir.

Morbus Ménière

Ätiologie und Pathogenese
Es wird vermutet, dass der Erkrankung ein sog. **Endolymph-Hydrops**, eine Druckerhöhung in der Endolymphe, entweder durch zu hohe Produktion oder zu niedrige Resorption, zugrunde liegt: Es besteht ein Missverhältnis zwischen den Innenohrflüssigkeiten, der Perilymphe und der Endolymphe.

Diskutiert wird außerdem eine Störung der hypophysären Hormonregulation bzgl. des ADH (antidiuretisches Hormon) bzw. Vasopressins.

▶ Symptome
Folgende **Trias** ist für den M. Ménière charakteristisch:
- anfallsartiger Drehschwindel
- einseitiges Ohrgeräusch (Tinnitus)
- einseitige Innenohrschwerhörigkeit, meist im Tieftonbereich.

Häufig treten zusätzlich ein Druckgefühl auf dem betroffenen Ohr, Übelkeit, Brechreiz und Fallneigung zu einer Seite auf. ◀

Diagnose
Die Diagnose des M. Ménière erfolgt klinisch und ist eine **Ausschlussdiagnose**! Diagnostische Zeichen sind das **Audiogramm**, in dem sich in den meisten Fällen eine **Tieftonschwerhörigkeit** findet, und der **Spontannystagmus**. Ein Anhalt für das Vorliegen des Endolymph-Hydrops ist der **Klockhoff-Test (Glycerol-Test)**. Bei diesem Test muss der Patient nüchtern einen Becher osmotisch wirksames Glycerol zu sich nehmen. Vor und nach dem Trunk werden Audiogramme angefertigt. Wird das Audiogramm nach Trinken des Glycerols besser, d. h. wird die Tieftonschwerhörigkeit um mindestens 10 dB besser, lässt sich ein Endolymph-Hydrops vermuten. Wegweisend ist außerdem die **ECochG**, hier findet sich ein vergrößertes Summenaktionspotential, welches nach Glycerolgabe kleiner wird.

Differentialdiagnose
- Neuropathia n. vestibularis (kein Hörverlust), pontozerebelläre Tumoren
- Veränderungen der HWS
- zerebrale Durchblutungsstörungen bei Arteriosklerose
- Schlaganfall

▶ Therapie
Im **Anfall** werden Antivertiginosa und Sedativa gegeben, zusätzlich wird der Patient auf die gesunde Seite gelegt. Zusätzlich hilfreich sind Bettruhe, Abschirmung von äußerlichen Reizen, Verbot von Alkohol, Kaffee, Nikotin und Tee. Angestrebt wird eine **ruhige Lebensführung**. In den freien Intervallen gibt man durchblutungsfördernde Medikamente. Falls der Klockhoff-Test positiv ist, kann man auch ein Infusionsschema mit Glukokortikoiden wählen, d. h. Prednisolon mit Pentoxifyllin und Hydroxyaethylstärke (HAES-steril®) und Diuretika, die z.T. dauerhafte Besserung bringen.

In besonders schweren Fällen kann der Saccus endolymphaticus drainiert werden. In völlig therapieresistenten Fällen kann man auch zur Ultima Ratio greifen und das Labyrinth der betroffenen Seite medikamentös (meist mit Gentamycin intratympanal) zerstören. ◀

Komplikationen
Je häufiger die Zahl der Anfälle, desto schlechter wird damit auch das Hörvermögen, bis hin zur Ertaubung.

Akustisches Trauma

Ätiologie und Pathogenese
Ein akustisches Trauma kann durch eine akute oder chronische Schädigung des Innenohrs hervorgerufen werden. Beim akuten Lärmtrauma werden die Haarzellen meist reversibel, beim chronischen irreversibel geschädigt. Eine **akute Schädigung** entsteht durch kurzzeitige Lärmpegel > 120 dB(A), z. B. durch einen Knall oder eine Explosion, oder durch ein Schädeltrauma. Eine **chronische Schädigung** ist durch Lärmpegel > 85 dB(A) über 6–8 Stunden täglich bedingt. Eine häufige Ursache ist Lärm am Arbeitsplatz mit Schallpegeln über 90 dB(A), die Lärmschwerhörigkeit ist die häufigste anerkannte Berufskrankheit. Eine Schädigung kann aber auch durch zu laute Pegel im privaten Bereich eintreten.

Symptome
Bei einem **akuten** Trauma plötzliche Schwerhörigkeit, meist begleitet von Tinnitus. Bei **chronischem** Lärmschaden langsam zunehmende Schallempfindungsschwerhörigkeit. Diese bleibt anfangs meist

unbemerkt, da sie relativ lange gut kompensiert werden kann.

Diagnose
- **akutes Trauma:**
  - Otoskopie: Das Trommelfell kann zerrissen sein, falls der Schalldruckpegel zu groß war.
  - Im Audiogramm sieht man auf der Seite, die dem Schall zugewandt war, einen größeren Hochtonabfall als auf der abgewandten Seite.
- Bei **chronischer Lärmschwerhörigkeit** ist im Audiogramm die sog. c5-Senke charakteristisch (c5 = fünfgestrichenes c in der Musik, d.h. ca. 4000 Hz). Man sieht also einen fast isolierten Abfall der Hörschwelle bei 4000 Hz.

Therapie
Hörgeräteversorgung, Lärmpausen einlegen.

Prophylaxe
Möglichst suffizienten **Gehörschutz** tragen (auch in der Disco)! Senkung des Umweltlärms durch Immissions- und Emmissionsverordnungen vor allem im Bereich von Arbeitsstätten.

Lärm als Krankmacher
▶ Es ist nicht genau bekannt, ab welchem Pegel Lärm schädigend auf das Ohr wirkt. Daher wird eine Dauerbeschallung mit 80 dB(A) als schädigend angenommen. Im Schlaf reagiert man schon ab einem Pegel von 38 dB. ◀
Lärm hat nicht nur schädigende Wirkungen auf das Ohr, auch der Blutdruck steigt. So kann Lärm zur **Hypertonie** führen.
▶ Lärmschwerhörigkeit ist eine anerkannte **Berufskrankheit** und wird je nach Hörverlust mit einer MdE (Minderung der Erwerbsfähigkeit) bis zu 80 % bei beiderseitiger Taubheit bewertet. ◀
An lärmbelasteten Arbeitsplätzen müssen daher in regelmäßigen Abständen HNO-fachärztliche Untersuchungen durchgeführt werden.

Altersschwerhörigkeit (Presbyakusis)

Ätiologie und Pathogenese
Aufgrund der akustischen Reize, denen der Mensch im Laufe des Lebens ausgesetzt ist, kommt es zu degenerativen Veränderungen im Corti-Organ.

▶ Symptome
Langsam mit dem Alter fortschreitende **Schallempfindungsschwerhörigkeit** auf beiden Seiten. Meist schreitet die altersbedingte Schwerhörigkeit schneller voran, wenn das Ohr bereits vorher geschädigt war, beispielsweise durch Lärm. ◀

▶ Diagnose
- typisches **Audiogramm** mit größerem Hörverlust im Bereich der hohen Frequenzen
- Die Tests, die das Recruitment erfassen, fallen allesamt positiv aus.
- Otoakustische Emissionen sind meist nicht mehr nachweisbar. Dies spricht für eine Schädigung der äußeren Haarzellen. ◀

Therapie
Hörgerät.

> **Merke!**
> Da bei diesen Patienten ein Lautheitsausgleich stattfindet (Recruitment positiv), empfinden sie laute Signale sehr schnell als unangenehm. Es nützt daher nichts, den Patienten ins Ohr zu brüllen. Sehr viel besser ist es, mit ihnen **langsam** und **deutlich** zu sprechen, und dem Gegenüber immer ins Gesicht schauen. Dann kann der Schwerhörige zusätzlich von den Lippen absehen, was das Verstehen zusätzlich erleichtert!

Ototoxizität

Ätiologie
Ursachen sind eine zu hohe Konzentration von **ototoxischen Giften** (z.B. Aminoglykoside, Gentamycin, Neomycin, Kanamycin, Vinca-Alkaloide, Salicylsäure, Furosemid, Chinin, CO, Nitroseverbindungen, Anilin) oder **Infektionskrankheiten** wie Mumps oder Meningitis.

> **Merke!**
> Alkoholabusus führt zu einem Nystagmus, nicht zu einer Schädigung des Corti-Organs.

Symptome
Vorübergehende Schwerhörigkeit während der Exposition oder progrediente Schwerhörigkeit, Schwindel und Tinnitus.

Diagnose
- Audiogramm
- otoakustische Emissionen
- Nystagmusprüfungen

Dokumentation: Vor Gabe ototoxischer Medikamente sollte man ein Audiogramm schreiben und otoakustische Emissionen ableiten, ebenso nach Abschluss der Therapie.

Therapie
Medikamente absetzen, Exposition reduzieren, Grunderkrankung behandeln.

Prognose
Die Schwerhörigkeit ist nicht immer reversibel.

Zoster oticus
Ätiologie
Infektion mit dem Varizella-Zoster-Virus.

▶ Symptome
Heftige neuralgiforme Schmerzen, Schwindel. Eine periphere Fazialisparese ist häufig. Auch der N. trigeminus kann betroffen sein. Bei Befall der Nn. glossopharyngeus und vagus sind Dysphagie und Dysphonie möglich. Schallempfindungsschwerhörigkeit.

Diagnose
- Bei der **Inspektion** fallen Bläschen an Ohrmuschel, Gehörgangseingang und/oder Gehörgang auf.
- **Palpation:** Das Ohr ist druckschmerzhaft.
- evtl. Meningitiszeichen
- **Spontannystagmus** im Sinne eines Reiznystagmus
- Lage- und Lagerungsnystagmus
- evtl. Fazialisparese
- Recruitment-negative Schallempfindungsschwerhörigkeit
- **Serologie:** Nachweis des Varizella-Zoster-Virus ◀

Therapie
Aciclovir, Analgetika, evtl. Immunglobuline, Vitamin-B-Komplex, Glukokortikoide. Bei immungeschwächten Patienten Antibiose, um eine Superinfektion zu vermeiden.

Komplikationen
- Selbst nach Abheilen der Effloreszenzen können weiterhin Neuralgien bestehen.
- Zosterenzephalitis
- bakterielle Superinfektion der Hauteffloreszenzen
- Zoster generalisatus (Übergang auch in andere Körperregionen und -organe)

Prognose
Meist Restitutio ad integrum.

Angeborene oder im Kindesalter erworbene Hörstörungen
Genetisch bedingte Hörstörungen
Die häufigsten angeborenen Hörstörungen sind **nicht-syndromale Hörstörungen**; zu den bekanntesten zählt die Mutation 35 delG im GJB2-Gen, welches für das Connexin26-Protein codiert, das im Innenohr am Kaliumtransport beteiligt ist. Sie wird autosomal-rezessiv vererbt. Außerdem gibt es autosomal-dominant vererbte Störungen sowie X-chromosomal vererbte Schwerhörigkeiten.

Zu den **syndromalen Schwerhörigkeiten** gehören:
- seltene Missbildungen des Labyrinths, wie die Michel- oder die Mondini-Alexander-Dyplasie
- angeborene Syndrome, die mit einer Schwerhörigkeit einhergehen, wie z.B. das Pendred-Syndrom
- Missbildungen im Bereich des Schädels, wie das Treacher-Collins-(Franceschetti-)Syndrom (Dysostosis mandibulofacialis), das Pierre-Robin-Syndrom, das Crouzon-Syndrom und die Trisomien 13 bis 15, 18 und 21
- das Alport-, Refsum-, Usher- und das Waardenburg-Syndrom.

Pränatal erworbene Hörstörungen
Sie können verursacht werden durch
- Infektionen der Mutter während der Schwangerschaft, wie z.B.
  - Virusinfekte (Röteln, Mumps, Herpes zoster, Poliomyelitis, Influenza, Zytomegalie)
  - Lues (charakteristisch für konnatale Lues ist die Hutchinson-Trias: Innenohrschwerhörigkeit, Tonnenzähne, Keratitis)
  - Toxoplasmose

- toxische Schäden, z. B. durch Thalidomid, Chinin oder Aminoglykoside
- Diabetes mellitus der Mutter
- Strahlenexposition.

Schwerhörigkeit im Kindesalter
Ursachen können Frühgeburtlichkeit, Sauerstoffmangel unter der Geburt oder Infektionen, vor allem Mumps und Meningitis, sein.

Folgen
Für die Kinder hat eine Schwerhörigkeit **schwerwiegende soziale Folgen**. Allem voran ist die **Kommunikation** erheblich gestört, denn nur bei einem normalen Gehör kann sich auch die Sprache entwickeln. Daher sind die Früherkennung und die Frühbehandlung einer Schwerhörigkeit ausschlaggebend. Die Kinder sollten im ersten halben Jahr mit **Hörgeräten** versorgt werden. Liegt eine Taubheit vor, ist die Implantation eines **Cochlear Implants** (s. u.) bis zum Alter von 2 Jahren anzustreben. Weiterhin müssen die Kinder intensiv in Schwerhörigenschulen und durch Logopäden gefördert werden. Sinnvoll ist in manchen Fällen auch die Betreuung durch einen Kinderpsychologen. Auch die Eltern müssen eng in die Behandlung eng miteinbezogen werden.

Hörgeräte
Hörgeräte sind elektronische Hilfsmittel, die dazu dienen, Schallsignale für den **Schwerhörigen** zu verstärken. Sie bestehen im Wesentlichen aus einem Mikrofon, einem Verstärker und einem Lautsprecher und sind durch digitale Schallverarbeitung mittlerweile sehr klein und leistungsstark. Ein Hörgerät verstärkt den Schall nicht unspezifisch, sondern **frequenzspezifisch**. Es ist Aufgabe des Hörgeräteakustikers, das Gerät so einzustellen, dass es den Bedürfnissen des Schwerhörigen angepasst ist. Der HNO-Arzt hat sich quasi als letzte Instanz davon zu überzeugen, dass das vom Hörgeräteakustiker vorgeschlagene Gerät das Beste für den Patienten ist. Wichtig ist hier in erster Linie die Zufriedenheit des Patienten, denn damit steigt auch die Bereitschaft, das Gerät zu tragen.

Es gibt verschiedene **Bauarten** von Hörgeräten (☞ Farbabb. 1.32), zum einen die Hinter-dem-Ohr-(HdO-)Geräte, die Im-Ohr-(IO-)Geräte, Knochenleitungshörgeräte und Taschengeräte, wobei letztere heute nicht mehr verwendet werden. Technisch werden die Hörsysteme immer ausgereifter und bieten den Patienten zusätzliche Hilfen wie Spracherkennung oder Störschallunterdrückung.

Die Zukunft weist außerdem in eine neue Richtung: Es werden zunehmend teil- oder vollimplantierbare Hörsysteme entwickelt, die bisher jedoch nur bei strenger medizinischer Indikation implantiert werden.

Indikationen für ein Hörgerät
- Auf der besseren Seite muss der Hörverlust bei einer der Frequenzen im Hauptsprachbereich größer oder gleich 30 dB sein.
- Gleichzeitig versteht der Patient im freien Schallfeld bei 65 dB weniger als 80 % der einsilbigen Wörter.

Weitere Hilfsmittel für Schwerhörige
Für Kinder steht zur optimalen Förderung die **Schwerhörigenschule** zur Verfügung, sofern der Hörverlust so groß ist, dass sie nicht auf eine Regelschule gehen können. In manchen Schulen wird auch heute noch die Gebärdensprache gelehrt, obwohl es auch für Taube besser ist, das Lippenlesen zu erlernen, da sie sonst kaum kommunizieren können. Weitere Fördermaßnahmen sind **Hörtraining**, bei dem der Schwerhörige lernt, Geräusche und Klänge richtig zu interpretieren und sein Sprachverständnis zu verbessern. Die **Logopädie** leistet wichtige Arbeit bei der Verbesserung der Sprache der Schwerhörigen, damit sie selbst deutlich artikulieren, obwohl sie sich selbst nicht oder nur schlecht hören können.

Cochlear Implants
Ein Cochlear Implant besteht aus in die Cochlea implantierten Elektroden, die von einem im Mastoid verankerten Empfänger angesteuert werden (☞ Abb. 1.33). Der Träger hat einen sog. Sprachprozessor, der das eingehende Sprachsignal in Frequenzbänder aufteilt und an den Empfänger weiterleitet. Das Sprachverständnis bei diesen Geräten ist nicht so eindeutig wie bei einem normalen Hörgerät, daher ist ein intensives **Hörtraining** nach der Implantation unbedingt erforderlich.

Indikation für ein Cochlear Implant
Ein Cochlear Implant ist dann indiziert, wenn eine an Taubheit grenzende Schwerhörigkeit oder Taub-

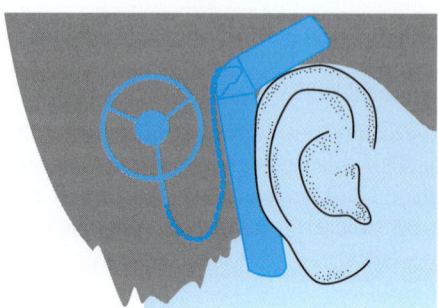

Systemübersicht mit einem hinter dem Ohr gelegenem Sprachprozessor und Spule zur transkutanen Schallübertragung. In einem mastoidalen Knochenbett gelegenes Implantat und Elektrode.

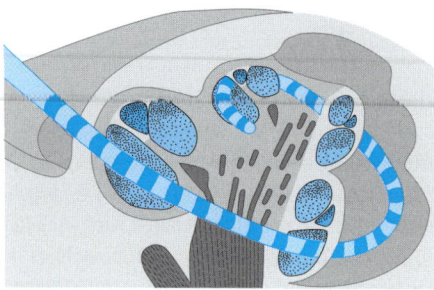

Über eine Cochleostomie in die Scala tympani eingebrachte Elektrode.

Abb. 1.33: Cochlear Implant [teilw. mod. nach Boenninghaus/Lenarz, HNO, 12. Aufl., Springer 2005]

heit vorliegt, die neuronale Verarbeitung (= der **Hörnerv**) aber **intakt** ist.

1.5.2 Akustikusneurinom

Ätiologie und Pathogenese
Das Akustikusneurinom (Syn.: Kleinhirnbrückenwinkeltumor) ist ein Schwannom. Es geht von der Schwann-Scheide des N. vestibularis (seltener des N. cochlearis) aus. Meistens ist es im Kleinhirnbrückenwinkel oder im inneren Gehörgang lokalisiert. Der Tumor wächst verdrängend und führt daher zur Erweiterung des inneren Gehörgangs und zur Druckschädigung des Nerven.

▶ **Symptome**
- zunehmende einseitige Schwerhörigkeit
- einseitiges Ohrgeräusch
- einseitige Beeinträchtigung des Gleichgewichtsorgans mit Spontannystagmus
- Eiweißerhöhung im Liquor ◀

Diagnose
- **Hörprüfungen:** Audiogramm, Sprachaudiogramm, überschwellige Audiometrie. Besonders wichtig ist hier die **BERA:** meistens zeigen sich Latenzverlängerungen zwischen Welle I und V (in > 90 % der Fälle).
- Bei der **Gleichgewichtsprüfung** finden sich eine Un- oder Untererregbarkeit des Gleichgewichtsorgans auf der betroffenen Seite sowie ein Ausfallnystagmus.
- Zur Sicherung der Diagnostik benötigt man ein **MRT** mit Kontrastmittelgabe. Zusammen mit der BERA hat das MRT eine Treffsicherheit von 100 %.

Differentialdiagnose
M. Ménière, primäres Cholesteatom des Kleinhirnbrückenwinkels, Glomustumor des Kleinhirnbrückenwinkels.

Therapie
Operative Entfernung des Tumors, sofern es seine Größe und der Allgemeinzustand des Patienten zulassen.
Der operative Zugang hängt ab von der Ausdehnung und Lokalisation des Tumors. Um die Nn. facialis und cochlearis zu schonen, ist heute ein intraoperatives Monitoring obligat.

Komplikationen
Fazialisparese, Neuropathie des N. trigeminus, zerebelläre Symptome (Gangunsicherheit u. a.) sowie Hirndrucksymptome.

2 Nase, Nebenhöhlen und Gesicht

2.1 Anatomische und physiologische Grundlagen

Durch ihre exponierte Stellung mitten im Gesicht ist die Nase nicht nur für unser ästhetisches Empfinden wichtig. Eine große Bedeutung kommt der Nase als Atmungs- und Riechorgan zu.
Eine behinderte Nasenatmung und/oder ein fehlender Geruchssinn ist für die Patienten äußerst beeinträchtigend; dabei spielen auch Umwelteinflüsse im Wohn- und Arbeitsbereich sowie Allergene eine wichtige Rolle.
Die Nasennebenhöhlen haben wegen ihrer Nachbarschaft zum Kranium und den Orbitae v. a. bei Erkrankungen eine besondere Bedeutung; schnell können sich daraus lebensbedrohliche Zustände entwickeln.

Die **Blutversorgung der äußeren Nase** erfolgt durch die A. angularis, einen Ast der A. facialis (A. carotis externa), und die A. dorsalis nasi, einen Ast der A. ophthalmica (A. carotis interna). Das Blut fließt zum einen ab durch die V. angularis, von dort zur V. ophthalmica und in den Sinus cavernosus, zum anderen über die V. facialis zur V. jugularis interna.

> **Merke!**
>
> Wichtig: Die Verbindung zum Sinus cavernosus macht deutlich, dass eine Entzündung im Gesicht (z. B. ein Furunkel) zur Sinusthrombose führen kann. Also keine Pickel oberhalb der Oberlippe ausdrücken!

Die Nase gliedert sich in einen äußeren (das Nasengerüst) und einen inneren Anteil (Nasenvorhöfe und -höhlen). Am **Nasengerüst** lassen sich knöcherne und knorpelige Anteile unterscheiden (☞ Abb. 2.1).
Knöchern sind u. a. die Processus frontales der Maxilla (lateraler Anteil des Nasengerüsts) und die Ossa nasalia (medial). **Knorpelig** sind
- die Nasenscheidewand (Septum nasi), die das Innere der Nase, meist asymmetrisch, teilt,
- die Dreieckknorpel, die von den Ossa nasalia nach unten ziehen und in der Mitte durch die Nasenscheidewand verbunden sind, und
- die Nasenspitzenknorpel, die jeweils aus einem Crus mediale (Nasensteg) und einem Crus laterale (Nasenflügel) bestehen. Sie bestimmen die Form des Nasenlochs.

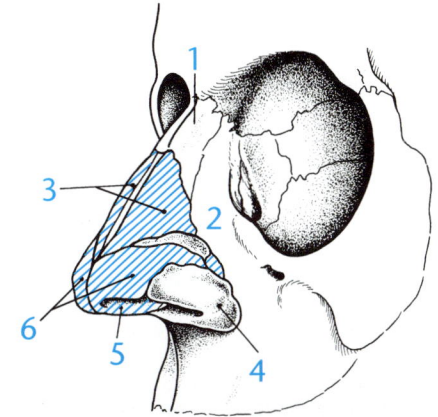

Abb. 2.1: Äußere Nase, knorpelige Anteile sind schraffiert
1 = Os nasale, 2 = Processus frontalis (maxillae), 3 = Dreieckknorpel, 4 = Nasenflügel (knorpelfrei), 5 = Crus mediale (Nasensteg), 6 = Crus laterale (Nasenflügel)

Die **innere Nase** wird durch die Nasenscheidewand zweigeteilt, meistens asymmetrisch. Jede Nasenhälfte kann wieder in einen Vorhof (Vestibulum nasi) und eine Haupthöhle (Cavum nasi) unterteilt werden.

Nur im **Nasenvorhof** findet sich Haut mit Haaren (Vibrissae), Talgdrüsen und apokrinen Schweißdrüsen, daher gibt es auch nur hier Furunkel!

Die **Haupthöhle** besitzt einen relativ komplizierten Bau. Die drei sog. **Nasenmuscheln (Conchae nasales)** wölben sich von lateral nach medial. Unterhalb der Muscheln finden sich die **Ausführungsgänge der Nasennebenhöhlen und des Tränennasengangs**. Diese Ausführungsgänge sind wie folgt angeordnet (☞ Abb. 2.2):

- Unter der unteren Muschel, im unteren Nasengang, mündet der Tränennasengang (Ductus nasolacrimalis).
- Unter der mittleren Muschel, im mittleren Nasengang, befindet sich der Ausführungsgang der Kieferhöhle (Sinus maxillaris), der vorderen Siebbeinzellen (Cellulae ethmoidales anteriores) und der Stirnhöhle (Sinus frontalis über den Ductus nasofrontalis) der Hiatus semilunaris.
- Unter der oberen Muschel, im oberen Nasengang, münden schließlich die hinteren Siebbeinzellen (Cellulae ethmoidales posteriores) und die Keilbeinhöhle (Sinus sphenoidalis) in die Apertura sphenoidalis.

Die Hohlräume der inneren Nase sind mit Schleimhaut ausgekleidet.

Die **Blutversorgung der Nasenschleimhaut** wird durch 3 Arterien gewährleistet:
- A. ethmoidalis anterior und
- A. ethmoidalis posterior aus der A. ophthalmica,
- A. nasalis posterior lateralis et septi aus der A. sphenoidalis (aus A. maxillaris).

Das Blut fließt durch die Vv. ethmoidales und die V. ophthalmica superior in den Sinus cavernosus und durch den Plexus pterygoideus in die äußeren Gesichtsvenen.

In der Vorderwand des Septums liegt ein sehr oberflächliches Gefäßgeflecht, der **Locus Kiesselbachii**. Dieser ist oft Ursprung von Blutungen aus der Nase.

Die Nase wird über den N. maxillaris und den N. nasociliaris (aus N. ophthalmicus) sensibel und sekretorisch versorgt.

Hier noch einige **wichtige topographische Beziehungen:**

Unschwer ersichtlich ist die Nachbarschaft zu den **Augenhöhlen**, die nur durch eine ganz dünne Wand (Lamina papyracea) von den Siebbeinzellen getrennt sind. Daher können Entzündungen der Nase sehr schnell auf die Augenhöhlen übergreifen (☞ Farbabb. 2.20).

Hinter dem Ende der mittleren Muschel befindet sich das Foramen sphenopalatinum, das sich in die Fossa pterygopalatina öffnet. Diese wiederum steht in offener Verbindung mit der Fossa infratemporalis. In der Fossa pterygopalatina befindet sich das Foramen rotundum, durch das aufsteigende Entzündungen Zugang zum Endocranium haben.

▶ Über die hinteren Öffnungen, die **Choanen**, öffnet sich die Nase in den Nasopharynx und hat so, über die Tuben, eine fast direkte Verbindung zum Mittelohr beidseits. ◀

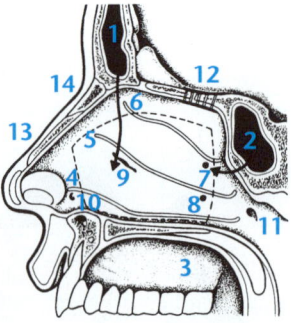

Abb. 2.2: Lage der Nasennebenhöhlen von lateral
1 Sinus frontalis (Stirnhöhle), 2 Sinus sphenoidalis (Keilbeinhöhle), 3 Sinus maxillaris (Kieferhöhle), 4 untere Concha (Meatus nasi inferior), 5 mittlere Concha (Meatus nasi medius), 6 obere Concha (Meatus nasi superior), 7 Apertura sphenoidalis, 8 Ostium accesorium, 9 Hiatus semilunaris, 10 Ductus nasolacrimalis, 11 Ostium tubae auditivae, 12 Lamina cribrosa mit Fila olfactoria, 13 knorpeliger Nasenrücken, 14 knöcherner Nasenrücken = Os nasale; die Pfeile geben an, in welchen Ausgang der Sinus frontalis bzw. spenoidalis drainiert, die gestrichelte Linie zeigt die Lage des Nasenseptums.

Funktion der Nase ist es, die Atemluft zu filtern, anzufeuchten und anzuwärmen, sowie zu riechen. Die ersten drei Aufgaben erfüllt das **respiratorische Epithel**, das die Haupthöhle ebenso wie die Nasennebenhöhlen überzieht. Für das Riechen ist die **Regio olfactoria** der Nase zuständig, die sich im mittleren Teil der oberen Nasenmuschel befindet und aus Sinneszellen (Fila olfactoria des N. olfactorius = N. I), welche durch die Lamina cirbrosa ziehen, und Stützzellen besteht.

2.2 Untersuchungsmethoden

2.2.1 Inspektion

Äußere Nase
- **Form:** Bestehen eine Schwellung oder Unregelmäßigkeiten (z.B. traumatisch oder durch ein Rhinophym oder einen Tumor bedingt)? Ist das Nasenskelett verändert (z.B. verbreitert)?
- **Beweglichkeit:** unauffällig oder herabgesetzt; bestehen Krepitationen?
- Ist die **Farbe** verändert: Rötung bei Entzündung; Hämatom?
- **Hautveränderungen:** Furunkel?
- Sind die **Nasenlöcher** weit, eng, in der Weite unterschiedlich?
- Ist die **Nasenscheidewand** gerade oder gekrümmt, besteht ein Defekt?

Innere Nase
Die **Rhinoscopia anterior** wird mit Hilfe eines Spekulums oder eines Endoskops durchgeführt. Die Schleimhaut, die Durchgängigkeit der Nasenhöhle, die Weite des Nasenganges und die Septumform werden beurteilt.

Um sich bessere Übersicht zu verschaffen, ist es oft ratsam, ein abschwellendes Imidazolinderivat (z.B. Otriven®) in die Nase einzusprühen. Außerdem sollte man darauf achten, besonders empfindliche Teile, wie das Septum, mit dem Spekulum nicht zu berühren, bzw. das Spekulum beim Herausziehen nicht zu schließen, da sonst Haare ausgerissen werden können. Vor Manipulationen in der Nase empfiehlt es sich außerdem, die Schleimhaut vorher mit einem Lokalanästhetikum einzusprühen.

Die **Rhinoscopia posterior (Postrhinoskopie)** wird folgendermaßen durchgeführt: Man drückt die Zunge mit Hilfe eines Mundspatels herab und begutachtet dann mittels eines Rachenspiegels (er sollte vorher erwärmt werden, damit er nicht beschlägt) die hinteren Abschnitte des Rachens und der Nase: Tonsillen (auch Tonsilla pharyngea), Zungenwurzel, den Bereich des Rachens hinter der Uvula, den Nasen-Rachen-Raum, das Ostium der Eustachischen Röhre beidseits und die Choanen (von dorsal gesehen).

Folgendes sollte man erfragen:
- Bestehen Schmerzen (wo, wann, wie lange, seit wann)?
- Ist die Nasenatmung behindert? Unter welchen Bedingungen? Ein- oder beidseitig?
- Fließt Sekret ab? Wohin und bei welcher Kopfhaltung; wie sieht es aus (wässrig, eitrig), ist es übelriechend?
- Besteht eine Geruchsstörung?

2.2.2 Palpation

Zunächst palpiert man das Nasengerüst, um zu prüfen, ob es druckschmerzhaft oder abnorm beweglich ist (Luxation) und ob Stufen, Schwellungen oder Verhärtungen bestehen.

Dann palpiert man die knöchernen Begrenzungen der Orbita, die Nervenaustrittspunkte des N. trigeminus an den Foramina supraorbitalia, infraorbitalia und mentalia sowie die übrigen Gesichtsweichteile, um Schwellungen und Druckschmerzhaftigkeit festzustellen. In besonderen Ausnahmefällen kann, nach Oberflächenanästhesie, auch der Nasen-Rachen-Raum palpiert werden. Dabei achtet man auf die Form, Beschaffenheit und Ausdehnung der zu tastenden Strukturen.

2.2.3 Prüfung der Luftdurchgängigkeit

- **qualitative Prüfung:** Der Patient atmet bei wechselndem Zuhalten einer Nasenseite auf eine Metallplatte oder einen Taschenspiegel aus. Der Untersucher beurteilt Art und räumliche Gestalt des Niederschlags.
- **quantitative Prüfung:** Die sog. Rhinomanometrie erfasst mit Hilfe von Manometern die Druckdifferenz zwischen Naseneingang und Nasen-Rachen-Raum während der Atmung sowie die Strömungsgeschwindigkeit in der Nase.

2.2.4 Riechprüfung

Der Patient hält ein Nasenloch zu. Am anderen Nasenloch führt man eine **qualitative Riechprüfung** mit verschiedenen Stoffen durch:
- ▶ reine Riechstoffe, die ausschließlich den N. olfactorius reizen (z. B. Vanille, Lavendel, Birkenteer, Zimt)
- Stoffe, die zusätzlich den N. trigeminus reizen (z. B. Menthol, Terpentin, Pfefferminze)
- Stoffe, die außerdem den N. glossopharyngeus (Geschmack) reizen (z. B. Chloroform, Pyridin). ◀

Die Ergebnisse sind abhängig von der Mitarbeit des Patienten. Daher ist es in bestimmten Fällen auch notwendig, eine **objektive Riechprüfung** durchzuführen, die ERO (= evoked response olfactometry).

Befunde:
- **Anosmie:** kein Riechvermögen mehr
- **Hyposmie:** Riechvermögen vermindert
- **Parosmie:** Für den Patienten riecht alles gleich.
- **Kakosmie:** Für den Patienten riecht alles schlecht. Kakosmie ist ein Hinweis auf einen Hirntumor!

2.2.5 Endoskopie

Endoskope für die Nase können starr oder flexibel sein. Bei der Endoskopie achtet man insbesondere auf den mittleren Nasengang, da man ihn bei beiden Arten der Rhinoskopie schlecht einsehen kann.
- **Antroskopie (Sinuskopie):** Die Kieferhöhle wird mit einem Trokar transnasal über den unteren Nasengang punktiert. Über die Trokarhülse können dann starre Endoskope in die Kieferhöhle vorgeschoben werden.
- **Beck-Bohrung:** Die Stirnhöhle wird mit einem Trokar von außen punktiert.

Indikationen: Diagnostik von Schleimhautveränderungen (V.a. Tumor); Spülung, z. B. bei Sinusitis.

2.2.6 Bildgebende Verfahren

- **laterale Röntgenaufnahme:** Zur Darstellung der knorpeligen Bestandteile des Nasengerüsts eignen sich weiche Röntgenstrahlen am besten, zur Darstellung der knöchernen Bestandteile und der Sinus frontales bzw. sphenoidales harte

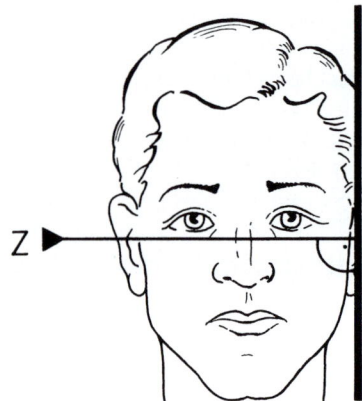

Abb. 2.3: Laterale Rö-Aufnahme

Röntgenstrahlen. Durch den Strahlengang (☞ Abb. 2.3) projizieren sich die Sinus beider Seiten übereinander, so dass zur Beurteilung aller Sinus mehrere Aufnahmen notwendig sind.
- **occipito-frontale Röntgenaufnahme** (☞ Abb. 2.4): Indikation: Darstellung der Stirnhöhlen. Die Siebbeinzellen werden durch andere Strukturen überlagert, ebenso die Kieferhöhlen.
- **occipito-nasale Aufnahme** (☞ Abb. 2.5): Indikation: Darstellung der Stirnhöhlen und der Siebbeinzellen. Die Kieferhöhlen werden überlagert.
- **occipito-dentale Aufnahme** (☞ Abb. 2.6): Indikation: Darstellung der Kieferhöhlen und der Keilbeinhöhlen. Die Siebbeinzellen werden überlagert.

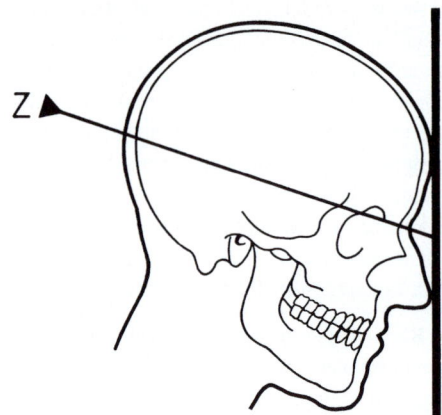

Abb. 2.4: Occipito-frontale Rö-Aufnahme

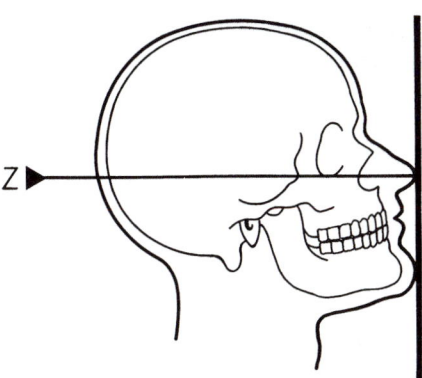

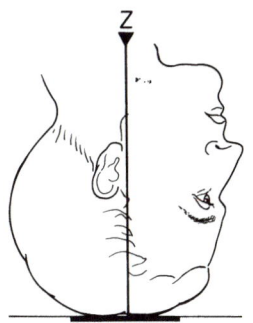

Abb. 2.7: Axiale Röntgenaufnahme

Abb. 2.5: Occipito-nasale Rö-Aufnahme

- **axiale Aufnahme** (☞ Abb. 2.7): Darstellung der Felsenbeine, der Keilbeinhöhle und der Siebbeinzellen.
- Mit **Kontrastmittel** kann man die Ausdehnung pathologischer Prozesse in den Sinus besser als in nativen Aufnahmen beurteilen.
- **Tomographie:** Tomogramme erlauben eine genauere Differenzierung der Ausdehnung von Tumoren oder Frakturen.
  Das **Computertomogramm** (= CT) ist wichtiger Bestandteil zur Beurteilung von Schleimhautveränderungen vor einer Nasennebenhöhlenoperation. Zusammen mit der **Kernspintomographie** ermöglichen sie eine optimale Darstellung von Knochendefekten und Tumoren.
- Die **Sonographie (Ultraschalldiagnostik)** ist ebenfalls integraler Bestandteil der Nasennebenhöhlendiagnostik. Im sog. **A-Mode** können knöcherne Anomalien und Schleimhautveränderungen wie z. B. Ergüsse erkannt werden. Das **B-Mode**-Verfahren ermöglicht eine 2-dimensionale Darstellung und kann so Polypen, Zysten oder Tumorausdehnungen besser erkennen helfen. Mit Hilfe der **Doppler-Sonographie** lässt sich die Gefäßversorgungen von Tumoren, besonders zusammen mit einem B-Mode-Scan (Duplex-Sonographie), darstellen.

2.3 Klinik

2.3.1 Frakturen

Die meisten Frakturen im Bereich des Gesichtsschädels entstehen durch **stumpfe Gewalt**, also durch Unfälle, Schlag (☞ Farbabb. 2.8, eine Siebbeinfraktur durch Faustschlag) oder Stoß.

Spontanfrakturen des Gesichtsschädels sind selten, da der Schädel kaum mechanischen Belastungen ausgesetzt ist. Sie kommen allenfalls vor im Rahmen von Tumoren, Knochenarrosionen oder wenn sich Entzündungen auf den Gesichtsschädel ausdehnen.

Bei ausgedehnten Verletzungen des Gesichtsschädels ist oft eine interdisziplinäre Zusammenarbeit von Mund-Kiefer-Gesichtschirurgen, Ophthalmologen und Neurochirurgen notwendig.

Sind die Weichteile stark beeinträchtigt, so ist es ratsam, einen Psychologen in die Behandlung des Patienten mit einzubeziehen, da größere Operationen am Gesicht den Patienten stark psychisch belasten.

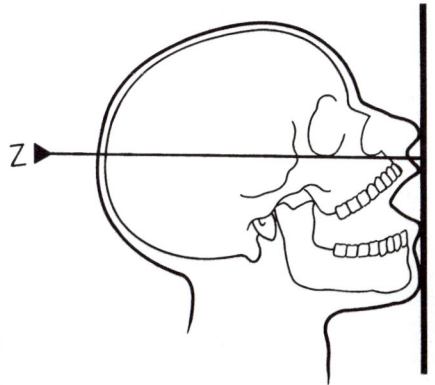

Abb. 2.6: Occipito-dentale Rö-Aufnahme. Beachte: der Mund wird geöffnet!

Nasenfrakturen

Ätiologie
Ursache ist meist ein Stoß oder Schlag. Die Richtung der einwirkenden Kraft bestimmt die Art der Fraktur und die Richtung der Luxation des Nasenknorpels.

Symptome
Nasenschiefstand, eingesunkener Nasenrücken (☞ Abb. 2.9). Wenn die Schleimhaut eingerissen ist (meistens), Nasenbluten. Evtl. äußerlich sichtbare Riss- oder Platzwunden. Geruchsstörung.

Diagnose
- **Inspektion:** Deformierung
- **Palpation:** abnorme Beweglichkeit
- laterale **Röntgenaufnahme**

Therapie
Reposition dislozierter Fragmente, **Fixation** (Heftpflaster oder Schienung). Ist der Nasenrücken eingesunken, ist eine Nasentamponade indiziert.

Komplikationen
Die häufigsten Komplikationen sind das Septumhämatom und die Septumdeviation.

Prognose
Wird die Fraktur sehr schnell behandelt, ist eine Restitutio ad integrum möglich.

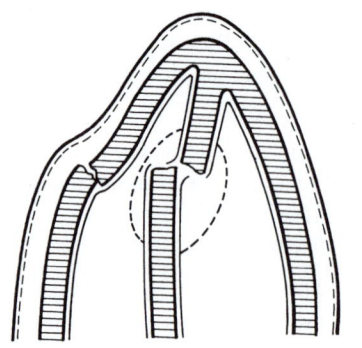

Abb. 2.9: Nasenfraktur, wobei das Nasenseptum und rechts der Nasenknorpel gebrochen sind, Ausbildung eines leichten Septumhämatoms.

Septumhämatom

Ätiologie
Komplikation nach einem stumpfen Nasentrauma oder auch nach chirurgischen Eingriffen.

Symptome
Eingeschränkte Nasenatmung, meist schmerzlos.

Diagnose
Rhinoscopia anterior und posterior: Das Nasenseptum ist geschwollen und hat die Form eines Kissens.

Therapie
Punktion. Sollte bei der Punktion nicht alles abfließen, muss die Schleimhaut breit vom Nasenseptum abgehoben werden. Anschließend immer eine Nasentamponade einlegen, um ein Rezidiv zu vermeiden.

Komplikationen
- Superinfektion mit Septumabszess, Knorpeleinschmelzung
- Sattelnase
- Septumperforation

Septumabszess

Ätiologie
Infektion eines Septumhämatoms oder Infektion der Nasenschleimhaut durch den bohrenden Finger.

Symptome
Eingeschränkte Nasenatmung, pochende Schmerzen, druckschmerzhafter, geröteter Nasenrücken.

Diagnose
Rhinoscopia anterior und posterior.

Therapie
Inzision, Ausräumen des Abszesses. Anschließend Antibiotika bei gleichzeitiger Drainage und Tamponade.

Komplikationen
- Meningitis
- Nekrose, Folge: Sattelnase

Kieferhöhlen-Jochbeinfraktur

Ätiologie
Wird meistens durch Stürze verursacht, aber auch durch Schlag und Stoß, allerdings muss die einwirkende Gewalt dann sehr groß sein.

Symptome
Der Bulbus sinkt ab, dadurch entstehen Doppelbilder. Durch Behinderung des M. temporalis Kieferklemme oder Kiefersperre. Parästhesien im Innervationsgebiet des N. maxillaris.

Diagnose
- **Palpation:** Meist besteht eine Stufe.
- **Röntgenbilder** (axiale und occipito-dentale Aufnahme) geben meist zusätzliche wichtige Informationen.

Therapie
Die Kieferhöhle wird eröffnet und eine Kunststoffstütze eingelegt. Falls die **Reposition** so nicht gelingt, Drahtosteosynthese. Nur eine exakte Reposition schützt vor Deformität! Wenn der N. maxillaris eingeklemmt ist, muss er dekomprimiert werden.

Komplikationen
Infektion, die sich in die Orbita ausbreiten und eine Orbitalphlegmone hervorrufen kann.

Blow-out-Fraktur

Ätiologie
Die mit Abstand häufigste Ursache ist ein **direkter Schlag aufs Auge**. Die dünnste Stelle der Augenhöhle (der Orbitaboden) bricht und Orbitafett dringt in die Kieferhöhle vor. Als Folge sinkt der Bulbus ab (☞ Abb. 2.10) und Augenmuskeln können eingeklemmt werden, am häufigsten der M. rectus inf. und der M. obliquus inf.

Symptome
Doppelbilder (Augenmuskelparesen), Enophthalmus, Parästhesien im Innervationsgebiet des N. maxillaris.

Diagnose
Meistens ergibt sich die Diagnose aus der Anamnese und dem charakteristischen Befund. Bei der **Palpation** ist keine Stufe nachweisbar. Weitere Untersuchungen zur Sicherung der Diagnose sind **Exophthalmometrie**, **Antroskopie** und **bildgebende Verfahren**, insbesondere laterale Computertomographie und Spezialaufnahmen von tangential.

Therapie
Da die Gefahr einer Infektion groß ist, muss **sofort operiert** werden. Der Orbitaboden wird mit Kunststoffteilen gedeckt, evtl. ist eine Osteosynthese nötig. Dazu wird ein Knochenspan aus der Crista iliaca entnommen. Ohne Operation entsteht ein Enophthalmus.

Komplikationen
Infektion, Orbitalphlegmone (☞ Abb. 2.11 und ☞ Farbabb. 2.20).

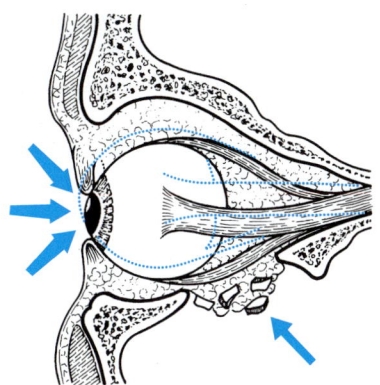

Abb. 2.10: Blow-out-Fraktur von lateral, deutlich sichtbar die Bulbusverlagerung. Punktiert: normale Bulbuslage.

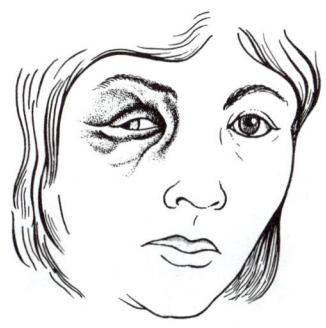

Abb. 2.11: Orbitalphlegmone nach Blow-out-Fraktur

Jochbeinfraktur (isoliert)

Ätiologie
Ursache ist eine **seitliche Gewalteinwirkung auf den Kopf**, z.B. durch Sturz, Fall oder Schlag. Bei diesem Unfallmechanismus bricht typischerweise nur das Jochbein (☞ Abb. 2.12).

Symptome
Die laterale Gesichtshälfte ist abgeflacht und geschwollen, die Mundöffnung erschwert bis unmöglich (**Kieferklemme**). Im Innervationsgebiet des N. maxillaris bestehen Parästhesien.

Diagnose
Bei der **Palpation** ist sowohl von innen als auch von außen eine Stufe nachweisbar. **Röntgenaufnahmen** von lateral und tangential sichern die Diagnose.

Therapie
Repositiiton mit dem Einzinker-Haken. Evtl. ist eine Drahtosteosynthese nötig, um eine exakte Reposition zu erreichen.

Prognose
Gute Ausheilung bei exakter Reposition.

Frakturen der oberen Nebenhöhlen
Frakturen im Bereich der Rhinobasis haben immer zur Folge, dass Teile der Nebenhöhlen betroffen sind. Die frontobasalen Frakturen werden nach Escher eingeteilt in:
- **Escher Typ I:** hohe frontobasale Fraktur. Durch Bruch des Stirnbeins entsteht eine Stirnbein-Stirnhöhlen-Impressionsfraktur.

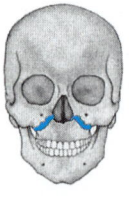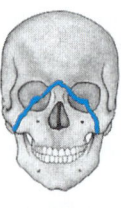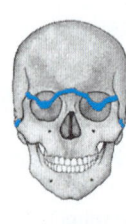

Abb. 2.13: Frakturen vom Typ Le Fort I bis III (nach [2])

- **Escher Typ II:** mittlere frontobasale Fraktur. Betroffen sind das Nasenbein, das Stirnbein und das Siebbein. Es kommt zu einer Impressions- und Trümmerfraktur im Stirnhöhlen-Siebbein-Bereich.
- **Escher Typ III:** tiefe frontobasale Fraktur. Betroffen sind die vordere Schädelgrube, das Nasenbein, die Augenhöhle und das vordere Jochbein. Die tiefen frontobasalen Frakturen werden auch nach **Le Fort** eingeteilt (☞ Abb. 2.13):
  - **Le Fort I:** basaler Abbruch des Oberkiefers in Höhe des Nasen- und Kieferhöhlenbodens
  - **Le Fort II:** Absprengung des gesamten Oberkiefers mitsamt der knöchernen Nase
  - **Le Fort III:** Abriss des gesamten Viszerokraniums vom Neurokranium. Die Bruchlinie führt durch die Orbita. Der Jochbogen ist ebenfalls frakturiert.
- **Escher Typ IV:** einseitige frontolaterale Fraktur. Betroffen sind der Boden der vorderen Schädelgrube, die Stirnhöhle, das Stirnbein und die Augenhöhle (Orbitadach) (☞ Abb. 2.14).

Symptome
Monokel- oder Brillenhämatom, Blutungen unter die Konjunktiva und aus Mund und Nase, Platz-

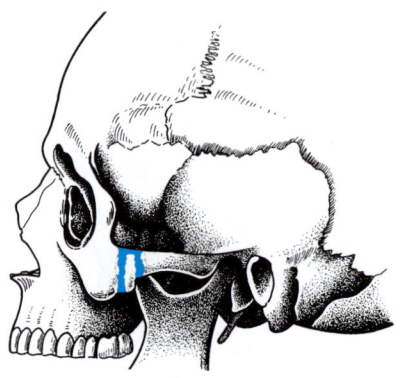

Abb. 2.12: Isolierte Jochbeinfraktur

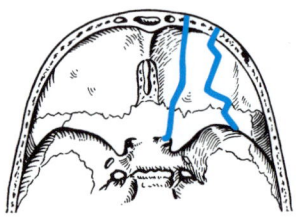

Abb. 2.14: Typische Bruchlinien bei einer hohen frontobasalen Schädelfraktur = Escher IV

wunden. Ist die Dura eingerissen, kommt es zu Liquorrhö. Ist das Siebbein gebrochen, entsteht ein Lidemphysem.

Diagnose
- **Inspektion:** Monokel- oder Brillenhämatom, Asymmetrie des Gesichts, Nasenbluten.
- Bei der **Palpation** sind Stufenbildung und Emphysem zu tasten.
- **Röntgenaufnahmen** in verschiedenen Ebenen, **CT** und **Kernspin**. Bei Duraverletzung entsteht ein Pneumatocephalus (Luftfüllung der Liquorräume). Positiver Glucosetest bei Liquorrhö.

Therapie
Akut: Schocktherapie: Freihalten der Atemwege. Falls die Intubation nicht gelingt, Tracheotomie. Blutstillung, Infusionen. Da oft Infektionen auftreten und diese rasch aufsteigen können, Gabe von Antiobiotika, außerdem Tetanusprophylaxe.

Weitere Therapie interdisziplinär: Mund-Kiefer-Gesichts-Chirurg, Augenarzt, Neurochirurg.

Sind die Knochen nur sehr geringfügig disloziert, ist **konservatives** Vorgehen indiziert, bei Schädelbasisbruch und Dislokation **operatives** Vorgehen. Ziel der Operation ist es, Sekret abfließen zu lassen, zu reponieren und Stabilität zu schaffen, um Pseudoarthrosen und aufsteigende Infektionen zu verhindern.

Komplikationen
Muko- und Pyozelen der Nasennebenhöhlen. Ist die Dura zerrissen, entsteht eine Liquorfistel. Meningitis, Hirnabszess und Osteomyelitis der Schädelknochen können auftreten, auch Jahre nach dem Trauma. Häufig ist das Stirnbein von der Osteomyelitis betroffen.

Chirurgische Therapieprinzipien bei Gesichtsschädelbrüchen
Von größter Bedeutung ist die **exakte Reposition**. Liegt ein Durariss mit Liquorfistel vor, ist es wichtig, den Defekt zu decken. In Sinus eingedrungenes Hirngewebe ist zu entfernen. Sind Knochen großflächig zerstört, werden Kunststoffplastiken eingesetzt.

> **Merke!**
> Bei allen Verletzungen des Gesichtsschädels durch Unfall ist eine sorgfältige Dokumentation des Unfallhergangs, auch aus forensischen Gründen, äußerst wichtig!

Liquorfistel
Ätiologie
Es liegt ein Durariss nach Felsenbeinquerbruch, fronto-basaler Fraktur oder Keilbeinfraktur vor.

Symptome
Wässriger Schnupfen als Ausdruck des Austritts von Liquor durch die Nase.

Diagnose
Nachweismethoden von Liquor:
- Glucosestreifen: Liquor ist im Gegensatz zu normalem Nasenschleim zuckerhaltig
- Nachweis von β2-Transferrin (hohe Spezifität für Liquor) mittels Immunelektrophorese
- Zisternographie: Kontrastmittel in den Liquorraum, Darstellung der Fistel im CT
- Liquorszintigraphie: Nachweis von Isotopen im Nasensekret

Die zugrunde liegende Fraktur kann durch Röntgenspezialaufnahmen, CT oder Kernspin dargestellt werden.

Therapie
Operative Freilegung und Deckung der Fistel mittels Duralappen unter Gabe von Antibiotika.

Komplikationen
Infektion, die aufsteigt und zu einer Meningitis oder Enzephalitis führt.

Prognose
Kommt es nicht zur Infektion, ist die Prognose nach Operation gut.

2.3.2 Entzündungen

 Entzündungen der Nase betreffen jeden von uns irgendwann, daher ist dieses Kapitel auch als Nicht-HNO-Arzt wichtig. Besonderes Augenmerk ist dabei auf die eigentlich eher banalen Entzündungen wie Furunkel oder den einfachen Schnupfen zu richten, da gerade diese meist harmlosen

Erkrankungen im Einzelfall zu schwerwiegenden Komplikationen führen können, an die man bei der Anamnese denken muss. Zunehmende Bedeutung gewinnen hier auch die Allergie-assoziierten Erkrankungen.

Nasen- oder Oberlippenfurunkel

Ätiologie
Furunkel entstehen meist aus Infektionen von Haarbälgen mit Staphylokokken.

Symptome
Sehr starke Schmerzen, Fieber, Schwellung von innerer und äußerer Nase, Nasenumgebung (☞ Farbabb. 2.15) sowie Oberlippe.

Diagnose
- klinisches Bild
- Rhinoskopie

Therapie
Um zu verhindern, dass sich die Infektion ausbreitet, darf der Patient nicht sprechen, nicht kauen (Breikost, flüssige Kost), muss Bettruhe einhalten und erhält hochdosiert Antibiotika i.v.

> **Merke!**
> Da aufgrund der Lokalisation die Gefahr einer Sinusthrombose besteht (via V. angularis, ☞ Abb. 2.16), darf das Furunkel keinesfalls inzidiert oder anderweitig manipuliert (z. B. ausgedrückt) werden!

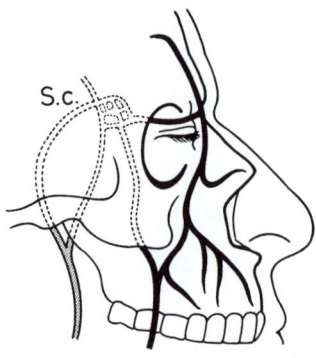

Abb. 2.16: Verbindung der V. angularis (schwarz) mit dem Sinus cavernosus (S.c.).

Rhinitis acuta
Syn.: Common cold, Schnupfen, Koryza.

Ätiologie
Virusinfektion mit sehr kurzer Inkubationszeit (Stunden bis 2 Tage).

Symptome
Kitzeln in der Nase, Niesen. Aus der Nase fließt seröses bis schleimiges Sekret („die Nase läuft"). Die Nasenatmung ist eingeschränkt, es besteht eine Geruchsstörung. Evtl. Kopfschmerzen, tränende Augen, Frieren.

Diagnose
Rhinoscopia anterior: angeschwollene Nasenmuscheln, gerötete Nasenschleimhaut mit Abschilferungen, Sekret im Nasen-Rachen-Raum sichtbar.

Differentialdiagnose
- chronische Rhinitis
- allergische Rhinitis
- Sinusitis
- Infektion durch Grippeviren
- Rhinoliquorrhö

Therapie
Abschwellende Nasentropfen (z. B. Xylometazolin) oder Nasenöle, Schwitzkur, Kalziumpräparate, Salicylate (z. B. Aspirin®). Vitamin C wirkt nur prophylaktisch.

Komplikationen
Superinfektion mit nachfolgender Tracheobronchitis und/oder Sinusitis.

Prophylaxe
Stärkung der Abwehrkräfte z. B. durch Wechselduschen, Sauna, Sport, Vitamin C und Kalziumzufuhr.

Rhinitis chronica

Ätiologie
Die chronische Rhinitis kann verursacht werden durch Viren, Bakterien, Parasiten, aber auch durch chemische oder physikalische Noxen (z. B. Luftverschmutzung). Auch vergrößerte Adenoide, eine Muschelhyperplasie, Septumdeviation, Polypen der Nase oder ein Tumor oder Allergien können die Ursache sein.

Symptome
Wie bei der akuten Rhinitis, jedoch rezidivierend.

Diagnose
- **Rhinoscopia anterior und posterior:** geschwollene Nasenmuscheln mit hyperplastischer Schleimhaut, evtl. eitrige Beläge
- **Röntgenaufnahme** der NNH, ggf. NNH-CT

Therapie
Sekretolyse mit milden abschwellenden Nasentropfen, da die Patienten häufig sowieso einen Abusus mit sympathomimetischen Nasentropfen betreiben (sog. Privinismus). Letzterer führt zur reaktiven Hyperämie. Weiterhin Acetylcystein, Spülungen mit Salzlösungen, ggf. gezielte antibiotische Therapie nach Abstrich.
Sollten diese Maßnahmen nicht zum gewünschten Erfolg führen, muss **operativ** interveniert werden, z.B. mit Adenotomie, Septumplastik, NNH-Ausräumung oder durch Kauterisation der Nasenmuscheln (Muschelkaustik).

Komplikationen
Besteht die chronische Rhinitis über längere Zeit, entwickelt sich eine Rhinitis atrophicans (s.u.).

Rhinitis allergica (Rhinopathia allergica)
Ätiologie
Überempfindlichkeitsreaktion auf verschiedene Stoffe, die **saisonal** (Heuschnupfen) oder auch das ganze Jahr **(perennial)** vorkommen. Meist ist die Allergie IgE-vermittelt und tritt familiär gehäuft auf.

Symptome
- **Juckreiz** in der Nase
- **allergischer „Salut"** (☞ Abb. 2.17): Mit dieser charakteristischen Handbewegung versucht der Allergiker zum einen, die Nasenatmung zu verbessern (indem er die Nasenlöcher nach oben drückt, werden sie weiter), zum anderen, den Juckreiz zu lindern. Wird die Bewegung häufig ausgeführt, entsteht eine Nasenfalte.
- **Niesattacken**
- vermehrte Sekretion wässrigen Schleims
- häufig **Augentränen** infolge Konjunktivitis

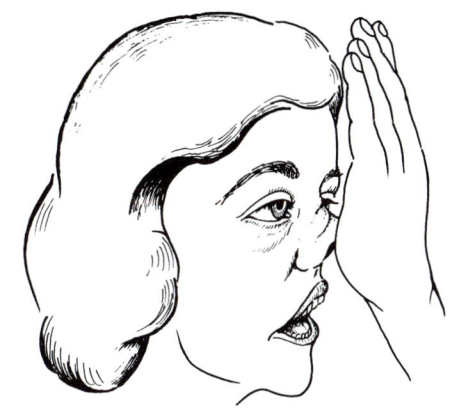

Abb. 2.17: Allergischer „Salut"

Diagnose
- **Rhinoscopia anterior und posterior:** geschwollene Nasenmuscheln, polypöse Schleimhaut
- Nachweis einer Allergie z.B. mit RAST, Prick-Test, Provokationstests

Therapie
Soweit möglich **Allergenkarenz**; falls nicht möglich, **Hyposensibilisierung** über längere Zeit. Symptomatische Therapie: Antiallergika, lokale Kortikoide.

Vasomotorische Rhinopathie
Ätiologie
Unter vasomotorischer Rhinopathie versteht man eine **unspezifische Überempfindlichkeit** der Nasenschleimhaut, die zu einer Funktionseinschränkung führt. Sie kann psychisch bedingt sein oder aber durch Nahrungsmittelallergien oder den Missbrauch gefäßverengender Nasentropfen wie Xylometazolin, den sog. Privinismus, hervorgerufen werden.

> **Merke!**
> Wegen der Gefahr des Privinismus sollte man Nasentropfen nicht länger als eine Woche anwenden!

Symptome
Wie beim Heuschnupfen, aber nicht so stark ausgeprägt; oft nach Wetteränderungen auftretend.

Therapie
- **medikamentös:** Antihistaminika
- **operativ:** Abtragung der Schleimhaut und der hinteren Muschelenden, so dass die Nasenatmung wieder gewährleistet ist.

Tuberkulose der Nase (Lupus vulgaris)
Ätiologie
Mycobacterium tuberculosis.

Symptome
Im Bereich der äußeren Haut finden sich oft schuppende Herde, die zu Ulzerationen werden. Dies führt bei Abheilung zu starker Narbenbildung mit Defekten. Ein Befall der Schleimhaut hat meist eine borkende Rhinitis zur Folge.

Diagnose
Hautveränderungen der äußeren Nase. **Rhinoscopia anterior und posterior:** Die Schleimhaut zeigt Knötchen (Granulome) sowie Ulzera, die von Krusten und Borken bedeckt sind. Besteht die Erkrankung schon länger, können Knorpelarrosionen sichtbar sein. Die Diagnose wird durch **PE** und Anzüchtung der Tuberkel im Tierversuch gesichert.

Differentialdiagnose
Infektion mit Mycobacterium leprae, Klebsiellen, Treponema pallidum oder Pilzen. Außerdem immer eine Sarkoidose ausschließen!

Therapie
Tuberkulostatika (INH, Ethambutol, Rifampicin).

Komplikationen
Lupus-vulgaris-Karzinom: Besteht eine Tbc-Infektion der Nase längere Zeit und bilden sich Nekrosen, kann aus ihnen ein Karzinom entstehen.

Lues (Syphilis) der Nase
Ätiologie
Infektion mit Treponema pallidum. Die Nase kann in zwei **Stadien** der Lues betroffen sein:
- Lues connata
- Tertiärstadium.

Symptome
Schwellungen der inneren und äußeren Nase, bedingt durch Granulome im knöchernen Teil des Nasenseptums, evtl. auch in der lateralen Nasenwand. Die regionären Lymphknoten sind nicht geschwollen.

Diagnose
- **Rhinoscopia anterior und posterior:** Granulome im knöchernen Teil des Nasenseptums, evtl. auch in der lateralen Nasenwand. Das Septum kann perforiert sein.
- **Nachweis** der Treponemen im Nasenabstrich und im Blut.

Therapie
Hochdosiert Antibiotika über 2 Wochen, z. B. Penicillin G (1 x 600.000 I.E./Tag i.m.).

Prognose
Wird keine Therapie eingeleitet, werden die knöchernen und knorpeligen Anteile des Nasengerüsts nekrotisch, das Nasengerüst sinkt ein. Folge ist eine **Sattelnase**. Ausdehnung der **Gummen** im Septum kann zu dessen Perforation, Vernarbung zur Ausbildung von Synechien führen.

Rhinitis atrophicans (Ozaena, Stinknase)
Ätiologie
Unbekannt. Frauen sind häufiger betroffen, es gibt auch eine familiäre Häufung. Tritt ebenfalls auf bei Privinismus, nach Tumoroperationen und bei Verlust ausgedehnter Areale von Nasenschleimhaut. Wenn von der Nase dabei ein übler Geruch ausgeht, nennt man dies Ozaena (Stinknase).

Symptome
Übler Geruch, der durch Zersetzung des Nasenschleims zustande kommt. Kopfschmerzen, evtl. Pharyngitis und Laryngitis. Oft besteht eine Hyposmie oder Anosmie.

Diagnose
- **Rhinoscopia anterior und posterior:** weiter Naseneingang. Die Nasenschleimhaut ist atrophisch und von fest haftenden Krusten belegt. Muschelatrophie.
- evtl. Hyposmie/Anosmie

Therapie
Um die Schleimhaut anzufeuchten, verabreicht man ölige Nasentropfen. Inhalationen, Spülungen

der Nase mit Emser Salz, um die Nase sauber zu halten. Traubenzucker als Schnupfpulver (wirkt hygroskopisch). Um zu verhindern, dass die Nase austrocknet, wird der Naseneingang verengt: Watte wird eingelegt, oder es werden Knorpel- oder Knochenspäne transplantiert.

Leishmaniasis mucocutanea
Ätiologie
Die Erkrankung wird durch Leishmanien (aus der Familie der Trypanosomen) hervorgerufen. Sie kommen überwiegend in Südamerika vor und werden durch Phlebotomus, eine Schmetterlingsmücke, übertragen.

Symptome
Die Haut der Nase weist Knoten auf.

Diagnose
Im fortgeschrittenen Stadium finden sich **Ulzera** im Nasenseptum und **übelriechende Beläge** in der Nase sowie in Rachen und Kehlkopf.

Differentialdiagnose
Von der Leishmaniasis mucocutanea ist die viszerale Form (Kalar-Azar, „schwarze Krankheit") abzugrenzen.

Therapie
Antimonpräparate und Pentamidin.

Entzündungen der Nasennebenhöhlen (Sinusitiden)
Akute Nasennebenhöhlenentzündung
Ätiologie
Eine Sinusitis kann Folge einer akuten Rhinitis sein. Am häufigsten ist die Sinusitis maxillaris, gefolgt von der Sinusitis ethmoidalis und frontalis. Am seltensten ist die Sinusitis sphenoidalis.

Die Sinusitis maxillaris kann von einem entzündeten Zahn ausgehen. Von einer **Pansinusitis** spricht man, wenn alle Nasennebenhöhlen (NNH) einer Seite entzündet sind.

Symptome
Schleimige, später eitrige Sekretion, Fieber, Klopfschmerzhaftigkeit über der betroffenen NNH. Druckschmerzhaftigkeit über den Nervenaustrittspunkten (NAP) der Nn. supra- und infraorbitalis.

- Bei der **Sinusitis frontalis** treten Schmerzen über der Stirn auf, die beim Bücken zunehmen und in den medialen Augenwinkel sowie die Zähne ausstrahlen können.
- Zeichen der **Sinusitis maxillaris** sind Klopfschmerzen über der Kieferhöhle, evtl. einseitige Kopfschmerzen. Die Schmerzen können in die Zähne ausstrahlen oder im Innervationsgebiet des N. infraorbitalis lokalisiert sein.
- Die **Sinusitis ethmoidalis** ist bei Kindern und Säuglingen sehr häufig. Symptome sind retrobulbäre Schmerzen, manchmal einseitige Kopfschmerzen, außerdem anhaltender Husten und Schnupfen. Die Schmerzen können in die Stirn- und Kieferhöhle ausstrahlen.
- Symptome einer **Sinusitis sphenoidalis** sind dumpfe, einseitige Schmerzen mit Ausstrahlung in den Hinterkopf.

Diagnose
- **Palpation** und **Perkussion** der betroffenen NNH und der Nervenaustrittspunkte (NAP, Valleix-Druckpunkte)
- **Rhinoskopie:** geschwollene Nasenschleimhaut. Eiterstraßen, bei Sinusitis maxillaris bzw. ethmoidalis unter der mittleren Muschel lokalisiert, bei Sinusitis frontalis in der vorderen Nase und bei Sinusitis sphenoidalis insbesondere an der Rachenhinterwand.
- **Diaphanoskopie:** Durch den Mund des Patienten werden die NNH mit einer speziellen Lampe angestrahlt. Mit Luft gefüllte NNH leuchten auf, mit Sekret gefüllte nicht.
- **Röntgenaufnahmen:** Verschattung der betroffenen NNH. Beweisend für die Diagnose sind sichtbare Sekretspiegel.
- Bei Sinusitis maxillaris sind Sekretspiegel **sonographisch** nachweisbar.
- **Abstrichuntersuchung:** Punktion der entsprechenden NNH zur Sekretgewinnung und Keimbestimmung. Dies ist besonders bei chronischen Formen wichtig.

Therapie
Damit das Sekret abfließen kann und die NNH wieder belüftet wird, verordnet man **abschwellende Nasentropfen** und **Inhalationen**, außerdem **Wärme-**

applikation, um die Durchblutung zu steigern. Der Patient soll **Bettruhe** einhalten und erhält **Antibiotika** nach Antibiogramm. Bei Bedarf Analgetika.

Dauert die Symptomatik länger als 2 bis 3 Wochen an, ist eine **Spülung** indiziert.
- **Kieferhöhlenspülung:** Punktion durch den unteren Nasengang mit einer scharfen Nadel. Mit reichlich Flüssigkeit spülen, evtl. unter Antibiotikaschutz. Kieferhöhlenspülungen werden zur Sicherung der Diagnose „Sinusitis" und zu ihrer Therapie durchgeführt.
- **Stirnhöhlenspülung:** Punktion durch Beck-Bohrung. Das Sekret wird abgesaugt und anschließend wird mit reichlich Flüssigkeit gespült, evtl. unter Antibiotikaschutz.

Führt die Spülung nicht zum gewünschten Erfolg, sollte die NNH operativ ausgeräumt werden.

Chronische Nasennebenhöhlenentzündung
Sie tritt im Anschluss an eine akute Sinusitis oder im Rahmen einer allergischen Rhinitis auf. Kiefer- und Siebbeinhöhle sind am häufigsten betroffen, seltener die Stirnhöhle und fast nie die Keilbeinhöhle. Man unterscheidet die **serös-polypöse** von der **eitrigen Form**.

Serös-polypöse Form
Ätiologie
Häufig bei Patienten mit **Allergie**. Diese Form tritt auch oft bei vasomotorischer Rhinopathie und bei Asthma bronchiale auf (auch bekannt als sinubronchiales Syndrom mit Aspirin-Intoleranz).

Symptome
Dumpfer Kopfschmerz. Aus der Nase fließt schleimiges Sekret. Die Nasenatmung ist meist beidseits eingeschränkt, es besteht eine Geruchsstörung.

Diagnose
- **Rhinoscopia anterior und posterior:** polypös veränderte Schleimhaut. Wenn die Polypen bereits durch die Öffnung der NNH vorgewachsen sind, sind sie als Polyposis nasi (☞ Farbabb. 2.18 und ☞ Abb. 2.19) oder Choanalpolyp sichtbar (☞ Abb. 2.19).
- **Antroskopie:** Die Ausführungsgänge sind durch die polypös veränderte Schleimhaut blockiert. Dadurch können Retentionszysten entstehen.

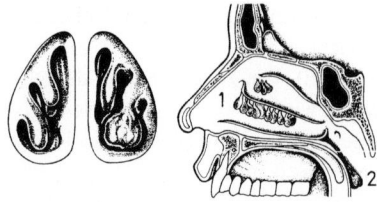

Abb. 2.19: Polypen der Nasen: links bei Rhinoscopia anterior, rechts in Lateralansicht.
1 Nasenpolypen im vorderen Nasenraum, 2 Choanalpolypen im hinteren Nasenraum

- **Coronares CT** der NNH, manchmal auch noch eine Röntgenaufnahmen der NNH, evtl. mit Kontrastmittel

Differentialdiagnose
Nasenrachenfibrom, Mukoviszidose.

Therapie
Ist die Schleimhaut nur geringfügig geschwollen, sind als medikamentöse Therapie lediglich **abschwellende Nasentropfen** angezeigt. **Kurzwellenbestrahlung** und **Wärmeapplikation** durch Rotlichtbestrahlung verschaffen Erleichterung, evtl. auch ein **Klimawechsel**. In schweren und therapieresistenten Fällen ist die lokale Gabe von **Kortison** angezeigt, in Einzelfällen auch systemisch. Bestehen Polypen, müssen sie operativ über einen endonasalen Zugang entfernt und das bestehende Kieferhöhlenostium zum besseren Sekretabfluss erweitert werden (**Infundibulotomie**). Ebenfalls gebräuchlich ist der Zugang nach Caldwell-Luc: Dabei schafft man sich ein Knochenfenster von enoral, über den Mundvorhof (s. u.). Postoperativ sollte zur Rezidivprophylaxe eine Behandlung mit topischen Kortikoiden erfolgen.

Komplikationen
Auch nach Operation können Rezidive auftreten.

Eitrige Form
Ätiologie
Infektion der NNH mit z. B. Staphylokokken. Durch die Ansammlung von Eiter bildet sich ein Kieferhöhlenempyem. Es tritt oft einseitig auf.

Symptome
- Kopfdruck, der beim Bücken zunimmt

- Aus der Nase fließt eitriges, oft übelriechendes Sekret in den Rachen ab.

Diagnose
- **Rhinoscopia anterior und posterior:** Schleimhaut und Nasenmuscheln sind geschwollen, Eiterstraßen verlaufen von den Choanen bis zur Rachenhinterwand.
- **Diaphanoskopie:** Durch den Sekretstau leuchtet die betroffene NNH nicht auf.
- **Röntgenaufnahmen:** Die betroffene NNH ist wandständig oder diffus verschattet, evtl. sind Sekretspiegel sichtbar.
- Die Diagnose wird durch **Punktion** und **Spülung** gesichert.

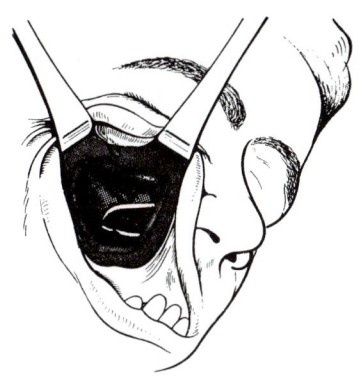

Abb. 2.21: Kieferhöhenoperation nach Caldwell-Luc. Zugang durch die Umschlagfalte der Mundschleimhaut.

Differentialdiagnose
Zahnzysten, Zahnfleischabszess, Mukozele, Pyo- oder Pneumatozele, Tumoren der NNH.

Therapie
Die betroffene NNH wird zunächst **gespült** und dann mit **Antibiotika-Gelen** gefüllt. Heilt die Entzündung innerhalb von 4–6 Wochen nicht aus, ist eine operative Ausräumung angezeigt. Ist die Sinusitis durch einen entzündeten Zahn bedingt, ist primär eine Zahnsanierung indiziert.

▶ **Komplikationen**
Der Eiter kann in anliegende Strukturen durchbrechen, die Infektion aufsteigen oder es kann sich ein Abszess bilden. Aus einer Sinusitis ethmoidalis kann sich eine Orbitalphlegmone entwickeln (☞ Farbabb. 2.20). Da der Eiter in den Rachen abfließt, ist eine Ausdehnung der Entzündung auf Trachea, Bronchien und Lunge möglich. ◀

Operation nach Caldwell-Luc
Kieferhöhlenoperation, bei der ein **Knochenfenster** angelegt wird, so dass das Sekret in den Nasen-Rachen-Raum abfließen kann.

Dazu wird die Mundschleimhaut an ihrer Umschlagfalte durchtrennt und die Wand der Kieferhöhle in der Fossa canina trepaniert (☞ Abb. 2.21). Dabei muss man darauf achten, den N. infraorbitalis zu schonen. Die betroffene Schleimhaut wird entfernt und ein Fenster zum unteren Nasengang angelegt. Damit es offen bleibt (es wird durch Narbenbildung von selbst kleiner), wird ein Schleimhautlappen aus Nasenschleimhaut gebildet. Die Operation wird in Lokalanästhesie oder unter Vollnarkose durchgeführt. Sie wird auch eingesetzt, um transmaxillär einen Zugang zu den Sinus ethmoidalis und sphenoidalis zu schaffen.

Indikation: eitrige Sinusitis maxillaris, die auf Spülungen nicht anspricht, Kieferhöhlenempyem.

Mukozelen der Nasennebenhöhlen
▶ **Ätiologie und Pathogenese**
Eine Mukozele ist eine Ansammlung von Schleim in einem Hohlraum (**Retentionszyste**). Sie entsteht, wenn der Ausführungsgang verlegt ist. Kommt es zur Infektion, bezeichnet man dies als **Pyozele**. Da bei Kindern die Ausführungsgänge enger als bei Erwachsenen sind, kommen diese Erkrankungen im Kindesalter häufiger vor. Die Ausführungsgänge der Stirnhöhlen sind gewunden, weshalb diese NNH für Mukozelen besonders anfällig sind. ◀

Symptome
Zunächst verspürt der Patient nur hin und wieder ein **Druckgefühl** über der betroffenen NNH. Mit der Zeit vergrößert sich die NNH langsam und schmerzlos, wodurch das Gesicht asymmetrisch wird. Ein Exophthalmus kann auftreten. Die Wand der NNH lässt sich leicht eindrücken, weil der Knochen in Bindegewebe umgewandelt wird. Dies bezeichnet man als **Tischtennisball-Phänomen**.

Diagnose
Röntgenaufnahmen und das **CT** zeigen eine vergrößerte NNH mit papierdünner Wand.

Differentialdiagnose
Sinusitis, Tumor der NNH-Schleimhaut oder Knochentumor.

Therapie
Da sich die Mukozele infizieren kann, muss sie in jedem Fall behandelt werden. Die Stirnhöhle (am häufigsten betroffen) wird ausgeschält und ihr Boden reseziert, so dass das Sekret zur Nasenhaupthöhle abfließen kann (Operation nach Caldwell-Luc, s. o., oder nach Ritter-Jansen).

Komplikationen
Bei einer Pyozele kann sich der Eiter in angrenzende Strukturen ausbreiten. Mukozelen rezidivieren häufig.

2.3.3 Tumoren der Nase und der Nasennebenhöhlen

Glücklicherweise sind bösartige Tumoren der Nase selten; die Abgrenzung zu Nasenpolypen gelingt relativ leicht, da Polypen im Gegensatz zu malignen Tumoren meist beidseitig auftreten und bei der Rhinoskopie glatt begrenzt sind. Dennoch ist die Kenntnis der bösartigen Tumoren wichtig, um die Differentialdiagnose richtig stellen zu können.

Gutartige Tumoren

Rhinophym (Knollennase, Pfundnase, Kartoffelnase)

▶ **Ätiologie**
Es handelt sich um eine **Hyperplasie der Talgdrüsen** multifaktorieller Genese, z. B. aufgrund von Alkoholabusus, Kälte, UV-Bestrahlung, mangelnder Hygiene, evtl. Stoffwechselstörungen oder als Folge einer Rosacea. Das Rhinophym kommt am häufigsten im höheren Lebensalter und fast nur bei Männern vor. ◀

Symptome
Die Nase ist (z. T. stark entstellend) knollig verdickt (☞ Farbabb. 2.22) und erscheint blau.

Diagnose
Klinisches Bild und Histologie.

Therapie
Die hyperplastischen Talgdrüsen werden schichtweise mittels Messer, Laser oder Kryochirurgie abgetragen.

Osteom der Nasennebenhöhle

Das Osteom der NNH ist meist ein Zufallsbefund und ohne Krankheitswert. In den meisten Fällen ist es in der Stirnhöhle lokalisiert.

Symptome
Meistens symptomlos. Übt es Druck auf die NNH aus, können Kopfschmerzen und evtl. rezidivierende NNH-Entzündungen auftreten.

Diagnose
Röntgenaufnahme oder CT der NNH.

Therapie
Exzision.

Bösartige Tumoren

Äußere Nase
An der äußeren Nase sind **Plattenepithelkarzinome** und Basaliome am häufigsten, seltener Hämangiome und Sarkome. Exposition gegenüber Sonnenlicht (betroffen sind z. B. Bauarbeiter und Landwirte) prädisponiert zum Auftreten dieser Tumoren. Meistens sind die Patienten weitgehend beschwerdefrei und melden sich erst, wenn der Tumor entstellende Formen angenommen hat. Die **Diagnose** wird durch Probeexzision und Histologie gesichert.

Therapie
Der Tumor muss mit einem ausreichenden Sicherheitsabstand entfernt werden. Anschließend wird der Defekt gedeckt, evtl. mit einem Hautlappen.

▶ **Innere Nase und NNH**
Bestimmte **Noxen** fördern das Auftreten von Malignomen der inneren Nase und der NNH: Nikotin, Alkohol, Nitrosamine, Stäube (Holz!), Dämpfe, Gase u. a. ◀
Die häufigsten bösartigen Tumoren sind **Plattenepithelkarzinome** und **Adenokarzinome**. Abbil-

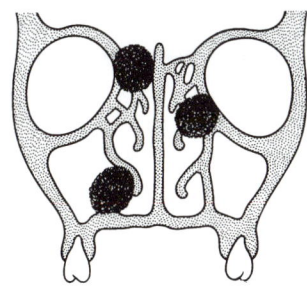

Abb. 2.23: Häufigste Lokalisation von Karzinomen der inneren Nase und der NNH

dung 2.23 zeigt, wo sie bevorzugt vorkommen. Die häufigste Lokalisation ist die Kieferhöhle. Das Verhältnis Männer:Frauen beträgt 3:1. Die Metastasierung in die regionären Lymphknoten erfolgt über die submentalen in die tiefen Halslymphknoten. Fernmetastasen sind selten und treten erst in weit fortgeschrittenen Stadien auf.

Ätiologie
Das **Zylindrom (= adenozystisches Karzinom)** geht von den Speicheldrüsen bzw. von der Schleimhaut im oberen Respirationstrakt aus. Entsprechend seiner Herkunft ist sein Epithel zylindrisch (daher der Name). Das Zylindrom wird als semimaligne eingestuft, da es infiltrativ wächst, jedoch erst in der Spätphase alle Kriterien der Malignität erfüllt. Es kann in jedem Lebensalter auftreten und betrifft Männer häufiger als Frauen.

Das **Papillom (invertiertes Papillom)** nimmt seinen Ursprung vom Epithel. Es kann maligne entarten und neigt zu Rezidiven.

Symptome
Für alle Malignome der inneren Nase und der NNH gilt, dass **auf eine Seite beschränkte Beschwerden**, wie einseitige Behinderung der Nasenatmung, Rhinorrhö, fötide Sekretion oder einseitiges Nasenbluten, immer als **Warnzeichen** aufgefasst werden müssen!

Diagnose
Die Diagnose wird durch **Rhinoskopie, bildgebende Verfahren** (Röntgen, CT, ggf. MRT) sowie **Probeexzision** und **Histologie** gestellt. Beim Papillom zeigt die Rhinoskopie blutige Granulationen. Es darf nicht mit Nasenpolypen verwechselt werden! Bei Zylindromen ist Malignität nicht immer sicher nachweisbar.

Therapie
Therapie bei Plattenepithel- und Adenokarzinomen sind die **operative Ausräumung** der Nase und NNH, anschließend **Defektdeckung** durch plastische Chirurgie sowie **adjuvante Radiotherapie,** ggf. als Afterloadingtherapie. Bei Befall der Halslymphknoten ist eine Neck dissection indiziert (☞ Kap. 4.3.3).

Das Zylindrom und das Papillom werden radikal entfernt. Beide sind nur geringfügig strahlensensibel.

Prognose
Die Prognose ist bei **Plattenepithel- und Adenokarzinomen** wegen der eingeschränkten Früherkennung eher schlecht. Die 5-JÜR beträgt ca. 30%.
Beim **Zylindrom** kommen Spätmetastasen relativ häufig vor, da der Tumor äußerst langsam wächst.
Beim **Papillom** ist die Überlebensprognose gut, aber oft muss für die radikale Operation ein Großteil des Gesichts geopfert werden.

Granuloma gangraenescens nasi
Die Ätiologie ist unbekannt.

Symptome
Seröser, blutiger Schnupfen und fortschreitende Bildung von Hautulzera bis hin zur völligen Zerstörung des Mittelgesichts.

Diagnose
- **klinisches Bild und Röntgenaufnahmen:** granulierende Ulzerationen, die zunächst zur Zerstörung der Weichteile des Gesichts, später auch der knöchernen Gesichts- und NNH-Anteile führen.
- **Histologie:** Es findet sich eine unspezifische, nekrotisierende Entzündung mit Granulationsgewebe.

Differentialdiagnose
Wegener-Granulomatose, Lues im Tertiärstadium, Tumor.

Therapie
Kombinationstherapie mit Kortikoiden, Antibiotika und Zytostatika. Meist kann jedoch selbst eine massive Therapie das Fortschreiten der Erkrankung nicht verhindern.

Prognose
Oft tödlicher Verlauf innerhalb von Monaten bis zu drei Jahren.

2.3.4 Nasenbluten (Epistaxis)

Gefäßversorgung der Nase ☞ 2.1

Ursachen
- **lokal (meist einseitiges Nasenbluten):** Typisch ist die Blutung aus dem Locus Kiesselbachii. Dieser kann verletzt werden durch den bohrenden Finger (!) bei einem Sturz oder Schlag auf die Nase sowie durch Fremdkörper (Kinder!). Bei **Verletzungen der Schädelbasis** oder des **Gesichtsschädels** treten meist **arterielle Blutungen** auf. Weitere Ursachen für Nasenbluten können sein: Malignome der Nase, Polyposis nasi, aber auch starkes Schnäuzen.
- **Allgemeinerkrankungen (meist beidseitiges Nasenbluten):** Erkrankungen, bei denen die Hämostase gestört ist, führen z.T. auch zu Nasenbluten. Verschiedene Faktoren können für die Störung der Hämostase verantwortlich sein:
  - **Verlängerung der Blutungszeit**, z.B. bei Thrombozytopenie, Lebererkrankungen, Leukämien, Panmyelopathien, Vitamin-A-Überdosierung, Vitamin-K-Mangel, M. Rendu-Osler oder M. Werlhof
  - **Gefäßrupturen**, z.B. bei Arteriosklerose, Hypertonie, Angiomen, Hämangiomen oder Infektionen (erhöhte Fragilität von Kapillaren)
  - **Medikamente:** Antikoagulanzien

Auch eine **gesteigerte Durchblutung der Nasenschleimhaut** kann zu Nasenbluten führen, durch
  - Medikamente (Gefäßdilatatoren) oder
  - Reizung der Nasenschleimhaut bei Allergien, durch Reizgase, Stäube oder „Schnüffeln" und „Schnupfen" (Schnupftabak, Kokain).

Therapie
Soforttherapie (auch durch Ersthelfer)
Den Patienten beruhigen! Er sollte aufrecht sitzen, mit vorgebeugtem Kopf, und das Blut ausspucken. Anschließend soll er die Nasenflügel einige Minuten lang fest zusammenpressen. Kalte Umschläge in den Nacken, evtl. Eiskrawatte. Kommt die Blutung durch diese Maßnahmen nicht zum Stehen, ist unbedingt ein Arzt zu konsultieren.

Weiterbehandlung (durch den Arzt)
Einlage von Gazestreifen, die mit einem Lokalanästhetikum und einer Xylometazolin-Lösung (z.B. Privin®) getränkt sind. Anschließend Rhinoscopia anterior und posterior, um die Blutungsquelle zu lokalisieren.
Ist die Blutung gut zu sehen und zu erreichen, kann das blutende Gefäß nach Lokalanästhesie mit Chromsäurekristallen oder Trichloressigsäure unter Sicht **verätzt** werden.

> **Merke!**
> Niemals beidseitige Verätzung wegen der Gefahr der Septumperforation!

▶ Alternativ kann das Gefäß vorsichtig mit dem Elektrokauter verätzt werden (Achtung: die Nasenschleimhaut ist gefährdet!). Die beste und sicherste Methode zur Blutstillung ist die **Nasentamponade**. Sie muss in jedem Fall erfolgen, wenn eine Lokalisation der Blutung nicht möglich ist. Sie ist am wirkungsvollsten bei Blutungen aus der vorderen Nase (☞ Abb. 2.24). Liegt die Blutungsquelle weiter hinten, empfiehlt sich evtl. eine Bellocq-Tamponade oder ein aufblasbarer Nasentubus. ◀
▶ Bei der **Bellocq-Tamponade** wird auf jeder Nasenseite durch den unteren Nasengang je ein dünner Gummischlauch nach hinten in den Rachen geschoben und durch den Mund wieder herausgeholt. An den zum Mund herausragenden Enden wird eine Tamponade befestigt, die durch den Mund bis in den Nasopharynx an die Stelle der Blutung gezogen wird (☞ Abb. 2.25). Anschließend wird die gesamte Nase austamponiert. **Cave:** Dieses Manöver ist beim wachen Patienten fast nicht durchführbar! ◀
Ultima ratio ist die **Gefäßunterbindung** der zuführenden Arterien. Die A. maxillaris findet sich im

2.3.5 Missbildungen und Formfehler

Gesichtsspalten
☞ Kap. 3.3.1

Nasenspalten
Ätiologie und Pathogenese
Hemmungsmissbildung. Nasenspalten kommen medial und lateral vor und sind sehr selten. Auch Doppelnasen sind möglich.

Therapie
Plastische Chirurgie.

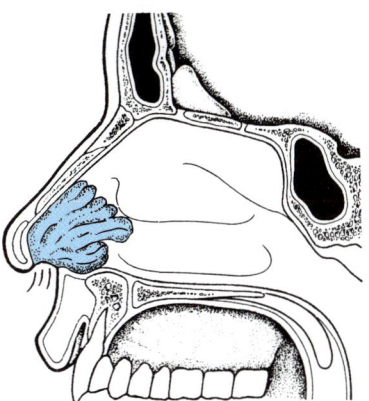

Abb. 2.24: Vordere Nasentamponade zur Stillung von Nasenbluten im Locus Kiesselbachii-Bereich. Damit lässt sich auch im Notdienst die häufigste Art der Epistaxis behandeln. Der hintere Nasenbereich zum Nasen-Rachen-Raum ist dabei aber nicht abgedichtet!

Bereich der hinteren Kieferhöhlenwand, die Aa. ethmoidales anteriores und posteriores kann man am inneren Augenwinkel unterbinden. Die A. carotis externa kann ebenfalls unterbunden werden, die entsprechende Stelle befindet sich vor dem M. sternocleidomastoideus.

> **Merke!**
> Nicht vergessen: Blutdruckkontrolle, bei starker Blutung Hb-Bestimmung, Gerinnung abklären! Ist das Nasenbluten durch eine systemische Krankheit verursacht, so sollte man versuchen, diese zu bekämpfen. Ist es durch Fremdkörper bedingt, sollten diese vorsichtig entfernt werden.

Konnatale Nasenfisteln, Dermoidzysten
Ätiologie und Pathogenese
Nasenfisteln sind dysontogenetische Missbildungen. Sie können median, aber auch lateral liegen. Die Gänge können sich bis zur Schädelbasis erstrecken. Häufiger als Nasenfisteln kommen Dermoidzysten vor. Sie bestehen aus versprengtem Gewebe aller drei Keimblätter.

Therapie
Chirurgische Entfernung.

Meningoenzephalozelen
Ätiologie und Pathogenese
Hemmungsmissbildung.
Der Verschluss der Schädelbasis bleibt aus, am häufigsten im Bereich des Siebbeins. Durch die Öffnung wölbt sich die Hirnhaut im Sinne einer Hernie hervor. **Cave:** nicht mit Nasenpolypen verwechseln!

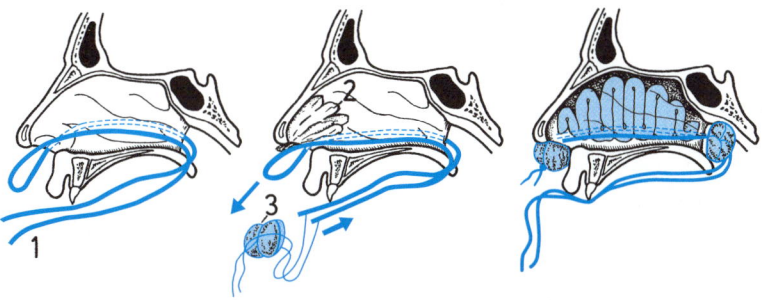

Abb. 2.25: Legen einer Bellocq-Tamponade: Flexible Gummischläuche (1) werden durch die Nase in den Mund vorgeschoben. An deren Ende wird eine Tamponade befestigt (3) und durch die Nase in den Nasenrachen gezogen. Die Tamponade wird mit einer vorderen Nasentamponade (2) fixiert und vor der Nase verknotet. (Achtung, auf Schutz des Nasenstegs achten, da es sonst zu Drucknekrosen kommen kann!)

Therapie
Chirurgische Entfernung und Deckung des Defekts mit Dura.

Naseneingangsatresie

Ätiologie
Angeboren oder erworben (z. B. Folge eines Traumas).

Symptome
Die Nasenatmung ist behindert und oft besteht eine Geruchsstörung. Falls die Atresie angeboren und beidseitig ausgeprägt ist, sind die Symptome bei den Säuglingen die gleichen wie bei der Choanalatresie (s. u.).

Therapie
Chirurgische Sanierung.

Choanalatresie

Ätiologie
Durch Störung der Entwicklung in der Embryonalzeit sind die Mündungen der Nase in den Nasen-Rachen-Raum verschlossen (☞ Abb. 2.26).

Symptome
Tritt diese Missbildung einseitig auf, so staut sich das Nasensekret nur auf der betroffenen Seite. Beidseitig auftretend kommt es bei den Neugeborenen zu **Dyspnoe** und **Zyanose**, insbesondere beim Stillen: **Aspirations- und damit Lebensgefahr!**

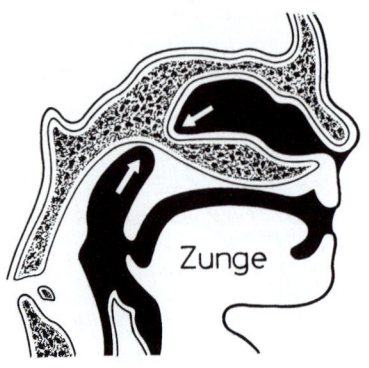

Abb. 2.26: Choanalatresie bei einem Säugling. Die beiden Pfeile zeigen die knöcherne Verlegung der Verbindung zwischen dem Nasen- und dem Rachenraum.

Diagnose
Schon direkt nach der Geburt lassen sich die Nasenmündungen nicht sondieren. Gesichert wird die Diagnose durch die flexible Endoskopie.

Therapie
Die Nasenmündungen können durch **Sondierung** geöffnet werden. Wegen der Gefahr der Narbenbildung ist es jedoch besser, die Choanalatresie **operativ** zu versorgen. Mittlerweile sind auch mit Hilfe der **Lasertherapie** sehr gute Ergebnisse zu erzielen; diese Technik ist schon beim Neugeborenen anwendbar.

Formveränderungen der Nase

Zu den Formveränderungen der Nase zählen die Höckernase, die Breit-, Schief- und Sattelnase, die Septumdeviation, Synechien sowie der Verlust der Nase.

Ätiologie
Viele Formveränderungen sind **traumatisch** bedingt, durch Sturz, Schlag oder Ähnliches. Sie können auch **angeboren** sein. Für viele Menschen stellen diese Veränderungen ein ästhetisches Problem dar, zusätzlich klagen die Patienten jedoch meist auch über eine behinderte Nasenatmung.

Diagnose
Sie lässt sich meist leicht durch einfaches Hinsehen, sonst durch die Rhinoskopie oder Endoskopie stellen. Formfehler der inneren Nase lassen sich mit bildgebenden Verfahren wie CT verifizieren.

Therapie
Bei Formveränderungen der äußeren Nase müssen überschüssige Anteile reseziert werden, evtl. müssen die seitlichen Anteile der Nase so verändert werden, dass die Form wieder proportional angepasst wird. Bei Formfehlern der inneren Nase ist es oft ausreichend, das knorpelige Septum wieder gerade aufzurichten.

Wichtig bei allen **plastischen Nasenkorrekturen** ist die ausreichend lange Stabilisierung der inneren bzw. äußeren Nase mittels Schienen oder Gips. Bei Totalverlust der äußeren Nase ist eine Rekonstruktion mittels Hautlappen, Knochentransplantaten oder Kunststoffteilen möglich.

2.3.6 Plastische und rekonstruktive Chirurgie

Diese Operationen sollte möglichst ein erfahrener Operateur durchführen. Wenn man hinterher korrigieren muss, ist das Ergebnis meist unbefriedigend.

Postoperativ sollte eine Nasentamponade gelegt werden, um ein Septumhämatom zu vermeiden. Solange die Tamponade in der Nase liegt, auf ausreichenden **Antibiotikaschutz** achten!

Aus forensischen Grunden ist eine suffiziente **Dokumentation** wichtig, daher vorher und nachher ein Foto machen!

3 Mundhöhle und Pharynx

Mundhöhle und Pharynx sind wichtige Eintrittspforten für Krankheitskeime. Erkrankungen in diesem Bereich sind sehr häufig, man denke nur an die Tonsillitis. Zunehmend treten auch maligne Erkrankungen in dieser Region auf, besonders bedingt durch ungesundes Verhalten (Alkohol und Nikotin), wobei aber bei rechtzeitigem Erkennen eine gute Prognose besteht.

- **Oropharynx** (= Mesopharynx): reicht von der Uvula bis zum Oberrand der Epiglottis
- **Hypopharynx:** wird oben durch die Epiglottis, unten durch die Plica vocalis begrenzt und geht in den Ösophagus über.

Die genauen seitlichen Begrenzungen sollten im Anatomieatlas nachgelesen werden.

3.1 Anatomische und physiologische Grundlagen

3.1.1 Mundhöhle und Pharynx

Die **Mundhöhle** ist aufgeteilt in den Mundvorhof (Vestibulum oris) und die eigentliche Mundhöhle (Cavitas oris).

Der **Mundvorhof** ist der Raum zwischen den Lippen bzw. Wangen und den Zähnen. Die Mundhöhle wird demnach nach ventral von den Lippen begrenzt, nach kranial vom harten (Palatum durum) und vom weichen Gaumen (Palatum molle) mit der Uvula. Kaudal befindet sich der Mundboden mit der Zunge, lateral die Wangenmuskulatur. Nach hinten mündet die Mundhöhle in den Pharynx. Im Mundvorhof gegenüber dem 2. Molaren des Oberkiefers liegen die Ausführungsgänge der Ohrspeicheldrüsen (Glandula parotis).

Der **Pharynx** gliedert sich in (☞ Abb. 3.1 + 3.2):
- **Nasopharynx** (= Epipharynx, Nasen-Rachen-Raum): Raum zwischen den Choanen im oberen Teil und der Uvula als unterer Begrenzung

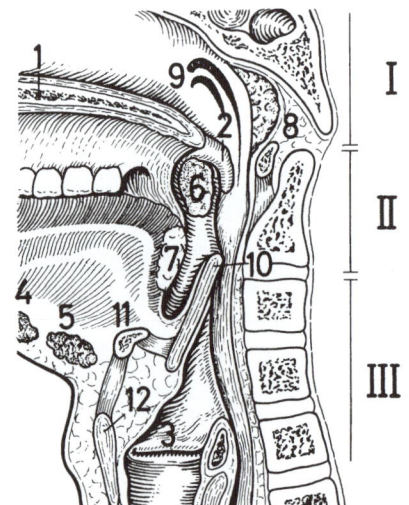

Abb. 3.1: Pharynx von lateral
I Epipharynx (Nasopharynx), II Mesopharynx (Oropharynx), III Hypopharynx
1 Harter Gaumen, 2 Weicher Gaumen, 3 Plica vocalis, 4 Glandua sublingualis, 5 Glandula submandibularis, 6 Tonsilla palatina, 7 Tonsilla lingualis, 8 Tonsilla pharyngea, 9 Ostium tubae auditivae 10 Epiglottis, 11 Hyoid, 12 Thyreoid

3.1 Anatomische und physiologische Grundlagen

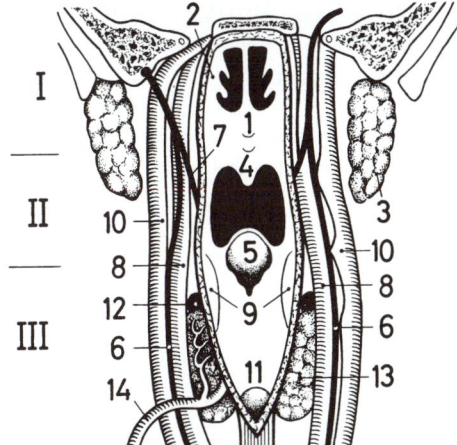

Abb. 3.2: Anatomie des Pharynx von ventral gesehen
I Epipharynx (Nasopharynx), II Mesopharynx (Oropharynx), III Hypopharynx
1 Nasenseptum, 2 Choanen und Conchen, 3 Glandula parotis, 4 Uvula, 5 Eingang zum Larynx, 6 N. vagus, 7 N. laryngeus superior, 8 A. carotis communis, 9 Recessus piriformis, 10 V. jugularis, 11 Eingang zum Ösophagus, 12 Glandula parathyreoidea sup., 13 Glandula thyreoidea, 14 A. thyreoidea inferior

3.1.2 Waldeyer-Rachenring und Tonsillen

Im Mund- und Rachenraum findet sich lymphatisches Gewebe, das in seiner Gesamtheit als **Waldeyer-Rachenring (= lymphatischer Rachenring)** bezeichnet wird. Die Stellen, an denen gehäuft lymphatisches Gewebe vorkommt, werden Tonsille genannt. Tonsillen finden sich an folgenden Stellen:
- **Tonsilla pharyngea** (= Rachenmandel, Adenoide, umgangssprachlich „Polypen"): im Dach des Nasopharynx (= Epipharynx) bzw. an der Rachenhinterwand
- **Tonsillae palatinae** (= Gaumenmandeln, umgangssprachlich „Mandeln"): im Oropharynx (= Mesopharynx), Lokalisation zwischen dem vorderen und hinteren Gaumenbogen
- **Tonsillae linguales:** befinden sich am Zungengrund; man kann sie oft schwer von den Tonsillae palatinae unterscheiden
- **Seitenstränge:** an beiden Seiten der hinteren Rachenwand.

Aufgabe des lymphatischen Gewebes ist die **Bildung** von **Lymphozyten, Plasmazellen und Antikörpern**. Den Tonsillen kommt eine **Schutzfunktion gegen bakterielle Besiedelung** zu. Eine besondere Bedeutung haben die Tonsillen deshalb im Kindesalter, da hier das Immunsystem erst aufgebaut werden muss. Bei Kindern sind die Tonsillen immer vorhanden und verkümmern mit zunehmendem Alter, so dass sie im Erwachsenenalter manchmal fast nicht mehr zu sehen sind.

3.1.3 Versorgung durch Nerven und Gefäße

Nervale Versorgung
Innervation der Mundhöhle:
- **motorisch:** N. glossopharyngeus (N. IX) und N. vagus (N. X)
- **sensible** Innervation:
  - Nasopharynx durch Nn. pterygopalatinae aus V2
  - Oropharynx durch den N. glossopharyngeus (N. IX)
  - Hypopharynx durch einen Ausläufer des N. vagus.

Innervation der Zunge:
- **motorisch:** N. hypoglossus (N. XII)
- **sensibel:** N. lingualis aus V3 und N. vagus (N. X) für den Zungengrund
- **sensorisch** (Geschmack): am Zungengrund durch den N. glossopharyngeus (N. IX), die vorderen 2/3 durch den N. facialis (N. VII)

Gefäßversorgung
- Naso- und Oropharynx werden durch die A. pharyngea ascendens aus der A. carotis externa versorgt,
- der Hypopharynx durch Rr. pharyngei aus den Aa. thyroidea superior et inferior.

Die Gefäße **anastomosieren** sehr stark untereinander.

Das venöse Blut wird über die V. facialis und die V. jugularis abgeleitet, die den Plexus venosus pharyngeus bilden. Er befindet sich hinter dem M. constrictor pharyngis.

Gefäße der Zunge: A. lingualis und sublingualis, venöser Abfluss über die V. facialis

3.1.4 Physiologie des Schluckaktes

Der **Luft- und der Speiseweg kreuzen sich** etwa auf der Höhe der Epiglottis. Speise, die von oral kommt, muss die Trachea überqueren, um in den Ösophagus zu gelangen. Damit die Speise nicht in die Trachea gelangt, leitet die Epiglottis den Speisebrei in Richtung Ösophagus.

Sobald die Speise den Gaumenbogen, Zungengrund und die Rachenhinterwand berührt, läuft der Schluckakt reflektorisch ab. Er wird durch Impulse der Nn. V, IX und X in Gang gesetzt, die den Schluckreflex in der Medulla oblongata auslösen.

Nun läuft eine Reihe von **koordinierten Bewegungen des Rachens und der Speiseröhre** ab. Der Nasen-Rachen-Raum wird durch das Gaumensegel verschlossen, um einen Austritt zur Nase zu vermeiden. Der Kehlkopf hebt sich, die Trachea wird durch die Stimmlippen und die supraglottischen Strukturen (Taschenfalten) verschlossen. Der Speisebrei gelangt über die Recessus piriformes durch Kontraktion des M. constrictor pharyngis in den Ösophagus und wird dort aktiv in den Magen transportiert.

3.1.5 Schluckauf (= Singultus)

Der Schluckauf ist eine rezidivierende, kurze, unwillkürliche **Kontraktion des Zwerchfells**, meist nur von begrenzter Dauer. Dabei entsteht ein Druck wie bei der Bauchpresse. Als Folge schließt sich die Stimmritze, und da dies unvermittelt geschieht, entsteht ein typisches Atemgeräusch. Ein Schluckauf ist **krankhaft**, wenn er nicht mehr aufhört. Verschiedene Erkrankungen können zu einem Schluckauf führen, z.B. Peritonitis, Zwerchfellerkrankungen, Störungen des Atemzentrums, Enzephalitis und auch Hysterie.

Therapie
Sehr vielfältig! Zu den sinnvollsten Maßnahmen zählt das Schlucken kleiner Mengen Flüssigkeit bei zugehaltener Nase. Bei zerebral bedingtem Schluckauf haben sich auch sedierende Medikamente bewährt, z.B. Diazepam oder Atosil®.

3.2 Untersuchungsmethoden

3.2.1 Inspektion

Der Mund wird mit Hilfe einer Stirnlampe ausgeleuchtet und die Zunge mit Hilfe eines Mundspatels heruntergedrückt bzw. zur Seite geschoben. Man achtet besonders auf die Farbe der **Schleimhaut**, auf evtl. Blutungen oder Ulzerationen. Eine gesunde Schleimhaut ist feucht und blassrot.

Des Weiteren beurteilt man den Zustand und die Stellung der **Zähne** sowie die Beweglichkeit der Mandibel und der **Zunge**. Im Falle einer Hypoglossusparese weicht die Zunge zur kranken Seite ab.

Der Ausführungsgang der **Parotis** (gegenüber dem oberen 2. Molaren) wird ebenfalls inspiziert. Ggf. wird versucht, Sekret aus der Parotis zu exprimieren, indem man die Drüse von außen massiert. Normalerweise lässt sich klarer Speichel exprimieren.

Besondere Beachtung verdienen die **Gaumenmandeln**. Man achtet auf ihre Farbe, Größe, auf Beläge und Eiterstraßen. Mit Hilfe von zwei Spateln versucht man vorsichtig, Sekret aus den Tonsillen zu exprimieren, und begutachtet dessen Beschaffenheit. Allerdings **bei akuter Tonsillitis niemals exprimieren!**

Die **Uvula** sollte hinsichtlich ihrer Farbe, Form, Größe und Lage beurteilt werden. Im Falle einer Lähmung weicht sie zur gesunden Seite ab. Besonders zu beachten ist auch, ob eine gespaltene Uvula (Uvula bifida) als Hinweis auf eine submuköse Gaumenspalte vorliegt. In diesem Zusammenhang sollte auch der Gaumen untersucht werden; bei Neugeborenen und Säuglingen sollte der Gaumen zum Ausschluss einer Gaumenspalte immer abgetastet werden.

Die **Rachenhinterwand** ist normalerweise blass und feucht. Eine trockene oder gerötete Schleimhaut ist ebenso pathologisch wie eitrige Beläge, Eiterstraßen (Hinweis auf Seitenstrangangina und Infektionen der Nasennebenhöhlen!) oder Schwellungen.

Der Kopf des Patienten wird während der Untersuchung mit der freien Hand festgehalten.

Anschließend untersucht man den Nasopharynx mit Hilfe der **Rhinoscopia posterior** (☞ Kap.

2.2.1). Zur Untersuchung des Hypopharynx und des Larynx dient die **indirekte Laryngoskopie:** Man hält die herausgestreckte Zunge des Patienten fest und begutachtet Hypopharynx und Larynx mittels eines Spiegels und der Stirnlampe (☞ Kap. 4.2.1).

3.2.2 Endoskopie

Mit Hilfe verschiedener Optiken können die Mundhöhle und der Pharynx direkt inspiziert werden. Diese Untersuchungsmethode ist insbesondere dann hilfreich, wenn der Patient an einem sehr starken **Würgreiz** leidet. Dann bietet es sich an, den Pharynx mit Hilfe einer flexiblen Optik, die durch die Nase eingeführt wird, zu begutachten. So kann auch das Rachendach gut beurteilt werden. Mit Hilfe von verschiedenen Staboptiken lassen sich pathologische Befunde im Hypopharynx und Larynx genau untersuchen.

3.2.3 Palpation

Findet man bei der Inspektion verdächtige Bezirke, so sind diese zu palpieren. Man tastet die Veränderungen vorsichtig ab und achtet auf Verhärtungen, Infiltrationen, Schwellungen, Druckschmerzhaftigkeit und Verschieblichkeit.

3.2.4 Geschmacksprüfung

Die Geschmacksfasern für die Zunge verlaufen mit dem N. trigeminus (N. lingualis), N. facialis (Chorda tympani) und dem N. glossopharyngeus (☞ Abb. 3.3).
Eine **grobe Geschmacksprüfung** lässt sich relativ einfach durchführen, indem man wässrige Lösungen der Geschmacksqualitäten süß, sauer, salzig und bitter auf die Zunge träufelt. Man kann diese Prüfung auch **semiquantitativ** durchführen, indem man verschiedene Konzentrationen verwendet.

Genauere und objektive Werte erhält man mit der **Elektrogustometrie**. Der Patient hält eine Stabkathode in der Hand, mit der Anode werden die Geschmacksrezeptoren auf der Zunge gereizt. Es wird notiert, wann der Patient aufgrund des Stromflusses einen Metallgeschmack empfindet (Reizschwelle). Normal sind Werte um 10 mA, bei Ge-

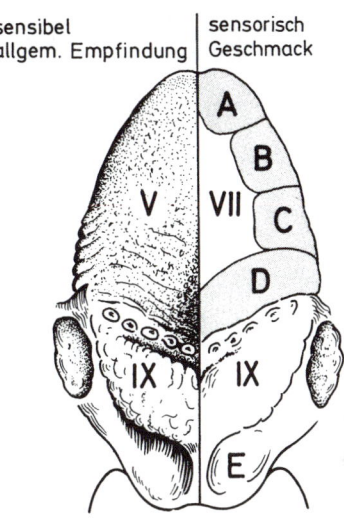

Abb. 3.3: Innervation der Zunge sensorisch und sensibel A = süß, B = salzig, C = sauer, D = bitter, E = Epiglottis, V = N. trigeminus, VII = N. facialis, IX = N. glossopharyngeus

schmacksverlust beträgt die Reizschwelle bis zu 300 mA.

Nomenklatur von Geschmacksstörungen

- normale Geschmacksempfindung: **Normogeusie**
- verminderte Geschmacksempfindung: **Hypogeusie**
- Verlust der Geschmacksempfindung: **Ageusie**
- verstärkte Geschmacksempfindung: **Hypergeusie**
- fehlerhafte Geschmacksempfindung: **Parageusie**

3.2.5 Untersuchung mittels bildgebender Verfahren

Der **Pharynx** lässt sich am besten mit der axialen **Röntgenaufnahme** (☞ Abb. 2.7), aber auch mit der seitlichen Röntgenaufnahme darstellen (☞ Abb. 3.4). Die **Halsweichteile** stellen sich am besten im CT oder auch im MRT dar, je nach Fragestellung. **Funktionsdiagnostik** lässt sich mittels **Kontrastmittelschluck** durchführen, dabei sind auch Fremdkörper, Speichelsteine und die Ausdehnung eines Tumors gut zu sehen. Die Halsweichteile lassen sich auch im **Ultraschall** recht gut beurteilen. Außerdem eignet sich die Sonographie zur Darstellung der **Speicheldrüsen** und der

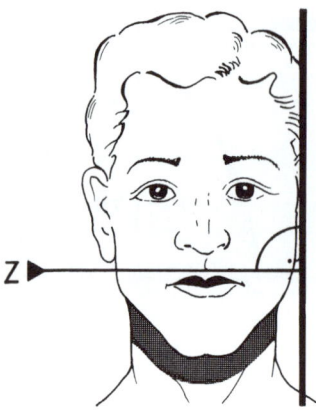

Abb. 3.4: Laterale Röntgenaufnahme des Halses und des Pharynx

Schilddrüse: Man erkennt damit Zysten, Steine und Tumoren und kann die Ausdehnung eines Tumors oder verdächtiger Lymphknoten bestimmen. Die **Computer-** und die **Kernspintomographie** sind besonders gut dazu geeignet, Tumoren zu beurteilen. Sie haben sich insbesondere in der Nachsorge von Tumorpatienten bei der Früherkennung von Rezidiven und Metastasen bewährt.

3.3 Klinik der Mundhöhle und des Pharynx

3.3.1 Missbildungen

Lippen-, Kiefer-, Gaumenspalten

Ätiologie

Lippen-, Kiefer-, Gaumenspalten sind **Hemmungsmissbildungen**, bei denen die seitlichen Gaumenfortsätze nicht verwachsen; sie entstehen in der 3.–10. Embryonalwoche. Bis zu 25 % der Spalten sind **genetisch bedingt** und dominant vererbt, der andere Teil entsteht multifaktoriell, bedingt durch Nikotin- und Alkoholabusus während der Schwangerschaft, Umweltgifte, toxische Schäden, Viruserkrankungen der Mutter, Vitaminmangel oder ionisierende Strahlung.

Die Spalten kommen ein- oder beidseitig, als Lippenspalten, Lippen-Kiefer-Spalten, Lippen-Kiefer-Gaumen-Spalten, Gaumenspalten oder Velumspalten vor.

Symptome

Zu den Symptomen gehören ein offenes Näseln, Penetration von Nahrung zur Nase und oft Belüftungsstörungen der Mittelohren mit häufigen Paukenergüssen.

Therapie

Die Therapie wird in verschiedene Abschnitte unterteilt.

Die Kinder erhalten gleich zu Beginn eine **Trinkplatte** zum Verschluss des Gaumens beim Trinken, damit keine Nahrung zur Nase pentriert. Außerdem erreicht so die Zunge eine „normale" Ruhelage, die für das Wachstum des Kiefers wichtig ist. Im nächsten Schritt wird die **Lippe** verschlossen. Der **Gaumen** wird etwa im Alter von 1,5–2 Jahren verschlossen. Im 8.–12. Lebensjahr erfolgt die **Kieferspaltplastik** und etwa im 16. Lebensjahr eine **Nasenkorrektur**, falls notwendig. Lippen-Kiefer-Gaumen-Spalten sind eine Erkrankung, die multidisziplinär behandelt werden sollte. Daher sollten die Kinder

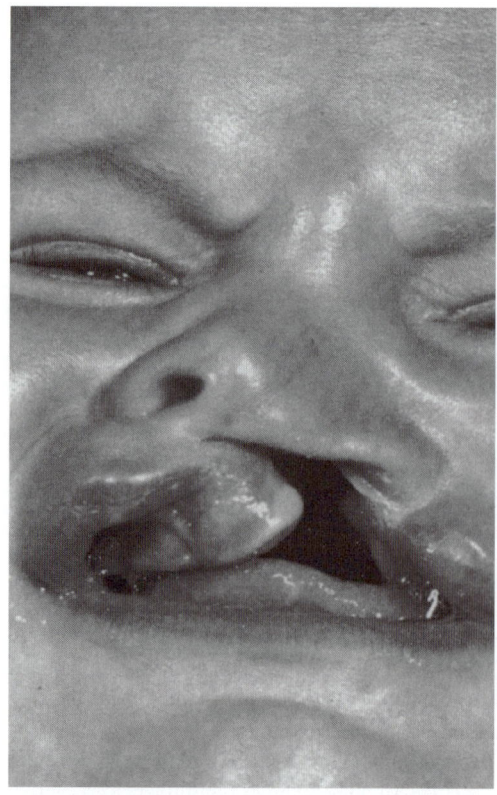

Abb. 3.5: Linksseitige Lippen-Kiefer-Gaumen-Spalte

während der ganzen Zeit pädaudiologisch bzw. HNO-ärztlich betreut werden, um frühzeitig Paukenergüsse zu erkennen und ggf. mit Paukenröhrchen zu behandeln. Ebenso sollte frühzeitig eine **logopädische Behandlung** stattfinden, um myofunktionelle Störungen sowie Sprach- und Sprechprobleme zu behandeln.

> **Merke!**
> Bei Kindern mit Gaumenspalten sollte keine Adenotomie durchgeführt werden, um den velopharyngealen Abschluss nicht zu verschlechtern.

3.3.2 Verletzungen

Verbrühungen und Verätzungen
Ätiologie
Verbrühungen ereignen sich durch Ingestion zu heißer Flüssigkeiten, **Verätzungen** durch Ingestion von Säuren oder Laugen in suizidaler Absicht oder auch durch Unfall. Dabei wird die Schleimhaut verletzt. Infolgedessen kommt es zunächst zu Rötung, dann zur Bildung eines Ödems und von Blasen. Schließlich entstehen Nekrosen, denen Schorf und Fibrin aufliegen. Bei der Ausheilung bilden sich Strikturen.

> **Merke!**
> Unfälle mit ätzenden Lösungen passieren meist dann, wenn diese Flüssigkeiten in Wasser- oder Bierflaschen ohne besondere Kennzeichnung aufbewahrt werden. Gefährdet sind hier vor allem Kinder.

Symptome
Die Patienten klagen über Schwierigkeiten beim Schlucken, Schmerzen, oft kommen auch vegetative Symptome wie Brechreiz und Erbrechen dazu. Sie neigen zur Hypersalivation. Es kann zu Atemnot und zum anaphylaktischen Schock kommen.

Therapie
Sofort mit viel Wasser **spülen!** Zugang legen. i.v. Flüssigkeitssubstitution, Überwachung von Kreislauf, Elektrolyten, Hb, Hk und Säure-Basen-Status. Bei Atemnot Intubation! Möglichst **Substanz sicherstellen** und **ggf. die nächste Giftnotrufzentrale anrufen!**

> **Merke!**
> Niemals erbrechen lassen, immer Krankenhauseinweisung!

Im Anschluss an die Notfallmaßnahmen **konservative Therapie** mit Glukokortikoiden i.v., um die Wahrscheinlichkeit des Auftretens von Strikturen zu senken.
Die **Indikation zur Operation** ist dann gegeben, wenn Atemnot besteht, eine Ösophagus- oder Magenperforation vorliegt oder bei Vorliegen ausgedehnter Nekrosen.

Pfählungsverletzungen des Gaumens
Ätiologie
Beim Sturz auf einen spitzen Gegenstand durchbohrt dieser den weichen Gaumen. Pfählungsverletzungen kommen vor allem bei Kindern vor.

Symptome
Dem Patient läuft Blut aus dem Mund, er hat Schmerzen.

Diagnose
Inspektion, ggf. Röntgenaufnahme, um den Fremdkörper besser zu lokalisieren.

Therapie
Entfernung des Fremdkörpers erst im OP! Dann kann die Gaumenschleimhaut übernäht und die Perforationsstelle geschlossen werden. Antikoagulation wegen Thrombosegefahr bei Verletzung der Intima von Gefäßen.

Komplikationen
Zähne und Zahnkeime können verletzt, Äste der A. carotis communis perforiert werden.

Zungenbiss
Ätiologie
Häufige Folge zerebraler Krampfanfälle.

Diagnose
Inspektion der Zunge: Typischerweise liegen die Bissverletzungen am Zungenrand im mittleren Zungendrittel. **Immer Krampfanfall ausschließen!**

Therapie
Die Zunge heilt sehr schnell, daher ist meist keine Therapie notwendig. Sind Teile der Zunge abgerissen, können sie nach Reanastomose der Gefäße wieder angenäht werden. Tetanusprophylaxe!

3.3.3 Veränderungen der Zungenoberfläche

Zungenbeläge
Zungenbeläge sind meist Folge von Erkrankungen. Sie können abwischbar oder haftend sein.
- **Abwischbare, weißliche Beläge** kommen bei Magen-Darm-Erkrankungen, Fieber, Mundsoor und schlechter Zahnhygiene vor.
- **Abwischbare, schwärzliche Beläge** entstehen durch Kaffeegenuss und Pfeiferauchen und haben keinen Krankheitswert.
- ▶ Bei Vorliegen eines **nicht abwischbaren, weißlichen Belags** muss man immer an eine Leukoplakie (☞ Farbabb. 3.6) denken. Die Leukoplakie ist eine Präkanzerose. Daher muss eine Probeexzision (PE) erfolgen, die histologisch untersucht wird. ◀
- **Nicht abwischbare, schwärzliche Beläge** sind charakteristisch für die schwarze Haarzunge. Dies ist eine Hypertrophie der Papillae filiformes mit Hyperkeratosen. Die schwarze Haarzunge ist nicht pathologisch. Die Beläge können mit der Zahnbürste abgebürstet werden.
- **Grün-schwarze Beläge** deuten auf eine Vanadiumpentoxyd-Exposition hin.
- ▶ Die **Himbeerzunge** (☞ Farbabb. 3.7) ist charakteristisch für Scharlach. ◀
- Die **Landkartenzunge** (Lingua geographica) ist durch unregelmäßige Flecken auf den vorderen 2/3 der Zunge gekennzeichnet und besitzt keinen Krankheitswert.
- Die **Faltenzunge** (Lingua plicata oder Lingua scrotalis) kommt bei Gesunden selten vor, häufiger bei Down-Syndrom (Trisomie 21), dort kombiniert mit einer Makroglossie. Die Zunge ist stark gefurcht (ohne pathologische Bedeutung).

Differentialdiagnose
An **Melkersson-Rosenthal-Syndrom** denken: Faltenzunge in Kombination mit rezidivierender Schwellung der Mund-, Lippen- und Zungenschleimhaut sowie rezidivierender Fazialisparese.

3.3.4 Entzündungen

Stomatitis (= Mundschleimhautentzündung)

Stomatitis simplex (= catarrhalis)
Ätiologie und Pathogenese
Die Entzündung der Mundschleimhaut kann **lokale Ursachen** haben, wie schlechte Mundhygiene, Zahnfehlstellungen, Prothesen, Nikotin oder Alkohol, oder als **Begleiterscheinung systemischer Erkrankungen** auftreten, z. B. bei Sepsis, Typhus oder Masern.

Symptome
Brennen im Mund, Hypersalivation, gerötete und geschwollene Schleimhaut.

Diagnose
Inspektion des Mundes.

Therapie
Falls möglich, Bekämpfung der Grunderkrankung. Patienten zur Mundhygiene anhalten, Mundspülungen.

Stomatitis aphthosa (= herpetica)
▶ **Ätiologie**
Infektion mit dem Herpes-simplex-Virus. Die Stomatitis aphthosa tritt häufig bei **Kindern**, als Ausdruck der Erstinfektion, und im Rahmen einer **allgemeinen Immunschwäche (AIDS)** auf. Oft bestehen zusätzlich Herpes labialis und Herpes faciei. ◀

Symptome
Foetor ex ore, Hypersalivation, sehr starke, brennende Schmerzen im Mund sowie Schmerzen beim Schlucken.

Diagnose
- **Inspektion:** Die Mundschleimhaut zeigt kleine Bläschen mit Fibrinauflagerungen.
- **Palpation:** Die regionären Lymphknoten sind derb, verdickt und sehr druckschmerzhaft (Lymphadenitis).

Differentialdiagnose
Diphtherie, Soor, Lues, Leukämie, M. Behçet, habituelle Aphthen (Ursache unbekannt), Pemphigus der Mundschleimhaut.

Therapie
Da die Erkrankung **selbstlimitierend** ist (Dauer 10–20 Tage), ist in der Regel nur eine **symptomatische, lokale Therapie** angezeigt: Kamillen- oder Salbeitee, Betupfen der Läsionen mit 5%iger Chromsäure, anästhesierende Lösungen und weiche, breiige Kost. Bei **schwerem Krankheitsverlauf** sollte der Patient **stationär** aufgenommen und mit einem **Virustatikum**, z.B. Aciclovir, **i.v.** behandelt werden. Bei zusätzlicher bakterieller Besiedelung ist die Gabe eines Breitbandantibiotikums indiziert.

Komplikationen
In sehr seltenen Fällen kann es zu einer Meningoenzephalitis kommen.

Prognose
Es bleiben keine Narben zurück, Rezidive sind nicht zu erwarten.

Stomatitis ulcerosa
Ätiologie und Pathogenese
Diese **Entzündung der Mundschleimhaut** wird, ähnlich wie die Stomatitis simplex, durch Nikotin- und Alkoholabusus, schlecht sitzende Prothesen oder Zahnschäden ausgelöst. In bakteriologischen Abstrichpräparaten sind fusiforme Bakterien und Spirochäten nachweisbar, ähnlich wie bei Angina Plaut-Vincent (s.u.).

Symptome
Süßlicher Foetor ex ore mit schlechtem Geschmack im Mund; der Mund brennt und schmerzt. Hypersalivation. Allgemeines Krankheitsgefühl mit Fieber.

Diagnose
Inspektion: Das Zahnfleisch ist gerötet. Ulzerationen in der Wangenschleimhaut, die mit Fibrin, Epithelzellen und Leukozyten belegt sind und bei Berührung stark bluten. Oft finden sich Abklatschgeschwüre an Zunge und Lippen.

Differentialdiagnose
Malignom, Lues, Tuberkulose, Leukämie, AIDS.

Therapie
- lokal Kortison und Antibiotika mehrmals täglich
- intensive Mundhygiene
- ggf. Gebisssanierung und parodontale Therapie
- bei schwerem Verlauf parenterale Antibiose

Prognose
Ohne Therapie Verlust des Zahnfleischs (Parodontitis profunda).

Soorstomatitis
Ätiologie
Infektion der Mundschleimhaut, oft auch der Zunge, mit **Candida albicans**. Am häufigsten betroffen sind Säuglinge, Kleinkinder, immunsupprimierte Patienten, Diabetiker sowie Träger von Zahnprothesen.

Symptome
Der Mund brennt und schmerzt, ansonsten wenig Symptome im Anfangsstadium.

▶ **Diagnose**
- **Inspektion:** weißliche Beläge auf der Mundschleimhaut, die sich abstreifen lassen. Dabei beginnt die Mundschleimhaut in der Regel zu bluten. Ist die Zunge betroffen, zeigt sie einen weißlichen, rasenförmigen Belag, der ebenfalls abwischbar ist.
- **Abstrich** und Nachweis von Candida albicans. ◀

Differentialdiagnose
Diphtherie.

Therapie
- Mundhygiene
- Mundspülungen und Aufbringen von Nystatin-Lösung (Moronal®) auf die erkrankten Stellen
- bei schwerem Befall auch orale Antimykotika (z.B. Ketoconazol)
- Antibiotika sind unwirksam!

Komplikationen
Die Infektion kann sich in die Trachea und den Ösophagus ausbreiten, aber auch eine hämatogene Streuung ist möglich. Als Folge kann eine **Soorpneumonie**, im schlimmsten Fall eine **Meningoenzephalitis** entstehen.

Glossitis

Ätiologie
Ursächlich kommen wie bei der Stomatitis **physikalische Reize** in Betracht, z.B. Reibung an Prothesen oder chemische Reize (Alkohol, Nikotin). Auch **Systemerkrankungen** wie Vitamin-B_{12}-Mangel (Hunter-Glossitis), Eisenmangel (Plummer-Vinson-Syndrom) und Diabetes mellitus können zu einer Glossitis führen. Sie kommt gehäuft auch bei **Allergikern** vor.

Symptome
Die Zunge schmerzt und brennt vor allem an den Rändern und der Spitze.

Diagnose
Die Zunge erscheint atroph, man findet darauf verdickte, gerötete Papillen.

Differentialdiagnose
Candidiasis (Soor): die Beläge sind abwischbar.

Therapie
Soweit möglich, sollte die **Grunderkrankung** therapiert werden. Sonst ist die Behandlung **symptomatisch**: Spülungen mit Kamille, Salbei, Dexpanthenol. Gute Zahnpflege ist eine gute Unterstützung der Therapie. Meidung schädigender Noxen.

Mediane rautenförmige Glossitis
Hier ist das Papillenepithel im Bereich der Papillae circumvallatae rautenförmig verdickt.

Zungenschwellung

▶ Ätiologie
Unbekannt bei **Quincke-Ödem**, oft im Rahmen von physischer oder psychischer Überlastung. ◀ Angioneurotisches Ödem bei **C1-Esterase-Inhibitormangel**, meist nach Kontakt mit bestimmten Nahrungsmitteln, aber auch nach Traumen. **Allergische Ursachen** nach Genuss von Nahrungsmitteln oder bei Allergie gegen Bienen- oder Wespenstiche, gelegentlich auch bei Therapie mit ACE-Hemmern.

Symptome
Ödematöse Schwellung der Zunge, bei angioneurotischem Ödem bis zur Larynxschwellung mit Erstickungsgefahr. Bei Bienen- und Wespenstichen besteht auch Lebensgefahr.

Diagnose
Stellt sich meist aus der Anamnese, diese ist daher sorgfältig zu erheben.

Therapie
Bei Quincke-Ödem und allergischer Ursache Kortikosteroide, bei angioneurotischem Ödem hochdosiert C1-Esterase-Inhibitor, hier ist **Cortison unwirksam!** Für allergische Ödeme gilt weiterhin: Antihistaminika, Allergenkarenz, Ausstellen eines Allergiepasses.

Zungen- oder Mundbodenabszess

Ätiologie
Verletzung und nachfolgende Infektion der Zunge, z.B. durch Piercings, Gräten, Knochen etc., nach Entzündung der Zungengrundtonsillen, ausgehend von den Zähnen oder den Speicheldrüsen (Gl. submandibularis, Gl. sublingualis). Auch nach einer Tonsillitis.

Symptome
Schwellung und starke Schmerzen bei Bewegungen der Zunge oder bei Betasten. Häufig zusätzlich Larynxödem.

> **Merke!**
> Medianstinitis möglich bei absteigenden Entzündungen!

Diagnose
Die Zunge ist stark geschwollen, sehr druckschmerzhaft, Fluktuation bei Betasten, Anamnese!

Differentialdiagnose
Aktinomykose, hier aber brettharte, wenig schmerzhafte Schwellungen am Mundboden, häufig Fistelbildung. Angina agranulocytotica, infektiöse Mononukleose, Diphtherie.

Therapie
Inzision, bei fortschreitender Entzündung **Spül-Saug-Drainage**, i.v. **Antibiose** z.B. mit Metronidazol oder Clindamycin, welche auch gegen Anaerobier wirksam sind. Für alle Abszesse gilt der Leitspruch: Ubi pus, ibi evacua (Wo Eiter drin, da lass ihn ab!)!

Pharyngitis

Pharyngitis acuta

Ätiologie
- häufig bei auf- oder absteigenden, viralen oder bakteriellen **Infektionen**
- **physikalische Reize**, wie heiße und kalte Getränke, Dämpfe, Stäube

Symptome
Der Rachen fühlt sich trocken an. Kratzen und Brennen im Hals, das in die Ohren ausstrahlen kann, z.T. bestehen Schluckbeschwerden. Bei Kindern Fieber, verlegte Atmung und Erbrechen; dramatische Verläufe mit Erstickungsgefahr kommen vor (s.a. ☞ Kap. 11, Abb. 11.3).

Diagnose
Postrhinoskopie und **indirekte Laryngoskopie**: Die Rachenschleimhaut ist gerötet und kann mit Eiterbläschen belegt sein. Sind die Seitenstränge betroffen und hat der Patient Fieber, spricht man von einer **Seitenstrangangina**.

Therapie
Symptomatisch:
- warme Halswickel
- **Inhalieren** mit Emser Salz, Kamille oder anderen abschwellenden Medikamenten
- Der Rachen kann mit milden Ölen gepinselt werden.
- entzündungshemmende Lutschtabletten
- keine Antibiotika, da Gefahr einer Candidainfektion!

Prognose
Meist selbstlimitierende Erkrankung von 10–14 Tagen.

Pharyngitis chronica

Ätiologie
Die **häufigsten Ursachen** sind:
- chronische Staubinhalation in Berufen wie z.B. Bauarbeiter, Zahntechniker, Schreiner
- trockene Luft in großen Büroräumen, besonders in der kalten Jahreszeit
- eingeschränkte Nasenatmung, z.B. durch Rachenmandelhyperplasie, Nasenseptumdeviation, Rhinitis chronica
- hormonelle Umstellung bei Frauen in den Wechseljahren
- Rauchen, Alkoholabusus.

Eine chronische Pharyngitis kann auch infolge von chronischen Sinusitiden oder Tonsillitiden sowie einer chronischen Bronchitis vorkommen.

Einteilung
Es werden **drei Formen** der chronischen Pharyngitis unterschieden:
- **Pharyngitis chronica sicca (atrophicans):** Sie kommt am häufigsten vor, oft zusammen mit einer Rhinitis oder Laryngitis. Die Schleimhaut ist trocken und erscheint lackartig. Sie ist mit zähem Schleim bedeckt. Differentialdiagnostisch muss man an ein Plummer-Vinson- oder ein Sjögren-Syndrom (dry eye, dry mouth, dry synovia) denken.
- **Pharyngitis hypertrophicans granulosa:** Durch Hyperplasie der Lymphfollikel erscheint die Rachenhinterwand „granuliert".
- **Pharyngitis hypertrophicans lateralis:** Die Rachenschleimhaut ist an den Seiten gerötet und verdickt. Häufig nach einer Tonsillektomie.

Symptome und Diagnose
Wie Pharyngitis acuta.

Differentialdiagnose
Chronische Tonsillitis, Sinusitis, Karzinome, verlängerter Processus styloideus, Osteochondrome der HWS.

Therapie
- Noxen beseitigen, Alkohol- und Nikotinkarenz
- ggf. anderer Arbeitsplatz
- **Inhalieren** mit Emser Salz, Pfefferminzölen und kampherhaltigen Stoffen, um die Schleimhaut anzufeuchten
- Bei Pharyngitis hypertrophicans lateralis kann ein kryochirurgischer Eingriff hilfreich sein.

Tonsillitis (Angina)

▶ Alle Entzündungen des Waldeyer-Rachenrings werden als Angina bezeichnet. Am häufigsten sind die Tonsillae palatinae entzündet (s.a. ☞ Kap. 11, Abb. 11.3). ◀

Angina agranulozytica
▶ **Ätiologie und Pathogenese**
Grunderkrankung ist eine **Agranulozytose** (= Störung im blutbildenden Knochenmark mit Verminderung der Granulozyten im peripheren Blut), z. B. verursacht durch Medikamente. Dabei kommt es zu einer nekrotisierenden Entzündung der Tonsillen, die auch auf Nachbarbezirke übergreifen kann. ◀

> 💡 **Merke!**
> Bei Gabe von Medikamenten, die eine Agranulozytose auslösen können, immer wieder das Blutbild kontrollieren!

Symptome
- Foetor ex ore
- Auf den Tonsillen finden sich schwärzlich belegte („schmutzige") Nekrosen.
- allgemeine Krankheitssymptome mit Fieber
- Die Lymphknoten sind **nicht** vergrößert!

Diagnose
Differentialblutbild.

▶ **Therapie**
Alle Medikamente, die eine Agranulozytose auslösen können, absetzen. Granulozytengabe ist die einzige Therapiemöglichkeit. ◀

Angina Plaut-Vincent (= Angina ulceromembranacea)
Ätiologie
Erreger sind Spirochäten (Treponema vincenti) und fusiforme Bakterien.

Symptome
Übler Mundgeruch und oft einseitige Schluckbeschwerden bei kaum beeinträchtigtem Allgemeinbefinden.

Diagnose
Bei der Inspektion findet man meist nur auf **einer** Tonsille Ulzerationen, die wie eine Membran aufliegen. Das Zahnfleisch kann mitbetroffen sein. Die regionären Lymphknoten sind druckdolent und angeschwollen. Sicherung der Diagnose durch **bakteriologischen Nachweis:** Im Speichel finden sich immer **sowohl Spirochäten als auch fusiforme Bakterien.**

Therapie
Lokal Antibiotika.

Herpangina
Ätiologie und Pathogenese
Erreger ist das Coxsackie-A-Virus. Die Herpangina tritt vor allem bei **Kindern** und bevorzugt **im Sommer** auf.

Symptome
Plötzlicher Beginn mit hohem Fieber, Halsschmerzen, Schluckstörungen. Die regionären Lymphknoten sind geschwollen.

Diagnose
Inspektion: auf dem vorderen Gaumenbogen sind Erosionen sichtbar, die Ähnlichkeit mit Aphthen haben.

Therapie
Da es sich um eine **selbstlimitierende Erkrankung** handelt, die meist nur wenige Tage dauert, ist die Therapie symptomatisch: entzündungshemmende Halstabletten ohne Antibiotikazusatz, lokale Pinselungen mit entzündungshemmenden Präparaten sowie fiebersenkende Mittel.

Diphtherie
Die Diphtherie kann neben den Tonsillen die Nase betreffen (Kennzeichen: aus einem Nasenloch fließt eitrig-blutiges Sekret).

Ätiologie
Erreger ist Corynebacterium diphtheriae.

Symptome
- **süßlicher Mundgeruch** (pathognomonisch!)
- Gaumensegellähmung
- keine Temperaturerhöhung

Diagnose
Auf den Tonsillen finden sich grau-weiße, auf der Unterlage haftende Beläge **(Pseudomembranen),** die bei Berührung leicht bluten. Sie können sich bis in den Rachen erstrecken. In den Belägen befinden sich Bakterien. Gefährlich ist das **Exotoxin,** das sie ins Blut abgeben. Genaue Diagnose durch Nachweis von Corynebacterium diphtheriae im Abstrich.

Therapie
- schon bei bloßem Verdacht **Diphterieserum** geben. Je mehr Zeit bis zur Gabe des Antiserums verstreicht, desto höher ist die Sterblichkeit.
- hochdosiert **Penicillin**
- Krankenhauseinweisung (Infektionsabteilung). **Meldepflicht!**

Komplikationen
Lähmung des Gaumensegels, Verlegung der Trachea, Akkommodationslähmung, toxische Myokarditis.

Scharlach
Ätiologie
Erreger: β-hämolysierende Streptokokken.

Symptome und Diagnose
Plötzlicher Beginn der Erkrankung mit Fieber und Erbrechen. Pathognomonisch ist die **düsterrote Färbung von Rachen und Tonsillen**. Innerhalb von 1–2 Tagen entwickelt sich ein **kleinfleckiges Exanthem** von kranial nach kaudal mit **perioraler Blässe**. Die Zunge schält sich am 2.–3. Tag, dann sieht man die scharlachrote **Himbeerzunge**. Sie ist zusammen mit der charakteristischen Rotfärbung des Rachens richtungsweisend für die Diagnose. Nach 2–3 Wochen schält sich die Haut. Das **Rumpel-Leede-Zeichen** ist positiv (petechiale Einblutungen unterhalb der gestauten Blutdruckmanschette bei Mikrozirkulationsstörungen).

Therapie
- hochdosiert **Antibiotika** (Penicillin)
- stationäre Aufnahme bei schweren Verläufen

▶ Komplikationen
Otitis media, Nephritis, Myokarditis (Toxinwirkung). ◀

Infektiöse Mononukleose (= Pfeiffer-Drüsenfieber, „Kissing disease")
Ätiologie und Pathogenese
Erreger ist das Epstein-Barr-Virus. Die Erkrankung tritt meist epidemisch auf, bevorzugt bei Kindern und Jugendlichen. Es handelt sich um eine **Tröpfcheninfektion** (Speichel), daher der Name „kissing disease".

Symptome
Typische **Trias:**
- angeschwollene Halslymphknoten
- Hepatosplenomegalie
- Tonsillenhyperplasie

Außerdem Halsschmerzen, Appetitlosigkeit und Fieber (z. T. sehr hoch). Evtl. grobfleckiges Exanthem.

Diagnose
- **Inspektion:** Tonsillenhyperplasie mit gelb-weißen, flächigen Belägen aus Fibrin
- **Palpation:** Schwellung der Hals-, oft auch der axillären Lymphknoten; Hepatosplenomegalie
- **Labor:** Die typischen Veränderungen im Blutbild sichern die Diagnose:
  – BB: anfangs Leukopenie, später Leukozytose
  – Im Differential-BB finden sich vermehrt mononukleäre Zellen.
  – Serologie: Paul-Bunell-Test positiv
  – GOT und GPT erhöht

Therapie
- fiebersenkende Mittel
- bei schweren Verläufen Bettruhe und Kortikoide zur Vermeidung einer Superinfektion antibiotische Abdeckung, aber kein Ampicillin (Exanthembildung!)
- Selten ist eine Tonsillektomie notwendig.

Komplikationen
Lokal: Narbenbildung auf den Tonsillen. **Systemisch:** Meningitis, Hepatitis, Enzephalitis, spontane Milzruptur, Myokarditis, Guillain-Barré-Syndrom, Thrombozytopenie.

Spezifische Tonsillitiden
Angina specifica (Syphilis)
Ätiologie und Pathogenese
Infektion mit Treponema pallidum. Während Primäraffekte **(Primärstadium)** meist nur an den Lippen, die Plaques muqueuses des **Sekundärstadiums** an der Mundschleimhaut lokalisiert sind, findet man im **Tertiärstadium** Gummen im Rachenraum, bevorzugt am harten Gaumen und den Tonsillen.

Symptome
Mundgeruch.

Diagnose
Bei der **Inspektion** zeigen sich knotige, harte Infiltrate mit zentralen Nekrosen. Gummen sind selten, aber man sollte bei langem Verlauf einer Angina an sie denken! Die Diagnose wird durch Histologie und Serologie gesichert.

Therapie
Hochdosiert **Antibiotika** (Penicilline) über mehrere Wochen.

Tuberkulose
Ätiologie und Pathogenese
In der Regel ist eine Tuberkulose im Mund-Rachen-Raum bedingt durch hämatogene oder kanalikuläre Streuung von Tuberkelbakterien eines Primärprozesses (meist Lunge).

Symptome
Die Rachenschleimhaut und/oder die Tonsillen weisen kleine Knötchen oder schmierig belegte Ulzera auf.

Diagnose
- Inspektion
- Nachweis der Tuberkelbakterien

Therapie
Tuberkulostatika, meist in Dreier- oder Viererkombination.

Komplikationen
Narbenbildung im Nasen-Rachen-Raum, Verwachsungen der Tube.

Akute Tonsillitis (= Angina tonsillaris)
Ätiologie und Pathogenese
Erreger sind β-hämolysierende Streptokokken, seltener Pneumo- und Staphylokokken. Die akute Tonsillitis tritt gehäuft bei Kindern auf.

Formen
- **Angina catarrhalis:** Tonsillen geschwollen und gerötet
- **Angina lacunaris:** Tonsillen grau-weiß belegt (☞ Farbabb. 3.8)
- **Angina follicularis:** gelb-weiße Stippchen auf den Tonsillen

Symptome
Dysphagie, Hypersalivation, Stiche im Ohr, Kopfschmerzen, Fieber und allgemeines Krankheitsgefühl.

Diagnose
Inspektion, ggf. Abstrich.

Therapie
- **Penicillin** ca. 3 Mio. IE/die (Erwachsene), ca. 1 Mio. IE/die (Kinder) über 5 Tage
- bei Penicillin-Allergie Erythromycin
- Analgetika
- **begleitende Therapie:** Bettruhe, warme Halswickel, Mundspülungen mit entzündungshemmenden Lösungen

Komplikationen
- **Folgeerkrankungen:** Endokarditis, rheumatisches Fieber, Nephritis
- **lokale Komplikationen:** Mundboden- und Kehlkopfphlegmone, Peritonsillarabszess (s. u.), tonsillogene Sepsis (s. u.) und Zungenabszess (s. u.).

Um eine **Nephritis** auszuschließen, sollte nach jeder Angina der Urin 2 Wochen lang kontrolliert werden.

Chronische Tonsillitis
Ätiologie und Pathogenese
Sie kann sich nach rezidivierenden akuten Tonsillitiden entwickeln. Die Entzündung spielt sich in den Krypten ab. Neben ihren Auswirkungen auf die umgebenden Gewebe ist die **Fokuswirkung** der chronischen Tonsillitis von großer Bedeutung. Ein Fokus ist eine pathologische Veränderung, die pathologische Fernwirkungen hervorruft. Im Falle der chronischen Tonsillitis kommen diese Fernwirkungen durch Übertritt von Teilen von Bakterien oder von Toxinen aus den Krypten in das Blut zustande **(Fokalinfektion)**. Wie dies zu Krankheitserscheinungen in anderen Organen führt, ist hypothetisch, man vermutet, dass Ablagerungen von Antigen-Antikörper-Komplexen die Beschwerden verursachen. Erkrankungen, die durch Fokuswirkung bedingt sein können, sind das rheumatische Fieber, die Endokarditis, die Nephritis sowie Erkrankungen des rheumatischen Formenkreises.

Symptome
- schlechter Geschmack im Mund, Mundgeruch
- Schluckbeschwerden
- Hypersalivation
- Schmerzen, die ins Ohr ausstrahlen, ohne Hörminderung
- häufig Fieber und reduzierter Allgemeinzustand

Diagnose
- **Inspektion:** Die Tonsillen sind verdickt oder atrophisch. Ihre Oberfläche ist zerklüftet und narbig verändert. Es ist flüssig-eitriges Sekret exprimierbar.

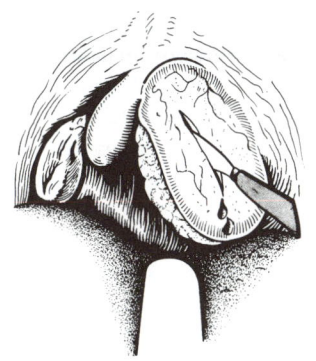

Abb. 3.10: Peritonsillarabszess links nach Inzision

> **Merke!**
> Im akuten Stadium wegen Gefahr der Keimverschleppung Tonsillen nicht ausdrücken!

- Sicherung der Diagnose durch Nachweis der β-hämolysierenden Streptokokken.

Therapie
Tonsillektomie.

Peritonsillarabszess (Paratonsillarabszess)
Pathogenese
Bei dieser Komplikation einer akuten Tonsillitis sammelt sich zwischen Tonsille und Bindegewebe Eiter an und es entwickelt sich ein Abszess.

Symptome
- einseitige Schluckbeschwerden
- Kieferklemme
- kloßige Sprache
- erneuter Fieberanstieg

Diagnose
Inspektion: Befund ☞ Farbabb. 3.9.

Therapie
- **Inzision** (☞ Abb. 3.10). **Cave:** nicht in die benachbarte A. carotis schneiden!
- antibiotische Abdeckung
- Tonsillektomie im Intervall

Tonsillogene Sepsis
Ätiologie
Hämatogene Streuung der Bakterien bei einer Tonsillitis. Eintrittspforten der Bakterien in die Blutbahn ☞ Abb. 3.11.

Symptome
Schüttelfrost, septische Temperaturen.

Diagnose
Im **Blutbild** findet sich eine massive Linksverschiebung mit Leukozytose.

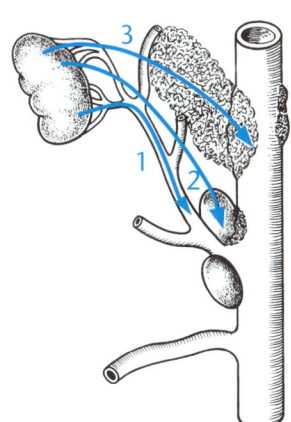

Abb. 3.11: Eintrittspforten der Bakterien in die Blutbahn bei tonsillogener Sepsis
1 über die abführenden Venen der Tonsille zur Vena jugularis interna
2 über die Lymphbahnen zu den Halslymphknoten und den Lymphknoten im Kieferwinkel
3 über eine im Spatium parapharyngeum gelegene Phlegmone, die zu einer Thrombophlebitis führt

Therapie
- **Breitspektrumantibiotikum** in hohen Dosen
- **Tonsillektomie** unter antibiotischer Abdeckung
- Falls sich eine Thrombophlebitis der V. jugularis ausbildet, sollte die V. jugularis reseziert werden.
- Sollte sich eine Phlegmone ausbreiten, ist diese chirurgisch auszuräumen.

Retropharyngealabszess
Ätiologie
Komplikation einer Tonsillitis, die vor allem bei **Kindern** im 1. und 2. Lebensjahr auftritt. Später haben sich die retropharyngealen Lymphknoten zurückgebildet.

▶ Symptome
Die Nasenatmung ist behindert, da der Abszess die oberen Luftwege verlegt. Atemnot kann auftreten! Dysphagie mit Nahrungsverweigerung. Es besteht Aspirationsgefahr. ◀

Diagnose
- Meist ist eine Vorwölbung im Bereich der Rachenhinterwand sichtbar.
- **Palpation:** weiche, manchmal fluktuierende Schwellung.

Differentialdiagnose
Beim Erwachsenen kommt ein sog. **„kalter" Retropharyngealabszess** bei Tuberkulose der Halswirbelsäule vor.

Therapie
Inzision. Cave: vermeiden, dass der Patient den Eiter aspiriert!

Zungenabszess
Ätiologie
Keime dringen nach einer Tonsililitis in die Zunge ein. Häufigste Ursache für Zungenabszesse sind heutzutage Zungenpiercings!!

Symptome
Schluckbeschwerden, Schmerzen beim Essen und Sprechen.

Diagnose
Inspektion: Das hintere Drittel der Zunge ist gerötet und geschwollen.

Differentialdiagnose
Angina agranulocytotica, infektiöse Mononukleose, Diphtherie.

Therapie
Inzision und Antibiose.

> **Merke!**
> Für alle Abszesse gilt der Leitspruch: Ubi pus, ibi evacua (Wo Eiter drin, da lass ihn ab)!

3.3.5 Adenotomie und Tonsillektomie

Indikationen für die Adenotomie (Entfernen der Rachenmandel)
Hyperplasie der Rachenmandel (= Adenoide)
Im Volksmund werden hyperplastische Rachenmandeln auch **Polypen** genannt.

Pathogenese
Überdurchschnittliche Größenzunahme der Rachenmandel im Zuge ihrer ausgeprägten Aktivität im Kindesalter.

Symptome
- Die hyperplastische Rachenmandel engt den Nasenrachenraum ein (☞ Abb. 3.12). Infolgedessen ist

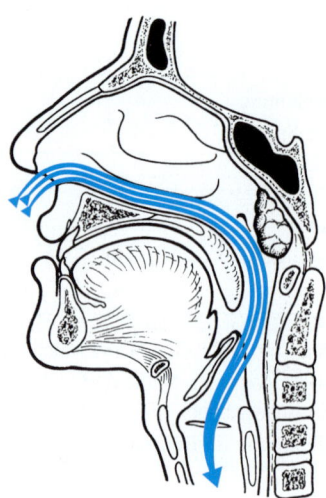

Abb. 3.12: Rachenmandelhyperplasie, die die Nasenatmung beeinträchtigt

- die **Nasenatmung** stark eingeschränkt bis aufgehoben. Das Kind muss durch den Mund atmen. Da dieser immer offensteht, wirkt der Gesichtsausdruck dümmlich (**Facies adenoidica**, ☞ Farbabb. 3.13).
- der Schlaf unruhig, das Kind schnarcht. Aufgrund der **chronischen Müdigkeit** ist das Kind apathisch, es kommt es zum Leistungsabfall in der Schule.
- die Öffnung der Tube teilweise verlegt. Daher treten immer wieder akute **Mittelohrentzündungen** auf. Das Trommelfell ist retrahiert (**Serotympanum** ☞ Kap. 1.4.2). Es entwickelt sich eine **Schallleitungsschwerhörigkeit**.
• Bei sehr großer Rachenmandel kann das Wachstum des Gaumens beeinträchtigt sein.
• rezidivierende Entzündungen von Nase, NNH, Tonsillen und unteren Luftwegen und als Folge
• vergrößerte Halslymphknoten.

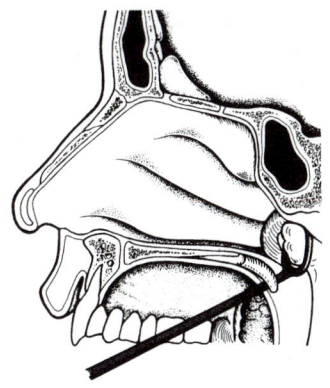

Abb. 3.15: Technik der Adenotomie mit dem Beckmann-Ringmesser

Diagnose
Nachweis der vergrößerten Rachenmandel durch **Postrhinoskopie** (☞ Abb. 3.14).

Therapie
Adenotomie: Abtragung der Rachenmandel mit dem Beckmann-Ringmesser (☞ Abb. 3.15) in Vollnarkose. Die Adenotomie sollte frühestens im Alter von 1½ Jahren durchgeführt werden, besser jedoch erst im 3. Lebensjahr.

Indikationen für die Tonsillektomie
Bei der **Tonsillektomie** werden die Tonsillae palatinae vollständig entfernt, im Gegensatz zur **Tonsillotomie**, bei der nur ein Teil der Tonsillae palatinae entfernt wird (= Mandelkappung). Die Operation erfolgt in Vollnarkose. Nach Möglichkeit sollte sie vor dem 4. Lebensjahr nicht durchgeführt werden.

Indikationen für die Tonsillektomie:
• tonsillogene Sepsis. Schon bei bloßem Verdacht muss unter antibiotischer Abdeckung eine Tonsillektomie erfolgen.
• rezidivierende Tonsillitiden (mindestens 3 pro Jahr). Operiert wird im entzündungsfreien Intervall.
• chronische Tonsillitis, die Beschwerden macht
• falls die Tonsillitis als Herd für andere Erkrankungen angesehen werden muss
• Blutungen nach Tonsillitis; Tonsillektomie unter antibiotischer Abdeckung
• Komplikationen nach akuter oder chronischer Tonsillitis, z. B. Peritonsillarabszess
• ungewöhnlich lange Dauer einer Tonsillitis
• schwerer Verlauf einer infektiösen Mononukleose (anhaltendes Fieber, Atemnot). Die Virusreplikation findet vor allem in den Tonsillen statt; durch Tonsillektomie wird die Zahl der Viren im Organismus vermindert.
• wenn nach Tonsillotomie noch Beschwerden bestehen
• Hyperplasie der Gaumenmandel, die so stark ausgeprägt ist, dass Schlucken und Sprechen beeinträchtigt sind
• Verdacht auf Tonsillentumor, v.a. bei Asymmetrie der Tonsillen

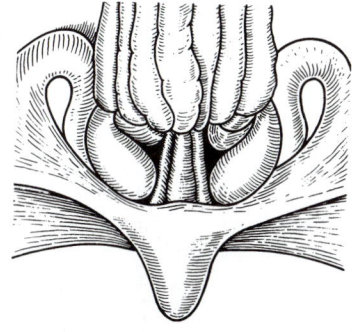

Abb. 3.14: Rachenmandelhyperplasie bei der Postrhinoskopie

▶ **Kontraindikationen** sind:
- Leukämie
- Agranulozytose
- Gerinnungsstörungen. ◀

3.3.6 Tumoren

Gutartige Tumoren

Juveniles Nasenrachenfibrom
▶ **Ätiologie und Pathogenese**
Das juvenile Nasenrachenfibrom ist ein **Angiofibrom**, das bei **Jungen** ab dem 10. Lebensjahr vorkommt (selten). Es geht vom Rachendach aus. Histologisch ist es **gutartig**, wächst jedoch verdrängend in den Nasopharynx (☞ Abb. 3.16a), die Nase, die NNH, die Fossa pterygopalatina und die Orbita vor und **verhält sich klinisch** dadurch **maligne**. ◀

▶ **Symptome**
- behinderte Nasenatmung
- Nasenbluten: Der Tumor ist gut durchblutet, die besonders dünnwandigen Blutgefäße rupturieren leicht.
- Mukotympanon bei Verlegung der Tube
- Kopfschmerzen ◀

▶ **Diagnose**
- **Postrhinoskopie:** Im Nasen-Rachen-Raum findet sich ein glatter, grau-rötlicher Tumor. Oft scheinen Gefäße durch die Oberfläche durch (☞ Abb. 3.16b)

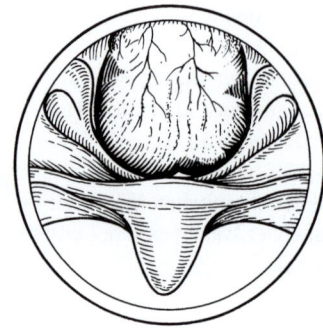

Abb. 3.16b: Nasenrachenfibrom, Befund bei Postrhinoskopie

- **Palpation:** Die Oberfläche des Tumors ist ausgesprochen hart.
- **bildgebende Verfahren:** Kernspintomogramm, Angiographie sowie ggf. Embolisation präoperativ, um die Blutungsgefahr zu vermindern. ◀

> 💡 **Merke!**
>
> Keine Probeexzision – Blutungsgefahr!

Differentialdiagnose
Choanalpolyp: Dieser ist weich, glasig, blutet nicht und sitzt dem Rachendach nicht auf.

▶ **Therapie**
Bei großer Ausdehnung muss das Nasenrachenfibrom entfernt werden. Zugang transmaxillär oder transpalatinal. Es kann hilfreich sein, die A. maxillaris bzw. die A. carotis externa zu unterbinden, um größere Blutungen zu vermeiden.

Das Nasenrachenfibrom ist **nicht strahlensensibel**. ◀

Komplikationen
Massive Blutung. Der Tumor kann in das Schädelinnere einwachsen. Bis zum Eintritt in die Pubertät neigt er zu Rezidiven.

Prognose
Der Tumor bildet sich oft nach der Pubertät zurück.

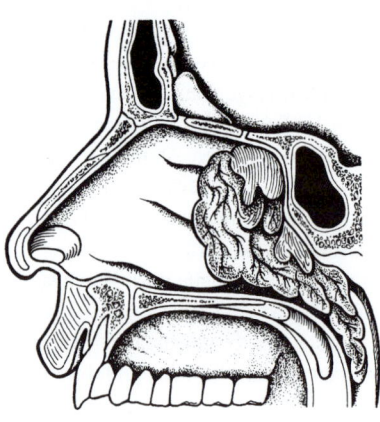

Abb. 3.16a: Nasenrachenfibrom im Seitenbild, um die Ausdehnung zu zeigen

Bösartige Tumoren der Mundhöhle

TNM-Klassifikation

Das Stadium einer Tumorerkrankung lässt sich nach folgenden Kriterien beurteilen (Staging):

Tab. 3.1: TNM-Klassifikation

T	Größe und Ausdehnung des Primärtumors
T_{is}	Carcinoma in situ
T_1	Tumor bis 2 cm Durchmesser
T_2	Tumor > 2 cm, aber < 4 cm im Durchmesser
T_3	Tumor > 4 cm im Durchmesser
T_4	Tumor hat Nachbarorgane infiltriert
N	**Befall regionaler Lymphknoten**
N_0	keine zervikalen LK befallen
N_1	einzelne ipsilaterale zervikale LK-Metastasen bis 3 cm Durchmesser
N_{2a}	einzelne zervikale LK-Metastasen > 3 cm, aber < 6 cm im Durchmesser
N_{2b}	mehrere ipsilaterale zervikale LK-Metastasen < 6 cm im Durchmesser
N_{2c}	bilaterale zervikale LK-Metastasen < 6 cm im Durchmesser
N_3	Metastase > 6 cm, dann auch meist fixiert
M	**Fernmetastasen**
M_0	keine Fernmetastasen vorhanden
M_1	Fernmetastasen vorhanden
C	**Art der Befunderhebung**
C_1	durch klinische Untersuchung ermittelt
C_2	mittels bildgebender Verfahren gesichert
C_3	postoperativ gesichert
C_4	post mortem gesichert

Das **Staging** umfasst:
- Kopf-Hals-CT
- Röntgen-Thorax
- Abdomen-Sonographie
- Skelettszintigraphie.

Die Klassifikationen $C_1 - C_4$ werden je nach Befund hinter jedes Stadium geschrieben. Ein computertomographisch gesicherter T_2-Tumor mit ipsilateralen Halslymphknotenmetastasen ohne Fernmetastasen nach komplettem Staging wird folgendermaßen dokumentiert: T_2 (C_2) N_1 (C_2) M_0 (C_2).

Lippenkarzinom

Ätiologie und Pathogenese

Es handelt sich fast immer um ein Plattenepithelkarzinom. Es wird durch Noxen wie **Nikotin** (Pfeifenraucher!) und **UV-Strahlung** begünstigt. Männer sind häufiger betroffen. Häufigste Lokalisation: **Unterlippe**.

Diagnose

Inspektion: Meist imponiert der Tumor als Ulkus mit derbem Rand. Die Diagnose wird durch Probeexzision (PE) und Histologie gesichert.

Differentialdiagnose

Luetischer Primäraffekt.

Therapie

Der Tumor muss mit ausreichendem Sicherheitsabstand **reseziert**, evtl. entstandene Defekte plastisch gedeckt werden. Befallene Lymphknoten werden entfernt, bei ausgedehntem Lymphknotenbefall ist eine **Neck dissection** (Ausräumung der Halslymphknoten, ☞ Kap. 4.3.3) indiziert.

Prognose

Die Prognose ist **gut**, da die Patienten früh zum Arzt gehen. Ist der Tumor allerdings schon groß, ist die Prognose sehr viel schlechter, da der Tumor relativ schnell in die Lymphknoten metastasiert. Fernmetastasen sind selten.

Mundhöhlenkarzinom

Die Mundhöhle wird in verschiedene **Regionen** (Mundschleimhaut, unterer und oberer Alveolarfortsatz, harter Gaumen, Zunge und Mundboden) unterteilt. Tumoren in unterschiedlichen Regionen haben unterschiedliche Prognosen.

▶ **Ätiologie und Pathogenese**

Meistens handelt es sich um Plattenepithelkarzinome. Noxen wie **Nikotin** sowie **mechanische Reizung** (z.B. scheuernde Prothesen) spielen eine große Rolle bei der Entstehung der Tumoren. Leukoplakien (☞ Farbabb. 3.6) sind Präkanzerosen. Männer sind häufiger betroffen. ◀

Diagnose

PE und Histologie.

▶ **Therapie**
Die **Tumorresektion** sollte mit einem ausreichenden Sicherheitsabstand vorgenommen werden. Einzelne befallene Lymphknoten werden entfernt, bei massivem Befall ist die **Neck dissection** indiziert. Je nach Stadium adjuvante **Radiatio**. ◀

Prognose
Die Prognose ist entscheidend abhängig von der **Lokalisation** und vom **TNM-Stadium**. So hat ein Zungenkarzinom im Stadium $T_1N_0M_0$ eine 5-JÜR von ca. 90 %. Bei regionärem Lymphknotenbefall sinkt die 5-JÜR auf < 20 %. Die Diagnose Tonsillenkarzinom hat per se eine schlechte Prognose, die auch von der jeweiligen Therapie abhängig ist. Die 5-JÜR liegt zwischen 30 und 45 %.

Zungenkörperkarzinom
Ätiologie und Pathogenese
In den meisten Fällen handelt es sich um ein hoch ausdifferenziertes Plattenepithelkarzinom. Häufig hat es sich aus einer Leukoplakie entwickelt. Es kommt oft bei **Pfeifenrauchern** vor, Männer sind häufiger betroffen.

Symptome
treten spät auf: Zungenbrennen, Schmerzen, Schluckstörungen und Hypersalivation.

Diagnose
Inspektion und evtl. **indirekte Laryngoskopie** sowie **Palpation**: Die Ulzerationen am Zungenrand wachsen infiltrativ und tasten sich ziemlich derb. Die Diagnose wird durch PE und Histologie gesichert.

Therapie
Exzision mit ausreichendem Sicherheitsabstand, ggf. auch Teilresektion der Zunge. Befallene Lymphknoten werden entfernt. Evtl. adjuvante **Radiatio**.

Prognose
Schlecht, da Symptome spät auftreten und der Tumor früh metastasiert.

Mundbodenkarzinom
Ätiologie und Pathogenese
Häufig Plattenepithelkarzinom. **Rauchen** ist ein wichtiger Risikofaktor! Männer sind häufiger betroffen als Frauen. Der Tumor wächst meist infiltrierend in die Tiefe.

Symptome
Das Karzinom macht erst sehr spät Beschwerden, meist erst dann, wenn es ein Fremdkörpergefühl oder Schluckbeschwerden verursacht, weil es die Mundbodenmuskulatur infiltriert.

Diagnose
- **Inspektion:** Ulkus mit derbem Rand (☞ Farbabb. 3.17)
- **Palpation:** Sie sollte gleichzeitig von innen und außen durchgeführt werden, da der Tumor in die Tiefe wächst. Auch die regionären Lymphknoten palpieren!
- Die Diagnose wird durch PE und Histologie gesichert.

Therapie
Exzision mit ausreichendem Sicherheitsabstand, ggf. plastische Chirurgie bei ausgedehntem Befund. Befallene Lymphknoten werden entfernt. Evtl. **Neck dissection**.

Prognose
Schlecht, da Beschwerden sehr spät auftreten. Die 5-JÜR beträgt nur etwa 30–50 %.

Bösartige Tumoren des Pharynx
Oropharynxkarzinome
Sie sind am häufigsten in den Tonsillen oder am Zungengrund lokalisiert.

Tonsillenkarzinom
Ätiologie und Pathogenese
Meist Plattenepithelkarzinom. Wesentliche prädisponierende Faktoren sind **Nikotin- und Alkoholabusus**.

Diagnose
Bei der Inspektion finden sich asymmetrische Tonsillen (☞ Farbabb. 3.18), oft mit Ulzerationen. Die Sicherung der Diagnose bringt die PE mit Histologie.

Therapie
Man führt eine sog. **Tumortonsillektomie** durch: Dabei müssen z. T. Teile des weichen Gaumens, des

Zungengrundes und evtl. des Hypopharynx entfernt werden. Zusätzlich **radikale Neck dissection** auf der Tumorseite und ggf. funktionelle Neck dissection auf der Gegenseite (die Lymphbahnen der entsprechenden Halsseite werden unter Erhalt von V. jugularis, N. accessorius und M. sternocleidomastoideus entfernt). Adjuvante **Radiatio**.

Prognose
Die 5-JÜR beträgt 30–45 %, je nach Stadium und Therapie.

Zungengrundkarzinom
Ätiologie
Auch hier handelt es sich meist um ein Plattenepithelkarzinom.

Die prädisponierenden Faktoren sind die gleichen wie beim Tonsillenkarzinom: **Alkohol** und **Rauchen**.

Symptome
Schluckbeschwerden, kloßige Sprache.

Diagnose
Inspektion des Oropharynx, PE zur Histologiegewinnung. Zur Beurteilung der Ausbreitung CT bzw. MRT.

Differentialdiagnose
Zungengrundstruma: Hier kann versprengtes Schilddrüsengewebe vorliegen. Diagnose durch Szintigraphie.

Therapie
Radikales operatives Vorgehen ist angezeigt, ggf. Neck dissection und adjuvante Radiatio, falls regionäre Lymphknoten befallen sind.

Nasopharynxkarzinome
Ätiologie
Zu den häufigsten Tumoren des Nasopharynx gehören
- das **undifferenzierte Karzinom** (= Schmincke-Tumor, lymphoepitheliales Karzinom), assoziiert mit dem Epstein-Barr-Virus (anti-EBV-IgA-Titer erhöht)
- das **Plattenepithelkarzinom**.

Symptome
- eingeschränkte Nasenatmung
- einseitiger, eitriger „Schnupfen"
- Rauschen im Ohr, Druck und Völlegefühl, progrediente Schallleitungsschwerhörigkeit, bedingt durch ein Mukotympanon
- Halslymphknotenschwellung

Diagnose
Inspektion mittels **Postrhinoskopie** oder Endoskopie mit PE.

Therapie
Die **Strahlentherapie** ist die Therapie der Wahl beim undifferenzierten Karzinom, da es äußerst strahlensensibel ist. Einlage von Paukenröhrchen bei Mukotympanon. Andere Karzinome werden mit möglichst großem Sicherheitsabstand reseziert. Sollte der Tumor zur kurablen Resektion zu groß sein, wird zuerst bestrahlt, dann reseziert.

Prognose
Beim undifferenzierten Karzinom ist die Prognose besser als beim Plattenepithelkarzinom. Die 5-JÜR beträgt für das undifferenzierte Karzinom 30 %, für das Plattenepithelkarzinom ca. 15 %.

3.3.7 Pulsionsdivertikel (Hypopharynx)

Ätiologie und Pathogenese
Das sog. **Zenker-Divertikel** ist genau genommen ein Hypopharynxdivertikel und kein Ösophagusdivertikel, wie es oft fälschlicherweise genannt wird. Es entsteht im Bereich eines muskelschwachen Dreiecks, dem sog. **Killian-Dreieck**, zwischen der Pars transversa und der Pars obliqua des M. constrictor pharyngis („Schleudermuskel") (☞ Abb. 3.19). Durch Muskellücken kann sich die Schleimhaut nach außen wölben, meist bedingt durch zu hohen Druck im Bereich des oberen Ösophagus.

Symptome
- Schluckbeschwerden
- Fremdkörpergefühl
- unverdaute Nahrung wird wieder hochgewürgt

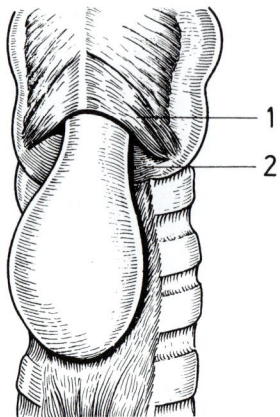

Abb. 3.19: Detailbild eines Zenker-Pulsionsdivertikels
1 Pars obliqua des M. constrictor pharyngis
2 Pars transversa des M. constrictor pharyngis

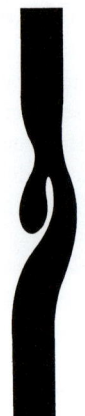

Abb. 3.20: Pulsionsdivertikel bei Röntgen-Kontrastmittelaufnahme von lateral

Diagnose

Von den konventionellen Röntgenaufnahmen eignet sich am besten der **Ösophagusbreischluck mit Kontrastmittel** (☞ Abb. 3.20). Erst danach darf auch eine endoskopische Untersuchung durchgeführt werden.

Therapie

Eine **Operation** ist immer indiziert, auch bei kleinen Divertikeln. Das Divertikel wird dargestellt und abgetragen. Um Rezidive zu vermeiden, wird eine ausreichend große Myotomie durchgeführt und dabei der M. constrictor pharyngis gerafft.

Prophylaxe

Sich Zeit lassen beim Essen, gut kauen, mehrere kleine Mahlzeiten.

3.3.8 Plastische Maßnahmen

Manchmal entstehen durch ausgedehnte Operationen große Defekte, die dann plastisch gedeckt werden müssen. Gängige **Methoden der Rekonstruktion** sind:
- **Lippe:** Rotationsplastik, Verschiebeplastik
- **Wange:** Zungenlappen, freies Transplantat aus Schulter, Brust oder Hals. Rotationsplastik nach Esser (☞ Abb. 3.21). Die Innenseite kann mit Spalthaut gedeckt werden.

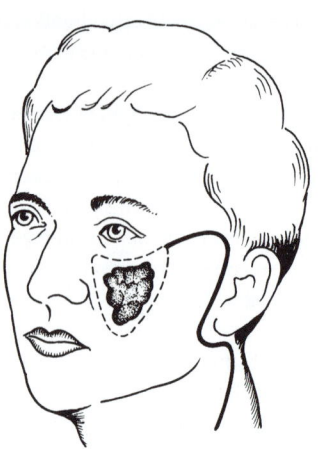
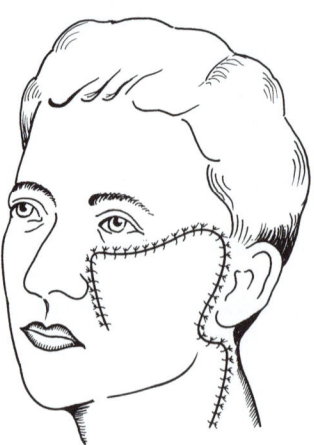

Abb. 3.21: Rotationsplastik nach Esser zur Deckung eines großflächigen Wangendefekts

- **Mundboden:** Pectoralis-major-Lappen, der durch eine laterale Pharyngotomie zum Mundboden gezogen wird
- **Unterkiefer:** autologer Knochen aus Rippen oder Becken, auch Metallimplantate zum Ersatz der Kiefer
- **Gaumen:** Unterarmlappen gestielt, d.h. unter Mitnahme der A. und V. radialis. Diese werden im Pharynxbereich wieder anastomosiert, um eine gute Vaskularisation zu erreichen.
- Für größere Defekte im **Halsbereich** ist der M. pectoralis major hervorragend geeignet.
- Der **Ösophagus** wird meistens mit Hilfe eines Jejunum-Interponats rekonstruiert.

3.3.9 Schlafapnoe

▶ **Ätiologie und Pathogenese**
Zur Schlafapnoe **prädisponierende Faktoren** sind Übergewicht, Alkohol- und Nikotinabusus, ein zu weicher Gaumen und/oder eine zu lange Uvula sowie behinderte Nasenatmung u.a.m. Bei Kindern zählt die Rachenmandelhyperplasie zu den häufigsten Ursachen. ◀

Symptome
Durch die in der Nacht auftretenden Atempausen und das Schnarchen fühlen sich die Patienten morgens abgeschlagen und sind tagsüber sehr müde. Dazu kommen Antriebsverlust und Konzentrationsschwäche.

Diagnose
- **Inspektion und Postrhinoskopie:** Man sieht oft eine überlange, schlaffe Uvula und einen sehr weichen Gaumen. Meist sind auch die Tonsillen hyperplastisch.
- Bei der **Endoskopie** finden sich oft eine Septumdeviation, eine Nasenmuschelhyperplasie sowie Adenoide.
- Untersuchung im **Schlaflabor**, hier werden Atempausen sowie die verschiedenne Schlafstadien registriert

▶ **Therapie**
Es gibt einige **konservative Ansätze**, die vor einer operativen Intervention durchgeführt werden sollten. Allem voran stehen die Gewichtsreduktion, Alkohol- und Nikotinverbot sowie ein regelmäßiger Schlaf-Wach-Rhythmus.

Bessert dies die Symptomatik nicht, kann eine **Uvulopalatinopharyngoplastik (UPPP)** durchgeführt werden (auch laserchirurgisch), ggf. mit Tonsillektomie. Zusätzlich evtl. Septumplastik und Conchotomie. Immer häufiger wird die **Mehretagen-Therapie**, also im Bereich der Nase und des Nasopharynx, des Oropharynx und des Hypopharynx, propagiert. Bei obstruktivem Schlaf-Apnoe-Syndrom (OSAS) mit Kollaps im Bereich des Oropharynx bekommt der Patient eine sog. **nCPAP-Maske** (Nasal Continuous Positive Airway Pressure), durch welche die Passage offen gehalten wird. ◀

3.3.10 Dysphagie

Ätiologie
Unter Dysphagie versteht man **Schluckstörungen** unterschiedlichster Genese.

Die **Ursache** kann im Oropharynx, Hypopharynx oder Ösophagus liegen. Im **Oropharynx** kommen Veränderungen der HWS, wie z.B. eine Hyperostosis vertebralis, Spondylitis deformans, ein langer Proc. styloideus, außerdem Fremdkörper, eine Entzündung oder Tumoren in Betracht.

Im **Hypopharynx** oder **Ösophagus** kommen als Auslöser von Schluckbeschwerden infrage: Ösophagitis, Refluxkrankheit, Zenker-Divertikel, Achalasie, Stenosen bzw. Strikturen, Tumor, neuromuskuläre Erkrankungen oder Z.n. Operation oder Radiatio. Schluckbeschwerden können auch psychogen sein (sog. Globusgefühl).

Symptome
Schluckstörungen können sich auf sehr unterschiedliche Art manifestieren. Jedoch ist die mögliche Ursache mit einer **präzisen Anamnese** recht gut einzugrenzen. Daher sollte man sehr genau erfragen, welche Beschwerden und Begleitsymptome bestehen:
- Bestehen Beschwerden bei fester oder flüssiger Nahrung oder bei beiden?
- Welche **Begleitsymptome** treten auf? Beispiele:
  – Regurgitationen: Wie sieht die regurgitierte Nahrung aus (flüssig oder fest)?

- Schmerzen? Retrosternale Schmerzen deuten auf Ösophagitis hin, epigastrische Schmerzen mit Sodbrennen auf Refluxkrankheit.
- Blutungen? (können bei Ösophagitis auftreten)
- Verschlucken?

Diagnose
Wegweisend ist zunächst die Anamnese. Wenig invasiv, aber sehr aufschlussreich kann die **endoskopische transnasale Endoskopie** (FEES = Flexible Endoscopic Evaluation of Swallowing) sein, dabei kann der Schluckakt beobachtet und eine Aspiration direkt nachgewiesen werden.

Weitere diagnostische Maßnahmen sind ein **Kontrastmittelbreischluck** bzw. eine **Hochfrequenzkinematographie**, bei der der Schluckakt mit 200 Bildern/sek. aufgenommen wird, um eine Aspiration nachzuweisen. Außerdem können die Panendoskopie, eine Manometrie zur Analyse der Druckverhältnisse sowie eine pH-Metrie bei V.a. Reflux zur Diagnostik eingesetzt werden.

Therapie
Abhängig von der Ursache. Eine **Operation** ist indiziert bei anatomischen Ursachen (z.B. bei abnormem Abgang der A. subclavia dextra aus der Aorta (sog. A. lusoria) oder einem verlängerten Proc. styloideus), Tumor, Strikturen/Stenosen, Divertikeln. Ansonsten ist eine **konservative Therapie** (z.B. Gewichtsabnahme und Antazida bei Refluxösophagitis oder auch logopädisches Schlucktraining) indiziert.

4 Larynx und Trachea

4.1 Anatomische und physiologische Grundlagen

 Larynx und Trachea sind wichtige Organe zur Atmung und für die Stimmgebung sowie für die Schluckfunktion. Erkrankungen in diesem Bereich führen für den Betroffenen schnell zu einer sehr starken Beeinträchtigung der Lebensqualität. Einprägen sollte man sich die Innervation des Kehlkopfes, da Paresen der Stimmlippen häufig vorkommen.

4.1.1 Anatomie des Larynx und der Trachea

Der **Larynx** bildet den **Eingang in die Trachea**. Er ist am Verschluss der Trachea beim **Schluckakt** beteiligt (durch die Stimmlippen, die Taschenfalten und die Epiglottis) und dient der **Stimmbildung**. Der Larynx liegt unterhalb von Zunge und Zungenbein, sein Eingang reicht von ventral in den Hypopharynx hinein (☞ Abb. 4.1). Beidseits des Eingangs ist der Hypopharynx als **Recessus piriformis** ausgestaltet, eine Rinne, die in den unteren Hypopharynx mündet. Durch diese Rinne kann beim Schlucken die Nahrung am Eingang des Larynx vorbei in den Ösophagus befördert werden.

Das Gerüst des Larynx (☞ Abb. 4.1, 4.2) besteht aus dem **Schildknorpel** (Cartilago thyroidea), dem **Ringknorpel** (Cartilago cricoidea), den sich ihm kranial anschließenden **Stellknorpeln** (= Cartilagines arytaenoideae = Aryknorpel) und der **Epiglottis**. Der Schildknorpel dient, ebenso wie die Stellknorpel, mehreren Muskeln als Ansatz und bildet

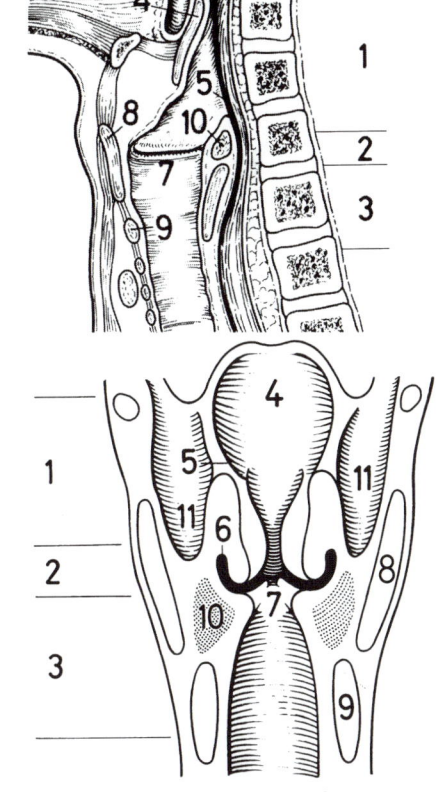

Abb. 4.1a, b: Larynxregion von lateral (a) bzw. dorsal (b) aus gesehen
1 supraglottischer Raum, 2 Glottisraum, 3 subglottischer Raum, 4 Epiglottis, 5 aryepiglottische Falte, 6 Sinus Morgagni, 7 Plica vocalis, 8 Schildknorpel, 9 Ringknorpel, 10 Musculus vocalis, 11 Recessus piriformis

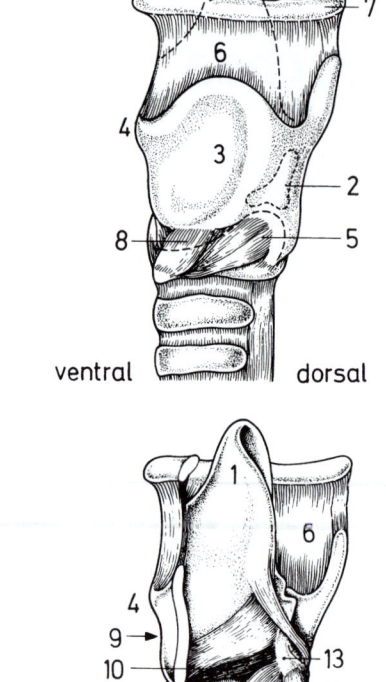

Die Knorpel werden durch Membranen und Bänder miteinander verbunden und stabilisiert (☞ Abb. 4.1, 4.2). Für die **Stimmbildung** wichtig ist das **Lig. vocale (Stimmband)**, das die Stellknorpel mit der Innenfläche des Schildknorpels verbindet. Es bildet zusammen mit dem M. vocalis (s.u.) die **Plica vocalis (Stimmlippe)**. Vom Kliniker werden die Begriffe Stimmband und Stimmlippe häufig synonym verwendet. Die beiden Plicae vocales bilden die **Glottis**. Zwischen ihnen liegt **die Rima glottidis (Stimmritze)**. Das Lig. vestibulare spannt sich zwischen Epiglottis und Stellknorpeln aus und bildet die **Plica vestibularis (Taschenfalte)**.

Das Innere des Larynx wird zur besseren klinischen Orientierung in drei Räume unterteilt:
- supraglottischer Raum (1 in ☞ Abb. 4.1)
- Glottis (2 in ☞ Abb. 4.1)
- subglottischer Raum (3 in ☞ Abb. 4.1)

> **Merke!**
>
> Da der Larynx zum Respirationstrakt gehört, ist er mit Flimmerepithel ausgekleidet. Im Bereich der Stimmlippen befindet sich jedoch Plattenepithel. Supra- und subglottisch kann sich leicht ein Ödem entwickeln, da die Haut nur locker mit der Unterfläche verhaftet ist.

Abb. 4.2a, b: Äußere (a) bzw. innere (b) Kehlkopfmuskulatur
1 Epiglottis, 2 Stellknorpel, 3 Schildknorpel, 4 Eminentia laryngea (Adamsapfel), 5 M. cricoarytaenoideus, 6 Membrana thyrohyoidea, 7 Zungenbein (Os hyoideum), 8. M. cricothyroideus, 9 Ringknorpel, 10 M. thyroarytaenoideus (M. vocalis), 11 M. cricoarytaenoideus posterior (= M. posticus), 12 M. cricoarytaenoideus lateralis (= M. lateralis), 13 M. arytaenoideus transversus (= M. transversus)

Für die Stimmbildung wichtige **Muskeln** sind der **M. vocalis**, der **M. lateralis** (M. cricoarytenoideus lateralis), der **M. transversus** (M. arytenoideus transversus), alles innere Larynxmuskeln, und der **M. cricothyreoideus**, der einzige äußere Larynxmuskel. Alle diese Muskeln sind für den Schluss der Stimmritze bzw. deren Spannung bei der Stimmbildung (Phonation) zuständig. Der einzige Stimmritzenöffner ist der **M. posticus** (M. cricoarytenoideus posterior). Die einzelnen Funktionen sind den ☞ Abbildungen 4.3 bis 4.7 zu entnehmen, wobei die linke Zeichnung die Stellung der Stimmritze bei Anspannung des entsprechenden Muskels

ein Gelenk mit dem Ringknorpel, das ein Kippen des Larynx ermöglicht und Einfluss auf die Stimmbildung hat (s.u.). Die Gelenke zwischen Ringknorpel und Stellknorpeln sind ebenfalls für die Stimmbildung von Bedeutung. Die Epiglottis ist mit dem Schildknorpel verbunden, ihr oberer Teil ist jedoch frei beweglich. Beim Schluckakt kippt er nach dorsal und leitet den Bolus so in Richtung Ösophaguseingang.

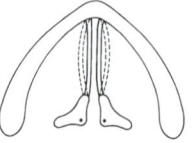 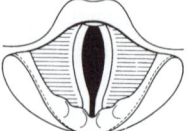

Abb. 4.3: M. vocalis

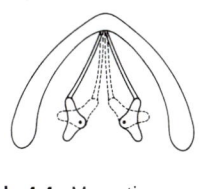
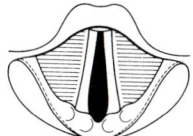

Abb. 4.4: M. posticus

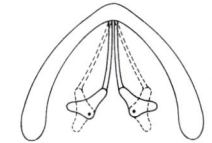
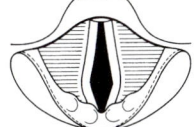

Abb. 4.5: M. lateralis

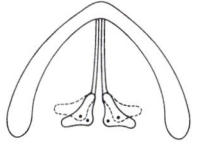
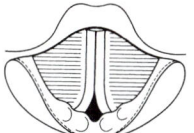

Abb. 4.6: M. transversus

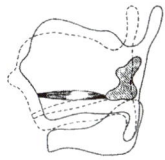
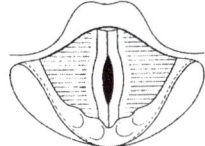

Abb. 4.7: M. cricothyreoideus

zeigt. Die Ruhestellung ist gestrichelt dargestellt. Die rechte Zeichnung zeigt jeweils die Stellung der Stimmritze bei beidseitigem Ausfall der Muskulatur.

Als äußerer Larynxmuskel wird der M. cricothyreoideus vom N. laryngeus superior (aus N. X) **innerviert**, die inneren Larynxmuskeln durch den N. laryngeus inferior (recurrens), den Endast des N. laryngeus (aus N. X). Die Schleimhaut des Larynx wird im supraglottischen Raum und im Bereich der Glottis sensibel innerviert durch den N. laryngeus superior, im subglottischen Raum durch den N. laryngeus recurrens.

▶ Der **N. laryngeus recurrens** kann auf seinem Weg zum Larynx an mehreren Stellen **geschädigt** werden: Er schlingt sich links um den Aortenbogen. Bei einem Aortenaneurysma kann er hier gequetscht werden, aber auch eine Schädigung durch ein Bronchialkarzinom oder eine Metastase ist möglich. (Der rechte N. laryngeus recurrens umschlingt die A. subclavia dextra.) Im weiteren Verlauf zieht der Nerv zwischen Trachea und Ösophagus (Schädigung bei Ösophaguskarzinom) nach kranial, hinter der Schilddrüse entlang, wo er enge topographische Beziehung zur A. thyreoidea inferior hat. Im Zuge ihrer Ligatur bei Schilddrüsen-Operationen wird der Nerv am häufigsten verletzt. Zu den Folgen ☞ Kap. 4.3.2. ◀

Die **Trachea** verbindet den Kehlkopf mit den Bronchien. An der Bifurkation, etwa in Höhe von BWK 4–5, teilt sie sich auf in den rechten und linken Hauptbronchus. Sie wird offengehalten durch **Knorpelspangen** in ihrer Vorder- und Seitenwand. Im Bereich der Bifurkation ist die Trachea leicht nach rechts verschoben. Der rechte, kürzere Hauptbronchus verläuft steiler als der linke und ist fast genau die Verlängerung der Trachea. Er knickt nur um ca. 20° von der Trachea ab, deshalb finden sich Fremdkörper überdurchschnittlich häufiger im rechten Hauptbronchus. Der linke Hauptbronchus ist länger und knickt mindestens um 35–40° ab. Ursache hierfür ist der Aortenbogen, der sich um den linken Hauptbronchus schlingt.

Einige anatomische Besonderheiten können zur **Einengung der Trachea** führen:
- doppelter Aortenbogen
- Anomalie der linken A. carotis
- aberrierende A. subclavia
- offener Ductus arteriosus Botalli.

Bereits beim Neugeborenen entwickeln sich Stridor und Zyanose.

4.1.2 Funktion des Larynx

Funktionell gesehen gehört der Larynx zu den Atemwegen. Er hat eine zweifache Funktion:
- **Schutzfunktion:** Er verhindert, dass Nahrung in die Trachea gelangt. Zum einen kippt die Epiglottis beim Schluckakt nach dorsal und leitet den Bolus in Richtung Sinus piriformis, zum anderen wird der Larynx beim Schluckakt angehoben, wobei sich die Stimmlippen und die Taschenfalten verschließen.

Wenn trotzdem Nahrung in die Trachea gelangt, löst dies Hustenreiz bzw. den Husten-Würg-Re-

flex aus. Dies bietet einen zusätzlichen Schutz vor Aspiration.
- **Stimmbildung (Phonation):** Wenn die Stimmlippen aneinanderliegen (Phonationsstellung) und durch Ausatemluft in Schwingung versetzt werden, entsteht ein Ton. Die Grundschwingung wird durch den Innendurchmesser des Kehlkopfs und damit durch die Länge der Stimmlippen bestimmt. Das erklärt die tiefere Grundfrequenz bei Männern (ca. 100 Hz), die etwa eine Oktave unter der von Frauen (ca. 200 Hz) liegt.

Die Tonhöhe kann über einen Bereich von ca. 2 Oktaven verändert werden. Dabei wird die Spannung der Stimmlippen variiert. Die Lautstärke wird vom Anblasdruck bestimmt, den die Ausatemluft aus der Lunge auf die Stimmlippen ausübt.

In **Respirationsstellung** ist die Stimmritze maximal geöffnet, die Epiglottis ist aufgerichtet.

Bei **Stimmstörungen** ist die Funktion der Stimmlippen gestört, es resultiert eine tonlose Stimme oder Heiserkeit. Bei Sprachstörungen ist dagegen die Funktion der Artikulationswerkzeuge, z. B. Zunge und Mund, gestört.

4.2 Untersuchungsmethoden

4.2.1 Inspektion

Verdrängung der Trachea zur Seite, Schwellungen sowie andere offensichtliche Veränderungen sind oft schon **von außen** sichtbar. Beim Schluckakt hebt sich der Kehlkopf, und seine Konturen lassen sich beurteilen, aber man sollte sich nicht nur auf die bloße Inspektion verlassen und den Kehlkopf zusätzlich palpieren (☞ Kap. 4.2.2).

Von innen kann man den Kehlkopf auf verschiedene Art und Weise inspizieren. Auf Folgendes sollte man bei der Inspektion achten: anatomische Besonderheiten, Schleimhautveränderungen, Fremdkörper, Beschaffenheit und Beweglichkeit der Stimmlippen sowie evtl. vorhandene Speichelreste im Recessus piriformis, die auf eine Schlucklähmung hinweisen können.

Folgende **Methoden der Laryngoskopie** stehen zur Verfügung:

indirekte Laryngoskopie: Die herausgestreckte Zunge des Patienten wird mit einem Läppchen unter Zug mit der linken Hand (Rechtshänder) festgehalten. Mit der rechten Hand führt man einen Kehlkopfspiegel so in den Rachen ein, dass die Uvula auf der Rückseite des Spiegels aufliegt. Nun kippt man den Spiegel um ca. 45°, bis man den Kehlkopf einsehen kann (☞ Abb. 4.8a und Farbabb 4.9a).

Anschließend lässt man den Patient „hi" sagen, um die Stimmlippen in Phonationsstellung zu bringen und zu beurteilen. Außerdem stellt sich dabei die Epiglottis auf und man erhält einen besseren Überblick (☞ Abb. 4.8b und Farbabb 4.9b).

Um den Würgreflex auszuschalten, kann man den Rachen und die Uvula vor der Untersuchung mit Xylocain einsprühen.

> **Merke!**
>
> Beachten Sie, das Bild, das man im Spiegel sieht, steht auf dem Kopf! Was man im Spiegel oben sieht, ist der vordere Anteil des Larynx, was man unten sieht, ist in Wirklichkeit hinten. Die Seiten sind entsprechend der Wirklichkeit dargestellt. Die ☞ Abbildungen 4.8a und b sowie Farbabbildungen 4.9a und b zeigen einen normalen Kehlkopfbefund.

- **Lupenlaryngoskopie:** Dabei wird statt des Spiegels ein starres Endoskop (z. B. 90°-Endoskop)

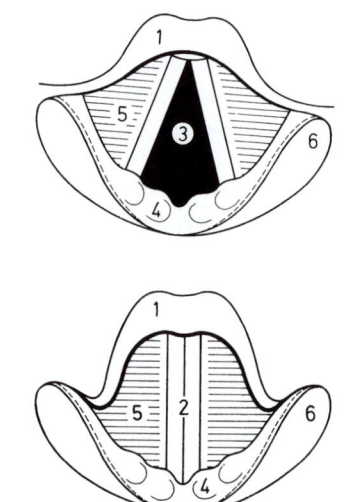

Abb. 4.8: Normales Kehlkopfspiegelbild (Respirationsstellung (a) bzw. Phonationsstellung (b) der Stimmlippen).
1 Epiglottis, 2 Stimmlippen, 3 Tracheavorderwand, 4 Aryknorpel, 5 Taschenfalte, 6 Recessus piriformis

in den Rachen eingeführt. Durch eine Vergrößerung kann der Larynx besser beurteilt werden. Mittlerweile hat diese Untersuchungsmethode die Untersuchung mit dem Larynxspiegel in vielen Bereichen abgelöst.
- **direkte Laryngoskopie:** Sie wird in Vollnarkose durchgeführt, der Patient wird mit einem sehr dünnen Tubus beatmet. Ein starres Rohr wird bei stark überstrecktem Kopf bis zur Epiglottis vorgeschoben. Die Methode eignet sich sehr gut zur Beurteilung des Larynx.
- **Mikrolaryngoskopie:** Hier wird im Prinzip das gleiche Verfahren wie bei der direkten Laryngoskopie angewendet, jedoch wird der Larynx mit einer Vergrößerungsoptik bzw. dem Operationsmikroskop betrachtet. Selbst kleine Veränderungen an den Stimmlippen lassen sich gut darstellen, da sie bis auf das 40fache vergrößert werden können.
- **Stroboskopie:** Mit diesem Verfahren kann man die Stimmlippen in Aktion sehen und die Schwingungen gut beurteilen (☞ Kap. 8.1.3).

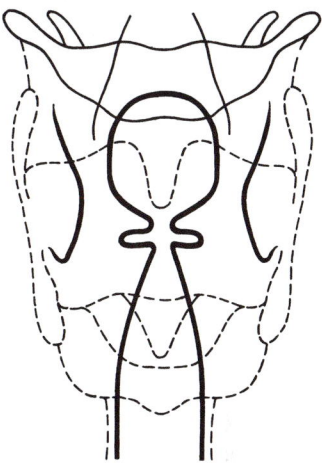

Abb. 4.10: Darstellung des Larynx bei der Laryngographie

4.2.2 Palpation

Der Kehlkopf kann von außen recht gut untersucht werden. Der Ringknopel lässt sich getrennt vom Schildknorpel beurteilen. Man achtet dabei auf **Verhärtungen, Schwellungen, Schmerzhaftigkeit**. Die **Lage der Schilddrüse in Bezug zum Larynx** lässt sich am besten beurteilen, wenn der Untersucher hinter dem Patienten steht und der Patient während der Palpation schluckt. Die **Palpation der Halslymphknoten** sollte ebenfalls nicht vergessen werden.

4.2.3 Untersuchung mittels bildgebender Verfahren

- **Röntgenaufnahmen:** Zur Darstellung **knorpeliger Anteile** des Larynx und der Trachea ist die **seitliche Aufnahme** geeignet. Sie sind insbesondere gut zu sehen, wenn sie verkalkt sind. Weichteile kann man mit weicher Röntgenstrahltechnik gut darstellen.
Will man die **lufthaltigen Räume** des Larynx (z.B. Recessus piriformis, Sinus Morgagni, Taschenfaltenkontur und subglottischer Raum) darstellen, bedient man sich der **p.a.-Aufnahme** (**Cave:** nicht a.p., da sonst die Wirbelsäule das Bild überlagert!). Dabei verwendet man wiederum die Weichstrahltechnik.
Eine **Tomographie** kann z.T. weiteren Aufschluss bei unklaren Befunden geben.
- Man kann den Larynx auch mit Kontrastmittel darstellen, indem man dieses in den Larynx einsprüht und anschließend röntgt. Diese Untersuchung nennt sich **Laryngographie** (☞ Abb. 4.10).
- **CT und MRT:** Zur genaueren Beurteilung der Strukturen des Kehlkopfs, besonders bei der Frage nach der Ausdehnung von Tumoren und Lymphknotenmetastasen, sind die **Computertomographie** und die **Kernspintomographie** sehr gut geeignet.
- **Sonographie:** Mit ihrer Hilfe können sowohl die Weichteile als auch die Trachea recht gut beurteilt werden. Insbesondere ist eine Einengung der Trachea durch eine Struma (**Säbelscheidentrachea**) gut sichtbar.

4.3 Klinik

4.3.1 Missbildungen, Verletzungen und Entzündungen des Larynx

Stridor congenitus

Ätiologie
Im Rahmen einer **angeborenen Entwicklungsstörung** oder **Hemmungsmissbildung** des Kehlkopfs und der Trachea kommt es sofort nach der Geburt zu einem Stridor. Die Ursachen hierfür können in einer angeborenen Laryngomalazie (dadurch Ansaugen der Epiglottis beim Einatmen) oder einem schlaffen Tonus der Zungengrundmuskulatur sowie einer angeborenen Recurrensparese liegen.

Symptome
In- bzw. exspiratorischer Stridor, je nach Sitz der Stenose mit Einziehungen im Jugulum und den Interkostalräumen. Dazu kommen noch Schwierigkeiten beim Schlucken, evtl. Heiserkeit.

▶ **Therapie**
Ist der Stridor durch eine schwache Zungengrundmuskulatur oder eine Laryngomalazie bedingt, ist meist keine Therapie erforderlich, da sich das Skelett in der Regel in den ersten Lebensmonaten stabilisiert. ◀ Bei Auftreten von Atemnot sollte intubiert werden. Operationsindikationen bestehen bei hochgradiger Atemnot, beidseitiger Recurrensparese und Stenosen.

Kehlkopfverletzungen

Ätiologie
Ursachen für Verletzungen sind stumpfe Gewalt, wie Schlag, Stoß und Unfälle. Dabei kann es zu einem Ödem und zu Verletzungen des Kehlkopfskeletts kommen. Eröffnungen des Kehlkopfs kommen bei scharfer Gewalt vor, meist durch Schuss- oder Stichverletzungen.

Symptome
Die Patienten leiden meist schon direkt nach dem Trauma unter **Atemnot**. Sie kann auch verzögert auftreten, bedingt durch ein Hämatom im Bereich des Larynx. Weitere Symptome können blutiger Auswurf und Stimmstörungen (z. B. Heiserkeit) sein.

Diagnose
Der Larynx muss immer gründlich untersucht werden, um die Gefahr einer weiteren Schwellung auszuschließen. Also **immer wenigstens indirekte Laryngoskopie!** Zum Ausschluss von Frakturen Röntgenaufnahmen, im Zweifelsfall immer CT anfertigen.

Therapie
- bei **stumpfer Gewalt:**
  - Antibiotika zum Schutz vor Sekundärinfektion
  - Antiphlogistika (wirken antiödematös)
  - bei Ödem Eiskrawatte, um eine Größenzunahme zu verhindern, bei ausgeprägtem Ödem Kortikoide
  - bei gebrochenem Schildknorpel Intubation, um ihn zu stützen, bei stärkerer Atemnot ggf. Tracheotomie
- **scharfe Gewalt:** operative Versorgung, ggf. Tracheotomie

Komplikationen
Stenosen durch Narbenbildung sowie Verletzung von N. vagus und A. carotis.

> 💡 **Merke!**
> Liegt nach Kehlkopftrauma eine Heiserkeit vor oder sind Krepitationen zu fühlen, so muss immer eine Fraktur ausgeschlossen werden. Außerdem immer sofortige Behandlung mit Kortison i.v. Es besteht Lebensgefahr durch Ersticken!

Intubationsschäden

▶ Beim Aufklärungsgespräch vor einer Narkose muss der Patient darüber aufgeklärt werden, dass durch die Intubation **Reizungen der Stimmlippen** und **Intubationsgranulome** mit Heiserkeit als Folge auftreten können. Symptom ist eine länger anhaltende Heiserkeit nach Narkose.
Intubationsgranulome werden durch indirekte Laryngoskopie diagnostiziert: Im Bereich der Stellknorpel sind weißliche bis rötliche Verdickungen sichtbar (☞ Farbabb. 4.11). Bei Reizung der Stimmlippen sollte der Patient möglichst für mehrere Tage nicht sprechen. Intubationsgranulome bilden sich oft spontan innerhalb von 2–3 Monaten wieder zurück, falls nicht, werden sie operativ entfernt; Folge ist meist eine Restitutio ad integrum, jedoch rezidivieren sie häufig.

Wird der Tubus zu forsch in den Larynx geschoben, kann es zu Arrhythmien, Quetschungen des Larynx mit der Folge eines Ödems und einer Stenose sowie zur Perforation des Hypopharynx mit Mediastinitis kommen. ◂

Verbrühungen und Verätzungen

Ätiologie und Pathogenese
- Trinken zu heißer Flüssigkeiten
- Trinken von säure- oder basenhaltigen Flüssigkeiten

Bei Kindern sind Verbrühungen, bei Erwachsenen Verätzungen häufiger. Bei letzteren immer klären, ob ein Suizidversuch vorliegt.

Symptome
Der **Schweregrad** richtet sich nach der Dauer der Einwirkung und der Konzentration der Säure oder Base. Dabei reichen die Symptome von Schluckbeschwerden bis hin zu Atemnot, starken Schmerzen und Schockgefahr. Liegt eine Perforation vor, sind die Schmerzen typischerweise zwischen den Schulterblättern lokalisiert. Ein Luftemphysem deutet auf eine Mediastinitis hin.

Diagnose
Laryngoskopie: Die Glottis ist geschwollen, die Schleimhaut stark gerötet und geschwollen, man sieht **Fibrinbeläge**.

Therapie
Nicht erbrechen lassen! Bei Atemnot Intubation, im äußersten Fall Tracheotomie. Bekommt der Patient ausreichend Luft, so gibt man in jedem Fall hochdosiert Kortikoide, um ein Ödem zu verhindern.

Prognose
Infolge von Verätzungen entstehen häufig Narben und Ulzera, die Stenosen nach sich ziehen können.

Akute Laryngitis (= akute Kehlkopfentzündung)

Ätiologie und Pathogenese
Ursache ist oft ein viraler und/oder ein bakterieller Infekt im Kehlkopfbereich. Kommt auch in Verbindung mit Allergien und Inhalationsnoxen (z. B. Farbstoff) vor.

Symptome
Heiserkeit, evtl. Aphonie, Kratzen und Brennen im Hals, Hustenreiz und Schmerzen.

Diagnose
Bei der Laryngoskopie finden sich **hochrote, verdickte Stimmlippen**, auf deren Oberfläche Gefäße sichtbar sind (☞ Farbabb. 4.12). Sie sind normal beweglich.

Therapie
Nikotinkarenz und **Stimmruhe** als wichtigste Pfeiler der Therapie! Unterstützend können Inhalationen, z. B. mit Salbei, durchgeführt werden. Bei starkem Ödem sollten Kortikoide gegeben werden.

Prognose
Wird die Stimmschonung konsequent durchgeführt, meist gute Prognose. Manchmal kann sich jedoch ein Kehlkopfödem mit Erstickungsgefahr ausbilden!

> **Merke!**
> Bei therapieresistenten Beschwerden von über 3 Wochen Dauer ist eine Endoskopie bzw. Mikrolaryngoskopie zum Ausschluss eines Malignoms angezeigt!

Laryngitis subglottica (Pseudokrupp)

Ätiologie und Pathogenese
Schwellung des subglottischen Bindegewebes infolge viraler Infekte, z. T. mit bakterieller Superinfektion, aber auch bei Allergien, Überempfindlichkeit gegenüber kühler Luft und Luftverschmutzung. Gehäuft bei Kindern zwischen dem 1. und 5. Lebensjahr.

Symptome
Pathognomonisch ist der „**bellende Husten**", oft verbunden mit inspiratorischem Stridor, Atemnot und Fieber. Es kann zum Erstickungstod kommen.

Diagnose
Laryngoskopie: Die Stimmlippen sind mäßig bis stark gerötet, hinter den Stimmlippen kann es zu einer Schwellung kommen, die zur Stenose führen kann.

Differentialdiagnose
Krupp (= Diphtherie).

Therapie
Je nach Ausmaß der Atemnot:
- bei leichter Dyspnoe feuchte Kammer (z.B. feuchte Tücher über das Gitterbett hängen), Feuchtvernebler, Sedierung (z.B. Atosil®)
- bei zunehmender Dyspnoe stationäre Aufnahme zur Überwachung und Kortikoide
- bei starker Dyspnoe Maskenbeatmung mit Intubationsbereitschaft.

Bei bakterieller Superinfektion Antibiotikaschutz.

Diphtherie (= Krupp, Croup)
Meldepflichtige Infektion mit Corynebacterium diphtheriae. Die Entzündung greift von den Tonsillen auf den Larynx über. Das Exotoxin tritt ins Blut über.

Symptome
Charakteristisch ist der **bellende Husten** (echter Krupp). Die Patienten haben z.T. sehr hohes Fieber, außerdem Schluckbeschwerden, Atemnot.

Diagnose
Laryngoskopie: Man sieht **grau-weiße Beläge auf der Kehlkopfschleimhaut** (Fibrin). Da sich die Bakterien unter den Fibrinbelägen aufhalten, dort den Abstrich nehmen und den Erreger nachweisen.

Therapie
Bereits bei begründetem Verdacht **Antiserum** bestellen und injizieren! Bei stenosierendem Verlauf Intubation oder Tracheotomie.

Chronische unspezifische Laryngitis
Ätiologie
Verursacht wird die chronische unspezifische Laryngitis häufig durch **exogene Noxen**, z.B. Zigarettenrauch, Luftverschmutzung und Lufttrockenheit. Andere mögliche Ursachen sind eine behinderte Nasenatmung, unsachgemäßer Gebrauch der Stimme, häufiges Schreien, z.B. bei Sprech- oder Singberufen.

Symptome
Die Stimme ist **heiser** und belegt. Der Patient muss sich häufig räuspern, hat **Reizhusten** und einen trockenen Hals.

Diagnose
Bei der **Laryngoskopie** findet man gerötete, verdickte und normal bewegliche Stimmlippen, auf denen ein schleimiger Belag zu sehen ist. Die Kehlkopfschleimhaut kann denselben Befund zeigen. Manchmal findet man **Pachydermien** (☞ Abb. 4.13). Dies sind warzenähnliche Epithelverdickungen auf den Stimmlippen.

Differentialdiagnose
Malignom.

Therapie
Noxen wie Alkohol, Gewürze, Kaffee ausschalten; absolutes Rauchverbot, Stimmschonung.

Inhalationen mit salzhaltigen Lösungen, z.B. Emser Sole, ggf. mit Sekretolytikum; logopädische Therapie. Liegt die Ursache in einer behinderten Nasenatmung, so sollte dies operativ angegangen werden.

Komplikationen
Leukoplakie, Atrophie der Schleimhaut, Stimmlippenpolypen.

Sonderformen der chronischen unspezifischen Laryngitis sind:

Laryngitis chronica sicca sive atrophicans
Ätiologie
Diese Form der chronischen Laryngitis kommt meist zusammen mit Rhinitis atrophicans (Ozaena, ☞ Kap. 2.3.2) vor. Eine Ozaena laryngis kann daraus resultieren. Gefährdet sind Arbeiter, die in großer Hitze arbeiten müssen, z.B. Heizer, Glasbläser, Hochofenarbeiter.

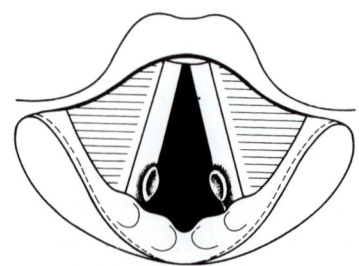

Abb. 4.13: Pachydermien beidseits

Symptome
Die Kehle ist trocken, es besteht Heiserkeit, Foetor ex ore sowie Räusperzwang.

Diagnose
Die gesamte Schleimhaut des Larynx ist trocken, auf den Stimmlippen findet sich zäher Schleim.

Therapie
Inhalationen, Sekretolyse, möglichst Arbeitsplatzwechsel.

Reinke-Ödem (= Laryngitis chronica hyperplastica)
▶ **Ätiologie**
Das Ödem entwickelt sich meist nach starker Stimmüberlastung und bei Rauchern, auch infolge von Infekten. Es tritt fast immer beidseits auf. ◀

▶ **Symptome**
Heiserkeit, tiefe Stimme, Räusperzwang, trockener Hals, bei Belastung auch inspiratorischer Stridor. ◀

▶ **Diagnose**
Laryngoskopie: Die Stimmlippen sind ein- oder beidseits ödematös aufgetrieben und erscheinen glasig (☞ Farbabb. 4.14). Die Kehlkopfschleimhaut ist oft zusätzlich diffus gerötet. ◀

▶ **Therapie**
Mikrochirurgische Abtragung des Epithels unter Schonung des M. vocalis (Dekortikation). Bei Befall der vorderen Kommissur geht man zweizeitig vor, um Synechien zu vermeiden. ◀

Prognose
Wenn die Stimme weiterhin stark belastet wird bzw. wenn der Patient weiter raucht, sind Rezidive sehr häufig.

Spezifische Entzündungen des Kehlkopfs

Tuberkulose
Ätiologie und Pathogenese
Eine Kehlkopftuberkulose ist meist die Folge einer Lungentuberkulose und wird durch infektiösen Auswurf vermittelt.

Symptome
Schluckbeschwerden, Dysphonie. Evtl. Schmerzen im Bereich des Kehlkopfs (durch Begleitneuralgie des N. laryngeus sup.) sowie Ohrenschmerzen.

Diagnose
Laryngoskopie: An den Stimmlippen und der Epiglottis finden sich kleine rote Infiltrationen, Granulationen und Ulzera. Beim Verdacht auf Tuberkulose muss die Lunge geröngt und das Sputum auf säurefeste Stäbchen untersucht werden. Die Tuberkulose ist **meldepflichtig!**

Differentialdiagnose
Malignom.

Therapie
Tuberkulostatika und Isolierung des Patienten.

Lues (Syphilis)
Sie tritt in der Regel nicht isoliert am Kehlkopf, sondern im Rahmen einer Lues des Oropharynx im Stadium II auf. Im Stadium III kann das Kehlkopfgerüst durch Gummen zerstört werden. Die Behandlung besteht wie bei der Grunderkrankung in der Gabe von Penicillin.

Virale Entzündungen des Kehlkopfs
Bei Infektionen des Larynx mit Herpes-simplex-, Cytomegalie- oder Epstein-Barr-Virus ist immer auch an eine Infektion mit HIV zu denken!

Epiglottitis

Ätiologie und Pathogenese
Meist infolge einer Infektion mit Haemophilus influenzae oder Streptococcus pneumoniae. Die Epiglottis schwillt dabei stark ödematös an. Die akute Epiglottitis ist eine Erkrankung des Kindesalters, kann aber auch bei Erwachsenen auftreten. **Lebensbedrohliches Krankheitsbild!**

▶ **Symptome**
- Schluckbeschwerden
- kloßige Stimme
- zunehmende Atemnot, inspiratorischer Stridor
- Fieber ◀

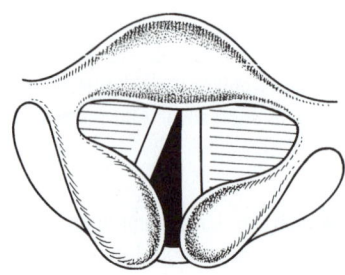

Abb. 4.15: Epiglottis mit Glottisödem

Diagnose
Laryngoskopie nur in Intubationsbereitschaft! Der Eingang des Kehlkopfs ist hochrot und geschwollen (☞ Abb. 4.15). Sollte sich schon eine Phlegmone entwickelt haben, so finden sich gelbliche Bezirke.

Differentialdiagnose
Laryngitis subglottica: Diagnostisches Kennzeichen der Laryngitis subglottica ist der bellende Husten (Pseudokrupp). Er fehlt bei Epiglottitis. Im Gegensatz zur Epiglottitis bestehen bei Laryngitis keine Schluckbeschwerden, und die Sprache ist nicht beeinträchtigt. Betroffen sind Kinder zwischen dem 1. und dem 5. Lebensjahr. Sowohl die Epiglottitis als auch die Laryngitis subglottica gehen mit Dyspnoe, inspiratorischem Stridor und evtl. Fieber einher. Die Dyspnoe kann bei beiden Erkrankungen rasch zunehmen.

Therapie
Klinikeinweisung mit Transport in Intubationsbereitschaft! Antibiotische Abdeckung mit einem Breitbandantibiotikum, feuchte Kammer, Feuchtvernebler, Kortikoide. Bei Erstickungsgefahr Intubation, falls dies misslingt, muss nottracheotomiert werden!

Kehlkopfperichondritis
Ätiologie
Das Kehlkopfgerüst wird meist durch Bakterien, aber auch durch Viren oder Pilze besiedelt, das Perichondrium entzündet sich. Meist geschieht dies infolge von Trauma (auch Operationen), Tumoren oder Strahlentherapie, kommt aber auch bei spezifischen Entzündungen, wie Tbc und Lues, vor.

Symptome
Heiserkeit ist das Leitsymptom! Außerdem bestehen Schluckbeschwerden.

Diagnose
Bei der Palpation des Kehlkopfs besteht Druckschmerz. Bei der Laryngoskopie sieht man ein Kehlkopfödem. Die Beweglichkeit der Stimmlippen ist herabgesetzt.

Therapie
Der befallene Knorpel muss entfernt werden. Zusätzlich hochdosiert Antibiotika und Inhalationen. Bei Pilzbefall ist eine antimykotische Therapie angezeigt, zusätzlich antiseptische Mundspülungen.

Prognose
Nicht sehr gut, vor allem dann, wenn die Perichondritis Folge von Bestrahlung ist. Oft ist mit chronischer Aspiration zu rechnen. Falls die Beschwerden nicht nachlassen, muss laryngektomiert werden.

4.3.2 Kehlkopflähmungen !!!

Ursachen für Lähmungen der Kehlkopfmuskulatur können myopathische oder Nervenlähmungen sein.

Myopathische Lähmungen
Meist hat der Betroffene während und nach einer Laryngitis seine Stimme nicht genügend geschont. Der M. vocalis atrophiert. Bei der Laryngoskopie zeigt sich in Phonationsstellung ein ovalärer Spalt zwischen den Stimmlippen. **Therapie:** Reizstrombehandlung, logopädische Übungen.

Nervenlähmungen
Die den Kehlkopf innervierenden Nerven können geschädigt werden durch Kehlkopftrauma, Verletzungen bei Operationen (häufigste Ursache, z. B. Dehnung) oder infolge Kompression (z. B. durch einen verdrängend wachsenden Tumor, ein Aortenaneurysma, Infiltration durch Pancoast-Tumor oder Metastasen von Bronchialkarzinomen). Oft kann keine Ursache gefunden werden. Folge ist eine Stimmlippenlähmung.

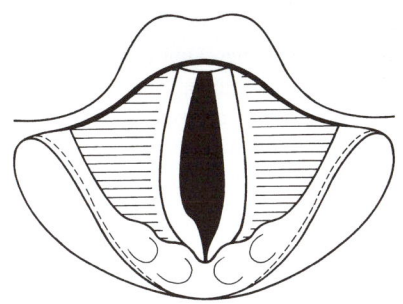

Abb. 4.16: Parese des N. laryngeus superior links

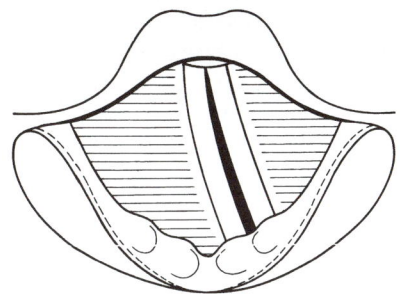

Abb. 4.17: Kompensationsstellung der linken Stimmlippe

▶ **N. laryngeus superior**
Bei einer **einseitigen Lähmung** besteht **Heiserkeit**, jedoch keine Atemnot. Es können keine hohen Töne erzeugt werden. **Laryngoskopie:** Die Glottis steht schräg, da nur ein Muskel (M. cricothyreoideus) paretisch ist. Da der andere, nicht gelähmte Muskel alleine nicht in der Lage ist, die Stimmlippen zu spannen, sind beide Stimmlippen erschlafft (☞ Abb. 4.16). Es finden sich Sensibilitätsstörungen der Kehlkopfschleimhaut oberhalb und einschließlich der Stimmritze. ◀

N. laryngeus superior und N. laryngeus inferior (einseitige Lähmung)
Eine kombinierte Schädigung dieser Nerven tritt auf, wenn der N. vagus im Bereich der Schädelbasis geschädigt wurde. Alle Kehlkopfmuskeln einer Seite sind gelähmt. Es besteht Heiserkeit, aber keine Atemnot. **Laryngoskopie:** die betroffene Stimmlippe steht in Intermediärstellung. **Therapie:** logopädische Übungsbehandlung, Reizstrombehandlung der betroffenen Muskeln.

▶ **N. laryngeus inferior (= recurrens)**
Bei einer **einseitigen Lähmung**, z. B. aufgrund einer Schilddrüsen-Operation oder eines Bronchialkarzinoms (s. o.) sind die Patienten nur wenig heiser, aber die **Stimme ermüdet leicht**. Es besteht keine Atemnot. **Laryngoskopie:** Die betroffene Stimmlippe steht in Median- oder Paramedianstellung, weil der einzige Stimmritzenöffner, der M. posticus, gelähmt ist. ◀ **Therapie:** Reizstrombehandlung und logopädische Übungen.
Die noch funktionierende Stimmlippe kann die Funktion des gelähmten weitgehend übernehmen: **Kompensation**. Sie wird hyperbeweglich und reicht über die Mittellinie hinaus: Sie steht in der so genannten Kompensationsstellung (☞ Abb. 4.17). Die gelähmte Stimmlippe atrophiert und es kommt zur Kadaverstellung der gelähmten Stimmlippe. Infolgedessen ist die Stimme verhaucht und unökonomisch, d. h. der Patient braucht viel Luft zum Sprechen. Die betroffene Stimmlippe kann mit Kollagen oder Teflon unterfüttert werden oder es kann ein Stück Knorpel oder Knochen eingepflanzt werden, dadurch wird die gelähmte Stimmlippe medialisiert und die Glottis verengt, es resultiert eine brauchbare Stimme.

▶ Bei einer **beidseitigen Lähmung** des N. laryngeus inferior besteht **starke Atemnot** mit Heiserkeit und inspiratorischem Stridor. **Laryngoskopie:** Paramedianstellung beider Stimmlippen (☞ Abb. 4.18). **Therapie:** Bei ausreichender Ruheatmung kann zunächst konservativ vorgegangen werden (logopädische Übungsbehandlung). Erfolgt keine Besserung, sollte frühestens nach 1 Jahr eine endoskopische Lateralfixation mit Arytaenoidektomie durchgeführt werden: Dadurch wird die Stimme schlechter, die Atemnot jedoch geringer. Be starker Atemnot

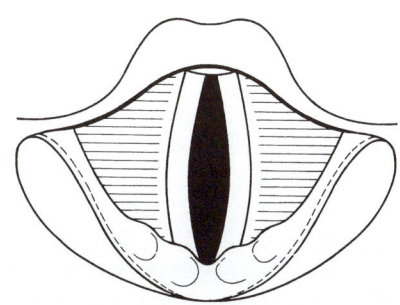

Abb. 4.18: Beidseitige Parese des N. recurrens

sind die Tracheotomie und der Einsatz einer Sprechkanüle oft unumgänglich. Nach Remission bzw. Lateralfixation kann wieder dekanüliert werden (Décanulement). ◀

4.3.3 Tumoren des Larynx

 Tumoren des Kehlkopfes sind häufige Erkrankungen. Durch die Einschränkung der Kommunikationsfähigkeit beeinträchtigen sie den Patienten besonders.

Sängerknötchen (Schreiknötchen)
▶ **Ätiologie und Pathogenese**
Bei **chronischer Überlastung der Stimme** (Verkäufer, Lehrer, Pfarrer, Sänger, Mütter(!), aber auch Kinder) kommt es zu einer krächzenden, heiseren Stimme **(Dysphonie)**. Bei Belastung bleibt die Stimme ganz weg **(Aphonie)**. Dauert die Fehl- bzw. Überbelastung an, so kann es zu Schrei- oder Sängerknötchen kommen. Es handelt sich um **Hyperplasien des Epithels**. ◀

▶ **Diagnose**
Laryngoskopie: Die Knötchen sitzen im vorderen bis mittleren Drittel der Stimmlippen. ◀

Therapie
Bei **weichen Knötchen** wird zunächst eine logopädische Übungsbehandlung durchgeführt, womit häufig eine Restitutio ad integrum herbeizuführen ist. Bei **harten Knötchen** kann eine mikrolaryngoskopische Abtragung der Knötchen erfolgen, allerdings muss sich eine intensive logopädische Therapie anschließen, da Rezidive sehr häufig sind, wenn keine richtige Stimmtechnik erlernt wird.

Stimmlippenpolypen
▶ **Ätiologie**
Diese gutartige Neubildung findet sich **meist nur einseitig** und wesentlich häufiger bei Männern im Alter zwischen 30 und 50 Jahren, oft bei Rauchern, nach Laryngitis, bei Überlastung der Stimme oder falscher Stimmtechnik. ◀

▶ **Symptome**
Heiserkeit bis hin zur Aphonie und Reizhusten. Sind die Polypen besonders groß, können sie auch zur Dyspnoe führen. ◀

▶ **Diagnose**
Die Polypen sind **laryngoskopisch** sichtbar. Sie sind meist nur auf eine Stimmlippe lokalisiert (☞ Farbabb. 4.19) und können ihm breitbasig aufsitzen oder gestielt sein. Sie finden sich in den meisten Fällen im mittleren Drittel der Stimmlippe. ◀

Therapie
Mikrochirurgische Abtragung des Polypen, zusätzlich logopädische Übungsbehandlung.

Reinke-Ödem
☞ Kap. 4.3.1

Kehlkopfpapillomatose (juvenile Papillomatose)
Ätiologie
Möglicherweise virusassoziiert (humane Papilloma-Viren, Virustyp HPV-6 und HPV-11). Die Papillomatose tritt meistens bei Kindern auf, selten bei Erwachsenen.

Symptome
Heiserkeit bis Aphonie, bei sehr starkem Befall auch Dyspnoe.

Diagnose
Bei der **Laryngoskopie** finden sich z.T. gestielte, z.T. solitäre oder auch beetförmig wuchernde Papillome, die bei sehr starkem Befall auch die gesamte Stimmritze obstruieren können.

Therapie
Mikro- oder laserchirurgische Abtragung der Papillome, intraoperativ kann eine Therapie mit Virustatika erfolgen, wodurch das Wachstum teilweise gehemmt werden kann.

Prognose
Kehlkopfpapillome besitzen eine **hohe Rezidivneigung**, oft müssen mehrere Eingriffe durchgeführt werden.

Kehlkopfretentionszysten
Ätiologie
Sekretstau in den Ausführungsgängen der Schleimdrüsen. Betroffen sind meist die Vallecula (Grübchen zwischen Zungengrund und Epiglottis), die

Epiglottis, die aryepiglottische Falte und die Taschenfalte.

Symptome
Dysphonie, Globusgefühl und Dyspnoe.

Therapie
Exstirpation bei Beschwerden.

Präkanzerosen
Als Präkanzerosen müssen angesehen werden:
- **Papillomatose** beim Erwachsenen
- **Leukoplakien**, bis zum Ausschluss eines Malignoms
- **Pachydermien** infolge einer chronischen Laryngitis.

Die meisten derartigen Veränderungen finden sich an den Stimmlippen. Alle sollten chirurgisch entfernt und anschließend histologisch aufbereitet werden. Ein Malignom muss immer ausgeschlossen werden!

Larynxkarzinome
Einteilung nach dem Vorkommen in:
- **Kehlkopfkarzinome:**
  – supraglottisches Karzinom
  – glottisches Karzinom
  – subglottisches Karzinom
- **Hypopharynxkarzinome**.

▶ Gemäß internationalen Vereinbarungen werden die Malignome nach der TNM-Klassifikation eingeteilt (☞ Tab. 4.1). Larynxkarzinome stehen in deutlichem **Zusammenhang mit zivilisatorischen Noxen** (Rauchen, Alkohol!). Über 90 % sind **Plattenepithelkarzinome**, der Rest Adenokarzinome oder verruköse Karzinome. Die Verdachtsdiagnose wird durch die Laryngoskopie gestellt. Die Stroboskopie gibt einen Hinweis auf die Infiltration. Sicherung der Diagnose durch PE und Histologie. Zur Beurteilung der Ausdehnung des Tumors CT-Aufnahmen anfertigen. ◀

Supraglottisches Karzinom
Das supraglottische Karzinom metastasiert lymphogen, und zwar in die Lymphknoten des Kieferwinkels und in die oberen tiefen Halslymphknoten.

Symptome
Heiserkeit und Druckgefühl im Hals. Diese Symptome treten jedoch erst sehr spät auf.

Diagnose
Bei der **Laryngoskopie** sieht man den Tumor im Bereich der Taschenfalte, im Sinus Morgagni oder im Bereich der Epiglottis. Die Diagnose wird gesichert durch die **PE** und Histologie.

Therapie
Die Behandlung des supraglottischen Karzinoms ist **stadienabhängig**: Eine horizontale Kehlkopfteilresektion mit beidseitiger Neck dissection und postoperativer Bestrahlung ist in den Stadien T_1 bis T_3 indiziert. Im Stadium T_4 sind Laryngektomie, beidseitige Neck dissection sowie postoperative Nachbestrahlung angezeigt.

Prognose
Die Prognose ist ebenfalls stadienabhängig, jedoch **insgesamt nicht sehr gut**. Im Stadium T_1 beträgt die 5-JÜR noch 90 %, diese sinkt für Stadium T_3 schon auf 40–50 % und beträgt im Stadium T_4 nur noch 30 % bei jeweils adäquater Therapie.

Glottiskarzinom (= Stimmlippenkarzinom)
Das Glottiskarzinom metastasiert in die regionären Lymphknoten, allerdings treten die Metastasen erst sehr spät auf. TNM-Klassifikation ☞ Tab. 4.1.

Tab. 4.1: TNM-Klassifikation des Stimmlippenkarzinoms

T_1	beschränkt auf die Glottis, normale Beweglichkeit
T_1a	Befall einer Stimmlippe
T_1b	Befall beider Stimmlippen
T_2	Ausbreitung supra- oder subglottisch, eingeschränkte Beweglichkeit
T_3	Stimmlippe fixiert
T_4	Ausdehnung des Tumors in benachbarte Organe
N_1	solitäre Lymphknotenmetastase, ipsilateral < 3 cm
N_2	solitäre Lymphknotenmetastase, ipsilateral > 3 bis 6 cm multiple Lymphknotenmetastasen ipsilateral < 6 cm bilaterale oder kontralaterale Lymphknotenmetastasen < 6 cm
N_3	> 6 cm
M	wie allg. üblich

Symptome

> **Merke!**
> ▶ Bei einer länger als 4 Wochen bestehenden Heiserkeit muss immer auf ein Malignom untersucht werden! ◀

▶ Diagnose
Laryngoskopie: Die betroffene Stimmlippe ist gerötet, verdickt und höckrig (☞ Farbabb. 4.20). Möglicherweise findet man auch ein Ulkus mit Krater. Die Stimmlippenbeweglichkeit wird erst eingeschränkt, wenn die Stellknorpel infiltriert sind. **Stroboskopisch** kann die Diagnose unterstützt werden, da die Randkantenverschiebungen bei infiltrativem Prozess verschwinden. ◀

Therapie
Bei freier vorderer Kommissur (Stadium T_1a) kommt die **Chordektomie** infrage: die betroffene Stimmlippe wird entfernt. Bei der **Primärtherapie** sind weder Neck dissection noch Nachbestrahlung notwendig. Bei kleinen Karzinomen kann auch ausschließlich bestrahlt werden, da die Heilungschance gleich ist. Bei Auftreten eines **Rezidivs** ist dann allerdings keine Strahlentherapie mehr möglich.

▶ Prognose
Die Prognose ist **sehr gut**, mehr als 90 % der Patienten überleben die nächsten 5 Jahre. ◀

Subglottisches Karzinom
Das subglottische Karzinom metastasiert in die tiefen oberen Halslymphknoten und die Lymphknoten oberhalb des Schlüsselbeins.

Symptome
Treten erst sehr spät auf, meistens „nur" Heiserkeit.

Diagnose
Bei der Laryngoskopie ist meist nicht viel zu sehen, dazu muss der Tumor erst eine gewisse Größe erreichen, da das Karzinom ja unterhalb der Stimmlippen lokalisiert ist.

Therapie
Therapie der Wahl ist die **Laryngektomie**, einschließlich der Resektion der ersten 4 bis 5 Trachealringe, beidseitige Neck dissection und postoperative Bestrahlung.

Prognose
Meist sehr schlecht, da das Karzinom zu Rezidiven vor allem im Tracheostomabereich neigt und oft schon Lymphknotenmetastasen vorhanden sind.

Hypopharynxkarzinom
▶ Das Hypopharynxkarzinom metastasiert in die Lymphknoten im Bereich des Kieferwinkels sowie die aurikulären Lymphknoten. ◀

▶ Symptome
In etwa der Hälfte der Fälle ist das Erstsymptom eine **Halslymphknotenschwellung**. Ferner Schluckbeschwerden, Fremdkörpergefühl im Hals, Stiche im Ohr. ◀

Diagnose
Bei der **Laryngoskopie** ist das Hypopharynxkarzinom oft schwer zu sehen. Es ist meist im Bereich der aryepiglottischen Falte lokalisiert (☞ Abb. 4.21) und kann sich auf die Hypopharynxwand ausdehnen.

Therapie
Oft wird die Diagnose erst gestellt, wenn der Tumor bereits inoperabel ist. Falls er noch **operabel** ist, kommen folgende Möglichkeiten in Betracht:
- lokale Exzision bei kleinen, gut abgrenzbaren Tumoren
- Sitzt der Tumor im Bereich des Recessus piriformis, so muss der Pharynx teilreseziert werden, ggf. zusätzlich Laryngektomie.
- Bei größeren Tumoren ist eine zirkuläre Pharyngolaryngektomie erforderlich, die dann eine plastische Rekonstruktion, z.B. mit einem Jejunum-Interponat, notwendig macht.

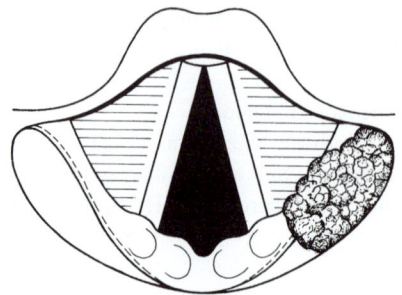

Abb. 4.21: Hypopharynxkarzinom

Prognose

Die Prognose ist **sehr schlecht**, da 70 % der Tumoren zum Zeitpunkt der Diagnose bereits metastasiert haben. Die 5-JÜR beträgt ca. 20 %.

Neck dissection

Bei der Diagnose eines Karzinoms im Bereich des Halses, das in die Halslymphknoten metastasiert hat, ist in Abhängigkeit vom Stadium eine ipsilaterale radikale Neck dissection und eine kontralaterale funktionelle Neck dissection erforderlich.

- **radikale Neck dissection:** Ausgeräumt werden die Lymphabflussbahnen, der M. sternocleidomastoideus, die V. jugularis und der N. accessorius.
- **funktionelle Neck dissection:** Dabei werden die Lymphbahnen der entsprechenden Halsseite entfernt, unter Erhalt von V. jugularis, N. accessorius und M. sternocleidomastoideus.

Rehabilitation nach Laryngektomie

Alle Patienten, die sich einer Laryngektomie unterziehen müssen, sollten unter diesen speziellen Gesichtspunkten besonders betreut werden.
Zu einer umfassenden Rehabilitation gehören u. a. die psychosoziale Rehabilitation und die Stimmrehabilitation.

Psychosoziale Rehabilitation

Sie ist sehr wichtig und sollte im Prinzip schon **vor der Operation** beginnen. Der Patient ist nach einer Laryngektomie mit einer ganz neuen Lebenssituation konfrontiert und muss diese bewältigen. Der Kehlkopflose wird im Besonderen dadurch von der Gesellschaft ausgeschlossen, dass er nicht mehr über die Kommunikationsmöglichkeit Stimme verfügt. Daher ist die Stimmrehabilitation ein weiteres wichtiges Standbein in der Betreuung dieser Patienten.

Stimmrehabilitation

Es gibt mehrere Möglichkeiten, dem Patienten wieder eine Stimme zu geben:

- ▶ **Ösophagusersatzstimme:** Dabei verschluckt der Patient Luft, die er dann wieder kontrolliert in den Pharynx presst. Durch Vibrationen der physiologischen Enge des Ösophagus entsteht ein Ton, der dann durch Artikulation in Sprache verwandelt werden kann. ◀
- **Pseudoflüstersprache:** Sprache wird hierbei tonlos erzeugt. Diese Art der Verständigung ist einfach zu lernen, jedoch schwer zu verstehen.
- **Stimmprothese** (z. B. Provox®): zwischen Trachea und Ösophagus wird operativ eine Verbindung geschaffen. In diese wird ein Ventil eingebracht, mit dessen Hilfe leichter Luft in den Ösophagus eingebracht werden kann, der Patient kann so schneller wieder eine Stimme erlangen.
- **elektronische Sprechhilfe** (z. B. Servox®): Die Sprechhilfe erzeugt einen Ton, der durch Artikulation in Sprache verwandelt werden kann. Diese Möglichkeit sollte den Patienten vorbehalten sein, die nicht in der Lage sind, eine Ösophagusersatzstimme zu erlernen bzw. mit der Stimmprothese umzugehen.

Die **MdE** (Minderung der Erwerbstätigkeit) bei Laryngektomierten beträgt 70–80 %, da sie schlecht sprechen können und die Bauchpresse wegen fehlendem Glottisschluss fehlt (der Patient kann keine Lasten heben).

4.3.4 Tracheotomie, Koniotomie, Intubation

Indikationen zur Tracheo- bzw Koniotomie

- **Atemnot** aufgrund eines mechanischen Hindernisses (z. B. Fremdkörper) oder bei Schwellungen aufgrund eines Traumas, bei Recurrensparese beidseits und bei zentralen Atemstörungen
- Atemnot infolge von Verletzungen, Blutungen oder Verätzungen
- Falls ein Patient **langzeitbeatmet** werden muss, ist es besser, zu tracheotomieren, da die Schleimhaut durch Langzeitintubation zerstört wird. Außerdem kann es beim Tubuswechsel zur Aspiration kommen.

Durchführung

In der Halsmittellinie wird ein Schnitt gelegt und die Trachea eröffnet. Je nach Höhe des Zugangs unterscheidet man:

Koniotomie

Der **Zugang** liegt hier zwischen Schild- und Ringknorpel im Lig. cricothyreoideum (früher: Lig. conicum) (☞ Abb. 4.22). Dieser Zugang ist die Methode der Wahl bei akuter Atemnot. Die klassische

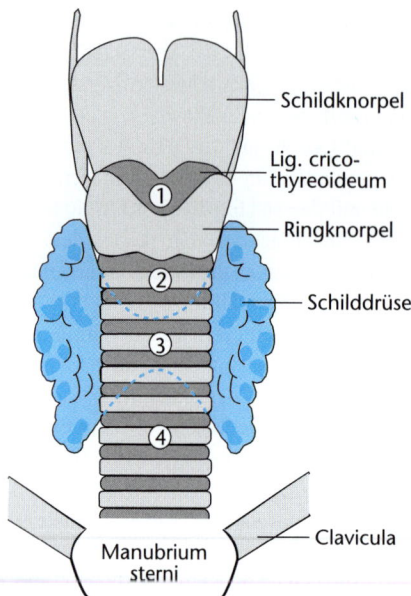

Abb. 4.22: Zugangswege bei der Koniotomie sowie bei den verschiedenen Formen der Tracheotomie
1 Koniotomie, 2 obere Tracheotomie, 3 mittlere Tracheotomie, 4 untere Tracheotomie

Situation ist, dass eine Biene mit dem Kuchen, auf dem sie saß, verschluckt wurde und in den Hals gestochen hat, der sofort zuschwillt. Hier genügt es oft schon, eine großlumige Kanüle oder Braunüle zu verwenden, um dem Patienten wieder Luft zu verschaffen. Sollten diese nicht zur Hand sein, ist auch jedes andere Hilfsmittel (z. B. Taschenmesser, Kugelschreiber) erlaubt.

Tracheotomie
Die Tracheotomie wird in eine obere, mittlere und untere Tracheotomie unterteilt.
- **obere Tracheotomie:** Zugang oberhalb der Schilddrüse durch den 2. bis 3. Trachealring (☞ Abb. 4.22). Es besteht Gefahr, Gefäße und Nerven zu verletzen.
- **mittlere Tracheotomie:** Zugang durch den Isthmus der Schilddrüse (☞ Abb. 4.21). **Cave:** Blutungsgefahr.
- **untere Tracheotomie:** Zugang zwischen der Schilddrüse und dem Manubrium sterni (☞ Abb. 4.22). Gefahr der Mediastinitis.

Ist genügend Zeit zur Verfügung, wird die mittlere Tracheotomie bevorzugt: Die Trachea wird bogenförmig eingeschnitten, das kaudale Ende wie ein Deckel nach außen geklappt und mit der Haut vernäht.

In die Öffnung wird eine Kanüle entsprechender Größe eingesetzt, die bis zur Ausheilung bzw. aspirationsfreiem Schlucken geblockt wird.

Intubation
Indikation: zur kurzfristigen Beatmung, bei akuter Atemnot.

Für die erschwerte Intubation stehen verschiedene Hilfsmittel zur Verfügung. Ist eine herkömmliche Intubation nicht möglich, kann der Tubus über ein flexibles Bronchoskop geschoben werden. Näheres zur Intubation ☞ Lehrbücher der Anästhesie und Notfallmedizin.

4.3.5 Plastische Chirurgie

Mittlerweile werden die Methoden der plastischen Chirurgie immer ausgefeilter. Es ist inzwischen schon möglich, den gesamten Kehlkopf, mit Neoepiglottis, mittels eines Unterarmlappens zu rekonstruieren (☞ Abb. 4.23). Allerdings ist dieser neue Kehlkopf nur zum Stimmersatz brauchbar. Die Stimme wird ähnlich artikuliert wie bei der Ösophagusersatzstimme (☞ Kap. 4.3.3). Ferner werden Teile des Pharynx nach ausgedehnten Tumoroperationen mit Hilfe von Unterarmlappen plastisch gedeckt. Die entsprechenden Lappen werden mikrochirurgisch anastomosiert, damit die Durchblutung gewährleistet ist und sie gut einheilen.

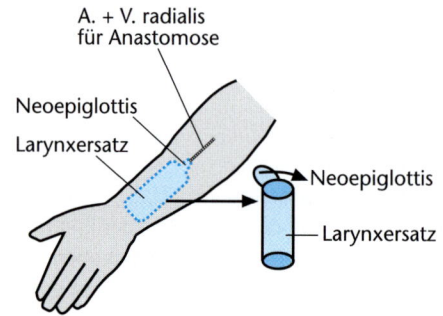

Abb. 4.23: Larynxersatz mittels eines Unterarmlappens

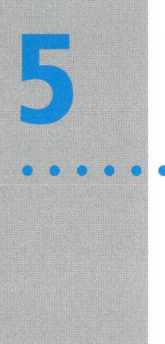

5 Ösophagus und Bronchien

 Ösophagus und Bronchien spielen eine wichtige Rolle in der HNO, wenn es um verschluckte Fremdkörper geht, insbesondere bei Kindern. Kleine verschluckbare Spielzeuge gehören nicht in die Hände von Kleinkindern, ebenso wenig wie z. B. Erdnüsse, die sich überproportional häufig im rechten Hauptbronchus von kleinen Kindern finden.
Aber auch in der Tumordiagnostik und -behandlung spielen diese beiden Organe eine wichtige Rolle, da sich bei Patienten mit einem Tumor im Kopf-Hals-Bereich hier oft Zweittumoren finden.

Insgesamt hat der Ösophagus eine **Länge** von ca. 25 cm. Am Eingang wird der Ösophagus in Ruhe durch den M. cricopharyngeus verschlossen. Dies ist ein echter **Sphinktermechanismus**, wobei sich über diesem Bereich an der Hinterwand eine Schwachstelle findet, das sog. **Killian-Dreieck**. Hier kann sich die Pharynxschleimhaut ins Spatium retropharyngeum nach hinten wölben und ein **Zenker-Divertikel** ausbilden (☞ Kap. 3.3.7). Der untere Ösophagus wird am Hiatus oesophageus unter Mitbeteiligung eines Venenplexus verschlossen.

5.1 Anatomische und physiologische Grundlagen

Der **Ösophagus** verbindet den Pharynx mit dem Magen und transportiert den Speisebrei.

Er besitzt **drei Engen** (☞ Abb. 5.1) und kann eingeteilt werden in
- eine **Pars cervicalis**. Am Eingang des Ösophagus befindet sich die erste Enge. Hier sind Fremdkörper am häufigsten lokalisiert.
- eine **Pars thoracica**, mit der zweiten Enge auf Höhe der Bifurkation der Trachea, und
- eine kurze **Pars abdominalis** vom Durchtritt des Ösophagus durch das Zwerchfell (Hiatus oesophageus) zum Übergang in die Kardia des Magens. Am Hiatus oesophageus ist der Ösophagus verschieblich in das Zwerchfell eingebaut, damit er den Atembewegungen folgen kann. Der Hiatus ist die dritte Enge des Ösophagus.

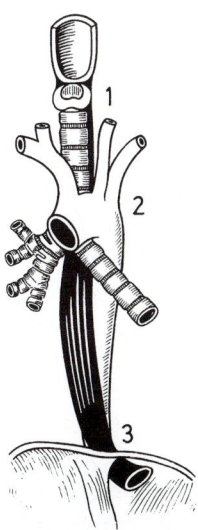

Abb. 5.1: Die drei physiologischen Engen des Ösophagus
1 Ringknorpel = Ösophaguseingang, 2 Bifurkation der Trachea und Aortenbogen, 3 Durchtritt durch das Zwerchfell

Vor dem Ösophagus befinden sich die Luftröhre und die Organe des vorderen Mediastinums, also die großen Gefäße und das Herz.

Wie in ☞ Kapitel 4.1.1 beschrieben, teilt sich die Trachea an der Bifurkation, etwa in Höhe von BWK 4–5, in den rechten und linken Hauptbronchus auf. Im Bereich der Bifurkation ist die Trachea leicht nach rechts verschoben. ▶ Der **rechte, kürzere Hauptbronchus** verläuft steiler als der linke und ist fast genau die Verlängerung der Trachea. Er knickt nur um ca. 20° von der Trachea ab, deshalb finden sich Fremdkörper überdurchschnittlich häufiger im rechten Hauptbronchus. ◀ Der **linke Hauptbronchus** ist länger und knickt mindestens um 35–40° ab. Ursache hierfür ist der Aortenbogen, der sich um den linken Hauptbronchus schlingt (☞ Abb. 5.1).

In der **Lunge** teilen sich die Hauptbronchien, dem Aufbau der Lungenlappen folgend, in Lappenbronchien auf, die sich entsprechend den Lungensegmenten in Segmentbronchien verzweigen. Von diesen gehen wiederum kleinere Bronchien ab, die sich noch weiter verzweigen.

Trachea und Hauptbronchien besitzen in ihrer Vorder- und Seitenwand **Knorpelspangen**. In der Wand der intrapulmonalen Bronchien findet sich ebenfalls Knorpel, jedoch in variabler Form. In den kleinen Bronchien ist kein Knorpel mehr zu finden.

Schluckakt
☞ Kap. 3.1

Lungenfunktion
Aufgabe der Lunge ist der **Gasaustausch**. Das sauerstoffarme Blut aus dem Herzen zirkuliert in den Kapillarnetzen der Lunge um die luftgefüllten Alveolen, wo der Gasaustausch stattfindet. Die Erythrozyten geben CO_2 ab und nehmen O_2 auf. Das Blut ist nun sauerstoffreich und kann zum Herz zurückfließen, um dort in den Körperkreislauf gepumpt zu werden.

Einige **Muskeln** sind zur Atmung notwendig, allen voran der Hauptatemmuskel, das **Zwerchfell**. Bei forcierter Atmung muss die gesamte Muskulatur des Brustkorbes als Atemhilfsmuskulatur zusätzlich in Anspruch genommen werden. Damit diese Muskulatur optimal genutzt werden kann, sollte man einen Menschen mit Atemnot nicht hinlegen. Im Sitzen mit aufgestützten Armen kann er die Thoraxmuskulatur besser einsetzen.

Die Steuerung der Atmung geschieht in den Atemzentren der Pons und durch höhergelegene Zentren.

Obstruktive Lungenerkrankungen spielen in der HNO eine wesentlich größere Rolle als restriktive, hierzu gehören z.B. das Asthma bronchiale, aber auch Verlegung durch Tumoren, Schleim, Narben etc.

Zur **Lungenfunktionsprüfung** gehören die Spirometrie, sie misst das in- und exspiratorische Atemvolumen. Mit Hilfe der **Bodyplethysmographie** kann der Atemwegswiderstand bestimmt werden und damit z.B. zwischen Asthma bronchiale und Bronchomalazie unterschieden werden. Die **Blutgasanalyse** gibt Aufschluss über den Säure-Basen-Haushalt.

5.2 Untersuchungsmethoden

5.2.1 Endoskopie

Im Falle von Blutungen der oberen Luft- und Speisewege sind die Ösophago- und Bronchoskopie besonders geeignet. Blutungen können lokalisiert und gleich therapiert werden (z.B. Ösophagusvarizen). Aus Tumoren können Probeexzisionen (PE) gewonnen werden. Dies trifft im Besonderen für das Ösophagus- und das Bronchialkarzinom zu.

Direkte Tracheo-Bronchoskopie
Prinzipiell gibt es zwei Methoden, die **starre** und die **flexible Endoskopie**. Sie sollten nicht als Entweder-oder-Alternative betrachtet werden, sondern vielmehr als sowohl als auch. Die starre Endoskopie war bisher die Domäne der HNO-Ärzte, während die flexible Endoskopie von den Gastroenterologen bevorzugt wurde. Der Einsatz der jeweiligen Methode richtet sich nach den Gegebenheiten und der Fragestellung.

Die **starre Tracheo-Bronchoskopie** sollte in **Intubationsnarkose** durchgeführt werden, da dann die Pharynxmuskulatur relaxiert und es die schonendere Methode für den Patienten ist. Das Endoskop wird bei stark rekliniertem Kopf in die Trachea bzw. die oberen Abschnitte der Bronchien vorgeschoben.

Bei der **Bronchoskopie** kann es vorteilhaft sein, ein flexibles System zu verwenden, da man auch in tiefer gelegene Abschnitte gelangt. Durch den Arbeitskanal werden verschiedene Instrumente vorgeschoben, um Fremdkörper zu entfernen oder Proben aus einem verdächtigen Bezirk zu nehmen.

Durchgeführt wird eine Tracheo-Bronchoskopie z.B. bei Verdacht auf Fremdkörper oder Tumor, Tracheal- und Bronchialstenosen, Blutungen, Stenteinlagen.

Direkte Hypopharyngo-Ösophagoskopie
Hier gilt im Wesentlichen das Gleiche wie für die Tracheo-Bronchoskopie. Starre Endoskope sind manchmal von Vorteil, wenn sich ein Prozess in einer Hautfalte befindet, da sich die Schleimhaut unter dem starren Endoskop oft besser entfaltet.

Die **Perforationsgefahr** ist bei beiden Methoden etwa gleich niedrig, wenn der Eingriff von einem erfahrenen Operator durchgeführt wird. Beim Anfänger ist die starre Endoskopie mit einer höheren Perforationsrate behaftet.

Eine Hypopharyngo-Ösophagoskopie wird durchgeführt bei Verdacht auf Fremdkörper oder Tumor, Schluckbeschwerden, zur Kontrolle von Verätzungen, Blutungen, Verdacht auf Stenosen, Stenteinlagen.

> **Merke!**
> Wichtig: Die Tracheo-Bronchoskopie und die Ösophoagoskopie sind Teil einer Panendoskopie, die vor jedem größeren Tumoreingriff im Kopf-Hals-Bereich durchgeführt werden sollte, da bei einem Teil der Patienten sog. Zweittumoren an anderer Stelle zu finden sind.

5.2.2 Untersuchung mittels bildgebender Verfahren

Röntenaufnahmen
Konventionelle Röntgenaufnahmen des Thorax, seitlich und p.a., geben schon gut Aufschluss über die **Lage der Trachea** und dienen der **Beurteilung der Lunge**.
▶ Der **Ösophagus** kann mit dieser Technik nicht beurteilt werden, es sei denn, es handelt sich um einen röntgenologisch nachweisbaren Prozess. Er kann besser mittels eines **Kontrastmittelbreischlucks** untersucht werden. Dort zeigen sich dann Kontrastmittelaussparungen im Bereich eines Tumors bzw. einer Stenose, oder Anreicherungen im Bereich eines Divertikels. Außerdem lassen sich so gut Fisteln darstellen. ◀

CT und MRT
Die Computer- und die Kernspintomographie erlauben die überlagerungsfreie Beurteilung der Organe. Mit Kontrastmittel lassen sich Gefäße von Lymphomen unterscheiden.

5.3 Klinik

5.3.1 Fremdkörper

Ätiologie
Fremdkörper im Ösophagus oder in den Bronchien kommen am häufigsten bei **Kindern** vor. Sie verschlucken ohne Absicht die verschiedensten Dinge (Münzen, Spielzeug, Erdnüsse etc.). Bei Erwachsenen reicht die Palette von Knochen, Fischgräten, Zahnprothesen, Nägeln, Nadeln bis hin zu Löffeln oder Gabeln. Die Fremdkörper bleiben meist im Bereich des Ösophagusmundes, der ersten Enge, stecken.

Symptome
- **Ösophagusfremdkörper:** starke Schluckbeschwerden und Schmerzen beim Schlucken. Oft zusätzlicher Hustenreiz. Falls starke Schmerzen im Bereich der Schulterblätter dazukommen, ist schnelles Handeln erforderlich, denn das ist ein Hinweis auf eine beginnende Mediastinitis.
- **Bronchialfremdkörper:** schwere Atemnot, Hustenreiz, Würgereiz, stechende Schmerzen.

Diagnose
Diese ergibt sich oft bereits aus der **Anamnese**. Dann folgen die **Inspektion** auf Schiefhaltung des Kopfes und Schwellungen sowie die **Palpation**. Daran schließt sich die **indirekte Laryngoskopie** (☞ Abb. 5.2) und konventionelle **Röntgenaufnahmen** des Thorax und des Abdomens an.

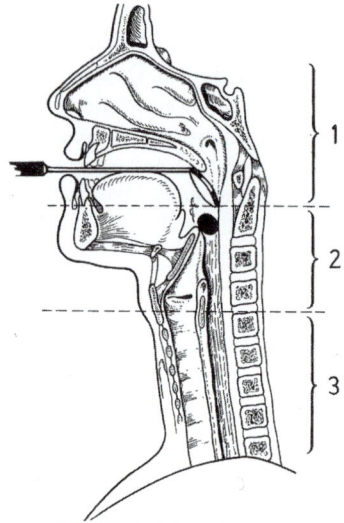

Abb. 5.2: Fremdkörper des Ösophago-Trachealbereichs, Einsichtmöglichkeiten bei den verschiedenen Untersuchungsarten
1 = Bereich, den man durch Herunterdrücken der Zunge übersehen kann
2 = Bereich, den man mittels der indirekten Laryngoskopie sieht
3 = Bereich, der nur durch Endoskopie zu übersehen und zu beurteilen ist

Therapie
An die Diagnostik sollte sich rasch eine **Ösophagoskopie** bzw. **Bronchoskopie** anschließen, bei tiefsitzendem Fremdkörper auch **Thorakotomie**. Entfernen des Fremdkörpers, ggf. Übernähen einer Perforation. Hochdosiert Antibiotika.

Komplikationen
Ösophagusperforation, Mediastinitis, Pneumonie, Lungenemphysem, Atelektase.

> **Merke!**
> Länger dauernder Hustenreiz bei kleinen Kindern ist immer verdächtig auf eine Fremdkörperaspiration! Fazit: Erdnüsse gehören nicht in die Hand von Kindern unter 4–5 Jahren!

5.3.2 Verätzungen des Ösophagus

Ätiologie und Pathogenese
Ätzende Substanzen werden sowohl aus suizidaler Absicht als auch unabsichtlich getrunken. Zum Unfall kommt es meist dadurch, dass ätzende Flüssigkeiten in Wasser- oder Bierflaschen aufbewahrt werden, die nicht besonders gekennzeichnet sind.

> **Merke!**
> Säuren verursachen Koagulationsnekrosen, d. h. Schorfbildung (relativ oberflächlich). Laugen verursachen Kolliquationsnekrosen, d. h. Gewebsverflüssigung (auch tiefere Schichten werden geschädigt).

Symptome
Brennende Schmerzen bis in den Oberbauch, Schluckstörungen, Speichelfluss, Übelkeit mit Erbrechen, Atemnot, zunehmender Schock.

Diagnose
- **Anamnese**, Ätzsubstanz identifizieren
- **Inspektion** mittels indirekter oder direkter Laryngoskopie bzw. Tracheo-, Broncho- oder Ösophagoskopie. Bei einer frischen Verätzung findet man ödematös geschwollene Schleimhäute, später Nekrosen.

Therapie
Erstmaßnahmen: Kortikosteroide, Schmerzbekämpfung, Schockbekämpfung. Gezielte Neutralisationsversuche sind oft nur innerhalb der ersten Stunden sinnvoll. Legen einer Magensonde.

Perforationen müssen übernäht werden. Die Patienten sollten wegen möglicher Spätkomplikationen noch wenigstens 6 Monate lang regelmäßig kontrolliert werden.

Komplikationen
- **Sofortkomplikationen:** Perforation, Mediastinitis, Peritonitis
- **Spätkomplikationen:** Narbenbildung mit Strikturen

Narbenstenosen
Ätiologie
Meist in Folge von Verätzungen; sie finden sich oft an der 2. Ösophagusenge als ringförmige Stenosen.

Symptome
Zunehmende Schluckbeschwerden bis hin zur Schluckunfähigkeit mit starker Gewichtsabnahme.

Diagnose
Röntgen mit Kontrastmittel (Gastrografin bei V.a. Fistel oder Aspiration, sonst Barium), Ösophagoskopie.

Therapie
Aufbougieren der Stenose, Magenhochzug oder Jejunuminterponat bei narbigem Verschluss.

Divertikel
☞ Kap. 3.3.7

5.3.3 Tumoren

Ösophaguskarzinom
Ätiologie und Pathogenese
Es handelt sich meist um ein Plattenepithelkarzinom. Folgende **Faktoren begünstigen** die Entstehung eines Ösophaguskarzinoms: Alkohol- und Nikotinabusus, Vitamin- und Eisenmangelzustände (z.B. perniziöse Anämie) sowie physikalische Noxen (Hitze). Es tritt bevorzugt im Bereich der drei Engen auf. Männer sind häufiger betroffen.

Symptome
Zunächst nur bei festen Speisen Schluckstörungen, später zunehmende Beschwerden, Völlegefühl, Gewichtsabnahme, Erbrechen. Heiserkeit bei Befall des N. recurrens.

Diagnose
Röntgen mit Kontrastmittel: starre Wandung, evtl. Stenose; Ösophagoskopie mit PE und Histologie.

Therapie
Nur die **Operation** kann zur Heilung führen, anschließend **Nachbestrahlung**. Oft sind die Tumoren jedoch bei Diagnosestellung nicht mehr operabel.

Prognose
Schlecht. Die 5-JÜR beträgt zwischen 10 und 20 %, da das Karzinom sehr schnell (lymphogen) metastasiert.

Bronchialkarzinom
Ätiologie und Pathogenese
Hinreichend bekannt sollte sein, dass **Zigarettenrauchen** ein begünstigender Faktor bei der Entstehung des Bronchialkarzinoms ist, sogar **Passivraucher** haben ein erhöhtes Risiko! Andere Kanzerogene sind Asbest, Arsen und polyzyklische aromatische Kohlenwasserstoffe.

Symptome
Abhängig von der Lokalisation und dem Stadium. Husten, Bluthusten, Atembeschwerden, Schmerzen und Gewichtsverlust. Heiserkeit bei Befall des N. recurrens.

Diagnose
- **Inspektion und Palpation:** Schwellung, palpable Lymphknoten
- **Röntgendiagnostik**
- **Bronchoskopie** zur PE-Gewinnung und damit zur histologischen Einordnung sowie zur Abklärung der Operabilität

Therapie
- **Operation** bei lokalisierten, nicht metastasierten Tumoren
- **Chemotherapie**
- **Bestrahlung**

Prognose
Abhängig von Histologie und Stadium, **allgemein** jedoch **schlecht**. Die mediane Überlebenszeit beim kleinzelligen Brochialkarzinom beträgt 1,5 Jahre.

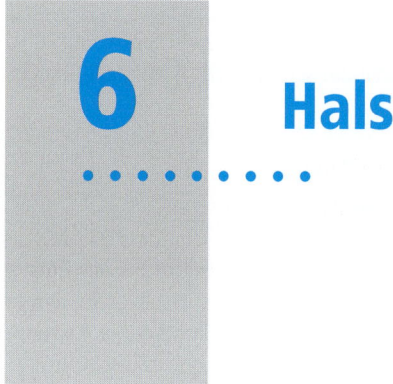

6 Hals

 Der Hals ist sozusagen die Schnittstelle zwischen Kopf und Körper, lebenswichtige Gefäße und Nerven finden sich hier. Wichtig ist die Anatomie, also wie die Gefäße, Nerven und die Lymphwege zueinander liegen. Lymphknotenschwellungen geben zusätzliche Hinweise bei Erkrankungen im Kopfbereich.

6.1 Anatomische Grundlagen

6.1.1 Topographische Anatomie

Die kraniale Grenze des Halses wird durch den Unterkiefer, den Proc. mastoideus und die Protuberantia occipitalis externa gebildet. Kaudal wird er begrenzt durch das Jugulum sterni, die Claviculae, die 1. Rippe und den Processus spinosus des 7. Halswirbels. Die Grenze zum Nacken bildet der M. trapezius.

Wichtig Strukturen im Halsbereich sind der Schild- und der Ringknorpel, die Schilddrüse, die (Dornfortsätze der) Halswirbelsäule (von denen der Dornfortsatz des 7. Halswirbels am besten zu tasten ist, daher Vertebra prominens) und der M. sternocleidomastoideus. Dorsal des M. sternocleidomastoideus folgt die Nackenmuskulatur mit den Mm. scaleni, den Mm. longus colli et capitis und dem M. trapezius.

Der M. sternocleidomastoideus zieht vom Proc. mastoideus zur Clavicula und unterteilt den Hals in eine Regio cervicalis anterior und eine Regio cervicalis lateralis. Die **Regio cervicalis anterior** wird kranial durch den Unterkiefer, seitlich durch den M. sternocleidomastoideus begrenzt. Sie wird durch den Venter posterior des M. digastricus geteilt: Oberhalb liegt das **Trigonum submandibulare** mit der Gl. submandibularis und dem N. lingualis (aus N. mandibularis). Unterhalb, zwischen M. sternocleidomastoideus, Venter superior des M. omohyoideus und Venter posterior des M. digastricus (☞ Abb. 6.1), befindet sich das **Trigonum caroticum**. Es enthält anatomisch sehr wichtige Strukturen, nämlich die Aufzweigung der A. carotis communis in die A. carotis interna et externa, die Abgangsstelle der A. thyroidea superior, A. pharyngea ascendens, A. lingualis, A. facialis und A. sternocleidomastoidea aus der A. carotis externa sowie die V. jugularis interna. Die **Regio cervicalis lateralis** ist der Bereich zwischen dem M. sternocleidomastoideus, dem M. trapezius und der Clavicula. Sie enthält u. a. den Plexus cervicalis und die A. subclavia.

6.1.2 Lymphsystem des Halses

Im Bereich des Halses befinden sich ca. 400 Lymphknoten. Die wichtigsten **Lymphknoten des Kopfes** sind:
- **Nodi lymphatici buccales:** Zufluss aus dem Gesicht
- **Nodi lymphatici parotidei:** Zufluss aus dem Bereich der Wange und der Kopfschwarte bis zum Ohr
- **Nodi lymphatici retroauriculares** (☞ Abb. 6.2): Zufluss aus dem hinteren Teil der Kopfschwarte
- **Nodi lymphatici occipitales:** Zufluss aus dem hinteren Teil der Kopfoberfläche.

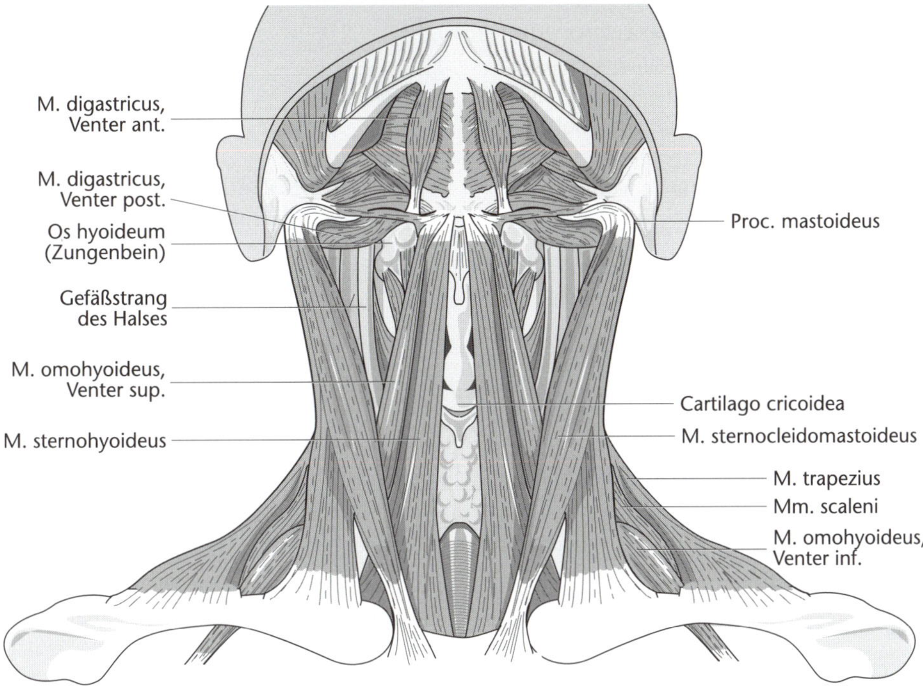

6.1 Anatomische Grundlagen

Abb. 6.1: Regio cervicalis anterior

Die **Lymphknoten des Halses** sind (☞ Abb. 6.2)
- **Nodi lymphatici submandibulares et submentales:** Sie erhalten Zufluss aus dem unteren Gesichtsbereich.
- **Nodi lymphatici cervicales superiores:** Sie liegen unter dem oberen Teil des M. sternocleidomastoideus. Hierhin fließt die Lymphe aus dem Bereich des Ohrs, der Parotis und dem oberflächlichen Teil des Halses.
- **Nodi lymphatici cervicales profundi** mit dem Nodus lymphaticus jugulodigastricus und Nodus lymphaticus juguloomohyoideus: Die Nodi lymphatici cervicales profundi gruppieren sich um die V. jugularis interna und erhalten Zufluss aus Pharynx, Larynx, Schilddrüse, Trachea und den oberflächlichen Halslymphknoten. In die Nodi lymphatici jugulodigastricus et omohyoideus gelangt die Lymphe aus der Zunge.
- **Nodi lymphatici praelaryngei:** Zufluss aus dem Larynx

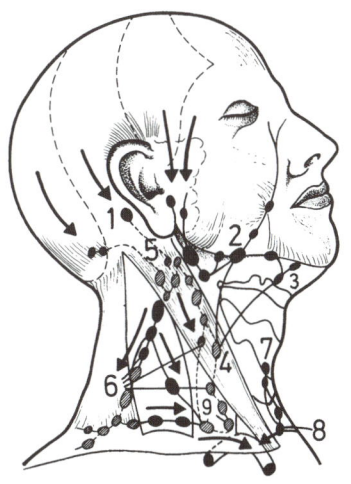

Abb. 6.2: Topographie der Halslymphknoten
1 Nodi lymphatici retroauriculares, 2 Nodi lymphatici submandibulares, 3 Nodi lymphatici submentales, 4 Nodus lymphaticus jugulodigastricus, 5 Nodi lymphatici cervicales superiores, 6 Nodi lymphatici cervicales inferiores, 7 Nodi lymphatici praelaryngei, 8 Nodi lymphatici tracheales, 9 Nodi lymphatici supraclaviculares

- **Nodi lymphatici tracheales:** Zufluss aus dem Gebiet entlang der Trachea
- Die **Nodi lymphatici supraclaviculares** erhalten Zufluss aus fast allen der erwähnten Gebiete.

Von diesen Lymphknoten aus fließt die Lymphe in die paarigen Trunci jugulares und von dort in den Ductus lymphaticus dexter (rechte Körperhälfte) bzw. den Ductus thoracicus (linke Körperhälfte).

Je nach Art und Lokalisation eines Karzinoms im Kopf-Hals-Bereich metastasiert es in unterschiedliche Lymphknoten. Bei kleinen Karzinomen z. B. der Zungenspitze genügt die Ausräumung der suprahyoidalen Lymphknoten (suprahyoidale Neck dissection). Zur Neck dissection ☞ Kap. 4.3.3.

6.2 Untersuchungsmethoden

6.2.1 Inspektion

Bei der Inspektion werden die **Konturen und die Haltung des Halses** beurteilt. Man achtet auf Schwellungen, Knoten, Fisteln, Pigmentnävi (Melanome!), ferner auf Stauungszeichen und Schonhaltung des Kopfes bei Entzündungen und Abszessen sowie auf funktionelle Veränderungen, z. B. Schwierigkeiten beim Wenden des Kopfes.

6.2.2 Palpation

Der Hals kann von vorne oder von hinten palpiert werden. Die Palpation sollte immer **seitenvergleichend** mit beiden Händen erfolgen. Wichtig ist die Einhaltung einer festen Reihenfolge, um keinen Untersuchungsschritt zu vergessen. Man achtet darauf, ob **Lymphknoten tastbar** sind (etwa ab einer Größe von 1 cm), und beurteilt ihre Größe, Verschieblichkeit und Schmerzhaftigkeit. Außerdem wird die **Schilddrüse** palpiert. Man beurteilt ihre Größe und Verschieblichkeit und stellt fest, ob Knoten tastbar sind und die Schilddrüse druckschmerzhaft ist.

Die **Auskultation** des Halses kann wichtige Hinweise geben: Bei Arteriosklerose und bei Glomuscaroticum-Tumoren sind die Strömungsgeräusche über den Karotiden verstärkt.

> **Merke!**
> Größenangaben, gleich welcher Art, sollten immer in Zentimetern erfolgen, da Angaben wie walnuss- oder faustgroß etc. unterschiedliche Größenvorstellungen hervorrufen!

6.2.3 Untersuchung mittels bildgebender Verfahren

Ein wichtiges Untersuchungsverfahren des Halses ist die **Sonographie**. Mit ihrer Hilfe können Zysten mit recht hoher Sicherheit identifiziert werden. Lymphome können v. a. hinsichtlich ihrer Größe gut dokumentiert werden.

Ferner gibt die **konventionelle Röntgenuntersuchung** Aufschluss über größere Prozesse, die z. B. die Trachea zur Seite verdrängen, oder über andere schattengebende Strukturen.

Besseren Aufschluss geben die **Computer-** und die **Kernspintomographie**. Mit Kontrastmittel lassen sich Lymphome gut von den Gefäßen unterscheiden. Zur genauen Bestimmung der Ausdehnung von Tumoren sind CT und MRT ebenfalls sehr gut geeignet.

Zur Beurteilung der Schilddrüsenfunktion ist die **Szintigraphie** gut geeignet. Neuere Untersuchungsmethoden, wie z. B. die **Positronenemissionstomographie (PET)** können besonders gut maligne Prozesse durch den erhöhten Stoffwechsel nachweisen. Daher ist diese Methode besonders beim CUP-Syndrom (☞ Kap. 6.3.4) sehr hilfreich.

6.2.4 Gewebeentnahme

Häufig angewendet werden die **Nadel-** bzw. **Feinnadelbiopsie** sowie die **zytologische Untersuchung**. Das Ergebnis kann nur bei positivem Befund gewertet werden, da häufig nicht genug Material entnommen werden kann. Wird eine Biopsie, d. h. eine Probeexzision durchgeführt, sollte darauf geachtet werden, dass ein kompletter Lymphknoten mit Kapsel und angrenzendem Gewebe (Achtung: N. accessorius!) entnommen wird. Die **Skalenusbiopsie** wird bei V. a. Sarkoidose oder M. Hodgkin durchgeführt, dabei wird ein Lymphknoten im Trigonum omoclaviculare in der Regio cervicalis lateralis entnommen.

6.3 Klinik

6.3.1 Missbildungen

Mediane Halszysten und Halsfisteln

▶ **Ätiologie**
Mediane Halszysten und -fisteln sind Reste des Ductus thyreoglossus. Halsfisteln entstehen meist sekundär infolge eröffneter Halszysten. Sie ziehen vom Foramen caecum (Zunge) bis in die Mitte des Halses. ◀

▶ **Symptome**
In der Mittellinie des Halses ist oft eine **prallelastische Raumforderung** sicht- und tastbar (☞ Farbabb. 6.3). Die Größe variiert von 0,5–10 cm im Durchmesser. Meist sind die Patienten wenig beeinträchtigt, haben lediglich ein Globusgefühl. Der kosmetische Aspekt steht oft im Vordergrund. ◀

▶ **Therapie**
Exstirpation der Zyste oder Fistel. ◀

Komplikationen
Die Zyste bzw. Fistel kann sich entzünden bis hin zur **Abszessbildung**. Dieser muss inzidiert und abgelassen werden, mit anschließender Drainage. Zusätzlich antibiotische Abdeckung.

Laterale Halszysten und Halsfisteln

▶ **Ätiologie**
Die lateralen Halszysten sind Rudimente des 2. Kiemenbogens. Die lateralen Halsfisteln sind Folge einer nicht vollständigen Überwachung der 2. Kiemenfurche. Die Öffnung der Fistel befindet sich immer am Vorderrand des M. sternocleidomastoideus. In etwa 5 % der Fälle ist der Befund beidseitig. ◀

▶ **Symptome**
An einer Halsseite findet sich eine **fluktuierende Vorwölbung** (☞ Farbabb. 6.4). Bei Fisteln sondert sich aus der Öffnung Sekret ab. ◀

▶ **Therapie**
Exstirpation der Zyste bzw. Fistel. ◀

Komplikationen
Abszessbildung, s. o.

6.3.2 Entzündungen

Unspezifische Lymphadenitis colli
Ätiologie
Bei vielen Entzündungen im Kopf-Hals-Bereich reagieren die Lymphknoten der entsprechenden Lymphbahn mit, so z. B. im Rahmen von Streptokokkeninfektionen des Waldeyer-Rachenrings. Die unspezifische Lymphadenitis kann auch als Begleitreaktion auf das Vorliegen eines Malignoms (z. B. bei Lymphomen) auftreten (s. a. ☞ Kap. 11, Abb. 11.3).

Symptome
Infolge von Allgemeinerkrankungen treten schmerzhafte Schwellungen der Halslymphknoten auf, die meist auch mit Fieber und anderen Begleiterscheinungen einhergehen. Wenn sich zusätzlich die darüberliegende Haut rötet, muss man von einer fortgeschrittenen Entzündung ausgehen.

Therapie
Breitspektrumantibiose, warme Umschläge. Falls nach Abschluss der Therapie weiterhin geschwollene Lymphknoten zurückbleiben, so sollten diese exstirpiert und histologisch untersucht werden.

Komplikationen
Halsabszess.

Spezifische Lymphadenitis colli
Zu den spezifischen Entzündungen der Lymphknoten zählen u. a. die Tuberkulose, Lues und die HIV-Infektion.

Tuberkulose der Halslymphknoten

> **Merke!**
> Bei Verdacht auf, bei gesicherter Erkrankung an sowie bei Tod infolge Tuberkulose besteht Meldepflicht!

Ätiologie
Infektion mit Mycobacterium tuberculosis. Die Lymphknoten des Halses können auf verschiedene Weise befallen werden:
- **lymphogen** über einen Primärkomplex, der im Bereich des Oropharynx sitzt
- **hämatogen** im Rahmen einer endogenen Reaktivierung der Tuberkulose.

Symptome
Die Lymphknoten des Halses sind vergrößert, jedoch nicht druckschmerzhaft.

Diagnose
Tine-Test, Röntgen-Thorax, Röntgenaufnahme der Halsweichteile, PE und Histologie.

Therapie: Tuberkulostatika.

Sarkoidose (M. Boek)
Granulomatös entzündliche Systemerkrankung, Diagnose nur durch Biopsie stellbar. Therapie der Grunderkrankung.

Lues
Die Lymphknotenschwellungen sind typischerweise indolent, man findet sie im Primär- und Sekundärstadium.

Diphtherie
Im Rahmen der Rachendiphtherie kommt es zu massiven zervikalen Lymphknotenschwellungen.

AIDS
Nach einem symptomfreien Intervall kommt es im akuten Stadium zu schmerzlosen Lymphknotenschwellungen. Bei Ausbruch der Krankheit, oft viele Jahre nach der Infektion mit dem HI-Virus, kommt es zum **Vollbild** mit Durchfall, Gewichtsverlust und opportunistischen Erkrankungen. Im **HNO-Bereich** finden sich dabei v. a. Kaposi-Sarkome, Otitis externa und Ohrmykosen, Dermatosen, Candida-Infektionen des Oro- und Hypopharynx u. a. m.

6.3.3 Verletzungen

Im Halsbereich kommt es besonders zu:
- Stichverletzungen
- Schnittverletzungen
- Schussverletzungen
- Verletzungen durch Strangulation
- Verletzungen durch Schlag oder Aufprall.
  Zu **Komplikationen** kommt es durch
- Blutungen
- Verletzungen im Larynxbereich mit Atemnot auch nach symptomfreiem Intervall
- Schwellungen
- Fremdkörper.

> **Merke!**
> Häufig sind die inneren Verletzungen schlimmer, als es von außen aussieht!

6.3.4 Tumoren

40–50 % der bösartigen Tumoren des Halses sind **Lymphknotenmetastasen**. In über 80 % der Fälle liegt der Primärtumor im Kopf-Hals-Bereich. Die Primärtumoren metastasieren unterschiedlich schnell. So finden sich beispielsweise bei Erstdiagnose eines Zungengrundkarzinoms bereits bei 75 % der Patienten Lymphknotenmetastasen des Halses, beim Glottiskarzinom dagegen nur bei 5 %. Lymphknotenmetastasen werden nach dem TNM-System klassifiziert (☞ Tab. 6.1).
Therapie der Wahl bei bekanntem Primärtumor ist die Exstirpation des Tumors in Verbindung mit einer radikalen ipsilateralen und einer funktionellen kontralateralen **Neck dissection** (☞ Kap. 4.3.3) sowie die anschließende **Bestrahlung**.

CUP-Syndrom (Cancer of Unknown Primary)
Es findet sich eine histologisch gesicherte Lymphknotenmetastase am Hals ohne nachweisbaren Primärtumor. Es muss eine **intensive Primärtumorsuche** einschließlich Panendoskopie, Bronchoskopie, Gastroskopie, Koloskopie mit Proktoskopie, urologischer Untersuchung und PET erfolgen. Ggf. sollte eine Tonsillektomie durchgeführt werden, da sich hier gelegentlich Tumoren „verstecken" können.

Tab. 6.1: TNM-Klassifikation von Lymphknotenmetastasen

N_1	ipsilaterale, einzelne Lymphknotenmetastase ≤ 3 cm
N_{2a}	ipsilaterale, einzelne Lymphknotenmetastase > 3 cm bis 6 cm
N_{2b}	mehrere ipsilaterale Lymphknotenmetastasen ≤ 6 cm
N_{2c}	bilaterale oder kontralaterale Lymphknotenmetastasen ≤ 6 cm
N_3	Lymphknotenmetastasen > 6 cm

Hodgkin-/Non-Hodgkin-Lymphome

▶ Häufiger als Hodgkin-Lymphome finden sich Non-Hodgkin-Lymphome im Halsbereich, wobei die hochmalignen eher bei jüngeren, niedrigmaligne eher bei älteren Patienten vorkommen (s.a. ☞ Kap. 11, Abb. 11.3). Die Non-Hodgkin-Lymphome werden in **B- und T-Zell-Lymphome** eingeteilt. Therapiert wird meist mit einer **Radio- oder Chemotherapie**, wobei der Erfolg vom Malignitätsgrad abhängt. Evtl. kann auch eine Knochenmarkstransplantation Heilung bringen. ◀

6.3.5 Plastische Chirurgie

Nach ausgedehnten Operationen im Halsbereich müssen oft große Defekte plastisch gedeckt werden. Dies geschieht durch regionale Verschiebelappen, gestielte oder auch freie Lappen, wie z.B. Unterarmlappen.

7 Kopfspeicheldrüsen

7.1 Anatomische und physiologische Grundlagen

Die Speicheldrüsen haben eine wichtige Funktion bei der Verdauung, der Reinigung der Mundhöhle und des Rachens, der Immunabwehr und beim Schmecken.

▶ Die **Glandula parotidea**, die **Ohrspeicheldrüse** (oder kurz **Parotis**), ist die größte Speicheldrüse. Sie liegt teilweise auf dem M. masseter und reicht bis in den Parapharyngealraum. Die Drüse ist rein serös. Ihr Ausführungsgang (Ductus parotideus) zieht durch den M. buccinator und mündet über dem 2. oberen Molaren. ◀
Der **N. facialis** verläuft durch die Parotis: An seinem Austritt aus dem Schädelinneren, dem Foramen stylomastoideum, tritt er bogenförmig in die Gl. parotidea ein und bildet dort den Plexus parotideus, der die Äste für die mimische Gesichtsmuskulatur abgibt, die Rr. temporales, Rr. zygomatici, Rr. buccales und den R. marginalis mandibulae. Bei **Operationen der Parotis** wird der N. facialis mittels „**nerve monitoring**" aufgesucht und so geschont: Feine Nadelelektroden werden in die einzelnen Äste gebracht, bei Berührung ertönt dann ein akustischer Warnton. Handelt es sich allerdings um einen malignen Tumor der Parotis, muss der Nerv geopfert werden, es resultiert eine Fazialisparese.
Die **Glandula submandibularis** liegt im Trigonum submandibulare, zwischen Unterkiefer und den beiden Bäuchen des M. digastricus. Die Drüse ist seromukös und mündet auf der Caruncula sublingualis, lateral des Zungenbändchens.
Die **Glandula sublingualis** besteht aus mehreren kleinen Einzeldrüsen unterhalb der Zunge, der Ductus sublingualis major mündet gemeinsam mit der Gl. submandibularis. Die Drüse ist überwiegend mukös.

Innerviert wird die Gl. parotis über den sekretorischen N. petrosus minor aus dem Ganglion oticum, die Gll. submandibularis und sublingualis über die Chorda tympani, eine Abspaltung des N. facialis im Mittelohr.
Die Speicheldrüsen produzieren am Tag zwischen **0,5 und 2 l Speichel**. Der Speichel enthält Enzyme (vor allem kohlehydratspaltende Amylase) und Immunglobuline (IgA und IgG), außerdem anorganische Bestandteile wie Natrium, Kalium, Kalzium, Magnesium, Bicarbonat, Chlorid und Phosphat.
Sekretionsreiz sind Geschmackseindrücke (das Wasser läuft im Munde zusammen), aber auch mechanische Reizung, wie Massage der Speicheldrüsen.

7.2 Untersuchungsmethoden

7.2.1 Inspektion

Bei der Inspektion der Speicheldrüsen ist besonders auf das Vorliegen einer **Schwellung** und/oder **Rötung** (ein- oder beidseitig vorhanden?) sowie einer **Fazialisparese** zu achten.

Im Anschluss an die äußere Inspektion betrachtet man die **Ausführungsgänge:** Sind sie gerötet, spricht dies für eine Infektion, tritt Eiter aus, handelt es sich um eine bakterielle Infektion.

7.2.2 Palpation

Die Palpation der Speicheidrüsen gehört zur HNO-ärztlichen Untersuchung dazu. Man tastet immer beide Seiten ab. Dabei achtet man auf **Schwellungen** und dokumentiert ihre Größe, Konsistenz und Verschieblichkeit.

7.2.3 Untersuchung mittels bildgebender Verfahren

- ▶ **Röntgenaufnahmen einschließlich Kontrastdarstellung:** Röntgenaufnahmen in mehreren Schichten dienen der Lokalisation von Speichelsteinen. Die Gl. submandibularis kann mit Mundbodenaufnahmen dargestellt werden. Durch Darstellung der Speicheldrüsen mit Kontrastmittel **(Sialographie)** kann man das Gangsystem der Speicheldrüsen gut darstellen. ◀
- **Szintigraphie:** Die Untersuchung wird mit Technetium (99 mTc) durchgeführt. Sie kann Speicherdefekte innerhalb von Tumoren aufdecken oder eine verzögerte Ausscheidung bei Sialadenose und Entzündungen der Speicheldrüsen nachweisen.
- ▶ **Sonographie:** Diese nichtinvasive Untersuchung ist gut dazu geeignet, zystische von soliden Prozessen zu unterscheiden, ebenso zur Darstellung von Steinen. Die Sonographie gibt differentialdiagnostische Hinweise zur Unterscheidung von gut- und bösartigen Prozessen. ◀
- **Computer- und Kernspintomographie:** Beide eignen sich gut dazu, die Ausdehnung von Tumoren zu beurteilen und differentialdiagnostische Hinweise bei gut- oder bösartigen Tumoren zu gewinnen.

7.3 Klinik

Viele Erkrankungen der Speicheldrüsen treten meist nur einseitig auf, jedoch spielen Erkrankungen der Speicheldrüsen auch eine wichtige Rolle bei Allgemeinerkrankungen. Tumoren sind glücklicherweise meist gutartig, wenn sie bösartig sind, ist die Fazialisparese oft das erste Symptom.

7.3.1 Sialoadenitis, Sialolithiasis, Sialosen

Sialoadenitis

Akute Sialoadenitis
▶ **Ätiologie und Pathogenese**
Eine akute Entzündung der Speicheldrüsen kann durch **Bakterien** (Staphylokokken oder Streptokokken) oder **Viren** bedingt sein (z.B. Paramyxoviren bei Parotitis epidemica, Mumps). **Mumps** hat eine Inkubationszeit von ca. 20 Tagen.

Die akute Sialoadenitis entwickelt sich auf dem Boden **mangelnden Speicheldurchflusses**, d.h. bei Behinderungen im Speichelfluss, z.B. durch einen Stein (öfter Gl. submandibularis), oder bei stark eingeschränkter Nahrungsaufnahme. Auch mangelhafte Mundhygiene ist ein prädisponierender Faktor. Meist ist die Parotis betroffen. ◀

▶ **Symptome**
Die Drüse ist **geschwollen, gerötet** und **druckschmerzhaft** (s.a. ☞ Kap. 11, Abb. 11.3). Bei Mumps sind in 75 % der Fälle beide Parotiden geschwollen; die Ohren stehen ab. ◀

Diagnose
Die Papille des Ausführungsgangs ist gerötet und geschwollen. Bei einer bakteriellen Entzündung tritt bei Druck auf die Drüse Eiter aus.

Das Mumpsvirus kann bereits vor Beginn der Erkrankung im Speichel nachgewiesen werden. Die Diagnose wird jedoch **serologisch** gesichert (Erhöhung des Antikörpertiters).

Therapie
Bei Abszessbildung sofortige **Drainage, hochdosiert Antibiotika, lokale Umschläge**. Außerdem speichelfördernde Maßnahmen (Sialogoga), damit die Entzündung „ausgespült" wird, z.B. Pilocarpin-Tropfen, saure Drops, Zitronenscheiben.

Chronische Sialoadenitis
Die chronische Sialoadenitis tritt meist im Rahmen von Systemerkrankungen auf. Beispiele sind die im Folgenden beschriebenen Syndrome:
- Das **Sjögren-Syndrom** ist charakterisiert durch chronisch rezidivierende Gelenkentzündungen, Xerostomie, Keratoconjunctivitis sicca, Rhino-

pharyngitis sicca und Schwellungen der Speicheldrüsen, vornehmlich der Glandulae parotideae. **Ursächlich** ist möglicherweise eine **Autoimmunkrankheit**, die mit einer Retrovirusinfektion in Verbindung stehen könnte. Die Speicheldrüsen sind geschwollen. Es besteht eine chronische Entzündung mit fortschreitender Atrophie des Drüsenparenchyms, kompensatorischer Wucherung der Schaltstücke und lymphozytärer Infiltration des Interstitiums. Folge ist eine Verminderung der Speichelproduktion. **Behandelt wird** zum einen **symptomatisch** (künstlicher Speichel), zum anderen **immunsuppressiv** (Kortikosteroide).

- Das **Heerfordt-Syndrom** stellt eine extrapulmonale Manifestation der Sarkoidose dar mit Uveitis, Speicheldrüsenschwellung, Fieber, manchmal auch mit Fazialisparese. Meist ist die Parotis betroffen. **Ursache** der Schwellung ist eine granulomatöse, epitheloidzellige Entzündung. Folge ist eine verminderte Speichelproduktion. Wie beim Sjögren-Syndrom wird mit **künstlichem Speichel** und **Kortikoiden behandelt**.

Strahlensialandenitis

▶ **Ätiologie und Pathogenese**
Nach **Bestrahlungen** im Kopf-Hals-Bereich ab 15 Gy werden die Speicheldrüsen geschädigt, irreversibel ab ca. 40 Gy. Es kommt zunächst zu einer Mukositis mit Schleimhautschäden, später zu Schädigungen der Azinuszellen mit verminderter Speichelproduktion (Hyposialie) und Veränderungen in der Viskosität des Speichels. ◀

▶ **Symptome**
Die Patienten klagen v.a. über starke **Mundtrockenheit**, häufig leiden sie an Pilzinfektionen (Soor). ◀

Therapie
Therapeutisch kommen **künstliche Speichelprodukte**, z.B. Glandosane®, zum Einsatz. Es helfen auch Mundspülungen mit Salbei (nicht mit Kamille(!), trocknet aus), oder gelegentliches Zerlaufenlassen von Butter im Mund. Bei Soor außerdem Gabe von Antimykotika, z.B. Ampho-Moronal®.

Sialolithiasis (Speichelsteine)
Ätiologie und Pathogenese
Speichelsteine bilden sich zu 85% in der Gl. submandibularis. Ursache ist eine **Viskositätszunahme des Speichels**. Es kommt zur Obstruktion des Ausführungsgangs durch Schleim, anschließend bildet sich durch Anlagerung von anorganischem Material ein Speichelstein.

Symptome
Typischerweise treten **Schmerzen beim Essen** und eine Schwellung der Drüse auf. Anfangs sind diese Symptome vorübergehend, später persistieren sie: Die Erkrankung ist in ein chronisches Stadium übergegangen.

Therapie
Zunächst versucht man, konservativ mit **Sialogoga** zu behandeln oder den Stein mit **ESWL** (extrakorporale Stoßwellenlithotripsie) zu zertrümmern. Der Stein kann auch durch Gangschlitzung **(Marsupialisation)** entfernt werden. Diese Maßnahmen schützen jedoch nicht vor Rezidiven, deshalb ist die **Exstirpation** der Drüse der sicherste Weg.

Sialose (Syn.: Sial(o)adenose)
▶ Eine Sialose ist eine **nichtentzündliche, schmerzlose, beidseitige Schwellung der Speicheldrüsen**, meist der Parotis. Man vermutet eine Fehlsteuerung des autonomen Nervensystems als Ursache. Die Sialose tritt bei endokrinen Störungen wie Diabetes mellitus, Hypothyreose, Funktionsstörungen der Nebenniere und im Klimakterium auf. Die Drüsenazini sind aufgrund Epithelhyperplasie vergrößert, in der Drüse findet sich vermehrt Fettgewebe. Folge der Veränderungen ist eine **verminderte Speichelproduktion**.

Therapie: Behandlung der Grunderkrankung. ◀

7.3.2 Sialome

Gutartige Tumoren

Zystadenolymphom (Warthin-Tumor)
▶ **Ätiologie**
Der Tumor geht wahrscheinlich von heterotopem Speicheldrüsengewebe in parotisnahen Lymphknoten aus. Es ist ein gutartiger, abgekapselter Tumor,

der aus mit Epithel ausgekleidete Zysten und lymphozytärem Gewebe aufgebaut ist. Er tritt meist im höheren Lebensalter auf. Häufigste Lokalisation ist die Parotis, seltener ist die Gl. submandibularis betroffen. ◄

▶ **Symptome**
Meist einseitige, schmerzlose und verschiebliche Schwellung. ◄

Diagnose
Hinweise gibt die **Sonographie**, evtl. kann eine Feinnadelpunktion vorab durchgeführt werden; die endgültige Diagnose bekommt man meist nur durch die Histologie.

▶ **Therapie**
Exstirpation: Parotidektomie unter Erhalt des N. facialis bzw. Submandibulektomie. ◄

Pleomorphes Adenom
▶ **Ätiologie**
Das pleomorphe Adenom ist ein **Mischtumor**, d.h. er setzt sich aus unterschiedlichen Gewebearten (epithelial, knorpelartig) zusammen. Meist tritt er in der Parotis auf, es ist gleichzeitig der häufigste Tumor dieser Drüse. Eine maligne Entartung ist möglich (in ca. 3–5 % der Fälle). ◄

▶ **Symptome**
Auffallend ist meist lediglich eine schmerzlose, derbe Schwellung der Parotis (☞ Farbabb. 7.1). Die Anamnese geht oft über mehrere Jahre. Der N. facialis bleibt selbst bei großen Tumoren unbeeinträchtigt. ◄

Diagnose
Sonographie, Sialographie, Biopsie.

▶ **Therapie**
Einzig mögliche Therapie ist die **Enukleation** des Tumors. Rezidive sind bei unzureichender Operation häufig. Um den N. facialis optimal zu schonen, wird die Operation zunehmend unter „nerve monitoring" (☞ Kap. 7.1) durchgeführt. ◄

Ranula („Fröschleingeschwulst")
Ätiologie
Es handelt sich um eine von der Gl. sublingualis ausgehende Schleimretentionszyste **(Mukozele)**.

Die Drüse besitzt neben einem Hauptausführungsgang mehrere kleine Ausführungsgänge. Einer oder mehrere dieser kleinen Gänge können obliterieren. Dadurch entsteht ein Sekretverhalt.

▶ **Symptome**
Eine Größenzunahme der Zyste(n) kann im Laufe der Zeit zu Schluck- und Sprechstörungen führen. Am Mundboden findet sich neben der Mittellinie eine oder mehrere rundliche Schwellungen (☞ Farbabb. 7.2). ◄

▶ **Therapie**
Exstirpation der Ranula. ◄

Bösartige Tumoren
Etwa 20–30 % aller Tumoren der Speicheldrüsen sind bösartig. **Symptome** sind schnelles Wachstum, Schmerzen, Schwellung der Halslymphknoten und bei Parotistumor Fazialisparese. Bei der **Untersuchung** zeigt sich eine derbe, evtl. knotige, schlecht verschiebliche Schwellung der betroffenen Drüse (☞ Farbabb. 7.3), u.U. mit Ulzeration.

Man unterscheidet folgende Formen des Speicheldrüsenkarzinoms:
- **Karzinom im pleomorphen Adenom:** Ein Karzinom entsteht meist nur in Adenomen, die schon mehrere Jahre bestehen. Etwa 3–5 % der pleomorphen Adenome entarten. Schon länger bestehende Adenome, die bisher nur kosmetisch störend waren, fangen plötzlich an zu wachsen und/oder es entsteht eine Fazialisparese (bei Infiltration des Tumors in den Nerven).
- **undifferenziertes Karzinom:** macht etwa 25 % der bösartigen Tumoren der Speicheldrüsen aus. Es kann aus Leukoplakien in der Mundschleimhaut entstehen. Der Tumor wächst relativ rasch. Bei Befall der Parotis wird in den meisten Fällen wird der N. facialis infiltriert, so dass eine Fazialisparese resultiert.
- **Mukoepidermoidkarzinom:** Der Tumor entwickelt sich aus epidermoiden und mukösen Zellen. Der jeweilige Anteil bestimmt die Prognose: Tumoren mit überwiegend mukösem Anteil haben eine bessere Prognose. Die Wachstumsgeschwindigkeit hängt vom Malignitätsgrad ab: je niedriger er ist, desto langsamer wächst der Tumor. Bei hohem Malignitätsgrad kommt es durch

rasches Wachstum zu Schmerzen, bei Befall der Parotis zu Fazialisparese. Frühzeitig treten Lymphknotenmetastasen auf, auch Fernmetastasen kommen gehäuft vor.

- **Azinuszellkarzinom:** Meist ist die Parotis betroffen. Die Tumorzellen sehen aus wie Azinuszellen. Es gibt unterschiedlich differenzierte Karzinome. Nach der Differenzierung richtet sich die **Therapie:** Bei hochdifferenzierten Tumoren ist eine laterale oder totale Parotidektomie angezeigt; möglichst nervenerhaltend operieren. Hier wird nicht nachbestrahlt. Bei niedrig differenzierten Tumoren totale Parotidektomie mit Resektion des N. facialis. Sind bereits Lymphknotenmetastasen vorhanden, ist die Neck dissection angezeigt.
- **Adenokarzinom:** Dieses Karzinom geht vom Gangsystem der Speicheldrüsen aus. Es wächst papillär und produziert Schleim. Bei Befall der Parotis Infiltration des N. facialis. Häufig bestehen bei Stellung der Diagnose schon zervikale Lymphknotenmetastasen.
- ▶ **adenoidzystisches Karzinom:** Dieser Tumor besteht aus drüsenartigen, zystischen Zellnestern. Er wächst in den kleinen Speicheldrüsen, am häufigsten am Gaumen. Mit absteigender Häufigkeit folgen die Gl. sublingualis, Gl. submandibularis und die Parotis. Das Karzinom wächst an Gefäßen und Nerven entlang, oft mit geringer Wachstumsgeschwindigkeit. In etwa ¼ der Fälle stellt sich (frühzeitig) eine Fazialisparese ein. Lymphknotenmetastasen und Femmetastasen kommen relativ häufig vor. ◀
- **Plattenepithelkarzinom:** Es wächst sehr schnell und metastasiert sehr häufig. Ist die Parotis betroffen, besteht oft eine Fazialisparese.

Die Speicheldrüsenkarzinome werden nach der TNM-Klassifikation (☞ Tab. 7.1) eingeteilt.
Die Einteilung von Lymphknotenmetastasen erfolgt wie bei allen Kopf-Hals-Tumoren (☞ Tab. 6.1).

Alle Formen des Speicheldrüsenkarzinoms müssen **radikal operiert** werden. Bei Befall der Gl. parotidea ist meist die radikale Operation mit Resektion des N. facialis erforderlich. Bei Lymphknotenmetastasen ist die Neck dissection angezeigt. In den meisten Fällen muss nachbestrahlt werden.

Tab. 7.1: TNM-Klassifikation der Speicheldrüsenkarzinome

T₁	Tumor ≤ 2 cm
T₂	Tumor > 2 cm und < 4 cm
T₃	Tumor > 4 cm und < 6 cm
T₄	Tumor > 6 cm
Alle Stadien werden außerdem unterteilt in	
a	ohne Infiltration angrenzender Gewebe (Haut, Knochen, Weichteile, Nerven)
b	mit Infiltration angrenzender Gewebe

7.3.3 Fazialisparesen

Traumatische Fazialisparese ☞ Kap. 1.4.1

Idiopathische Fazialisparese (Bell-Lähmung)
Ätiologie
Unbekannt.

Diagnose und Prognose
Zur Topodiagnostik ☞ Kap. 1.2.7. Das **EMG** (Elektromyogramm) wird zur Beurteilung der Prognose herangezogen. Besteht ein Leitungsblock (Neurapraxie), so ist die Prognose gut, bei einer Axondegeneration (Axonotmesis) ist die Prognose eher schlecht.

▶ **Therapie**
Glukokortikoide und krankengymnastische Übungen. ◀

Fazialisparese bei Tumorerkrankungen und Ohrentzündungen
Ätiologie
- **bei Tumorerkrankungen:** Gutartige Tumoren, vor allem im Bereich der Parotis, aber auch im inneren Gehörgang, können den N. facialis komprimieren und so zu einer Lähmung führen. Bösartige Tumoren führen durch Infiltration des Nervs zur Lähmung.
- **bei Ohrerkrankungen:** Die Entzündung kann aufgrund der anatomischen Nähe auf den N. facialis übergreifen und damit eine Lähmung bedingen.

Diagnose
☞ Kap. 1.2.7.

Therapie
- **bei Tumorerkrankungen:** Entfernung des Tumors, ggf. chirurgische Rekonstruktion des Nerven (s. u.), Krankengymnastik
- **bei Ohrerkrankungen:** Behandlung der Grunderkrankung und Krankengymnastik, ggf. chirurgische Rekonstruktion des Nerven.

Chirurgische Rekonstruktion des N. facialis
- Wurde der Nerv **ohne Substanzverlust** durchtrennt (meist traumatisch), so sollte möglichst innerhalb von 48 Stunden eine End-zu-End-Naht erfolgen.
- Bei Unterbrechung des Nervs **mit Substanzverlust** (meist nach Tumorresektion) kann man bei kurzstreckigen Verläufen ein **Nerveninterponat** einfügen (z. B. aus dem N. auricularis magnus). Bei längerstreckigem Verlauf ist die Anastomose mit einem anderen ipsilateralen Hirnnerven zu erwägen. Die am häufigsten verwendete Anastomose ist die N. facialis-N. hypoglossus-Anastomose. Hierbei wird das distale Fazialisende mit dem N. hypoglossus anastomosiert.

8 Stimm- und Sprech- bzw. Sprachstörungen

 Sprachstörungen treten im Kindesalter sehr häufig auf, oftmals werden zugrunde liegende Hörstörungen übersehen. Ein wichtiger Meilenstein in der Früherkennung kindlicher Hörstörungen ist das universelle Neugeborenen-Hörscreening, welches sich je nach Bundesland aber noch im Aufbau befindet.

Sprachstörungen im Erwachsenenalter resultieren meist aus zerebrovaskulären Ischämien. Stimmstörungen sind in der phoniatrischen Praxis ebenfalls ein häufiges Symptom.

Wichtig zu wissen ist, dass viele Stimmstörungen auch eine psychische Ursache haben oder haben können; diese herauszufinden erfordert oft ein überdurchschnittliches Einfühlungsvermögen des Arztes.

Die Phoniatrie ist mittlerweile ein eigenständiges Fachgebiet mit der Bezeichnung „Stimm-, Sprach- und kindliche Hörstörungen, früher: Phoniatrie und Pädaudiologie". Die Weiterbildung zum Facharzt dauert 5 Jahre und schließt 2 Jahre Weiterbildung in der HNO ein.

8.1 Funktionsprüfungen

8.1.1 Stimmstatus

Bei der Beurteilung des Stimmstatus werden verschiedene Qualitäten berücksichtigt. Geprüft werden die Sprech- und die Singstimme, die Tonhaltedauer, der Stimmumfang (in einem sog. **Phonetogramm** oder Stimmfeld) und wie belastbar die Stimme ist.

Zusätzlich umfasst die Untersuchung die Erfassung des HNO-ärztlichen Status, d. h. alle Spiegelbefunde müssen sorgfältig erhoben werden.

8.1.2 Sprech- und Sprachstatus

Die Untersuchung erfordert die **Beurteilung des Wortschatzes**, insbesondere bei Kindern. Man achtet auf das Sprachverständnis, die Grammatik, die Wortfindung, die Artikulation (☞ Abb. 8.1) und das Sprechtempo.

Zusätzlich werden die Lese- und Schreibfähigkeiten beurteilt und ggf. weitere Tests angeschlossen, z. B. Intelligenztests und eine neurologische Untersuchung.

8.1.3 Stroboskopie

▶ Bei der Laryngoskopie werden die Stimmlippen zusätzlich mit Lichtblitzen beleuchtet. Dadurch entsteht ein Zeitlupeneffekt und man kann die Schwingungen der Stimmlippen sehr gut beurteilen. ◀

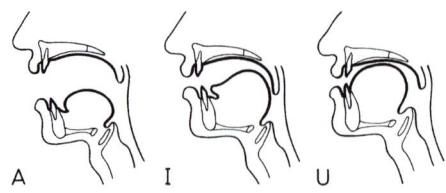

Abb. 8.1: Stellung der Artikulationsorgane Zunge, Lippen und Mund beim Sprechen eines A, eines I und eines U

8.1.4 Sonagraphie

Es wird eine Spektralanalyse des elektroakustisch aufgenommenen Sprachsignals durchgeführt, analysiert werden die Frequenz, die Lautheit und der Zeitverlauf.

8.1.5 Elektromyographie (EMG)

Mit Hilfe von Nadelelektroden werden die Aktionspotentiale der inneren und äußeren Kehlkopfmuskeln abgeleitet. Diese Untersuchung ist besonders hilfreich für die Prognose der Stimmlippenlähmungen.

8.1.6 Elektroglottographie

Das Öffnen und Schließen der Glottis in ihrem zeitlichen Ablauf wird registriert und kann oszillographisch dargestellt werden.

8.2 Klinik

8.2.1 Sprachentwicklung

Normale Sprachentwicklung

Kinder können sich von Geburt an akustisch bemerkbar machen, zunächst durch Schreien, welches vorwiegend „unlustbetont" ist, also dann, wenn die Kinder Hunger oder Schmerzen haben oder einfach nur Zuwendung brauchen. Dabei wird allerdings noch nicht artikuliert. Ab der 6. bis 8. Woche kommt ein sog. „Gurren" dazu, das Zufriedenheit ausdrückt. Hierbei wird zum erstenmal artikuliert. Der Bestand an Lauten wird immer größer. Das Lallen ist unverzichtbar für den späteren Spracherwerb. Die Lautäußerungen der ersten 6 Lebensmonate, der **ersten Lallphase**, werden nicht durch das Hören rückgekoppelt, eine akustische Rückkopplung findet erst in der **2. Lallphase** (sog. kanonisches Lallen) statt, welche ausbleibt bzw. weniger wird, wenn das Kind taub bzw. schwerhörig ist. Etwa mit dem 6. Lebensmonat entwickelt sich das Sprachverständnis, obwohl der erste eigene **Spracherwerb** etwa mit dem 1. Lebensjahr beginnt. Das Kind spricht Einwortäußerungen. Zwischen dem 18. und 20. Lebensmonat spricht das Kind die ersten „Zweiwortsätze", Dreiwortsätze im 3. Lebensjahr. Der Zeitpunkt des vollständigen Spracherwerbs liegt im 4. bis 5. Lebensjahr, wobei die gesamte Sprachentwicklung einschließlich der grammatikalischen Feinheiten etwa mit 12–14 Jahren abgeschlossen ist.

Verzögerte Sprachentwicklung

Die verzögerte Sprachentwicklung äußert sich in **vermindertem Wortschatz, unkorrekter Semantik** u. a. Gefahndet werden muss nach organischen Ursachen: Werden Kinder hochgradig schwerhörig oder taub geboren und nicht speziell geschult, bleibt der Spracherwerb aus **(Hörstummheit)**. Die Sprache geht auch dann wieder verloren, wenn die Kinder vor dem 7. Lebensjahr ertauben. Man unterscheidet eine **prälinguale Taubheit** (vor dem Spracherwerb) von einer **perilingualen Taubheit** (während des Spracherwerbs) und einer **postlingualen Taubheit** (nach dem vollständigen Spracherwerb). Wichtig ist die frühzeitige Diagnose der Hörstörung. Hierzu wird derzeit in Deutschland ein universelles **Neugeborenen-Hörscreening** (UNHS) etabliert. Die Kinder werden bei frühzeitig erkannter Schwerhörigkeit im Alter von ca. 3–6 Monaten mit einem Hörgerät versorgt. Liegt eine Taubheit oder an Taubheit grenzende Schwerhörigkeit vor, so werden die Kinder möglichst bis zum 1. Geburtstag, wenn möglich aber bis zum Alter von 2 Jahren mit einem Cochlear Implant (☞ Kap. 1.5.1) versorgt und haben so die Möglichkeit einer weitgehend normalen Sprachentwicklung.

> **Merke!**
> Bei dem kleinsten Verdacht auf eine Hörstörung im Kindesalter das Kind zum Spezialisten schicken!

Eine Verzögerung der Sprachentwicklung kann auch bedingt sein durch **ungenügende Sprachanreize**, durch **familiäre Sprachschwächen** oder einen **allgemeinen Entwicklungsrückstand**. Jede Sprachentwicklungsstörung sollte logopädisch behandelt werden, aber manche Kinder werden zu Hause vernachlässigt und eine Therapie von Seiten der Eltern nicht eingeleitet. Sind die Kinder normal intelligent, können sie den Rückstand kompensieren bzw. aufholen, wenn sie in den Kindergarten kommen.

8.2.2 Sprach- bzw. Sprechstörungen

Im Folgenden werden häufige Formen von Sprach- und Sprechstörungen behandelt.

Stammeln (Dyslalie)
Beim Stammeln liegt ein **Fehler in der Artikulation** vor. Es fehlen z. T. einzelne Laute oder Lautverbindungen. Sie werden entweder gar nicht gesprochen oder durch einen anderen Konsonanten ersetzt. Man unterscheidet folgende Formen:
- **Sigmatismus (Lispeln):** Die Artikulationsstörung betrifft die S-Laute, dabei wird das „s" entweder falsch ausgesprochen, weil z. B. die Zunge zwischen die Zähne tritt **(Sigmaitsmus interdentalis)**, an den Zähnen anstößt **(Sigmatismus addentalis)**, gar nicht gesprochen **(Asigmatismus)** oder durch einen anderen Konsonanten ersetzt (z. B. „d"). Die Ursachen hierfür können Hörstörungen sein, v. a. im Hochtonbereich, Zahnlücken oder Zahnstellungsfehler, aber auch Nachahmung.
- **Gammazismus, Rhotazismus, Kappazismus, Lambdazismus:** Hier fehlen die G-, R-, K- und L-Laute. Häufig werden sie durch andere Laute ersetzt, z. B. durch Laute, die im vorderen Anteil des Mundes gebildet werden (erste Artikulationszone).

Innerhalb der ersten vier Lebensjahre ist eine Dyslalie physiologisch. Ab dem 3.–4. Lebensjahr sollte eine phoniatrische Untersuchung erfolgen. Ursächlich kommen hereditäre Faktoren, ungenügender sprachlicher Anreiz, psychogene oder motorische Störungen in Betracht.
Die **Therapie** besteht in logopädischer Übungsbehandlung.

Näseln
- **Rhinophonia clausa (geschlossenes Näseln):** Ursache ist die mechanische Verlegung des Nasopharynx und/oder der Nase. Es kommen aber auch funktionelle Störungen in Betracht, wie falscher Einsatz des Gaumensegels. Die Stimme klingt wie bei einem Schnupfen.
- **Rhinophonia aperta (offenes Näseln):** Ursache sind Missbildungen im Bereich des weichen oder harten Gaumens, Gaumensegellähmung oder Hirnschädigung. Die Stimme klingt hallend mit stark nasaler Resonanz. Offenes Näseln findet sich auch häufig bei Menschen mit starker Hörbehinderung.

Die **Therapie** richtet sich nach der Ursache: Gaumenspalten werden operativ verschlossen, das Gaumensegel kann gerafft oder mit der Rachenhinterwand vernäht werden. Ansonsten kommen kieferorthopädische und logopädische Behandlung in Betracht.

Poltern
Dem Poltern liegt eine **Sprachschwäche** zugrunde, die dadurch charakterisiert ist, dass die Patienten zu schnell und überhastet reden, dabei undeutlich sprechen und Worte oder Silben weglassen.

Therapie: logopädische Übungsbehandlung mit Erziehung zum langsamen Sprechen.

Stottern (Balbuties)
▶ Beim Stottern ist der normale Redefluss gehemmt **(tonisches Stottern)** oder unterbrochen **(klonisches Stottern)**. Zugrunde liegt eine komplexe Störung der Persönlichkeit. Das Singen ist nicht gestört.

Die **Therapie** ist rein symptomatisch: Sprech- und Atemübungen, Erziehung zum langsameren Sprechen sowie Psychotherapie. Die heute gängigste Therapie ist die Non-avoidance-Therapie nach van Riper, wobei die Betroffenen dazu angeleitet werden, zu ihrem Stottern zu stehen und damit offensiv umzugehen. ◀

Zentrale Sprach- bzw. Sprechstörungen
Aphasie
Unter Aphasie versteht man eine Störung der Sprache bei **intakter Funktion der zum Sprechen benötigten Muskeln**. Ursache ist eine **Läsion des ZNS**, z. B. Ischämie, Hirntumor, Hirnabszess u. a. Da die linke Hirnhälfte im Hinblick auf die Sprache dominant ist (bei Rechtshändern, aber auch bei den meisten Linkshändern), ist eine Aphasie häufig ein Hinweis auf einen **Prozess in der linken Hemisphäre**. Man unterscheidet folgende Formen der Aphasie:
- **motorische Aphasie (Broca-Aphasie):** Der Patient ist unfähig, Worte zu bilden, er spricht im Telegrammstil, das Sprachverständnis bleibt jedoch erhalten.

- **sensorische Aphasie (Wernicke-Aphasie):** Der Patient hat kein Sprachverständnis, redet wirres Zeug. Die Sprechfähigkeit ist erhalten.
- **amnestische Aphasie:** Der Patient hat Schwierigkeiten, Gegenstände spontan zu benennen (Wortfindungsstörungen).
- **globale Aphasie:** Alle sprachlichen Leistungen, also Sprechfähigkeit und Sprachverständnis, sind eingeschränkt.

Therapie: Behandlung der Grunderkrankung, logopädische Übungsbehandlung.

Dysarthrie

Die Dysarthrie ist eine **Koordinationsstörung der zum Sprechen benötigten Muskeln**. Ursache ist eine **Schädigung des ZNS** z. B. Schädel-Hirn-Trauma, zerebrovaskuläre Erkrankungen, degenerative Stammganglienerkrankungen (M. Parkinson, M. Huntington, Multisystemdegeneration, M. Wilson), degenerative Kleinhirnerkrankungen, zerebelläre Ataxien (Friedreich-Ataxie), entzündliche Erkrankungen (Encephalomyelitis disseminata = Multiple Sklerose (ED, MS)), Erkrankungen des motorischen Neurons (amyotrophe Lateralsklerose (ALS)), Erkrankungen der peripheren Nerven und des neuromuskulären Übergangs (Myasthenia gravis). Die Dysarthrie tritt häufig im Rahmen eines **Schlaganfalls** als spastische Lähmung der Sprechmuskulatur auf.

Therapie: logopädische Übungsbehandlung.

8.2.3 Stimmstörungen

Unter Stimmstörungen versteht man **Funktionsstörungen der Stimmbildungsorgane**.

Organische Stimmstörungen ☞ Kap. 4.3

Funktionelle Stimmstörungen (Dys- bzw. Aphonien)

Funktionelle Stimmstörungen
Unterschieden werden hyper- und hypofunktionelle Dysphonien:
- Bei **hyperfunktionellen Störungen** werden die Larynxmuskeln übertrieben kontrahiert. Die Stimme ist heiser und gepresst. Oft kommen Räusperzwang und Globusgefühl dazu. Die Stimme wird schnell müde und ist wenig belastbar. Diese Störungen treten meist in Sprechberufen auf.
- Bei **hypofunktionellen Störungen** ist die Larynxmuskulatur schwach, der Stimmlippenschluss ist unvollständig. Die Stimme ist kraftlos, verhaucht, klangarm und heiser und wird schnell müde. Auch hier bestehen Räusperzwang und Globusgefühl. Hypokinetische Störungen treten bei Tumor- und Stoffwechselerkrankungen, Herzinsuffizienz und Myasthenie auf.

Therapie: logopädische Übungsbehandlung.

▶ **Psychogene Aphonie**
Durch **psychische Ausnahmesituationen** (Schreck, Wut, Aufregung aber auch Stressbelastung) kann es vorkommen, dass die Stimmlippen nicht in Phonationsstellung gehen oder fest zusammengepresst werden. Daraus resultiert eine **tonlose Stimme** (Aphonie), jedoch ist klangvolles Husten oder Lachen möglich.

Therapie: Häufig findet hier noch eine sog. „Überrumpelungstaktik" Anwendung, d. h. die Stimmlippen des Patienten werden unter Lokalanästhesie mechanisch so manipuliert, dass eine Stimme entsteht. Weiterhin kommen logopädische Übungsbehandlung und psychologische Betreuung in Betracht. ◀

Spastische Dysphonie (Stimmritzenkrampf, Vocal Cord Dysfunction, VCD)
Charakteristisch ist, dass sich die **Stimmlippen bei der Inspiration** nicht öffnen, sondern **schließen**. Diese Störung ist meist psychogen verursacht.

Therapie: logopädische Atemübungen, Psychotherapie.

Mutationsstörungen
In der **Pubertät** verändert sich die Stimme von Jungen und Mädchen entsprechend des Kehlkopfwachstums. Bei den Jungen macht dies eine Veränderung um ca. 1 Oktave aus, bei den Mädchen etwa 1 Terz.

Die Kinder versuchen jedoch, mit ihrer „alten" Stimme weiterzusprechen, dadurch klingt die Stimme manchmal schrill und scharf. Schaltet man ihr Gehör mit einer Lärmtrommel aus, so sprechen die

Kinder mit der Stimme, die ihrer Kehlkopfgröße angepasst ist.

Es gibt Stimmstörungen, die erst nach der Mutation festzustellen sind. Hierzu zählen endokrin bedingte Stimmstörungen, z.B. mit persistierender Kinderstimme **(Mutationsfistelstimme)**, wobei diese auch psychisch bedingt sein können; zur Abklärung sollte ein Hormonstatus bestimmt werden. Solche Stimmstörungen finden sich häufiger bei Jungen.

Therapie: logopädische Übungsbehandlung, ggf. hormonelle Behandlung.

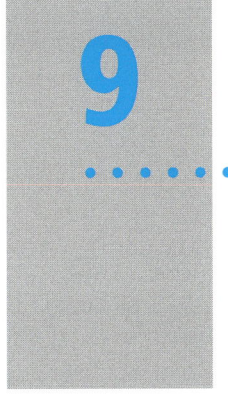

9 Begutachtung

 Die Lärmschwerhörigkeit ist nach wie vor die häufigste Berufskrankheit, wobei Lärmschäden auch immer häufiger durch Freizeitlärm entstehen (Spielzeug, Walkman bzw. MP3-Player, Disco etc.). Hier gibt es jedoch keine Entschädigung durch eine Berufsgenossenschaft!

9.1 Hörschäden

Die häufigste anerkannte Berufskrankheit ist die **Lärmschwerhörigkeit**. Damit eine Schwerhörigkeit als Berufskrankheit anerkannt werden kann, muss der Bewertungslärmpegel gemessen und dokumentiert werden. Außerdem muss festgehalten werden, ob der Betroffene sein Gehör adäquat geschützt hat. Der **Lärmpegel** wird gemäß den Richtlinien mit einem sog. A-Filter bewertet, d. h. der Filter ist der Empfindlichkeit des menschlichen Ohres nachempfunden. Der Schaden, der dem Betroffenen entsteht, wird nach der **Minderung der Erwerbstätigkeit (MdE in %)** ermessen.

☞ Tab. 9.1 zeigt Richtlinien für Hörschäden.

9.2 Schäden der Nase

Der **Verlust des Geruchssinns** wird mit einer MdE von 10–15 % bewertet, vor allem dann, wenn der Betroffene beruflich besonders auf seinen Geruchssinn angewiesen ist, z. B. Köche, Chemiker, Weinprüfer. Der Verlust des Geruchssinns kann dann auch zur Berufsunfähigkeit führen.

Eine **Stinknase (Ozaena)** kann mit einer MdE von 20–40 % bewertet werden.

9.3 Schäden am Kehlkopf

Der **Kehlkopfverlust** führt zu einer MdE von 100 % in den ersten 5 Jahren nach Laryngektomie. Tritt nach 5 Jahren kein Rezidiv auf, steht dem Kehlkopflosen noch eine MdE von 70–80 % zu.

Heiserkeit sowie eine **einseitige Recurrensparese** werden mit einer MdE von 10–20 % bewertet.

Tab. 9.1: MdE-Richtlinien bei Lärmschwerhörigkeit			
Grad der Schwerhörigkeit	**Hörverlust**	**MdE einseitig**	**MdE beidseitig**
geringgradig	20–40 %	0 %	15 %
mittelgradig	40–60 %	10 %	30 %
hochgradig	60–80 %	10 %	50 %
an Taubheit grenzend	80–95 %	15 %	70 %
Taubheit	100 %	20 %	80 %

10 Notfälle und Erstmaßnahmen

10.1 Blutungen

In der Hals-Nasen-Ohrenheilkunde ist das **Nasenbluten** die häufigste Form der Blutung. Zur Gefäßversorgung der Nase ☞ Kap. 2.1. Am häufigsten sind Blutungen aus dem Bereich des vorderen Septums, des Locus Kiesselbachii.

> **Merke!**
> Die Prinzipien der Blutstillung sind immer die gleichen: Kompression, Koagulation, Unterbindung. Ebenfalls ganz wichtig: den Patienten beruhigen!

Die Blutung wird folgendermaßen gestillt:
1. **Eiskrawatte** in den Nacken des Patienten legen.
2. Der Patient soll den **Kopf**, um kein Blut zu schlucken und wegen der Aspirationsgefahr, nicht in den Nacken legen, sondern ihn **nach vorne beugen** und das Blut abfließen lassen sowie die **Nasenflügel** für einige Minuten **zusammenpressen**. Außerdem kann so der Blutverlust besser abgeschätzt werden.
3. **Einlage von Privin-getränkten Tupfern** in die Nase. Meist steht darunter die Blutung. Außerdem erhält man durch zusätzliches Abschwellen der Nasenschleimhaut eine bessere Übersicht. Es ist hilfreich, die Nase auch gleich mit einem Lokalanästhetikum zu betäuben.
4. Nach Lokalisation der Blutung durch **Rhinoscopia anterior und posterior** Versuch der **Koagulation**, falls die Blutungsquelle erreichbar ist. Niemals beidseits an korrespondierenden Stellen koagulieren, da die Gefahr der Septumperforation besteht!
5. Falls eine Koagulation nicht möglich ist, Einlage einer **Nasentamponade**. Zweckmäßig sind mit Gaze gefüllte Fingerlinge oder auch Salbenstreifen. Es sollten immer beide Nasenseiten austamponiert werden, wobei die andere Seite als Widerlager fungiert, auch wenn sie nicht blutet.
6. Falls alle Versuche der Blutstillung frustran enden, sollte **operativ** eine **Unterbindung der zuführenden Arterie** (meist A. ethmoidalis ant.) erfolgen.

10.2 Luftnot

Sind die Atemwege verlegt und mit einfachen Mitteln nicht frei zu machen, so ist die **Intubation**, ggf. die **Tracheotomie** bzw. **Koniotomie** angezeigt (☞ Kap. 4.3.4).
Bei **Kanülenträgern** ist die Atemnot oft durch Sekretborken verursacht. Diese Borken müssen abgesaugt und die Kanüle muss gereinigt werden. Ggf. muss eine Tracheo-Bronchoskopie vorgenommen werden.

10.3 Fremdkörper

Fremdkörper können sowohl in die Luft- als auch in die Speisewege gelangen.

10.3.1 Fremdkörper in der Luftröhre

Gelangt ein Fremdkörper in die Luftwege, so kommt es zu Symptomen wie **Hustenreiz**, **Atemnot** und **Stridor**. Eine Atelektase des betroffenen Lungenabschnitts kann die Folge sein. Bei Kindern von 1–4 Jahren handelt es sich bei dem Fremdkörper häufig um Erdnüsse. Eine Aspiration in die rechte Lunge ist häufiger als nach links (der rechte Hauptbronchus verläuft steiler). Als Notfallmaßnahme kann der **Heimlich-Handgriff** ausgeführt werden. Falls dies ohne Erfolg bleibt, wird der Fremdkörper mit einem starren (vorzugsweise) oder flexiblen Endoskop entfernt.

10.3.2 Fremdkörper in der Speiseröhre

Dies äußert sich meist in **Schluckbeschwerden**, evtl. in **Schmerzen**. Die Diagnose wird durch die indirekte Laryngoskopie und konventionelle Röntgenaufnahmen des Thorax und des Abdomens gestellt. Je nach Art des Fremdkörpers und Dauer des Festsitzens kann man zuwarten, ob er nicht auf „natürlichem" Weg wieder zum Vorschein kommt. Ansonsten wird er mittels flexiblem oder starrem Endoskop entfernt.

10.3.3 Fremdkörper in der Nase

Diese kommen häufig bei Kindern (Holz-, Metall-, Glaskugeln), aber auch bei Erwachsenen vor (eher Holz- und Metallsplitter). Ein typisches Symptom ist die, manchmal eitrige, Sekretion aus nur einer Nasenseite. Nasenbluten kann hinzukommen. Die Diagnose wird durch die Rhinoscopia anterior gestellt. Der **Fremdkörper** wird **entfernt**, ggf. mit Hilfe des Endoskops.

Bleibt der Fremdkörper lange genug in der Nase, kann er durch Ablagerung von Kalksalzen „versteinern". Er wird zum **Rhinolith**.

10.3.4 Fremdkörper im Ohr

Fremdkörper im Ohr, häufig bei Kindern, werden durch Otoskopie diagnostiziert und **unter mikroskopischer Sicht entfernt**. Dabei sollte man mit einem Häkchen möglichst hinter den Fremdkörper gelangen, um ihn dann nach vorne heraus zu „schieben", im andern Fall läuft man Gefahr, ihn nur noch weiter in den Gehörgang zu schieben und ggf. sogar eine Trommelfellperforation zu verursachen.

10.4 Verätzungen und Verbrühungen des oberen Speisewegs

Symptome und Therapie wurden bereits in ☞ Kapitel 5.3.2 sowie in Kapitel 3.3.1 behandelt.

Erstmaßnahmen: Kortison i.v., bei Atemnot Intubation, ggf. Tracheotomie oder Koniotomie. Überweisung in eine HNO-Klinik!

10.5 Hörsturz

Ätiologie
Beim Hörsturz handelt es sich um einen **plötzlichen Hörverlust unklarer Ursache**. Diskutiert wird eine Mikrozirkulationsstörung, aber auch Schädigung durch freie Radikale oder andere schädliche Stoffwechselprodukte.

Symptome
Zunächst Druckgefühl im Ohr, gefolgt von einem meist ausgeprägten Ohrgeräusch und hochgradigem Hörverlust bis zur Ertaubung.

Diagnose
Audiogramm.

Differentialdiagnose
Akustikusneurinom.

Therapie
Der Hörsturz ist ein Eilfall. Eine **stationäre Aufnahme** ist dann indiziert, wenn es sich um eine **plötzliche Ertaubung** auf einem Ohr handelt, es sich bei dem Patienten um das „letzte Ohr" handelt, bereits eine Schwerhörigkeit vorliegt oder zusätzlich **Schwindel** oder andere Erkrankungen bestehen. Es gibt mehrere **Therapieoptionen**, einige davon führen bei manchen Patienten zum Erfolg:

- **Infusionstherapie** mit einer Kombination aus Glucocorticoiden, Pentoxifyllin und Hydroxyäthylstärke oder Dextranen
- im Einzelfall auch nur hochdosierte Glucocorticoide über wenige Tage (z. B. 500–1000 mg Prednisolon für 3 Tage)
- In klinischer Erprobung befindet sich z. B. eine **Apherese-Therapie** bei erhöhtem Fibrinogen-Spiegel.
- hyperbare Sauerstofftherapie (umstritten)
- Grenzstrangblockaden (umstritten).

10.6 Akute Gleichgewichtsstörungen

- **Neuropathia n. vestibularis/Labyrinth-Ausfall:** Die Ätiologie ist unklar. Diskutiert wird eine infektiöse, aber auch autoimmune Genese. Symptome sind ein plötzlich auftretender, heftiger Drehschwindel mit Fallneigung, z. T. Übelkeit und Erbrechen. Das Hörvermögen ist nicht beeinträchtigt.
- **M. Menière:** Als Ursache wird ein sog. Endolymph-Hydrops vermutet, eine Druckerhöhung in der Endolymphe. Der M. Menière ist gekennzeichnet durch die **klassische Symptomtrias** aus **akutem Drehschwindel**, meist **einseitigem Tinnitus** und **Hörminderung**.
Sehen Sie dazu auch ein diagnostisches Flussdiagramm in Kapitel 11, Abbildung 11.1.

Die **Akut-Therapie** der beiden Gleichgewichtsstörungen ist gleich:
- Atropin oder Scopolamin
- Antiemetika, z. B. Sulpirid
- Sedativa, z. B. Diazepam.

10.7 Schmerzzustände bei Tumorerkrankungen

Zunächst ist wichtig, alle kausalen Therapiemöglichkeiten auszuschöpfen. Erst wenn diese nicht zum Erfolg führen, ist die palliative Schmerztherapie einzuleiten.

Die **Schmerztherapie** stützt sich auf den **WHO-Stufenplan:**
- **Stufe 1:** peripher wirksames Analgetikum
- **Stufe 2:** schwach wirksames Opioid (Wirkort: ZNS) und peripher wirksames Analgetikum
- **Stufe 3:** stark wirksames Opioid und peripher wirksames Analgetikum.

Auf allen Stufen kann zusätzlich ein zweites Analgetikum gegeben werden. Peripher wirksame Analgetika sind z. B. Paracetamol, Metamizol, Ibuprofen oder Diclofenac-Natrium. Schwach wirksame Opioide sind Codein, Dihydrocodein, Tramadol und Tilidin; stark wirksame Opioide sind Morphin, Buprenorphin, Pentazozin und Pethidin.

11 Diagnostische Flussdiagramme

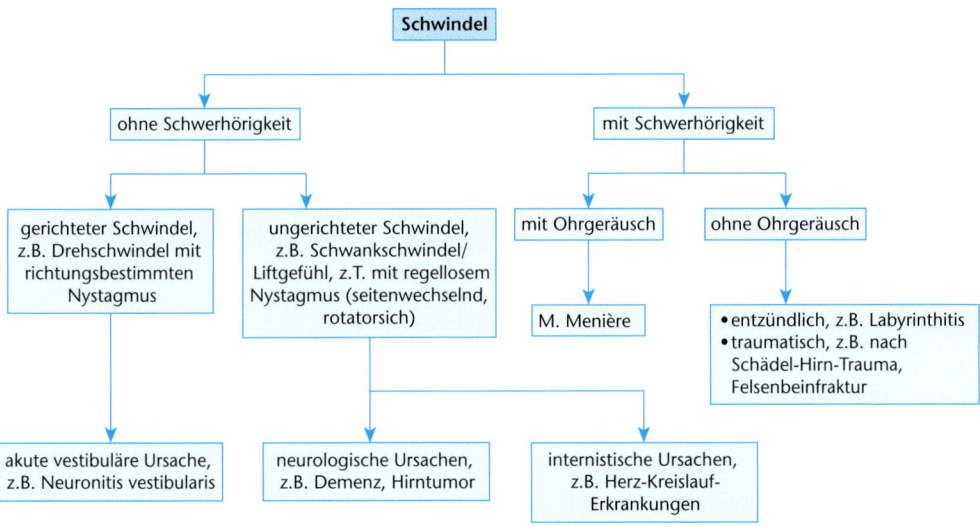

▶ **Abb. 11.1:** Differenzialdiagnose bei Schwindel ◀

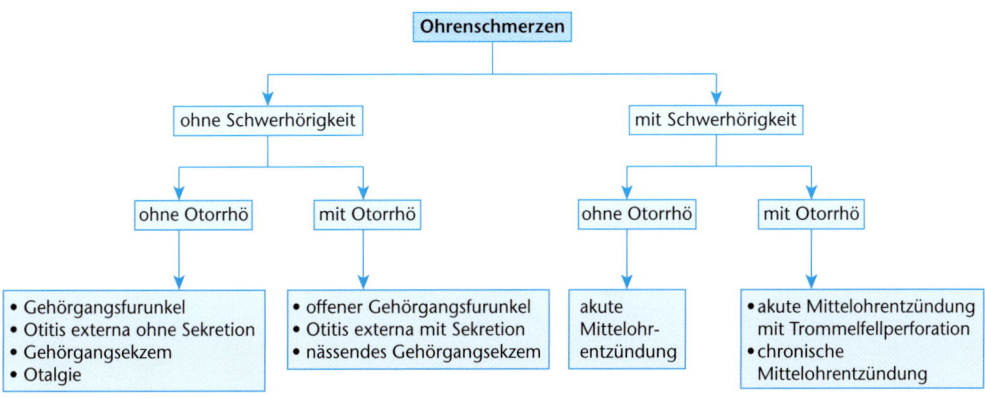

▶ **Abb. 11.2:** Differenzialdiagnose bei Ohrenschmerzen ◀

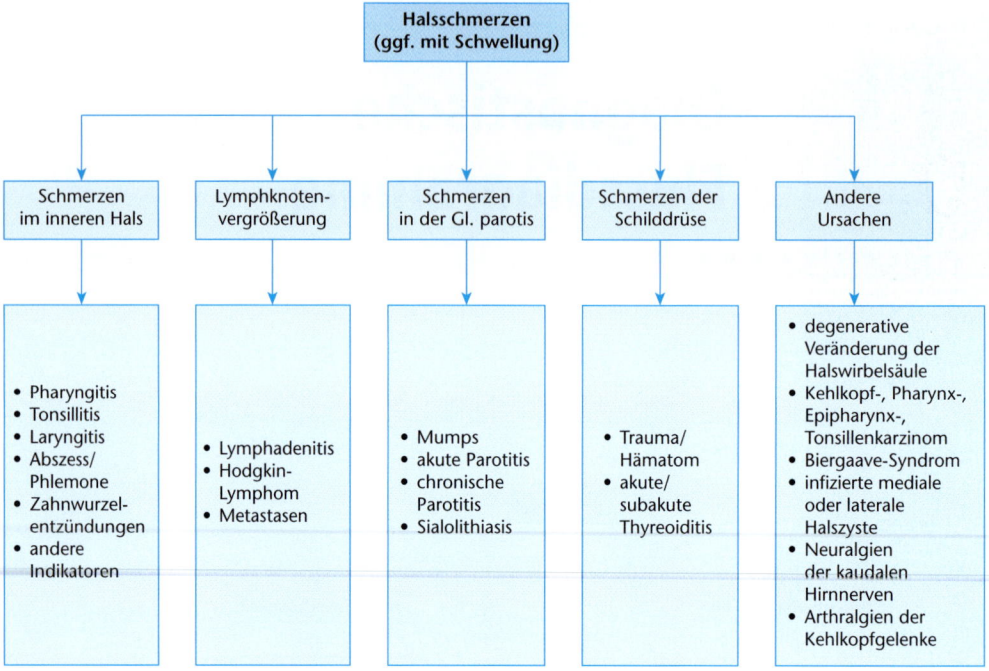

▶ **Abb. 11.3:** Diagnostik bei Halsschmerzen [17] ◀

Orthopädie

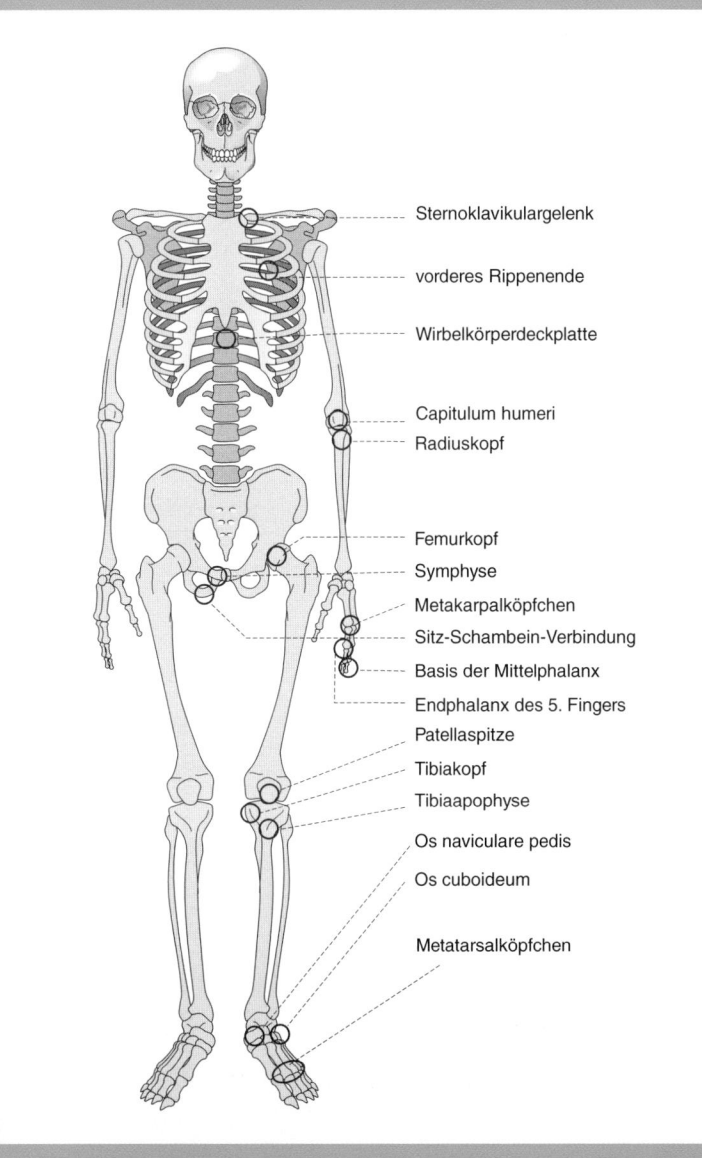

Inhaltsverzeichnis Orthopädie

1	**Pathomechanismen und Symptomatologie** 366		2.2	Regionale und monostotische Knochenerkrankungen............. 377	
1.1	Ontogenetische Störungen........... 366		2.2.1	M. Paget 377	
1.2	Schädigungen durch biomechanische Faktoren 367		2.2.2	Fibröse Dysplasie 377	
1.3	Degeneration.................... 368		2.2.3	M. Recklinghausen 378	
1.4	Präexistente Schädigungen und Störungen...................... 368		2.3	Knochentumoren und tumorähnliche Krankheiten..................... 378	
1.5	Tumoren und tumorähnliche Veränderungen 368		2.3.1	Primäre Knochentumoren 378	
1.6	Form- und Haltungsstörungen 368		2.3.2	Knochentumoren in der Hämatologie...................... 385	
1.7	Funktionsstörungen 368		2.3.3	Metastasen 387	
1.7.1	Gehfähigkeits- und Gangbildstörungen 368		2.4	Physikalisch bedingte Knochenschäden................. 388	
1.7.2	Obere Extremität und Rumpf........ 369		2.4.1	Osteoradionekrose 388	
1.7.3	Bewegungsstörungen der Gelenke.... 369		2.4.2	Lunatummalazie 388	
1.8	Radiologische Zeichen............. 369		2.4.3	Tauchunfälle.................... 388	
1.8.1	Befunderhebung 369		2.5	Entzündliche Knochenerkrankungen 389	
1.8.2	Degeneration, Entzündung und Zirkulation...................... 370		2.5.1	Akute Osteomyelitis............... 389	
1.8.3	Osteoporose und Osteomalazie 370		2.5.2	Chronische Osteomyelitis 391	
1.8.4	Störungen der intraossären Struktur .. 370		**3**	**Erkrankungen der Gelenke........ 393**	
1.8.5	Radiometrie und Funktionsaufnahmen 371		3.1	Bakterielle Arthritis 393	
1.8.6	Weitere radiologische Verfahren 371		3.2	Chronische Polyarthritis............ 393	
			3.3	Abakterielle Gelenkentzündung und Arthropathien 396	
2	**Erkrankungen des Knochens 372**		3.3.1	Synovialitis..................... 396	
2.1	Generalisierte Knochenerkrankungen.................... 372		3.3.2	Bluter-Gelenk (Arthropathie bei Hämophilie).................... 396	
2.1.1	Angeborene Skelettsystemerkrankungen................... 372		3.3.3	Chondrokalzinose 397	
			3.4	Arthrosen 397	
			3.5	Polyarthrose 399	
2.1.2	Erworbene Skelettsystemerkrankungen.................... 374		3.5.1	Rhizarthrose..................... 399	

3.5.2	Heberden-Arthrose und Bouchard-Arthrose ... 399	7	**Allgemeine orthopädische Therapie ... 419**	
3.6	Zirkulationsbedingte Gelenkkrankheiten ... 400	7.1	Konservative Therapie ... 419	
3.6.1	Osteochondrose (= Osteochondronekrose) ... 400	7.1.1	Physikalische Therapiemaßnahmen ... 419	
3.6.2	M. Sudeck (Algodystrophie) ... 404	7.1.2	Orthopädietechnische Versorgung ... 421

- 3.5.2 Heberden-Arthrose und Bouchard-Arthrose ... 399
- 3.6 Zirkulationsbedingte Gelenkkrankheiten ... 400
- 3.6.1 Osteochondrose (= Osteochondronekrose) ... 400
- 3.6.2 M. Sudeck (Algodystrophie) ... 404
- 3.7 Gelenkschäden durch Immobilisation und Inaktivität ... 405

4 Erkrankungen der Muskeln, Sehnen, Sehnenscheiden und Bänder ... 406
- 4.1 Erkrankungen der Muskeln ... 406
- 4.1.1 Myogelosen ... 406
- 4.1.2 Muskelkontrakturen ... 406
- 4.1.3 Myositis ... 408
- 4.1.4 Muskelatrophie ... 409
- 4.1.5 Progressive Muskeldystrophie ... 409
- 4.1.6 Dystrophia myotonica ... 409
- 4.2 Erkrankungen der Sehnen und Sehnenscheiden ... 409
- 4.2.1 Degenerative Veränderungen ... 409
- 4.2.2 Sehnenscheidenerkrankungen ... 411
- 4.3 Erkrankungen der Bänder ... 412

5 Neurogene Erkrankungen und Weichteilerkrankungen ... 413
- 5.1 Neurogene Erkrankungen ... 413
- 5.1.1 Infantile Zerebralparese ... 413
- 5.1.2 Poliomyelitis ... 414
- 5.2 Weichteilschädigungen ... 414
- 5.2.1 Therapie bei Narbenkontrakturen ... 414
- 5.2.2 Druckschädigung der Haut ... 415

6 Orthopädische Gesichtspunkte in der Traumatologie des Haltungs- und Bewegungsapparates ... 416
- 6.1 Komplikationen und Spätfolgen von Knochenbrüchen ... 416
- 6.1.1 Pseudarthrose ... 416
- 6.1.2 Immobilisationsschaden ... 417
- 6.1.3 Posttraumatische Fehlstellung und sekundäre Arthrose ... 417
- 6.2 Spätfolgen von Gelenkkapsel-, Bänder- und Sehnenverletzungen ... 418

7 Allgemeine orthopädische Therapie ... 419
- 7.1 Konservative Therapie ... 419
- 7.1.1 Physikalische Therapiemaßnahmen ... 419
- 7.1.2 Orthopädietechnische Versorgung ... 421
- 7.1.3 Manuelle Therapie und physikalische Medizin ... 423
- 7.1.4 Medikamentöse Therapie ... 425
- 7.2 Operative Therapie ... 426
- 7.2.1 Operationen am Knochen ... 426
- 7.2.2 Operationen am Gelenk ... 426
- 7.2.3 Operationen an Sehnen, Bändern, Muskeln und Nerven ... 427
- 7.2.4 Postoperative Komplikationen ... 427
- 7.3 Prävention und Rehabilitation ... 428
- 7.3.1 Vorsorge- und Eignungsuntersuchung ... 428
- 7.3.2 Rehabilitationsmaßnahmen ... 428

8 Begutachtungsprobleme ... 429

9 Wirbelsäule ... 431
- 9.1 Angeborene und erworbene Störungen ... 431
- 9.1.1 Haltung ... 431
- 9.1.2 Kyphosen ... 431
- 9.1.3 Skoliose ... 433
- 9.1.4 Sonstige Fehlbildungen ... 435
- 9.2 Abakterielle entzündliche Erkrankungen, Spondylitis ankylosans (☞ Kap. 9.1.2) ... 437
- 9.3 Bakterielle entzündliche Erkrankungen ... 437
- 9.4 Degenerative Veränderungen ... 437
- 9.4.1 Wirbelsäulensyndrome ... 438
- 9.4.2 Bandscheibenvorfall ... 439
- 9.4.3 Spinalkanalstenose ... 441
- 9.5 Osteoporose ... 441
- 9.6 Tumoren ... 441
- 9.7 Verletzungen ... 442
- 9.7.1 HWS-Distorsion ... 442
- 9.7.2 Wirbelfraktur ... 442
- 9.7.3 Querschnittslähmung ... 443
- 9.8 Orthopädische Begutachtung ... 443

10 Brustkorb ... 444
10.1 Trichterbrust ... 444
10.2 Hühnerbrust (Kielbrust) ... 444

11 Hals und Schulterregion ... 445
11.1 Schiefhals (Tortikollis) ... 445
11.2 Erworbene Störungen im Schulterbereich ... 445
11.2.1 Anatomie des Schultergelenks ... 445
11.2.2 Omarthritis und Omarthrose ... 446
11.2.3 Periarthropathia humeroscapularis ... 447
11.3 Typische Verletzungen und deren Folgen im Schulterbereich ... 448
11.3.1 Plexusverletzungen ... 448
11.3.2 Luxationen ... 448
11.4 Orthopädische Begutachtung ... 450

12 Arm und Hand ... 451
12.1 Entwicklungsstörungen und Anomalien von Arm und Hand ... 451
12.1.1 Große Defektbildungen ... 451
12.1.2 Sonstige Missbildungen ... 451
12.2 Erworbene Störungen von Ellenbogengelenk und Unterarm ... 452
12.2.1 Arthritis, Arthrose ... 452
12.2.2 Osteochondrosis dissecans ... 452
12.2.3 Weichteilschäden ... 452
12.3 Verletzungen am Ellenbogengelenk und deren Folgen ... 453
12.3.1 Radiusköpfchenluxation beim Kind ... 453
12.3.2 Ellenbogengelenksfrakturen ... 453
12.4 Erworbene Störungen von Handgelenk und Hand ... 455
12.4.1 Störungen an Knochen und Gelenken ... 455
12.4.2 Neurogene Störungen ... 455
12.4.3 Störungen an den Weichteilen ... 457
12.5 Verletzungen an Handgelenk und Hand und deren Folgen ... 457
12.5.1 Frakturen ... 457
12.5.2 Sehnenverletzungen ... 459
12.6 Orthopädische Begutachtung ... 461

13 Hüft- und Oberschenkelregion ... 462
13.1 Angeborene und konstitutionell bedingte Störungen ... 462
13.1.1 Hüftdysplasien ... 462
13.1.2 Pathologischer Schenkelhalswinkel ... 463
13.1.3 Jugendliche Femurkopfstörungen ... 465
13.2 Erworbene Störungen ... 466
13.2.1 Koxitis ... 466
13.2.2 Neurogene Störungen ... 467
13.2.3 Koxarthrose ... 468
13.2.4 Femurkopfnekrose ... 470
13.2.5 Coxa saltans (Schnappende Hüfte) ... 471
13.2.6 Verletzungen und Verletzungsfolgen ... 471
13.3 Orthopädische Begutachtung ... 472

14 Kniegelenk ... 473
14.1 Spezielle Anatomie ... 473
14.2 Angeborene und funktionell bedingte Störungen ... 473
14.2.1 Patellaluxation ... 473
14.2.2 Konstitutionelle Störungen ... 474
14.2.3 Bluterknie (Arthropathie bei Hämophilie) ... 475
14.3 Entzündungen ... 475
14.3.1 Pyarthritis purulenta; Empyem; Gonitis ... 475
14.3.2 Infektionen von Gelenkendoprothesen ... 476
14.3.3 Arthritis tuberculosa ... 476
14.4 Neurogene Arthropathie ... 477
14.5 Degenerative Veränderungen ... 477
14.5.1 Arthrose (Gonarthrose) ... 477
14.5.2 Meniskopathie ... 477
14.5.3 Chondropathia patellae ... 478
14.5.4 Osteochondrosis dissecans ... 478
14.6 Tumoren des Kniegelenks und geschwulstmäßige Affektionen ... 478
14.7 Verletzungen und Verletzungsfolgen ... 478
14.7.1 Meniskusverletzungen ... 478
14.7.2 Bandverletzungen ... 479
14.7.3 Knöcherne Verletzungen ... 480
14.8 Orthopädische Begutachtung ... 481

15 Unterschenkel und oberes Sprunggelenk ... 482
15.1 Entzündliche und degenerative Störungen ... 482
15.2 Verletzungen/Verletzungsfolgen ... 482
15.2.1 Sprunggelenksdistorsion mit Außenbandruptur ... 482
15.2.2 Talusluxation ... 482
15.2.3 Talusfraktur ... 483

15.2.4	Sprunggelenksfrakturen (Knöchelfrakturen) 484		16.3.2	Diabetischer Fuß 493
15.2.5	Kalkaneusfraktur 484		16.4	Aseptische Nekrosen 493
15.2.6	Achillessehnenruptur 484		16.5	Kalkaneus(Fersen-)Sporn 493
15.3	Orthopädische Begutachtung 485		16.6	Neurogene Störungen des Fußes 494
			16.6.1	Polyneuropathien (PNP) 494
			16.6.2	Guillain-Barré-Syndrom 495

16 Fuß und Zehen 486

			16.6.3	Morton-Neuralgie 495
16.1	Angeborene Fußdeformitäten 486		16.6.4	Tarsaltunnelsyndrom 495
16.1.1	Klumpfuß 486		16.7	Verletzungen und Verletzungsfolgen .. 496
16.1.2	Hackenfuß 487		16.7.1	Talusfraktur 496
16.1.3	Plattfuß 488		16.7.2	Kalkaneusfraktur 496
16.1.4	Sichelfuß 488		16.7.3	Ermüdungsfrakturen 496
16.1.5	Os tibiale externum 489		16.7.4	Frakturen im Bereich des Mittelfußes 497
16.2	Erworbene Fußdeformitäten 489		16.8	Zehendeformitäten 499
16.2.1	Spitzfuß 489		16.8.1	Hallux valgus 499
16.2.2	Knickfuß, Plattfuß (Knick-Senkfuß) .. 490		16.8.2	Hallux rigidus 499
16.2.3	Spreizfuß 491		16.8.3	Hammer- und Krallenzehen 500
16.2.4	Hohlfuß 491		16.9	Orthopädische Begutachtung 500
16.3	Entzündliche und degenerative Veränderungen im Fußbereich 492			
16.3.1	Rheumatischer Fuß 492			

17 Diagnostische Flussdiagramme 501

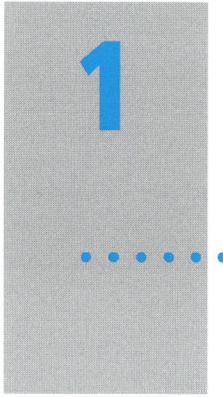

1 Pathomechanismen und Symptomatologie

1.1 Ontogenetische Störungen

Nach der Pariser Klassifikation werden Fehlbildungen und angeborene Entwicklungsstörungen von Skelett und Bindegewebe eingeteilt in:
1. Dysplasien als Gewebedefekte (mit konsekutiver generalisierter Entwicklungsstörung)
2. Dysostosen als Organdefekte (lokale Störung der Skelettentwicklung)
3. Dystrophien als kongenital generalisierte metabolische Erkrankungen mit sekundären Auswirkungen auf das Skelettsystem.
Im Gegensatz zu den Dysplasien liegt der primäre Schaden nicht in den Geweben des Skelettsystems, sondern übergeordnet oder andernorts wie z. B. bei Mukosaccharidosen, Phosphatdiabetes und renaler Osteodystrophie.

Dysplasien

Die Skelett- oder Osteochondrodysplasien können weiter klassifiziert werden in **epi-, meta-** und **diaphysäre sowie Wachstumsfugendysplasien**.
- **Hypo- und Hyperdysplasie:** Minusvariante oder abnormes Größenwachstum eines Organs bei kompletter Anlage wie z. B. Femurhypoplasie, wobei beide nebeneinander im gleichen Individuum vorkommen können.
- **Aplasie:** komplettes oder teilweises Fehlen eines Skelettabschnittes z. B. Fibula- oder Tibiaaplasie
- Bei der Geburt manifestiert ist z. B. die **Achondroplasie**, eine dominant vererbte Störung der Proliferation von Knorpelzellen in der Wachstumsfuge.
- Die **Pseudoachondroplasie** tritt erst später im Leben in Erscheinung. Die disorganisierte Entwicklung von Knorpel- und Fasergewebe führt zur Exostosenerkrankung und die abnorme Knochendichte zur Osteogenesis imperfecta.

Dysostosen

Durch lokal gestörte Knochen- oder Organentwicklung kommt es beim kraniellen oder faszialen Befall z. B. zur Akrozephalosyndaktylie, beim axialen Befall zur Sprengel-Deformität und beim Befall der Extremitäten z. B. zu radioulnaren Synostosen und dem Poland-Syndrom.

Eine Untergruppe der Dysostosen sind die **Dysmelien**, die Gliedmaßenfehlbildungen darstellen und von lokalen Fehlentwicklungen wie z. B. Klumpfuß oder Hüftdysplasie infolge intrauterinem Platzmangel abgegrenzt werden müssen.

Nach der Klinik unterscheidet man Fehler in der Bildung der Gliedmaßen mit transversalen Defekten **(Peromelien)**, d. h. wenn Extremitäten oder Teile davon im gesamten Querschnitt von einer bestimmten Höhe nicht angelegt sind, oder mit longitudinalen Defekten **(Ektromelien)** beim Fehlen oder bei rudimentärer Anlage eines Teils bei zwei- oder mehrstrahlig angelegten Skelettabschnitten (fehlender Radius oder Fibula). Die **Amelie** stellt das Fehlen einer, mehrerer oder aller Extremitäten dar – **Dysmelien** sind Mischformen longitudinaler und transversaler Defekte: schwere Kontrakturen und Fehlstellungen resultieren aus der gleichzeitigen Anlagestörung von Muskeln und Gelenken (nicht selten kombiniert mit Fehlbildung innerer Organe).

Transversale Defekte:
- **Perodaktylie:** Fehlen der distalen Fingerphalangen
- **Acheirie:** Fehlen einer oder beider Hände
- **Apodie:** Fehlen eines oder beider Füße
- **Amelie:** Fehlen eines oder beider Arme
- **Peromelien** im proximalen Unterarm- und Unterschenkel sind die häufigste Form transversaler Defekte; dabei sind diese nur als Stümpfe angelegt und die distalen Gliedmaßenabschnitte fehlen.

Longitudinale Defekte:
- **Phokomelie:** Fehlen der gesamten jeweiligen Extremität bis auf Hand und Fuß, wobei diese dann flossen- oder stummelartig am Rumpf ansetzen
- **Hypo- oder Aplasie des Radius und Daumenstrahls:** komplettes Fehlen eines längs gerichteten Strahls
- **Hypo- oder Aplasie der Ulna:** viel seltener als die des Radius, tritt auch mit ulnaren Hand-Finger-Defekten bzw. mit ulnarer Klumphand auf. Letztere resultiert aus der Abweichung der Hand zur entsprechenden Defektseite.
- **Crus varum congenitum:** meist einseitig angeborene Verbiegung der Tibia, wobei es bei stärkerer Verbiegung schließlich zur Spontanfraktur kommt und zur Pseudarthrose führen kann. Dies kann bereits beim Embryo geschehen, die Knochenenden heilen nicht mehr spontan zusammen.
- **Klumphand:** Bei der radialen, longitudinalen Defektbildung mit Hypoplasie des Radius kommt es zur radialen Klumphand (Abweichung nach radial).
- **Polydaktylie:** Zusätzliche Finger oder Zehen sind ausgebildet oder rudimentär angelegt.
- **Spaltmissbildung:** Spaltung der Hand in einen medialen und ulnaren Anteil, krebsscherenartiges Aussehen.
- **angeborener Femurdefekt:** Der Oberschenkel ist unterschiedlich stark verkürzt, wodurch sich Beinverkürzungen und evtl. Kniedysplasien ergeben.
- **Fibula- und Tibiadefekte:** Durch das Fehlen oder die Hypoplasie eines Unterschenkelknochens ist keine Stabilität des Fußes im oberen Sprunggelenk gegeben, so dass es zu Varus- bzw. Valgusdeformitäten und zur Klumpfußstellung kommt.

Therapie
Die Therapie richtet sich vorwiegend nach funktionellen, teils nach kosmetischen Gesichtspunkten und zielt stets auf die größtmögliche funktionelle Selbstständigkeit des Patienten. Eine Prothesenversorgung sollte gegebenenfalls möglichst vor dem Schulalter erfolgen.

Dystrophien

Als Stoffwechselstörung können betroffen sein der Kalzium-/Phosphat-, der Kohlenhydrat-, Fett-, Nukleinsäure-, Aminosäure- oder Metallstoffwechsel mit sekundärer Auswirkung auf den Knochen-, Knorpel- und Bindegewebsstoffwechsel.

- **Mukopolysaccharid-Speicherkrankheit (M. Pfaundler-Hurler)** geht mit einer Anhäufung von Mukopolysacchariden in den Zellen der mesenchymalen und viszeralen Organe einher und führt je nach Typ (I–VII) zu unterschiedlich ausgeprägtem Zwergwuchs, Makrozephalie (Gargoylismus) und Mitbefall u. a. der Wirbelsäule.
- **Fettstoffwechselstörung (M. Gaucher)** führt durch Speicherung von Glucocerebroiden in Retikulumzellen von u. a. Milz, Lymphknoten, Darm und rotem Knochenmark zu Hepatosplenomegalie, Gelenkschmerzen und geistiger Retardierung.
- **Störungen des Kalzium- und Phosphathaushaltes:** idiopathische Hyperkalzämie
- **Störung des Nuklein- und Aminosäurenstoffwechsels:** z. B. Homocysteinurie

1.2 Schädigungen durch biomechanische Faktoren

Als Beispiel für **gestörte Muskelaktivität** ist die Spastik mit der Folge der Spitzfußstellung zu nennen. Durch **Achsenfehler**, z. B. Genu varum (☞ Kap. 14.2.2), und dadurch bedingte relative Überbeanspruchung kommt es zur Ausbildung einer Arthrose mit all ihren Folgen (☞ Kap. 14.5.1).

1.3 Degeneration

Knorpel, Sehnen und Bänder können **infolge von Stoffwechselveränderungen, Blutungen und Entzündungen** degenerativ umgewandelt werden, so dass histologisch minderwertige Ersatzknorpel und stark veränderte Sehnenfasern und -bänder vorliegen. Als Beispiel hierfür sind die Tendopathien mit schmerzhaften Sehnenansätzen und -ursprüngen zu nennen (☞ Kap. 4.2).

1.4 Präexistente Schädigungen und Störungen

Durch **Entzündung, Trauma oder Immobilisierung** kommt es zu Schädigungen, die Voraussetzung für nachfolgende Erkrankungen sein können. Die präarthrotische Deformität ist so als Voraussetzung für sekundäre Arthrosen zu sehen, auch wenn sie an sich noch keine Arthrose darstellt. Ursachen für nachfolgende Arthrosen sind z. B. Varus- oder Valgusfehlstellung der Beine, nicht achsengerecht verheilte Frakturen, Epiphyseolysis und ähnliche Veränderungen, welche eine Inkongruenz der Gelenkkörper bedingen.

1.5 Tumoren und tumorähnliche Veränderungen

☞ Kap. 2.3

1.6 Form- und Haltungsstörungen

Durch **Fehlbildungen** und **Fehlwuchs** (z. B. Skoliose), durch **angeborene und erworbene Kontrakturen** (z. B. Klumpfuß, Schiefhals) und durch **Narbenzüge** treten Abweichungen von der physiologischen Körperhaltung und -form auf. Formstörungen sind auch bedingt durch Normabweichungen der Gliedmaßen (z. B. Mangel- oder Überschussbildung), Körperasymmetrien, partiellen Riesenwuchs, Achsenfehler in den Körperebenen (z. B. Varusfehlstellung), Torsionsfehler (z. B. Rippenbuckel bei struktureller Skoliose) oder Längendifferenzen (z. B. Beinverkürzung).

Durch **Abweichungen von der physiologischen Körperhaltung und der Neutralstellung** (das Lot des Körperschwerpunktes liegt zwischen beiden Füßen in der Mitte der Standfläche) wird die **Statik gestört**. Die Verlagerung des Lotes aus der Mitte erfordert **gegenregulatorische Mechanismen** und **zusätzliche Muskelaktivität**. Durch die Überbeanspruchung der Muskulatur kann es zu Myogelosen und Muskelhartspann kommen. Durch die Insuffizienz der kleinen Gluteamuskulatur sinkt das Becken seitlich ab (Trendelenburg-Zeichen), durch die Insuffizienz des M. gluteus maximus ist es vermehrt nach vorne gekippt. Durch Schmerzen kann es zur Einnahme einer Schonhaltung kommen. Auch führen Spastik und Muskelhypertonus zur gestörten Haltung.

1.7 Funktionsstörungen

1.7.1 Gehfähigkeits- und Gangbildstörungen

Der **Gangablauf** entsteht durch die Zusammenarbeit von Stütz- und Zielmotorik. Bei neurogenen Erkrankungen (z. B. Zerebralparese) ist die Gleichgewichtsreaktion gestört und die Steh- und Gehfähigkeit erschwert. Diese kann auch durch eine Störung der muskulären Stabilisierung (z. B. Ausfall der Knie- und Hüftstrecker) beeinträchtigt sein. Auch eine schmerzbedingte Belastungsfähigkeit kommt als Ursache für Störungen der Geh- und Stehfähigkeit in Betracht.

Hinken kann Folge eines schmerzhaften Prozesses, einer muskulären Leistungsschwäche, einer Bewegungseinschränkung oder einer Kontraktur an den unteren Extremitätengelenken sein. Beim **Insuffizienzhinken** besteht eine Schwäche der Hüftabduktoren, so dass das Becken beim Einbeinstand nicht mehr stabilisiert werden kann. Das Absinken des Beckens auf der Gegenseite wird beim Einbandstand als Trendelenburg-Zeichen und beim Gehen als **Duchenne-Hinken** bezeichnet. Bei beidseitiger Muskelinsuffizienz ergibt sich das Bild des **Watschelgangs**. Bei größeren reellen Beinverkürzungen sowie bei funktionellen Beinlängendifferenzen (z. B. Adduktionskontraktur der Hüfte) entsteht das **Verkürzungshinken**.

Der **spastische Gang** ist typischerweise gekennzeichnet durch Hüft- und Kniebeugestellung, Adduktion und Innenrotation der Beine, Spitzfußstellung und den Scherengang. Bei der spastischen Tetraplegie ist es meistens nicht möglich zu gehen, und das Stehen erfolgt auf Zehen mit innenrotierten, adduzierten und gebeugten Beinen (☞ Kap. 5.1.1).

Der **ataktische Gang** ist durch Koordinations- und Gleichgewichtsstörungen geprägt und wirkt schwankend und unsicher durch die begleitenden ausfahrenden Bewegungen.

Bei folgenden **Nervenausfällen** treten folgende Störungen auf:
- N. tibialis – Zehengang unmöglich
- N. femoralis – Treppensteigen unmöglich
- N. peroneus – Hackengang unmöglich

1.7.2 Obere Extremität und Rumpf

Bewegungsunfähigkeit infolge Plexuslähmung (☞ Kap. 11.3.1).

Zentral bedingte **Koordinationsstörungen** (z.B. Ataxie, Spastik, Athetose) bedingen komplexe Bewegungsstörungen der oberen Extremität. **Bewegungsstörungen** des Rumpfes haben zahlreiche Ursachen, wie z.B. Skolioseoder Spondylolisthese.

1.7.3 Bewegungsstörungen der Gelenke

▶ Die **Ankylose** beschreibt die Versteifung eines Gelenks mit Aufhebung jeglicher Beweglichkeit. Dabei wird die **fibröse Ankylose**, die bedingt ist durch die ausgeprägte Schrumpfung aller das Gelenk umgebenden Weichteilstrukturen, unterschieden von der **knöchernen Ankylose**, die durch eine entzündliche Destruktion des Gelenks bedingt ist. Kontrakturen infolge von Kapselschrumpfungen oder Muskelverkürzungen verursachen eine strukturelle Bewegungseinschränkung. ◀

Eine **pathologische Gelenkbeweglichkeit** liegt bei der Luxierbarkeit (z.B. habituellen Luxation) vor (☞ Kap. 11.3.2).

Durch Kapselüberdehnungen und Verletzungen des Bandapparates kommt es zur Instabilität des Gelenks (sog. **Schlottergelenk**) mit der Neigung zu rezidivierenden Luxationen.

1.8 Radiologische Zeichen

1.8.1 Befunderhebung

Wachsender Knochen im Röntgenbild

Es findet sich ein **breiter Gelenkspalt**, bedingt durch die knorpeligen Epiphysen mit dem Epiphysenkern. In Gelenknähe sind morphologische Veränderungen durch Übereinanderprojektion mit Epi- und Apophysen teils schwierig zu erkennen. Hilfreich sind hier oft **Vergleichsaufnahmen zur Gegenseite**. Die Epiphysenkerne treten in einer bestimmten zeitlichen Reihenfolge auf, wodurch sich das Knochenalter und das Knochenwachstum beurteilen lassen.

Röntgenanatomie des Wirbels
☞ Abb. 1.1

Osteologische Terminologie
- **Epiphyse:** Gelenkende des Knochens
- **Diaphyse:** Schaft des Knochens
- **Apophyse:** Knochenvorsprünge als Ursprung oder Ansatz für Bänder und Muskeln
- **Wachstumsfuge:** Metaphyse = Epiphysenfuge des Knochens

Projektionsphänomene
Verzerrungen und Fehlerquellen bei Röntgenaufnahmen können durch nicht exakt parallele Lage zur Filmebene entstehen. Angestrebt werden soll eine möglichst senkrechte Einstellung von Objekt und Bildebene zum Zentralstrahl. Zusätzlich ermöglichen große Film-Fokusabstände eine maßstabsgetreue Wiedergabe. Bei der Ausmessung des Schenkelhalswinkels beispielsweise entstehen durch unterschiedliche Beckenkippung leicht verfälschte Messwerte. Daher werden **Aufnahmen unter standardisierten Bedingungen** gefordert. Trotz dieser standardisierten Technik sind in Abhängigkeit von der Größe und der Lokalisation der dargestellten Strukturen stets Projektionsfehler zu berücksichtigen.

Zur dreidimensionalen Beurteilung von Veränderungen sind in der Regel **Aufnahmen in mindestens**

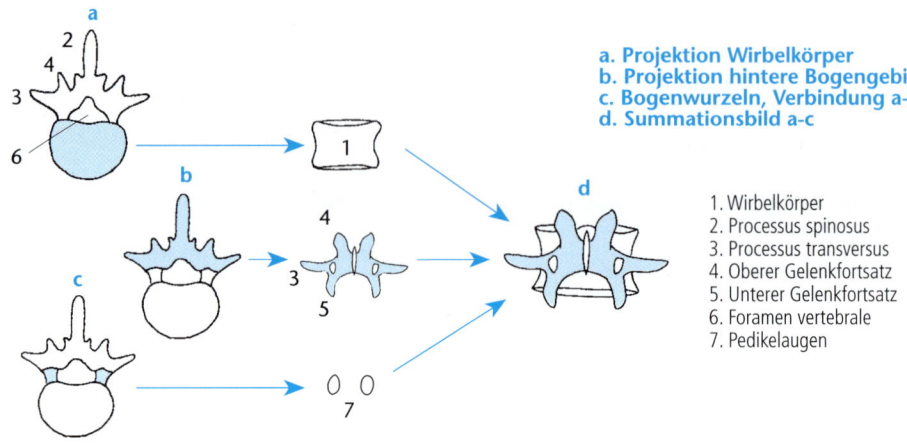

Abb. 1.1: Röntgenanatomie des Wirbels im a.p.-Bild

2 senkrecht zueinander stehenden Ebenen erforderlich. Die **Abbildung der Gegenseite** zum Vergleich bringt oft wertvolle Hinweise.

1.8.2 Degeneration, Entzündung und Zirkulation

Degeneration
Der **Gelenkspalt** gilt als Kriterium der Knorpelschichtdicke und verschmälert sich mit zunehmender Degeneration. Geröllzysten, Osteophyten oder Sklerosierung der gelenknahen Knochenabschnitte und Kalkablagerungen im periartikulären Gewebe sind weitere Zeichen der degenerativen Veränderung (☞ auch Kap. 3.4).

Entzündung
Bei der **Entzündung des Gelenks** sind im Röntgenbild Arrosion, Usuren, Osteolyse und parartikuläre Atrophie erkennbar. Bei **entzündlichen Knochenveränderungen** finden sich Periostreaktion, Höhlenbildung, Sequester und Sklerosierung (☞ auch Kap. 2.5).

Zirkulationsstörungen
Zeichen der **Dystrophie** ist eine verwaschene grobsträhnige Struktur. Nach dem Absterben des nicht mehr versorgten Knochenstücks demarkiert sich ein **Knochensequester**, der von **Granulationsgewebe** umgrenzt ist. Eine Sonderform der Durchblutungsstörung ist die Osteochondrosis dissecans.

Ebenso zählen die avaskulären, aseptischen Nekrosen (z. B. M. Perthes) dazu (☞ Kap. 3.6).

1.8.3 Osteoporose und Osteomalazie

☞ Kap. 2.1.2

1.8.4 Störungen der intraossären Struktur

Differentialdiagnose
Eine **diffuse Transparenzvermehrung** des Knochens kann folgende Ursachen haben:
- Osteoporose (Altersosteoporose, sekundär) (☞ Kap. 2.1.2)
- Osteomalazie (Hyperparathyreoidismus) (☞ Kap. 2.1.2)
- Rachitis (Vitamin-D-Mangel) (☞ Kap. 2.1.2)
- diffuse Knochenmetastasierungen (☞ Kap. 2.3.3)
- Plasmozytom (☞ Kap. 2.3.2).

Umschriebene Transparenzerhöhungen des Knochens finden sich bei:
- Arthritiden (chronische Polyarthritis) (☞ Kap. 3.2)
- frischen Frakturen (Kallus)
- Sudeck-Dystrophie (☞ Kap. 3.6)
- zystischen Knochendefekten (Knochenzysten, Enchondrom) (☞ Kap. 2.3)
- Abszess (Brodie-Abszess) (☞ Kap. 2.5)
- akuter Osteomyelitis (☞ Kap. 2.5)

- osteolytischen Metastasen oder Osteolysen beim Plasmozytom
- malignen Knochentumoren (☞ Kap. 2.3).

Umschriebene Strukturverdichtungen im Röntgenbild des Knochens können folgende Ursachen haben:
- Knocheninfarkte
- Osteome (☞ Kap. 2.3)
- osteoblastische Metastasen (☞ Kap. 2.1.3)
- Knochennekrosen (Hüftkopfnekrose) (☞ Kap. 13.2.4)
- chronische Osteomyelitis (☞ Kap. 2.5)
- Knochentumoren (☞ Kap. 2.3).

1.8.5 Radiometrie und Funktionsaufnahmen

Die **Radiometrie** hilft bei der **Beschreibung von Formvarianten des Skelettsystems**. Durch die Angabe definierter Längen- und Winkelmaße kann die Entwicklung der Gelenk-, Gliedmaßen- und Wirbelsäulenstellung verfolgt werden. Anwendung findet die Radiometrie beispielsweise für die Beschreibung der Achsenentwicklung beim O- oder X-Bein, der Hüftgelenksdeformität bei Coxa valga und antetorta, der Skolioseentwicklung und des Kyphose-Verlaufes. Die Messgrößen werden mit einem Normalkollektiv verglichen. (Zu speziellen Winkeln an Wirbelsäule und Hüftbereich siehe die jeweiligen Kapitel).

> **Merke!**
> Die Radiometrie ist unentbehrlich für die Operationsplanung.

Funktionsaufnahmen dienen der **Überprüfung der Mobilität im Bewegungssegment** und objektivieren einen gestörten Bewegungsumfang oder eine pathologische Beweglichkeit (z.B. Wirbelsäulenbeweglichkeit). **Gehaltene Aufnahmen** dienen der **Beurteilung von Instabilitäten** (z.B. Bandruptur am Sprunggelenk).

1.8.6 Weitere radiologische Verfahren

- **Schichtaufnahmen:** Das Strahlenbündel wird auf bestimmte Gewebsschichten konzentriert (z.B. bei Erkrankungen an der Wirbelsäule und im spongiösen Bereich).
- **Computertomographie:** Die darzustellende Körperregion wird von der Röntgenröhre kreisförmig umfahren. Das entstehende Bild lässt Weichteile und knöcherne Strukturen gleich gut erkennen (z.B. bei Erkrankungen der Wirbelsäule mit neurologischer Beteiligung, Hüftkopfnekrose, habitueller Schultergelenksluxation, Tumoren zur Bestimmung der Ausdehnung und Lagebeziehung).
- **Kernspintomographie (NMR):** Über die Aufzeichnung eines magnetischen Feldes entstehen exakte morphologische Bilder und können chemische Vorgänge registriert werden. Das Verfahren ist zeit- und kostenintensiv, hat jedoch gegenüber der Computertomographie den Vorteil, dass es frei von jeglicher Strahlenbelastung ist, über eine bessere Weichteildarstellung verfügt und eine **Frühdiagnose von Knochennekrosen** ermöglicht.
- **Arthrographie:** Darstellung des Gelenkraums zur Erfassung von Kapsel- und Knorpelläsionen oder Weichteilinterponaten durch Kontrastmitteluntersuchung.
- **Szintigraphie:** Aufzeichnung radioaktiver Impulse zur Registrierung eines erhöhten Knochenstoffwechsels. Die **Ganzkörperszintigraphie** zeigt Speicherregionen am gesamten Skelettsystem und wird bei der Suche nach Skelettmetastasen eingesetzt. Die hohe Sensitivität lässt Veränderungen erkennen, bevor sie röntgenologisch sichtbar sind. Eine Artdiagnostik ist hingegen mit der Szintigraphie meist nicht möglich (geringe Spezifität). Die **lokale Szintigraphie** kann für die Differenzierung zwischen degenerativen und entzündlichen Veränderungen (z.B. Knochennekrosen, Infektionen, Frakturausschluss) oder auch zum Nachweis einer Prothesenlockerung eingesetzt werden.
- **Ultraschall:** Abbildung der Gewebeschichten meist mittels Linearschallköpfen (5 MHz). Am häufigsten ist die Untersuchung der Säuglingshüfte. Weitere Einsatzmöglichkeiten sind die Schultersonographie zur Erkennung von degenerativen Veränderungen im Bereich der Rotatorenmanschette, der Nachweis von Flüssigkeitsansammlungen in den Gelenken, Achillessehnenrupturen, Weichteilläsionen u.a.

2 Erkrankungen des Knochens

☞ Abb. 17.1

2.1 Generalisierte Knochenerkrankungen

2.1.1 Angeborene Skelettsystemerkrankungen

Bei den angeborenen Skelettsystemerkrankungen liegt eine fehlerhafte Anlage der Knorpelknochenzelle vor. Die wichtigsten der insgesamt seltenen Erkrankungen sind die Chondrodystrophie und die Osteogenesis imperfecta.

Chondrodystrophie

Ätiologie und Pathogenese
Die Chondrodystrophie wird auch **Achondroplasie** genannt und ist die häufigste Skelettdysplasie. Das epiphysäre Längenwachstum der langen Röhrenknochen ist gestört, so dass ein **dysproportionierter Zwergwuchs** mit einer durchschnittlichen Erwachsenengröße von 120 cm resultiert („Liliputaner"). Ursache der **autosomal dominant vererbten** Achondroplasie ist die **Hemmung der Knorpelproliferation** und eine Störung der enchondralen Ossifikation. Die perichondrale Ossifikation verläuft normal. Es finden sich kurze, plumpe Knochen insbesondere an Stellen starken Wachstums wie kniegelenksnahen Metaphysen von Femur und Tibia und proximalem Humerus.

Symptome
Klinisch auffällig sind kurze Extremitäten bei normaler Rumpflänge, plumpe Hände und Füße, Varusfehlstellung und eingeschränkte Gelenksbeweglichkeit, verstärkte LWS-Lordose und BWS-Kyphose, watschelndes Gangbild, großer Schädel, einfallende Nasenwurzel, Dreizackhand, normale Intelligenz, Neigung zu lumbalen Nervenwurzelkompressionen infolge anlagebedingter Wirbelkanalstenose.

Röntgenologischer Befund
Verbreiterte Röhrenknochen, verkürzte Phalangen, verspätetes Auftreten von Epiphysenkernen, Deformierungen der Epiphyse, frontal gestellte Darmbeine bei horizontal gestelltem Pfannendach.

Therapie
Symptomatische Korrekturen der Extremitätenachsen sowie der Extremitätenlängen und Dekompression bei engem Spinalkanal (evtl. auch Beinverlängerung durch Kallotaxis).

Osteogenesis imperfecta

Ätiologie und Pathogenese
Die Osteogenesis imperfecta, auch **Glasknochenkrankheit** genannt, ist auf eine **genetische Störung der periostalen Knochenbildung und Kollagensynthese** zurückzuführen. Eine Differenzierung in die **4 Typen** ist durch Kollagenanalyse aus Fibroblasten oder pränatal aus Zellen von Chorionzotten möglich. Durch die Unterfunktion der Osteoblasten entstehen eine dünne Kompakta, eine gering ausgebildete Spongiosa und keine Knochenmatrix, was Knochenverbiegungen und Frakturen zur Folge hat. Man unterscheidet eine **Frühform (kongenital, Typ Vrolik)**, bei der bereits intrauterin multiple

Frakturen vorliegen, und eine **Spätform (tarda, Typ Lobstein)**, bei der erst mit der Aufrichtung starke Verbiegungen des Skeletts sowie Frakturen auftreten. Neugeborene mit kongenitaler Osteogenesis imperfecta Typ Vrolik haben kaum Überlebenschancen. Bei der Tarda-Form sind unterschiedliche Schweregrade möglich.

Symptome
Typisch sind Coxa vara, Femur varum und Crus valgum (hirtenstabförmige Deformierung). Typischerweise tritt folgende **Trias** auf: **erhöhte Knochenbrüchigkeit, blaue Skleren und otosklerotische Innenohrschwerhörigkeit**. Weitere Symptome sind eine erhöhte Blutungsneigung mit Tendenz zur Hämatombildung, schwaches Bindegewebe und somit überstreckbare Gelenke und eine Skoliosehaltung.

Röntgenologischer Befund
Glasartige Knochenstruktur, ausgeprägte Osteoporose mit dünner Kortikalis, wenig Spongiosa, weiter Markraum, Fischwirbelbildungen und entsprechende Verbiegungen an den Röhrenknochen sowie alte und frische Frakturen.

Therapie
Bei stärkeren Deformitäten Korrekturosteotomien und Stabilisierung durch Teleskopnägel. Außerdem wird durch orthopädische Gehapparate eine Schienung und Entlastung der stark gefährdeten Röhrenknochen der unteren Extremität angestrebt. Eine kausale Therapie ist nicht möglich; evtl. Applikation von Calcitonin, Vit. D und Fluor.

Enchondrale Dysostosen
Ätiologie und Pathogenese
Bei diesem **autosomal dominanten Erbleiden** liegen **Störungen der enchondralen Ossifikation der Röhrenknochen, der Knorpelentwicklung und der periostalen Knochenbildung** vor. Dadurch kommt es zu **Gelenkfehlstellungen** und einer **Störung des Längenwachstums**. Wenn die Störung überwiegend epiphysär gelegen ist, findet sich ein dysproportionierter Wuchs, bei dem vor allem das Achsenskelett mit betroffen ist (z.B. Wirbelsäulenzwerg bei Mukopolysaccharidose Typ IV).

Symptome
Dysostosen, Brachyphalangie, Minderwuchs, freie Gelenkkörper, Wirbelsäulenverkrümmungen und Beinfehlstellungen mit der Folge der Arthrose.

Röntgenologischer Befund
Das Röntgenbild zeigt verspätet auftretende Epiphysenkerne und eine abgeflachte, verbreiterte Epiphyse; außerdem stellt es z.T. die klinisch auffälligen Symptome dar. Bereits im Kindesalter kommt es zur Deformierung der Femurköpfe und Ausbildung einer Coxa vara (DD Abgrenzung vom M. Perthes)

Therapie
Symptomatisch, Korrekturosteotomien bei Achsenfehlstellungen.

Multiple kartilaginäre Exostosen
Ätiologie und Pathogenese
Die auch **Osteochondrom** genannte Erkrankung ist durch **überschießendes Knochenwachstum** gekennzeichnet: es liegt ein von den Epiphysen ausgehender pilzförmiger Knochenauswuchs mit Knorpelkappe vor. Sie gehört zu den vererbbaren Knochendysplasien.

Diese Exostosen entstehen durch einen gestörten **periostalen osteoklastischen Abbau in der Metaphyse** und sitzen in Gelenknähe. Sie sind meist erblich, kommen aber auch sporadisch vor.

▶ Symptome
Befallen sind vor allem bei Jugendlichen im Wachstumsalter das Kniegelenk sowie die Gelenke der oberen Extremität. Das Wachstum der Exostosen endet mit dem Schluss der Epiphysenfugen. Beschwerden ergeben sich durch Druck auf die benachbarten Strukturen wie Nerven, Gefäße, Sehnen, Muskeln und Gelenke. ◀

▶ Röntgenologischer Befund
Typisch pilzförmig wachsende Exostose im Bereich der Metaphyse (☞ Abb. 2.1). ◀

▶ Therapie
Bei funktioneller Beeinträchtigung oder Fehlwachstum wird die Exostose operativ entfernt. ◀

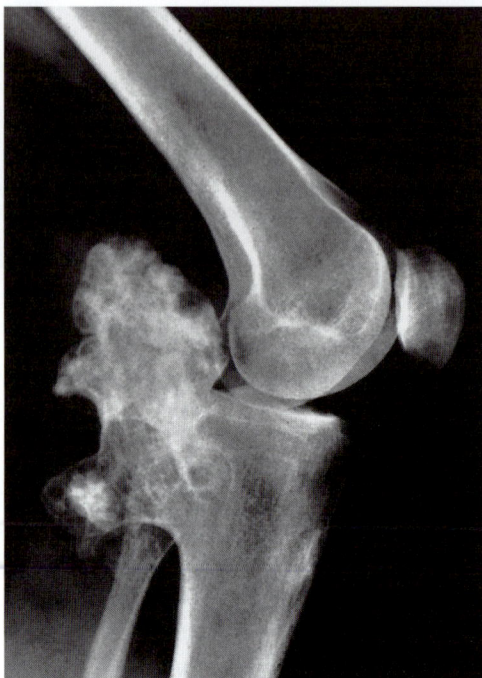

Abb. 2.1: Isolierte kartaliginäre Exostose, die sich von der Tibiametaphyse in die Kniekehle ausgebreitet hat [9]

 Merke!
Bei plötzlicher Größenzunahme ist an eine maligne Entartung zu denken (meist nach Wachstumsabschluss und stammnah). Es ist der häufigste benigne Knochentumor!

2.1.2 Erworbene Skelettsystemerkrankungen

Erworbene Osteopathien sind generalisierte, das gesamte Knochengewebe betreffende Erkrankungen, deren Ursachen sehr mannigfaltig sind.

Osteopenien
Unter Osteopenien sind solche Osteopathien zusammengefasst, bei denen die mineralisierte Knochensubstanz vermindert ist.

Rachitis
Ätiologie und Pathogenese
Bedingt durch **Vitamin-D-Mangel im Wachstumsalter** kommt es zur **Störung der Mineralisation des Knochengewebes und der enchondralen wie des-**malen Ossifikation. Durch einen Mangel an Vitamin D, das durch UV-Strahlen aktiviert wird, wird weniger Kalzium aus dem Darm resorbiert. Dadurch wird zu wenig Kalk in die Knochengrundsubstanz eingelagert und der Knochen bleibt somit weich und biegsam, was Deformierungen zur Folge hat.

Symptome
Im Kleinkindesalter treten unspezifische Zeichen einer Allgemeinerkrankung wie Appetitlosigkeit, Reizbarkeit und Schlafstörungen auf. Typische Zeichen sind die aufgetriebenen Knorpel-Knochen-Grenzen am Thorax **(rachitischer Rosenkranz)**, Glockenthorax, der eindrückbare Hinterhauptknochen **(Kraniotabes)**, verzögerter Fontanellenschluss, Caput quadratum, die eingezogene Zwerchfelllinie **(Harrison-Furche)** und eine gestörte Zahnentwicklung. Im späteren Kindesalter fallen insbesondere die **Knochenverbiegungen** ins Auge: Kiel- und Hühnerbrust, Kartenherzbecken (abgeflacht), Skoliosen, lumbale Sitzkyphose, Stirnhöcker, Varusfehlstellung der Beine, Knick-Senkfüße und säbelförmige Extremitätenverbiegungen, vorgewölbtes Abdomen durch Muskelhypotonie aufgrund des Kalziummangels.

Diagnose
Im **Labor** finden sich eine erhöhte alkalische Phosphatase, ein erniedrigter Phosphat- und ein erniedrigter oder normaler Kalziumwert (wegen der erhöhten Osteoklastenaktivität).

Außer bei der Vitamin-D-Mangel-Rachitis findet sich auch bei der Osteomalazie, beim M. Paget und bei osteoblastischen Knochenmetastasen eine ossär bedingte Erhöhung der alkalischen Phosphatase im Serum.

Röntgenologischer Befund: Becherartige Auftreibung der Metaphysen (oft am Handgelenk – distales Radiusende), Verbreiterung der Epiphysenfuge (oft am koxalen Femurende), unscharfe Rinde, erweiterter Markraum.

Therapie
Vitamin D (500–1000 IE/Tag). Nur sehr ausgeprägte Verbiegungen werden operativ behandelt (Achsenabweichungen > 30°). Wegen der eingeführten Prophylaxe mit 500–1000 IE/Tag ist das Erkran-

kungsbild hierzulande sehr selten geworden. Knöcherne Fehlbildungen können sich unter der Therapie zurückbilden.

Osteoporose
▶ Ätiologie und Pathogenese

Unter Osteoporose versteht man **Knochenschwund durch verminderten Knochenaufbau (low turnover**, Altersosteoporose) bzw. **erhöhte Knochenresorption (high turnover**, postmenopausal). Hierbei sind organischer Anteil und Mineralanteil des Knochens in gleichem Maße betroffen (☞ Tab. 2.1). Kennzeichnend ist die **quantitative Verminderung des Knochengewebes bei erhaltener Knochenstruktur**. Es kommt zum Abbau der Trabekelstrukturen der Spongiosa (☞ Abb. 2.2). ◀

Man unterscheidet eine **primäre** (idiopathische, präsenile) **Osteoporose** von einer sekundären Osteoporose. Die primäre Form umfasst 95 % aller Osteoporosen (Typ I: postmenopausal, Typ II: Altersosteoporose). Die **sekundäre Osteoporose** kann endokrine Ursachen haben (Steroidtherapie, Diabetes mellitus, Hyperthyreose, Hyperparathyreoidismus) oder durch Mangelernährung, Malabsorption oder Immobilisation bedingt sein.

Die Krankheit beginnt nach dem 4. Lebensjahrzehnt und betrifft vor allem Frauen nach der Menopause (Östrogenmangel). Der **Substanzverlust** betrifft vor allem die **Spongiosa**, wodurch, wodurch die Tragfestigkeit des Knochens abnimmt und es zu pathologischen Frakturen kommt. Die vermehrte **Knochenbrüchigkeit** führt zur Kiel- und Fischwirbelbildung in der Wirbelsäule. Abzugrenzen ist die Osteoporose von der altersentsprechenden Osteopenie. Besonders gefährdet sind schlanke weißhäutige Frauen, die rauchen, sich kalziumarm und Vitamin-D-arm ernähren und Stillperioden durchgemacht haben. Der postmenopausale Östrogenman-

Tab. 2.1: Differentialdiagnose Osteoporose – Osteomalazie

	Osteoporose	Osteomalazie
Grundsubstanz	vermindert	normal
Mineralgehalt	vermindert	vermindert
Kalzium	normal	vermindert
Phosphat	normal	vermindert
alkalische Phosphatase	normal	erhöht

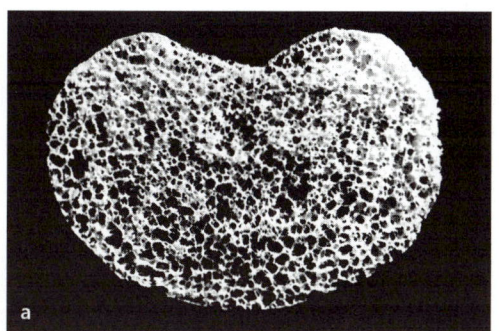

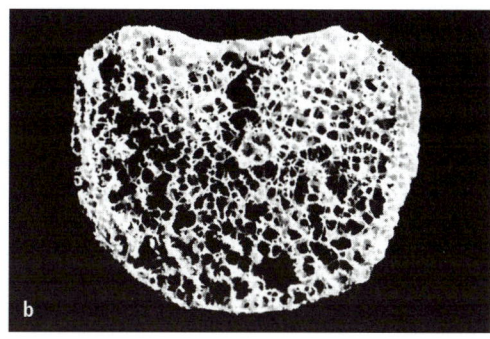

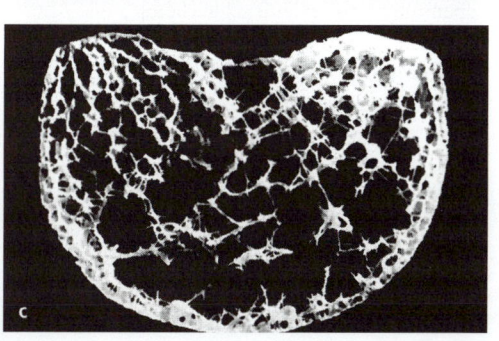

Abb. 2.2: Osteoporose (Wirbelkörper) [15]
a) Normale Spongiosastruktur,
b) beginnende Rarifizierung,
c) ausgeprägter Strukturverlust

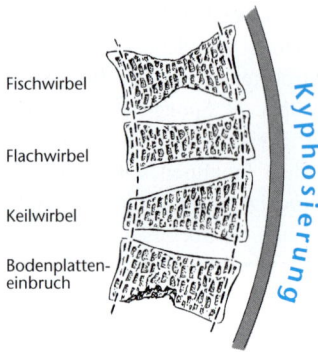

Abb. 2.3: Flach-, Keil- und Fischwirbelbildung bei der Osteoporose

gel, eine geringe körperliche Betätigung und wenig Kontakt mit Sonnenlicht sind weitere **Risikofaktoren**.

▶ **Symptome**
Chronische Rückenschmerzen, spontan auftretende Verformungen an der Wirbelsäule mit verstärkter thorakaler Kyphose, kompensatorischer Lordosierung der Lendenwirbelsäule und Abnahme der Körperhöhe. Durch die ausgeprägte Thorakalkyphose entstehen eine Vorwölbung der Bauchdecken (quere Bauchfalte) sowie eine relative Überlänge der Arme. Bei Überlastung kommt es zu diffusen Schmerzen im Bereich der Brust- und Lendenwirbelsäule. Über den Dornfortsätzen findet sich ein Druckschmerz. ◀

▶ **Röntgenologischer Befund**
Vermehrte **Strahlendurchlässigkeit** des Skeletts, typische **Wirbelkörperdeformierungen**, Kompressionsfrakturen der thorakalen Wirbel, thorakale **Keilwirbelbildungen**, lumbale **Fischwirbelbildungen**, veränderte Grund- und Deckplattenstrukturen der Wirbelkörper (☞ Abb. 2.3). **Osteodensitometrie:** wird als Beweis einer Osteoporose gefordert. Mit Hilfe der Röntgenabsorptiometrie (DEXA an der Wirbelsäule und proximalen Femur), der quantitativen Computertomographie oder der Ultraschalltransmissionsgeschwindigkeit an Patella oder Calcaneus erfolgt die Diagnostik. ◀

Therapie
Symptomatische Schmerztherapie. Bei starken Schmerzen und Spontanfrakturen wird evtl. eine Kreuzstützmiederversorgung durchgeführt. Ansonsten sollte aber eine Immobilisierung vermieden werden wegen der Gefahr der **Inaktivitätsosteoporose**. Daher wird eine **krankengymnastische Behandlung** und **physikalische Therapie** verordnet. Wichtig ist, dass die Patienten selber zu Hause regelmäßig üben. Durch die Stärkung der Muskulatur wird die Belastungsfähigkeit der Wirbelsäule erhöht. Um den gestörten Mineralstoffwechsel zu therapieren, werden **Vitamin D** und **Kalzium** eingesetzt. In der Postmenopause sind niedrig dosierte **Östrogen-/Gestagenpräparate** indiziert. **Natriumfluorid** wird teilweise rezeptiert, um durch Osteoblastenstimulation den Knochenanbau anzuregen. **Biphosphonate** (Actonel®, Fosamax®) hemmen die Osteoklasten und senken so das Frakturrisiko.

Osteomalazie (= „Rachitis des Erwachsenen")
Ätiologie und Pathogenese
Durch **Vitamin-D-Mangel** kommt es zu einer **Ossifikationsstörung** mit mangelnder Kalzifizierung der Knochenmatrix. Der verminderte Mineralanteil und die ungenügende Einlagerung von Kalziumapatit in das Osteoid bewirken eine **verringerte Knochendichte** und machen den Knochen weich und biegbar. Insbesondere an Stellen vermehrter mechanischer Beanspruchung treten Umbauzonen mit Pseudofrakturen auf. Diese so genannten **Looser-Umbauzonen** sind häufig am proximalen Unterschenkel und am proximalen Femurende sowie im Sitzbeinbereich zu finden. Sie führen zu den typischen **Varusdeformierungen** und dem **Kartenherzbecken**. An der Wirbelsäule finden sich Keil- und Fischwirbel und eine Kyphosendeformierung. Als **Ursachen** der D-Avitaminosen kommen geringer Kontakt mit Sonnenlicht, Niereninsuffizienz, Mangelernährung und Malabsorption in Frage. Die Osteomalazie betrifft vor allem Frauen in höherem Lebensalter und verläuft schleichend.

Symptome
Klinisch finden sich unspezifische Beschwerden wie diffuse Gelenk- und Knochenschmerzen sowie Muskelschwäche. Oft fällt eine Kyphosenbildung und Abnahme der Körpergröße auf. Bei der Laboruntersuchung sind die erhöhte alkalische Phosphatase und erniedrigte Kalzium- und Phosphatwerte auffällig (Scham- und Sitzbein, Schenkelhals; Tibia).

Röntgenologischer Befund
Vermehrte Strahlentransparenz, Looser-Umbauzonen an Stellen vermehrter mechanischer Beanspruchung: an der Wirbelsäule Keil- und Fischwirbelbildungen.

Therapie
Perorale oder parenterale **Vitamin-D-Gabe**, Beseitigung zugrunde liegender Störungen (z. B. Malabsorptionssyndrom). Eventuell muss eine korrigierende **Osteotomie** erfolgen, um die Belastungsfähigkeit von Wirbelsäule und Extremitäten wiederherzustellen. Im Gegensatz zur Rachitis heilen Fehlstellungen bei Osteomalazie unter Behandlung nicht aus.

2.2 Regionale und monostotische Knochenerkrankungen

2.2.1 M. Paget

▶ **Ätiologie und Pathogenese**
Der M. Paget ist eine **schleichend verlaufende Osteopathie** ungeklärter Ätiologie mit **überstürztem Knochenumbau**, die bei über 40-Jährigen auftritt. Anfangs überwiegt der Knochenabbau durch Osteoklasten, im weiteren Verlauf kommt es durch eine überschießende Aktivität der Osteoblasten zusätzlich zu einem ausgeprägten Knochenanbau von mechanisch minderwertigem Faserknochen. Weil die laminäre Struktur verloren geht, findet sich eine **erhöhte Fraktur- und Deformitätsgefährdung**. Histologisch sind Befunde des Knochenabbaus und gleichzeitig des Knochenanbaus festzustellen. Die Krankheit kann sich über Jahrzehnte erstrecken und einen oder auch mehrere Knochen befallen. ◀

▶ **Symptome**
Hauptbefallsorte sind Schädel, Becken, Femur, Tibia und Lendenwirbelsäule. Bei etwa einem Viertel der Patienten verläuft die Erkrankung ohne klinische Symptome, bei den übrigen finden sich folgende typische Erscheinungen: Rückenschmerzen, Skelettdeformierungen, die **„Säbelscheidentibia"** oder eine Vergrößerung des Schädels (der Hut wird zu klein). Außerdem können beim Wirbelsäulenbefall Kompressionssyndrome auftreten oder durch Schädelbefall Hirnnervenstörungen. Da der lokale Knochenumsatz stark erhöht ist, findet sich eine **deutlich erhöhte alkalische Phosphatase** und eine **vermehrte Ausscheidung von Hydroxyprolin im Urin**. Der M. Paget prädisponiert zum osteogenen Sarkom (☞ Abb. 17.1). ◀

Röntgenologischer Befund
Grobsträhniger Umbau der Spongiosastruktur vorwiegend an Wirbelsäule, Schädel und Becken sowie Femur und Tibia.

Durch eine Knochenszintigraphie erhält man einen Überblick über die befallenen Regionen.

Therapie
Es kommen Analgetika, Antiphlogistika und Calcitonin (zur Herabsetzung der Osteoklastenaktivität) zum Einsatz, insbesondere jedoch **Biphosphonate** als Mittel der Wahl. In schweren Fällen können **Umstellungsosteotomien** und **Gelenkersatzoperationen** erforderlich werden.

2.2.2 Fibröse Dysplasie

Ätiologie und Pathogenese
Bei der auch als **Osteofibrosis deformans juvenilis** oder **Jaffé-Lichtenstein-Syndrom** bekannten Erkrankung entwickeln sich **fibröse Herde in den Markräumen von Röhrenknochen**. Dadurch kommt es zur Verbreiterung, Verlängerung und Verbiegung des Röhrenknochens und zur Verdrängung des blutbildenden Knochenmarks und des Fettmarks. Die Spongiosa verschwindet, die Kortikalis dünnt aus und das Knochengewebe wird durch Bindegewebe ersetzt. Dadurch kommt es zur **Deformierung** (Coxa vara, Hirtenstabdeformität) und **Gefahr der Spontanfraktur**. Hauptsächlich betroffen sind das obere Femurdrittel, Tibia, Schädel und Rippen. Der Erkrankungsbeginn liegt meist im Kindesalter. Nach der Pubertät kommt die Erkrankung oft spontan zum Stillstand.

Symptome
Gliederschmerzen und beginnende Extremitätendeformierungen bei Kindern ab dem 5. Lebensjahr, Spontanfrakturen.

Röntgenologischer Befund
Aufhellungen und Verdichtungen liegen nebeneinander vor. Wabig zystische Auftreibungen, zentrale Osteolysen, Ausdünnung der Kortikalis mit Looser-Umbauzonen.

Differentialdiagnostisch müssen Tumoren abgegrenzt werden. Bei unsicherer Diagnose wird eine Biopsie zur Abklärung durchgeführt.

Therapie
Bei **drohender Spontanfraktur** Ausräumung der Herde und Auffüllung mit Spongiosa. Da häufig ein Spontanstillstand der Erkrankung in der Pubertät eintritt, genügt ansonsten die **regelmäßige Kontrolle**. Nach Osteosynthesen wird die Metallentfernung erst nach dem Wachstumsabschluss durchgeführt, da eine hohe Rezidivgefahr besteht.

2.2.3 M. Recklinghausen

▶ **Ätiologie und Pathogenese**
Die **Ursache** der Erkrankung liegt in einem **Adenom** oder einer **Hyperplasie der Nebenschilddrüse**. Durch den Hyperparathyreoidismus wird der Knochenabbau stark gesteigert und das Knochenmark fibrös umgewandelt (**Fibroosteoklasie**). Es finden sich Zystenbildungen und als Folge von Blutungen so genannte „**braune Tumoren**". ◀

▶ **Symptome**
Deformierungen und Druckschmerzhaftigkeit der osteoporotisch veränderten Knochen, Auftreten von Spontanfrakturen. Zusätzlich finden sich eine Nephrolithiasis und Nephrokalzinose. ◀

▶ **Diagnose**
Labor: Erhöhte Werte für alkalische Phosphatase und Serumkalzium, Hypophosphatämie.

Röntgenologischer Befund: Verdünnte Kortikalis, zystische Aufhellungen, Deformierungen und Spontanfrakturen. ◀

Therapie
Entfernung des Nebenschilddrüsenadenoms. Osteosynthesen und autologe Spongiosaplastiken sind erst nach Resektion des Adenoms erfolgreich – es besteht große Gefahr von Pseudarthrosen.

2.3 Knochentumoren und tumorähnliche Krankheiten

2.3.1 Primäre Knochentumoren

Ätiologie und Pathogenese
Die primären Knochentumoren machen nur etwa 1 % aller Tumoren aus. Sie treten überwiegend **während der präpubertären Wachstumsperiode** in Zusammenhang mit der Gewebedifferenzierung auf. Man unterscheidet gutartige und bösartige primäre Knochentumoren, die aus ortsständigem Gewebe entstehen (☞ Tab. 2.2 und Tab. 2.3).

Symptome
Die Symptome sind meist wenig richtungsweisend, jedoch geben Alter des Patienten, Lokalisation und Verlauf der Beschwerden Verdachtsmomente.

Diagnose
Röntgenologischer Befund: Knochendefekte durch Osteolyse, z. T. mit eingelagerten Knocheninseln – **Mottenfraß**, Knochenneubildung durch osteoplastisches Tumorwachstum, reaktive Randsklerose, periostale Auflagerungen z. T. in **Zwiebelschalenform** oder auch als typischer Periostsporn (**Codman-Sporn**) (☞ Abb. 2.4).
Aus der **Lokalisation** des Tumors können diagnostische Hinweise gewonnen werden. Primäre Knochentumoren finden sich an den Orten des inten-

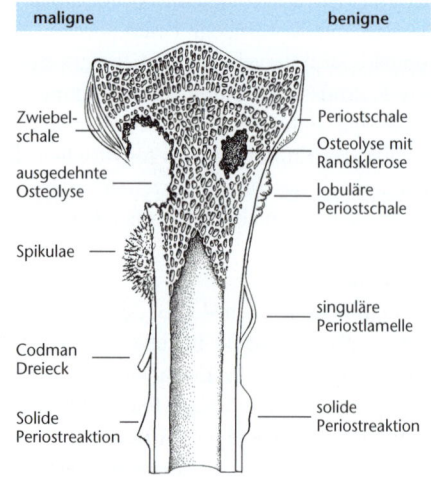

Abb. 2.4: Röntgenbefund bei gutartigem und bösartigem Knochentumor

Tab. 2.2: Altersverteilung und Lokalisation von Tumoren

Tumor	Alter	Lokalisation
gutartig		
Osteom	jedes	Schädel, Wirbelsäule, Becken, Hand, Fuß
Osteoidosteom	Jugend	Femur- und Tibiakortikalis
Osteoblastom	Jugend	Spongiosa der Wirbelbögen
Osteochondrom	Jugend	Kniegelenk, Gelenke der oberen Extremitäten
Echondrom	jedes	Fingerphalangen, lange Röhrenknochen, Becken
Chondroblastom	Kind/Jugend	Epiphyse von Kniegelenk und prox. Humerus
Knochenfibrom	Kind/Jugend	dist. Femurmetaphyse, Tibiametaphysen
Osteoklastom	über 30 Jahre	Epiphysen der langen Röhrenknochen in Kniegelenksnähe
Knochenzyste	Kind/Jugend	prox. Humerus und Femur
Knochenhämangiom	jedes	Wirbelsäule, Schädel, Röhrenknochen
bösartig		
Osteosarkom	männl. Jugend	kniegelenksnahe Metaphysen der langen Röhrenknochen, prox. Humerusmetaphyse, Beckengürtel
Chondrosarkom	ca. 60 Jahre	Becken, koxales Femurende, Schulterbereich, prox. Humerus
Ewing-Sarkom	Kind/Jugend	Diaphysen langer Röhrenknochen von Tibia und Femur, Becken, Wirbelkörper
Plasmozytom	ca. 60 Jahre	Wirbelkörper, Becken

Tab. 2.3: Klassifikation der primären Knochentumoren

Ursprungsgewebe	benigne Tumoren	maligne Tumoren
Knochen	Osteom Osteoidsarkom Osteoblastom	Osteosarkom (bei M. Paget nach Bestrahlung)
Knorpel	Chondroblastom Osteochondrom Enchondrom	Chondrosarkom (mesenchymal, periostal, entdifferenziert u. a.)
Knochenmark		medulläres Plasmozytom, Ewing-Sarkom Lymphom
Gefäße	Knochenhämangiom Lymphangiom	Hämangiosarkom Lymphangiosarkom
Bindegewebe	Knochenfibrom	Fibrosarkom
Fettgewebe	Lipom	Liposarkom
Nervengewebe	Neurinom Neurofibrom	
Muskelgewebe	Leiomyom	Leiomyosarkom

sivsten Längenwachstums. Im Bereich der Epiphysenfuge finden sich bevorzugt Osteosarkome, bei der metaphysennahen Diaphyse oft das Fibrosarkom und das Ewing-Sarkom, welches aus dem Knochenmark der Diaphyse entsteht (☞ Abb. 2.5).

Weitere **diagnostische Hilfsmittel** neben dem Röntgenbild sind Schichtaufnahmen, Computertomographie, MRT, PET, Szintigraphie, Angiographie und Biopsie.

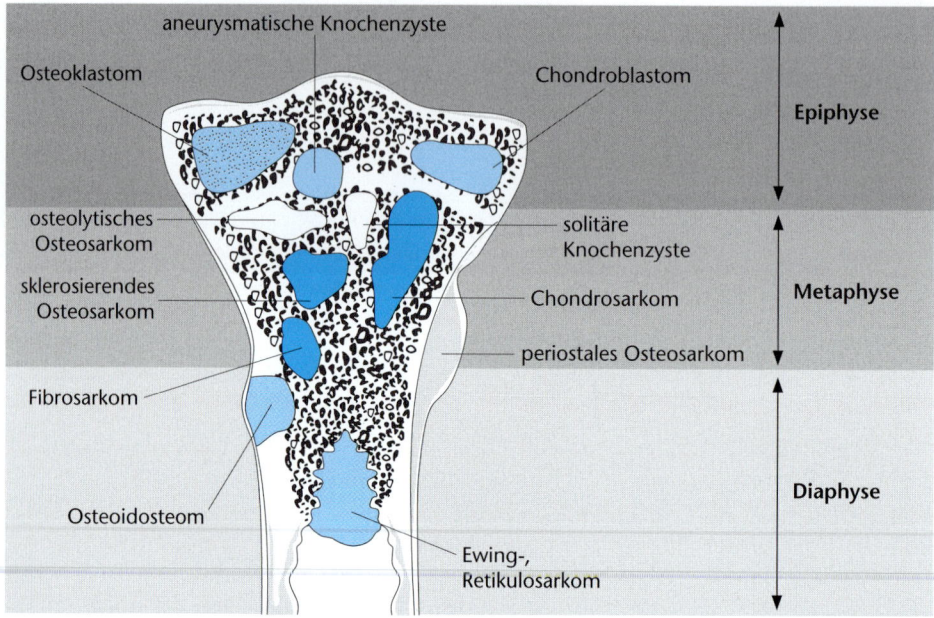

Abb. 2.5: Lokalisation von Knochentumoren

Therapie
Bei **benignen Tumoren** ist oft keine Behandlung erforderlich, außer bei Spontanfrakturen oder Funktionseinschränkungen von benachbarten Gelenken, Nerven und anderen Gewebestrukturen. Bei **malignen Tumoren** wird je nach Art und Staging chirurgisch, strahlen- oder chemotherapeutisch vorgegangen. Dabei gilt bei der chirurgischen Behandlung der Grundsatz: so radikal wie nötig, so sparsam wie möglich.

Benigne Tumoren, vom Knochen ausgehend
Osteom
Ätiologie und Pathogenese
Das Osteom kann jedes Lebensalter betreffen und ist meist ein Zufallsbefund, da die langsame Knochenproliferation an Schädel, Wirbel, Becken, Hand und Fuß asymptomatisch verläuft.

Symptome
In der Regel ist die Erkrankung asymptomatisch.

Röntgenologischer Befund
Umschriebene sklerotische Verknöcherungsherde, die scharf zur Umgebung abgegrenzt sind.

Therapie
Eine Therapie ist nur bei einer eventuell auftretenden Verdrängung der Nachbarstrukturen erforderlich. Juxtakortikale Osteome bedürfen der Resektion, da sie radiologisch nicht vom Osteosarkom abgegrenzt werden können.

Osteoidosteom und Osteoblastom
▶ **Ätiologie und Pathologie**
Das Osteoidosteom ist ebenso wie das Osteoblastom im **Jugendalter** zu finden. Das **Osteoidsarkom** liegt insbesondere in der Kortikalis von Femur und Tibia und wird bis zu 2 cm groß. Hingegen findet sich das **Osteoblastom** in der Spongiosa der Wirbelbögen und erreicht eine Größe von bis zu 10 cm. ◀

▶ **Symptome**
Das Osteoidosteom macht sich durch starke, insbesondere **nachts auftretende Schmerzen** bemerkbar, die sich typischerweise unter Acetylsalicylsäure zurückbilden. ◀

▶ **Röntgenologischer Befund**
Beim **Osteoidosteom** zeigt sich eine kleine rundliche Sklerose mit zentralem Nidus (Aufhellungszone in umgebender reaktiver Sklerosezone), die cha-

rakteristischerweise intrakortikal, intramedullär oder subperiostal auftritt. Beim **Osteoblastom** ist die charakteristische Sklerosezone geringer ausgeprägt und ähnelt mehr einer Knochenzyste. Die Szintigraphie ergibt bei beiden Tumoren eine vermehrte Speicherung. ◄

▶ **Therapie**
Schmerztherapie mit Acetylsalicylsäure, **chirurgische Entfernung** des Nidus. Hierbei ist insbesondere darauf zu achten, dass die Läsion nach genauer computertomographischer Lokalisation vollständig entfernt wird, um ein Wiederauftreten zu verhindern, da bei ungenügender Ausräumung Rezidive auftreten. ◄

Benigne Tumoren, vom Knorpel ausgehend
Vom Knorpel ausgehende, gutartige Knochentumoren sind das Osteochondrom, das Enchondrom und das Chondroblastom.

Osteochondrom (kartilaginäre Exostose) ☞ Kap. 2.1.1.

Enchondrom
Ätiologie und Pathogenese
Das Enchondrom entsteht aus hyalinem Knorpelgewebe der Markhöhle. Es kann in jedem Alter auftreten und liegt meist in den **Röhrenknochen** der Hände (Fingerphalangen) oder auch der Füße. Auch in den langen Röhrenknochen oder am Becken können Enchondrome auftreten. Bei dieser Lokalisation besteht das Risiko der Entartung.

▶ **Symptome**
Druckschmerz und Auftreibung der Finger. Häufig wird das Enchondrom aber erst durch eine auftretende Spontanfraktur entdeckt. ◄

▶ **Röntgenologischer Befund**
Zentral in den kurzen Röhrenknochen blasig gekammerte Auftreibung des Knochens mit scharfer Abgrenzung. ◄

▶ **Therapie**
Eine aggressive chirurgische Therapie wird nur bei Verdacht auf maligne Entartung durchgeführt. Aktive und symptomatische Enchondrome werden sorgfältig kürettiert und mit Spongiosa aufgefüllt.

Chondroblastom
Ätiologie und Pathogenese
Das Chondroblastom ist meist in der Epiphyse, oft in der Nähe des Kniegelenks und am proximalen Humerus lokalisiert. Der Tumor neigt zu Verkalkungen und **enthält Riesenzellen**. Er tritt vorwiegend bei Kindern und Jugendlichen auf.

Symptome
Die klinische Symptomatik ist von **anhaltenden Schmerzen** gekennzeichnet. Der langsam wachsende Tumor kann durch seine gelenkflächennahe Lage in diese einbrechen und zum Stabilitätsverlust führen.

Röntgenologischer Befund
Epiphysennahe zystische Struktur, zentral sind in der Osteolysezone, die von einer Randsklerose umgeben ist, teilweise trabekuläre Verdichtungen zu sehen.

Therapie
Kürettage des Tumors und Spongiosaauffüllung.

Maligne Tumoren des Knochens oder Knorpels

 Die häufigsten vom Knochen oder Knorpel ausgehenden bösartigen Knochentumoren sind das Osteosarkom und das Chondrosarkom.

Osteosarkom

Ätiologie und Pathogenese
Das **sehr bösartige** Osteosarkom ist der **häufigste maligne primäre Knochentumor**. Er ist vorwiegend in den kniegelenksnahen Metaphysen der langen Röhrenknochen lokalisiert (ca. 50 % d.F.). Häufig betroffen sind auch die proximale Humerusmetaphyse und der Beckengürtel. Das Osteosarkom ist ein **osteoblastischer Tumor**, der in der Spongiosa entsteht, den Knochen von innen her zerstört und neuen Knochen produziert. So kommt es zur Periostabhebung und Bildung des **Codman-Sporns**, außerdem finden sich **Spiculae** und **Zwiebelschalenbildung**. Als Zeichen des aggressiven Wachstums sind die Durchbrechung der Kortikalis und die Infiltration der umgebenden Weichteile zu sehen. Der Tumor wächst rasch und metastasiert sehr frühzeitig in die Lunge.

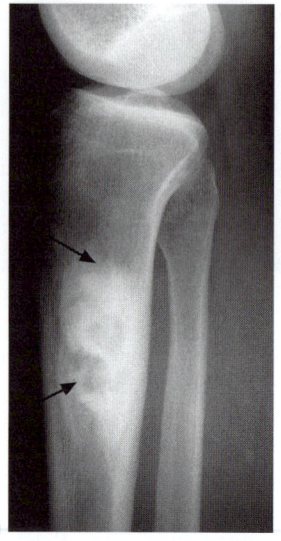
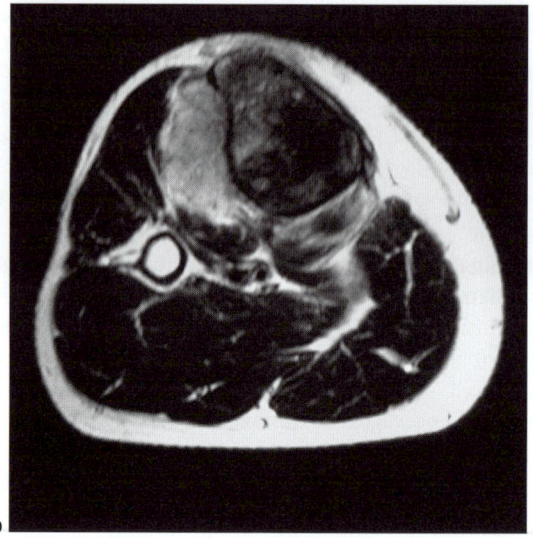

Abb. 2.6: Osteosarkom der proximalen Tibia [9]
a) Im Röntgenbild teils osteoblastische (verdichtete Bezirke, →), teils osteolytische (aufgehellte Bezirke, →) Knochendestruktion.
b) Im MRT ist der Weichteilanteil des Tumors zu erkennen, man sieht die Kortikalisdestruktion.

▶ Symptome

Klinisch imponieren lokaler Schmerz, Weichteilschwellung, Druckempfindlichkeit des Knochens sowie Allgemeinsymptome der Tumorkrankheit. Bei den **Laboruntersuchungen** findet sich eine Erhöhung der alkalischen Phosphatase. ◀

▶ Röntgenologischer Befund

Destruktionen im Metaphysenbereich und deutliche reaktive Veränderungen, wie die typische Periostabhebung und Bildung von **Periostspornen** – Codman-Dreieck –, außerdem **Zwiebelschalenbildung** und **Spiculae** durch senkrecht zum Knochenschaft verlaufende Lamellen. Oft sind sowohl osteolytische als auch osteosklerotische Herde sichtbar. Häufig findet sich auch eine Weichteilreaktion (☞ Abb. 2.6).

Das Osteosarkom stellt sich im **Knochenszintigramm** wegen der Steigerung des Knochenstoffwechsels positiv dar. ◀

Therapie

Dem **radikal chirurgisch** durchzuführenden Eingriff wird in der Regel eine **Chemotherapie** vor- und nachgeschaltet, um die gefürchtete Mikrometastasierung zu verhindern. Durch die Anwendung von Zytostatika hat sich die Prognose verbessert.

Chondrosarkom

Ätiologie und Pathogenese

Das Chondrosarkom ist ein **vom Knorpel ausgehender** bösartiger Tumor. Es tritt vorwiegend um das 6. Lebensjahrzehnt herum auf. Es ist insbesondere im **Stammskelett** und in den **großen stammnahen Knochen** lokalisiert (im Beckenbereich, koxalem Femurende sowie im Schulterbereich und proximalem Humerus). Das **primäre Chondrosarkom** entwickelt sich aus ortsständigem Knorpelgewebe, während das **sekundäre Chondrosarkom** durch Entartung gutartiger Knorpeltumoren entsteht. Das Chondrosarkom kann sekundär verkalken und Knochen bilden.

Symptome

Klinisch ist der langsam wachsende Tumor lange Zeit asymptomatisch und macht sich erst spät durch die Schwellung bemerkbar.

Röntgenologischer Befund

Mottenfraßähnliche Osteolysedefekte, wobei die zentralen Tumornekrosen unregelmäßige Verkalkungen zeigen **(Kalkspritzer)**, traubenförmiges Tumorwachstum, die Kortikalis ist durchbrochen, der Tumor dehnt sich in die angrenzenden Weichteile aus.

Therapie
Radikale chirurgische Entfernung des Tumors; Strahlentherapie oder Chemotherapie sind ohne Wirkung. Die OP-Technik mit Erhalt der partiellen oder kompletten Extremität entspricht derjenigen bei anderen Knochensarkomen.

Gutartige Tumoren, vom Bindegewebe ausgehend

Nichossifizierendes Knochenfibrom
▶ **Ätiologie und Pathogenese**
Bei dem **aus fibrösem Gewebe** bestehenden Knochentumor handelt es sich um eine **gutartige Defektbildung als Ausdruck einer lokalen Wachstumsstörung**. Das nichtossifizierende Knochenfibrom tritt bei Kindern und Jugendlichen auf und ist meist in der distalen Femurmetaphyse sowie den Tibiametaphysen lokalisiert. ◀

Symptome
Meist ist das Knochenfibrom asymptomatisch, kann aber auch Belastungsschmerzen oder Spontanfrakturen verursachen.

▶ **Röntgenologischer Befund**
Rundliche, oft **blasige Aufhellungen** und **Osteolysen mit Randsklerosierung**; die Kortikalis ist eingebuchtet, bleibt aber immer bestehen, die Kompakta ist verdünnt, die zentrale Spongiosa nicht befallen. Charakteristisch sind die **metaphysäre und exzentrische Lage des Tumors** (☞ Abb. 2.7). Knochenfibrome können solitär oder als typische Traubenkonfiguration vorkommen. ◀

▶ **Therapie**
Bei kleineren Herden ist keine Therapie notwendig (Selbstheilung innerhalb von 5 Jahren); jedoch muss bei größeren Tumoren oder bei Wachstumstendenz eine Ausräumung und Spongiosaauffüllung erfolgen. ◀

Synoviale Chondromatose
Ätiologie und Pathogenese
Aufgrund einer **Metaplasie von mesenchymalen Stromazellen** werden diese aus zahlreichen Nestern im Synovialgewebe in Knorpelzellen umgewandelt und **als freie Körper ins Gelenk freigesetzt** (Knie, Schulter, Hüfte); enthalten sie knöcherne Anteile, wird dies **Osteochondromatose** genannt. Betroffen sind meist Jugendliche und jüngere Erwachsene. Auch **extraartikuläre Formen** sind möglich (Bursa, Sehnen) wenn auch selten.

Diagnose
In MRT und Arthroskopie zeigen sich knorpelige **Corpora libera** – verkalkte sind auch im Rö-Bild sichtbar. **Differentialdiagnostisch** zeigt sich bei der **Osteochondrosis dissecans** die Demarkierung eines isolierten Fragments **(Gelenkmaus)** aus der Gelenkfläche (Mausbett).

Therapie
Operative Entfernung der freien Gelenkkörper – bei Rezidiven ist die Synovektomie indiziert. Bei schweren Rezidiven ist auch die Synoviorthese mit Yttrium 90 angezeigt.

Prognose
Eine maligne Entartung ist sehr selten – eine sekundäre Arthrose häufig.

Semimaligne Tumoren
Osteoklastom (Riesenzelltumor)
Ätiologie und Pathogenese
Der Riesenzelltumor tritt ab dem 3. Lebensjahrzehnt auf. Sein Ursprungsgewebe ist unbekannt. Er hat **wechselnde Dignität** – primär ist er ein gutartiger Tumor, hat jedoch eine hohe Rezidivneigung und Tendenz zur Entartung. Er ist in den **Epiphysen der langen Röhrenknochen** und zwar bevorzugt

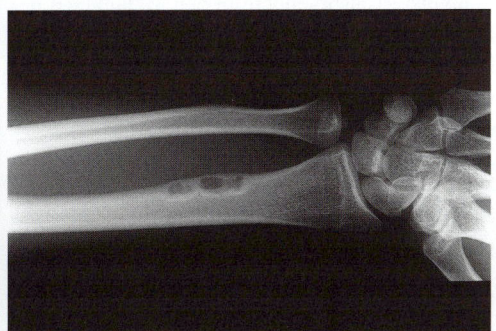

Abb. 2.7: Nichtossifizierendes Fibrom [9]

in Kniegelenksnähe lokalisiert. Dieser Knochentumor ist mit zahlreichen Riesenzellen durchsetzt und durch Blutaustritte oft braun gefärbt, weswegen er auch als **„brauner Tumor"** bezeichnet wird.

> **Merke!**
>
> Riesenzelltumoren sind nicht zu verwechseln mit Osteoklastomen, wie sie im Rahmen eines Hyperparathyreoidismus (M. Recklinghausen) nachweisbar sind (☞ Kap. 2.2.3). Auch dort entstehen Osteolysen infolge exzessiv gesteigerter Osteoklastentätigkeit mit nachfolgender Einblutung (= brauner Tumor).

Symptome
Wegen des langsamen Wachstums kommt es häufig zu **Spontanfrakturen**. Ansonsten finden sich Schmerzen und Bewegungseinschränkungen des benachbarten Gelenks.

Röntgenologischer Befund
Zentrale, in der Epiphyse gelegene Osteolyse ohne auffällige Randsklerose, aufgetriebene Kortikalis.

Therapie
Riesenzelltumoren reagieren kaum auf Chemo- und Strahlentherapie. Der Tumor muss daher **vollständig chirurgisch entfernt** werden. Es besteht eine **starke Rezidivneigung** (ca. 10 % d.F.).

Tumorähnliche Knochenläsionen
Solitäre juvenile Knochenzyste
Ätiologie und Pathogenese
Die solitäre jugendliche Knochenzyste tritt meist **um das 10. Lebensjahr** auf und ist hauptsächlich **im proximalen Humerus und Femur** lokalisiert. Es handelt sich um eine mit seröser Flüssigkeit gefüllte, wachsende Zyste.

Symptome
Meist ist der Verlauf asymptomatisch, ehe es zur Spontanfraktur kommt, die dann Beschwerden verursacht.

Röntgenologischer Befund
Auftreibung der Metaphyse, scharf begrenzte Zyste mit verdünnter Kortikalis und minimaler Randsklerose (☞ Abb. 2.8).

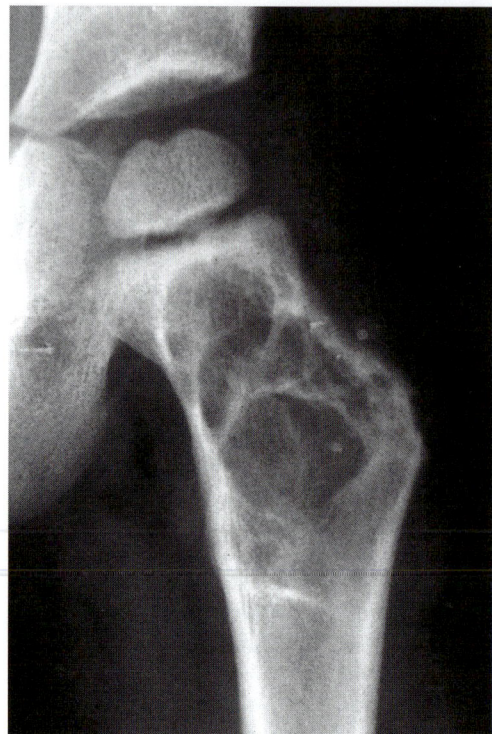

Abb. 2.8: Juvenile Knochenzyste [9]

Therapie
Wegen der hohen Frakturgefahr muss die Knochenzyste **kürettiert** und **mit Spongiosa aufgefüllt** werden. Es besteht eine **hohe Rezidivrate**, deshalb auch Druckentlastung mit Lochschrauben und Cortisoninstillation möglich.

Aneurysmatische Knochenzyste
Ätiologie und Pathogenese
Betroffen sind vorwiegend **Jugendliche**. Die Erkrankung ist insbesondere in den **Metaphysen der langen Röhrenknochen** und an der **Wirbelsäule** lokalisiert. Die Zysten können schnell wachsen, beträchtliche Größe annehmen, aber auch lange Zeit stationär bleiben.

Symptome
Schmerzen, evtl. Schwellung und Spontanfrakturen.

Röntgenologischer Befund
Charakteristisch ist die blasige Auftreibung der befallenen Knochenstrukturen.

Therapie

Die Knochenzyste wird **ausgeräumt** und **mit Spongiosa aufgefüllt**. Wie bei der solitären juvenilen Knochenzyste besteht eine **hohe Rezidivrate**.

2.3.2 Knochentumoren in der Hämatologie

Medulläres Plasmozytom (Multiples Myelom)

Ätiologie und Pathogenese

Das Plasmozytom beruht auf einer **malignen Entartung der Plasmazellen des Knochenmarks** und führt zu einer **Verdrängung der normalen Zellbildung des Knochenmarks** sowie **multipler Knochendestruktion**. Das Plasmozytom tritt überwiegend bei über 50-Jährigen auf und ist vorwiegend in den Wirbelkörpern und am Becken, ebenso an Schädel, Femur und Humerus lokalisiert. Es kommt selten extraossär bzw. extramedullär vor; häufigste Lokalisation ist dann der Nasopharynx. Es ist der **häufigste primäre Knochentumor**.

Symptome

Knochenschmerzen (☞ Abb. 17.1), pathologische Frakturen.

Diagnose

Labor: Erhöhte Blutsenkungsgeschwindigkeit, kennzeichnend ist die Sekretion von monoklonalen Immunglobulinen mit Paraproteinen im Urin **(Bence-Jones-Proteine)**, Hyperkalzämie, Antikörpermangelsyndrom.

Röntgenologischer Befund: An den langen Röhrenknochen (☞ Abb. 2.9b) und im Schädel scharf begrenzte Osteolysen ohne auffällige Randsklerose. Diese typischen Stanzdefekte im Schädel ergeben das Bild des **„Schrotschussschädels"** (☞ Abb. 2.9a). Bei diffuser Durchsetzung der Spongiosa der Wirbelkörper sieht das röntgenologische Bild osteoporotisch aus. Wirbelkörperdestruktionen sind möglich.

Therapie

Therapeutisch muss man sich meist mit **palliativen Maßnahmen** wie der kombinierten Strahlen- und Chemotherapie begnügen. An frakturgefährdeten Stellen erfolgt eine Orthesenversorgung und osteosynthetische Stabilisierung.

Prognose

Die mittlere Überlebenszeit beträgt 2–3 Jahre. Die Nierenfunktion besitzt prognostische Relevanz.

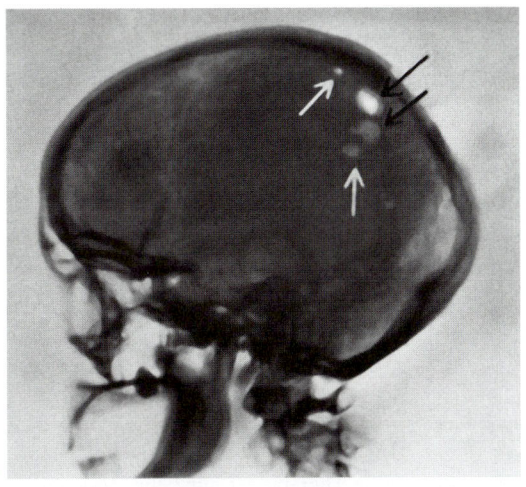
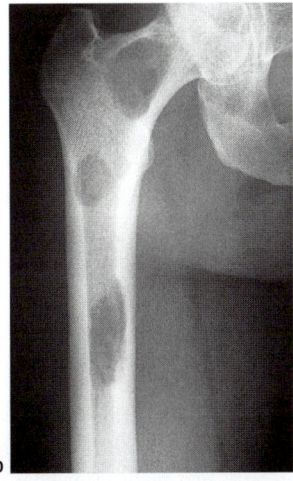

Abb. 2.9: Multilokuläres Plasmozytom [9]
a) Typische osteolytische Rundherde im Schädel ohne Randsklerose (Pfeile)
b) Drei klar abgegrenzte, zentrale, osteolytische Herde im Femur ohne Randsklerose

Ewing-Sarkom

Ätiologie und Pathogenese
Das Ewing-Sarkom ist ein hochmaligner Tumor, der hauptsächlich **Kinder und Jugendliche** betrifft und vom Knochenmark ausgeht. Er ist vor allem in den Diaphysen der langen Röhrenknochen von Tibia und Femur sowie in Becken und Wirbelkörpern lokalisiert. Charakteristisch ist der **Aufbau aus kleinen undifferenzierten Mesenchymzellen des Knochenmarks mit chromatindichten Kernen**. Es kommt zu einer **frühzeitigen Metastasierung** in andere Knochen und in die Lunge. Der Tumor durchbricht die Kortikalis und wächst in die Weichteile ein. Im Vordergrund steht beim Ewing-Sarkom das rasche Tumorwachstum mit völliger Zerstörung der Knochenstruktur.

Symptome
Schmerz; Entzündungszeichen wie Fieber, lokale Schwellung, Erhöhung der Blutsenkungsgeschwindigkeit und Leukozytose sowie allgemeines Krankheitsgefühl. **Differentialdiagnostisch** abzugrenzen von einer Osteomyelitis (☞ Abb. 17.1).

Röntgenologischer Befund
Mottenfraßähnliche Strukturauflösungen (teils osteolytisch, teils ostesklerotisch, ☞ Abb. 2.10). Durchbrechung der Kortikalis, Periostsporne, Spiculae und Zwiebelschalenbildungen. Da das Erkrankungsbild oft **Ähnlichkeiten mit der Osteomyelitis** aufweist, wird zur Differentialdiagnostik gerne eine Biopsie durchgeführt.

Therapie
Die Therapie ist dementsprechend aggressiv und umfasst eine Kombination aus chemotherapeutischer Vorbehandlung, radikaler chirurgischer Tumorentfernung und postoperativer Nachbestrahlung sowie erneuter Chemotherapie. Der Tumor ist sehr **strahlensensibel** und **sensibel gegenüber Zytostatika**.

Prognose
Durch die kombinierte Therapie wurde die früher infauste Prognose wesentlich verbessert, so dass 5-JÜR von 50 % und mehr erreichbar sind. Ein Lokalrezidiv ist oft gefolgt von einer raschen Tumoraussaat.

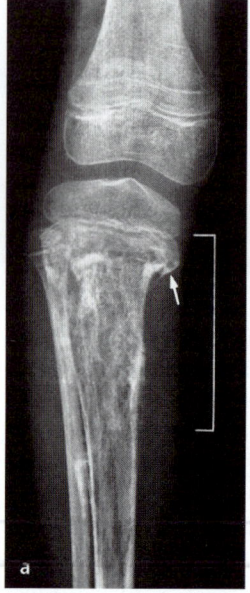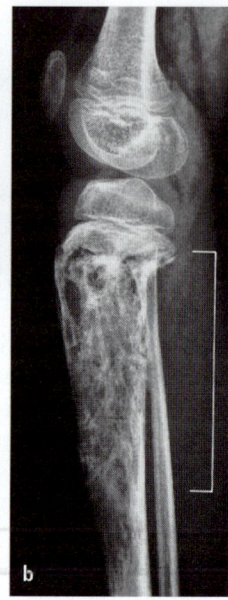

Abb. 2.10: Ewing-Sarkom des Unterschenkels. Die Klammer begrenzt die röntgenologisch erkennbare Tumorausdehnung, etwa 1 cm unterhalb der Epiphysenfuge ist der Knochen eingestaucht (pathologische Fraktur, Pfeil in a) [9].

Knochenhämangiom

Ätiologie und Pathogenese
Beim Knochenhämangiom handelt es sich um eine **gutartige Neubildung der Blutgefäße im Knochen**. Dieser gutartige Tumor kann in jedem Lebensalter auftreten und betrifft hauptsächlich die **Wirbelsäule**, kann aber auch im Schädel oder in den Röhrenknochen gefunden werden.

Symptome
Oft ist der Tumor zunächst asymptomatisch und macht sich später durch Schmerzen und Querschnittssymptomatik beim Zusammenbruch eines Wirbelkörpers bemerkbar.

Röntgenologischer Befund
Gitterartige Struktur der Spongiosa. Eine sichere Zuordnung erfolgt durch das MRT.

Therapie
Eine Therapie ist nur beim Zusammenbruch bzw. bei drohendem Kollaps eines Wirbelkörpers erforderlich.

> **Merke!**
> Bei einer Biopsie kann es stark bluten.

Leukämien
Die Leukämien zeigen sich **röntgenologisch** durch **Aufhellungen und Arosionen der Knochenstruktur** sowie durch **periostale Auflagerungen** und **pathologische Frakturen**. Eine orthopädische Therapie mit entlastender Apparateversorgung (Korsett, Gipsliegeschalen) und osteosynthetischen Methoden wird bei drohenden und eingetretenen Spontanfrakturen durchgeführt.

2.3.3 Metastasen

▶ **Ätiologie und Pathogenese**
Knochenmetastasen sind wesentlich häufiger als die primären Knochentumoren. Sie zeigen sich als osteoblastische oder osteoklastische (osteolytische) Tumoren oder als Mischform. ◀

Bevorzugt in den Knochen metastasieren Tumoren von Bronchien, Nieren, Prostata, Schilddrüse und Mamma, aber auch von Magen, Uterus und Haut (☞ Abb. 2.11). Die Hauptlokalisation der Knochenmetastasen ist die Wirbelsäule.

Bei Vorliegen von osteoblastischen Metastasen muss man den Primärtumor in erster Linie in Prostata, Mamma und Blase suchen, bei osteolytischen Metastasen dagegen vor allem in Nieren, Bronchien und Schilddrüse.

Symptome
Die Symptomatologie wird bestimmt von den **Allgemeinerscheinungen der Tumorerkrankung** und von der **Metastasenlokalisation**. Wirbelmetastasen können neben Schmerzen insbesondere radikuläre Symptome und eine Querschnittssymptomatik bedingen.
Die alkalische Phosphatase ist erhöht, das Serumkalzium liegt meist im Normbereich.

Röntgenologischer Befund
Bei **osteolytischen Metastasen** unscharf begrenzte Aufhellung ohne Randsklerose; häufig treten Spontanfrakturen und zusammengesinterte Wirbelkörper auf. Bei **osteoblastischen Metastasen** verwa-

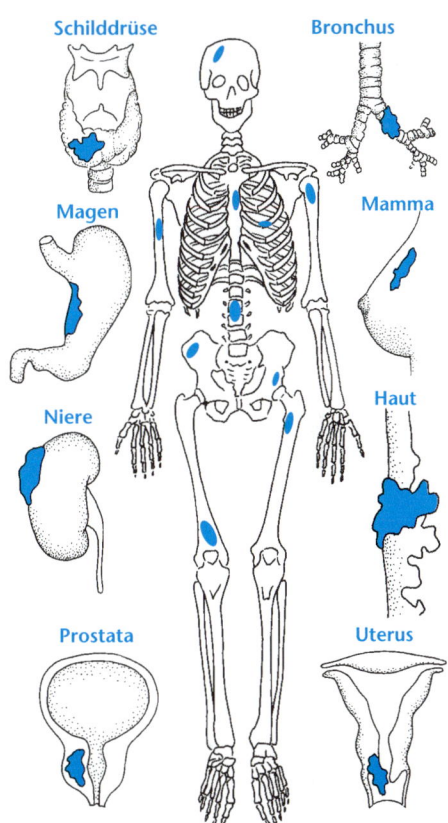

Abb. 2.11: Ursprungsort und Lokalisation von Knochenmetastasen

schene Verdichtungszonen; hier finden sich kaum Spontanfrakturen. Bei der **Mischform** ist das Röntgenbild entsprechend vielfältig.
Eine genaue Darstellung der Ausdehnung ist im CT und MRT möglich.

Therapie
Durch **Bestrahlung** kann eine Rückbildung erzielt und so eine drohende Spontanfraktur mit möglichen neurologischen Komplikationen verhindert werden. Hierzu dienen auch Stützmieder oder Gipsliegeschalen. Eingetretene **Spontanfrakturen** können osteosynthetisch und/oder mittels Kyphoplastie stabilisiert werden (Verbundosteosynthese).

2.4 Physikalisch bedingte Knochenschäden

2.4.1 Osteoradionekrose

Durch intensive Röntgenbestrahlung können **schwerwiegende Schäden am Skelettsystem** verursacht werden. Sehr empfindlich reagieren vor allem die **Epiphysenwachstumszonen**, die leicht zerstörbar sind. Als Folge treten Wachstumsstörungen und Deformitäten auf. Hohe Röntgendosen, wie sie zur Tumorbestrahlung eingesetzt werden, können **Knochennekrosen** und nicht mehr heilende **Ermüdungsfrakturen** verursachen.

2.4.2 Lunatummalazie

▶ **Ätiologie und Pathogenese**
Die auch **M. Kienböck** genannte Erkrankung wird zu den Knochennekrosen gezählt und tritt gehäuft bei Arbeitern an Presslufthämmern auf. Durch die chronische Mikrotraumatisierung und die verminderte Blutzufuhr bei dorsal extendiertem Handgelenk, evtl. auch durch venöse Stase kommt es zur **Schädigung des Os lunatum**. Bevorzugt sind Männer zwischen dem 20. und 30. Lj. mit Verkürzung der distalen Ulna (Minusvariante) betroffen. ◀

Symptome
Klinisch finden sich uncharakteristische Schmerzen auf der Streckseite des Handgelenks, eine Verminderung der Kraft und der Beweglichkeit und eine diffuse Schwellneigung.

Röntgenologischer Befund(n. Decoûlx)
- **Stadium 0:** keine röntgenologischen Veränderungen, NMR und Szintigraphie pathologisch
- **Stadium 1:** Verdichtung des Mondbeins
- **Stadium 2:** Mosaikstruktur durch Verdichtungen und Aufhellungszonen
- **Stadium 3:** Zusammenbruch des Os lunatum
- **Stadium 4:** Arthrose der Handwurzel (☞ Abb. 2.12).
Im frühen Stadium empfiehlt sich das NMR.

Therapie
Vermeidung der chronischen Mikrotraumen, Ledermanschettenversorgung zur Ruhigstellung; bei vorliegender Ulnaverkürzung operative Ulnaverlängerung oder Radiusverkürzungsosteotomie; in schweren Fällen Resektionsarthroplastik oder Handgelenksarthrodese. Selten wird auch eine Suspensionsplastik durchgeführt (Ersatz des Os lunatum durch eine Sehne von M. palmaris longus oder M. flexor-carpi-radialis).

2.4.3 Tauchunfälle

Bei zu schneller Dekompression kann es zu **Knocheninfarkten** mit anschließender **Osteosklerose** und in der Folge zu **Arthrose** kommen (**Caissonkrankheit**). Bevorzugt treten diese Veränderungen am Hüft- und am Humeruskopf auf.

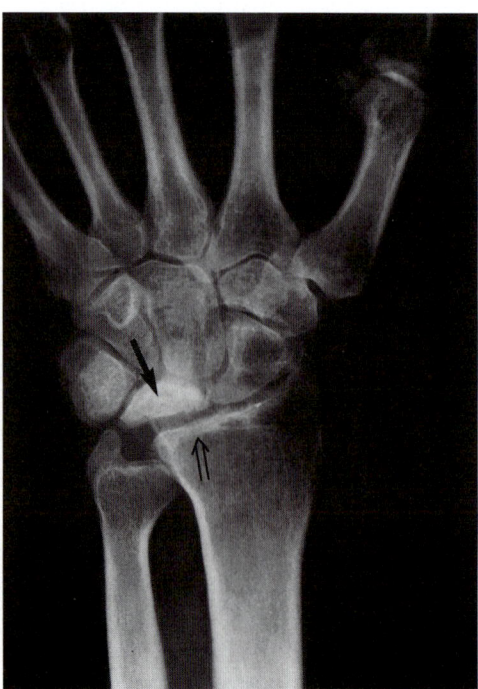

Abb. 2.12: Lunatummalazie: Verdichtung des Mondbeins (→) mit Abplattung, Sklerosierung der gegenüberliegenden Radiusgelenkfläche als Folge der sekundären Arthrose (=>) [9]

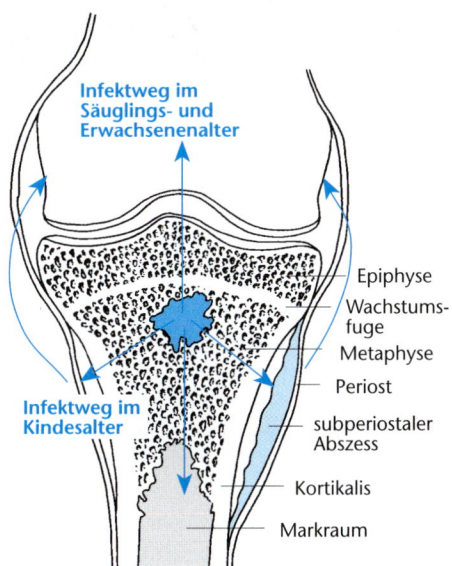

Abb. 2.13: Ausbreitung der Osteomyelitis

2.5 Entzündliche Knochenerkrankungen

Je nachdem, ob die Entzündung primär im **Markraum** oder im **Knochengewebe** lokalisiert ist, bezeichnet man eine entzündliche Knochenerkrankung als **Osteomyelitis** bzw. **Osteitis** (☞ Abb. 17.1).

Die **Osteomyelitis** wird durch Erreger hervorgerufen. Lassen sich aus der entzündlichen Reaktion des Gewebes Rückschlüsse auf die Erreger ziehen, so spricht man von einer **spezifischen Osteomyelitis**. Beispiele sind Tuberkulose, Typhus, Lues und Pilzinfektionen. Liefert die Histologie keine Hinweise auf die Erreger, so spricht man von einer **unspezifischen Osteomyelitis**. Die unspezifische Osteomyelitis wird nach ihrer Pathogenese eingeteilt in:

- ▶ **endogene = hämatogene Osteomyelitis:** Die Entzündung wird durch Erregeraussaat fortgeleitet, z. B. nach einer Allgemeininfektion oder von einem Eiterherd aus. Ursache ist meist Staphylococcus aureus. Durch die Bakterienaussaat mit dem Blut kommt es zur Entzündung im Markraum und es entstehen Abszesse. Ihre Ausbreitung und somit der Verlauf der Osteomyelitis richtet sich nach der Abwehrsituation und dem Alter des Patienten (☞ Abb. 2.13). Bei Kindern ist die Ephiphysenfuge gefäßlos, so dass die Infektion nicht auf das Gelenk übergreifen kann. Die hämatogenen Osteomyelitiden sind Allgemeinerkrankungen, die **schwierig zu therapieren** sind und häufig zu **Rezidiven** führen. Die wichtigste **Prophylaxe** ist die Einhaltung einer strengen Asepsis.
- **exogene Osteomyelitis (Osteitis):** Die Erreger gelangen von außen in den Knochen, z. B. bei Kontakt mit infiziertem Material (posttraumatisch, während oder nach einer Operation). ◀

Die Osteomyelitis kann **akut oder chronisch** verlaufen.

2.5.1 Akute Osteomyelitis

Akute hämatogene (endogene) Osteomyelitis

Für die Krankheitsentwicklung sind die Skelettentwicklung sowie die mögliche Infektabwehr wichtig.

Akute hämatogene Säuglingsosteomyelitis
Ätiologie und Pathogenese

Im Säuglingsalter ist die Abwehr gegen eitrige Infektionen noch schwach. Durch die **Gefäßdurchdringung der Epiphysenfuge** kann eine eitrige Infektion des Knochenmarks aus der Metaphyse auch in die Epiphyse und in das Gelenk einbrechen. Am häufigsten ist die Femurmetaphyse betroffen. Die häufigsten Erreger sind Staphylococcus aureus, Streptokokken und Pneumokokken.

Osteoid-Osteome und Sarkome sind wichtige **Differentialdiagnosen**.

Symptome

In der Regel finden sich nach vorangegangenen Allgemeininfektionen oder Nabelschnurinfektionen plötzlich auftretendes hohes Fieber und typische Entzündungszeichen wie hohe BSG, Leukozytose, Hautrötung und Schwellung.

Röntgenologischer Befund

Im Röntgenbild sind erst **3 Wochen nach der Infektion** eine aufgetriebene Metaphyse und die Periostitis ossificans (Abhebung des Periostes mit Verkalkung) sichtbar.

Therapie

Therapiert wird bei Säuglingen durch parenteral verabreichtes **Penicillin** und **Ruhigstellung** der betroffenen Region. Wenn bereits die Ausdehnung in das Gelenk erfolgt ist, wird eine Spülung des Gelenks durch Punktion oder durch eine Spül-Saug-Drainage durchgeführt. Die **frühe Diagnosestellung** und **gezielte Therapie** sind entscheidend, um die Zerstörung der Wachstumsfuge mit ihren Folgen zu verhindern.

Akute hämatogene Osteomyelitis im Kindesalter
▶ Ätiologie und Pathogenese

Nach dem 2. Lebensjahr ist die **Epiphysenfuge gefäßlos** (sie besitzt eine eigene Gefäßversorgung) und stellt somit eine **Schranke für die Ausbreitung der Knochenmarksentzündung in das Gelenk** dar, so dass diese auf die Meta- und Diaphyse begrenzt bleibt. Eine Ausbreitung in das Gelenk und eine Störung der Epiphysenfuge treten in der Regel nicht auf. Der häufigste Erreger in dieser Altersgruppe ist Staphylococcus aureus. ◀

Symptome
Auch bei Kindern tritt die akute hämatogene Osteomyelitis mit den Symptomen einer schweren **Allgemeinerkrankung** mit Fieber und Entzündungszeichen auf. An den **Hauptlokalisationsorten** Tibia und Femur finden sich Rötung, Schwellung, Überwärmung und Druckschmerz. Die Symptome der Osteomyelitis sind ebenso wie das Erkrankungsalter und die röntgenologischen Befunde dem Ewing-Sarkom ähnlich (☞ Kap. 2.3.2).

Röntgenologischer Befund
Die Destruktionen können den gesamten Röhrenknochen betreffen und reichen bis zu den Epiphysenfugen heran. Es zeigen sich periostale Ossifikationen und Abhebungen sowie Nekrosen und Sequesterbildungen, osteolytische und osteosklerotische Erscheinungen (☞ Abb. 2.14).

Therapie
Im Frühstadium kann die **gezielte Antibiotikatherapie** und **Ruhigstellung** der betroffenen Extremität ausreichend sein. Wenn bereits subperiostale Abszesse und Markphlegmonen aufgetreten sind, ist **chirurgisches Vorgehen** notwendig.

Akute hämatogene Osteomyelitis des Erwachsenen
Ätiologie und Pathogenese
Da nach Epiphysenfugenschluss die Gefäße wieder in die Epiphyse führen, kann sich die akute eitrige Knochenmarksentzündung in die Gelenke ausbreiten. Neben den langen Röhrenknochen sind insbesondere die Wirbelkörper befallen.

Symptome
Die klinische Symptomatik ist im Erwachsenenalter nicht von den Allgemeinsymptomen gekennzeichnet, sondern imponiert durch **Schmerzen und Funktionseinschränkung** der betroffenen Abschnitte.

Röntgenologischer Befund
Zunächst fleckige Aufhellungen, später periostale Reaktionen, Knochensequester, „**Totenlade**" (Randsklerose um eine Knochennekrose). Typisch ist auch die **Fistelbildung** mit Abfluss nach außen.

Therapie
Gezielte Antibiotikabehandlung, Ruhigstellung des betroffenen Abschnitts, Herdausräumung und Spül-Saug-Drainage. Auch im Erwachsenenalter sind die **hohe Rezidivrate** und der **Übergang in eine chronische Osteomyelitis** gefürchtet.

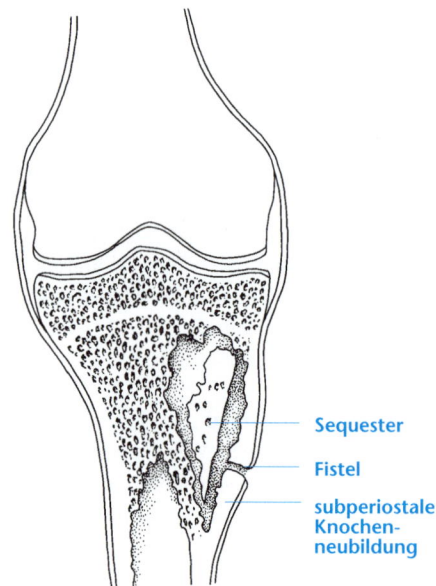

Abb. 2.14: Röntgenbefund bei der Osteomyelitis
— Sequester
— Fistel
— subperiostale Knochenneubildung

Osteitis (akute exogene Osteomyelitis)

Ätiologie und Pathogenese
Bei der akuten Osteitis gelangen posttraumatisch, während oder nach einer Operation Erreger von außen in die Wunde. Zunächst kommt es zu einer lokalen Entzündung des Knochengewebes. Die **Ausbreitung des Prozesses** hängt ab von
- dem Ausmaß des Weichteilschadens und der Durchblutungsstörung des Knochens
- dem Abwehrzustand des Patienten
- Stoffwechselstörungen
- eingebrachten Fremdmaterialien zur Osteosynthese
- Störung der Knochenbruchheilung durch schlechte Ruhigstellung
- begleitender Steroidtherapie.

Symptome
Der klinische Verlauf einer akuten Osteitis kann sehr unterschiedlich sein; vom akuten Prozess über Chronifizierung, Remission bis zur Restitutio ad integrum sind alle Nuancen möglich. **Symptome akuter Schübe** sind Schmerzen, Schwellung und ausgeprägte Entzündungszeichen, bei **chronischem Verlauf** insbesondere rezidivierende sezernierende Fisteln.

Röntgenologischer Befund
Sklerosierung mit zentraler Osteolyse, z. T. mit Sequesterbildung.

Therapie
Entscheidend ist die **radikale chirurgische Ausräumung** des infizierten und nekrotischen Gewebes, eine **intensive Reinigung** der Wundhöhlen mit Spül-Saug-Drainage und Auffüllung mit Antibiotikaträgern. Diese lokale Applikation ist wichtig, da wegen der schlechten Vaskularisation des sklerotischen Knochens bei systemischer Gabe keine ausreichende Antibiotikakonzentration am Wirkort erreicht wird.
Die **Ruhigstellung von instabilen Knochenabschnitten** ist wichtig, da infizierte Frakturen und Pseudarthrosen durch die Instabilität den Infekt fördern. Die **Osteosynthese** wird bei infiziertem Gewebe mit dem **Fixateur externe** durchgeführt, weil Infektionen durch Fremdmaterial begünstigt werden können und sich entlang einer Osteosynthesenplatte weiter ausbreiten und ins Knochenmark und Weichteile fortsetzen. Der Fixateur externe wird außerhalb der infizierten Areale angebracht und hat nur wenig Kontaktfläche durch die Steinmann-Nägel.
Als **Folgezustände** verbleiben oft Gelenkversteifungen, Achsenfehler, Verkürzungen oder trophische Störungen, wodurch die Beweglichkeit und Belastbarkeit der Extremität stark eingeschränkt sein können. Insbesondere den postoperativen Knocheninfektionen ist durch perioperative Antibiotikaprophylaxe und operationstechnische Verbesserungen vorzubeugen.

2.5.2 Chronische Osteomyelitis

Die Ursache einer chronischen Osteomyelitis kann endogen (Brodie-Abszess, plasmazelluläre Osteomyelitis, sklerosierende Osteomyelitis Garré) oder exogen (Osteitis, posttraumatisch, post-operativ) sein (s. o.).

Brodie-Abszess
Ätiologie und Pathogenese
Diese Form der Osteomyelitis verläuft abgekürzt und kann entstehen, wenn eine hämatogene Aussaat von Keimen **bei guter Abwehrlage** erfolgt. Es bildet sich eine **Abszesshöhle mit ausgeprägter Sklerosierung**, die meist in der **proximalen Tibiametaphyse** lokalisiert ist.

Symptome
Die Erkrankung beginnt schleichend mit Schmerzen bei Belastung, Klopfschmerzhaftigkeit des betroffenen Knochens und Auftreibung des befallenen Abschnitts. Ein typisches Symptom sind **nächtliche Knochenschmerzen im Bereich eines Kniegelenks**. Oftmals bilden sich bei Lokalisation in Gelenknähe begleitende Kniegelenksergüsse aus.

Röntgenologischer Befund
In der Regel scharf begrenzte Knochenhöhle mit sklerotischem Randsaum.

Therapie
Ausräumung des Herdes mit eventueller Spongiosa-Auffüllung.

Plasmazelluläre und sklerosierende Osteomyelitis Garré

Ätiologie und Pathogenese
Hierbei handelt es sich wie beim Brodie-Abszess um eine **sklerosierende Knochenentzündung mit zentraler Osteolyse**. Allerdings können hier **keine Erreger nachgewiesen** werden.

Symptome
Schmerzen und Verdickung des Knochenabschnitts.

Röntgenologischer Befund
Sklerosierung mit zentraler Osteolyse.

Therapie
Ausräumung der sklerosierten Knochenanteile.

Tuberkulöse Osteomyelitis
▶ Dies ist die **häufigste spezifische Osteomyelitis**, hervorgerufen durch hämatogene Streuung von Mycobacterium tuberculosis. Sie tritt u.U. Jahre nach der Primärinfektion auf. Häufigste **Lokalisation** sind die Wirbelkörper (☞ Kap. 9.3), seltener Hüft- und Kniegelenk. Sind die Phalangen der Finger und Zehen betroffen (bei Knochentuberkulose im Kindesalter), werden diese spindelförmig aufgetrieben **(Spina ventosa)**. ◀

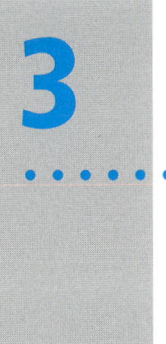

3 Erkrankungen der Gelenke

 Gelenkerkrankungen sind eines der Hauptarbeitsgebiete der Orthopädie, wobei Degenerationsfolgen neben den angeborenen, posttraumatischen und stoffwechselbedingten Gelenkstörungen am wichtigsten erscheinen (☞ Abb. 17.2).

3.1 Bakterielle Arthritis

Ätiologie und Pathogenese
Die bakterielle Gelenkentzündung hat **meist** eine **exogene Ursache**, z.B. eine traumatisch bedingte offene Gelenkverletzung, eine intraartikuläre Injektion oder Punktion, oder die operative Eröffnung des Gelenks. Endogene Ursachen wie eine hämatogen fortgeleitete Infektion bei der Osteomyelitis oder ein Übergreifen von Phlegmonen sind dagegen eher selten. Die häufigsten Erreger sind **Staphylokokken**, bei Kindern auch Streptokokken. Häufig befallen sind das **Knie- und das Hüftgelenk**.

Symptome
Zunächst befällt die Entzündung die **Synovia**, wodurch sich ein eitriger Gelenkserguss **(Gelenkempyem)** ausbildet. Das betroffene Gelenk ist rot, geschwollen, überwärmt und sehr schmerzhaft. In diesem Stadium ist eine Restitutio ad integrum möglich. Bei der weiteren Ausdehnung der Entzündung in die benachbarten Gewebestrukturen kommt es zur **Panarthritis**, bei der sich eine Kapselphlegmone findet. Dies hat eine tiefgreifende Zerstörung der Gelenkflächen und des Gelenkknorpels sowie die Schrumpfung des Kapsel-Band-Apparates zur Folge. In diesem Stadium kann die Gelenkfunktion nicht wiederhergestellt werden. Durch die Knorpelzerstörung und die begleitende Gewebeschrumpfung kommt es zur **knöchernen oder fibrösen Ankylose**. Auch der Übergang in eine chronische Infektion mit Fistelbildung und ein Übergreifen auf den subchondralen Knochen sind möglich.

Therapie
Erstmaßnahme ist die **gelenkentlastende Punktion**, mit Erregernachweis für eine systemische **Antibiotikatherapie**. Eine frühzeitige und konsequente chirurgische Therapie mit **Spül-Saug-Drainage** und evtl. **Synovektomie** ist angezeigt.

Um eine Ausheilung mit guter Beweglichkeit zu erzielen, wird die **frühfunktionelle Nachbehandlung mit einer Motorschiene** durchgeführt. Wenn durch die Panarthritis bereits ausgeprägte destruktive Veränderungen am Gelenk vorliegen, bleibt oft die Arthrodese oder der Gelenkersatz als einzige Möglichkeit der Behandlung.

3.2 Chronische Polyarthritis !!!

Ätiologie und Pathogenese
Die chronische Polyarthritis wird auch **rheumatoide Arthritis** genannt und ist eine **systemische Erkrankung**, die mehrere Gelenke gleichzeitig befällt. Bei der Entzündung handelt es sich um eine ätiologisch unklare exsudative Proliferation der Synovia im Sinne einer Autoaggression. Die Erkrankung verläuft in Schüben und betrifft mehr Frauen als Männer.

▶ **Symptome**
Der Beginn der Erkrankung ist meist schleichend mit subfebrilen Temperaturen, Abgeschlagenheit und Gelenkschmerzen. Dann kommt es zur Schwellung, Überwärmung und schmerzhaften Bewegungseinschränkung an den kleinen Gelenken, wobei insbesondere die **Metakarpophalangealgelenke** und die **proximalen Interphalangealgelenke** betroffen sind. Typisch sind der **symmetrische Befall** und die **Morgensteifigkeit**. Bei Druck auf die geschwollenen Fingergrundgelenke (z. B. infolge Händedruck) entsteht starker Schmerz **(Gaenslen-Zeichen)**.

Im weiteren Verlauf werden **schubweise** immer neue Gelenke, z. B. Zehen-, Hand-, Knie-, Ellenbogen-, Sprung-, und Schultergelenke betroffen. Auch die Wirbelsäule, vor allem die Intervertebralgelenke der Halswirbelsäule können betroffen sein. Durch die entzündlich destruktiven Veränderungen kommt es zu **Instabilitäten** vor allem an der gelenkigen Verbindung zwischen Atlas und Axis. Es kommt häufig zur **Destruktion der Gelenke**, weil proliferierendes Pannusgewebe wie ein Tumor in Gelenkknorpel und Knochen einwachsen kann.

Die chronische Polyarthritis führt oft zu **Schlottergelenken**, weil aggressive Granulationen die Kapsel überdehnen und die Gelenkenden destruieren.

Bei der chronischen Polyarthritis **befallene Gelenke** (nach Häufigkeit):
- Fingergrund- und Fingermittelgelenke
- Knie- und Handgelenke
- Schulter- und Sprunggelenk
- Zehengelenke und Ellbogengelenk
- Halswirbelsäule und Hüftgelenk.

Typische Deformitäten bei der chronischen Polyarthritis sind (☞ Abb. 3.1 und 3.2): ◀

- ▶ die **Ulnardeviation der Finger** (in den Grundgelenken weichen bei Beugung die Finger zur Ulnarseite ab)
- das **Schwanenhalsphänomen** (Beugung des Fingerendgelenks und Hyperextension des Mittelgelenks durch Schädigung der Beugesehnen)
- die **Knopflochdeformität** (Überstreckung des distalen und Beugestellung des proximalen Interphalangealgelenks durch Zerstörung der Streckaponeurose)
- spindelförmiges Aussehen der Finger (Schwellung der Metakarpophalangealgelenke und der proximalen Interphalangealgelenke)
- die spontane Sehnenruptur insbesondere der Fingerstrecksehnen (bedingt durch die Tendovaginitis mit den destruktiven Veränderungen)
- das **Caput-ulnae-Syndrom** (Dorsalluxation des zerstörten Caput ulnae, Sehnenrupturen). ◀

▶ Als **extraartikuläre Manifestationen** treten **verschiebliche subkutane Rheumaknoten**, vor allem an der Extensionsseite der Extremitäten auf, außerdem **Tendovaginitiden** im Bereich des Handgelenks und Bursitiden. Möglicherweise sind innere Organe an der Allgemeinerkrankung beteiligt, was sich in einer Perikarditis, Splenomegalie (Felty-Syndrom), Lymphknotenschwellung oder rheumatoiden Vaskulitis äußern kann.

Bei **jungen Menschen** beginnt die chronische Polyarthritis manchmal akut und ist dann oft als **Monarthritis** an den großen Gelenken, insbesondere Knie, Ellbogen und Schulter zu finden. Hier ist bei einer spontanen, mehrere Wochen anhaltenden, einseitigen Kniegelenksschwellung mit einer **hohen Synoviazellzahl ohne Bakterien im Punktat** der Beginn einer chronischen Polyarthritis möglich. ◀

Klinik
Typische Laborbefunde: BSG-Erhöhung, positives CRP, Alpha$_2$- und Gamma-Globuline in der Elektrophorese erhöht, Anämie, positive Rheumafaktoren (80 % IgM im Waaler-Rose-Test nachgewiesen). Ergänzend werden die antinukleären Faktoren, der Antistreptolysintiter und das HLA-B27 im Rahmen der Rheumatests bestimmt. Durch **Gelenkpunktion** ist die Synoviaanalyse möglich: Die Gelenkflüssigkeit ist gelb-braun verfärbt, flockig trüb und von niedriger Viskosität. Es finden sich 4000–50.000 Leukozyten/µl, ein verminderter Mu-

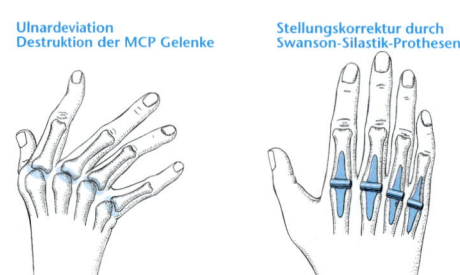

Abb. 3.1: Ulnardeviation der Finger

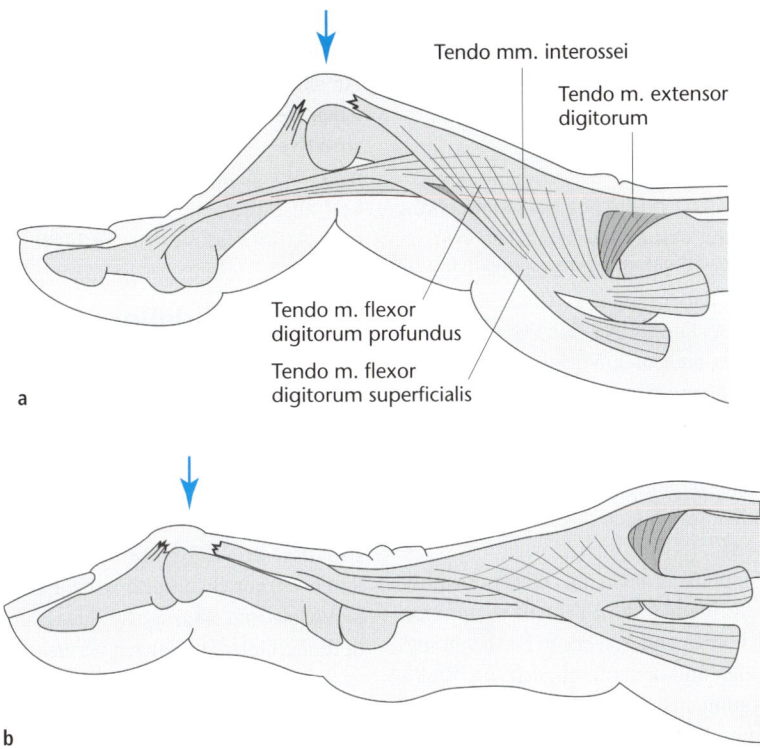

Abb. 3.2: Knopflochdeformität (a) und Schwanenhalsphänomen (b) [11]

zingehalt, erhöhte Gammaglobuline, verminderter Gehalt an Komplementfaktoren C3 und C4 sowie Rhagozyten.

Klinische Stadieneinteilung:
- **Stadium I:** Gelenkschwellung, keine Deformität, keine Bewegungseinschränkung
- **Stadium II:** eingeschränkte Gelenkbeweglichkeit, keine Deformität, beginnende Muskelatrophie
- **Stadium III:** stark verminderte Gelenkbeweglichkeit, Deformationen, ausgeprägte Muskelatrophie, Rheumaknoten, Tendovaginitis
- **Stadium IV:** Versteifung der Gelenke.

> **Klinik!**
>
> **Diagnosekriterien der American College of Rheumatology (ACR)**
> 1. Morgensteifigkeit, Dauer mindestens 1 h
> 2. Weichteilschwellung (Arthritis) von 3 oder mehr Gelenkbereichen
> 3. Schwellung und Schmerzen (Arthritis) der proximalen Interphalangeal- oder Metakarpophalangeal- oder Handwurzelgelenke
> 4. symmetrische Arthritis
> 5. Rheumaknoten
> 6. Nachweis von Rheumafaktoren im Serum
> 7. typische Röntgenveränderungen der Hände: gelenknahe Osteoporose und Erosionen
>
> Die Diagnose kann gestellt werden, wenn 4 von 7 Kriterien erfüllt sind.
> Die Kriterien 1–4 müssen für mindestens 6 Wochen vorliegen.

▶ **Röntgenologischer Befund (nach Steinbrocker):**
- **Stadium I:** leichte gelenknahe Osteoporose ohne Gelenkdestruktion
- **Stadium II:** gelenknahe Osteoporose, Usuren, subchondrale Osteolysen, Gelenkspaltverschmälerung
- **Stadium III:** Osteoporose, ausgeprägte Knorpel- und Knochendestruktionen mit Randzackenbil-

dungen, Gelenkdeformationen, Achsendeviation, Subluxation, Zerstörung der Gelenkkörper
- **Stadium IV:** fibröse oder knöcherne Ankylose der Gelenke. ◄

▶ **Therapie**

Je nach Stadium der Erkrankung wird **konservativ, medikamentös** und **chirurgisch** behandelt. Nur im akuten entzündlichen Schub wird Bettruhe bei korrekter Lagerung mit orthopädietechnischen Hilfsmitteln verordnet. Die aktive und passive **Bewegungstherapie** hat absoluten Vorrang, um die Gelenkversteifungen und die Muskelatrophie aufzuhalten und die Funktionsstörungen an den Gelenken möglichst gering zu halten (Krankengymnastik und Beschäftigungstherapie zur Erhaltung der weitgehenden Selbständigkeit des Patienten im alltäglichen Leben).

Als weitere Maßnahme steht die **medikamentöse Therapie** zur Verfügung, die einerseits symptomatisch angewandt wird, andererseits in Form von sog. Basistherapeutika und neuerdings auch sog. Biologicals. Zur **symptomatischen Therapie** stehen nichtsteroidale **Antiphlogistika** wie Acetylsalicylsäure oder Indometacin zur Verfügung. Bei Ausbleiben der therapeutischen Wirkung werden auch **Glukokortikoide** wie Prednisolon eingesetzt. Als **Basistherapeutika** werden Antimalariamittel wie Chloroquin, Goldsalze, D-Penicillamin und Immunsuppressiva wie Cyclophosphamid, Methrotexat und Azathioprin angewandt. Die Indikation für diese Medikamente ist wegen der teilweise schweren Nebenwirkungen eng zu stellen. So verursacht Chloroquin Retinaveränderungen. Goldsalze und D-Penicillamin wirken auf das Knochenmark depressiv und schädigen die Niere; die Immunsuppressiva schädigen u. a. das Knochenmark. Die sog. **Biologicals** als neuste Medikamente wie IL-1-Rezeptorantagonist oder TNF-Antikörper greifen in den Intermediärstoffwechsel oder die Entzündungsreaktion ein.

Um den entzündlichen Schub der Erkrankung zu unterbrechen, kann die **chemische Synovektomie** durch intraartikuläre Injektion von Zytostatika oder radioaktiven Substanzen durchgeführt werden (Radiosynoviorthese). Hierdurch wird die Synovialis als örtliche Reaktionsbasis für den immunpathologischen Prozess eliminiert. Das Verfahren reduziert die Gefahr der synostischen Destruktion von Knorpel, Knochen und Bändern und ist häufig am Kniegelenk indiziert.

An **chirurgischen Maßnahmen** stehen **präventive Eingriffe** wie die Frühsynovektomie und **rekonstruktive Maßnahmen** wie Umstellungsosteotomien zur funktionellen Wiederherstellung, sowie bei ausgeprägten Deformierungen Arthrodesen oder Arthroplastiken zur Verfügung. ◄

3.3 Abakterielle Gelenkentzündung und Arthropathien

3.3.1 Synovialitis

Die Synovialitis wird durch die enzymatische Destruktion des Knorpelgewebes bei der Arthrose, durch chronisch unspezifische Entzündungen der Synovialis mit Reizergussbildung und durch wiederholte Gelenkblutungen verursacht.

Pigmentierte villonoduläre Synovialitis (= Arthropathia villondularis)

Bei dieser im mittleren Lebensalter vorkommenden Erkrankung tritt eine **gutartige Wucherung der Synovialis mit Osteolysen der Gelenkkörper** auf, insbesondere an Knie- und Hüftgelenk. Die **klinische Symptomatik** besteht in Schmerzen, Schwellung und Bewegungseinschränkung des Gelenks. **Röntgenologisch** zeigen sich eine Verschmälerung des Gelenkspalts und Osteolysen im gelenknahen Bereich. In der Arthrographie sind die braungefärbten Zotten der Synovialis zu sehen. **Therapeutisch** wird die Synovialis vollständig entfernt; die Therapie kann durch Strahlentherapie oder Synoviorthese ergänzt werden.

3.3.2 Bluter-Gelenk (Arthropathie bei Hämophilie)

Ätiologie und Pathogenese

Durch rezidivierende Einblutungen in die Gelenke werden degenerative Veränderungen der Gelenke verursacht. Es handelt sich um eine X-chromosomal rezessiv vererbbare Erkrankung mit zwei Erscheinungsformen: bei der Hämophilie A fehlt der Gerinnungsfaktor VIII und bei der Hämophilie B der Gerinnungsfaktor IX.

Durch den **rezidivierend auftretenden Hämarthros** werden Knorpelgewebe und Synovialis so gestört, dass es zur **bindegewebigen Überwachsung des Knorpels** und zur **Zerstörung der subchondralen Gelenkfläche mit Zystenbildungen** kommt. Die progrediente Deformierung der hauptsächlich betroffenen Gelenke wie Knie-, Sprung-, Ellbogen-, Hand- und Hüftgelenk beginnt bereits im frühen Kindesalter.

Symptome
Hauptsymptom bei der Hämophilieerkrankung ist zunächst die erhöhte Blutungsbereitschaft mit Einblutungen in das Gelenk und die Weichteilgewebe. Die Haut über den betroffenen Gelenken ist gespannt und überwärmt, oft auch gerötet, und die Beweglichkeit ist stark schmerzhaft eingeschränkt. Im Laufe der Zeit stehen die Symptome der chronischen deformierenden Gelenkerkrankung mit Abnahme der Beweglichkeit und Kontrakturstellungen der Gelenke im Vordergrund.

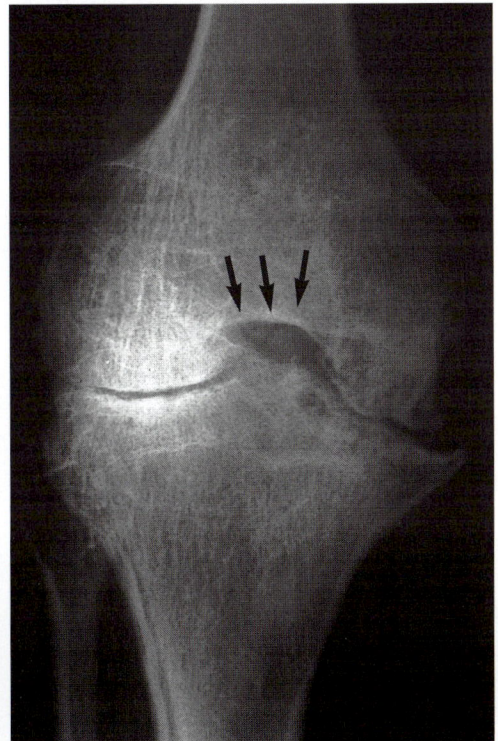

Abb. 3.3: Schwere hämophile Arthropathie des Kniegelenks [9]

Röntgenologischer Befund
Im Anfangsstadium Weichteilverdickung, schattengebende Gelenkkapsel durch Hämosiderineinlagerung, Gelenkspaltverschmälerung und Destruktion der subchondralen Gelenkfläche (☞ Abb. 3.3). Später kommen die radiologischen Zeichen der Arthrose in sämtlichen Ausprägungsgraden hinzu.

Therapie
Bei frischer Einblutung in das Gelenk werden sofort **Faktor VIII- bzw. Faktor IX-Konzentrate** verabreicht und das Gelenk wird ruhiggestellt. Anschließend wird zur Erhaltung der Beweglichkeit eine **intensive physikalische und krankengymnastische Beübung** durchgeführt. In späteren Stadien werden stärkere Gelenkdestruktionen mit Umstellungsosteotomien, Arthrodesen oder Arthroplastiken behandelt.

3.3.3 Chondrokalzinose

Bei dieser auch als **Pseudogicht** bezeichneten Erkrankung kommt es zu **Ablagerungen von Kalziumpyrophosphatkristallen** in großen Gelenken mit resultierender entzündlicher und/oder degenerativer Arthropathie. Die akute **Symptomatik** ähnelt jener der Harnsäuregicht. Ein ätiologischer Zusammenhang mit dem primären Hyperparathyreoidismus und anderen metabolischen Erkrankungen gilt als gesichert. Die **Therapie** ist symptomatisch mit Punktion (Erguss), Injektion von Cortison, Antiphlogistika und Kryotherapie.

3.4 Arthrosen

▶ **Ätiologie und Pathogenese**
Bei den Arthrosen handelt es sich um degenerative Gelenkerkrankungen, die mit zunehmendem Alter beim Großteil der Bevölkerung auftreten. Es wird eine **primäre Arthrose** mit unbekannter Ursache von einer öfters auftretenden **sekundären Arthrose** unterschieden. Die Voraussetzungen für eine sekundäre Arthrose sind präarthrotische Deformitäten, die zu einer Inkongruenz der artikulierenden Gelenkflächen führen.

Diese **präarthrotischen Veränderungen** werden verursacht durch Fehlbelastung (z.B. Achsenfehler,

M. Perthes, Epiphyseolysis capitis femoris), Traumen (z. B. Luxation, Frakturen, die die Gelenkfläche einbeziehen), Entzündungen (z. B. chronische Polyarthritis, bakterielle Arthritis), metabolische (z. B. Gicht, Alkaptonurie) oder neurologische Erkrankungen (z. B. Tabes dorsalis). Weitere die Arthrose **begünstigende Faktoren** sind Übergewicht, Immobilisation und chronische Synovitis. In jedem Fall entwickelt sich eine Arthrose aus dem Missverhältnis zwischen Beanspruchung und Belastungsfähigkeit des Gelenks. Das degenerierte Knorpelgewebe, die Knochenläsion und die geschrumpfte Gelenkkapsel können mehr oder weniger starke Beschwerden an den betroffenen Gelenken auslösen. Am häufigsten sind entsprechend der Belastung Knie-, Schulter- und Hüftgelenk befallen. ◄

Das **Befallmuster** kann einen Hinweis auf die Art der Arthrose geben (☞ Abb. 3.4). So treten primäre Arthrosen meist symmetrisch auf, wie z. B. die **Heberden-Arthrose** oder die **Bouchard-Arthrose** (☞ Kap. 3.5.2).
Am Beginn der Arthrose stehen **durch Alterung und Ernährungsstörungen bedingte Gelenkknorpelveränderungen:** Elastizitätsverlust, Einrisse in der Knorpeloberfläche, Höhenminderung des Knorpelgewebes, Bildung von Knorpelzellnestern, subchondrale Sklerosierung der Gelenkfläche, Knorpelabreibung mit reaktiver Bildung von Knochenvorsprüngen wie Exophyten oder Osteophyten und Zystenbildung. Durch die anfallenden **Knorpelabriebprodukte** kommt es zur **entzündlichen Reizung der Synovia** mit Ergussbildung, was dem Zustand der **aktivierten Arthrose** entspricht.

Symptome
Anfangs bestehen Belastungs- und Bewegungsschmerzen sowie Muskelverspannung und Schwellung. Der auftretende **Schmerz** und die **Bewegungseinschränkung** haben drei **Ursachen:**
- Kapselentzündung
- Tendopathie
- Muskelhypertonie.

Die häufig vorhandene **Schwellung** ist teils durch seröse Ergussbildung aufgrund des entzündlichen Reizzustandes, teils auf die Kapselschwellung zurückzuführen.
In fortgeschrittenen Stadien dominieren Ruheschmerz, Bewegungseinschränkung und zunehmende Deformierung wie Achsenfehlstellung und Instabilität des Gelenks sowie Kontrakturen durch Weichteilverkürzung und die Gelenkversteifung. Typisch für den Arthrosepatienten ist der **Anlaufschmerz** nach dem Liegen oder längeren Sitzen, der sich dann beim Gehen bessert.

Röntgenologischer Befund
Gelenkspaltverschmälerung, subchondrale Sklerose und Osteophytenbildung an den Gelenkenden, lokale Knochendestruktionen und Geröllzysten (subchondrale Zysten im Bereich stärkster Beanspruchung und Knochenabschliffe durch Scherkräfte), freie Gelenkkörper, Konglomerate von frakturierten Trabekeln (☞ Abb. 3.5).

> **Merke!**
> Es ist zu beachten, dass der radiologische Befund und die klinische Symptomatik keine direkte Korrelation aufweisen.

▶ **Therapie**
Entscheidend sind die **Prävention** und die **operative Beseitigung von präarthrotischen Deformitäten** (z. B. Achsenfehlstellungen und Gelenkinkongruenzen).
Die Therapie einer aufgetretenen Arthrose ist überwiegend **symptomatisch** bezogen auf die Leitsymptome Schmerz, Schwellung und Bewegungseinschränkung. Im frühen und im chronischen Stadium werden **passive und aktive physikalische Maßnahmen** eingesetzt. Im späteren Stadium und im akuten Zustand werden **Medikamente** (z. B. nichtsteroidale Antiphlogistika und Kortikosteroide) zur analgetischen und antiphlogistischen Behandlung zum Teil intraartikulär verwendet. Der Einsatz von Chondroprotektiva wird kontrovers diskutiert. Zu-

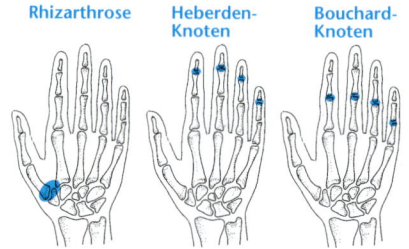

Abb. 3.4: Befallmuster bei Arthrosen

3.5 Polyarthrose

Die häufigsten zu den **primären Arthrosen** gehörenden Polyarthrosen sind die Rhizarthrose, die Heberden-Arthrose und die Bouchard-Arthrose.

3.5.1 Rhizarthrose

▶ **Ätiologie und Pathogenese**
Die relativ häufige **Arthrose des Daumensattelgelenks** betrifft überwiegend Frauen nach der Menopause und tritt häufig doppelseitig auf. ◀

Symptome
Die Klinik ist gekennzeichnet durch starke Schmerzen im Bereich des Daumensattelgelenks, die nachts oder bei Bewegung verstärkt auftreten, und durch eine zunehmende Bewegungseinschränkung.

Röntgenologischer Befund
Gelenkspaltverschmälerung, subchondrale Sklerosierung und gelenknahe Zystenbildung des Knochens.

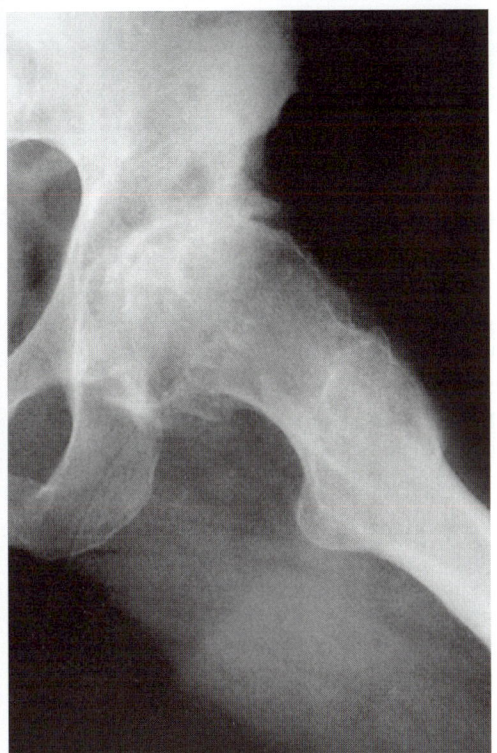

Abb. 3.5: Röntgenbefund bei Coxarthrose: Gelenkspaltverschmälerung, subchondrale Sklerosierung, Geröllzysten, osteophytäre Anbauten

Therapie
Zunächst wird das betroffene Gelenk mittels einer **Rhizarthroseorthese** ruhiggestellt und intraartikulär infiltriert, um die Beschwerden zu lindern. Falls konservative Maßnahmen versagen, werden eine Synovialektomie und eine Denervierung des Gelenks durchgeführt. Als weitere Maßnahme steht die Resektionsinterpositionsarthroplastik zur Verfügung.

sätzlich können orthetische Versorgungen, wie z. B. Schuhzurichtungen oder stabilisierende Schienen hilfreich sein.

Die **operativen Maßnahmen** haben die Verbesserung der Gelenkmechanik durch **Umstellungsosteotomien** (☞ Abb. 3.10), eine Reduzierung der Schmerzhaftigkeit durch **Denervierung** oder eine bessere Gelenktrophik durch **Synovialektomie** zum Ziel. **Pridiebohrungen** dienen der Bildung eines fasrigen Ersatzknorpels. Bei destruierten Gelenkflächen werden manchmal **Gelenkplastiken** wie z. B. die Becken-Osteotomie nach Chiari durchgeführt. Hauptsächliche operative Maßnahme insbesondere am Hüft- und Kniegelenk ist jedoch der **Gelenkersatz mittels Endoprothetik** (☞ Abb. 7.13).

Die Gelenkversteifung wird bei schmerzhaften Arthrosen im Bereich von Fuß, Sprunggelenk, Hand- oder Ellbogengelenk sowie an der Wirbelsäule durchgeführt. ◀

3.5.2 Heberden-Arthrose und Bouchard-Arthrose

Ätiologie und Pathogenese
Die **Arthrose der Fingerendgelenke (Heberden)** und **der Fingermittelgelenke (Bouchard)** ist genetisch disponiert und betrifft häufig Frauen nach der Menopause. Meist sind mehrere Finger gleichzeitig betroffen.

Symptome
Zunächst treten Rötung, Schwellung, selten Überwärmung und meist keine oder nur geringe Schmerzen an den jeweils betroffenen Fingergelenken auf.

Später kommt es zur Verdickung und Deformierung des Gelenks und bei der Heberden-Arthrose zu einer schmerzhaften Beugekontraktur in den Fingerendgelenken mit Abweichung nach ulnar.

Röntgenologischer Befund
Wulstige Verdickung und Deformierung der Gelenkränder.

Therapie
Neben den konservativen symptomatischen Therapieversuchen kann bei der Bouchard-Arthrose eine operative Synovektomie und Denervation zur Schmerzlinderung durchgeführt werden. Bei beiden Erkrankungen steht bei Beschwerdepersistenz die **Arthrodese** als weitere Maßnahme zur Verfügung.

3.6 Zirkulationsbedingte Gelenkkrankheiten

3.6.1 Osteochondrose (= Osteochondronekrose)   !!!

Durchblutungsstörungen im Epiphysenbereich können bei **Kindern** zu lokalisierten **Verknöcherungsstörungen** oder zu **Knochennekrosen** führen.

▶ Am häufigsten betroffen sind (☞ Abb. 3.6):
- die Femurkopfepiphyse (M. Perthes)
- die Wirbelsäule (M. Scheuermann)
- die Femurkondyle (Osteochondrosis dissecans des Kniegelenks)
- die Tuberositas tibiae (M. Osgood-Schlatter)
- das Os naviculare pedis (M. Köhler I)
- die Mittelfußköpfchen (M. Köhler II). ◀

> **Merke!**
>
> **Die wichtigsten aseptischen Knochennekrosen in Versen (nach D.F.K. Schnell)**
> Herr *Perthes* kokst den Ofen ein,
> und *Kienböck* sieht im *Mondenschein*
> den *bucklig* krummen *Scheuermann*
> auf *Köhler's Schiff* als Steuermann.
> Der *mittelfuss*-krank *Köhler zwei*
> verbraucht *fünf Tuben Fuss*-Arznei.
> *Calvé* liegt *rückenflach* am Strand,
> *Osgood* malt *Verse* in den Sand;
> am *Tiber* sieht man *Schlatter* ruhn,
> an *Larsen's Kniescheib'* pickt ein Huhn,
> und selbst das *Schambein* des Herrn *Neck*
> ist schlimmerweise wieder leck.

M. Perthes

Ätiologie und Pathogenese
Die **aseptische Osteochondrose der Femurkopfepiphyse**, deren Ursache nicht bekannt ist, tritt häufig um das 5. Lebensjahr und häufiger bei Jungen auf. Sie ist die **häufigste aller juvenilen Osteochondronekrosen**. Die Blutversorgung des Femurkopfs, die ohnehin wegen des intraartikulären Verlaufs der zuführenden Blutgefäße kritisch ist, versagt.

▶ Mit **Eintreten der Vaskularisationsstörung** verlangsamt sich das Wachstum des Knochenkerns. Es kommt zu einem Gelenkerguss und zunehmender Verdickung des Gelenkknorpels. Anschließend kommt es im **Kondensationsstadium** reaktiv zur Knochenverdickung durch Mikrofrakturen des nekrotischen Femurkopfkernes und Umbau der Knochenbälkchen. Nach dem Abbau der nekrotischen Knochenbälkchen und Auflösung des Hüftkopfkerns im Fragmentationsstadium kommt es im **Reparationsstadium** zum Wiederaufbau des Hüftkopfs durch die Bildung neuer Knochenbälkchen. Da der Hüftkopf während der Erkrankungsphasen durch Belastung starke Deformierungstendenzen zeigt, sind **typische Verformungen** wie die Pilzform oder die Coxa plana und magna möglich. ◀

▶ **Symptome**
Am Anfang treten **Hinken** oder auch **Knieschmerzen**, sehr selten belastungsabhängige Hüftschmerzen auf. Auch die Zufallsdiagnose bei asymptomatischem Verlauf ist nicht selten. Später findet sich eine auffällige Einschränkung der Hüftgelenksbeweglichkeit insbesondere in der Rotation und Abduktion.

Typisch ist das **positive Viererzeichen** bei Beugung und Abduktion des Hüftgelenks bei gebeugtem Kniegelenk: dabei ergibt sich beim gesunden Menschen das Bild einer liegenden 4, beim M. Perthes dagegen ist die Abspreiz- und Drehbeweglichkeit im Hüftgelenk eingeschränkt. ◀

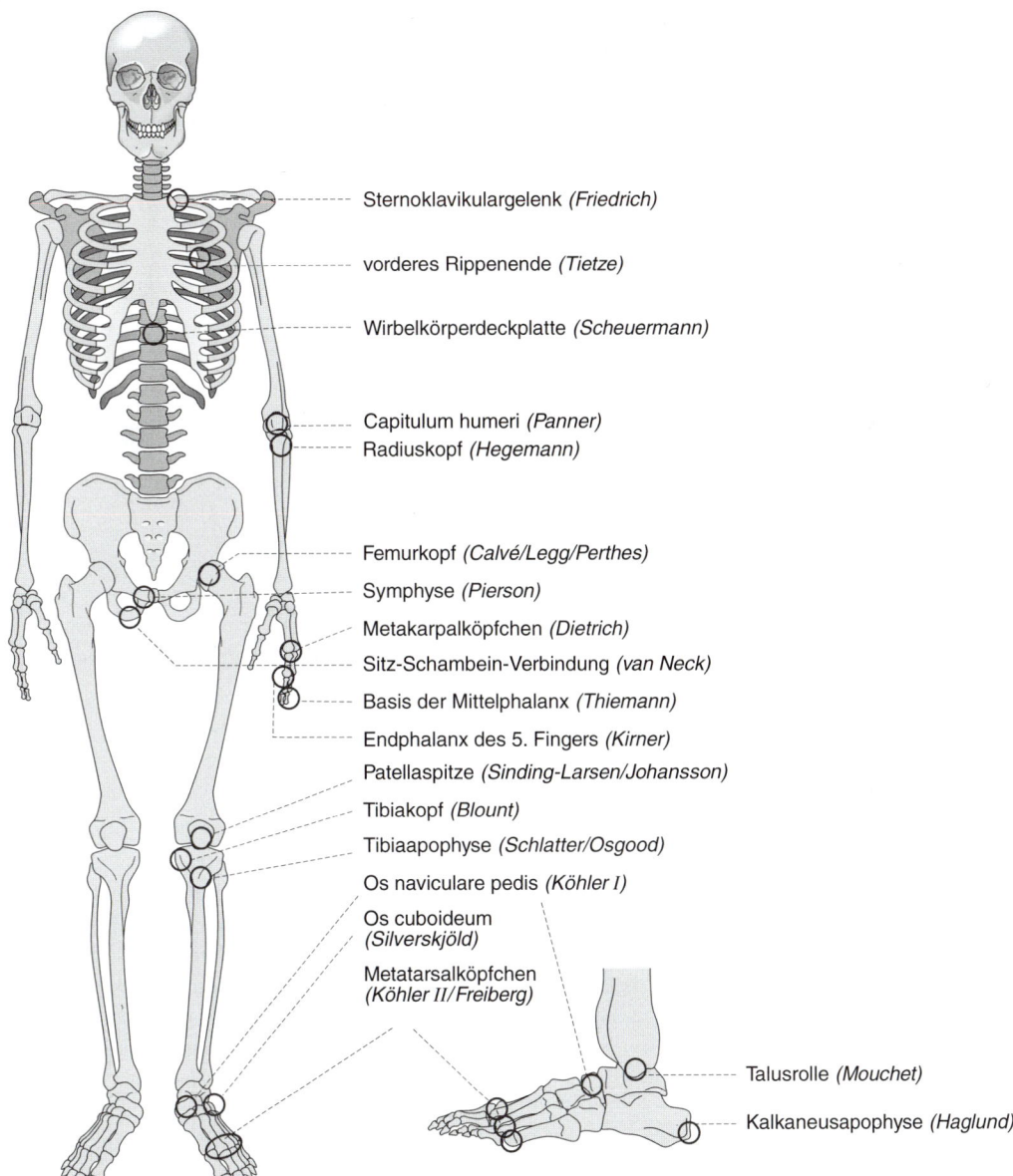

Abb. 3.6: Typische Lokalisationen von Osteochondronekrosen im Kindes- und Jugendalter [9]

▶ **Röntgenologischer Befund**

Die **Ausdehnung der Hüftkopfnekrose** wird **nach Catteral** von ventral nach dorsal in **vier Sektoren** eingeteilt. Im Anfangsstadium findet sich eine scheinbare Gelenkspaltverbreiterung, anschließend eine Verdichtung der Femurepiphyse und eine Fragmentation des Hüftkopfkerns. Zum späteren Zeitpunkt stellt sich ein mehr oder weniger deformierter Femurkopf dar, der typischerweise eine Pilzform aufweist (☞ Abb. 3.7). ◀

▶ Im Röntgenbild können auch prognostisch ungünstige **Risikozeichen**, wie die Lateralisation des Hüftkopfs, die laterale Verkalkung der Epiphyse und eine Beteiligung der Metaphyse beobachtet werden. Im MRT ist die Nekrose schon sichtbar bevor radiologische Veränderungen erkennbar sind. ◀

		a.p.	axial
Salter und Thompson, Typ A	**Catteral Gruppe 1** Nur anterolateraler Sektor betroffen	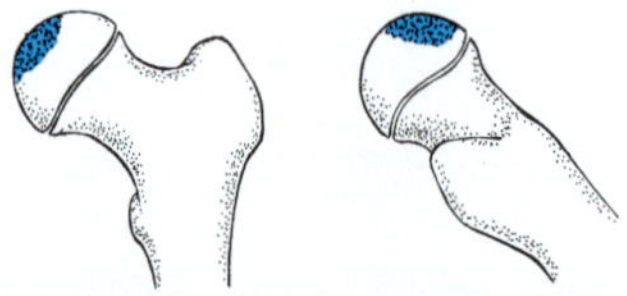	
	Catteral Gruppe 2 Ca. 50% der Epiphyse nekrotisch	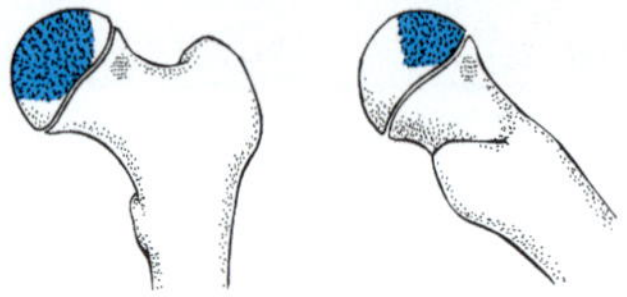	
Salter und Thompson, Typ B	**Catteral Gruppe 3** Ca. 75% betroffen	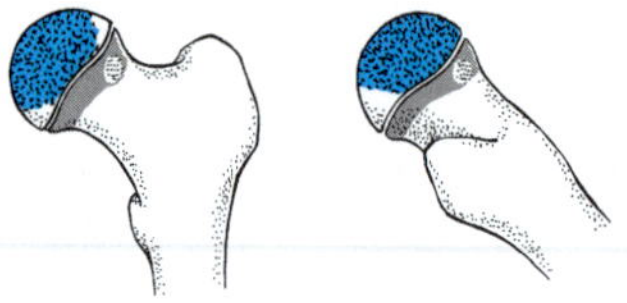	
	Catteral Gruppe 4 Totalnekrose (schlechte Prognose)	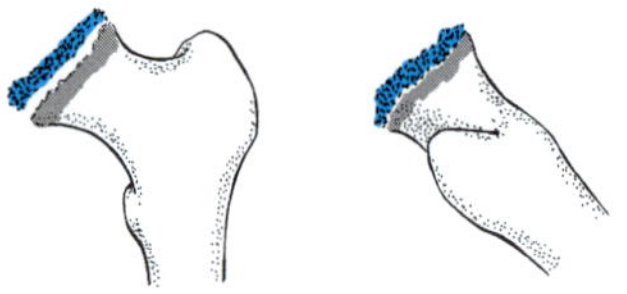	

Abb. 3.7: Klassifikation nach Salter und Thompson sowie nach Catteral [8]

Therapie

Entscheidend ist es, mit Rücksicht auf das Alter, die klinische Symptomatik und das Röntgenbild, durch die Behandlung die **Deformierung des Hüftkopfs zu verhindern** bzw. die **Gelenkkongruenz wiederherzustellen**. Um den schlecht belastbaren Hüftkopf nicht zu deformieren, werden entlastende Orthesen wie die **Thomas-Schiene** (☞ Abb. 3.8) angewandt und die Bewegungseinschränkungen krankengymnastisch behandelt.

Bei eingetretener Lateralisation des Hüftkopfs wird zur Zentrierung (Containment) des Hüftkopfs die **Beckenosteotomie nach Salter** (☞ Abb. 3.9) oder die **intertrochantäre Varisationsosteotomie** durchgeführt (☞ Abb. 3.10). Immerhin heilen ca. 60 % aller befallenen Hüftköpfe aus, wobei jedoch ca. 50 % langfristig eine HTEP benötigen.

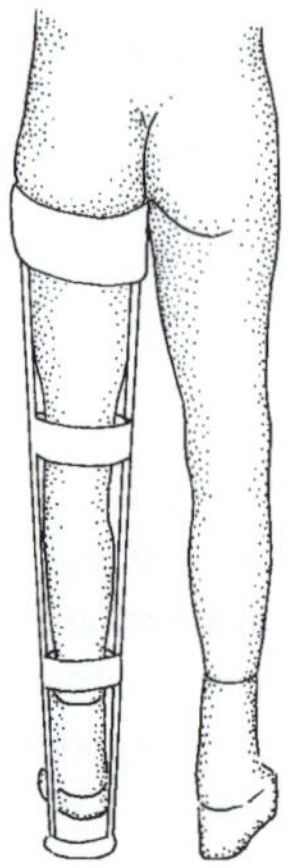

Abb. 3.8: Thomas-Schiene

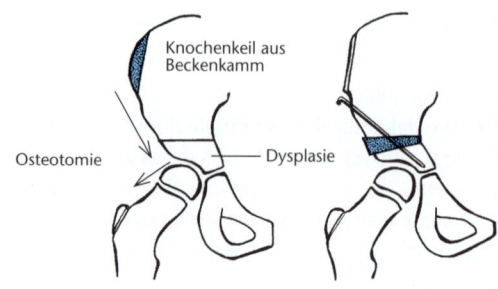

Abb. 3.9: Beckenosteotomie nach Salter

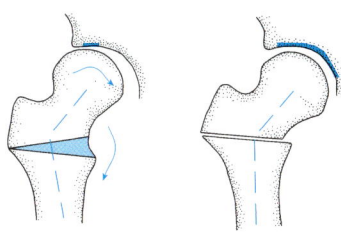

Abb. 3.10: Intertrochantäre Varisationsosteotomie

Prognose
Sind als Resultat des Reparationsstadiums die Krümmungsradien von Hüftkopf und Hüftpfanne unterschiedlich **(Inkongruenz)**, stellt dies eine **präarthrotische Deformität** dar, die Prognose ist somit ungünstig. Auch das **Alter bei Erkrankungsbeginn** ist ein wesentlicher prognostischer Faktor. Je jünger das Kind bei Erkrankungsbeginn ist, desto größer sind die Chancen für eine befriedigende Ausheilung.

Je nach Ausdehnung des Hüftkopfbefalls dauert der M. Perthes Monate bis Jahre.

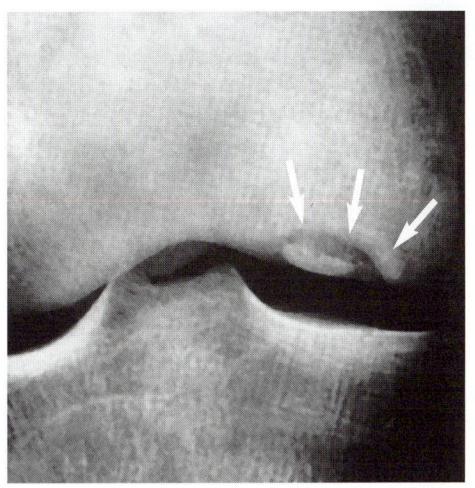

Abb. 3.11: Osteochondrosis dissecans. Typische Lokalisation am medialen Kondylus des Kniegelenks, der Fossa intercondylaris zugewandt. Der knöcherne Anteil des Dissekats ist verdichtet, das Mausbett sklerosiert (→) [9]

Osteochondrosis dissecans
Ätiologie und Pathogenese
Bei unbekannter Ätiologie kommt es durch eine Vaskularisationsstörung zur **sklerosierenden Osteolyse im Knorpel-Knochen-Bereich mit anschließender Ablösung des Dissekats aus der Gelenkfläche**. Dieser freie Gelenkkörper hinterlässt einen Defekt in der Gelenkfläche. Häufig betroffen ist die mediale Femurkondyle bei Männern nach Abschluss des Wachstums (☞ Abb. 3.11).

▶ Symptome
Uncharakteristische Gelenkschmerzen vor allem bei Belastung und Bewegungen und eine Tendenz zur Ergussbildung sind die ersten klinischen Symptome. Nach Ablösung des Dissekats treten Einklemmungserscheinungen und Gelenkblockierungen auf. ◀

Röntgenologischer Befund
Demarkierter Knochendefekt mit Sklerosezone oder ein freies Dissekat im Gelenk **("Gelenkmaus")**. Die Erkrankung weist 4 typische **Stadien** auf:
- **Initialstadium I:** subchondrale Osteonekrose mit reparativem Prozess
- **Sklerosestadium II:** zunehmende Sklerosezone
- **Stadium III:** die komplette Demarkierung führt zum Dissekat, das jedoch noch in situ (Mausbett) liegt
- **Stadium IV:** ausgelöstes Dissekat führt zum Gelenkflächendefekt

Therapie
Im Anfangsstadium kann oft durch konservative Maßnahmen wie Entlastung und Ruhigstellung eine Besserung erzielt werden (Stadium I und II). An operativen Maßnahmen stehen die Umkehrplastik, Reinsertion (Stadium III) oder Entfernung des Dissekats und Spongiosaplastik zur Auswahl (Stadium IV). Therapeutisch wichtig ist die Durchbrechung der subchondralen Sklerosezone durch retrograde Anbohrung **(Beck-Bohrung)**.

M. Osgood-Schlatter
Ätiologie und Pathogenese
Bei **Überlastung der Apophyse** tritt eine **aseptische Osteochondrose der Tuberositas tibiae** auf, die zur Ossifikationsverzögerung und Ablösung von Dissekaten unter dem Ligamentum patellae führen kann. Meist tritt die Erkrankung während der Wachstumsphase vor der Pubertät oder bei Überlastung der Kniegelenke im Kindesalter auf.

▶ **Symptome**
Klinisch imponieren belastungsabhängige Schmerzen und lokaler Druckschmerz über der Tuberositas tibiae sowie später möglicherweise auch eine Prominenz in diesem Bereich.

Röntgenologischer Befund
Strukturauflockerungen, Fragmentation und Abhebung der Tuberositas tibiae. ◀

Therapie
Die Erkrankung wird durch **Entlastung des Kniegelenks** behandelt, um Schmerzfreiheit zu erreichen. Operative Maßnahmen mit Entfernung der freien Dissekate sind äußerst selten erforderlich.

M. Köhler I und II
Ätiologie und Pathogenese
Die **aseptische Osteochondrose des Os naviculare (M. Köhler I)** tritt bevorzugt zwischen dem 4. und dem 7. Lebensjahr auf, die **aseptische Osteochondrose der Mittelfußköpfchen (M. Köhler II)** vor allem bei Mädchen während der Pubertät. Meist ist das Os metatarsale II betroffen, selten III oder IV. Es liegen Vaskularisationsstörungen unbekannter Ätiologie zugrunde. Die Erkrankung verläuft wie der M. Perthes in **4 Stadien** (s. o.). Oft erfolgt eine vollständige Ausheilung, aber auch eine Deformierung des Metatarsalköpfchens ist nicht selten. Selten dagegen ist eine Verformung des Os naviculare mit sekundärer Arthrose der Nachbargelenke bei abgeflachtem Fußlängsgewölbe.

Symptome
Beim **M. Köhler I** Schmerzen am Fußinnenrand, z. T. mit Schwellung; oft jedoch keine Symptome. Der **M. Köhler II** geht häufig mit einem Spreizfuß einher.

Röntgenologischer Befund
Im Anfangsstadium scheinbare Gelenkspaltverbreiterung, anschließend Verdichtung des Os naviculare bzw. des Mittelfußköpfchens und teilweise Fragmentation. Zum späteren Zeitpunkt stellt sich nur selten eine Deformierung dar.

Therapie
Symptomatisch: Einlagenversorgung zur Abstützung des Fußlängsgewölbes. Später bei deformierten Metatarsaleköpfchen operative Modulierung des Gelenks unter Abtragung der Randwülste.

3.6.2 M. Sudeck (Algodystrophie)

▶ **Ätiologie und Pathogenese**
Beim M. Sudeck liegt eine **schmerzhafte Dystrophie und Atrophie von Knochen und Weichteilen nach Trauma** vor. **Störungen der vegetativen Innervation** am betroffenen Skelettabschnitt, **endokrine Fehlsteuerungen** und **psychosomatische Einflüsse** sind für die Ausbildung des Erkrankungsbildes entscheidend. Meist gehen gelenknahe Frakturen, Infektionen, Nervenschädigungen, Operationen und Traumen unterschiedlichster Schweregrade voraus. Dabei ist jedoch keinerlei Zusammenhang zwischen der Schwere der Verletzung und dem Ausprägungsgrad der Dystrophie zu erkennen. In etwa einem Viertel der Fälle lassen sich keine ersichtlichen Ursachen feststellen. ◀

▶ **Symptome**
Charakteristisch ist der **sehr langwierige chronische Verlauf in 3 Stadien:**
- Stadium der **Entzündung** (die ersten Wochen): livid verfärbte Glanzhaut, teigige Schwellung, Überwärmung, Hyperhidrose, schmerzhaft eingeschränkte Gelenkfunktion.
- Stadium der **Dystrophie** (nach einigen Wochen, bis Monate dauernd): Atrophie des Muskels und der Gewebe, Entkalkung des Knochens, fibröse Verklebung der Gelenke mit zunehmender Versteifung, trophische Hautstörungen.
- Stadium der **Atrophie** (nach einigen Monaten, bis 1 Jahr dauernd): ausgeprägte Atrophie sämtlicher Gewebe, Weichteile und Knochen des betroffenen Abschnittes oder Normalisierung der trophischen Veränderungen, starke Gelenksteife, Abnahme der Schmerzhaftigkeit. ◀

▶ **Röntgenologischer Befund**
- im Stadium I unauffälliges Röntgenbild
- im Stadium II fleckige Knochenatrophie
- im Stadium III diffuse Knochenatrophie mit bleistiftartiger Umrandung ◀

Therapie
Im **Stadium I** wird durch Ruhigstellung, Analgetika, Antiphlogistika und durchblutungsfördernde Mittel behandelt. Bei Befall der oberen Extremität kann eine Stellatumblockade durchgeführt werden. Auch Antidepressiva sind angezeigt und insbesondere Calcitonin für 1 Woche mit anschließendem Ausschleichen. Im **Stadium II und III** stehen die physikalischen Maßnahmen und die intensive krankengymnastische Beübung im Vordergrund.

Prophylaxe
Die beste Prophylaxe besteht in einer **schonenden Primärversorgung**, d.h. brüske und wiederholte Repositionsmanöver meiden, exakte Ruhigstellung der Fraktur ohne Strangulation durch den Gips, gewebeschonendes Vorgehen bei Operationen. Bei gelenknahen Frakturen nicht zu früh mit der Nachbehandlung beginnen und eine psychosomatische Betreuung des Patienten durchführen.

3.7 Gelenkschäden durch Immobilisation und Inaktivität

Durch Immobilisation verändern sich die Gleitgewebe und Verschiebeschichten sowie die Gelenktrophik in Abhängigkeit von der Muskelatrophie. Infolgedessen kommt es zu Gelenkversteifungen und Kontrakturen. Wichtig sind daher zum einen die Ruhigstellung in einer für das betroffene Gelenk guten Stellung und zum anderen die frühzeitige passive und aktive physikalische Beübung des Gelenks.

4 Erkrankungen der Muskeln, Sehnen, Sehnenscheiden und Bänder

4.1 Erkrankungen der Muskeln

 Einschränkungen der Leistung bzw. der Substanz der Muskulatur können ursächlich in der Struktur der Muskeln selbst liegen (= primäre Myopathie) oder aber Folge einer sekundären Störung der Muskelaktion sein, deren Ursache vielfältig (Inaktivität, Schmerzen, neurologisch etc.) sein kann.

4.1.1 Myogelosen

▶ **Ätiologie und Pathogenese**
Durch erhöhte aktive Beanspruchungen der Muskulatur kommt es zur lokalen Ischämie mit reflektorisch ausgelöstem **erhöhtem Muskeltonus**. Dieser führt zu Myogelosen, tastbaren **Verhärtungen** und **druckschmerzhaften Knoten** in der Muskulatur. ◀ Sie imponieren histologisch als wachsartig degenerierte Muskelfibrillen mit Fetteinlagerungen und sind die Folge eines fehlenden Wechsels zwischen Kontraktion und Erschlaffung. Häufig betroffen sind Ursprungsbereiche des Muskels sowie Sehnenübergänge und Muskelränder, vor allem im Bereich der Rückenmuskulatur.

Im Gegensatz dazu stellt der **Muskelhartspann** eine strangartige, großflächige reflektorische Anspannung eines Muskels dar und verschwindet in Narkose nicht.

Symptome
Bewegungsschmerzen und Druckschmerz im Bereich der Myogelosen.

Therapie
Lokale **Wärmeanwendungen** und gezielte **Massagen** reichen oft aus, um den Muskelhartspann aufzulösen. Als weitere Maßnahmen stehen **Muskelrelaxanzien** und die Injektion von **Lokalanästhetika** zur Verfügung, daneben **Muskelkräftigung** durch Krankengymnastik.

4.1.2 Muskelkontrakturen

Durch muskuläre oder neurogene Erkrankungen sowie bei Gelenkschädigungen kommt es zur dauerhaften **Verkürzung der Muskulatur** mit den Folgen der Bewegungseinschränkung.

Häufig sind Kontrakturen der am **Hüftgelenk** angreifenden Muskulatur (Beuge-, Adduktions- oder Abduktionskontrakturen). Die Adduktionskontraktur des Hüftgelenks führt zu einer relativen Beinverkürzung auf der betroffenen Seite, die Abduktionskontraktur entsprechend zu einer relativen Beinverlängerung.

Kompartmentsyndrom
Ätiologie und Pathogenese
Nach stumpfen Traumen und Frakturen aber auch bei zu engem zirkulären Gipsverband kann durch Schädigung der Weichteile und Einblutung in die Muskellogen ein Kompartmentsyndrom entstehen. Dieses ist definiert als Druckerhöhung **in einem volumenbegrenzten Raum (Muskelloge) mit drohender oder manifester Schädigung der darin befindlichen Gewebe**. Das Ausmaß der Schädigung hängt

von der Druckhöhe und der Einwirkdauer ab. Eine **Schädigung der Kapillarperfusion** des betroffenen Gewebes führt zu einem ischämischen Zellödem. Diese Volumenzunahme der Zellen reduziert die Kapillarperfusion weiter, wodurch die Ischämie und damit das Zellödem noch verstärkt werden. Es resultiert ein Circulus vitiosus aus Zellschwellung und immer schlechter werdender Gewebeperfusion. Wenn die Vasa nervorum der Gefäße komprimiert werden, verschwinden die initial vorhandenen Schmerzen des Patienten – dies zeigt den Zeitpunkt der **irreversiblen Schädigung der Nerven** an.

Symptome
Leitsymptom ist eine **steinhart gespannte Muskulatur mit analgetikaresistenten Schmerzen**, wobei die peripheren Pulse noch tastbar sind. Es findet sich eine glänzende und gespannte Haut – Sensibilitätsstörungen und motorische Ausfälle sind Spätsymptome und in der Regel irreversibel.

Prädilektionsstellen: Unterschenkel
Hier finden sich **4 Muskellogen** (☞ Abb. 4.1), in denen sich ein Kompartmentsyndrom entwickeln kann:
- die Tibialis-anterior-Loge (ventrale Loge, N. peroneus profundus)
- die Tibialis-posterior-Loge (tiefe hintere Loge, N. tibialis)
- die laterale Loge (Mm. peronei, N. peroneus superficialis)
- die oberflächliche dorsale Loge (M. triceps surae).

Diagnostik
Anamnese und klinische Untersuchung weisen auf ein drohendes oder manifestes Kompartmentsyndron hin. Eine **subfasziale Gewebedruckmessung** weist bei < 10 mmHg auf Normwerte, bei < 30 mmHg auf ein drohendes und bei > 30 mmHg auf ein manifestes Kompartmentsyndrom hin.

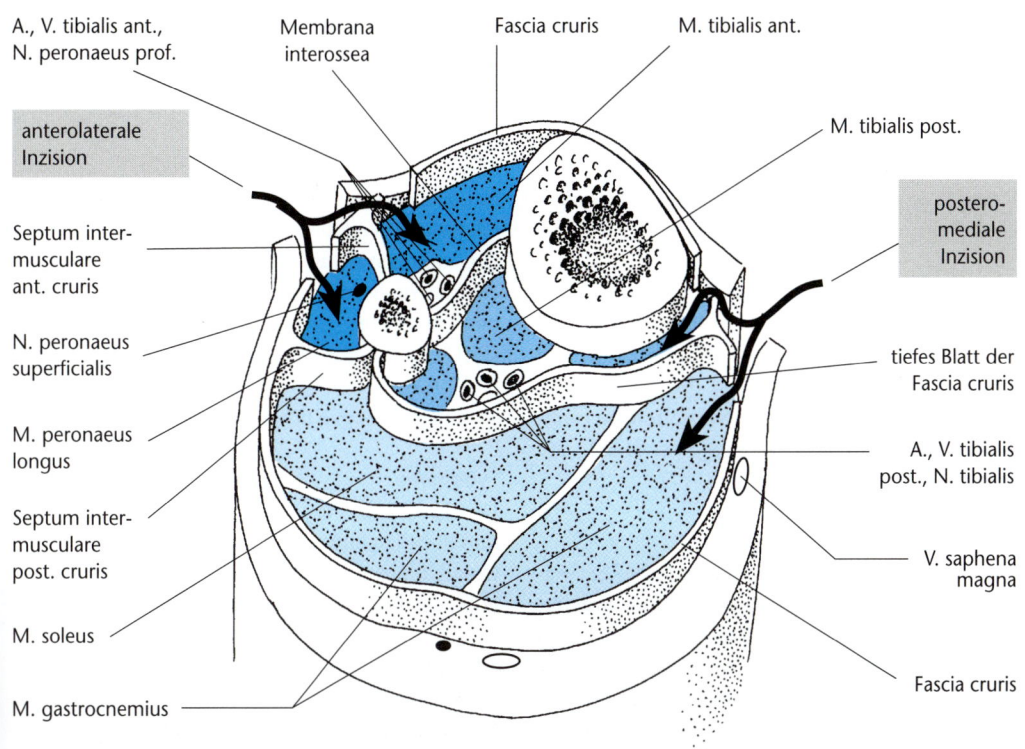

Abb. 4.1: Faszienspaltung bei Kompartmentsyndrom am Unterschenkel [10]

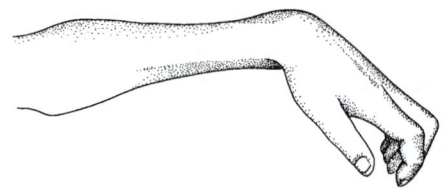

Abb. 4.2: Volkmann-Kontraktur

Therapie
Als **Sofortmaßnahmen** müssen alle zirkulären Verbände entfernt werden, die Extremität flach gelagert und eine forcierte Diurese (Myoglobin) begonnen werden. Operativ ist die sofortige **Dekompression durch Fasziotomie** (☞ Abb. 4.1) mit nachfolgend offener Wundbehandlung notwendig. Im späteren Verlauf erfolgt dann die Sekundärnaht oder ggf. Defektdeckung mittels Meshgraft.

Prädilektionsstellen: Obere Extremität: Volkmann-Kontraktur
Bei suprakondylären kindlichen Humerusfrakturen, Ellenbogenluxationen und schweren stumpfen Anpralltraumen des Unterarms, zu engen Unter- und Oberarmgipsen und komplizierten Frakturen bei Erwachsenen kann es auch zu einem **Kompartmentsyndrom des Arms** kommen. In der Folge wird das nekrotische Muskelgewebe durch Bindegewebe ersetzt, die Hand- und Fingerbeuger verlieren ihre Funktion und es resultiert eine **ausgeprägte Beugekontraktur**.

Symptome
Die klinische Symptomatik besteht in Schwellung, Verfärbung, Schmerzen, gestörter Motorik und Sensibilität des Unterarms und der Hand. Nach dem Akutstadium bleibt eine **reduzierte Unterarmmuskulatur** und **Beugefehlstellung der Hand- und Fingergelenke** bestehen (☞ Abb. 4.2).

Therapie
Entscheidend ist es, die **Entstehung** der Volkmann-Kontraktur durch baldige Reposition der Fraktur, Vermeidung von strangulierenden Verbänden und Hochlagerung zu **verhindern**. Ansonsten bleibt nur der Versuch einer Funktionsverbesserung mit Krankengymnastik, Quengelung oder operativen Maßnahmen wie Sehnenverlagerung oder Arthrodesen.

4.1.3 Myositis

Ätiologie und Pathogenese
Muskelentzündungen können durch Bakterien, Viren oder andere Parasiten verursacht sein, aber auch als Begleiterkrankungen bei entzündlich rheumatischen Erkrankungen auftreten.

Symptome
Im **Akutstadium** treten neben den Muskelschmerzen schwere Allgemeinsymptome auf. Im **chronischen Stadium** imponieren mehr oder weniger starke Muskelschmerzen. Bei der **Polymyalgia rheumatica** sind insbesondere die Muskeln des Schultergürtels und des Beckenbereichs betroffen. Zusätzlich finden sich eine sehr hohe BSG und ein positives CRP sowie eine Gamma-Globulin-Vermehrung in der Elektrophorese. In 50 % d.F. ist die Polymyalgie mit einer Arteriitis temporalis assoziiert.

Therapie
Die Therapie erfolgt **nach der jeweiligen Ursache**, so wird z.B. bei bakteriellen Muskelentzündungen nach Injektionsbehandlungen der Spritzenabszess gespalten und drainiert. Bei der Polymyalgia rheumatica werden frühzeitig Steroide gegeben.

Myositis ossificans

Ätiologie und Pathogenese
Bei der Myositis ossificans circumscripta liegt eine **lokalisierte Verknöcherung in einem Muskel** vor, der meist **traumatische oder neuropathische Ursachen** zugrunde liegen, z.B. traumatische Einblutung und Quetschung, aber auch nach OP einer HTEP (PAO), chronische Überbeanspruchung, wiederholte Massage eines verletzten Muskels oder Querschnittsläsion des Rückenmarks.

Symptome
Druckschmerzhafte, verhärtete Muskulatur mit funktionellen Störungen durch gelenküberbauende Ossifikationen. Die alkalische Phosphatase ist erhöht, das Szintigramm positiv.

Therapie
Im **aktiven Stadium** der Umbauvorgänge werden Versuche mit Ruhigstellung oder auch Röntgenbestrahlungen unternommen, wobei jedoch kein wesentlicher Einfluss auf die Weiterentwicklung der

Erkrankung genommen werden kann. Im **Inaktivitätsstadium** (nach etwa 6 Monaten zu einem Zeitpunkt, an dem die Ossifikation abgeschlossen ist) kann durch die operative Entfernung der Verknöcherungen die Gelenkfunktion zumindest teilweise wiederhergestellt werden.

4.1.4 Muskelatrophie

Eine **Verringerung der Muskelmasse** entsteht durch myogene (Inaktivitätsatrophie durch Ruhigstellung, ischämische Muskelnekrosen) oder neurogene (periphere Nervenschädigung) Erkrankungen.

4.1.5 Progressive Muskeldystrophie

Ätiologie und Pathogenese
Bei dieser erblichen Erkrankung unterscheidet man:
- **Typ I (autosomal dominant):** fazio-skapulo-humerale Form **(Erb)**
- **Typ II (autosomal rezessiv):** Rumpfgürtelform
- **Typ III (X-chromosomal rezessiv):** Duchenne

Ätiologisch werden ein Ausfall der parasympathischen Innervation sowie eine Insuffizienz des Kohlenhydratstoffwechsels diskutiert. Es kommt durch Atrophie zur Fragmentierung der Muskelfibrillen mit leeren Sarkolemmschläuchen.

Symptome
Vom Befallsmuster und Manifestationsalter abhängige zunehmende **Schwäche der betroffenen Muskulatur.**

▶ Vom **Typ Duchenne** sind nur Jungen betroffen. Sie erkranken bereits im Vorschulalter, haben typischerweise ein starkes **Hohlkreuz, Gnomenwaden** (Pseudohypertrophie der Waden durch Zunahme des Binde- und Fettgewebes), zunehmende Schwierigkeiten beim Aufstehen und Gehen und eine kurze Lebenszeit von etwa 2 Jahrzehnten. Die Erkrankung beginnt meist im Beckengürtel und breitet sich symmetrisch an den Extremitäten von proximal nach distal aus. ◀

Der **Typ Erb** befällt zuerst die Muskeln des Schultergürtels, schreitet dann auf die Oberarme fort (Unterarme und Hände bleiben frei), aber auch auf Au-

gen- und Mundmuskulatur. Der Verlauf ist weniger schwer; die Krankheit setzt mit Beginn der Pubertät ein, es besteht eine normale Lebenserwartung.

Therapie
Eine kausale Therapie ist nicht möglich, es wird versucht, die Symptome der Muskelschwäche anzugehen (orthopädische Schuhe, Orthesen, evtl. Rollstuhl).

4.1.6 Dystrophia myotonica

Die myotone Dystrophie (Curschmann-Steinert) ist die zweithäufigste vererbte (Skelett-)Muskelerkrankung. Sie wird **autosomal dominant** vererbt und manifestiert sich meist zwischen dem 2. und 3. Lebensjahrzehnt. Männer sind häufiger betroffen als Frauen.

Die **Klinik** wird bestimmt von distal beginnenden Muskelatrophien und -dystrophien an den Extremitäten sowie Atrophien der Hals- und Gesichtsmuskulatur **(Facies myopathica)**. Typisch sind **myotone Reaktionen** der betroffenen Muskulatur, wobei es nach Beklopfen oder anhaltenden Kontraktionen zur Ausbildung von Muskelbäuchen kommt. **Therapeutisch** kommen lediglich eine symptomatische Behandlung mittels Orthesen, Geh- und Laufhilfsmitteln sowie korrigierende OPs in Frage.

4.2 Erkrankungen der Sehnen und Sehnenscheiden

Erkrankungen der Sehnen treten sehr häufig infolge Degeneration und Überbeanspruchung auf, seltener durch äußere Verletzung (Ruptur) oder Entzündung (Sehnenscheiden).

4.2.1 Degenerative Veränderungen

Insertionstendopathie

Ätiologie und Pathogenese
Durch mechanische Überbeanspruchung, lokale mechanische Spitzenbelastungen am Muskel-Sehnen- oder Sehnen-Knochen-Übergang oder durch chronische Entzündungen und schlechte Vaskularisation entstehen **Verschleißerscheinungen** des Sehnengewebes insbesondere am Ansatzbereich (Insertionsendopathien, Enthesopathien).

Symptome
Spontan- und Ruheschmerzen sowie bewegungs- und belastungsabhängige Beschwerden und lokale Druckschmerzen insbesondere am Sehnenansatzgebiet in der Umgebung der Gelenke der oberen bzw. unteren Extremität.
Prädilektionsstellen sind der Epicondylus lateralis humeri („Tennisellenbogen"), das Tuberculum majus humeri („Supraspinatussehnen-Syndrom"), der Ansatz des M. gracilis und die Patellaspitze.

Therapie
Die ursächliche Behandlung besteht in der **Ausschaltung des schmerzauslösenden Bewegungsablaufes** (Sportkarenz, Entlastung, aber keine Kortikosteroide in die Sehnen injizieren, da Rupturgefahr!). Im übrigen erfolgt eine **physikalische Behandlung** mit Ultraschall und Iontophorese sowie Elektrotherapie, Massage und intensiver Krankengymnastik. Zusätzlich werden Lokalanästhetika injiziert und falls nötig Analgetika verabreicht.

Epicondylitiden
Ätiologie und Pathogenese
Die auch unter dem Begriff **„Tennisellenbogen"** bekannte Erkrankung ist die am häufigsten vorkommende Insertionstendopathie mit Schmerzen im Bereich der Humerusepikondylen. Durch chronische Überlastung kommt es zur Degeneration des Ansatzbereiches der Hand- und Fingermuskulatur, insbesondere der Extensionsmuskeln.

Symptome
Lokaler Druckschmerz über dem Epicondylus lateralis mit einer Schmerzverstärkung bei Widerstandstests.

Therapie
Durch Gipsruhigstellung und Injektionen mit Lokalanästhetika und Kortikosteroiden sowie mit Ultraschall, Iontophorese, Eis und Deep friction sind die Symptome oft zu bessern. An **operativen Maßnahmen** steht die Einkerbung der Extensorenmuskulatur am Epicondylus nach Homann bzw. die gleichzeitige Denervierung nach Wilhelm zur Verfügung.

☞ auch Kap. 12.2.3

Supraspinatussehnen-Syndrom
Ätiologie und Pathogenese
Durch mechanische Belastung der Sehne beim Durchgang unter dem Ligamentum coracoacromiale (physiologische Enge) sowie durch die bestehende Hypovaskularisierung am Sehnenansatz (Tuberculum majus) kommt es zu degenerativen Veränderungen, die zu Schmerz und Funktionseinschränkung der Schulter führen.

Einteilung nach Neer:
- **Stadium I:** Ödem und Einblutung in die Sehne
- **Stadium II:** Fibrose und Tendinitis
- **Stadium III:** partielle Rupturen und ossäre Veränderungen.

Das Supraspinatussehnen-Syndrom kann zusammen mit der Bursitis subacromialis, der Rotatorenmanschettenruptur und der Schultersteife (frozen shoulder) unter dem Überbegriff **Periarthropathia humeroscapularis** zusammengefasst werden (☞ Kap. 11.2.3).

Symptome
Bewegungsabhängig verstärkter chronischer Schulterschmerz, z. T. auch nachts. Druckschmerz im Bereich des Tuberculum majus. Abduktion gegen Widerstand schmerzhaft. Schmerzhafter Bogen **(painful arc)** bei Abduktion zwischen 60 und 120° als Zeichen eines **Impingement-Syndroms** (Einklemmung subakromialer Weichteile, z. B. Rotatorenmanschette, bei der Abduktion).

Therapie
Die Therapie erfolgt zunächst **konservativ:** Kryotherapie bei akuten Schmerzen, Wärme bei chronischen Beschwerden, Lokalanästhetika, Elektrotherapie und Antiphlogistika. Bei Persistenz der Beschwerden kann eine **operative Therapie** (Akromioplastik nach Neer) erwogen werden. Sehr gute Erfolge durch **Akupunktur**.

Achillessehnenruptur
Als **Folge von degenerativen Veränderungen** kann es zur spontanen Ruptur der betroffenen Sehne kommen. Ein typisches Beispiel hierfür ist die Achillessehnenruptur. Bei bestehender Vorschädigung der Achillessehne kann beispielweise beim Fußballspielen **plötzlich** ein **von einem peitschenhiebartigen Knall begleiteter Schmerz** auftreten.

Danach ist eine Delle kurz oberhalb des Achillessehnenansatzes zu tasten, die aktive Plantarflexion ist stark eingeschränkt oder unmöglich und der Thompsen-Test positiv (bei manueller Kompression der Wade in Bauchlage fehlt die Plantarflexion des Fußes). Zur **Rekonstruktion** wird die operative Achillessehnennaht, teilweise mit Plantarissehnenplastik, durchgeführt und eine **Nachbehandlung mit Achillessehnenentlastungsschuh** angeschlossen (6 Wochen), dann Ferseneinlage 2 cm und schließlich 1 cm für insgesamt 6 weitere Wochen.

Bizepssehnen-Syndrom

Ätiologie und Pathogenese

Die schmerzhaft degenerativen Erkrankungen der langen Bizepssehne sind durch ihren Verlauf im Sulcus intertubercularis bedingt. Durch die starke mechanische Beanspruchung und durch entzündliche und degenerative Veränderungen kommt es zu **Reizzuständen** und teilweise zu **Spontanrupturen der langen Bizepssehne**.

Symptome

Die klinische Symptomatik besteht in Schmerzen im Bereich des Sulcus intertubercularis bei Anspannung des M. bizeps und bei Druck. Nach eingetretener Ruptur wölbt sich der Muskelbauch am distalen Oberarm vor.

Therapie

Die Behandlung wird mit **Injektionstherapie** und **physikalischen Maßnahmen** durchgeführt. Eine Bizepssehnenruptur macht **bei distalem Ausriss** eine transossäre Refixation notwendig. Der **proximale Ausriss** kann konservativ behandelt werden, ansonsten Refixation im Sulcus intertubercularis (Schlüsselloch-OP).

4.2.2 Sehnenscheidenerkrankungen

Tendovaginitis stenosans de Quervain

Ätiologie und Pathogenese

In der gemeinsamen Sehnenscheide des M. abductor pollicis longus und des M. extensor pollicis brevis kommt es **durch chronische Mikrotraumen** zur **fibrösen Verdickung und Einengung der Sehnenscheide**.

Symptome

Zunehmende **Schmerzen** und **tastbares Reiben** im Bereich des Proc. styloideus radii bei Bewegungen des Daumens. Bei Abduktion des Daumens gegen Widerstand und bei Greifbewegungen insbesondere bei solchen, die mit Kraft und Haltearbeit verbunden sind, sind die Beschwerden intensiver.

Therapie

Durch **Gipsschienenruhigstellung** und/oder **Injektion von Lokalanästhetika** können der chronische Reizzustand und der Schmerz angegangen werden. Sollten diese Maßnahmen nicht ausreichen, ist die **operative Spaltung des ersten Sehnenfachs** durchzuführen.

Tendovaginitis stenosans

Ätiologie und Pathogenese

Diese auch als „**schnellender Finger**" bezeichnete Erkrankung entsteht wahrscheinlich durch chronische Mikrotraumen und führt zur spindeligen Verdickung und Einengung der Sehnenscheide der Fingerbeuger über dem Grundgelenk.

▶ **Symptome**

Durch die Einschnürung des Ringbandes kommt es zu einer **schmerzhaften Streckbehinderung**, weil die Beugesehne in ihrer Beweglichkeit eingeschränkt ist. Bei Palpation ist eine **Schwellung der Sehnenscheide** und eine **knotige Verdickung der Sehne** zu tasten, die beim Strecken des Fingers ein typisches **schnellendes Phänomen** bewirkt. Der gebeugte Finger kann nur schwer gestreckt werden und schnellt nach Überwindung eines bestimmten Punktes plötzlich in die Extensionsstellung. ◀

▶ **Therapie**

Das ungehinderte Gleiten der betroffenen Fingerbeugesehne in ihrer Sehnenscheide wird durch **Spaltung des Ringbandes** wieder ermöglicht. ◀

Paratenonitis crepitans („Schneeballknirschen")

Ätiologie und Pathogenese

Durch **einseitige mechanische Überbeanspruchung** (z.B. Stenotypistin) kommt es zur ödematösen Schwellung des peritendinösen Gewebes und zur chronischen Entzündung der Sehnenscheiden an der Hand oder am Unterarm.

Symptome

Schmerzen, die durch die funktionelle Belastung intensiviert werden. Es finden sich neben der typischen Anamnese ein **Druck- und Reibeschmerz** sowie ein **Dehnungsschmerz** der betroffenen Sehne. Charakteristisch ist die **tastbare Krepitation im Gleitgewebe bei Bewegungen**.

Therapie

Durch **Gipsschienenruhigstellung** und **Schonung** können der akute Reizzustand und der Schmerz therapiert werden. Diese Maßnahmen werden nach der Beseitigung des akuten Schmerzzustandes durch **passive physikalische Therapien** (Antiphlogistika, Eisbehandlung) abgelöst.

Karpaltunnelsyndrom

▶ **Ätiologie und Pathogenese**

Die Handwurzelknochen und das Retinaculum flexorum bilden den Karpaltunnel, durch den die Fingerbeuger und der N. medianus verlaufen. Durch eine **Schwellung der Synovialis** aufgrund von rheumatischen Erkrankungen oder Verletzungen im Handgelenksbereich sowie durch zahlreiche andere, teils unbekannte, verursachende Faktoren kommt es zur **Kompression des N. medianus**. ◀

▶ **Symptome**

Kribbelparästhesien im Bereich des Versorgungsgebietes des N. medianus, die insbesondere nachts auftreten. Die Patienten berichten über häufigeres Einschlafen der Hand und Beschwerdebesserung durch Schütteln und Beugung des Handgelenks. Bei der Untersuchung ist der Karpaltunnel klopfschmerzhaft **(positives Tinel-Zeichen)**, die Nervenleitgeschwindigkeit im EMG ist vermindert und der Daumenballen atrophiert. ◀

▶ **Therapie**

Durch **lokale Kortikoidinjektionen** kann ein Therapieerfolg erzielt werden. In der Regel ist jedoch die **operative Spaltung des Retinaculum flexorum** die Behandlung der Wahl. ◀

4.3 Erkrankungen der Bänder

Die **artikuläre Bandinsuffizienz** ist meist traumatisch bedingt oder Folge von Überdehnung bei chronischem Gelenkerguss und führt zu einer **gelockerten Bandführung** und **instabilen Schlottergelenken**, die vermehrt **arthrosegefährdet** sind. Bei artikulärer Bandinsuffizienz ist daher eine **gut trainierte Muskulatur zur Gelenkstabilisierung** wichtig. In einigen Fällen ist eine operative Bandstraffung angezeigt.

Ligamentosen entwickeln sich durch degenerative Veränderungen an Stellen von überbeanspruchten Bandinsertionen und haben klinisch eine ähnliche Symptomatik wie Tendopathien. Bevorzugt betroffene Regionen sind die Bänder im Bereich der Wirbelsäule und des Beckens.

5 Neurogene Erkrankungen und Weichteilerkrankungen

5.1 Neurogene Erkrankungen

 Erkrankungen des peripheren und zentralen Nervensystems wirken sich auf die Motorik, Sensibilität und Propriozeption aus und schränken maßgeblich die Grundfunktionen des aktiven und passiven Bewegungsapparates ein. Eine Funktionsverbesserung ist von Seiten der Orthopädie jedoch nicht immer möglich.

5.1.1 Infantile Zerebralparese

Ätiologie und Pathogenese
Etwa 3 von 1000 Neugeborenen leiden an einer spastischen Lähmung aufgrund eines Schadens an dem sich entwickelnden Kind. Die **Ursachen** können **pränatal** (z.B. Sauerstoffmangel, Rötelnembryopathie, Rhesusunverträglichkeit), **perinatal** (Frühgeburten, Anoxie unter der Geburt) oder **postnatal** (Meningitis, Schädel-Hirn-Trauma) bedingt sein. Man unterscheidet folgende **Lähmungsmuster**:
- Hemiplegie (Halbseitenlähmung)
- Diplegie (hauptsächlich die Beine sind betroffen)
- Paraplegie (beide Beine sind betroffen)
- Tetraplegie (generalisierte Lähmung).

Symptome
Bei der infantilen Zerebralparese liegt eine **spastische Lähmung** mit gestörtem Bewegungsablauf und Kontrakturen vor. Zusätzlich findet sich eine **Ataxie mit Koordinations- und Gleichgewichtsstörungen** aufgrund der Kleinhirnschädigung. Beim Säugling können durch **Prüfung der Lagereflexe (nach Vojta), Traktionsversuche** und **andere neurokinesiologische Untersuchungen** Abweichungen von der normalen motorischen Entwicklung und zerebrale Bewegungsstörungen frühzeitig erkannt werden. Auffällig sind Koordinationsstörungen, unkontrollierte Körperbewegungen und die Tonussteigerung bestimmter Muskelgruppen.

Die **spastische Adduktorenlähmung** ist für viele Zerebralparesen kennzeichnend, wodurch im Laufe des Wachstums die **Ausbildung von Coxa valga und antetorta** bei Beugeadduktionskontrakturen an der Hüfte und eine Hüftluxation begünstigt werden.

An der **oberen Extremität** findet sich eine Ellenbogenbeuge- und Pronationskontraktur des Unterarms bei eingeschlagenem Daumen und flektierten Fingern. Durch die spastische Hemmung der Willkürmotorik überwiegen die Beuger.

So finden sich an der **unteren Extremität** der typische spastische Spitzfuß und eine Kniebeugekontraktur bei Patellahochstand sowie adduzierte und innenrotierte Beine bei gebeugtem Hüftgelenk. Bei spastischer Tetraplegie ist oft eine zunächst funktionelle, später eine strukturelle **Skoliose** typisch. Das auffällige Gangbild ist gekennzeichnet durch den „Scherengang" mit gebeugtem Hüft- und Kniegelenk und Spitzfußstellung. Die Gelenke sind durch den hohen Muskeltonus in der Beweglichkeit stark eingeschränkt.

Therapie
Vom frühesten Säuglingsalter an wird **spezielle Krankengymnastik** auf neurophysiologischer Basis

nach Vojta oder Bobath eingesetzt. Inhalt der Krankengymnastik sind Übungen aus speziell vorgegebenen Ausgangsstellungen zum Einüben bisher nicht bekannter Bewegungsabläufe und die äußere Stimulation und Bahnung koordinierter Bewegungsabläufe zum Abbau des pathologischen Tonus und abnormer Bewegungen. **Ziel der Behandlung** ist es, während der ersten Lebensjahre, in denen das kindliche Hirn noch ausreifen kann, eine **gute Ersatzmotorik zu erlernen, normale Bewegungsmuster zu bahnen und die Gleichgewichtsreaktionen zu trainieren**. Zur Verbesserung der Kommunikationsfähigkeit und der Selbsthilfe kommen zusätzlich **Beschäftigungstherapie** und **Logopädie** zum Einsatz. Kontrakturen werden durch **orthopädische Hilfsmittel** wie Lagerungsschienen und Gehhilfen oder eine geeignete Schuhversorgung behandelt.

Durch **Sehnenverlängerungen** und **Myotomien** sowie durch **Osteotomien** oder **Arthrodesen** werden Kontrakturen und Deformitäten beseitigt, um die Gehfähigkeit oder in schlimmeren Fällen die Pflegefähigkeit zu verbessern.

Bei ausgeprägtem Befund wird teilweise durch eine Nervendurchtrennung die spastische Lähmung in eine schlaffe Lähmung umgewandelt **(Neurotomie)**. Neuerdings wird Botulinumtoxin A als nachhaltiges Muskelrelaxans gezielt für spastische Muskeln injiziert.

5.1.2 Poliomyelitis

Ätiologie und Pathogenese
Durch eine virale Infektion bei Kindern und Jugendlichen werden die Vorderhornzellen des Rückenmarks zerstört. Durch die **Muskeldenervation** kommt es zu schlaffen Lähmungen.

Symptome
Der Verlauf ist durch **vier Stadien** gekennzeichnet: Nach dem **Prodromalstadium** treten im **Paralysestadium** unregelmäßig verteilte motorische Lähmungen auf, die sich im **Reparationsstadium** wieder zurückbilden können. Das **Spätstadium** zeigt dann die bleibenden Deformitäten. Die schlaffe Lähmung einer Extremität bei Poliomyelitis hat ein vermindertes Wachstum der Extremität zur Folge. Eine paralytische Skoliose entsteht, wenn die Rumpf- oder Beckenmuskulatur nur teilweise betroffen ist. Typisch für die schlaffe Lähmung sind **Muskelhypotonie, schlecht oder nicht auslösbare Muskeleigenreflexe und eine Muskelatrophie**.

Komplikationen
Typische orthopädische Komplikationen der Poliomyelitis sind Verkürzungen der Extremitäten, Gelenkfehlstellungen, Kontrakturen, Fußdeformitäten, Skoliose, Genu recurvatum und eine Hüftsubluxation.

Therapie
Die Krankheit kann durch Impfung verhindert werden. Im Paralysestadium gilt es, durch gute Lagerung und passive Beübung Kontrakturen zu vermeiden. Im Spätstadium werden krankengymnastische, orthopädietechnische und operative Maßnahmen zur Verbesserung der funktionellen Leistungsfähigkeit eingesetzt.

5.2 Weichteilschädigungen

5.2.1 Therapie bei Narbenkontrakturen

Eine korrigierende Maßnahme bei narbigen Kontrakturen ist die **Z-Plastik** (eine Form der Nahlappenplastik). Die Z-Plastik ist eine Art Verschiebeplastik, bei der mindestens 2 gegenüberliegende zipflige Hautlappen mobilisiert und dann so gegeneinander verlagert werden, dass statt der alten Z-Figur eine neue **zickzackförmige Narbe** entsteht. Es kommt hierbei zu einer **Verlängerung von ca. 75 %**, wenn der Winkel zwischen Längsinzision und seitlichen Hilfsschnitten bei 60° liegt (☞ Abb. 5.1). Da-

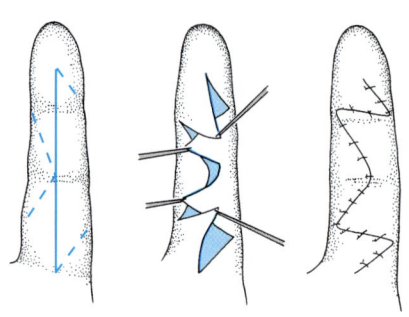

Abb. 5.1: Z-Plastik

durch wird eine **Zugentlastung in der Längsachse** erreicht, die jedoch auf Kosten der Hautbreite geht, so dass gewährleistet sein muss, dass seitlich ausreichend Gewebereserve vorhanden ist. Sie wird beispielsweise bei narbigen Kontrakturen in der Ellenbeuge durchgeführt und der verkürzte Hautmantel beseitigt, um die Ellenbogenstreckung wieder zu ermöglichen.

5.2.2 Druckschädigung der Haut

Wenn bei liegendem Gipsverband lokale Schmerzen auftreten, muss zur Verhinderung eines **Dekubitus** sofort eine **Fensterung des Gipsverbandes** erfolgen und die Haut lokal behandelt werden. Nach Abpolsterung der Druckstelle und Aufbiegen der Ränder wird der Gipsdeckel wieder aufgelegt, um eine Ödembildung an dieser Stelle zu vermeiden. Durch regelmäßige Kontrolle der Haut unter dem Gipsfenster können die Druckschädigung der Haut und deren langwierige Folgen vermieden werden.

6 Orthopädische Gesichtspunkte in der Traumatologie des Haltungs- und Bewegungsapparates

6.1 Komplikationen und Spätfolgen von Knochenbrüchen

Voraussetzungen für eine ungestörte Frakturheilung sind:
- enger Kontakt der Frakturflächen
- absolute Ruhigstellung des Bruches
- gute Durchblutung der Fragmente.

Man unterscheidet die **primäre Frakturheilung**, bei der der Bruchspalt direkt durch in Längsrichtung wachsende Osteone überbrückt wird, also keine Kallusbildung erfolgt (bei der Osteosyntheseversorgung), von der **sekundären Frakturheilung**, bei der zunächst ein Frakturhämatom, dann Bindegewebskallus und Faserknochen und schließlich der lamelläre Knochen entsteht (bei konservativer Therapie).

Die **Knochenbruchheilung** kann **gestört** werden durch insuffiziente Ruhigstellung, ausgedehnte Knochendefekte, große Fragmentdiastasen, unzureichende Durchblutung, Infekte und bestimmte Medikamente (Kortikosteroide, Zytostatika). Solche **Komplikationen** von Frakturen sind die Pseudarthrose, der Immobilisationsschaden, wie die Gelenkversteifung, die posttraumatische Fehlstellung und die sekundäre Arthrose.

6.1.1 Pseudarthrose

Ätiologie und Pathogenese

Pseudarthrosen treten häufiger an den **unteren distalen Knochenabschnitten** auf, und zwar wenn die Voraussetzungen für die Knochenheilung nicht erfüllt sind (s. o.).

Wenn im Röntgenbild die sklerotische Abdeckung der Fragmentenden nachweisbar ist, die knöcherne Durchbauung des Frakturspaltes fehlt und nach mehr als 9 Monaten noch immer keine Frakturheilung erfolgt ist, spricht man von einer Pseudarthrose.

Einteilung

Man unterscheidet **zwei Formen** (☞ Abb. 6.1):
- Die **hypertrophische Pseudarthrose** („**Elephantenfuß**") mit Verbreiterung der Fragmentenden und überschießender Kallusreaktion entsteht bei instabiler Versorgung und guter Vaskularisation.
- Die **atrophische Pseudarthrose** mit Substanzdefekten und atrophischen Fragmentenden dagegen entsteht bei Instabilität und schlechter Vaskularisation.

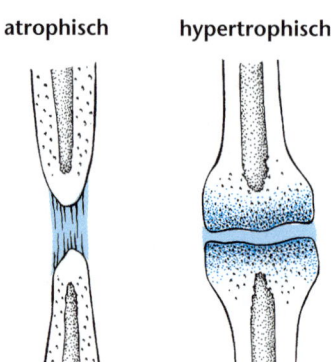

Abb. 6.1: Pseudarthroseformen

Günstiger ist die hypertrophische Form der Pseudarthrose, da der osteogenetisch aktive Knochen nach Beseitigung der Instabilität schnell heilt.

Symptome
Schmerzen, Schwellung und Belastungsunfähigkeit der betroffenen Extremität.

Röntgenologischer Befund
Bei der **hypertrophischen Pseudarthrose** zeigt sich eine üppige Kallusbildung an den verbreiterten Frakturenden. Der Frakturspalt ist sichtbar. Bei der **atrophischen Pseudarthrose** fehlt die Kallusbildung, die Fragmentenden sind zugespitzt und der Frakturspalt ist noch nach Monaten vorhanden. Ist die atrophische Pseudarthrose infiziert, spricht man von einer **Infektpseudarthrose**.

Therapie
Bei der **hypertrophischen Pseudarthrose** müssen die Defekte und Fragmentdiastasen beseitigt und eine Stabilität der Fraktur durch Osteosyntheseverfahren bewirkt werden. Bei der **atrophischen Pseudarthrose** muss auch die schlechte Vaskularisation angegangen werden. Nach Anfrischung der Fragmentenden wird eine stabile Osteosynthese durchgeführt, bei Bedarf eine Spongiosaplastik und eine autologe Knochentransplantation. Bei **infizierten Pseudarthrosen** wird der Sequester entfernt, mit Fixateur externe eine Stabilisierung der Fraktur und zusätzlich eine Spongiosaplastik durchgeführt.

6.1.2 Immobilisationsschaden

Längere Immobilisation bei konservativer Frakturbehandlung hat meist unvermeidbare Folgen:
- **Inaktivitätsatrophie** der Muskulatur und des Knochens
- **Gelenkeinsteifung** durch Schrumpfung des Kapsel-Band-Apparates und Knorpelatrophie
- **Bewegungseinschränkung** durch Verklebungen im Sehnengleitgewebe.

Es ist daher wichtig, stets in **funktioneller Gelenkstellung** ruhigzustellen, soweit möglich, entsprechende **passive physikalische Maßnahmen** durchzuführen, die Immobilisation möglichst kurz zu gestalten und besonderes Augenmerk auf die **intensive krankengymnastische Nachbehandlung** zu richten. Bei bleibenden Versteifungen oder Kontrakturen können Arthrolysen oder andere operative Korrektureingriffe durchgeführt werden.

6.1.3 Posttraumatische Fehlstellung und sekundäre Arthrose

Durch in Fehlstellung verheilte Frakturen mit folgender Fehlbelastung, Gelenkflächenfrakturen und Knorpelschaden bei Gelenkmitverletzung können sekundäre Arthrosen entstehen (☞ Kap. 3.4).

▶ Wenn bei **Erwachsenen** eine **Oberschenkelschaftfraktur** in stärkerer Varusfehlstellung verheilt, wird eine Korrektur durch Osteotomie und Osteosynthese durchgeführt, um die Folgen der Fehlbelastung und die Arthrose zu vermeiden. Bei **Kindern** werden Achsabweichungen in der Sagittalebene grundsätzlich besser korrigiert als die in der Frontalebene. Spontankorrekturen sind vor dem 10. Lj. zuverlässiger als danach, an der oberen Extremität ausgeprägter als an der unteren und im Ausmaß abhängig von Richtung und Lokalisation. Wenn jedoch im Kindesalter die Epiphysenfuge mitverletzt ist, resultieren daraus häufig bleibende Schäden.

So können **epiphysäre Frakturen bei Kindern** Schiefwuchs durch partielle Verknöcherung der Epiphysenfuge nach sich ziehen, da das ungestörte Längenwachstum des kindlichen Knochens von einer intakten Epiphysenfuge und das Dickenwachstum von einem intakten Periost abhängt. Bei den **kindlichen gelenknahen Frakturen** (☞ Abb. 6.2) unterscheidet man:
- die **Epiphysenlösung**, bei der die Wachstumszone nicht verletzt wird
- die **Epiphysenfraktur** mit epiphysärem Fragment, bei der die Wachstumszone verletzt wird
- die **Epiphysenstauchung**. ◀

Diaphysenfrakturen bei Kindern führen häufig zu gesteigertem Längenwachstum des betroffenen Knochens, weil die benachbarte Epiphysenfuge im Rahmen der Frakturheilung aktiviert wird.
Eine in Fehlstellung konsolidierte metaepiphysäre Fraktur der distalen Tibia auf der Medialseite bei Kindern hat durch Schädigung der Wachstumsfuge meist eine zunehmende Varusfehlstellung mit Verkürzung des betroffenen Beines zur Folge, da dann die Tibia lateralseitig schneller wächst.

		Epiphysenlösung		Epiphysenfraktur		Epiphysen-stauchung
Salter		I	II	III	IV	V
Aitken		0 (1)	1	2	3	4

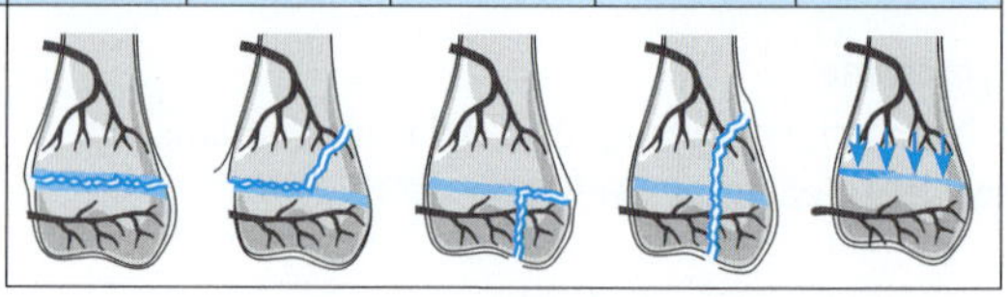

Abb. 6.2: Einteilung der Epiphysenfugenverletzungen nach Salter bzw. Aitken [8]

6.2 Spätfolgen von Gelenkkapsel-, Bänder- und Sehnenverletzungen

Die Spätfolgen der Gelenkverletzungen bestehen meist in einer Instabilität des Gelenks mit wiederholt auftretenden Luxationen und chronischen Beschwerden. Hier sei das Beispiel der **posttraumatisch rezidivierenden habituellen Schultergelenksluxation** genannt. Wenn bei einem Trauma das Labrum glenoidale abgerissen ist, eine Humeruskopfimpressionsfraktur stattgefunden hat, der N. axillaris geschädigt oder eine unzweckmäßige Ruhigstellung und ungenügende Nachbehandlung durchgeführt wurde, kann es durch die entstehende Instabilität des Gelenks zu wiederholten Luxationen bei geringsten Bewegungen kommen. Im Röntgenbild lassen sich in diesen Fällen die typische **Hill-Sachs-Delle** (Impression am Humeruskopf) und die **Bankart-Läsion** (Impression am unteren Pfannenrand) erkennen, die als Ursache für die rezidivierende Luxation angesehen werden.

Therapeutisch werden verschiedene **operative Eingriffe** durchgeführt, um die Instabilität des Gelenks zu beseitigen. Meistens wird der Labrum-Kapsel-Komplex arthroskopisch oder offen rekonstruiert. Selten wird heute noch ein Knochenspan im vorderen Pfannenrand zur Korrektur der Bankart-Läsion eingebracht (OP nach Eden-Lange-Hybinette). Gelegentlich wird bei großer Hill-Sachs-Läsion eine Rotationsumstellungsosteotomie am Humeruskopf durchgeführt, jedoch werden meistens isolierte Weichteileingriffe mit Doppelung der vorderen Gelenkkapsel und Versetzung von Muskelansätzen vorgenommen.

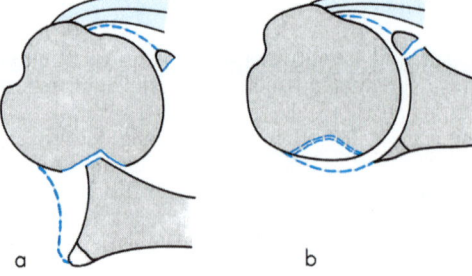

Abb. 6.3: Charakteristisches Verletzungsmuster bei Schulterluxation: a) Abriss des Labrum glenoidale (Bankart-Läsion) und Impression im dorsolateralen Humeruskopfanteil (Hill-Sachs-Läsion), b) Lage der Läsionen nach Reposition [2]

7 Allgemeine orthopädische Therapie

7.1 Konservative Therapie

7.1.1 Physikalische Therapiemaßnahmen

Lagerung und Immobilisation

Die Immobilisation wird durchgeführt, um über die **Ruhigstellung** den Schmerz zu beseitigen und die Heilung der betroffenen Gewebe zu unterstützen. Hierzu stehen verschiedenste **Verbände** zur Verfügung, z. B.:

- ▶ der **Gilchrist-** und der **Desault-Verband** (☞ Abb. 7.1) zur Ruhigstellung von Schulter und Ellbogengelenk. ◀

> **Merke!**
> Bei Anwendung dieser Verbände über einen längeren Zeitraum droht eine zunehmende Versteifung des Schultergelenks mit Kapselschrumpfung. Deshalb muss rechtzeitig mit passiven und aktiven Bewegungsübungen begonnen werden (max. 7 Tage!).

- der **Tape-Verband** (☞ Abb. 7.2) mit dachziegelartig angelegten Klebestreifen zur relativen Fixation von Gelenken mit bleibender funktioneller Beweglichkeit in geringerem Umfang. Tape-Verbände werden oft bei Bandzerrungen oder geringergradigen Rupturen angewandt und müssen regelmäßig erneuert werden. Ziel ist eine selektive Entlastung und Bewegungseinschränkung zur Vermeidung von Extrembewegungen.
- **Gipsverbände** werden eingesetzt zur Retention und Ruhigstellung von Frakturen, bei entzündlichen Reizzuständen und zur Korrektur von Deformitäten.
  So sind Gipsverbände **indiziert** zur Ruhigstellung der Gliedmaßen bei septischen Gelenkprozessen, zur Etappenredression von Kontrakturen, zur Fixierung einer eingerichteten Fraktur und zur Korrektur von angeborenen Klumpfüßen.
  Gipsverbände zur Ruhigstellung erfordern in der Regel die Immobilisation der benachbarten Ge-

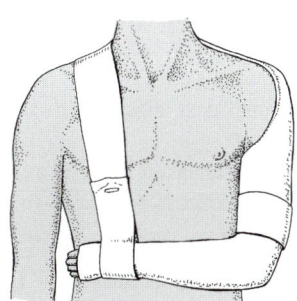

Abb. 7.1: Gilchrist-Verband

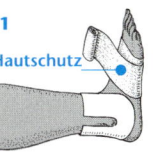
1 Hautschutz

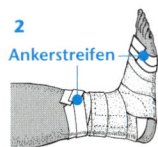
2 Ankerstreifen

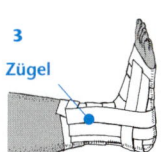
3 Zügel

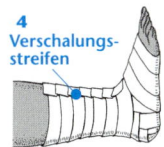
4 Verschalungsstreifen

Abb. 7.2: Tape-Verband

Tab. 7.1: Funktionsstellung von Gelenken (aus [9])	
Gelenk	Stellung
Schultergelenk	60–70° Abduktion, 30° Flexion, 0° Rotation
Ellenbogengelenk	90° Flexion
Unterarmgelenk	10° Pronation
Handgelenk	20° Dorsalextension (keine Ulnarabduktion!)
Fingergelenke MP-Gelenke PIP-Gelenke	alle Fingerkuppen weisen zum Os naviculare (korrekte Rotation) 60–80 % Flexion 30–40 % Flexion
Daumengelenke MP- und IP-Gelenke CM-Gelenk	leichte Beugung mittlere Opposition (sog. Flaschengriff)
Hüftgelenke	10–15° Flexion, 10° Abduktion
Kniegelenk	10–15° Flexion
oberes Sprunggelenk	Trittstellung (0°)
Fußgelenke	Neutralstellung aller Gelenke (= plantigrade Auftrittsfläche)

lenke. Wichtig ist die Anlegung des Gipses in Funktionsstellung der Gelenke (☞ Tab. 7.1).

Bei frischen Verletzungen ist stets der angelegte Gips in Längsachse bis auf die letzte Faser aufzuschneiden oder erst nur eine Gipsschiene anzulegen, um bei Weichteilschwellung die Gefahr von Zirkulationsstörungen zu reduzieren. Auch muss jeder frische Gipsverband am folgenden Tag durch den Arzt kontrolliert werden. Weil im geschlossenen Gipsverband die **Gefahr von Druckstellen** mit der Folge von Hautnekrosen und Nervenschädigungen groß ist, müssen druckgefährdete Regionen gut abgepolstert werden. Grundsätzlich gilt, dass jeder Klage eines Patienten im Gips sofort nachgegangen werden muss, weil nur das frühzeitige Erkennen und Behandeln von Druckstellen vor größeren Schäden schützen kann. Zunächst wird an der angegebenen Stelle ein Gipsfenster angelegt und die daruntergelegene Region inspiziert. Findet sich hier eine Druckstelle, so wird diese lokal behandelt, gut abgepolstert, der Gips am Rand aufgebogen und das Fenster wieder aufgelegt. Jede Gipsruhigstellung bedeutet ein **Thromboserisiko** und bedarf an der unteren Extremität einer Thromboembolieprophylaxe.

Weitere Nachteile sind die Inaktivitätsatrophie der Muskulatur und des Knochens, die Gelenkeinsteifung durch Schrumpfung des Kapsel-Band-Apparates und die Knorpelatrophie sowie die Bewegungseinschränkung durch Verklebungen im Sehnengleitgewebe. **Wichtig** sind daher das **Eingipsen in funktioneller Gelenkstellung** und die **intensive krankengymnastische Nachbehandlung** nach der Gipsabnahme. In bestimmten Fällen wird die Beübung bereits in der Gipsschiene begonnen.

Bei der **Anlage eines Beingipses** ist stets an die Gefahr einer Peroneuslähmung (Fußheberschwäche, Steppergang) zu denken. Sie entsteht durch Druck des Gipses auf das Wadenbeinköpfchen, durch Dehnungsschaden bei Korrektur eines Genu valgum nach Tibiakopfumstellungsosteotomie oder durch fehlende Spaltung des Gipses bei auftretender Schwellung.

- **Extensionsverbände** (☞ Abb. 7.3): Bei den Streckverbänden wird die Fraktur durch die Zugwirkung von Gewichten über einen transossär fixierten Kirschnerdraht ruhiggestellt.
- **Lagerungsschienen** (☞ Abb. 7.4): Indiziert sind Lagerungsschienen, um durch die Immobilisation den Schmerz zu beseitigen und die Heilung der betroffenen Gewebe zu unterstützen.
  - **Volkmann-Schiene:** Ruhigstellung in Streckstellung
  - **Braun-Schiene:** Ruhigstellung in Funktionsstellung

Übungsbehandlung

Die **Ziele der Bewegungstherapie** sind:
- die Kräftigung der Muskulatur
- die Verbesserung der Gelenkbeweglichkeit, der Koordinationsfähigkeit sowie der Muskelkraft
- die Erhaltung des allgemeinen körperlichen Wohlbefindens.

Je nach Belastungsfähigkeit werden passive, aktive, freie Bewegungen oder Bewegungen gegen Widerstand durchgeführt.

Bei **passiven Bewegungstechniken**, wie sie bei Vernarbungen und geschrumpften Kapsel-Band-Strukturen durchgeführt werden, ist die Dehnung der

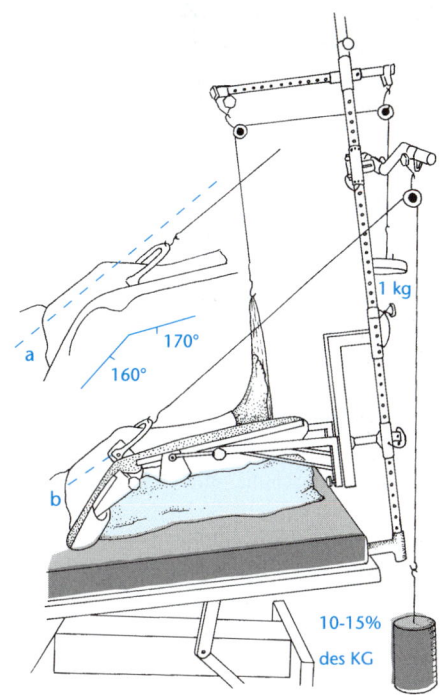

Abb. 7.3: Extensionsverbände

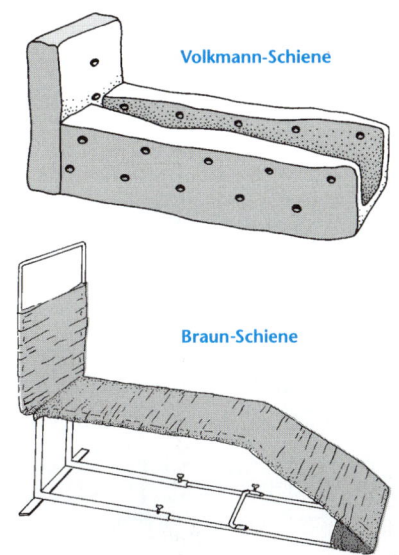

Abb. 7.4: Lagerungsschienen

verkürzten Strukturen das Ziel. Ebenso werden bei der **Traktionsbehandlung** durch intermittierend angebrachten Zug die periartikulären Weichteilverkürzungen langsam aufgedehnt. Eine weitere passive Beübungsmöglichkeit ist die **Motorschiene**, um eine Einsteifung zu verhindern.

In hartnäckigen Fällen kann eine **Narkosemobilisation** durchgeführt werden, um die geschrumpften und verklebten Kapsel-Band-Strukturen aufzudehnen. Hier besteht die Gefahr der zu starken Kraftanwendung und dadurch bedingter Frakturen oder Nervenverletzungen.

Die **aktive Übungsbehandlung** zielt neben der Verbesserung der Gelenkbeweglichkeit auf eine gute Muskelfunktion. Die Muskulatur soll mit isometrischen oder isokinetischen Methoden auf Dynamik oder Kraft, Ausdauer oder Schnelligkeit beansprucht werden. Einige dieser Verfahren werden in ☞ 7.1.3 genannt.

7.1.2 Orthopädietechnische Versorgung

Orthesen
Orthesen werden in unterschiedlicher Stabilität für die jeweiligen Skelettabschnitte angefertigt, um dort als **äußere Kraftträger** eine Entlastung oder Ruhigstellung oder auch Stellungskorrektur zu bewirken. Im Folgenden sind einige Beispiele dargestellt.

- **Schienenhülsenapparat:** Bei Instabilitäten im Bereich des Unterschenkels und des Kniegelenks, beim Schlottergelenk oder auch beim M. Perthes (Thomas-Schiene) sind Schienenhülsenapparate indiziert. Dies sind Schienenkonstruktionen mit festgestelltem Sprunggelenk und feststellbarem Kniegelenk, die das Bein als Hülse umfassen und ihm die gewünschte Stabilität verleihen (☞ Abb. 7.5).

  Beim **M. Perthes** ist die **Thomas-Schiene** mit Tuberaufsitz zur Entlastung des Hüftgelenks indiziert. Wegen der zur Belastungsvermeidung nötigen Länge des Apparates muss der Schuh des anderen Beins erhöht werden.

  Auch zur Versorgung einer Quadrizepsparese kann ein Oberschenkelschienenapparat mit feststellbarem Kniegelenk angewandt werden.

- **Rumpforthesen** (☞ Abb. 7.6): Je nach benötigtem Stabilisierungsgrad unterscheidet man Leib-

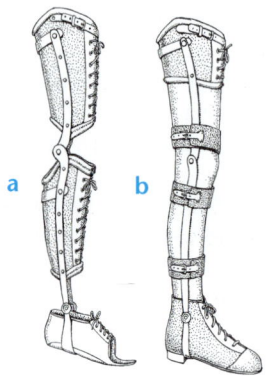

Abb. 7.5: a) Schienenhülsenapparat; b) Schienenschellenapparat

binden aus Stoffmaterialien und stabilere Mieder mit eingearbeiteten Gurten und Stäben zur Stützung bei schlaffen Bauchdecken von starren, oft aus Kunststoff bestehenden Korsetts zur Ruhigstellung der Wirbelsäule oder zur Korrektur von Skoliosen.

Langfristig wird jedoch durch Stützmieder jeder Art die Inaktivitätsatrophie der Wirbelsäule und der Rumpfmuskulatur gefördert, weshalb eine strenge Indikationsstellung wünschenswert ist.

Orthopädische Schuhtechnik

- **Einlagenversorgung:** Einlagen sind indiziert zur Entlastung (z. B. Fersensprn), Stützung (z. B. Spreizfuß) und Korrektur (z. B. Sichelfuß) des Fußes. Der Abdruck für die lose oder fest in den Schuh eingesetzte Einlage kann mit Gips oder als Trittspur in speziellem Material angefertigt werden. Beim **Fersensporn** wird eine Locheinlage mit abgepolsterter Vertiefung unter dem Fersensporn angefertigt. Beim **Spreizfuß** werden durch die Einlage die Mittelfußköpfchen entlastet und das Quergewölbe aufgebaut. Beim **Sichelfuß** werden zur Korrektur der Verkürzung des Fußinnenrandes sogenannte Dreibackeneinlagen angefertigt.
- **Schuhzurichtungen:** Sohlenrollen entlasten beim Abrollen eine bestimmte Fußregion und verbessern den Abrollvorgang. So kommt es beispielsweise durch die **Mittelfußrolle** zur Entlastung des Mittel- und Rückfußes und durch die **Ballenrolle** zur Entlastung des Vorfußes.
  Ein **Pufferabsatz** kann zur Stoßdämpfung beitragen und **Verbreiterungen des Absatzes** können die Auftrittsfläche vergrößern. Geringere Beinlängendifferenzen werden durch **Absatz- und Sohlenerhöhungen** ausgeglichen.
  Bei mehr als 5 cm Beinlängendifferenz werden orthopädische Schuhe oder Orthoprothesen nötig.
- **Orthopädische Schuhe:** Bei zahlreichen **Fußdeformierungen** und speziellen Fragestellungen sind orthopädische Schuhe indiziert – dies ist ein Behandlungsmittel des Facharztes für Orthopädie.
  Orthopädische Schuhe können erkrankte Gelenke am Fuß entlasten, Defekte am Fuß ausgleichen, die Fußabrollung verbessern und Beinlängendifferenzen ausgleichen. Beispielsweise wird zur Ruhigstellung des Sprunggelenks ein **Arthrodesenstiefel**, bei Kindern zur Korrektur von Deformitäten ein geeigneter orthopädischer Schuh angefertigt. Auch beim **Klumpfuß** des Erwachsenen oder bei rheumatisch bzw. infolge Teilamputation verformten Füßen werden orthopädische Schuhe verordnet.

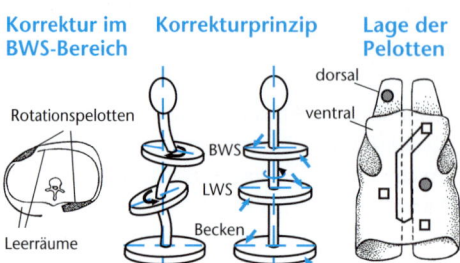

Abb. 7.6: Rumpfstützorthese: Boston-Korsett

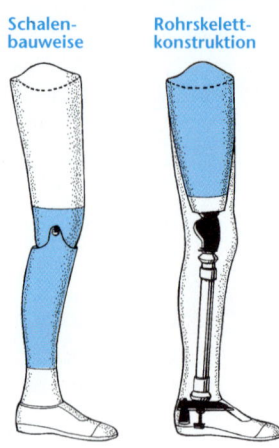

Abb. 7.7: Oberschenkelprothesen

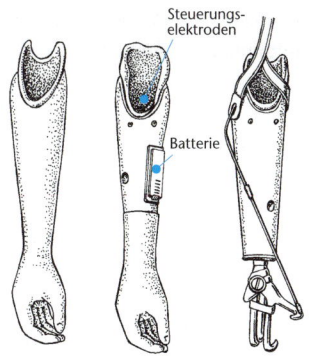

Abb. 7.8: Unterarmprothesen

Ein gesunder Kinderfuß sollte viel barfuß unterwegs und im Übrigen mit einem guten Kinderschuh ausgerüstet sein, an den folgende Anforderungen zu stellen sind:
Er muss physiologische Fußstellungen und -bewegungen zulassen, so z. B. eine leichte Torsion zwischen Absatz und Sohle, und er muss genügend Platz für ein freies Zehenspiel bieten.

Prothesen

Nach Amputationen wird die Sofortversorgung angestrebt. Man unterscheidet den **statischen** vom **dynamischen** Gliedmaßenersatz.

So können beispielsweise im Bereich der **oberen Extremität** je nach Indikation Schmuckprothesen (nur optische Gründe, keine Funktion), passive Greifarme (stabile Prothese mit bestimmten Handformen und guter Kraftübertragung), aktive Greifarme (körpereigene Bewegungen steuern die Prothese) oder Fremdkraftprothesen (myoelektrische oder pneumatische Steuerung) Anwendung finden. Myoelektrische Prothesen setzen Muskelaktionsströme in Funktionen des Kunstgliedes um, so dass eine stufenlose Greifbewegung möglich ist.

7.1.3 Manuelle Therapie und physikalische Medizin

Die **manuelle Therapie** umfasst alle diagnostischen und therapeutischen Techniken an der Wirbelsäule und an den Extremitätengelenken, die der Auffindung und Behebung von reversiblen Funktionsstörungen mit Bewegungseinschränkung, d. h. Blockierungen am Haltungs- und Bewegungsapparat dienen. Die **Blockierung** ist somit die einzige Indikation zur manuellen Therapie. Zur **manuellen Untersuchung** gehören die Oberflächenorientierung, die schichtweise Palpation und die Prüfung der Gelenkbeweglichkeit in den einzelnen Bewegungssegmenten. Die manuelle Therapie bedient sich **Weichteiltechniken, passiver und aktiver Mobilisations- und Manipulationstechniken**. Dabei ist zu beachten, dass bei einer Blockierung die Behandlung immer in die schmerzfreie Bewegungsrichtung erfolgen soll. Entzündliche oder destruierende Prozesse, eine ausgeprägte Osteoporose, traumatisch verletzte Strukturen, schwere degenerative Veränderungen und Störungen der A. vertebralis sind **Kontraindikationen** für die Anwendung der Manipulationstechnik. Vor zu häufiger Anwendung in sehr kurzen zeitlichen Abständen wird wegen der Gefahr der Ausbildung einer Hypermobilität ebenfalls gewarnt.

Manualtherapeutische Manipulationen an der Wirbelsäule setzen eine vorherige Röntgendiagnostik voraus, weil sie im Falle von destruktiven Veränderungen Frakturen provozieren können.

Physikalische Therapie

Die physikalische Therapie setzt sich aus den Bereichen Hydro- und Balneotherapie, Thermo- und Kryotherapie, Krankengymnastik und Bewegungstherapie, Ergotherapie, Massage, Elektro- und Lichttherapie zusammen.

Hydrotherapie und Balneotherapie

Zu den **hydrotherapeutischen Maßnahmen** gehören Güsse, Packungen und Wickel (Wärmeentzug, Wärmestau, Schweißtreibung), Abreibungen, Unterwassermassagen (bei Lumboischialgien und degenerativen Gelenkerkrankungen) und Unterwassergymnastik (wegen des Auftriebseffekts des Wassers gut für Übungen ohne Eigengewicht bei Lähmungen und chronisch schmerzhaften Gelenkerkrankungen).

Bei der **Balneotherapie** kommen Bäder ohne und mit pflanzlichen, mineralischen oder gasförmigen Zusätzen als Teil- und Vollbäder zum Einsatz. Ihre Wirkung erklärt sich aus dem hydrostatischen Druck, der Temperatur, dem Auftrieb und den jeweiligen Zusätzen des Wassers. Bei chronisch konsumierenden oder fieberhaften Erkrankungen, Hypertonie und schwerer Herz-Kreislauf-Insuffizienz sind Bäder kontraindiziert.

Thermo- und Kryotherapie

Thermotherapie wird bei chronisch degenerativen Erkrankungen und bei Myogelosen in Form von Packungen (Fango, Moor), Wickeln und Infrarotstrahlern angewandt. Kontraindiziert ist sie bei allen akuten entzündlichen Erkrankungen und bei Lymphödemen. Ihre Wirkungsweise besteht hauptsächlich in einer Beeinflussung des Gewebestoffwechsels. Die **Kryotherapie** in Form von Kältepackungen, Eismassagen oder Eisteilbädern und Kühlsprays bewirkt eine lokale Temperatursenkung und ist als Begleitbehandlung zur Bewegungstherapie indiziert bei akuten rheumatischen Beschwerden, Periarthritis, Tendinosen und Tendopathien. Durchblutungsstörungen sind eine Kontraindikation für Kryotherapie. Die Wirkungsweise ist durch die Vasokonstriktion und reaktive Hyperämie (wirkt der Ödembildung entgegen), die Analgesie und die Veränderung des Muskeltonus begründet.

Krankengymnastik

- **Atem- und Kreislaufgymnastik** werden vor allem perioperativ eingesetzt.
- Bei **Haltungsanomalien** und **Kontrakturen** werden muskelkräftigende Übungen für die Rumpfmuskulatur, Haltungsschulung (z.B. Rückenschule), Dehnungs- und Entspannungstechniken (z.B. Kabat) durchgeführt.
- Bei **chronischen Gelenkerkrankungen** wie bei der chronischen Polyarthritis sind aktive Übungen ohne Kraftaufwand zur Verbesserung der Beweglichkeit unumgänglich.
- Bei **peripheren und zerebralen Bewegungsstörungen** werden insbesondere drei Methoden angewandt:
  - **PNF (propiozeptive neuromuskuläre Faszilitation):** Bestimmte auf primitive Muster zurückzuführende Bewegungskomponenten werden angebahnt.
  - **Methode nach Bobath:** Eine durch Reflexhemmung erzielte Tonusregulierung geht mit der Bahnung von koordinierten Bewegungsmustern einher.
  - **Methode nach Vojta:** Vom Frühstadium an wird durch Druck auf charakteristische Zonen wiederholt ein Koordinationskomplex ausgelöst, damit sich keine pathologischen Muster fixieren können.

Für jedes Erkrankungsbild gibt es ein bestimmtes **Trainingsziel**, das je nach Zeitpunkt der Erkrankung mit verschiedenen Methoden angesteuert wird. So werden beispielsweise beim **M. Bechterew** Atemgymnastik eingesetzt, bei der **Periarthritis humeroscapularis** schultermobilisierende Maßnahmen, bei der **Skoliose** das Auftrainieren der Rumpfmuskulatur, beim **Klumpfuß** das Training der Pronatoren und bei **Amputationen** im Bereich der unteren Extremität die Gangschulung. Zur unmittelbaren postoperativen Nachbehandlung bei **Knieoperationen** werden isometrische Spannungsübungen der Streckmuskulatur eingesetzt, ebenso wird **Muskelschwund** nach Immobilisation am besten mit isometrischer Übungstherapie angegangen. Bei **Koordinationsstörungen** werden zusammengesetzte Bewegungsabläufe eintrainiert, bei **kontrakten Gelenken** aktive und passive Dehnungen durchgeführt und bei **Lähmungen** verbliebene Muskeln auftrainiert.

Ergotherapie

Hauptaufgabe ist es, die funktionelle Leistungserbringung der Patienten zu trainieren und die Selbstständigkeit im Alltag und die berufliche Wiedereingliederung zu erreichen. Ebenso vermitteln die Ergotherapeuten zahlreiche Kompensationsmechanismen und wirken mit bei der Versorgung mit Hilfsmitteln (vom einfachsten Schuhlöffel mit langem Griff bis zur Wahl des geeigneten Rollstuhls).

Massage

Bei der Massage wird durch eine bestimmte Aufeinanderfolge von Griffen das **Gewebe mechanisch gereizt** und eine **neurale Wirkung ausgelöst**. Zusätzlich werden eine Hyperämisierung von Haut, Muskel und Bindegewebe sowie ein gesteigerter Lymphabtransport erreicht.

Die Massage wird beispielsweise eingesetzt zur Beeinflussung einer schmerzhaften Tonusvermehrung der Rückenmuskulatur.

- Bei der **klassischen Massage** werden die Streichung, Knetung, Reibung, Klopfung und Erschütterung als Griffe angewandt.
- Bei der **Bindegewebsmassage** werden durch Strichtechniken in bestimmten Bindegewebszonen nervös-reflektorische Reaktionen ausgelöst.

- Die **Lymphdrainage** wird zur Entfernung von eiweißreichen Ödemen (z. B. am Arm nach Ablatio mammae) angewandt.
- Die **Fußreflexzonenmassage** wirkt bei funktionellen Organstörungen über eine lokale Durchblutungsverbesserung an der jedem Organ zugeordneten Zone des Fußes.
- Die **Akupunkt-Massage** geht von einem den Körperfunktionen übergeordneten Energiekreislauf aus, den es durch bestimmte Griffe zu beeinflussen gilt.

Elektrotherapie
Bei der Elektrotherapie unterscheidet man den Niederfrequenzbereich, den Mittelfrequenzbereich und den Hochfrequenzbereich.

Zum **Niederfrequenzbereich (0–100 Hz)** gehört die **Gleichstromtherapie**, bei der es über Ionenwanderung zur Hyperämie, Analgesie und Tonusregulierung kommt (z. B. Stangerbad, Galvanisation, Iontophorese). Ebenso gehört dazu die **Reizstromtherapie**, bei der über Ultrareizstrom, diadynamische Ströme oder Schwellstrom analgetische, durchblutungsfördernde, muskelkräftigende und entstauende Wirkungen bei Neuralgien, Radikulopathien und chronisch degenerativen Veränderungen der Wirbelsäule und Gelenke erzielt werden. Bei chronischen Schmerzprozessen wird häufig **die niederfrequente Strombehandlung mit TENS** (transkutane elektrische Nervenstimulation) angewandt.

Zum **Mittelfrequenzbereich (1000 Hz–100 KHz)** gehört der **Interferenzstrom (Nemec)**, der bei Muskelinaktivitätsatrophie, Arthropathien und Neuralgien eingesetzt wird und zum Wiederaufbau der Muskulatur sowie zur Analgesie und Durchblutungssteigerung führt. **Vorteile** sind die schmerzfreie Applikation und wegen des ständigen Wechselns der Interfrequenz die ausbleibende Ermüdbarkeit.

Zum **Hochfrequenzbereich (> 100 KHz)**, bei der es zur Erwärmung des Gewebes kommt, gehören die **Kurzwellen-**, **Mikrowellen-** und die **Dezimeterwellentherapie**. Die Wärmewirkung nach Erzeugung eines elektromagnetischen Feldes hängt ab von Frequenz und Applikatoren und führt zu Muskelrelaxierung, Hyperämie und Analgesie. Sie wird angewandt bei degenerativen Erkrankungen und Myalgien. Zusätzlich kann sie zur Einbringung eines in der Koppelsubstanz gelösten Medikaments in das Gewebe eingesetzt werden.

Die **Ultraschalltherapie** gehört eigentlich nicht zur Elektrotherapie, da sie nicht elektromagnetisch wirksam ist. Die rein mechanische Wirkkomponente des Ultraschalls steht hier im Vordergrund und führt zu einer inneren Gewebsmassage, Erwärmung und Analgesie und wird häufig bei Tendinosen und Verklebungen im Gelenkbereich angewandt. Die Eindringtiefe des Schalls ist bis 8 cm möglich, nachdem elektrische Schwingungen in Schallwellen umgewandelt wurden.

7.1.4 Medikamentöse Therapie

Die medikamentöse Therapie wird in der Orthopädie überwiegend symptomatisch und möglichst sparsam eingesetzt. Hauptsächlich angewandte **Präparate** sind:
- Analgetika (akute Schmerzzustände)
- Myotonolytika (Muskelverspannungen)
- Antiphlogistika (abakterielle Entzündung)
- Antibiotika (bakterielle Entzündung)
- Chondroprotektiva (Knorpeldegeneration).

Im Rahmen der **Neuraltherapie** werden gezielt Lokalanästhetika injiziert, um zum einen differentialdiagnostische Informationen bei unklaren Schmerzzuständen zu erhalten und zum anderen, um gezielt am Schmerzpunkt angreifen zu können, ohne systemische Begleitwirkungen zu haben. Häufig eingesetzt werden in der Orthopädie **intraartikuläre Injektionen** bei aktivierten Arthrosen, wobei stets durch strenge Einhaltung der Asepsis eine Gelenkinfektion verhindert werden muss.

Speziellere seltene Methoden sind die **Synoviorthese**, bei der ein radioaktives oder chemisches Medikament intraartikulär injiziert wird, um bei entzündlich-rheumatischen Erkrankungen die Synovialis zu zerstören, und die **Spül-Saug-Drainage** zur lokalen Verabreichung von Antibiotika (z. B. bei Osteomyelitis).

7.2 Operative Therapie

7.2.1 Operationen am Knochen

Bei der **Osteotomie** wird der Knochen je nach Indikationsstellung in einer bestimmten Form durchtrennt. Durchgeführt werden:
- **Umstellungsosteotomien** (z.B. bei Genua vara – valgisierende Tibiakopfosteotomie) (☞ Abb. 7.9)
- ▶ **Verlängerungsosteotomien** (z.B. am Unterschenkel bei einseitiger Beinlängendifferenz von mehr als 5 cm – Methode nach Ilisarov) ◀
- **Drehosteotomien** (z.B. bei Drehfehlstellungen).

Unter **Osteosynthese** (☞ Abb. 7.10) versteht man die operative Fixierung von Knochenenden nach Frakturen oder Osteotomien mittels Platten (z.B. Winkelplatten), Schrauben (z.B. Kortikalis- oder Spongiosaschrauben), Nägeln (z.B. Marknagel) oder Drähten (z.B. Kirschnerdrahtspickung oder Drahtumschlingung bei Patellafrakturen).

Die **Spongiosaplastik** (☞ Abb. 7.11) wird durchgeführt zur Defektauffüllung oder zur Anregung der Knochenneubildung, zur Versteifung von Gelenken oder Wirbelsäulenabschnitten durch Anlagerung von autologer Spongiosa (meist aus dem Beckenkamm).

7.2.2 Operationen am Gelenk

Operative Eröffnungen eines Gelenks sind im Zeitalter der arthroskopischen Chirurgie seltener geworden. Durchgeführt werden

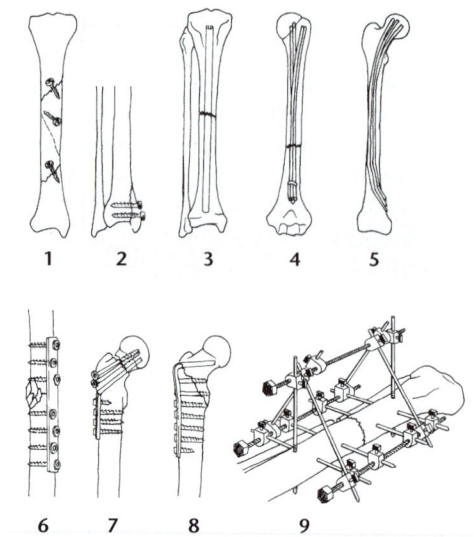

Abb. 7.10: Osteosynthese
1 = Verschraubung Tibia-Torsionsfraktur; 2 = Verschraubung Innenknöchel; 3 = Marknagelung nach Künscher; 4 = Bündelnagelung nach Hackethal; 5 = Ender-Feder-Nagelung; 6 = Kompressionsplatte; 7 = Pertrochantäre Winkelplatte mit Spongiosaschrauben; 8 = Winkelplatte; 9 = Fixateur externe

- ▶ **Arthrodesen** (Versteifung eines Gelenks in günstiger Funktionsstellung) oder ◀
- **Arthroplastiken** (Wiederaufbau eines zerstörten Gelenks z.B. durch Gelenkersatz: Hüftgelenksendoprothese = Alloarthroplastik aus den verschiedensten Materialien).

Am häufigsten sind **Alloarthroplastiken** bei schweren Formen der Koxarthrose und der Gonarthrose indiziert (☞ Abb. 7.12).

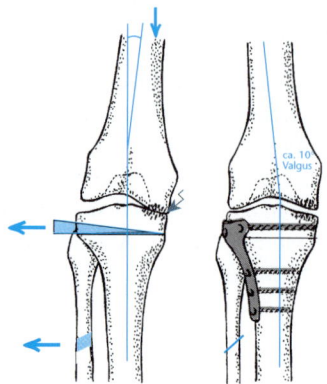

Abb. 7.9: Valgisierende Tibiakopfosteotomie bei Valgusgonarthrose

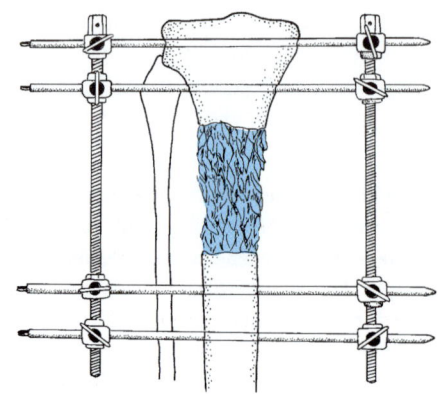

Abb. 7.11: Spongiosaplastik

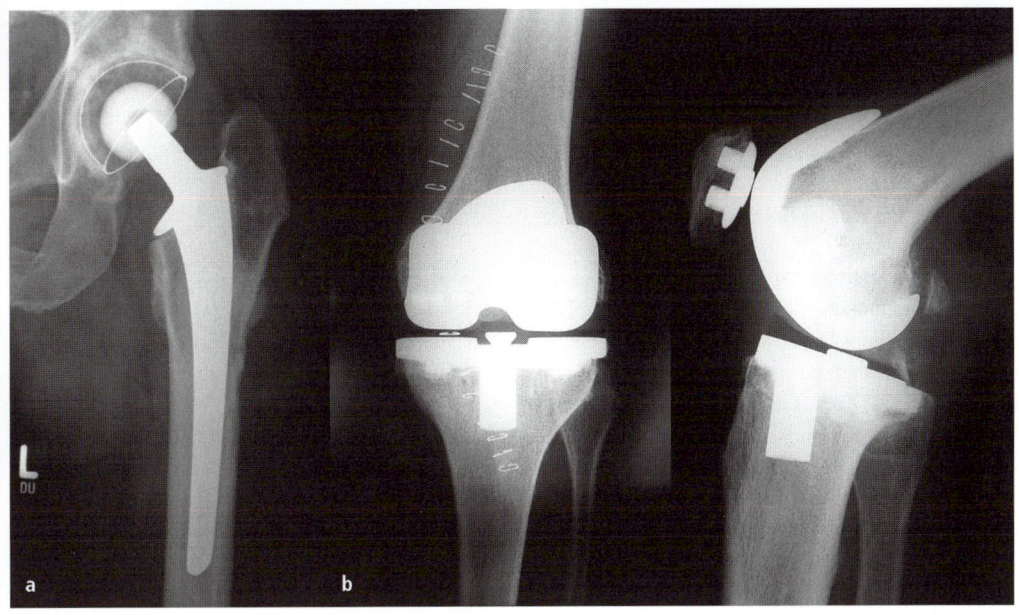

Abb. 7.12: Arthroplastiken an Hüftgelenk (a) und Knie (b) [9]

Die **Synovektomie** ist die Entfernung der Gelenkinnenhaut und wird bei entzündlich rheumatischen Erkrankungen durchgeführt.

7.2.3 Operationen an Sehnen, Bändern, Muskeln und Nerven

Bei gerissenen Sehnen und Bändern wird teilweise eine operative Adaptation der Enden durchgeführt. **Tenoplastiken** werden zu Defektüberbrückungen nach Rupturen und zur Wiederherstellung der Funktionstüchtigkeit ebenso wie **Sehnentranspositionen** angewandt. Bei spastischen Lähmungen werden Sehnen und Muskeln zur Detonisierung durchtrennt. Beim muskulären Schiefhals kann eine **Myotomie** durchgeführt werden. **Neurolysen** sind bei Verwachsungen zur Befreiung des Nerven indiziert, und auch die Möglichkeit von **Neuroplastiken** ist gegeben.

7.2.4 Postoperative Komplikationen

▶ Neben den generellen Operationsrisiken und den allgemeinen postoperativen Komplikationen wie akutem Nierenversagen, respiratorischer Insuffizienz, Sepsis und Gerinnungsstörungen droht bei jeder orthopädischen Operation ein **Infektionsrisiko** mit der **Gefahr der chronischen Osteomyelitis** (☞ Kap. 2.5.2). Bei jeder Umstellungsosteotomie besteht die **Gefahr der Über- oder Unterkorrektur** mit den entsprechenden Folgen. Bei einer Osteosynthese kann das Material oder der Knochen brechen, bei Endoprothesen eine Lockerung oder Luxation eintreten. Auch das Auftreten von **Allergien** ist nicht unbekannt bei der Verwendung von Fremdmaterialien. Nicht zu vernachlässigen sind die **Komplikationen durch das Anlegen einer Blutleere oder die Lagerung** (Nervenlähmung).

Mitentscheidend für den Operationserfolg ist die **Nachbehandlung:** keine zu frühe Belastung, spezifische Übungstherapie, postoperative Gips- oder Schienenbehandlung. ◀

7.3 Prävention und Rehabilitation

7.3.1 Vorsorge- und Eignungsuntersuchung

Orthopädische Vorsorgeuntersuchungen finden bereits im Neugeborenenalter und beim Kleinkind statt. Die wichtigste Fragestellung stellt dabei die **Hüftgelenksanomalie** dar, die durch sonographische Untersuchungen bereits in den ersten Lebenstagen erkannt und nötigenfalls mit Spreizhosen (Abb. 7.13) oder Gipsbehandlung therapiert werden kann.

Ein weiteres Augenmerk soll auf die Fußform des Neugeborenen gerichtet werden. **Fußfehlformen** können durch krankengymnastische Beübung oder redressierende Gipsbehandlungen (z. B. Klumpfußgipse, Kap. 7.1.1) von Anfang an gebessert werden. Besondere Beachtung bei Klein- und Schulkindern finden auch **Fehlbildungen des Skelettsystems** wie Skoliosen und Haltungsschwächen, die einer gezielten Krankengymnastik zugeführt werden müssen.

Die Prävention von **Rückenschmerzen** kann mit der Vorstellung in einer Rückenschule ansetzen. Hier wird bei Erwachsenen auf die Beachtung einer guten Rückendisziplin mit rückenschonendem Bück- und Trageverhalten hingewiesen. Bei der Berufswahl können orthopädische Gesichtspunkte eine Rolle spielen. Ein junger Mann mit M. Scheuermann sollte nach Möglichkeit einen rückenbelastenden Beruf vermeiden. In derselben Weise sind für die sportliche Betätigung entsprechende Empfehlungen zu geben und die für die jeweilige Konstitution günstigen bzw. ungünstigen Sportarten aufzuzeigen.

7.3.2 Rehabilitationsmaßnahmen

Bei Funktionsstörungen, die zur Körperbehinderung führen, setzt die **Rehabilitation** ein, was die schnellst- und bestmögliche Wiedereingliederung des Patienten in Familie, Beruf und Umwelt bedeutet. Diese setzt sich zusammen aus medizinischer, schulischer, beruflicher und sozialer Rehabilitation. Die Beseitigung der Unfallfolgen und Wiedereingliederung in den Arbeitsprozess, nach Möglichkeit am alten Arbeitsplatz, oder, falls dies nicht durchführbar ist, die dauerhafte Wiedereingliederung in einen anderen Beruf durch entsprechende Umschulungsmaßnahmen sind wichtig.

Die Behandlung eines Patienten mit traumatischer Plexuslähmung beispielsweise umfasst daher sowohl die orthopädisch-technische Versorgung mit Schienen, um Kontrakturen zu verhindern, die neurochirurgische Plexusrevision und Arthrodese mit Sehnenverpflanzungen als auch die Umschulung und Förderung in einem Rehabilitationszentrum.

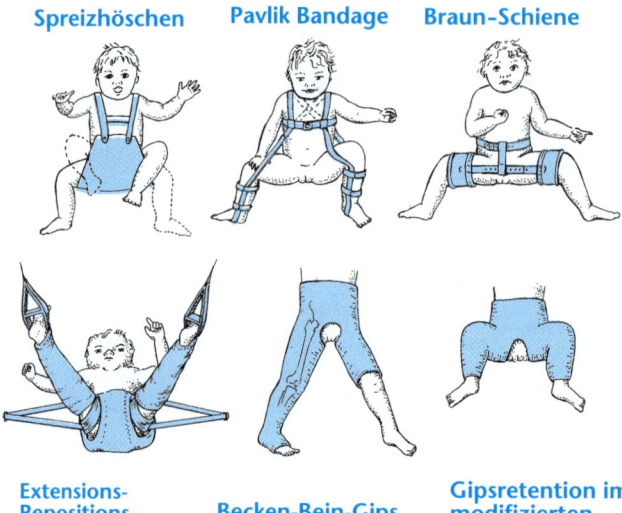

Abb. 7.13: Therapieformen der Hüftdysplasie/Hüftluxation

8 Begutachtungsprobleme

Eine Begutachtung kann im Rahmen eines Formulargutachtens, freien Gutachtens oder Kommissionsgutachtens erfolgen.
- Bei einem **Formulargutachten** werden mittels der in den Akten niedergelegten Befunde und einer eingehenden klinischen und radiologischen Untersuchung die im Formular aufgeführten Fragen beantwortet.

> **Merke!**
> Vorsicht!
> Aus oft unvollständigen Krankenunterlagen werden nicht selten falsche Unfallmechanismen und Befunde zum Nachteil des Patienten abgeleitet.

- Beim **freien Gutachten** wird der Gutachter von einem Versicherungsträger, dem Rechtsanwalt des Verletzten oder vom Gericht beauftragt, in freier Form zur speziellen Problematik Stellung zu nehmen. In einem freien Gutachten sollen folgende Fakten enthalten sein: Auftraggeber und -empfänger, der zu begutachtende Patient, die eingesehenen Akten, Röntgenbilder und Untersuchungen, die Aktenlage und Vorgeschichte, die aktuellen Beschwerden, eine Anamnese, der Befund, die Beurteilung und die Stellungnahme des Gutachters sowie eine Zusammenfassung.
- Beim **Kommissionsgutachten** werden von einer privaten Unfallversicherung drei erfahrene Gutachter eingesetzt, von denen der Patient gemeinsam sorgfältig untersucht und begutachtet wird.

Bei den Gutachten muss zur **Minderung der Erwerbsfähigkeit (MdE)** Stellung genommen und ein Grad der Rentenanwartschaft vorgeschlagen werden. Die orthopädische Begutachtung soll möglichst objektiv sein und vorgetäuschte Beschwerden und Rentenbegehren von tatsächlich vorliegenden Folgezuständen einer Erkrankung unterscheiden. Für die Festlegung der MdE und des Grades der Behinderung gibt es **Richtlinien**, nach denen Gliedmaßenverluste, Gelenkversteifungen usw. beurteilt werden. Dabei werden die Ausfälle als Prozentsatz einer Normalfunktion angegeben und an der oberen Extremität nach linker und rechter Seite unterschieden (☞ Abb. 8.1).

So wird beispielsweise der Verlust eines Beines im Hüftgelenk mit 70 % MdE bewertet. Die MdE ist auch für die Einstufung einer Person als **Schwerbehinderter** von Bedeutung: eine MdE von mehr als 50 % fällt unter das Schwerbehindertengesetz. Die Höhe der **Rente** wird von einem Rentenausschuss der zuständigen Unfallversicherung unter Berücksichtigung eines ärztlichen Rentengutachtens ermittelt. Wenn die MdE mindestens 20 % beträgt, wird eine Rente gezahlt, die als Übergangs- oder Dauerrente gewährt werden kann.

Die gesetzliche Unfallversicherung leitet Berufsförderungsmaßnahmen ein, wenn der Verletzte seine vor dem Arbeitsunfall ausgeübte berufliche Tätigkeit nicht mehr aufnehmen kann.

Bei der privaten Unfallversicherung wird das Ausmaß des Dauerschadens nicht nach der Minderung der Erwerbsfähigkeit auf dem allgemeinen Arbeitsmarkt, sondern nach der Minderung der Gebrauchsfähigkeit des betroffenen Körperabschnittes mit der Gliedertaxe eingeschätzt. So ergeben

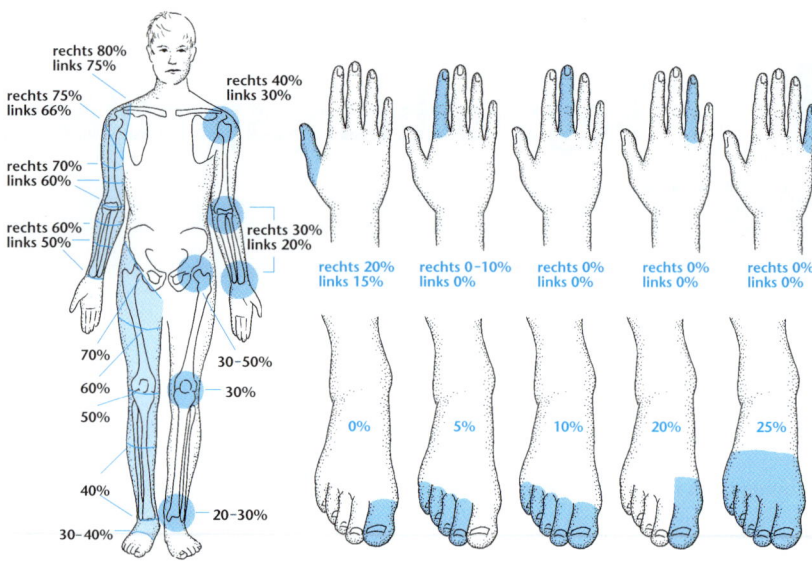

Abb. 8.1: Minderung der Erwerbsfähigkeit (MdE) in %

sich je nach Beruf und Art der Versicherung unterschiedliche Versicherungssummen.

Berufsunfähigkeit ist gegeben, wenn die körperlichen oder geistigen Kräfte um mehr als 50 % im Vergleich zu einem gleichwertigen Gesunden gemindert sind und der Patient trotz der verminderten Arbeitskraft noch so weit erwerbsfähig ist, dass er zu seiner Teilrente noch eigene Einkünfte hinzuverdienen kann, jedoch weniger als die Hälfte der Vergleichspopulation.

Erwerbsunfähigkeit liegt vor, wenn der Patient nicht mehr in der Lage ist, regelmäßig durch Arbeit Einkünfte von wirtschaftlichem Wert zu erzielen. Hier wird also nicht die berufsspezifische Verminderung der Arbeitsfähigkeit zugrunde gelegt, sondern der allgemeine Arbeitsmarkt. Für die Gewährung von Renten wegen Berufs- und Erwerbsunfähigkeit ist die Rentenversicherung zuständig.

Arbeitsunfähigkeit besteht, wenn infolge der Erkrankung die bisherige Erwerbstätigkeit nicht mehr ausgeübt werden kann.

Orthopädische Gutachten werden auch für die Anerkennung von Berufskrankheiten, bei privaten Versicherungen zur Zahlung von Krankentagegeld oder bei Haftpflichtversicherungen zur Beurteilung von Verdienstausfall und Schmerzensgeld angefordert.

9 Wirbelsäule

9.1 Angeborene und erworbene Störungen

9.1.1 Haltung

Haltungstypen

Die aufrechte Haltung des Menschen erfordert einen Gleichgewichtszustand zwischen der Schwerkraft und den Haltemuskeln. Bei jeder Schwerpunktverlagerung erfolgt die muskuläre Gegenregulation zur Aufrichtung der Wirbelsäule.

Die unterschiedlichen Zustände der Muskulatur ergeben die unterschiedlichen Haltungstypen (☞ Abb. 9.1).

Eine **Haltungsschwäche** liegt vor, wenn von der Normalposition der Wirbelsäule abweichende Haltungsfehler zwar aktiv korrigiert, aber nur wenige Sekunden in dieser Normalstellung gehalten werden können.

Schmerz- und Schonhaltungen sind davon abzugrenzen. Nur durch frühzeitiges aktives Beüben können langfristige fixierte Haltungsschäden vermieden werden. Dazu dient die konsequente Haltungsschulung mit krankengymnastischen Übungen (vor dem Spiegel) und Muskeltraining.

9.1.2 Kyphosen

Man unterscheidet die **arkuäre Kyphose** (langbogig), die durch gestörtes Wirbelsäulenwachstum oder systemische Erkrankungen entsteht, von der **angulären Kyphose** (kurzbogig, knickförmig, Gibbus).
Die häufigsten **Formen** sind:
- **arkuär:**
  - M. Scheuermann
  - posturale Kyphose (haltungsbedingt)
  - Alterskyphosen (Osteoporose)
  - M. Bechterew (Spondylitis ankylosans)
  - kongenitale Kyphose (neigt zu Progredienz)
- **meist angulär:**
  - Spondylitis tuberculosa
  - posttraumatische Kyphose (Wirbelkörperkompressionsfraktur)
  - Tumormetastasen, Tumoren
  - Fehlbildungen.

Symptome
Im Wachstumsalter meist beschwerdefrei – im Erwachsenenalter zunehmend Beschwerden in benachbarten hypermobilen Segmenten und/oder kompensatorischen Krümmungen. In extremen Fällen kardiopulmonale Einschränkungen möglich und zunehmende Bewegungseinschränkung der Wirbelsäule.

Röntgenologischer Befund
Wirbelsäulenstandardaufnahmen zur Beurteilung des Kyphosewinkels nach Cobb, Scheitelpunktausdehnung und Beurteilung einer möglichen Korrektur.

Therapie
Bei 60–80° nach Cobb ist eine konservative Therapie mit Rückenschulung und aufrichtendem Kor-

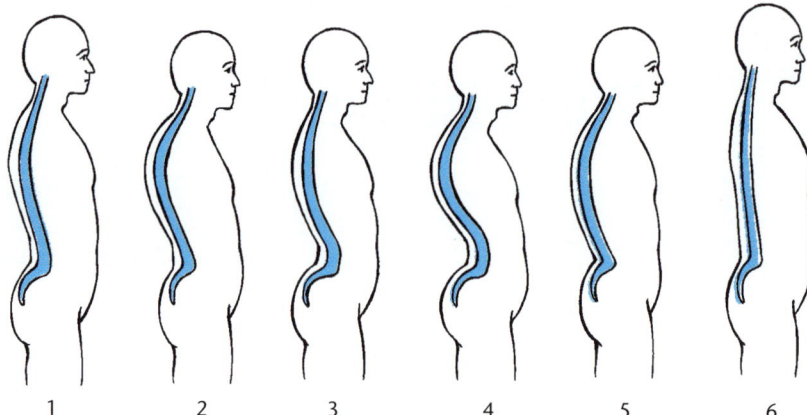

Abb. 9.1: Haltungstypen
1 **Physiologische Kyphose:** dorsal konvexe Verbiegung der BWS bis 40° nach Cobb (über 40° nach Cobb wird als Hyperkyphose bezeichnet).
2 **Thorakale Hyperkyphose (Rundrücken)** entsteht im Rahmen des Altersrundrückens durch Osteoporose.
3 **Lumbale Hyperkyphose (Hohlkreuz)** tritt ein infolge zu starker Beckenneigung z. B. bei angeborener Formveränderungen des 5. LWK, durch Rückverlagerung des Drehpunktes der Hüftgelenke bei angeborener Hüftluxation oder Beugekontrakturen der Hüften (Coxarthrose) sowie Insuffizienz der Gesäßmuskeln mit daraus resultierender Beckenkippung nach vorn.
4 **Kypho-Lordose (hohlrunder Rücken)** resultiert aus einer thorakal betonten Kyphose und stärker betonten Lumballordose, dadurch erscheint der Rumpf insgesamt sehr gedrungen.
5 **Totalkyphose (totalrunder Rücken)** stellt eine Brustkyphose dar, die weit nach kaudal zieht, so dass die Lendenlordose abgeflacht oder aufgehoben ist. Ein vermehrt nach hinten gerichtetes Sacrum führt zu statisch-dynamischen Problemen im lumbosacralen Übergang.
6 **Flachrücken** weist wenig physiologische Krümmungen auf und hat damit seine Fähigkeit, Erschütterungen, Stoß- und Druckbelastungen auszugleichen, verloren. Demzufolge kommt es frühzeitig zu degenerativen Veränderungen.

sett im Wachstumsalter indiziert. Eine operative Therapie bei Kyphosen über 80° nach Cobb, Instabilitäten oder neurologischen Ausfällen erfolgt durch Spondylodesen und/oder korrigierende Osteotomien von ventral oder dorsal sowie verschiedene Fusionsverfahren.

M. Bechterew (Spondylitis ankylosans)

▶ **Ätiologie und Pathogenese**
Der M. Bechterew ist eine entzündlich rheumatische Erkrankung (HLA-B27-assoziiert), die häufiger Männer betrifft. Die Prävalenz liegt bei ca. 1 %, der Beginn zwischen dem 15.–30. Lj. mit Verteilung m : w 3 : 1. ◀
Sie betrifft die Wirbelbogengelenke und die Iliosakralfugen. Durch Verknöcherung des Gelenkknorpels und des Bandapparates entsteht die typische **Bambusstabform der Wirbelsäule**.

▶ **Symptome**
Die **schubweise verlaufende Erkrankung** beginnt mit nächtlichen Kreuzschmerzen und Beschwerden im Bereich der Kniegelenke und der Fersen. Zunehmend versteift die Wirbelsäule in Kyphosenstellung, und die Iliosakralgelenke ankylosieren. Im **Spätstadium** kann die Atmung durch die Thoraxversteifung und Einsteifung der Kostotransversalgelenke beeinträchtigt sein. **Begleitend** sind oft rezidivierende Iritiden (Uveitis), aber auch periphere Arthritis. ◀ Weitere extravertebrale Manifestationen sind Enthesiopathien (Sitz- und Darmbein, Trochanter major und Calcaneus) sowie Entzündungen im Bereich von Synchondrosen (Symphyse, Sternumfuge).

▶ **Klinik**
Röntgenologischer Befund: Im Früh- und floriden Stadium kommt es zum typischen „bunten Bild" mit Osteolysen und Sklerosierungen sowie zunehmenden Ankylosezeichen nebeneinander. Im End-

stadium sind paravertebrale Verkalkungen, **Bambusstabwirbelsäule**, Ankylose der Iliosakralfugen typisch (☞ Abb. 9.2b).

Labor: HLA B27 meist positiv, negative Rheumaserologie, BKS teilweise erhöht.

Therapie
Ziel ist es, durch ständige **krankengymnastische Übungen** die Wirbelsäulenbeweglichkeit möglichst lange zu erhalten und eine Versteifung in möglichst günstiger Stellung zu erreichen. **Symptomatische Schmerztherapie** und **physikalische Maßnahmen** als Begleittherapie. Bei stark ausgeprägtem Totalrundrücken kann eine einsegmentale **Aufrichtungsosteotomie** lumbal oder zervikal durchgeführt werden. Weiterhin ist eine mehrsegmentale lumbale **Lordosierungsosteotomie mit transpedikulärer Fixation** möglich. Große eingesteifte Gelenke werden durch **endoprothetischen Gelenkersatz** wiederhergestellt.

M. Scheuermann (Adoleszentenkyphose)

Ätiologie und Pathogenese
Die Adoleszentenkyphose ist die **häufigste Wirbelsäulenaffektion bei Jugendlichen** (ca. 20%) und betrifft häufiger Jungen. Ätiologisch sollen eine **schlaffe Haltung, kollagene Stoffwechselstörungen** und eine vermehrte **mechanische Beanspruchung der Wirbelsäule** verantwortlich sein. Durch lokale Wachstumsstörungen (aseptische Osteonekrose) an den Grund- und Deckplatten entstehen Keilwirbel und die typischen **Schmorl-Knötchen** (Bandscheibeneinbruch in den Wirbelkörper).

Bei Befall der **Brustwirbelsäule** kommt es durch die vermehrte arkuäre Kyphose zum Hohl-Rundrücken, bei Befall **thorakolumbal** zum totalen Rundrücken und bei Befall der **LWS** zur Abflachung der Lendenlordose (Flachrücken).

Symptome
Beim Jugendlichen steht die **schlechte Haltung** im Vordergrund. Schmerzen treten meist erst nach Wachstumsabschluss durch die **abnehmende Wirbelsäulenbeweglichkeit** und die **Myogelosen** auf. Häufig sind daher die der Kyphose benachbarten Wirbelsäulenabschnitte von den Überlastungsbeschwerden betroffen. Der morphologische und der röntgenologische Befund stehen oft im Missverhältnis zum subjektiven Beschwerdebild. Dieses ist oft nur gering ausgeprägt trotz auffälliger objektiver Befunde.

▶ Röntgenologischer Befund
Kyphose, unregelmäßige Deck- und Grundplatten, Keilwirbel und tonnenförmige Wirbelkörperveränderungen, Schmorl-Knötchen (Bandscheibeneinbruch in den Wirbelkörper), Verschmälerung der Zwischenwirbelräume. ◀

Therapie
Im Vordergrund steht die **aktive Korrektur der Haltung** durch intensive Muskelkräftigung, Krankengymnastik und Sport. Bei schweren Kyphosen werden **Korsettversorgungen** und **operative Aufrichtungen** durchgeführt.

9.1.3 Skoliose

Ätiologie und Pathogenese
Skoliosen sind **fixierte Wirbelsäulenseitverbiegungen**, die durch Torsion der Wirbel und Rotation der Wirbelsäule zur **Veränderung des Rumpfreliefs** führen. Davon zu differenzieren ist die skoliotische Fehlhaltung, eine aktiv korrigierbare Seitverbiegung. Kennzeichnend für die funktionelle Skoliose ist die Ausgleichbarkeit zur Gegenseite. Die Erkrankung betrifft häufiger Mädchen und hat mannigfache Ätiologie und Ausprägung.

Ätiologie:
- **idiopathisch:** am häufigsten und prognostisch am ungünstigsten, Einteilung nach Erkrankungsbeginn: infantil (bis 4. Lj.), juvenil (bis 10. Lj.), adoleszent (ab 10. Lj.)
- **metabolisch:** bei Osteoporose, Rachitis
- **neuromuskulär:** Zerebralparese, Poliomyelitis, Muskeldystrophie
- **kongenital:** Myelomeningozele, Block- und Schmetterlingswirbel
- **Bindegewebserkrankung:** Marfan-Syndrom
- **Systemerkrankung:** Achondroplasie
- **posttraumatisch:** Wirbelkörperfraktur
- **neoplastisch:** Tumoren, Metastasen
- **strukturell:** Beinlängendifferenz, Kontrakturen

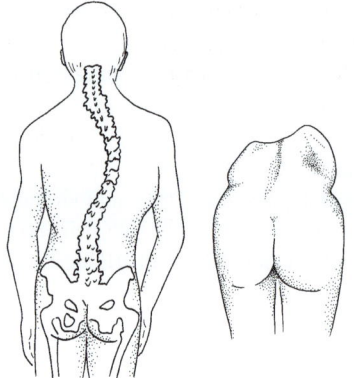

Abb. 9.2: Haltung bei Skoliose

▶ **Form**
Thorakal, thorakolumbal, lumbal, thorakal mit lumbaler Gegenschwingung. Die häufigste Form der idiopathischen Skoliose in der Adoleszenz ist die **rechtskonvexe Thorakalskoliose** mit Asymmetrie der Taillendreiecke und des Schulterstandes.

Kennzeichnend für die **Säuglingsskoliose** ist die C-förmige Krümmung von Brust- und Lendenwirbelsäule. ◂

▶ **Symptome**
Unterschiedlicher Schulterstand, unterschiedliche Taillendreiecke, **Rippenbuckel** (der hintere Rippenbuckel liegt immer auf der Konvexseite der Skoliose), Lendenwulst, Beckenschiefstand, seitlich verbogener Verlauf der Dornfortsätze (☞ Abb. 9.2). Wirbeltorsionen (☞ Abb. 9.4b) bewirken eine Drehung der Dornfortsätze der Wirbelkörper zur Konvexseite der Krümmung und täuschen so eine geringere Krümmung vor, als sie tatsächlich ist. Die Veränderungen treten während Wachstumsschüben verstärkt auf und sind meist schmerzfrei. ◂

▶ **Röntgenologischer Befund**
Anhand einer Wirbelsäulenaufnahme im Stehen werden die Scheitelwirbel, die im Krümmungszentrum liegen, und die Neutralwirbel, an denen sich die Krümmungsrichtung ändert, bestimmt. Der **Krümmungswinkel** wird nach der **Methode nach Cobb** anhand der jeweiligen Neutralwirbel bestimmt (☞ Abb. 9.3). So ergibt der Schnittpunkt der Senkrechten zu den Deck- und Grundplatten der Neutralwirbel den Winkel der Krümmung. Auch das **Ausmaß der Torsion und Rotation** (☞ Abb. 9.3) sowie die **Skelettreife** müssen beurteilt werden. Während die hinteren Elemente eines betroffenen Wirbelkörpers sich zur Konkavität drehen, weicht die Vorderseite zur Konvexität der Krümmung ab. ◂

Therapie und Prognose
Die Behandlung richtet sich nach der Ätiologie, dem Alter, der Form und dem Schweregrad. An erster Stelle stehen in jedem Fall **gezielte kranken-**

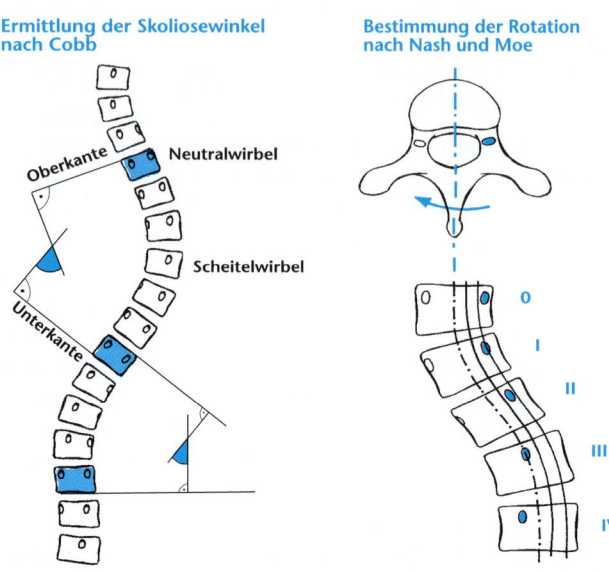

Abb. 9.3: Skoliosewinkel nach Cobb und Rotationsgrad nach Nash und Moe [8]

gymnastische Beübungen und **regelmäßige häusliche Wirbelsäulengymnastik**. Oberstes therapeutisches Ziel ist das Aufhalten einer Skolioseprogression und Vermeiden einer OP.

Ab einen Winkel von 15–35° lumbal und 20–50° thorakal nach Cobb ist eine Behandlung mit **Cheneau- oder Bostonkorsett** (☞ Abb. 7.6), bei hochthorakalen Skoliosen mit Milwaukee-Aufsatz aufs Bostonkorsett indiziert.

Die **OP-Indikation** ist gegeben bei Skoliosen von 35° lumbal und 50° thorakal, da dann auch im Erwachsenenalter noch mit einer Progression zu rechnen ist, sowie bei stärkeren funktionellen Beschwerden. Der **OP-Zeitpunkt** sollte kurz vor Abschluss des Wachstums gewählt werden, um ggf. durch den Eingriff ein weiteren Ausgleich fördern zu können. Hierbei werden Wirbelsäulensegmente dorsal oder ventral versteift, um durch die Spondylodese die Korrekturstellung beizubehalten **(OP nach Harrington)**. **Präoperativ** werden die Aufdehnung der Weichteile und ein gutes Korrekturergebnis über eine Traktion mit dem **Halo-Ring** (am Schädel fixierter Metallring, mit dem die WS unter Zug gesetzt wird) angestrebt. Thorakale und thorakolumbale Skoliosen werden von dorsal instrumentiert, lumbale Abschnitte durch transthorakale und/oder retroperitoneale Eingriffe.

Die Harrington-OP ist eine heute kaum noch angewandte Methode; mittlerweile werden **Pedikelschrauben** verwendet, die nach Stellungskorrektur mit einem Längsträger verbunden werden. Dabei wird nicht nur eine Korrektur der Frontalebene vorgenommen, sondern auch das Sagittalprofil möglichst wiederhergestellt.

Als segmental korrigierende Eingriffe gelten die **OP nach Luque** sowie **nach Cotrel-Dubousset**, wobei mittels 2 Stäben und Querverbindungen eine Rahmenstruktur erstellt wird.

Als segmental verkürzende ventrale Instrumentation kommt die **Derotationsspondylodese nach Zielke oder Dwyer** zur Anwendung: dabei werden die Bandscheiben entfernt, eine Korrektur der Seitbiegung, der Rotation und des sagittalen Profils vorgenommen und zur Fixierung konvexseitig ein Stab mit Schrauben befestigt.

Die **Prognose** wird wesentlich von einer frühzeitigen Diagnosestellung, vom noch zu erwartenden Wirbelsäulenwachstum und von der Ätiologie der Skoliose bestimmt. Schnelle Verschlechterungen sind im Alter des Schulbeginns und der Pubertät zu erwarten. Aber auch nach Wachstumsabschluss kann die Skoliose fortschreiten, weshalb weitere Kontrollen empfohlen werden.

9.1.4 Sonstige Fehlbildungen

Basiläre Impression
Ätiologie und Pathogenese
Durch eine okzipitale Fehlbildung infolge Störung des Knochenstoffwechsel (Rachitis, Osteogenesis imperfecta) oder eine entzündliche oder neoplastische Zerstörung der Hinterhauptsgelenke wird die Halswirbelsäule nach kranial verschoben. Dabei ist die Umgebung des Foramen magnum trichterförmig in den Schädel gestülpt.

Symptome
Nackenkopfschmerzen, eingeschränkte Beweglichkeit der Halswirbelsäule, durch die Einengung der Medulla oblongata bedingte **Schwindelanfälle**. Es können auch Störungen der motorischen Bahnen sowie Kleinhirn- und Hinterstrangsymptome (zervikale Myelopathie) auftreten.

Röntgenologischer Befund
Kranialisation der Halswirbelsäule, Densspitze in Höhe des Foramen magnum lokalisiert.

Therapie
Halsorthesen, Spondylodese vom Hinterhaupt zum 2. HWK und Abtragung der Densspitze oder des dorsalen Randes des Foramen occipitale magnum.

Übergangswirbel und Halsrippe
▶ Am Übergangsbereich von HWS zu BWS, von BWS zu LWS und von LWS zum Sakrum kann atypisch ein **zusätzlicher Wirbel** ausgebildet sein. Dabei übernimmt der Übergangswirbel die Form und Eigenschaft der angrenzenden Wirbelregion. Häufiger sind die **Lumbalisation von S1, Sakralisation von L5** oder die **Ausbildung einer Halsrippe**. Die Übergangswirbel sind für die Funktion und die Belastbarkeit der Wirbelsäule meist bedeutungslos. Übergangswirbel der kaudalen und kranialen Übergänge der Brustwirbelsäule sind gekennzeich-

net durch überzählige oder fehlende Rippen. Eine **zusätzliche Halsrippe am 7. HWK** kann durch Druck auf die A. subclavia und auf Plexusanteile zur Pulsabschwächung und gelegentlichen trophischen und neurogenen Störungen führen. Beim echten **Kompressionssyndrom** ist die operative Entfernung der Rippe erforderlich. ◀

Spina bifida

Ätiologie und Pathogenese

Die Ursache ist unbekannt. Bei der klinisch meist unauffälligen **Spina bifida occulta** bleibt der knöcherne Bogenschluss aus. Der Rückenmarkskanal ist vorzugsweise im Lumbosakralbereich nur knorpelig geschlossen. Dagegen ist bei der **Spina bifida aperta** das Neuralrohr unzureichend verschlossen, die Wirbelbögen sind breit offen und eine Rückenmarksfehlbildung resultiert. Bei gleichzeitiger Ausstülpung des Durasacks spricht man von **Meningozele**, bei Ausstülpung von Durasack und Rückenmark von **Myelomeningozele** und bei zusätzlicher Ausstülpung von Rückenmark und Nervenwurzeln von **Syringomyelozele**.

Symptome

Sensible und schlaffe motorische Plegien der Beine, evtl. Blasen-Mastdarm-Lähmungen und manchmal ein begleitender Hydrozephalus aufgrund gestörter Liquorzirkulation bestimmen das klinische Bild. Häufig sind Wirbelsäulenverkrümmungen, Hüftluxationen, Kniebeugekontrakturen, Fußdeformitäten und Druckstellen.

Therapie

Die **neurochirurgische Versorgung** der Zele sollte wegen der **großen Infektionsgefahr** bald erfolgen. Ein wichtiges Ziel der weiteren Versorgung ist die Vertikalisierung der Kinder mit dem Erreichen der Steh- und Gehfähigkeit. Hierzu sind oft operative Eingriffe zur Beseitigung der Fehlbildungen und eine Orthesenversorgung nötig. Weiterhin müssen Kontrakturen und Deformitäten verhütet werden.

Spondylolyse, Spondylolisthesis, Spondyloptose

▶ Ätiologie und Pathogenese

Durch eine Spaltbildung im Bereich der Bogenwurzel während der Wachstumsphase **(Spondylolyse)**

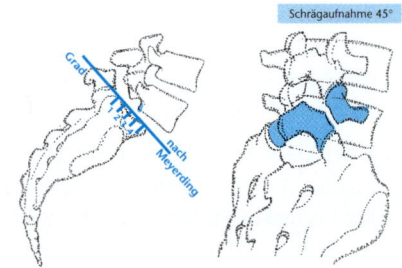

Abb. 9.4: Spondylolyse/Spondylolisthesis: Der für die Diagnose beweisende Defekt in der Interartikularposition ist in 45° Schrägaufnahme am besten darstellbar.

kann der Wirbelkörper mit der darüber liegenden Wirbelsäule nach ventral gleiten **(Spondylolisthesis)** (☞ Abb. 9.4). ◀

▶ Angeborene Dysplasien oder mechanische Überbelastungen (z.B. durch Turnsport) werden als **Ursachen** angesehen. Meist tritt dies im Bereich der unteren LWS während des Wachstumsalters auf. Eine **Spondyloptose** (☞ Abb. 9.5) ist das totale Abgleiten eines Wirbelkörpers über die Vorderkante des kaudal folgenden. ◀

▶ Symptome

Meist **asymptomatisch** (in > 50% d.F.) oder uncharakteristische Kreuzschmerzen, z.T. mit neurologischen Ausfällen. Selten ist die Verschiebung des Rumpfes sichtbar **(Sprungschanzenphänomen)**: beim ausgeprägten Befund zeigt sich klinisch ein Hohlkreuz; auffällig bei der Untersuchung ist die Hüftlendenstreifsteife, die durch Verspannung der ischiokruralen Muskulatur und der Rückenstreckmuskulatur (Brettsyndrom) entsteht. Infolge Instabilität kommt es zu lage- und belastungsabhängigen Rückenschmerzen und frühzeitigen degenerativen Veränderungen. ◀

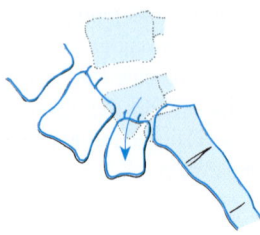

Abb. 9.5: Spondyloptose

▶ **Röntgenologischer Befund**
- **A.p.-Aufnahme:** „umgekehrter Napoleonshut" (Projektion des 5. LWK auf das Os sacrum) bei völligem Abkippen des Wirbels (Spondyloptose).
- **Seitliche Aufnahme:** Ventralverschiebung (Quantifizierung nach Meyerding: Einteilung 1–4 entsprechend der Stellung der Wirbelkörperhinterkante zum Sakrum).
- **Schrägaufnahme (45°):** Spaltbildung in der Interartikularportion (**Hündchen mit Halsband**, ☞ Abb. 9.4).
- Funktionsaufnahmen in Ante- und Retroflexion zeigen bei Instabilitäten eine seitliche Translation. ◀

▶ **Therapie**
Sportarten mit lordosierenden Übungen sind zu vermeiden; **Krankengymnastik** und **Muskeltraining**, bei frischen **Spondylolysen** evtl. Ruhigstellung im Gipsverband oder Korsett, bei **Spondylolisthesen** sowie bei Instabilität operative Reposition und Stabilisierung des Wirbelsegmentes. ◀

9.2 Abakterielle entzündliche Erkrankungen, Spondylitis ankylosans

(☞ Kap. 9.1.2)

9.3 Bakterielle entzündliche Erkrankungen

Spondylitis tuberculosa

Ätiologie und Pathogenese
Tuberkelbakterien breiten sich hämatogen in die Wirbelkörper aus und führen nach oft mehrjähriger Latenzzeit zu deren Entzündung.

▶ **Symptome**
Müdigkeit, Appetitlosigkeit, Nachtschweiß, Fieber, Wirbelsäulenbeschwerden und lokaler Druckschmerz über dem befallenen Bereich, Wirbelkörperzerstörung und Keilwirbel sowie **Gibbusbildung**, anguläre Kyphose, evtl. Senkungsabszess im Oberschenkel, evtl. Streckhemmung im Hüftgelenk. ◀

Röntgenologischer Befund
Bandscheibenverschmälerung, Osteolysen und Zerstörung des Wirbelkörpers, paravertebraler Abszess im NMR.

▶ **Labor**
Positive Entzündungsparameter, Blutkulturen, Urin- und Magensaftuntersuchung, Tuberkulintest, Wirbelpunktion. ◀

Therapie
Ruhigstellung mit Gipsliegeschale und **Tuberkulostatika für 12 Monate**, um den Rückgang der Entzündung und den Erhalt des Wirbelkörpers zu erreichen und so Deformierungen der Wirbelsäule zu verhindern. Operative Maßnahmen zur Herdausräumung, Drainage von Abszessen.

9.4 Degenerative Veränderungen

▶ **Ätiologie und Pathogenese**
Bandscheiben, Wirbelgelenke, Wirbelkörper, Muskulatur und Bandapparat unterliegen einem **Verschleißprozess**. Die **Abnahme des Wassergehalts** im Nucleus pulposus führt zu Rissen im Anulus fibrosus mit Abnahme des Zwischenwirbelraums und vermehrter Beweglichkeit im Segment mit der Gefahr des Diskusprolapses.

Durch **reaktive Spondylophytenbildung** und **Osteophyten** kommt es zur Einengung des Spinalkanals und der Foramina intervertebralia und zur zunehmenden Bewegungseinschränkung der Wirbelsäule. ◀

Symptome
Blockierungen durch die erhöhte Segmentbeweglichkeit, Irritation und Kompression der austretenden Nervenwurzel durch den Diskusprolaps, Schmerzen und Muskelverspannungen, chronische Beschwerden, die durch Belastung verstärkt werden, bei Wirbelgelenkserkrankungen reflektorisch ausstrahlende pseudoradikuläre Schmerzen.

Röntgenologischer Befund
Bei den degenerativen Wirbelsäulenerkrankungen ist die jeweilige Röntgenaufnahme stets im Vergleich zu Voraufnahmen zu sehen und in Abhängigkeit von der klinischen Symptomatik zu bewerten.

Therapie
Im Akutstadium Ruhe, Analgetika und Wärme, dann aufbauend passive und aktive physikalische Maßnahmen, Manualtherapie und Neuraltherapie, zur Stabilisierung Krankengymnastik und Rückenschule; ferner Kreuzstützmieder und operative Maßnahmen bei therapierefraktären Schmerzen und zunehmender neurologischer Symptomatik (Kaudasyndrom).

9.4.1 Wirbelsäulensyndrome

Lumbalsyndrom

Ätiologie und Pathogenese
Am häufigsten ist in der zweiten Lebenshälfte das Lumbalsyndrom, am seltensten das Thorakalsyndrom entsprechend den zunehmenden belastungsabhängigen Verschleißerscheinungen im Bereich der Wirbelsäule (> 90 % aller Bandscheibenvorfälle lumbal!).

Symptome
Chronische Beschwerden oder plötzlich einschießende Schmerzen (**„Hexenschuss"**) durch Belastung oder eine ruckartige Bewegung (**„Verhebetrauma"**). Über dem betroffen Segment ist die Muskulatur verspannt (**Myogelosen**), die Wirbelsäulenbeweglichkeit ist schmerzreflektorisch vermindert. Schmerzausstrahlung und psychovegetative Begleiterscheinungen sind häufig.

Röntgenologischer Befund
Keine, leichte bis hin zu ausgeprägten degenerativen Veränderungen.
- **Schrägaufnahmen LWS:** Wirbelgelenke und Wirbelbögen beurteilbar
- **CT:** Bandscheibenvorfall, knöcherne Läsion
- **NMR:** Bandscheibenvorfall, Protusion, Prolaps, Sequester

Therapie
Im Akutstadium Stufenbettlagerung, Muskelrelaxanzien, Schmerztherapie und Wärme. Bei Blockierungen Manualtherapie; dann passive und intensivierend aktive physikalische Therapie bis zur Beschwerdefreiheit; Wahrung des Therapieerfolges durch Verhaltensschulung für Alltag und Beruf (Rückenschule), selten Kreuzstützmieder und operative Maßnahmen erforderlich (je nach Ätiologie).

Zervikalsyndrom

Der Begriff Zervikalsyndrom ist ein unexakter, undifferenzierter Sammelbegriff. Darunter werden verschiedene klinische Erscheinungen zusammengefasst, die ihre gemeinsame Ursache in **degenerativen Veränderungen der Halswirbelsäule** haben. Dazu gehören:
- **Kopf- und Nackenschmerzen** (Lokalsyndrom)
- **Schulter-Arm-Schmerzen, Neuralgien** (Radikulärsyndrom)
- **zervikale Migräne, Schwindel** (vegetatives Syndrom)
- **Myelopathie** (medulläres Syndrom).

Die zervikale Myelopathie kann durch Osteophyten im mittleren dorsalen Teil der Wirbelkörper hervorgerufen werden. Durch Kompression der A. spinalis anterior und des Myelons selbst kann es zur spastischen Paraparese mit positiven Pyramidenbahnzeichen kommen.

Unkovertebrale Spondylophyten können die Halsnervenwurzeln sowie die A. vertebralis einengen und neben Zervikobrachialgien zu einer vertebrobasilären Insuffizienz führen. In 80 % d.F. sind die kaudalen Bandscheiben des Segmentes C5/C6 und C6/C7 betroffen. Wetterabhängige Schmerzen, Globusgefühl, Myogelosen und Bewegungseinschränkung sind häufig. Bei Prolapsverdacht sind Aufnahmen der HWS in 4 Ebenen zur Beurteilung der Foramina intervertebralia, CT und MRT-Untersuchung indiziert.

Therapie
Zur **medikamentösen Therapie** werden Analgetika, Antiphlogistika und Muskelrelaxanzien verwendet. Wichtig sind zudem **physikalisch-therapeutische Maßnahmen** wie Elektrotherapie und Wärmetherapie sowie die Anwendung von Halsorthesen, Manualtherapie, Traktionstherapie, Massage und Peloiden. Gerade beim Zervikalsyndrom haben sich **alternative Therapieformen**, insbesondere der Einsatz der Nadelakupunktur, hervorragend bewährt. Eine **operative Intervention** ist angezeigt bei therapieresistenten Schmerzen durch Nervenwurzelkompression (zervikale Myelopathie) und/oder Instabilitäten mittels interkorporeller Spondylodese und autologer Knochentransplantation.

9.4.2 Bandscheibenvorfall !!!!

Protrusion: Vorwölbung des Nucleus pulposus bei beginnender Degeneration des Faserrings

Prolaps: Austritt des Nucleus pulposus aus dem intradiskalen Raum nachdem der Faserring zerrissen ist

Gedeckter Prolaps: Prolaps mit erhaltenem Längsband

Sequestrierter Prolaps: über das Längsband hinausreichender Vorfall

Massenprolaps: massiver Austritt von Diskusmaterial

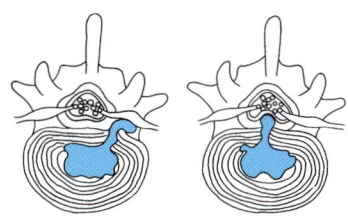

Abb. 9.6: Laterale und mediale Diskushernie

▶ **Ätiologie und Pathogenese**

Durch **Protrusio oder Prolaps von Bandscheibengewebe in den Wirbelkanal** kommt es vorwiegend im Lumbalbereich insbesondere in Höhe L4/5 und L5/S1, aber auch im Zervikalbereich zu lateralen, seltener zu medialen Diskushernien (☞ Abb. 9.6).

Typischerweise sind Menschen mittleren Lebensalters betroffen. ◀

▶ **Symptome**

Durch Kompression der abgehenden Nervenwurzel bei lateralen bzw. mediolateralen (90 % d.F.) Bandscheibenvorfällen entsteht die **radikuläre Symptomatik** mit **Sensibilitätsstörungen** im betroffenen Dermatom, **motorischen Lähmungen** der betroffenen Muskulatur und **Reflexausfall** (☞ Tab. 9.1, Abb. 9.7). ◀

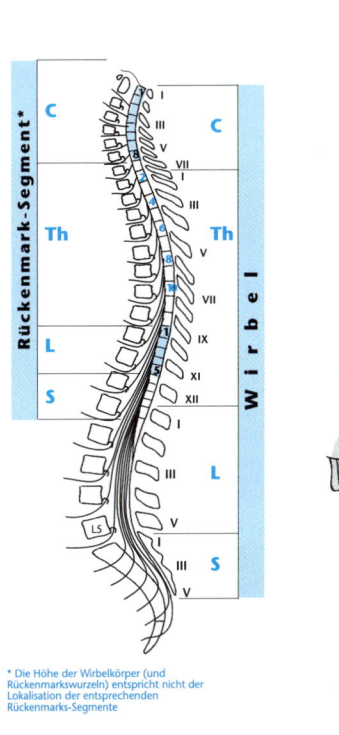
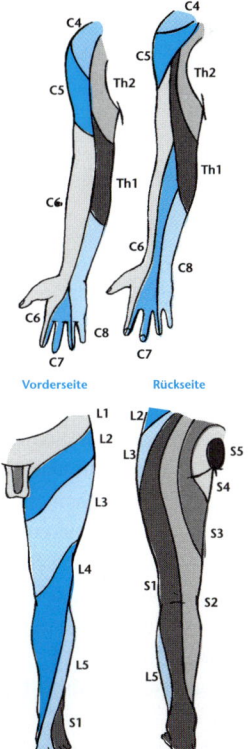

Abb. 9.7: Wirbelkörper, Segmente und Dermatome; Wirbelkörper und korrespondierende Rückenmarksegmente (links); Dermatome von unterer und oberer Extremität (rechts) [8]

▶ Tab. 9.1: Synopsis von Wurzelreizsyndromen im HWS- und lumbalen Bereich [8] ◀

Nervenwurzel	Dermatom	Kennmuskeln	Reflexe
C3/4	Schmerz bzw. Hypalgesie im Schulterbereich	Abschwächung der Schulterhebung	keine fassbaren Reflexstörungen
C5	Schmerz bzw. Hypalgesie etwa unter dem Ansatz des M. deltoideus	M. biceps brachii (Flexion im Ellenbogen ↓)	BSR ↓
C6	Radialseite des Ober- und Vorderarms, bis zum Daumen abwärts ziehend	Paresen der Handgelenkshebung (M. extensor carpi radialis)	Abschwächung des Radiusperiostreflexes
C7	Dermatom lateral-dorsal vom C6-Dermatom, zum 2.–4. Finger ziehend (insbes. 3. Finger)	Parese M. triceps brachii, M. pronator teres, gel. der Fingerbeuger (Ellenbogenext. ↓, Flex. im Handgelenk ↓); oft sichtbare Atrophie des Daumenballens	Abschwächung oder Ausfall des TSR
C8	Dermatom ist der kleinfingerseitige UA	Parese der kleinen Handmuskeln (Finger-Abd. und -Add. ↓); sichtbare Atrophie insbes. des Kleinfingerballens	TSR ↓
Th1	Dermatom über dem med. Epikondylus	Finger spreizen	
L3	Schmerz, Sensibilitätsstörung quer über OS-Vorderseite zum Condylus med. ziehend	Parese des M. quadriceps und der Hüftadduktoren (Kniestreckung ↓, Hüftadduktion ↓)	PSR fehlend oder abgeschwächt
L4	OS-Außenseite über Patella und Innenseite des US	Parese des M. quadriceps und M. tibialis ant. (Kniestreckung ↓, Supination ↓)	PSR fehlend oder abgeschwächt
L5	Knieaußenseite, ventrolateraler US, Fußrücken, Großzehe	Parese des M. extensor hallucis longus, M. ext. digitorum brevis (Fersengang ↓, Fußheber ↓, Zehenheber ↓)	Tibialis-post.-Reflex fehlend oder abgeschwächt
S1	laterodorsaler OS und US, Ferse, Kleinzehe	Parese des M. triceps surae, M. peroneus, M. gluteus max. (Zehengang ↓, Fußsenker ↓, Pronation ↓)	ASR fehlend oder abgeschwächt

▶ Durch Husten oder Pressen wird der Schmerz verschlimmert, es wird eine **fixierte Schonhaltung** eingenommen. Beim medialen Bandscheibenvorfall kann es durch Kompression der Cauda equina zur **Kaudasymptomatik** mit unwillkürlichem Stuhl- und Harnabgang und zur Reithosenanästhesie kommen. Bei der Untersuchung finden sich ein **positives Lasègue- bzw. Bragard-Zeichen** (☞ Abb. 9.8) und die für die betroffene Nervenwurzel typischen Ausfälle.

Lasègue-Zeichen: Das Anheben des gestreckten Beins führt bei 30° zu einschießenden Schmerzen dieses Beins (Pseudo-Lasègue: Schmerzen im Rücken).

Bragard-Zeichen: Dorsalextension im OSG nach Anheben des Beins führt zu Schmerzen in diesem Bein. ◀

▶ **Röntgenologischer Befund**
Computertomographie oder Kernspintomographie sind die heute gängigen Verfahren zur Diagnostik eines Bandscheibenvorfalls, Myelographien werden nur noch selten durchgeführt. Im Nativ-LWS-Röntgen zeigen sich meist eine Steilstellung sowie skoliotische Fehlhaltung als Schonhaltung. ◀

9.4.3 Spinalkanalstenose

▶ **Ätiologie und Pathogenese**
Durch **Spondylarthrose der Wirbelgelenke** und durch **Bandscheibendegeneration** kommt es zur Verengung des Spinalkanals und der Foramina intervertebralia. Auch anlagebedingte Veränderungen, z. B. bei der Chondrodystrophie, oder eine Körperhaltung mit Hyperlordose der LWS, sind pathogenetisch wirksam für das Syndrom des engen Spinalkanals. ◀

▶ **Symptome**
Plötzlich auftretende Kreuzschmerzen teils mit Austrahlung in beide Beine, die durch Beugehaltung oder Sitzen in flektierter Haltung gebessert werden. Typisch ist die **Einschränkung der Gehstrecke** durch auftretende Schmerzen und Sensibilitätsstörungen: Claudicatio spinalis. ◀

Röntgenologischer Befund
Degenerative Veränderungen der Wirbelsäule. In der **Myelographie** zeigt sich die Stenose des Rückenmarkskanals. Im CT oder MRT ist der Sagittaldurchmesser des Spinalkanals < 10 mm (lumbal).

▶ **Therapie**
Im **Akutstadium** kyphotische Lagerung des Patienten zur Entlastung des Rückenmarkskanals und Analgetikatherapie, im **chronischen Stadium** Krankengymnastik, bei **Therapieresistenz** operative Teilentfernung der einengenden Wirbelbögen und -gelenke sowie Laminektomie und Hemilaminektomie. ◀

9.5 Osteoporose

(☞ Kap. 2.1.2)

9.6 Tumoren

Multiples Myelom, Chondrom, Chondrosarkom und Ewing-Sarkom ☞ Kap. 2.3.

Ätiologie und Pathogenese
Primäre Tumoren befallen selten die Wirbelsäule (3–9 % d. F.), meist finden sich osteoklastische oder osteoblastische Metastasen (sekundäre Tumo-

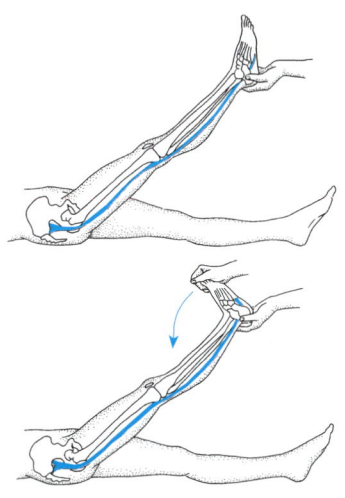

Abb. 9.8: Zeichen nach Lasègue und Bragard

Therapie
Bei der **Kaudakompression** mit Blasen-Mastdarm-Lähmung und Reithosenanästhesie ist die **sofortige operative Entlastung** notwendig. Weitere **Indikationen für die Diskektomie** (auch mikrochirurgisch oder perkutan) sind frisch eingetretene oder sich verschlimmernde Lähmungen wie z. B. der Fuß- oder Zehenheber und therapieresistente chronische Lumboischialgien.

In den übrigen Fällen sollte zunächst immer ein **konservativer Therapieversuch** unternommen werden. Im Akutstadium kann ein Versuch mit Stufenbettlagerung, Kortikosteroidtherapie und passiven physikalischen Maßnahmen (z. B. Extension im Schlingentisch) unternommen werden. Im chronischen Stadium entspricht die Therapie der Behandlung des Lumbalsyndroms (☞ Kap. 9.4.1).

Prognose
Bei **konservativer Therapie** ist häufig ein chronischer Verlauf mit rezidivierenden akuten Schmerzzuständen und Zeiten völliger Beschwerdefreiheit zu erwarten. Bei **operativem Vorgehen** führen Narben und Instabilitätszunahme nicht selten teilweise zu Beschwerdepersistenz oder gar -progredienz **(Postdiskektomiesyndrom)**. Derzeit wird deshalb die OP-Indikation wieder enger gestellt.

ren: Mamma-, Prostata-, Bronchialkarzinom). Als „Tumor-like lesions" finden sich aneurysmatische Knochenzysten mit Riesenzelltumoren.

Symptome
Zerstörung der Wirbelkörper mit Zusammenbruch und Gibbusbildung bedingen Schmerzen und evtl. neurologische Störungen.

Röntgenologischer Befund
Osteolytische Destruktionen, osteoblastische Umformungen und Wirbelkörperdeformierungen.

Therapie
Bei benignen Tumoren und einzelnen Metastasen Resektion oder Strahlentherapie. Zur Stabilisierung einer frakturgefährdeten Wirbelsäule Korsettversorgung, evtl. stabilisierende Operation, um Lähmungen zu vermeiden.

9.7 Verletzungen

9.7.1 HWS-Distorsion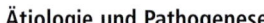

Ätiologie und Pathogenese
Meist bei Auffahrunfällen auftretende, rasch folgende gegenläufige Bewegungen der HWS (Hyperflexion und Hyperextension, „Schleudertrauma").

Symptome
Nach beschwerdefreiem Intervall zunehmend schmerzhafte Bewegungseinschränkung der HWS, Kopfschmerz, Übelkeit und in die Schultern ausstrahlende Schmerzen (☞ Tab. 9.2).

Röntgenologischer Befund
Wenn auf den Standardaufnahmen keine Luxation oder Fraktur sichtbar ist, werden Funktionsaufnahmen der HWS angefertigt. Hier zeigen sich eine Steilstellung und segmental fehlende Beweglichkeit. Ein CT dient der Beurteilung des Wirbelkanals bei neurologischem Defizit, ein MRT muss bei V. a. Hämatom oder Ödem des Rückenmarks erfolgen.

Therapie
Die Immobilisation der HWS durch eine Halskrawatte ist ohne neurologische Ausfälle oder radiologisches Substrat nicht indiziert. Schmerztherapie, später Wärmeapplikation und Muskelkräftigung sowie **rasche Remobilisation** sollen eine iatrogene Aggravation vermeiden.

9.7.2 Wirbelfraktur

Ätiologie und Pathogenese
Verkehrsunfälle, Sport und Stürze aus größerer Höhe bedingen Wirbelfrakturen, meist im thorakolumbalen Übergang. **Instabilität** besteht dann, wenn die Wirbelsäule unter physiologischen Belastungen den normalen Bewegungsspielraum nicht so beibehalten kann, dass kein neues oder zusätzliches neurologisches Defizit, Deformitäten oder Schmerzen auftreten (n. White und Panjabi).

Ist nur eine Säule betroffen (meist vordere oder hintere), gilt die Wirbelsäule noch als stabil. Ist noch eine weitere Säule betroffen (meist dann die mittlere), ist die Wirbelsäule instabil. Da die Wir-

Tab. 9.2: Einteilung der HWS-Distorsion nach Erdmann (aus [11])

	beschwerdefreies Intervall	Symptome	Therapie	Arbeitsunfähigkeit (max.)
Grad I	mehrere Stunden	Nacken- und Bewegungsschmerz	Schanz-Verband vermeiden	1–3 Wochen
Grad II	wenige Stunden	zusätzliche Ausstrahlung in den Kopf	Schanz-Verband 1 Woche	ca. 2–4 Wochen
Grad III	fehlt	Haltlosigkeit des Kopfs, Schmerzen, retropharyngeales Hämatom (Schluckbeschwerden!!!)	Schanz-Verband 1–2 Wochen, gleichzeitig KG-Beginn	> 6 Wochen

Ein Intervall von > 24 h erweckt Bedenken, ein Intervall > 3 d ist nicht glaubhaft für die Diagnose einer HWS-Distorsion.
Schanz-Verband (Schanz-Krawatte): Halskrawatte zur Entlastung/Ruhigstellung der HWS in leichter HWS-Flexion: nur in der Akutphase, ansonsten Gefahr der Chronifizierung

belkörperhinterkante Bestandteil der mittleren Säule ist, muss auf den Röntgenbildern immer nach deren eventueller Beteiligung gesucht werden.

Symptome
Rückenschmerzen bis hin zu neurologischen Komplikationen.

▶ **Röntgenologischer Befund**
Hinterkanten-, Vorderkanten- oder Wirbelkörperfraktur mit oder ohne Dislokation, Kompressionsfraktur. Kriterium für eine **stabile Fraktur** ist die stehende Hinterkante bei fehlender Dislokation der Fraktur. ◀

Therapie
Stabile Frakturen und Kompressionsfrakturen können konservativ behandelt werden, wobei nach kurzer Bettruhe von einigen Tagen eine frühfunktionelle krankengymnastische Therapie erfolgt. Bei **instabilen Frakturen** sollte eine operative Therapie mit anatomiegerechter Reposition und Dekompression der neurologischen Strukturen erfolgen. Die Stabilisierung sollte als kurze Spondylodesestrecke von dorsal und/oder ventral mit suffizient belastbaren Systemen (Fixateur externe, Platte) durchgeführt werden. Auch bei **Querschnittslähmung** ist wegen der Möglichkeit der Frühmobilisation die OP-Indikation gegeben.

9.7.3 Querschnittslähmung

Ätiologie und Pathogenese
Traumen des Rückenmarks: Commotio, Contusio, Compressio.

Symptome
Bei totalem Verlust von motorischen, sensorischen und vegetativen Funktionen liegt eine komplette Lähmung vor. Alle **Stadien** der inkompletten Ausbildung sind möglich, auch abhängig von der Höhe der Verletzung:
- **Tetraplegien:** beide Arme und beide Beine
- **Paraplegien:** beide Beine

- **Spinalis-anterior-Syndrom** (Durchblutungsstörungen der A. spinalis anterior): Motorik, Schmerz und Temperaturempfindung gestört
- **Brown-Séquard-Syndrom:** Tiefensensibilität und Berührungsempfinden homolateral gestört, Schmerz und Temperaturempfinden kontralateral gestört.

Zunächst findet sich ein spinaler Schock mit kompletter Querschnittslähmung und vegetativen Funktionsstörungen. Danach erfolgt der Übergang der schlaffen Lähmung in eine spastische.

Probleme
Urologische Infektionen infolge neurogener Blasenlähmung, rezidivierende Druckulzera durch Sensibilitätsstörungen und sekundäre Osteomyelitiden, paraartikuläre Ossifikationen.

Röntgenologischer Befund
Durch CT oder Kernspintomographie werden Fragmente im Spinalkanal sichtbar.

Therapie
Eine **Dekompression des Rückenmarks** ist bei Verschlechterung einer primär inkompletten Lähmung und zur Stabilisierung der Wirbelsäule indiziert. Die Behandlung ist auf die medizinische und soziale Rehabilitation ausgerichtet (zügiger Transport in Spezialklinik).

9.8 Orthopädische Begutachtung

Der Bandscheibenschaden wird nur selten als unfallbedingt anerkannt, da nur eine durch Degeneration vorgeschädigte Bandscheibe von einem Trauma geschädigt werden kann (Gelegenheitsursache). Bei der Begutachtung von HWS-Schleudertraumen sind Funktionsaufnahmen vom Unfalltag für die Beurteilung der reflektorischen Bewegungseinschränkung wichtig (☞ auch Kap. 8).

10 Brustkorb

10.1 Trichterbrust

Ätiologie und Pathogenese
Bei dieser häufiger Knaben betreffenden **endogenen Missbildung** entwickelt sich eine trichterförmige Einsenkung des Sternums und der angrenzenden Rippenanteile während der ersten Lebensjahre. Hauptsächlich betroffen ist die untere Hälfte des Brustbeines.

Symptome
Die symmetrische oder asymmetrische trichterförmige Veränderung des Thorax ist meist frei von Beschwerden und beeinträchtigt die Herz-Lungen-Funktion nicht (kosmetische Beeinträchtigung). Oft liegt eine Kombination mit einer Kyphosierung der BWS oder auch Systemerkrankungen, z.B. Down- oder Marfan-Syndrom, vor.

Röntgenologischer Befund
Die Tiefe des Trichters und der Abstand zwischen Trichter und Wirbelsäule und somit der Platz für die Thoraxorgane werden ausgemessen (Index nach Backer).

Therapie
Konservative Therapie hat keinen Effekt. Nach dem 12. Lj. bei tiefen Trichtern OP insbesondere aus **kosmetischer Indikation**, selten zur Schmerzbeseitigung, ansonsten **Atemgymnastik** und **Schwimmtraining**. Bei der **OP nach Rehbein** wird die eingesunkene Brust angehoben und mit Metallschienen fixiert; bei der **OP nach Ravitch** wird der deformierte Rippenknorpel reseziert und das korrigierte Sternum refixiert.

10.2 Hühnerbrust (Kielbrust)

Ätiologie und Pathogenese
Bei dieser endogen bedingten Erscheinung ist das Sternum nach ventral vorgewölbt. Die Rachitis kann Ursache für die Hühnerbrust sein, ebenso wie eine Mukopolysaccharidose.

Symptome
Keine funktionellen Störungen, rein kosmetische Beeinträchtigung.

Röntgenologischer Befund
Spitzwinklig prominentes Sternum.

Therapie
Nur in schweren Fällen operative Korrektur mittels **Osteochondroplastik** notwendig. Die frühzeitige (3.–4. Lj.) Anpassung einer Platte mit ständigem Druck über einen langen Zeitraum kann erfolgversprechend sein.

11 Hals und Schulterregion

11.1 Schiefhals (Tortikollis)

Ätiologie und Pathogenese
Ein Schiefhals kann in jeder Altersgruppe vorkommen und bedingt sein durch Augenerkrankungen, einseitige Schwerhörigkeit, eine psychische Störung, Geburtstrauma oder eine angeborene Fehlbildung der HWS. Durch **Bindegewebsumwandlung des M. sternocleidomastoideus** entsteht eine fixierte Schiefhaltung des Halses mit Neigung des Kopfs zur erkrankten Seite und Rotation zur Gegenseite.

▶ Symptome
Verkürzter Muskel als derber Strang tastbar, Schiefhaltung des Halses mit Neigung des Kopfs zur erkrankten Seite und Rotation zur Gegenseite, verminderte Beweglichkeit der HWS, Entwicklung einer Gesichtsasymmetrie, Gesichtsskoliose, HWS-Skoliose (konvex zur gesunden Seite) und kompensatorische BWS-Skoliose, Schulterhochstand auf der Kontrakturseite. ◀

Differentialdiagnose
Missbildungen der HWS (Kuppel-Feil-Syndrom), durch Schielen oder einseitige Schwerhörigkeit bedingter Schiefhals, rheumatische oder traumatische Affektionen, Blockierungen, entzündliche Prozesse, hysterische Veranlagung.

Therapie
Krankengymnastik nach Vojta, bei Persistieren gegen Ende des 1. Lj. **Tenotomie** des M. sternocleidomastoideus biterminal und Fixation in regelrechter Stellung im **Thoraxdiademgips**.

11.2 Erworbene Störungen im Schulterbereich

11.2.1 Anatomie des Schultergelenks

Die Schulter wird von Humerus, Skapula, Klavikula und knöchernem Thorax gebildet. Der Humeruskopf wird nur durch den Kapsel-Band-Apparat und die Rotatorenmanschette ohne knöcherne Sicherung auf der kleinen Pfanne geführt. Bestehend aus dem Glenohumeral-, dem Akromioklavikular- und dem Sternoklavikulargelenk ist das Schultergelenk das **beweglichste** und zugleich das **anfälligste Gelenk für Erkrankungen und Verletzungen**.

Die lange Bizepssehne verläuft intraartikulär. Der subakromiale Gleitraum ist relativ eng. Die rotatorisch wirkenden Muskeln (M. supra- und infraspinatus, M. subscapularis, M. teres minor) vereinigen sich am Humeruskopf zur Rotatorenmanschette (☞ Abb. 11.1).

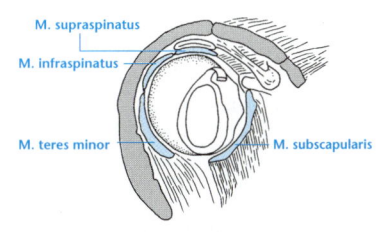

Abb. 11.1: Rotatorenmanschette

11.2.2 Omarthritis und Omarthrose

Omarthritis

Ätiologie und Pathogenese
Iatrogen durch Mikroorganismen verursachte Infektionen des Schultergelenks. Haupterreger sind Staphylokokken und Streptokokken, bei Kindern zumeist Haemophilus influenzae. Bei der **primären Arthritis** gelangen die Erreger direkt durch OP oder Injektion ins Gelenk, bei der **sekundären Arthritis** über hämatogene Ausbreitung. **Risikofaktoren** sind Diabetes, Alkoholabusus, Tumorleiden und HIV. Meist ist nur eine Schulter betroffen **(Monarthritis)**.

Symptome
Schlechtes Allgemeinbefinden, lokale Entzündungszeichen bei Gelenkempyem, Schonhaltung, Schmerzen.

Diagnostik
Punktion mit 90 %igem Keimnachweis. Nativradiologisch initial regelrechter Befund, später lokale Osteopenie, Gelenkspaltverschmälerung, Osteolysen und Destruktion. Im NMR und CT lassen sich lytische Läsionen und Sequesterbildung nachweisen.

Therapie
- **Akuter Frühinfekt:** Arthroskopische Spülung, Débridement, Antibiotikatherapie, Synovektomie und Drainage.
- **Älterer Infekt:** Offene Revision mit Débridement, Synovektomie, Bursektomie, Antibiotikatherapie und erneuter OP im Intervall. Als Nachbehandlung nur kurzeitige Immobilisation, dann intensive Krankengymnastik, um Kapselschrumpfung mit Schultereinsteifung zu verhindern. Bei Destruktion und Infektsanierung Schulter-TEP erwägen, alternativ ist auch eine Arthrodese möglich.

Rheumatoide Arthritis der Schulter

Die Beteiligung der Schulter bei Rheuma liegt zwischen 50–90 % mit Hauptlokalisation im Subacromialraum.

Symptome
Nach Beginn der Erkrankung, z. T. mit monströser **Schwellung** durch Synovialisproliferation, kommt es zu rascher **Bewegungseinschränkung** bei ausgedehnten Rotatorenmanschettenrupturen. Beschwerden werden trotz zunehmendem Leistungsdefizit lange nicht wahrgenommen.

Diagnose
Mit Hilfe der **Sonographie** lassen sich die Synovialisproliferation und Rotatorenmanschettenruptur gut darstellen. **Nativradiologisch** werden die Veränderungen **nach Larsen-Dale-Eek (LDE) in 5 Stadien unterteilt:**
- **Grad 0:** keine Veränderungen
- **Grad 1:** Weichteilschwellung, Entkalkung
- **Grad 2:** Erosionen und Gelenkspaltverschmälerung
- **Grad 3:** mäßige destruktive Symptome
- **Grad 4:** erhebliche destruktive Symptome mit Knochendeformierung
- **Grad 5:** mutilierende Veränderung

Therapie
Konservative lokale symptomatische Therapiemaßnahmen aus dem physikalischen und medikamentösen Bereich, selten alloplastischer Gelenkersatz oder Arthrodese.

LDE 0–2: primäre Weichteilbehandlung mit Infiltration, ggf. Acromioplastik oder Rotatorenmanschettennaht

LDE 2–3: Doppelosteotomie n. Benjamin (keine Acromioplastik mehr, da Gefahr der anterokranialen Subluxation des Humeruskopfs bei gleichzeitiger Rotatorenmanschettenruptur)

LDE 4–5: Schulterprothese oder Arthrodese in Funktionsstellung

Omarthrose

Ätiologie und Pathogenese
Die relativ seltene Arthrose des Schultergelenks ist meist **traumatisch bedingt** und Folge von Luxationen bzw. Luxationsfrakturen, neben den o. g. **entzündlichen** Erkrankungen.

Symptome
Schmerzen, Bewegungseinschränkungen, Reiben, Krepitationen und Muskelatrophien

Röntgenologischer Befund
Gelenkspaltverschmälerung, subchondrale Sklerosierung, Osteophyten, Konturunregelmäßigkeiten und Deformierung des Oberarmkopfs.

Therapie
Konservative lokale symptomatische Therapiemaßnahmen aus dem physikalischen und medikamentösen Bereich, selten alloplastischer Gelenkersatz oder Arthrodese.

11.2.3 Periarthropathia humeroscapularis

Ätiologie und Pathogenese
Die Periarthropathia humeroscapularis **(PHS)** ist ein **unpräziser Sammelbegriff** für eine Reihe von Erkrankungen im Bereich der **Gelenkkapsel** und der Sehnen am Schultergelenk, die auf **degenerativen Vorschäden** beruhen und mit Schmerzen und Funktionsbehinderung einhergehen:

- ▶ **Supraspinatussehnen-Syndrom:** degenerative Tendopathie der Supraspinatussehne durch mechanische Beanspruchung im Subakromialraum (physiologische Enge) ◀
- **Rotatorenmanschettenruptur:** degenerative oder traumatische, komplette oder inkomplette Ruptur der Rotatorenmanschette (sehniger Ansatz der Mm. supraspinatus, infraspinatus, teres minor und subscapularis)
- ▶ **Bursitis acromialis/ Tendinosis calcarea:** Schmerzen und Bewegungseinschränkungen im Schultergelenk. Infolge Minderdurchblutung degenerieren die Sehnen im Insertionsbereich der Rotatorenmanschette und es lagert sich Kalk ab. ◀
- **Schultersteife (frozen shoulder):** schmerzhafte aktive und passive Bewegungseinschränkung infolge Fibrosierung und Schrumpfung der Gelenkkapsel und fibrinösen Verklebungen im Subakromialraum. Man unterscheidet die primäre Form (idiopathisch) von der sekundären, die nach Trauma (z.B. bei Rotatorenmanschettenruptur), Entzündung oder nach langer Immobilisierung auftritt.
- **Bizepssehnen-Syndrom:** degenerative Tendopathie (bis hin zur Ruptur) der langen Bizepssehne im Sulcus intertubercularis.

Die einzelnen Formen können gleichzeitig vorliegen oder ineinander übergehen. So kann z.B. das Supraspinatussehnen-Syndrom sich zur (kompletten) Rotatorenmanschettenruptur entwickeln und dann zur frozen shoulder führen.

▶ **Symptome**
Bewegungsabhängiger chronischer Schulterschmerz, z.T. auch nachts. **Druckschmerz** im Bereich des Tuberculum majus und des Sulcus intertubercularis. Abduktion gegen Widerstand schmerzhaft. Schmerzhafter Bogen **(painful arc)** bei Abduktion zwischen 60 und 120° als Zeichen eines **Impingement-Syndroms** (Einklemmung subakromialer Weichteile, z.B. Rotatorenmanschette, bei der Abduktion). Bewegungseinschränkung. ◀

Diagnose
Im Röntgenbild häufig unauffällig, teilweise Humeruskopfhochstand bei Rotatorenmanschettenruptur, Verkalkungen. Sonographisch und im NMR sind degenerative Veränderungen, Kapselverklebungen und Rupturen der Sehnen sowie Kapselschrumpfungen nachweisbar.

Therapie
Kryotherapie bei akuten Schmerzen, Wärme bei chronischen Beschwerden, Lokalanästhetika, Elektrotherapie, Antiphlogistika, Krankengymnastik, Traktionsbehandlungen. Bei Persistenz der Beschwerden kann eine operative Therapie **(Akromioplastik nach Neer)** erwogen werden. Bei fortgeschrittener Schultersteife kann eine Mobilisierung in Narkose erfolgen; wichtig ist dann die Nachbehandlung mit intensiver krankengymnastischer Beübung.

11.3 Typische Verletzungen und deren Folgen im Schulterbereich

11.3.1 Plexusverletzungen

Obere Armplexuslähmung (Erb-Duchenne-Lähmung)

Ätiologie und Pathogenese
Schädigung der oberen Wurzeln (C5/C6) des Plexus brachialis durch Trauma (Motorradunfall, ca. 80 % d.F.), bei der Entbindung, durch Tumoren.

Symptome
Vorderarm und Hand stehen in **Pronationsstellung**, der Arm kann im Schultergelenk nicht abduziert und im Ellbogengelenk nicht gebeugt werden. Durch Parese der Abduktoren und Außenrotatoren im Schultergelenk kommt es zu Adduktion und Einwärtsrotation. Selten sind Sensibilitätsstörungen über der Schulter und Oberarmaußenseite.

Therapie
Bei geburtstraumatischen Lähmungen wird der Arm in 90° Abduktion und Außenrotation des Schultergelenks bei rechtwinklig gebeugtem Ellbogengelenk **gelagert**. Eine Umlagerung des Arms erfolgt täglich mehrfach, um die Reinnervation zu unterstützen. **Elektrotherapie, krankengymnastische Beübung und Kontrakturprophylaxe** unterstützen die meist **gute Heilungstendenz**. Nach 18 Monaten ist der Endzustand erreicht.

Untere Armplexuslähmung (Déjerine-Klumpke-Lähmung)

Ätiologie und Pathogenese
Schädigungen der unteren Wurzeln des Plexus brachialis (C8/Th1) durch Trauma, Kompression (Tumoren, Halsrippe) oder selten bei Infektion.

Symptome
Der Arm wird in **Adduktionsstellung** gehalten. Es bestehen Paresen und eine Atrophie der kleinen Handmuskeln, z.T auch der langen Fingerbeuger und der Handgelenksbeuger (Hand in Pfötchen- und Krallenstellung). Im ulnaren Handbereich und an der ulnaren Vorderarmseite liegen **Sensibilitäts**störungen vor. Manchmal findet sich ein Horner-Syndrom (Miosis, Ptosis, Enophthalmus) bei Beteiligung der Thorakalwurzel.

Therapie
Fixierte **Schienenlagerung** zur Entspannung der geschädigten Muskeln, **Elektrotherapie** und **krankengymnastische Beübung**, um eine Pfötchenstellung der Hand zu verhindern und die Funktion zu verbessern. Die Durchführung einer Nervennaht ist wenig erfolgversprechend. Relativ **schlechte Prognose**.

11.3.2 Luxationen

Traumatische Schultergelenksluxation

Ätiologie und Pathogenese
Die Schultergelenksluxation entsteht meist durch **indirektes Trauma**, seltener durch direkte Gewalteinwirkung. Die Luxation nach vorne ist viel häufiger als die Luxation nach unten oder nach hinten.

Symptome
Schmerzhafte Zwangshaltung des Arms in **Adduktion**, bei der Palpation federnde Fixation im Schultergelenk und **leere Gelenkpfanne**.

Röntgenologischer Befund
A.p. und transthorakal: Luxationsstellung der Schulter, evtl. knöcherne Begleitverletzung.

Therapie
Sofortige Reposition und erneute röntgenologische Stellungskontrolle.
- **Reposition nach Arlt**: Der analgesierte Patient sitzt auf einem Stuhl. Bei rechtwinklig gebeugtem Ellbogengelenk wird durch Zug am Oberarm und Außenrotation des gebeugten Unterarmes über die Stuhllehne als Hypomochlion die Schulter reponiert.
- **Reposition nach Hippokrates**: Beim meist narkotisierten Patient wird in Rückenlage durch Zug am Oberarm bei gestrecktem Ellbogen über den in die Axilla gestemmten Fuß als Hypomochlion die Schulter reponiert.
- Anschließend **Ruhigstellung** mit einem Desault-Verband oder einem Thorax-Arm-Abduktionsgips für etwa drei Wochen. Danach funktionelle Nachbehandlung.

- Eine neue Behandlungsform ist die **Schienenbehandlung in Außenrotation** (n. Itoi).
- Eine **offene Reposition** erfolgt bei ansonsten nicht möglicher Reponierbarkeit.
- Bei nachgewiesener **Labrum-Läsion** erfolgt die Rekonstruktion (OP n. Bankart) des Labrum glenoidale mit Reinsertion der Gelenkkapsel (Knochenanker) und Kapselshift (Raffung) n. Neer.

▶ Komplikationen
Begleitverletzungen wie Frakturen (Abrissfraktur des Tuberculum majus), Nervenschädigungen (Läsion des N. axillaris mit Lähmung des M. deltoideus), Plexusverletzung oder Gefäßverletzung; **habituelle Schulterluxation**, bleibende Bewegungseinschränkung durch zu lange oder unzweckmäßige Ruhigstellung (Adduktionskontraktur), Humeruskopfnekrose, Arthrose des Schultergelenks. ◀

Rezidivierende Schultergelenksluxation
▶ Ätiologie und Pathogenese
Als Ursachen für die wiederholt auftretenden Schulterluxationen liegen teils konstitutionelle Dysplasien des Schultergelenks und teils posttraumatische Schäden wie ein Abriss des Labrum glenoidale, eine Impressionsfraktur des Humeruskopfs, eine zunehmende Ausweitung der Gelenkkapsel oder eine Schädigung des N. axillaris vor.

Die **habituelle Schulterluxation** beruht nicht auf einer traumatischen Genese, sondern ist durch primär luxationsbegünstigende Faktoren wie zu flache und zu kleine Pfanne und/oder antevertierte, aber auch zu große Gelenkkapsel, gelegentlich auch durch eine Torsionsfehlstellung des Humerus bedingt. Die Luxationen treten bereits bei unbedachten Bewegungen auf und sind von willkürlichen Schulterluxationen dadurch zu unterscheiden, dass sie **willentlich ausgelöst werden können**. Sie sind schädlich, da sie die Laxizität weiter verstärken, was zu arthrotischen Veränderungen an Kopf und Pfanne führt. ◀

Symptome
Instabilität im Bereich des Schultergelenks mit chronischen Beschwerden. Bei den kleinsten Außenrotations- und Abduktionsbewegungen kommt es oft schon zur Luxation.

Röntgenologischer Befund
Bei der posttraumatisch rezidivierenden Schultergelenksluxation finden sich die **Hill-Sachs-Delle** (Impression im Bereich des Humeruskopfs) und die **Bankart-Läsion** (Impression im Bereich des unteren Pfannenrandes (☞ Abb. 6.3).

Therapie
Operative Revision der vorgeschädigten Strukturen:
- **Operation nach Eden-Lange-Hybinette:** ein Knochenspan wird im vorderen Pfannenrand eingesetzt; diese wird nur noch selten durchgeführt, da sie zu massiver Arthrose führt.
- **Operation nach Weber:** Rotationsosteotomie mit Innendrehung des Humeruskopfs von 30°
- **Weichteileingriffe:** die vordere Gelenkkapsel wird gedoppelt und der Ansatz des M. subscapularis nach lateral versetzt
- alternativ: Kapselschrumpfung durch Laserapplikation

Es gibt kein für alle Instabilitäten gleichermaßen empfohlenes Standardverfahren.

Luxation des Akromioklavikulargelenks
Ätiologie und Pathogenese
Beim Sturz auf die Schulter kommt es zur Zerreißung **der korakoklavikulären Bandverbindungen**.

Die **Einteilung** erfolgt nach **Tossy** in 3, ergänzt durch **Rockwood** in 6 **Schweregrade** (☞ Abb. 11.2):
- **Tossy I:** Distorsion der Bänder, radiologisch kein Klavikulahochstand
- **Tossy II:** Riss der akromioklavikulären Bänder, Dehnung der thorakoklavikulären Bänder; gehaltene Rö-Aufnahmen zeigen einen Hochstand von halber Schaftbreite
- **Tossy III:** sämtliche o. g. Bänder gerissen, radiologisch Klaviertastenphänomen von mindestens Schaftbreite
- **Rockwood IV:** laterale Klavikula dorsal fixiert mit Schlitz im M. trapezius
- **Rockwood V:** massive Dislokation in der Frontalebene mit Abriss der Muskeln
- **Rockwood VI:** Luxation der Klavikula unter das Acromion bzw. unter das Korakoid

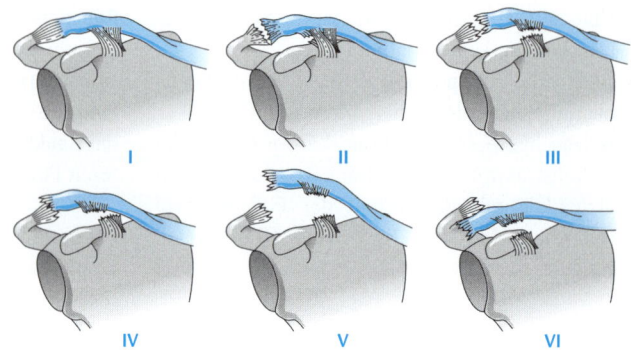

Abb. 11.2: Akromioklavikulargelenksverletzung (Tossy/Rockwood) [8]

Symptome
Funktionsschmerz und Palpationsschmerz sowie Hämatom im Schultereckgelenksbereich, bei Tossy-III-Verletzungen Klaviertastenphänomen (laterales Klavikulaende steht hoch).

Röntgenologischer Befund
Ausschluss einer Fraktur, vergleichende Aufnahmen beider Schultereckgelenke unter Gewichtszug zeigen die Luxation des verletzten Schultereckgelenks.

Therapie
Konservativ mit Kryotherapie, Antiphlogistika und Salbenverbänden für 1–3 Wochen. Auch bei Tossy II und III kann konservativ mit bis zu 80% guten Ergebnissen behandelt werden.

Die **operative Therapie** ist indiziert bei intensiv Sporttreibenden und Überkopfarbeitern bei Tossy II und III sowie Rockwood IV–VI. Es existieren zahlreiche **OP-Methoden: PDS-Banding** beinhaltet die Fixation der Klavikula an den Proc. coracoideus mit resorbierbarer PDS-Kordel. Alternativ kann hierzu auch eine Bosworth-Schraube angewandt werden. Durch eine **Zuggurtung** kann nach Reposition eine kurzzeitige Transfixation des Akromioklavikulagelenks durchgeführt oder aber mittels Hakenplatte das Repostionsergebnis gesichert werden.

11.4 Orthopädische Begutachtung

Posttraumatisch rezidivierende Schultergelenksluxationen sind meist durch das Unfallereignis der Erstluxation bedingt. Bei der Begutachtung muss die Funktionseinschränkung (Schürzengriff, Nackengriff usw.) der Schulter beurteilt werden. Die MdE der vollständigen Schultersteife liegt bei 40–50%, bei noch gut beweglichem Schultergürtel bei 30%. Der Verlust des gesamten Arms ergibt 80% und der Ausfall des gesamten N. radialis 30% MdE.

12 Arm und Hand

12.1 Entwicklungsstörungen und Anomalien von Arm und Hand

12.1.1 Große Defektbildungen

Transversale Fehlbildungen
Teile der Extremitäten sind nicht angelegt oder abgeschnürt (☞ Kap. 1.1).

Longitudinale Fehlbildungen
Bei der **Hypoplasie** sind einzelne Skelettabschnitte minderangelegt, bei der **partiellen Aplasie** fehlen sie teilweise und bei der **kompletten Aplasie** fehlen sie ganz (☞ Kap. 1.1).

12.1.2 Sonstige Missbildungen

Radioulnare Synostose

Ätiologie und Pathogenese
Die angeborene **knöcherne Verbindung von Radius und Ulna** kann familiär gehäuft auftreten.

Symptome
Die Unterarmdrehbewegung ist nicht möglich **(Blockade in Pronation)**, jedoch bestehen häufig gute Kompensationsmöglichkeiten, so dass wenig Beschwerden bestehen.

Röntgenologischer Befund
Verknöcherung zwischen Radius und Ulna.

Therapie
Nur bei funktioneller Behinderung ist die operative Korrektur erforderlich: trotz chirurgischer Entfernung der Synostose kommt es häufig zu Rezidiven.

Madelung-Deformität

▶ **Ätiologie und Pathogenese**
Durch die genetisch bedingte Wachstumsstörung der distalen Radiusepiphyse entwickelt sich eine **Bajonettstellung** der Hand (☞ Abb. 12.1) **mit radialer Klumphand**. Das distale Ulnaende ist subluxiert, da es länger als der Radius ist. ◀

Symptome
Durch den verkürzten, fehlgestellten Radius kommt es zur zunehmenden radialseitigen Verschiebung der Hand und zur Ausbildung einer Klumphand. Die Handgelenksbeweglichkeit ist eingeschränkt, insbesondere die Dorsalflektion. Durch die Deformität ist die Ausbildung einer Arthrose vorprogrammiert.

Röntgenologischer Befund
Die distale Radiusgelenkfläche fällt von radial nach ulnar ab. Ellenvorschub, Subluxation der Ulna nach dorsal (☞ Abb. 12.1).

Therapie
Die konservative Therapie mittels Schiene ist meist erfolglos. Zur Korrektur der Deformität wird die **Korrekturosteotomie** des Radius oder auch die Resektion des distalen Ulnaköpfchens (nach Wachstumsabschluss) durchgeführt. Bei massivem

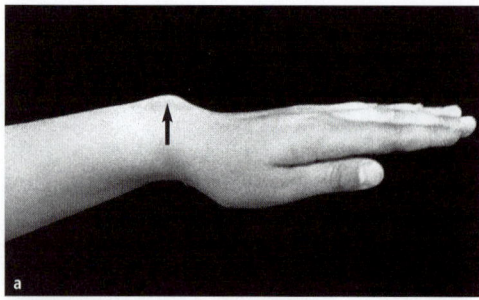

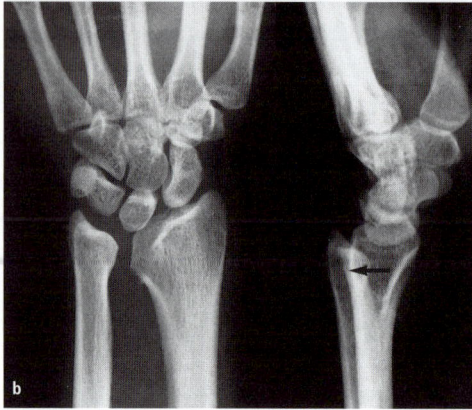

Abb. 12.1: Madelung-Deformität [9]
a) Typische bajonettförmige Fehlposition, b) Befund im Röntgenbild

Schmerzsyndrom hilft oft nur die Denervierungs-OP n. Wilhelm oder eine Arthrodese.

Syndaktylie

Ätiologie
Erblich bedingt sind ein oder mehrere Finger oder Zehen durch eine Haut oder knöchern verbunden. Bei der **Löffelhand** sind sämtliche Finger miteinander verwachsen.

Therapie
Operative Trennung der ossären Syndaktylien, um Schiefwuchs zu vermeiden. Die kutanen Syndaktylien werden im Vorschulalter getrennt (Z-Plastik, Spalthaut), funktionelles Training der getrennten Finger.

Schnürfurchen

Durch **Fehlentwicklung des Amnions** kann es zu Abschnürungen an Rumpf oder Extremitäten kommen. Bei Gefahr von Durchblutungsstörungen dis-

tal der Strikturen und bei Funktionsbehinderung werden operative Hautplastiken durchgeführt.

12.2 Erworbene Störungen von Ellenbogengelenk und Unterarm

12.2.1 Arthritis, Arthrose

Ätiologie und Pathogenese
Bei in Achsenfehlstellung verheilten Frakturen oder nach Infektionen kommt es zu degenerativen Veränderungen des Ellenbogens (Sekundärarthrose).

Symptome
Schmerzhafte Bewegungseinschränkung, häufig Kontrakturfehlstellungen in Beugung und Pronation.

Röntgenologischer Befund
Arthrotische Veränderungen (☞ Kap 3.4).

Therapie
Aktive und passive physikalische Maßnahmen zur Mobilisierung des Ellenbogengelenks, zusätzlich lokale Injektionstherapie, ggf. Arthrolyse oder Arthroplastik.

12.2.2 Osteochondrosis dissecans

☞ Kap. 3.6.1

12.2.3 Weichteilschäden

Epicondylitis humeri radialis/ulnaris

Ätiologie und Pathogenese
Umschriebenes Schmerzsyndrom nach chronischen Abnutzungs- und Irritationsvorgängen am Sehnenansatz der Radialhand- und Fingerextensoren (Tennisellenbogen) oder der ulnaren Hand- und Fingerbeuger **(Golfer- oder Werferellenbogen)**.

Symptome
Als Insertionstendopathie bzw. Enthesiopathie treten bei der Pronation und Handgelenksstreckung

gegen Widerstand Schmerzen am Epicondylus radialis auf (**Tennisellenbogen**). Beim **Golferellenbogen** kommt es zu Schmerzen am Epicondylus ulnaris durch Handgelenksbeugung und Supination gegen Widerstand. **Differentialdiagnostisch** müssen lokale Entzündungsprozesse und Nervenkompressionssyndrome (Sulcus-ulnaris-, Pronator-teres-, Supinatorlogen-, N.-radialis-Syndrom) ausgeschlossen werden.

Röntgenologischer Befund
Unauffälliger Befund.

Therapie

Konservativ mittels Schonung und Ruhigstellung – die auslösende Noxe muss gemieden werden (gelegentlich Spontanremission). Physiotherapie in Kombination mit Physikalischer Therapie wie Iontophorese, Ultraschall, Kryotherapie und Friktionsmassage, daneben topische Antiphlogistika, Infiltration, Bandagen oder extrakorporale Stoßwellentherapie. Operativ erfolgt die Ablösung der am Epicondylus ansetzenden Muskeln mit Retraktion der Muskeln nach distal (Deinsertions-OP n. Hohmann).

Bursitis olecrani

Ätiologie und Pathogenese
Nach mechanischen Überbeanspruchungen (abakteriell) oder durch traumatische Bursaeröffnungen (bakteriell) kommt es zur Entzündung des Schleimbeutels.

Symptome
Schmerzhafte Schwellung über dem Olekranon mit Entzündungszeichen im umgebenden Hautbezirk (bakteriell). Im chronischen Stadium wenig schmerzhafte, prallelastische, typische Schwellung am proximalen Unterarm ohne Entzündungszeichen.

Therapie
Bursektomie.

12.3 Verletzungen am Ellenbogengelenk und deren Folgen

12.3.1 Radiusköpfchenluxation beim Kind

Ätiologie und Pathogenese
Die auch **M. Chassaignac** oder **Pronatio dolorosa** genannte Subluxation des Radiusköpfchens ist typisch für das **Kleinkindalter** und entsteht durch plötzlichen Zug am gestreckten Ellenbogengelenk bei proniertem Unterarm. Das Radiusköpfchen luxiert so aus dem oberen Anteil des Ringbandes und klemmt dieses am Capitulum humeri ein. In sehr seltenen Fällen kann dies auch angeboren sein (auch beidseits), vergesellschaftet mit anderen Fehlbildungen.

Symptome
Der Arm ist schmerzhaft in **Pronationsstellung** fixiert, es besteht eine Streck- und Beugehemmung im Ellenbogengelenk.

Röntgenologischer Befund
Luxation des Caput radii, evtl. vergleichende Aufnahmen im Wachstumsalter.

Therapie
Durch passive Supination und gleichzeitige Streckung im Ellenbogengelenk und Druck auf das Radiusköpfchen gelingt die Reposition. Der Therapieerfolg ist durch spontanen Wiedereinsatz des Armes durch das schmerzfreie Kind zu sehen. Operativ erfolgt ggf. eine Rekonstruktion des Lig. anulare oder eine Ringbandplastik.

12.3.2 Ellenbogengelenksfrakturen

Ätiologie und Pathogenese
Durch **direkte Gewalteinwirkung**, wie Stürze auf den Ellenbogen, kann es zu Frakturen des medialen oder radialen Kondylus, zu suprakondylären Frakturen oder zur Radiusköpfchen- oder Olekranonfraktur kommen.

Symptome
Frakturzeichen wie Schwellung, schmerzhafte Bewegungseinschränkung und Fehlstellung weisen auf

die Fraktur hin. Häufig sind Begleitverletzungen des N. ulnaris oder Durchblutungsstörungen vorhanden.

Röntgenologischer Befund
Auf Beeinflussung der Gelenkfläche durch dislozierte Frakturen ist zu achten.

Therapie
Dislozierte Frakturen mit Einbeziehung der Gelenkfläche werden stets operativ versorgt. Bei nicht dislozierten und gut reponierbaren Frakturen ist konservatives Vorgehen mit Gipsruhigstellung angezeigt.

Volkmann-Kontraktur
☞ Kap. 4.1.2

Distale Humerusfrakturen
Ätiologie und Pathogenese
Infolge **Sturz auf den gebeugten Ellenbogen oder gestreckten Arm** ist dieser Frakturtyp bei osteoporotischen Knochen häufig, bei jungen Menschen als Hochrasanztrauma möglich und wird im Kindesalter oft übersehen, da die Gelenkfraktur bei knöcherner, noch nicht darstellbarer Trochlea nicht sichtbar ist.

Symptome
Schmerzen und schmerzhafte Bewegungseinschränkung im Ellenbogengelenk mit rasch zunehmender Schwellung und Hämatom; gelegentlich neurologische Ausfälle von N. ulnaris, medianus und radialis sowie Begleitverletzung der Art. brachialis.

Röntgenologischer Befund
Ellenbogenaufnahmen in 2 Ebenen zeigen das Ausmaß und den Dislokationsgrad.

Therapie
Oberarmgipsverband ist bei allen **nicht dislozierten Frakturen** möglich. Alle **dislozierten intraartikulären Frakturen** stellen eine dringliche OP-Indikation dar: nach exakter anatomischer Reposition erfolgt die Fixierung mittels Platten und Schrauben, seltener Spickdrähten.

Radiusköpfchenfraktur
Ätiologie und Pathogenese
Durch **Sturz auf die Hand bei gestrecktem und proniertem Arm** kann es zu Trümmerfrakturen, zu Meißelfrakturen oder Frakturen im Collum radii kommen.

Symptome
Schmerzen insbesondere bei Umwendbewegungen des Unterarms, daneben Schwellung und Hämarthros (Fat pad sign).

Röntgenologischer Befund
Aufnahmen des Ellenbogens in 2 Ebenen ggf. mit Zielaufnahmen des Radiusköpfchens zeigen den entsprechenden Frakturtyp. Die Einteilung erfolgt nach Mason (☞ Abb. 12.2).

Therapie
Nicht dislozierte Frakturen (<2 mm) werden für max. 1 Woche im OA-Gips ruhiggestellt und dann frühfunktionell mit Physiotherapie versorgt. Operativ werden die Fragmente mittels Schrauben und Plättchen refixiert, bei Zertrümmerung des Köpfchens werden die Fragmente entfernt oder durch Prothese ersetzt.

Olecranonfraktur
Ätiologie und Pathogenese
Als direktes Trauma kommt es nach **Sturz auf das gebeugte Ellenbogengelenk** zu Quer-, Schräg- oder Trümmerfrakturen.

Symptome
Schmerzbedingt eingeschränkte Streckfähigkeit des Ellenbogens mit Hämatom, Schwellung und streckseitig tastbarer Stufe.

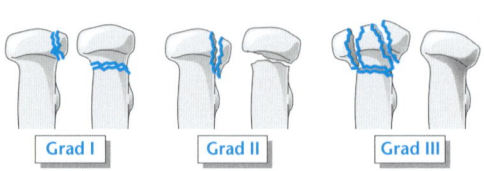

Abb. 12.2: Einteilung der Radiusköpfchenfraktur nach Mason [11]

Röntgenologischer Befund
Die Aufnahme des Ellenbogens in 2 Ebenen zeigt meist die nicht unerhebliche Fragmentdiastase.

Therapie
Fast immer operative Behandlung durch **Zuggurtungsosteosynthese** zur Beseitigung der Fragmentdiastase (M. triceps), seltener Verwendung von Schrauben und Platten.

Unterarmschaftfraktur
Ätiologie und Pathogenese
Sie entstehen als isolierte oder kombinierte Radius- oder Ulnaschaftfrakturen bei Sturz auf den gebeugten Arm oder als direktes Trauma wie die Parierverletzung der Ulna. Als spezielle Verletzungsformen kann es zu Ulnaschaftfraktur mit Radiusköpfchenluxation (**Monteggia-Fraktur**) oder Radiusschaftfraktur mit Luxation des distalen Ulnaendes (**Galeazzi-Fraktur**) kommen.

Symptome
Schmerzen, Schwellung, Hämatom, Fehlstellung und aufgehobene Beweglichkeit besonders Pro- und Supination. Bei isolierten Schaftfrakturen können klinische Zeichen fehlen.

Röntgenologischer Befund
Rö-Aufnahme immer in 2 Ebenen mit angrenzenden Gelenken. Fehlstellung infolge Fraktur oder Luxation. Beachte das Radiusköpfchen, das normalerweise auf das Capitulum humeri weist.

Therapie
In der Regel immer **osteosynthetische Versorgung mittels Platte** – Ausnahme offene Fraktur mit Weichteilschaden: dann Fixateur externe. Die Reposition muss exakt durchgeführt sein, da erhebliche Pseudarthrosengefahr besteht. Die Luxation von Radius bzw. Ulna bei Monteggia- bzw. Galeazzi-Fraktur reponiert sich spontan bei exakter Plattenosteosynthese (Reposition und Retentionsmittel), selten ist eine zusätzliche offene Reposition notwendig.

Komplikation
Bei Verletzung der Membrana interossea und Verknöcherung kann es zu einem **Brückenkallus** kommen, der dann die Umwendbewegung massiv einschränkt.

12.4 Erworbene Störungen von Handgelenk und Hand

12.4.1 Störungen an Knochen und Gelenken

Handgelenksarthrose
Ätiologie und Pathogenese
Posttraumatisch nach in Fehlstellung verheilten Frakturen des Handgelenks, nach Frakturen der Radiusgelenkfläche, nach Entzündungen, bei Navikularepseudarthrose oder bei Lunatummalazie.

Symptome
Schmerzhafte Bewegungseinschränkung des Handgelenks, Druckschmerz über dem Radiokarpalgelenk, Schwellung des Handrückens.

Röntgenologischer Befund
Osteophytäre Anbauten, arthrotische Veränderungen (☞ Kap. 3.4).

Therapie
Ruhigstellung des Handgelenks durch Schienen oder Ledermanschetten, in schweren Fällen Arthrodese des Handgelenks bzw. bei noch guter Funktion Denervierungs-OP des Handgelenks n. Wilhelm.

Lunatummalazie
☞ Kap. 2.4.2

Rhizarthrose, Heberden- und Bouchard-Arthrose
☞ Kap. 3.5

12.4.2 Neurogene Störungen

N. radialis
Ätiologie und Pathogenese
Eine Lähmung des N. radialis kann durch Verletzungen am Oberarm, meist Oberarmschaftfraktur, durch Hyperextensionstraumen oder durch die lange Benutzung von Achselstützen entstehen.

Symptome
Typisch ist die **Fallhand**, da die gesamte Streckmuskulatur der Hand ausfällt. Die Sensibilität ist auf der Radialseite über dem Handrücken gestört (☞ Abb. 12.3).

Therapie
Nervenersatzplastiken, ggf. mikrochirurgische Rekonstruktion, falls erforderlich mit Interponat. Bei nicht wiederherstellbarer Nervenfunktion funktionsverbessernde Operationen durch Muskeltransfer oder Arthrodesen zur Gelenkstabilisierung. Orthesenversorgung.

N. medianus
Ätiologie und Symptomatik
Durch Verletzungen in Höhe des Oberarmes kommt es zur **Schwurhandbildung** (kein Faustschluss der 3 radialseitigen Finger) und bei Verletzungen über dem Handgelenk zum Verlust der Daumenopposition. Die Sensibilität ist bei den Fingern 1–3 und am Finger 4 radialseitig gestört (☞ Abb. 12.3).

Therapie
Arthrodese des Daumensattelgelenks in Oppositionsstellung, ggf. mikrochirurgische Rekonstruktion des Nervs, falls erforderlich mit Interponat. Bei nicht wiederherstellbarer Nervenfunktion funktionsverbessernde Operationen durch Muskeltransfer.

N. ulnaris
Ätiologie und Pathogenese
Durch **Druckschädigung** des N. ulnaris im Sulcus ulnaris des Epicondylus ulnaris humeri oder bei **Frakturen** in diesem Bereich kommt es zu Lähmungen des N. ulnaris **(Sulcus-ulnaris-Syndrom)**. Bei einem Cubitus valgus von mehr als 20° kann es durch Überdehnung des Nerven ebenfalls zu einer Schädigung kommen.

Symptome
Durch den Ausfall der Handbinnenmuskulatur kommt es zur **Krallenhand** mit Überstreckung der Fingergrundgelenke und zum Sensibilitätsausfall im D4 und D5 (☞ Abb. 12.3).

Therapie
Bei neurologischen Störungen **operative Verlagerung des Nervs**, ggf. mikrochirurgische Rekonstruktion, falls erforderlich mit Interponat. Bei nicht wiederherstellbarer Nervenfunktion funktionsverbessernde Operationen durch Muskeltransfer oder Arthrodese zur Gelenkstabilisierung.

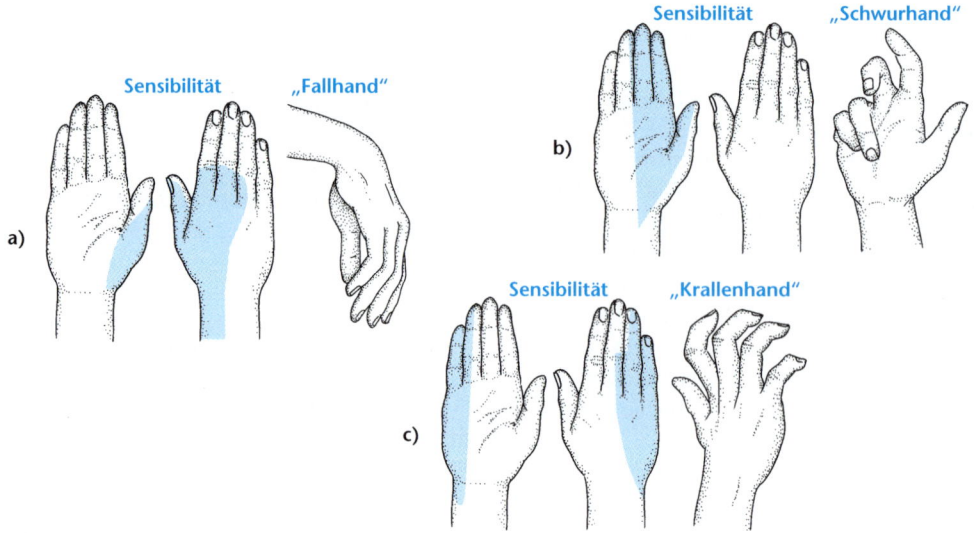

Abb. 12.3: Ausfälle bei Schädigung von a) N. radialis b) N. medianus c) N. ulnaris

Karpaltunnelsyndrom
(☞ auch Kap. 4.2.2)

Ätiologie und Pathogenese
Chronische Synovitiden bei rheumatischen Erkrankungen und **in Fehlstellung verheilte Handwurzelfrakturen** sind mögliche Ursachen für eine Kompression des N. medianus im Karpaltunnel. Dieser wird gebildet von den Handwurzelknochen und dem Retinaculum flexorum mit N. medianus und Fingerbeuger als Inhalt. Von diesem Engpasssyndrom sind Frauen in der Postmenopause am häufigsten betroffen. Die Ursache ist meist nicht bekannt.

Symptome
Anfangs insbesondere nächtliche Schmerzen und Kribbelgefühl an den drei mittleren Fingern, Sensibilitätsstörungen und Einschlafen der Hand, was sich durch schüttelnde und beugende Bewegung der Hand bessern lässt.

Neben den Parästhesien sind später auch motorische Störungen möglich, **Atrophie des Daumenballens, positives Tinel-Zeichen** (Klopfschmerz am Karpaltunnel), pathologische Nervenleitgeschwindigkeit.

Therapie
Operative Spaltung des Retinaculum flexorum.

12.4.3 Störungen an den Weichteilen

Styloiditis radii
Ätiologie und Symptomatik
Durch **ständige mechanische Überbelastung** wird der Griffelfortsatz des Radius gereizt und es kommt zu chronischen Beschwerden vor allem bei ulnaren Abduktionsbewegungen der Hand und zum Druckschmerz im distalen Radiusbereich.

Therapie
Lokale Infiltrationstherapie, bei Therapieresistenz Denervierung oder Entfernung des Proc. styloideus radii.

Paratenonitis crepitans, Tendovaginitis stenosans ☞ Kap. 4.2.2

Dupuytren-Kontraktur
▶ **Ätiologie und Pathogenese**
Bei unklarer Ätiologie kommt es durch Schrumpfung der oberflächlichen Palmaraponeurose zu einer zunehmenden **Beugekontraktur der Finger**. Meist sind Männer ab dem 5. Lebensjahrzehnt befallen. Die Sehnen sind an der Fibrose nicht beteiligt, wohl aber die Subcutis und die Haut. ◀

Symptome
Vor allem D4 und D5 sind von der Beugekontraktur betroffen, es finden sich knotige Verdickungen des Bindegewebes und gut palpable derbe Stränge an der betroffenen Palmaraponeurose. Die Funktion der Hand geht durch Streckunfähigkeit der Finger zunehmend verloren.

Therapie
Resektion der befallenen Palmaraponeurose. Hohe Rezidivneigung, gelegentlich ist die Amputation von Fingern unvermeidbar.

12.5 Verletzungen an Handgelenk und Hand und deren Folgen

12.5.1 Frakturen

 Die distale Radiusfraktur ist die häufigste Fraktur des Menschen (ca. 30 % aller Frakturen), wovon 95 % Extensions- und 5 % Flexionsfrakturen sind.

Radiusfraktur
Ätiologie und Pathogenese
Die **Stellung des Handgelenks** im Moment der Gewalteinwirkung ist entscheidend für Frakturtyp und Frakturverlauf: ein Sturz auf die flektierte Hand führt zu einer sog. Flexionsfraktur (**Smith-Fraktur**, ca. 5 %) mit Fehlstellung der Hand nach volar und Prominenz des Proc. styloideus ulnare, ein Sturz auf die dorsal extendierte Hand zu einer Extensionsfraktur (**Colles-Fraktur**, ca. 95 %) mit Dislokation des distalen Fragments nach dorsal (**Fourchette-Stellung**) und radial (**Bajonett-Stellung**, ☞ Abb. 12.4). Die **Einteilung** erfolgt am praktischsten nach der AO-Klassifikation in A = extraartikulär, B = partiell intraartikulär und C = vollständig artikulär.

Symptome
Schmerzen, Schwellung, evtl. Hämatom, typische Fehlhaltung (s.o.) und schmerzbedingte Bewegungseinschränkung im Handgelenk.

Röntgenologischer Befund
Die Röntgenaufnahme des Unterarms mit Handgelenk und Handwurzelknochen in 2 Ebenen zeigt die Fehlstellung, artikuläre Beteiligung, evtl. zusätzliche skapholunäre Dissoziation.

Therapie
Konservativ behandelt werden vorwiegend A-Frakturen (s.o.) und wenn Kontraindikation gegen operative Intervention bestehen. Nach Reposition, die am einfachsten mittels Mädchenfänger durchgeführt wird, erfolgt die Retention mit Hilfe einer dorsoradialen UA-Gipsschiene. Alle instabilen Frakturen mit Gelenkbeteiligung werden **operativ mit Platte** versorgt. Trümmerfrakturen und offene Frakturen bedürfen einer Behandlung mit **Fixateur externe**.

Komplikationen
- **Sekundäre Dislokation** im Gips, deswegen anfangs engmaschige Rö-Kontrollen am 2., 4., 7. Tag, nach 2, 4 und 6 Wochen
- **posttraumatisches Karpaltunnelsyndrom** durch Hämatom im Karpaltunnel
- **M. Sudeck** vorwiegend nach Mehrfachrepositionen

Kahnbeinfraktur/Kahnbeinpseudarthrose

Ätiologie und Pathogenese
Durch **Sturz auf die gestreckte Hand** kommt es zu Quer- oder Schrägbrüchen.

Symptome
Druckschmerz in der Tabatière, Stauchungsschmerz am Daumen. Bewegungsschmerz im Handgelenk.

Röntgenologischer Befund
Handgelenk in 4 Ebenen und Navikulareserie: Die frische Fraktur ist oft schwer nachzuweisen, weswegen bei Verdacht Kontrollröntgen nach 1–2 Wochen indiziert ist. Eine NMR-Untersuchung zeigt die Fraktur wie auch diskoligamentäre Verletzungen frühzeitig.

Therapie
Ruhigstellung im **Böhler-Gips** (zirkulärer Unterarmgips mit Einschluss von Daumen und Zeigefingergrundgelenk) für 10–12 Wochen (6 Wochen Oberarm, 6 Wochen Unterarm zirkulär).

Komplikationen
Pseudarthrose wegen der schlechten Blutversorgung.
Therapeutisch wird bei eingetretener Pseudarthrose entweder eine Zugschraubenosteosynthese (Herbert-Schraube) oder eine Spongiosaplastik nach Matti-Russe durchgeführt.

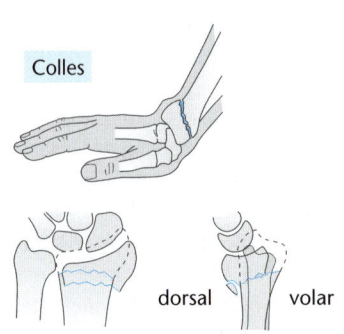
a
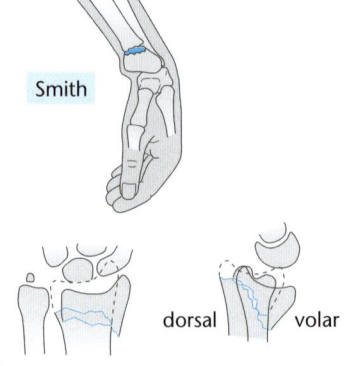
b

Abb. 12.4: Distale Radiusfrakturen: a) Colles, b) Smith [11]

Mittelhandknochenbrüche

Ätiologie und Pathogenese
Direkte Gewalt, Sturz auf die Hand.

Symptome
Schwellung, Druckschmerz, Deformität mit Verkürzung, Achsenknick und Rotationsabweichung.

Röntgenologischer Befund
- **Bennett-Fraktur:** Schrägfraktur an der Basis des 1. Mittelhandknochens mit Subluxation im Daumensattelgelenk (☞ Abb. 12.5).
- **Rolando-Fraktur:** y-förmige Gelenkfraktur des 1. Mittelhandknochens mit Subluxation im Daumensattelgelenk (☞ Abb. 12.5).
- **Winterstein-Fraktur:** extraartikulärer basisnaher Schrägbruch des Os metacarpale I (☞ Abb. 12.5).

Therapie
Konservative Therapie erfolgt bei allen wenig dislozierten Brüchen ohne Rotationsfehlstellung mit 4-wöchiger volarer Gipsschiene in „Intrinsic Plus"-Stellung (MCP 60° Flexion, PIP und DIP in 10° Flexion, ☞ Abb. 12.6).
Operative Therapie mittels Miniplättchen, Schrauben und K-Drähten ist indiziert bei allen dislozierten Frakturen, solchen mit Gelenkbeteiligung, instabilen Frakturen und jenen des MCP I (Bennett-, Rolando-, Winterstein-Fraktur)

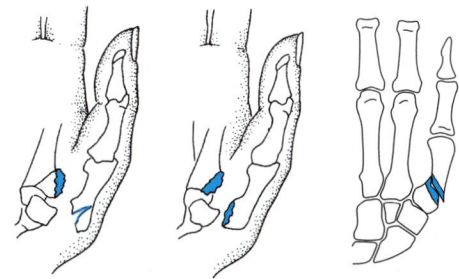

Abb. 12.5: Rolando-Fraktur (li.); Bennett-Fraktur (Mitte); Winterstein-Frakur (re.)

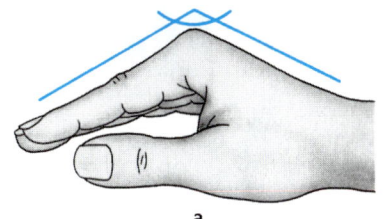

a

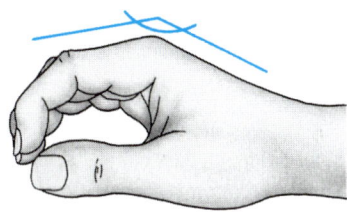

b

Abb. 12.6: Ruhigstellung der Hand [11]
a) Intrinsic-plus-Stellung, b) Funktionsstellung

12.5.2 Sehnenverletzungen

Beugesehnen

Ätiologie und Pathogenese
In der Regel als **Folge einer glatten Schnittverletzung** oder ausgedehnter Gewebszerreißung (Kreissäge) der oberflächlichen oder tiefen Beugesehne. Geschlossen entsteht sie nur durch stärkste Traumen oder durch Sehnenerkrankungen, z.B. durch Tendosynovialitis bei Rheumatikern.

Symptome
Je nach **Art und Lokalisation** kommt es zu einem Verlust der aktiven Beugefähigkeit:
- **Isolierte Verletzung der tiefen Beugesehne** führt zur Unfähigkeit, das distale Endglied im DIP zu beugen.
- **Isolierte Verletzung der oberflächlichen Beugesehne** verhindert aktive Beugung nicht über 90% im DIP, PIP und MCP
- **Verletzung beider Beugesehnen** führt zum Verlust der Beugefähigkeit des End- und Mittelglieds (DIP, PIP), die Grundgliedbeugung ist noch erhalten.

Einteilung
Die **Verletzungshöhe** wird nach Nigst in **5 Zonen** eingeteilt, wobei die Zone 2 als sog. Niemandsland

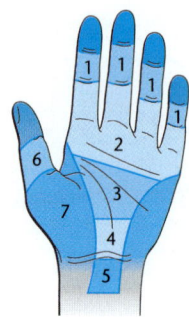

Abb. 12.7: Zoneneinteilung für Beugesehnenverletzungen nach Nigst [8]

den kritischen Bereich darstellt (☞ Abb. 12.7). Die Beugesehnen verlaufen in Kanälen und sind durch Ringbänder einer großen Verwachsungsgefahr ausgesetzt.

Diagnose
Bei der **Funktionsprüfung** muss das aktive Beugungsvermögen jedes einzelnen Fingergelenks untersucht werden. Hierzu müssen die benachbarten Finger in Streckhaltung fixiert werden.

Röntgen nur zum Ausschluss von zusätzlichen knöchernen Verletzungen.

Therapie
Angestrebt wird die **primäre Naht nach Kirchmayr-Kessler** mit anschließender dynamischer Retention nach Kleinert (☞ Abb. 12.8). Dabei ist die passive Beugung der Finger durch am Nagel befestigte Gummizügel möglich, gegen die aktiv die Streckung der Finger ohne Zugbelastung auf die Sehnennaht geübt wird.

Die **sekundäre Beugesehnenrekonstruktion** durch Sehnentransplantation oder Sehnentranspositon ist

bei ausgedehnten und/oder stark verschmutzten Wunden im Intervall möglich. Wichtig ist auch die **krankengymnastische Nachbehandlung**.

Strecksehnen

Ätiologie und Pathogenese
Meistens handelt es sich um geschlossene Verletzungen durch **Schlag auf den gestreckten Finger** (z. B. Beim Basket- oder Volleyballspielen). Daneben kommen sie als Begleitverletzungen bei Frakturen, bei perforierenden Verletzungen (Messer, Glas) oder degenerativ z. B. bei rheumatoider Arthritis vor.

▶ Symptome
Strecksehnenverletzungen haben aufgrund der Kreuzung in den Connexus intertendinei Kompensationsmöglichkeiten mit oftmals nicht eindeutiger Symptomatik. ◀

- **Strecksehnenruptur am Endglied** führt zum schlaff herabhängenden Englied bei fehlender aktiver Streckung.
- ▶ Am **Mittelgelenk** kommt es zu einer sog. Knopflochdeformität (☞ Abb. 3.2) mit Überstreckung im DIP und Beugung im PIP aufgrund fehlenden Zugs am PIP und DIP. ◀
- Am **Grundgelenk** kommt es zur Schwanenhalsdeformität (☞ Abb. 3.2) mit Beugung im Endgelenk, Überstreckung im Mittelgelenk und leichter Beugung im Grundgelenk.

Therapie
Generell sind Strecksehnenverletzungen besser zu versorgen und haben eine **bessere Prognose** als Beugesehnenverletzungen. **Konservativ** werden die **Strecksehnenruptur am Endglied** mittels Stack-Schiene für 6 Wochen und die **Knopflochdeformität** mittels palmarer Unterarm-Finger-Gipsschiene in 40° Grundgliedbeugung und maximaler Streckung im Mittel- und Endglied für 6 Wochen versorgt. Alle anderen Stecksehnenverletzungen, insbesondere **offene Schnittverletzungen und knöcherne Ausrisse**, werden mittels intratendinöser Naht bzw. Lengemann-Naht (transossäre Auszugsnaht) versorgt, kombiniert mit einer temporären Arthrodese mit K-Draht für 4 Wochen (verhindert Flexion und damit den Zug auf die Sehne).

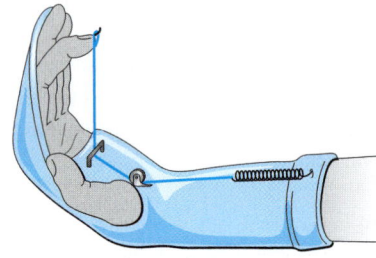

Abb. 12.8: Kleinert-Gips [8]

12.6 Orthopädische Begutachtung

Die Funktionsfähigkeit der Hand ist entscheidend. Beurteilt werden Feinmotorik und Spitzgriff zwischen Daumen und Langfinger und Grobkraft sowie Grobgriff (Faust).

Der Verlust des Daumens und Zeigefingers muss höher begutachtet werden als der Verlust der übrigen Langfinger, und ebenso an der dominanten Hand höher.

Die Lunatummalazie kann bei Pressluftarbeitern als Berufskrankheit anerkannt werden (☞ auch Kap. 8).

Die Exartikulation im Ellenbogen- bzw. Handgelenk ergibt 70 % MdE, der Verlust des Daumens im Grundgelenk 25 %, die Handgelenks- bzw. Ellenbogeneinsteifung je nach Ausmaß 10–20 %, Letztere mit Verlust der Umwendbewegung 30 % MdE.

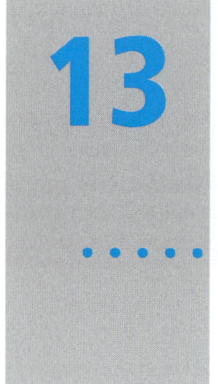

13 Hüft- und Oberschenkelregion

13.1 Angeborene und konstitutionell bedingte Störungen

13.1.1 Hüftdysplasien

Ätiologie und Pathogenese
Durch eine **angeborene Anlagestörung** entsteht die Fehlentwicklung des Hüftgelenks in Form der Hüftdysplasie (Pfanne zu steil, abgeflacht, nach kranial ausgezogen), der Verknöcherungsstörung am Pfannenerker, der Hüftgelenksluxation und der Dezentrierung des Hüftkopfs aus der Pfanne. Es handelt sich um die **häufigste angeborene Skelettkrankheit**, die häufiger Mädchen als Jungen betrifft (ca. 3–4% aller Neugeborenen; w:m 5:1). Durch Verknöcherungsverzögerung am Pfannenerker und die dadurch bedingte mangelnde Formgebung des Pfannendachs kommt es meist erst im Laufe der ersten Lebensmonate zur Luxation. Neben einer schlaffen Gelenkkapsel oder Pfannendysplasie sind auch eine Säuglingskoxitis, Myelomeningozelen sowie teratologische Ursachen für eine Hüftgelenksluxation zu finden.

Symptome und Diagnose
Bei der **Instabilitätsuntersuchung** des Hüftgelenks zeigt sich die Subluxierbarkeit des Hüftgelenks bei der Abduktion in einem Schnappen (**positives Ortolani-Zeichen**, ☞ Abb. 13.1 a), die Adduktoren sind reflektorisch vermehrt angespannt und bewirken eine Abduktionshemmung. Zusätzlich besteht durch die Verkürzung des Oberschenkels bei der Luxation eine **Faltenasymmetrie des Gesäßes**; mit dem erkrankten Bein wird manchmal weniger gestrampelt und die Abduktionsfähigkeit ist eingeschränkt. Inspektorisch besteht ein **Missverhältnis zwischen Femurachse und Pfanne**. Bei gebeugtem Oberschenkel besteht im gebeugten Knie eine Höhendifferenz, die Vulva ist nach der erkrankten Seite verzogen und das kranke Bein ist außenrotiert. Doppelseitige Luxationen sind leicht zu übersehen (zu kurze Beine, Watschelgang).

▶ Normalerweise wird beim Einbeinstand das Becken durch die Abduktoren des Hüftgelenks (Glutealmuskulatur) stabilisiert. Bei Kindern mit Hüftdysplasie sind diese insuffizient, insbesondere der M. gluteus medius. Daher sinkt beim Stand auf dem erkrankten Bein das Becken der Gegenseite ab (**positives Trendelenburg-Zeichen**, ☞ Abb. 13.1 b). Beim Laufen äußert sich dies als Watschelgang. ◀
Erst nach dem 3. Lebensmonat ist die Ossifikation ausreichend, so dass Ossifikationsstörungen der Hüftgelenkspfanne **röntgenologisch** beurteilt werden können. Mittels verschiedener festgelegter Linien und Winkel (z.B. Menard-Shenton-Linie, Acetabulum-Winkel, Zentrum-Eck-Winkel) wird die **quantitative Beurteilung** durchgeführt.

▶ Entscheidende Standardmethode bei den Neugeborenen ist die **Ultraschalldiagnostik**, die routinemäßig innerhalb der ersten Lebenswoche zum Screening durchgeführt wird. Beim Normalbefund zeigt sich ein eckiger knöcherner Erker, das knorpelige Pfannendach ist kurz übergreifend, der Hüftkopfkern nachweisbar, der Hüftkopf komplett überdacht. ◀

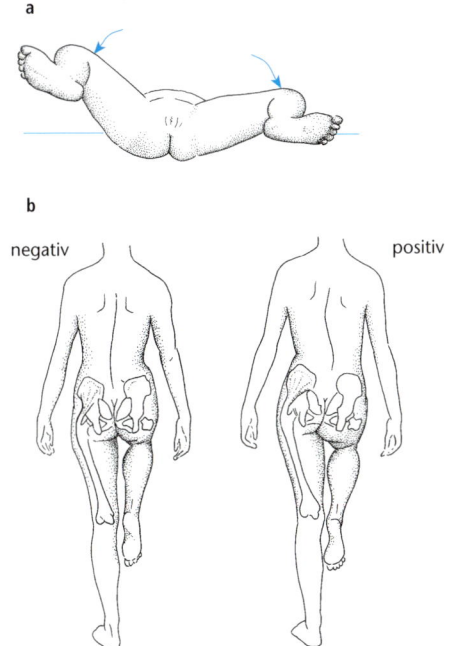

Abb. 13.1a: a) Ortolani-Zeichen, b) Trendelenburg-Zeichen

Therapie

Ein **Beginn der Behandlung bereits im Neugeborenenalter** verkürzt die Behandlungsdauer. Die **Reposition** bei bereits erfolgter Hüftluxation kann meist konservativ durch Beugung und Abspreizung oder durch Overhead-Extension erreicht werden. Um die Nachverknöcherung der Pfannendysplasie zu erreichen, muss das Hüftgelenk zentriert stehen.

An **konservativen Methoden** stehen die Spreizhose, die Bandage oder der Gipsverband zur Verfügung (☞ Abb. 7.13). Mittels einer **Spreizhose** wird bereits ab den ersten Lebenstagen das Hüftgelenk in Beugung und Abduktion gehalten. Die Größe der Spreizhose muss stets dem Wachstum des Babys angepasst werden. Ab der 6. Woche besteht die Möglichkeit der **Bandagen-Behandlung** (z.B. Pavlik-Bandage), mittels derer die Beine in Beugung, Abduktion und Innenrotation gehalten werden und die Streckung und Adduktion gesperrt sind. Bei sehr instabilen Hüftgelenken erfolgt die Gipsbehandlung in Abduktions-Beugestellung, um die Zentrierung des Hüftkopfs zu erzielen (☞ Abb. 7.13).

Die **operative Behandlung** wird nötig bei durch Grundkrankheiten verursachten Dysplasien (z.B. Zerebralparese, Säuglingskoxitis) oder Restdysplasien nach verspäteter konservativer Therapie. Die **Beckenosteotomie nach Salter, Tönnis oder Chiari** in den ersten Lebensjahren zielt ebenso wie die **Pfannendachplastik** auf eine bessere Überdachung des Hüftkopfs. Durch intertrochantäre Umstellungsosteotomien des Femurs wird die Position des Hüftkopfs zur Pfanne verbessert. Bei der **OP nach Pemberton** wird ein Knochenspan kranial des Pfannendaches fixiert, damit dieser nach ventral und lateral herabgebogen wird.

Komplikationen

Gefahr der Hüftkopfnekrose, sekundäre Arthrose durch die präarthrotische Deformität.

13.1.2 Pathologischer Schenkelhalswinkel

Die physiologische Stellung des Schenkelhalses ist durch einen Schenkelhalswinkel (Centrum-Collum-Diaphysenwinkel = **CCD-Winkel**, Schnittpunkt der Geraden durch Schenkelhals und Oberschenkelachse) von 126° gekennzeichnet (☞ Abb. 13.2). Er ändert sich während des Lebens von ca. 148° in der 3. LW auf 120° im Greisenalter.

Coxa vara

Ätiologie und Pathogenese

Angeboren oder durch Rachitis, Osteomalazie, in Fehlstellung verheilte Schenkelhalsfrakturen, Epi

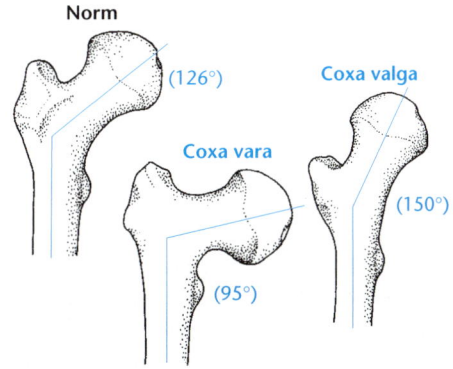

Abb. 13.2: Schenkelhalswinkel

physenlösungen oder durch M. Perthes verursacht kommt es zur zunehmenden Deformierung des Schenkelhalses mit Fehlbeanspruchung.

▶ **Symptome**
Watschelgang durch insuffiziente Hüftabduktoren aufgrund des Trochanterhochstands (positives **Trendelenburg-Zeichen**). Einschränkung der Abduktion, bei Einseitigkeit resultiert eine Beinverkürzung, jedoch im Kindesalter kaum Schmerzhaftigkeit. ◂

▶ **Röntgenologischer Befund**
Verkleinerung des Schenkelhalsschaftwinkels (unter 120°, ☞ Abb. 13.2). Der Trochanter steht in Relation zum Hüftkopfzentrum hoch. Evtl. Deformierung von Femurkopf und Hüftpfanne, sekundäre Hüftdysplasie. ◂

Therapie
Valgisierende Osteotomie.

Coxa valga

Ätiologie und Pathogenese
Bei Zerebralparese, nach Schädigung der lateralen proximalen Femurepiphyse, bei Hüftdysplasien und angeborener Hüftluxation oder als Folge einer Poliomyelitis finden sich **vergrößerte CCD-Winkel** über 130° beim Erwachsenen und über 150° beim Neugeborenen.

Symptome
Anfangs wenig Beschwerden, dann zunehmend Belastungsschmerzen und später typische Arthrosebeschwerden. Die isolierte Coxa valga ist keine präarthrotische Deformität, jedoch ist sie häufig kombiniert mit einer verstärkten Antetorsion **(Coxa valga antetorta)**. Letztere äußert sich mit einem Innendrehgang des Beins mit evtl. Stolpern über die große Zehe.

Röntgenologischer Befund
CCD-Winkel vergrößert (☞ Abb. 13.2), oft mit Antetorsion des Schenkelhalses kombiniert (Rippsteinaufnahme), später Koxarthrosezeichen. Beckenübersicht-Röntgen immer mit 10° innen rotierten Beinen, da bei außen rotierten Beinen Vortäuschen einer zu starken Valgität.

Therapie
Die alleinige Coxa valga stellt meist **keine Indikation zur Operation** dar, da während des Wachstums auch eine Tendenz zur spontanen Normalisierung vorliegt. Im Kindes- und Jugendalter wird die **varisierende intertrochantäre Korrekturosteotomie**, ggf. kombiniert mit Derotationsosteotomie durchgeführt; besonders wenn der Gelenkschluss beeinträchtigt ist und im jüngeren Erwachsenenalter bei beginnender Sekundärarthrose.

Coxa antetorta, Coxa retrotorta

Ätiologie und Pathogenes
Hüftgelenksluxationen oder Rotationskontrakturen des Hüftgelenks bei neuromuskulären Erkrankungen führen zur vermehrten Ante- oder Retrotorsion. Die **Retrotorsion** tritt ursächlich bei der Coxa vara auf, evtl. auch bei Epiphyseolysis capitis femoris, die **Antetorsion** durch Fehlwachstum bei muskulärem Ungleichgewicht und Coxa valga.

▶ **Symptome und Diagnose**
Überprüfen der Rotationsverhältnisse an gestreckten Hüftgelenken in Bauchlage.

Innenrotiertes Gangbild bei **Coxa antetorta**, keine klinischen Beschwerden, gelegentlich Stolpern über „eigene Füße"; bei **Coxa retrotorta** typisch vermehrtes außenrotiertes Gangbild. ◂

Röntgenologischer Befund
Abweichungen vom normalen Antetorsionswinkel (12°): bei der Antetorsion 45°, bei der Retrotorsion -10° (☞ Abb. 13.3).

Therapie
Im Wachstumsalter tritt oft eine spontane Besserung ein, so dass nur in ausgeprägten Fällen von Gangstörungen oder bei Hüftdysplasie operative Maßnahmen ergriffen werden müssen.

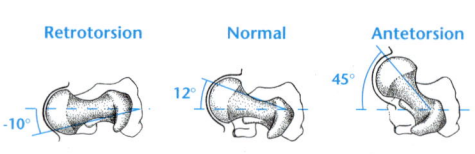

Abb. 13.3: Torsionswinkel

13.1.3 Jugendliche Femurkopfstörungen

M. Perthes ☞ Kap. 3.6.1

Epiphyseolysis capitis femoris

▶ **Ätiologie und Pathogenese**
Häufiger bei Knaben (m:w = 3:1) mit starkem Übergewicht oder eunuchoidem Hochwuchs in der Pubertät teilweise doppelseitig (40%) auftretende **Dislokation des Femurhalses** unter Belastung nach vorn und oben, während die Kopfkalotte in der Pfanne festgehalten wird und sich so nach hinten unten verdreht (weshalb auch die Femurepiphyse dorsokaudal verbleibt).

Man unterscheidet nach dem zeitlichen Ablauf eine Lenta- (häufiger) und eine Acuta-Form. Bei der **Lenta-Form** bleibt die Durchblutung des Hüftkopfs in der Regel erhalten, wogegen es bei der **Acuta-Form** (10% d.F.) bzw. bei akutem Abrutschen während der Lenta-Form (30% d.F., **acute on chronic slip**) zur Zerstörung der Epiphysengefäße mit der Gefahr der Kopfnekrose kommt. Während der Wanderung des Femurkopfs kann dieser dabei in jeder Stellung mit dem Schenkelhals wieder verwachsen. ◀

▶ **Symptome**
Charakteristisch sind **Knieschmerzen und Schmerzen an der Oberschenkelvorderseite**, insbesondere bei Belastung. Das betroffene Bein ist etwas verkürzt und bei Hüftbeugung außenrotiert, die Innenrotation ist stark eingeschränkt. **Positives Trendelenburg-Zeichen, positives Drehmann-Zeichen** (bei Beugung des Hüftgelenks weicht das Bein in Abduktion und Außenrotation aus, die Innenrotation ist eingeschränkt). Schonung des betroffenen Beins führt zur Muskelminderung am Oberschenkel. Wie bei der Schenkelhalsfraktur kann die Acuta-Form mit akut auftretenden Hüftgelenksschmerzen und Belastungsunfähigkeit einhergehen. ◀

▶ **Röntgenologischer Befund**
Aufnahme nach Lauenstein (in Rückenlage mit Hüftbeugung 70°, Abduktion 50°): im Anfangsstadium aufgelockerte, verbreiterte Epiphysenfuge **(Leopardenfellzeichnung)**, später Verkleinerung der Epiphyse und Aufhebung der subkapitalen Konvexität. Die Kopfkalotte stellt sich durch Projektion flacher dar, die axiale Aufnahme zeigt das Abkippungsausmaß nach dorsal. Durch die Kopfverschiebung wird auf dem a.p.-Bild eine Coxa vara vorgetäuscht, obgleich der CCD-Winkel normal oder eher zu steil ist (☞ Abb. 13.4). ◀

▶ **Therapie**
Bei der **akuten Form mit kompletter Lösung der Epiphysenfuge** und dadurch gestörter Gefäßversorgung des Hüftkopfs muss wegen der Gefahr der Femurkopfnekrose die sofortige operative Reposition und Fixation der Epiphyse durchgeführt werden (orthopädischer Notfall!). Bis zu **einem Gleitwinkel von 30°** erfolgt die Epiphysenspickung in situ, **zwischen 30–50°** die valgisierende intertrochantäre und flektierende Korrekturosteotomie nach Imhäuser. Die **Gegenseite** wird bei den gleichen Patienten bei noch weit offener Wachstumsfuge mit K-Draht-Fixation prophylaktisch versorgt. Ab einem **Gleitwinkel von über 50°** wird eine subcapitale Osteotomie und Korrektur am Ort der Deformität (große Gefahr der Kopfnekrose) vorgenommen (☞ Abb. 13.4). ◀

Prognose
Entscheidend für einen guten Verlauf ist die frühe Diagnose und Therapie. Bei Eintreten einer Chondrolyse mit röntgenologischer Gelenkspaltverschmälerung ist die Prognose schlecht.

Protrusio acetabuli

Ätiologie und Pathogenese
Bei entzündlich rheumatischen Erkrankungen, nach einem Trauma oder endogen bedingt kann es zu einer Zunahme der Hüftgelenkspfannentiefe kommen (m:w = 10:1; immer doppelseitig, wenn primär).

Symptome
Bewegungseinschränkungen der Hüfte vor allem bei Abduktion; wenn einseitig, dann Beinverkürzung.

Röntgenologischer Befund
Vertiefte Gelenkpfanne mit Vorwölbung ins kleine Becken und dünnem Pfannenboden, Linea terminalis eingedellt, Arthrosezeichen.

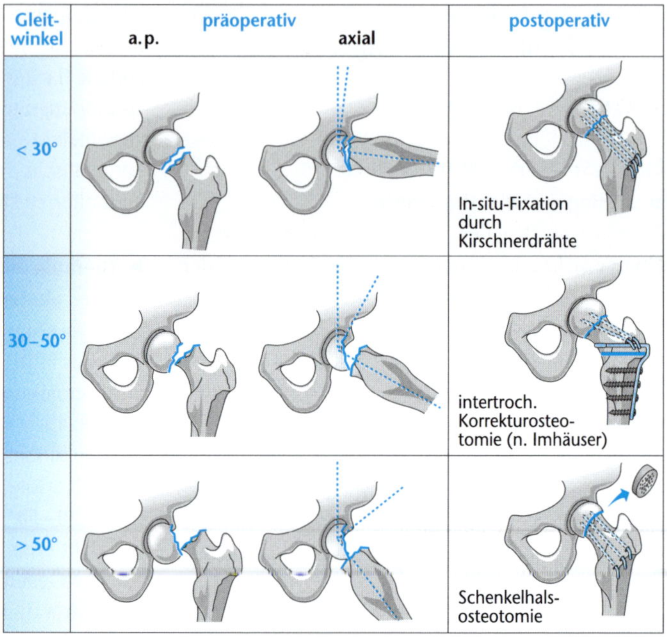

Abb. 13.4: Operative Therapie bei Epiphyseolysis capitis femoris [8]

Therapie
Konservativ bei mäßiger Protusio und mäßigen Beschwerden mit Krankengymnastik und Traktionsmobilisation, Schmerzmedikation und physikalische Maßnahmen. **Operativ** unter 60 J. bei noch guter Beweglichkeit und mäßiger Arthrose: **valgisierende, intertrochantäre Umstellungsosteotomie**. Über 60 J. und bei massiver Arthrose **H-TEP** mit Pfannenaufbauplastik durch Eigenspongiosa, Pfannennetz und evtl. Stützschale.

13.2 Erworbene Störungen

13.2.1 Koxitis

Entzündliche Erkrankungen des Hüftgelenks untergliedern sich in:
- Koxitis fugax
- Koxitis rheumatica
- Koxitis purulenta
- Koxitis tuberculosa

Koxitis fugax (Hüftschnupfen)
▶ **Ätiologie und Pathogenese**
Transitorischer **abakterieller Reizzustand** des Hüftgelenks bei Kindern zwischen 4.–8. Lj. mit Synovitis und Gelenkerguss für ca. 2 Wochen; oft im Anschluss eines grippalen Infekts (Übergänge zur Perthes-Erkrankung sind beschrieben). ◀

▶ **Symptome**
Plötzliche Hüftschmerzen, die ins Knie ausstrahlen können, mit Bewegungseinschränkung der Hüfte und Schonhinken. ◀

Therapie
Einige Tage Bettruhe und symptomatische Therapie mit Antiphlogistika und Analgetika. Bei diagnostischem Zweifel Ausschluss einer bakteriellen Koxitis durch Punktion.

Koxitis rheumatica
Ätiologie und Pathogenese
Im Rahmen einer rheumatischen Arthritis im späteren Verlauf auftretende Hüftgelenksentzündung, die von einer aktivierten Koxarthrose nicht zu unterscheiden ist und mit einer zunehmenden De-

struktion der Gelenkflächen von Hüftkopf und Pfanne einhergeht.

Symptome
Teilweise heftige Schmerzen mit zunehmender Beuge-Adduktions-Kontraktur bzw. knöcherner Ankylose im Verlauf.

Therapie
Medikamentöse Therapie der Grundkrankheit, evtl. mobilisierende Krankengymnastik. Operativ im Spätstadium bleibt nur der endoprothetische Hüftgelenksersatz.

Koxitis purulenta

▶ **Ätiologie und Pathogenese**
Bakterielle Hüftgelenksentzündung durch spezifische oder unspezifische Erreger (Tbc, Staphylokokken oder Streptokokken). Als **Säuglingskoxitis** nach hämatogener Aussaat (Osteomyelitis) wird zunächst die Metaphyse betroffen, die sekundär ins Gelenk einbricht. Beim **Erwachsenen** sind Gelenkpunktion und intraartikuläre Injektionen mögliche Infektionsquellen. ◀

▶ **Symptome**
Extrem schmerzhafte Bewegungs- und Belastungsschmerzen mit Fieber und akutem Verlauf; gelegentlich Leistendruckschmerz. ◀

▶ **Diagnose**
Sonographisch zeigt sich eine **Flüssigkeitsansammlung** (immer Seitenvergleich), radiologisch kann sie unauffällig sein oder einen verbreiterten Gelenkspalt zeigen. Im Verlauf dann evtl. fortschreitende Gelenkdestruktion. Das **MRT** ist das Verfahren der Wahl zur Darstellung der Ausdehnung der **Osteomyelitis**. Die **Skelettszintigraphie** zeigt eine Mehranreicherung und die **Serologie** erhöhte Entzündungsparameter.

Die **Gelenkpunktion** zeigt Granulozyten über 20.000/mm^3 und ergibt bakteriologisch den Keimnachweis. Als operative Entlastung kann dann eine ausgiebige Gelenkspülung angeschlossen werden. ◀

Therapie
Als **orthopädischer Notfall** bedarf sie des operativen Débridements und der Drainage sowie der Applikation von Antibiotika entsprechend dem Antibiogramm, außerdem Entlastung der betroffenen Hüfte. Zur Vermeidung von Verklebungen erfolgen eine passive Bewegungstherapie und evtl. Traktionsbehandlung.

Koxitis tuberculosa
Sie ist in Deutschland im Gegensatz zur 3. Welt selten.

Symptome
Uncharakteristische Schmerzen mit Ausstrahlung in Oberschenkel und Knie sowie Schonhinken. Mit zunehmender Gelenkdestruktion kommt es zur Beinverkürzung, evtl. Abszess in der Leiste oder Fistelung in die Gluealregion.

Diagnose
Radiologisch zeigt sich eine Osteopenie sowie zunehmende Destruktion von Hüftkopf und Pfanne, evtl. Ankylose. Zum **Keimnachweis** ist gelegentlich eine Biopsie notwendig.

Therapie
Operatives Débridement, Lavage und Drainage bei gleichzeitiger Tuberkulostatikatherapie in Dreierkombination für 3–6 Monate. Therapeutisches Ziel ist zunächst eine solide Ankylose in guter Funktionsstellung.

13.2.2 Neurogene Störungen

Plexus lumbosacralis (L1–S3)
Aus ihm entstehen die Nn. Iliohypogastricus, ilioinguinalis, abturatorius, femoralis (Plexus lumbalis) sowie die Nn. glutei und ischiadicus (Plexus sacralis) Der Plexus lumbalis liegt retroperitoneal vor den Querfortsätzen der LWS im M. psoas und der Plexus sacralis ventral auf dem M. piriformis.
Läsionen entstehen durch Wirbelsäulenverletzungen, Kreuzbein- und Beckenfrakturen sowie durch Hämatome, Entzündungen und Tumoren in diesem Bereich – selten auch durch Ischämie und Stenosen der A. iliaca mit entsprechenden Beinplexusläsionen. **Diagnostisch** erfolgt grundsätzlich eine neurologische Untersuchung mit EMG.

N. femoralis (L2–L4)
Schädigung durch Psoashämatom- oder abzess und stumpfe Traumatisierung wie Haken bei H-TEP-OP oder Gyn-OP (proximale und distale Femoralislähmung).

Symptome
Ausfall des PSR, Hüftbeuge- und Kniestreckerschwäche; Sensibilitätsstörung des medialen Ober- und Unterschenkels.

Therapie
Stabilisierung des Kniegelenks durch Orthese.

N. cutaneus femoris lateralis (L2–L3)
Verletzung erfolgt durch OP am Hüftgelenk oder Becken (z. B. Spongiosaentnahme), häufiger sind chronische Kompressionssymptome unter dem Leistenband. Bei passiver Überstreckung des Hüftgelenks nimmt die Symptomatik zu, bei Beugung ab (**Meralgia paraesthetica**).

Symptome
Parästhesien und brennende Schmerzen sowie Sensibilitätsausfall an der Oberschenkelaußenseite. Therapeutische (OP-)Entlastung der Leistenbandregion führt häufig zu kompletter Remission.

N. ischiadicus (L4–S3)
Er zieht vom Foramen piriforme kommend dorsal der außenrotierenden Hüftmuskulatur an die Oberschenkeldorsalseite und teilt sich in Kniehöhe in N. tibialis und N. peroneus.
Er versorgt die Hüftaußenrotatoren, Kniebeuger und alle Unterschenkel- und Fußmuskeln, sensibel Fuß und Unterschenkel (ohne Saphaenusbereich).
Schädigung erfolgt durch Beckenfraktur; Hüftluxation, TEP-Implantation oder durch Druck bzw. Spritzenapplikation.

Symptome
Die **Ausfallsymptomatik** ist durch die Schädigungshöhe gekennzeichnet, überwiegend treten eine Peroneusschädigung sowie eine Sensibilitätsstörung am lateralen Unterschenkel (Cave: trophische Ulcera) auf.

Therapie
Remission ist innerhalb von 2 Jahren möglich, bei Persistenz ist hochgeschlossenes, gepolstertes Schuhwerk notwendig.

N. peroneus (L4–S2)
Schädigung erfolgt durch Druck nach Gips bzw. Lagerung auf Höhe des Fibulaköpfchens durch Fibulaosteotomie oder Unterschenkelfraktur.

Symptome
Die Fußhebung ist eingeschränkt (führt zur Spitzfußkontraktur), beim Gehen schleift die herabhängende Fußspitze am Boden. Der Betroffene hebt das Knie beim Gehen, um nicht mit der Fußspitze am Boden hängen zu bleiben (**Steppergang**).

Therapie
Therapeutisch ist eine lokale Entlastung, Neurolyse oder Nervennaht indiziert, bei Persistenz sind Fußheberschienen notwendig.

N. tibialis (L4–S3)
Schädigung erfolgt durch Frakturen im Kniebereich oder auch auf Höhe des Knöchels (**Tarsaltunnelsyndrom** ☞ Kap. 16.6.4).

Symptome
Eingeschränkt sind besonders die Plantarflexion und damit das Abstoßen des Fußes sowie der Zehenspitzenstand. Es entwickelt sich ein **Krallenfuß** mit Überwiegen der langen Zehenbeuger und auf Dauer ein **Hackenfuß** durch die dorsal extendierenden Muskeln und eine Sensibilitätsstörung der Fußsohle.

Therapie
Therapeutisch ist ein orthopädischer Maßschuh indiziert.

13.2.3 Koxarthrose

☞ auch Kap. 3.4, Abb. 7.12

▶ **Ätiologie und Pathogenese**
Es handelt sich um eine degenerative Gelenkerkrankung, die als **primäre Form** (Alterung des Gewebes, 25 % d.F.) und als **sekundäre Form** (gestörte

Biomechanik nach Hüftdysplasie, Epiphyseolysis capitis femoris, M. Perthes, idiopathische Hüftkopfnekrose, Gelenkfrakturen, gestörte Gelenkbiologie durch Infekt, rheumatische Erkrankungen, 75 % d.F.) vorkommt. ◀

Begünstigende Faktoren sind die Inkongruenz der Gelenkflächen und das Missverhältnis zwischen Beanspruchung und Belastungsfähigkeit des Gelenks. Bei der **sekundären Arthrose** spielt die Gelenkmechanik eine entscheidende Rolle, ebenso wie Störungen durch Fehlbelastung, Traumen, Entzündungen, metabolische oder neurologische Erkrankungen.

Am Beginn der Arthrose stehen durch Alterung und Ernährungsstörungen bedingte **Gelenkknorpelveränderungen:** Elastizitätsverlust, Einrisse in der Knorpeloberfläche, Höhenminderung des Knorpelgewebes, Bildung von Knorpelzellnestern, subchondrale Sklerosierung der Gelenkfläche, Knorpelabrieb mit reaktiver Bildung von Knochenvorsprüngen (Exophyten oder Osteophyten) und Zystenbildung. Durch die anfallenden Knorpelabriebprodukte kommt es zur entzündlichen Reizung der Synovialis mit Ergussbildung, was dem Zustand der aktivierten Arthrose entspricht.

▶ **Symptome**

Die klinische Symptomatik der Koxarthrose ist anfangs geprägt von **Einlauf- sowie Belastungs- und Bewegungsschmerzen**. In fortgeschrittenen Stadien dominieren dann der Ruheschmerz, die Bewegungseinschränkung und zunehmende Kontrakturen durch Weichteilverkürzung und die Gelenkeinsteifung. Durch Beuge- und Adduktionskontraktur kommt es zur Beckenkippung nach vorn, zur starken Lordose der LWS mit entsprechenden Kreuzschmerzen sowie zur funktionellen Beinverkürzung. Das Extensionsdefizit bzw. die Beugekontraktur werden durch eine kompensatorische Beckenkippung mit Hyperlordose ausgeglichen. Durch Beugung im kontralateralen Hüftgelenk wird die Hyperlordose ausgeglichen, und die Beugekontraktur des zu untersuchenden Beins tritt zutage, indem sich der Femur von der Unterlage abhebt (☞ Abb. 13.5). ◀

Diagnose

Bei der **klinischen Untersuchung** findet sich eine Einschränkung insbesondere der Rotationsbewegungen und Druckschmerz im Hüftbereich.

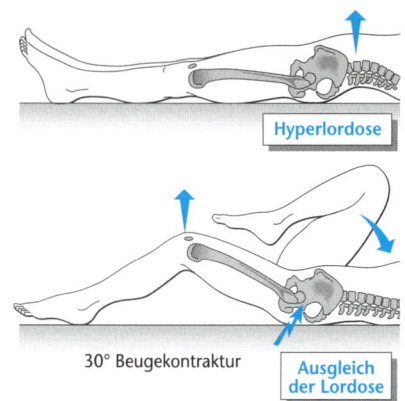

Abb. 13.5: Thomas-Handgriff [8]

Im röntgenologischer Befund sind **Gelenkspaltverschmälerung**, reaktive Osteosklerose, Geröllzysten, osteophytäre Anbauten im Pfannen- und Kopfbereich, lokale Knochendestruktionen, Verdickung des subchondralen Knochens, Bildung freier Gelenkkörper, Knochenabschliffe durch Scherkräfte sichtbar (☞ Abb. 13.6).

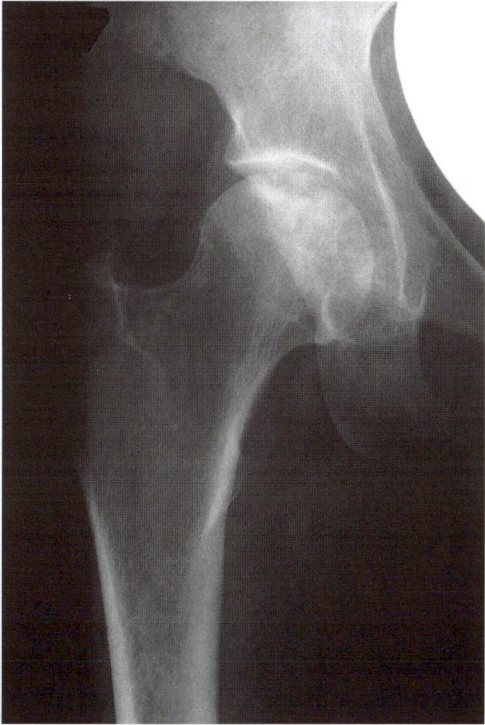

Abb. 13.6: Spätstadium einer ausgedehnten Hüftkopfnekrose mit Zerstörung des Hüftkopfs [9]

Es ist zu beachten, dass der radiologische Befund und die klinische Symptomatik keine direkte Korrelation aufweisen, dass das Röntgenbild aber Auskunft über Art, Progredienz und Prognose des Gelenkschadens gibt.

Therapie
Abhängig von Alter und Allgemeinzustand, vom Stadium der Arthrose und von einer korrigierbaren Gelenkmechanik und -funktion stehen konservative, operative, gelenkerhaltende oder endoprothetische Maßnahmen zur Verfügung.

▶ So können im frühen und im chronischen Stadium zahlreiche **passive und aktive physikalisch-therapeutische Maßnahmen** eingesetzt werden. Ein auf der **kontralateralen Seite** getragener Gehstock setzt die Gelenkbelastung herab, ebenso lindert ein Pufferabsatz den harten Belastungsaufprall. Krankengymnastik und Balneotherapie erzielen eine bessere Beweglichkeit und verringern die Schmerzen. Bei aktivierten Koxarthrosen werden intraartikuläre Injektionen unterstützend eingesetzt (z. B. nichtsteroidale Antiphiogistika und Kortikosteroide).

Die **operativen Maßnahmen** haben die Verbesserung der Gelenkmechanik, wie bessere Gelenkkongruenz und geringere Belastung durch Umstellungsosteotomien zum Ziel. Der Vorteil dieser **gelenkerhaltenden Maßnahmen** ist die weiterhin noch bestehende Möglichkeit, später einen **endoprothetischen Ersatz** durchzuführen. Der Gelenkersatz mittels Endoprothetik ist die häufigste operative Maßnahme der Hüftgelenksarthrose. Abhängig vom Alter und dem morphologischen Befund werden entweder nur einer oder beide Gelenkpartner ersetzt, und die Endoprothesen aus den unterschiedlichsten Materialien fest einzementiert oder anderweitig verankert. Die **Gefahr der Lockerung von Alloarthroplastiken** nach Jahren ist durch Fremdkörpergranulome, Zementversprödung und Fraktur der Prothesenstiele durch Schwingungsvorgänge gegeben. ◀

13.2.4 Femurkopfnekrose

▶ **Ätiologie und Pathogenese**
Idiopathisch oder als Folge von Traumen, Infektionen oder intraartikulärer Ergussbildung wird die ohnehin kritische Blutversorgung des Hüftkopfs gestört. Resultat ist eine aseptische Nekrose. Auch eine Hyperlipoproteinämie, Diabetes, Alkoholabusus oder eine systemische Steroidtherapie sind als ätiologische Faktoren denkbar, seltener sind Sichelzellanämie, Chemotherapie, Bestrahlung, Rheuma und Caissonkrankheit. Betroffen sind meist Männer zwischen dem 25.–50. Lj. („auf dem Höhepunkt ihrer Karriere"). ◀

▶ **Symptome**
Ziehende Schmerzen im Leisten- und Kniebereich, Bewegungseinschränkung und zunehmende Schmerzen mit Belastungsschwäche des Beines. ◀

▶ **Röntgenologischer Befund**
Sklerosierung, Zystenbildung, wachsende Nekrosezone mit Gelenkspalterweiterung, Deformierung mit Sekundärarthrose. Bei noch fehlenden Anzeichen im Röntgenbild ist mit dem NMR bereits eine Frühdiagnose möglich (Markraumödem des Femurkopfs). ◀

Tab. 13.1: Stadieneinteilung der Femurkopfnekrose

Einteilung	nach radiologischen Kriterien nach Ficat-Arlet	nach NMR-Kriterien (ARCO-Stadien)
0	keine Symptome	bildgebende Verfahren negativ, positive Histologie
1	Leistenschmerzen, Bewegungseinschränkung	Rö und CT negativ, NMR und Szintigraphie positiv
2	Röntgenveränderungen: Sklerose und Zysten	Rö: Osteopenie, Hüftkopfkontur erhalten
3	Sequestrierung des Knorpels	Rö: subchondrale Fraktur
4	Hüftkopfzusammenbruch	Rö: Abflachung des Femurkopfs (Kollaps)
5		Rö: Sekundärkoxarthrose
6		Rö: komplette Hüftgelenksdestruktion

Therapie

Im frühen Stadium wird eine **Markraumdekompression** zur Entlastung der venösen intraossären Hypertonie durchgeführt. In späteren Stadien sind **Umstellungsosteotomien** zur Entlastung des Hüftkopfs angezeigt. Bei ausgeprägter Nekrose kommt der Gelenkersatz zur Anwendung. Eine kausale Therapie ist bisher nicht möglich.

13.2.5 Coxa saltans (Schnappende Hüfte)

▶ Mit Coxa saltans wird das Phänomen bezeichnet, dass beim Gehen die Fascia lata über den Trochanter major springt. Durch dieses Schnappen des Tractus iliotibialis wird das Bindegewebe gereizt, die **Bursa trochanterica entzündet sich** und Schmerzen entstehen. Die **Therapie** besteht in der Entzündungsbehandlung oral oder lokal als Infiltrationsbehandlung und nötigenfalls operativen Fixation der Faszie. ◀

13.2.6 Verletzungen und Verletzungsfolgen

Schenkelhalsfraktur

Ätiologie und Pathogenese
Vorwiegend bei älteren Menschen kommt es durch Sturz auf die Hüfte zur Schenkelhalsfraktur, w : m = 4 : 1.

Symptome
Bei den **Abduktionsfrakturen** mit Valgusstellung und Einstauchung der Fragmente sind häufig außer Klopfschmerzen im Hüftgelenksbereich keine Symptome vorhanden.▶ Bei den **Adduktionsfrakturen** mit Varusstellung dagegen finden sich eine Außenrotationsfehlstellung und Verkürzung des Beines, eine schmerzhaft eingeschränkte Hüftgelenksbeweglichkeit und verminderte oder aufgehobene Belastbarkeit des Beins. ◀

Röntgenologischer Befund
Beckenübersicht und Hüfte axial: Die **Einteilung der Schweregrade erfolgt in der a.p.-Ebene nach Pauwels** (☞ Tab. 13.2, Abb. 13.7).

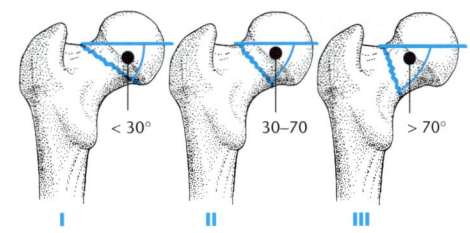

Abb. 13.7: Einteilung der Schenkelhalsfrakturen nach Pauwels

Tab. 13.2: Einteilung der SHF nach Pauwels

Pauwels I	Frakturlinie zur Horizontalen < 30°
Pauwels II	Frakturlinie zur Horizontalen 30 – 50°
Pauwels III	Frakturlinie zur Horizontalen > 50°

Um die Indikation eines kopferhaltenden Verfahrens von einem kopfresezierenden Verfahren genau abzugrenzen, ist zusätzlich der Dislokationsgrad in der Axialebene notwendig (Einteilung nach Garden, ☞ Tab. 13.3, Abb. 13.8).

Tab. 13.3: Einteilung der SHF nach Garden [11]

Garden I	eingestauchte, nicht dislozierte Abduktionsfraktur
Garden II	nicht dislozierte Fraktur Die Trajektorien sind nicht unterbrochen und die Fraktur ist nicht eingestaucht → hohe Dislokationsgefahr!
Garden III	dislozierte Adduktionsfraktur ohne Zertrümmerung der dorsalen Kortikalis
Garden IV	vollständige Dislokation mit Unterbrechung der Gefäßversorgung → hohes Femurkopfnekroserisiko!

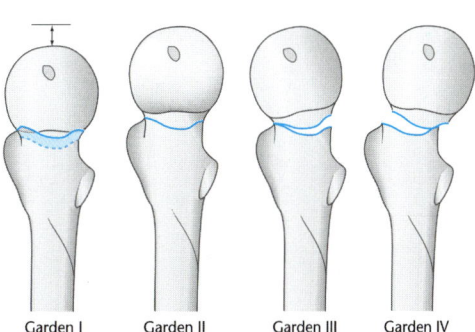

Abb. 13.8: Einteilung der SHF nach Garden [11]

▶ **Komplikationen**

Durch das intrakapsuläre Hämatom und die Durchblutungsstörung des Femurkopfs kommt es in etwa 30 % d.F. zur **Hüftkopfnekrose**. ◀

Insbesondere bei Schenkelhalsfrakturen vom Grad Pauwels III ist wegen der großen, auf die Fraktur einwirkenden Scherkräfte bei etwa 15 % der Patienten mit einer **Schenkelhalspseudarthrosenbildung** zu rechnen.

Durch die entstehende **Varisierung mit Beinverkürzung** ist das Bein nicht belastbar, so dass Valgisationsosteotomien oder die Endoprothesenversorgung erforderlich werden.

Therapie und Prognose

Je steiler der Bruchlinienverlauf und je größer der Winkel, umso schlechter ist die **Prognose** der Frakturheilung.

Bei den **Abduktionsfrakturen** ist wegen der Stabilität durch die eingestauchten Fragmente die konservative funktionelle Therapie ausreichend. **Adduktionsfrakturen** dagegen werden wegen der Gefahr der Hüftkopfnekrose sofort operativ versorgt. In der Regel werden **gelenkerhaltende Eingriffe** mit Schraubenosteosynthese, selten mit Endernägeln oder Winkelplatte durchgeführt. Bei **Kindern** wird die Bohrdrahtosteosynthese angewandt. Bei **alten Patienten** und solchen in schlechtem Allgemeinzustand wird mit dem Ziel der raschen Mobilisierung und damit der Vermeidung von Sekundärerkrankungen (kardiopulmonale, thromboembolische Probleme, Dekubitus) eine Hemiprothese (uni- oder bipolar) oder auch eine Totalendoprothese eingesetzt.

13.3 Orthopädische Begutachtung

Hüftkopfnekrosen nach Schenkelhalsfrakturen und nach traumatischer Hüftgelenksluxation sind als Folgezustand zu beurteilen, auch wenn Jahre dazwischen liegen. Das Auftreten einer sekundären Arthrose ist nach gelenkbeteiligenden Frakturen wahrscheinlich. Die Bewegungseinschränkung und Belastungsfähigkeit müssen beurteilt werden (☞ Kap. 8).

14 Kniegelenk

14.1 Spezielle Anatomie

Die geringe knöcherne Führung des Kniegelenks macht die **muskuläre und ligamentäre Stabilisierung** erforderlich. Die **Menisci** sind Gleitfläche und Gewichtsverteiler bei Belastungen. Die in die Streckmuskulatur eingelagerte **Patella** verhindert ein Abgleiten der für die Standsicherheit des Beines sorgenden Streckmuskulatur. Der **Kapsel-Band-Apparat**, bestehend aus zwei Seitenbändern, dem vorderen und hinteren Kreuzband und der Gelenkkapsel, arretiert das Knie bei voller Streckung so, dass ein amuskuläres Stehen möglich ist.

14.2 Angeborene und funktionell bedingte Störungen

14.2.1 Patellaluxation

Ätiologie und Pathogenese
Unterschieden werden traumatische (adäquates Ereignis), habituelle (luxiert in leichter Beugung ohne große Beschwerden), rezidivierende (erneutes Trauma, keine Gelegenheitsursache) und kongenitale Patellaluxation.
- Bei der **angeborenen Patellaluxation** ist die Kniescheibe hypoplastisch ausgebildet und es besteht ein Genu valgum.
- ▶ Bei der **habituellen Form** luxiert die in Streckstellung richtig sitzende Kniescheibe bei der Flexion und wird dadurch im Laufe der Zeit dysplastisch. Ein Genu valgum sowie die Nachgiebigkeit der Retinacula patellae und ein abgeflachter lateraler Femurkondylus können ebenso eine habituelle Patellaluxation herbeiführen. ◀
- Auch posttraumatisch sind durch unzureichende Therapie **rezidivierende Patellaluxationen** möglich.

▶ **Symptome**
Die Patella steht hoch und ist nach lateral verlagert, es besteht ein Genu valgum und die Streckfähigkeit im Kniegelenk ist vermindert.
- **Zohlen-Zeichen:** Bei Fixierung der Patella nach kaudal bei gestrecktem Bein: durch Anspannen des M. quadriceps kommt es dort bei retropatellarem Knorpelschaden zu Schmerzen.
- **Apprehension-Zeichen:** Nach stattgehabter Patellaluxation kommt es nach Pressen der Patella in Subluxationsstellung zu Abwehrbewegung des Patienten aus Angst vor erneuter Patellaluxation. ◀

Röntgenologischer Befund
Aufnahmen in verschiedener Kniebeugung zeigen die Subluxation der Patella (☞ Abb. 14.1). Die Einteilung der **Patelladysplasie** erfolgt nach **Wiberg Grad I–III.**

Therapie
Sofortige Reposition der Patella bei gestrecktem Kniegelenk. Entlastung des Kniegelenksergusses durch **Punktion**. **Arthroskopische Entfernung** von losen Abschlagfragmenten am lateralen Femurkondylus. **Weichteilkorrektur** mittels lateralen Release

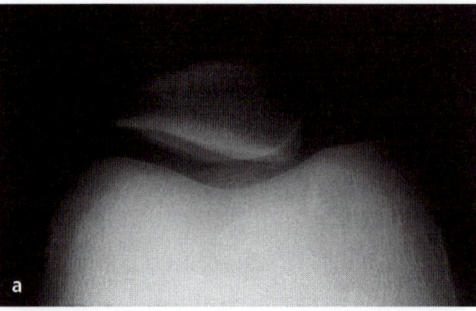
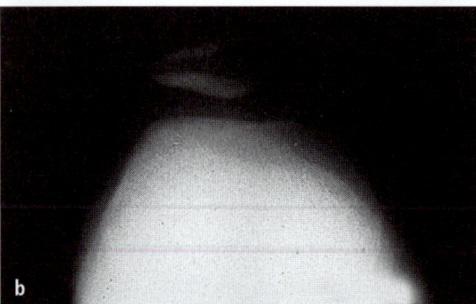

Abb. 14.1: Dysplasie der Patella und ihres Gleitlagers [9] a) Normale Artikulation der Patella im femoralen Gleitlager (tangentialer Strahlengang), b) Starke Abflachung des femoralen Gleitlagers, wenig ausgeprägter Patellafirst (sog. Kieselsteinpatella)

und medialer Raffung des jeweiligen Retinakulums der Patella.
Bei **rezidivierenden Luxationen** ist eine operative Medialisierung des Lig.-patellae-Ansatzes im Bereich der Tuberositas tibiae indiziert (OP nach Blauth oder OP nach Emsley).

14.2.2 Konstitutionelle Störungen

Achsenfehlstellung – Genu valgum/Genu varum

Ätiologie und Pathogenese

Das Lot vom Hüftgelenksmittelpunkt durch die Kniescheibe und die Mitte des oberen Sprunggelenks stellt die **Beinachse** dar, die während des Wachstums variabel ist. Als physiologische Achsenabweichungen finden sich im Neugeborenenalter Genua vara, ab dem 2. Lebensjahr Genua valga, die ab dem 6. Lebensjahr als gerade Beine imponieren. Später weisen Mädchen gegenüber Jungen eine vermehrte X-Beinstellung auf. Durch **einseitige Störungen der kniegelenksnahen Wachstumsfugen** kommt es zur entsprechenden Fehlstellung (☞ Abb. 14.2).

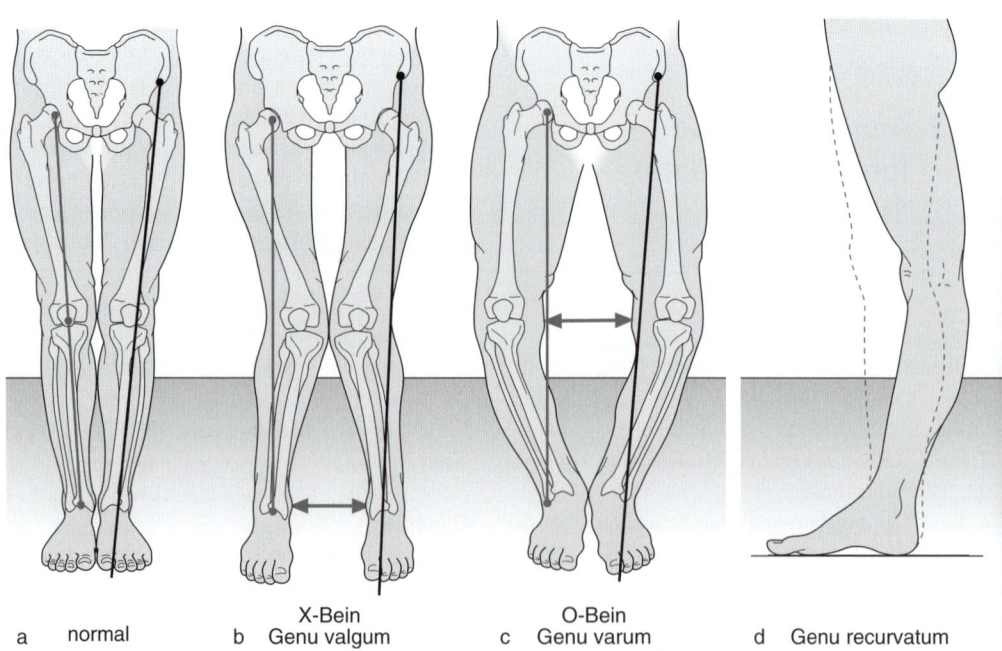

Abb. 14.2: Physiologische und pathologische Beinachsen [9]

Diagnose
Im Stand wird die Abweichung der Beinachse beurteilt und der Abstand zwischen den Innenknöcheln und den medialen Femurkondylen gemessen. Bei belastetem Bein (Einbeinstand) werden Ganzbeinaufnahmen angefertigt und die Achsenabweichung ausgemessen.

Therapie
Physiologische Abweichungen im Vorschulalter bedürfen keiner Therapie. **Konservative Therapieversuche** mit Nachtlagerungsschalen bringen selten gute Achskorrekturen. Bei geringen Fehlstellungen werden **Einlagen** mit Schuhinnenranderhöhung (X-Bein) oder Schuhaußenranderhöhung (O-Bein) verordnet. Bei größeren Fehlstellungen (ab ca. 10 cm Intermalleolar- bzw. Interkondylärabstand) wird im Hinblick auf die präarthrotische Deformität eine **Korrekturosteotomie** durchgeführt (☞ Abb. 7.9).

Genu recurvatum
Ätiologie und Pathogenese
Durch **Schädigung der Wachstumsfuge im ventralen Bereich** oder durch Poliomyelitis-bedingte Lähmungen der Oberschenkelstreckmuskulatur neigt sich das Tibiaplateau nach ventral und das Kniegelenk wird überstreckt (☞ Abb. 14.2). Kompensatorisch kann es bei nicht ausgeglichenem Spitzfuß oder kontralateraler Beinverkürzung auftreten.

Symptome
Überstreckung im Kniegelenk mit auffälligem Gangbild.

Therapie
Korrekturosteotomie; z. T. bei Lähmungen Versorgung mit Oberschenkelorthesen mit Strecksperre, jedoch nicht bei der Poliomyelitis, weil hier die Rekurvation zur Stabilisierung des Beins nötig ist.

14.2.3 Bluterknie (Arthropathie bei Hämophilie)
Bei Hämophilie-Patienten kann es durch rezidivierende Einblutungen in das Kniegelenk zu schweren Knorpeldestruktionen, Bandinstabilitäten, Beugekontrakturen und Muskelatrophien kommen. Symptomatik und Therapie ☞ Kap. 3.3.2.

14.3 Entzündungen

14.3.1 Pyarthritis purulenta; Empyem; Gonitis

Ätiologie und Pathogenese
Die **bakterielle Infektion** eines Gelenks ist eine Besonderheit, weil die Synovia einen guten Nährboden darstellt und sich gleichzeitig dem Abwehrmechanismus des Organismus entzieht.

Sie entsteht:
- durch direkte Keimverschleppung wie Verletzungen, Injektionen oder Operationen
- durch Übergreifen eines Infekts aus der Nachbarschaft wie z. B. Abszess, Phlegmone und Osteomyelitis (von der Metaphyse ins Gelenk)
- über den Blutweg bei Streuung z. B. aus Panaritium, Otitis media, Divertikulitis und Katheterspitze

Innerhalb weniger Tage wird der **Knorpel enzymatisch irreversibel geschädigt** bzw. destruiert (meist Staphylokokken, Streptokokken).

Als **abakterielle Infektion** kommen Erkrankungen des rheumatischen Formenkreises, die aktivierte Arthrose infrage, außerdem kommen sie begleitend bei Verletzungen und/oder Tumoren vor.

Symptome und Diagnose
Bakterielle Arthritis: Plötzlich auftretende Schmerzen mit Fieber und Schüttelfrost. **Klassische Entzündungszeichen** wie Rötung, Schwellung, Überwärmung, Schmerz und eingeschränkte Funktion, verstrichene Gelenkkonturen (Vorwölbung des Recessus suprapatellaris) durch den Erguss: Fluktuation (tanzende Patella), Beuge- und Streckbehinderung. Leukozytose, CRP- und BKS-Erhöhung, trübes Gelenkpunktat mit erhöhter Zellzahl.

Therapie
Bakterielle Arthritis: Die wichtigste **Sofortmaßnahme** ist die Punktion. Nach der Punktion zur Erregerbestimmung **schneller Therapiebeginn mit Antibiotika** wegen der Gefahr der Ankylose und Ruhigstellung im Gipstutor. Es schließt sich dann eine arthroskopische oder **offene Spülung** und **Synovektomie** sowie **Drainage** an, die geplant wiederholt wird. Als **Bewegungstherapie** erfolgt die frühzeitige Mobilisation auf der Motorschiene, um Verwach-

sungen und Kontrakturen zu verhindern. Zunächst sollte das betroffene Bein entlastet werden; bei Eintritt einer Sekundärarthrose ist die Arthrodese oder der endoprothetische Gelenkersatz indiziert.

14.3.2 Infektionen von Gelenkendoprothesen

Ätiologie und Pathogenese
Mit steigender Frequenz von Endoprothesenimplantationen nimmt die Bedeutung der Infektionen von prothetisch ersetzten Gelenken zu. Mit einer Häufigkeit von unter 1 % werden die im 1. Jahr post-OP auftretenden Infektionen als **Früh-** und danach als **Spätinfektion** bezeichnet. Erstere sind ursächlich als **perioperative Infektionen** anzusehen, während letztere wahrscheinlich **auf hämatogenem Weg** entstanden sind.

Begünstigend wirken lange Expositionszeiten, Hämatome und Serome sowie großvolumige Fremdkörper, aber auch Hauterkrankungen, Diabetes mellitus, Glucocorticoidmedikation und Krankheits- oder therapiebedingte Abwehrschwäche.

Symptome
Bei „**Low-grade"-Infektionen**, induziert durch wenig pathogene Keime (S. epidermidis, Propionibakterien) ist der Verlauf fast symptomfrei, wobei es über Monate zur Knochenresorption in den Grenzschichten und zu allmählicher Prothesenlockerung kommt, die dann beschwerdeführend wird.

Bei **mehr pathogenen Keimen** (S. aureus, Pseudomonas) ist der Verlauf foudroyanter mit Bildung eines Empyems, flächiger Rötung oder Rötung der Wundnaht und persistierender Wundsekretion. Serologisch sind die Infektparameter erhöht. Schmerzhaftigkeit ist insgesamt wenig symptomführend.

Beim **Spätinfekt** ist die Symptomatik in der Regel wenig ausgeprägt, ein Pyarthros fehlt fast immer. Bewegungsschmerzen, abnehmende Funktionsfähigkeit der Prothese, zunehmendes Streck- und Beugedefizit sowie Schwellung und Überwärmung stellen die eigentliche Symptomatik dar. Laborchemisch sind die meist erhöhten CRP- und BSG-Werte nur wenig wegweisend.

Röntgenologischer Befund
Aufhellungsräume der Knochen-Implantat-Grenze oder Knochen-Zement-Grenze sind für eine Infektion suspekt, können aber auch eine aseptische Lockerung darstellen. **Rasch progrediente periprothetische** Osteolysen und Aufhellungen sind für eine Infektion dringend verdächtigt und können mittels **Szinitigraphie** bestätigt werden (CT und MRT sind wegen Metallartefakten ungeeignet).

Therapie
Frühe postoperative Infektionen können durch operatives Débridement, Synovektomie, Lavage und Drainage bei gleichzeitiger Antibiotikatherapie zur Ausheilung gebracht werden. **In allen anderen Fällen** muss die Prothese entfernt werden, auch wenn sie keine Lockerungszeichen aufweist. Bei wenig aktiver Infektion kann eine erneute Prothesenimplantation unter Applikation von antibiotikahaltigem Knochenzement in gleicher Sitzung erfolgen (einzeitiger Prothesenwechsel), erfolgssicherer ist die **Reimplantation** allerdings, wenn der Wiedereinbau nach Ausheilung des Infekts erfolgt (zweizeitiger Prothesenwechsel). In 15 – 20 % ist allerdings mit einer Persistenz des Infekts auch nach Langzeitantibiotikaapplikation zu rechnen. Ein erneuter Prothesenwechsel oder aber eine Arthrodese sind die letzten Therapieoptionen.

14.3.3 Arthritis tuberculosa

Ätiologie und Pathogenese
Sie entsteht als sekundäre Organerkrankung, wenn Tbc-Bakterien hämatogen oder weit seltener durch Einbruch eines benachbarten Knochenherdes in das Gelenk durchbrechen. Bevorzugt betroffen sind alle großen Gelenke, insbesondere die der unteren Extremität (Knie und Hüfte).

Symptome
Bei chronisch wenig charakteristischen Beschwerden kommt es zu frühzeitiger Bewegungseinschränkung, Schwellung, evtl. Abzess- und Fistelbildung.

Therapie
Neben Tuberkulostatika ist ein operatives Débridement und ggf. eine Resektionsarthrodese erforderlich.

14.4 Neurogene Arthropathie

Bei der **spastischen Zerebralparese** kommt es zur Kniebeugekontraktur mit schmerzhaften Gelenkveränderungen und zum typischen Patellahochstand durch das muskuläre Ungleichgewicht. Die therapeutischen Möglichkeiten (Teno- und Myotomien) sind begrenzt.

14.5 Degenerative Veränderungen

14.5.1 Arthrose (Gonarthrose)

☞ auch Kap. 3.4

Ätiologie und Pathogenese
Für die Gonarthrose sind insbesondere Beinachsenfehlstellungen mit einseitiger Überlastung des Gelenks verantwortlich (häufig ist ein Genu valgum mit der Folge der lateralen Kniegelenksarthrose). Auch die Hämophilie und rheumatisch entzündliche Erkrankungen führen über kurz oder lang stets zur Gonarthrose. Neben Wachstumsstörungen (M. Ahlbäck) sind die posttraumatische Form und die idiopathische Primärarthrose zu nennen.

Symptome
Zunehmende Schmerzen und Beweglichkeitseinschränkung, oft bestehende Achsenfehlstellung. Die Schmerzintensität hängt von der Begleitsynovialitis ab.

▶ **Röntgenologischer Befund**
Arthrosezeichen in unterschiedlichem Ausmaß: Gelenkspaltverschmälerung, Geröllzysten, subchondrale Sklerosierung, osteophytäre Anbauten. ◀

▶ **Therapie**
Schmerzlinderung, Entzündungshemmung und Verbesserung der Beweglichkeit durch passive und aktive physikalische Maßnahmen. Entlastung des Gelenks durch Benutzung eines Gehstocks und Pufferabsatz, intraartikuläre Injektionstherapie und medikamentöse Begleitbehandlung. Umstellungsosteotomien und Endoprothesenversorgung erzielen gute Erfolge. Ultimativ ist bei misslungener Arthroplastik und schwerster Arthrose noch die Arthrodese möglich. ◀

14.5.2 Meniskopathie

Chronischer Meniskusschaden
Ätiologie und Pathogenese
Ca. 50 % d. F. sind degenerative Schäden. Besonders betroffen sind Sportler (z. B. Fußballer) und Arbeiter in überwiegend kniender Tätigkeit (z. B. Fliesenleger). Der Altersgipfel liegt zwischen 40.–60. Lj.

Symptome und Diagnose
Rezidivierende Gelenkergüsse, Atrophie des M. quadrizeps und typische Meniskuszeichen wie **Steinmann I und II, Payr-Zeichen** (☞ Abb. 14.3 und 14.5). Schmerzen im Gelenkspalt, Gelenkblo-

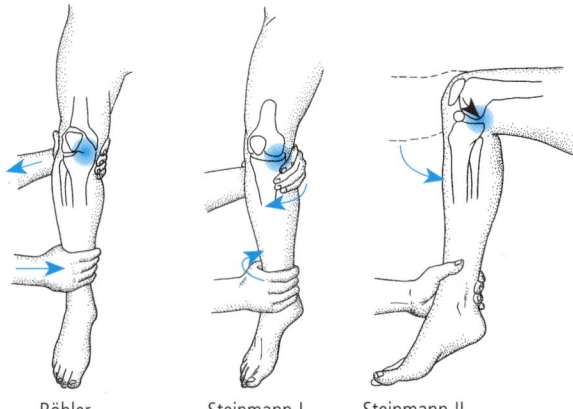

Abb. 14.3: Meniskuszeichen (Böhler, Steinmann I, Steinmann II)

ckaden, Fremdkörpergefühl. Der mediale Meniskus ist häufiger betroffen als der laterale und hier besonders das Hinterhorn.
Röntgenologischer Befund: Bei älterem Meniskusschaden Verschmälerung des Gelenkspalts und Arthrosezeichen. Neben dem MRT ist die **Arthroskopie** ist das diagnostische Mittel der Wahl.

Therapie
Elektivoperation mit **Teilmeniskektomie** oder **Reinsertion** bzw. **Naht** je nach Befund (☞ Kap. 14.7.2 Therapie). Die vollständige Resektion stellt eine Präarthrose für das betroffene Kompartiment dar.

Meniskuszyste (Meniskusganglion)
Ätiologie und Pathogenese
Durch Läsionen des Meniskus bei Kniegelenksdistorsionen oder andere Verletzungen entsteht häufiger am Außenmeniskus eine flüssigkeitsgefüllte **Pseudozyste**, die sich allmählich vergrößern kann.

Symptome
Die im Bereich des lateralen Gelenkspalts palpable Zyste bereitet Schmerzen bei Meniskusbelastungen. Durch degenerative Veränderungen kommt es zusätzlich zu Rissen. Darstellung durch NMR möglich.

Therapie
Arthroskopische Abklärung und Entfernung der Zyste, manchmal auch mit Teilresektion des Meniskus.

14.5.3 Chondropathia patellae

Ätiologie und Pathogenese
Durch **mechanische Überlastung** der an der Patella ansetzenden Quadrizeps- und Patellarsehne kommt es zu Schmerzen im Bereich der Kniescheibe. Gehäuft betroffen sind Sportler und Arbeiter, die viel knien, sowie Kinder im präpubertären Alter.

Formvarianten und Lateralisationstendenz der Patella führen über einen erhöhten Anpressdruck zu Knorpelabrieb und Schmerzen.

▶ **Symptome und Diagnose**
Vermehrt Beschwerden im Bereich der Patella beim Bergabgehen und Treppensteigen oder nach langer Tätigkeit in Kniebeugung oder längerem Sitzen bei gebeugtem Kniegelenk, nächtlicher Ruheschmerz. Durch Anspannen der Quadrizeps-Muskulatur kann die Schmerzsymptomatik ausgelöst werden. Patelladruck- und -verschiebeschmerz. Oft spontane Besserung.

Therapie
Lokalinfiltrationen, Entlastung, Muskelaufbautraining, insbesondere M. quadrizeps (vastus med.); **operativ:** Zentrierung und Anhebung der Patella, Pridie-Bohrung, Unterfütterung mit Knochenspan zur Vorbelagerung. ◂

14.5.4 Osteochondrosis dissecans
☞ Kap. 3.6.1

14.6 Tumoren des Kniegelenks und geschwulstmäßige Affektionen

☞ Kap. 2.3

Pigmentierte villonoduläre Synovialitis, ☞ Kap. 3.3.1

14.7 Verletzungen und Verletzungsfolgen

14.7.1 Meniskusverletzungen

Nur 8 % sind primär traumatisch bedingt, 40 % treten nach degenerativem Vorschaden auf und der Rest hat einen rein degenerativen Charakter.

Ätiologie und Pathogenese
Indirekte Gewalteinwirkung. Der **typische Unfallmechanismus**, der zum Meniskusriss führt, besteht in einer Rotation und Streckung des zuvor gebeugten Kniegelenks bei fixiertem Unterschenkel. Bei **degenerativen Schäden**, die sehr weit verbreitet sind, können aber auch Bagatelltraumen ausreichen. Der **Innenmeniskus** ist wegen seiner verminderten Verschiebbarkeit viel häufiger betroffen als der Außenmeniskus.

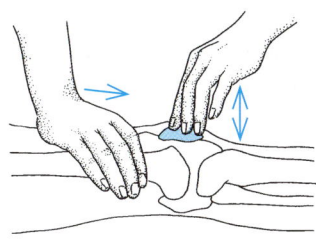

▶ **Abb. 14.4:** Tanzende Patella ◀

▶ **Symptome**
Akutes Schmerzereignis, Schonhaltung des Kniegelenks in Beugestellung, Gelenksperre, Belastungsschmerz, Druckschmerz über dem Kniegelenkspalt, Schwellung mit verstrichenen Gelenkkonturen, Reizerguss – **tanzende Patella** (☞ Abb. 14.4). ◀

▶ **Positive Meniskuszeichen**
- **Steinmann I** (☞ Abb. 14.3): Rotationsschmerz bei gebeugtem Kniegelenk – bei Innenmeniskusläsion schmerzt der mediale Kniegelenksspalt bei der Außenrotation und umgekehrt.
- **Steinmann II** (☞ Abb. 14.3): nach dorsal wandernder Druckschmerz bei Beugung des gestreckten Kniegelenks
- **Böhler-Zeichen** (☞ Abb. 14.3): Varusstress verursacht Schmerz im medialen Gelenkspalt.
- **Payr-Zeichen** (☞ Abb. 14.5): Schneidersitz schmerzbedingt nicht möglich
- **Apley-Grinding-Zeichen** (☞ Abb. 14.5): Bei auf dem Bauch liegenden Patienten wird das Knie 90° gebeugt und unter Druck auf die Fußsohle rotiert. Bei Meniskuseinklemmung akuter Schmerz mit federnder Streckhemmung.
- **McMurray-Zeichen:** In Rückenlage mit gebeugten Hüft- und Kniegelenk umfasst eine Hand das Knie von vorne mit dem Zeigefinger auf dem schmerzhaften Gelenkspalt. Durch Drehbewegung im Unterschenkel (evtl. auch Varus- und Valgusstress) sowie Streckung verstärkt sich der Schmerz über dem betroffenen Meniskus. ◀

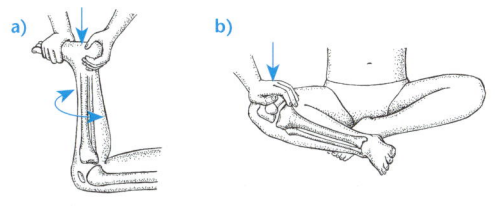

▶ **Abb. 14.5:** a) Apley-Grinding-Zeichen b) Payr-Zeichen ◀

▶ **Therapie**
Arthroskopische Untersuchung. Bei einem Korbhenkelriss oder Querriss am Hinterhorn **Teilresektion** des lädierten Meniskus, bei basisnahen Rissen in gut vaskularisiertem Gebiet **Meniskusnaht**. ◀

14.7.2 Bandverletzungen

Ätiologie und Pathogenese
Durch Rotationsbewegungen bei feststehendem Unterschenkel entstehen Risse der Seiten- und/oder Kreuzbänder des Kniegelenks.
Kreuzbandruptur: Infolge forcierter Überstreckung des Knies oder durch gewaltsame Vorverlagerung des Unterschenkels bei gebeugtem Knie (Ski) kommt es zum Riss des **vorderen Kreuzbands**. Das **hintere** reißt bei forcierter Rückwärtsbewegung des Unterschenkels bei gebeugtem Knie (**„Dashbord injury"**). Es entsteht eine Störung des Roll-Gleit-Mechanismus des Knies.

▶ Oft kommt es zur **unhappy triad**, der Kombination aus Innenmeniskusriss, Innenbandruptur und vorderer Kreuzbandruptur. ◀

Symptome
Schmerzhafte Bewegungseinschränkung, Hämarthros, Druck- und Dehnungsschmerz im betroffenen Bandabschnitt, Instabilität des Kniegelenks je nach Lokalisation und Ausmaß der Verletzung.

Diagnose
NMR: Darstellung der Ruptur sowie von Begleitverletzungen.

▶ **Bandteste**
- **Valgusstress** – Innenband
- **Varusstress** – Außenband
- **Schublade** (☞ Abb. 14.6): Prüfung der Kreuzbänder in 90° Beugung:
  vordere Schublade – vorderes Kreuzband
  hintere Schublade – hinteres Kreuzband
- **Lachmann-Test:** Prüfung der Kreuzbänder in 25° Beugung durch Fixierung des distalen Femurs mit einer Hand und Ziehen des Schienbeinkopfes nach vorne mit der anderen Hand
- **Pivot-Shift:** Prüfung des vorderen Kreuzbandes: Beim Beugen des innenrotierten, unter Valgusstress stehenden Unterschenkels ist beim Über-

gang von der Streckung in die Beugung bei etwa 40° ein Schnappen im Kniegelenk zu spüren. Dabei verschiebt sich der Tibiakopf initial von vorn aus einer Subluxationsstellung in seine normale Position bei ungefähr 30–40°, wobei sich die hinteren Anteile des Tractus iliotibialis über den Epicondylus femoris lateralis nach dorsal verlagern.

- **Jerk-Test** (umgekehrtes Pivot-Shift-Phänomen): Aus 60–70° Beugung wird unter Innenrotation und Valgisierung gestreckt, wobei das Knie bei 20–30° nach ventro-lateral subluxiert.
- **Finochietto-Zeichen:** Wie beim vorderen Schubladentest in 90° Kniebeugung kommt es zu einem hörbaren Zurückspringen des Innenmeniskushinterhorns unter den medialen Femurkondylus bei gleichzeitiger Insuffizienz des vorderen Kreuz- und Innenbandes. ◀

Röntgen: gehaltene Aufnahmen beider Kniegelenke im Vergleich, zur Beurteilung vermehrter Aufklappbarkeit

Arthroskopie: Überprüfung der Bandstabilität mit Tasthäkchen

Kniegelenkspunktion:
- seröser Erguss: Bandverletzung unwahrscheinlich
- Hämarthros: Zerreißung von Kapsel-Band-Strukturen
- Hämarthros mit Fettaugen: Hinweis für knöcherne Verletzung

Therapie
Bei isolierten medialen oder lateralen Seitenbandverletzungen mit nur geringer klinischer Instabilität erfolgt die **konservative Behandlung** mit Orthese und Bewegungslimitierung für 6 Wochen. Knöcherne Ausrisse werden operativ fixiert. Bei deutlicher Instabilität nach Kreuzbandruptur werden **operative Maßnahmen** wie Bandersatzplastik (Patellarsehnentransplantat oder Semitendinosus-Grazilis-Sehnentransplantat) oder transossäre Refixation notwendig. Wichtig ist eine **gezielte krankengymnastische Nachbehandlung**, um eine muskuläre Stabilisierung des Kniegelenks durch den M. quadriceps zu erreichen. Die primäre Naht erfolgt heute nicht mehr.

14.7.3 Knöcherne Verletzungen

Tibiakopffraktur

Ätiologie und Pathogenese
Durch direkte Gewalteinwirkung von medial oder lateral (**= direktes Trauma**) oder durch Sturz aus größerer Höhe (**indirektes Trauma**). Während junge Patienten oft **Spaltbrüche** erleiden, kommt es bei Älteren eher zu **Impressions- und Depressionsfrakturen** (Osteoporose).

Symptome
Schwellung, Deformierung, Hämarthros, schmerzhafte Bewegungseinschränkung und Instabilität.

Röntgenologischer Befund
Aufnahmen des Kniegelenks in 2 Ebenen (evtl. 45° Schrägaufnahmen) zeigen Art und Ausmaß der Fraktur – nicht selten ist ein CT erforderlich.

Therapie
Rekonstruktion der Gelenkfläche (Spongiosaplastik) und **Osteosynthese** mittels Abstützplatte (evtl. winkelstabil).

Distale Femurfraktur

Ätiologie und Pathogenese
Sie treten hauptsächlich als „Dashbord injuries" auf durch Sturz auf das oder mit gestrecktem Kniegelenk. Die Fraktur kann extraartikulär proximal der Kondylen liegen (**suprakondylär**), nur einen Kondylus betreffen (**monokondylär**) oder beide Kondylen voneinander trennen (**diakondylär**).

Symptome
Massive Schmerzen mit Gehunfähigkeit, Beinverkürzung und Verformung der Kniekontur – oftmals liegen gleichzeitig Begleitverletzungen wie Weichteil- und Kniebinnenläsionen vor.

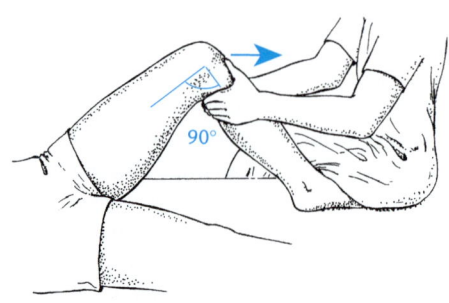

Abb. 14.6: Vordere Schublade

Röntgenologischer Befund
Röntgen des Femurs mit Knie in 2 Ebenen zeigt das Ausmaß der Gelenkbeteiligung.

Therapie
Übungsstabile Osteosynthese mit verschiedenen Plattensystemen (winkelstabil, LISS, Burri) ggf. DCS, Kondylenplatte, retrograder Verriegelungsnagel, evtl. Spongiosaplastik, ggf. Refixierung von Bandausrissen. Nur äußerst selten kann eine nicht dislozierte Fraktur mittels Gips behandelt werden.

Patellafraktur
Ätiologie und Pathogenese
Anpralltrauma, Sturz auf das Knie oder extreme Kontraktion des M. quadriceps können eine Fraktur auslösen.

Symptome
Aktive Kniestreckung nahezu aufgehoben, Schwellung, Hämarthros, evtl. Dellenbildung.

Röntgenologischer Befund
Knie in 2 Ebenen und **tangential 30°**.

Therapie
Konservativ: stabile, nicht dislozierte Frakturen (Längsfrakturen, erhaltener Streckapparat). **Operativ:** durch Zuggurtungsosteosynthese, evtl. Schraubenfixation bei Kantenabrissen.

14.8 Orthopädische Begutachtung

Instabilität und Belastungsschmerzen sind höher einzustufen als die Arthrodese in günstiger Position. Bewegungseinschränkungen und Standfestigkeit sind wichtige Beurteilungskriterien. Bei der Begutachtung von Meniskusläsionen ist der genaue Unfallhergang wesentlich zur Unterscheidung von der degenerativ bedingten Schädigung.

Arthrodese des Knies in günstiger Stellung ergibt 30 % MDE, in ungünstiger Stellung 40–60 %, ausgeprägte Knorpeldefekte mit Bewegungseinschränkung 20–40 % MdE und der Verlust eines Unterschenkels 50 %, im Oberschenkel 70 % MdE.

☞ auch Kap. 8

15 Unterschenkel und oberes Sprunggelenk

15.1 Entzündliche und degenerative Störungen

(☞ Kap. 2.5)

15.2 Verletzungen/ Verletzungsfolgen

15.2.1 Sprunggelenksdistorsion mit Außenbandruptur

Ätiologie und Pathogenese
Supinationstrauma (typisches Fußumknicken = häufigste Bandverletzung).

Symptome
Hämatomschwellung und Druckschmerz im Außenknöchelbereich, Bewegungseinschränkung, klinisch laterale Aufklappbarkeit des Gelenks.

Röntgenologischer Befund
Gehaltene Aufnahmen nach Frakturausschluss: fibulärseitig vermehrte Aufklappbarkeit des Gelenkspalts durch die Ruptur der lateralen Bandstrukturen, vermehrter Talusvorschub (☞ Abb. 15.1). In der Regel liegt bei einer Taluskipppung von 25° und Schublade von > 10 mm eine Ruptur sämtlicher Bänder vor.

Therapie
Hochlagerung, Unterschenkelgipsschiene oder Tape-Verband und Eis zur Abschwellung. Konservatives oder operatives Vorgehen sind gleichermaßen möglich. Bei der **konservativen Behandlung** wird mit Tape oder Aircastschiene das Sprunggelenk für insgesamt 6 Wochen ruhiggestellt. Die Alternative besteht in der **operativen Bandnaht** der gerissenen Strukturen entweder sofort oder nach Abschwellung. Auch hier wird mit Aircastschiene für 6 Wochen nachbehandelt.

Komplikationen
Chronische Außenbandinstabilität mit Gangunsicherheit; diese kann durch Krankengymnastik (Kräftigung der Pronatoren) sowie mit plastischen Verfahren, z. B. Periostlappenplastik nach Kuner oder Bandplastik nach Watson-Jones, verbessert werden.

15.2.2 Talusluxation

Ätiologie und Patbogenese
Die vordere oder hintere Luxation entsteht durch das typische Hängenbleiben des Fußes beim Laufen und die dadurch bedingte extreme Plantarflexion.

Symptome und Diagnose
Deformität mit Verplumpung des Rückfußes, federnde Fixation. Im Röntgenbild ist der luxierte Talus zu erkennen.

Therapie
Sofortige **Reposition** in Analgesie (muss innerhalb von 6 Stunden spätestens versorgt sein) und opera-

tive Versorgung der begleitenden Bandrupturen oder knöchernen Verletzungen. Entlastung des Sprunggelenks für 4 Monate.

Komplikationen
Talusnekrose, Sprunggelenksarthrose.

15.2.3 Talusfraktur

Ätiologie und Patbogenese
Forcierte Dorsal- oder Plantarflexion des Fußes und axiale Gewalteinwirkung führen zur Talusfraktur.

Symptome
Schwellung, Schmerz, Bewegungseinschränkung. Ca. 20 % sind offene Frakturen! Oftmals palpable dislozierte Fragmente.

Röntgenologischer Befund
Sprunggelenk in 4 Ebenen: Frakturen der Taluskanten oder Processus, Frakturen von Hals und Körper, Trümmerfrakturen.

Therapie
Sofortige Reposition wegen Nekrosegefahr und Stabilisierung durch Schraubenosteosynthese, frühfunktionelle Behandlung mit Entlastung des Sprunggelenks für etwa 12 Wochen, gelegentlich länger bei Nekrosegefahr.

Komplikationen
Gefahr der Talusnekrose, posttraumatische Arthrose des Sprunggelenks.

Tab. 15.1: Differenzierte Klassifikation der Talusfrakturen [8]

Talushalsfrakturen (Hawkins; ca. 50 % der Talusfrakturen)	Taluskorpusfrakturen (Sneppen)
I: nicht dislozierte Vertikalfraktur II: dislozierte Vertikalfraktur III: dislozierte Vertikalfraktur mit Dislokation in OSG und USG, meist nach posterolateral IV: wie III, zusätzlich Dislokation im Talonavikulargelenk	• Trümmerfakturen • Frakturen Proc. lateralis tali und Proc. post. tali • Scherenfrakturen des Taluskorpus • chondrale Frakturen der Trochlea tali
Nekrosegefahr 80–100 % bei Typ III und IV der Talushalsfrakturen	

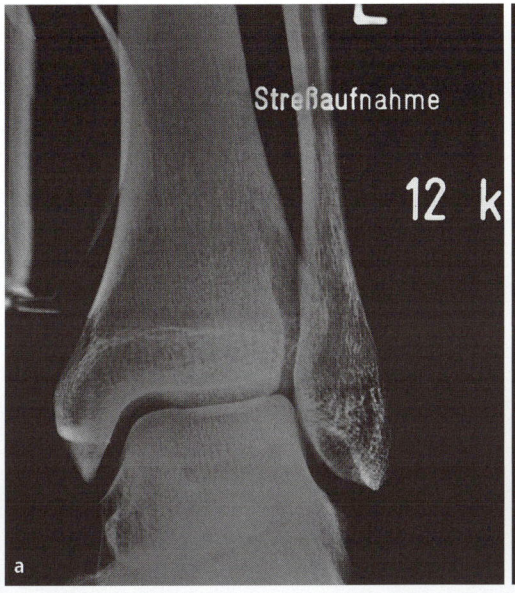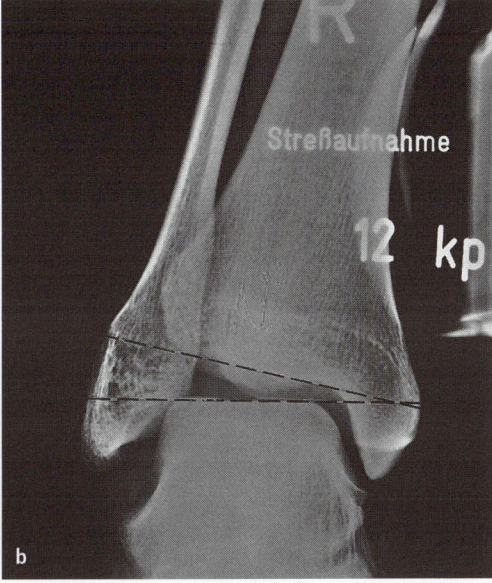

Abb. 15.1: Normaler Röntgenbefund (a) und Befund bei Außenbandruptur am Sprunggelenk (b) [16]

15.2.4 Sprunggelenksfrakturen (Knöchelfrakturen)

Ätiologie und Pathogenese
Direkte und indirekte Traumen, Pro- bzw. Supinationsverletzung.

Symptome
Hämatom, Druckschmerz, Deformierung.

Diagnose
Einteilung der Frakturen nach **Weber** (☞ Abb. 15.2)
- **A:** Fibulafraktur in Höhe des Gelenkspalts oder distal davon, Syndesmose intakt, evtl. Abscherfraktur des Innenknöchels
- **B:** Außenknöchelfraktur in Höhe der Syndesmose, z. T. mit Zerreißung der Syndesmose und Anrissfraktur des Innenknöchels
- **C:** Außenknöchelfraktur oberhalb der Syndesmose; diese ist stets zerrissen, immer findet sich eine Abrissfraktur des Innenknöchels oder eine Zerreißung des Lig. deltoideum
- **Maisonneuve-Fraktur:** hohe Weber C-Fraktur mit begleitender Innenknöchelfraktur oder Ruptur des Lig. deltoideum

Mit den Knöchelfrakturen ist häufig der Abriss der dorsalen Tibiakante **(Volkmann-Dreieck)** kombiniert.

Therapie
Operative Versorgung mit Reposition und Fixation mittels übungsstabiler Osteosynthese (Platten, Schrauben, Zuggurtung) sowie Naht der zerissenen Bänder und der Syndesmose.

Komplikationen
Bei ungenügender Wiederherstellung der Gelenkkongruenzen entsteht häufig eine **Arthrose**. Knöchelfrakturen heilen oft mit Verkürzung der Fibula, was einen **Pes valgus** zur Folge hat.

15.2.5 Kalkaneusfraktur

(☞ Kap. 16.7)

15.2.6 Achillessehnenruptur

Ätiologie und Pathogenese
Bei vorbestehenden degenerativen Veränderungen bewirkt eine indirekte Gewalteinwirkung durch Kontraktion der Wadenmuskulatur eine Achillessehnenruptur bevorzugt am Sehnen-Muskel-Übergang oder am Fersenbeinansatz.

Symptome und Diagnose
Peitschenschlagartiger Knall, reißender Schmerz, verminderte Plantarflexion, aufgehobener Zehenstand, tastbare Delle oberhalb des Achillessehnenansatzes (am knieenden Patienten untersuchen!)
. **Thompson-Test:** Zusammenkneifen der Wade führt zur Plantarflexion bei intakter Sehne – bei Ruptur fehlt sie.

Therapie
Stets **operative Rekonstruktion** mit Durchflechtungsnaht und Plantarissehnenplastik, postoperative Ruhigstellung zunächst mit Oberschenkelgips in Spitzfußstellung mit allmählichem Übergang zur Neutralstellung des Sprunggelenks.

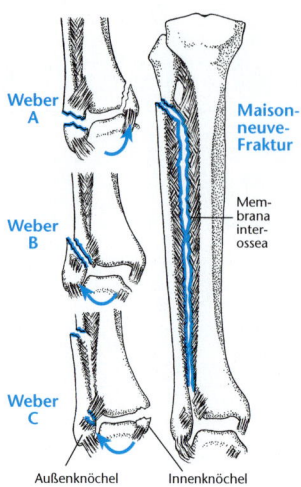

Abb. 15.2: Einteilung der Knöchelfrakturen nach Weber

15.3 Orthopädische Begutachtung

Die Abrollmöglichkeit des Fußes, die plantigrade Auftrittsmöglichkeit, Fehlstellungen des Unterschenkels und Instabilitäten des Sprunggelenks werden bei der Begutachtung beurteilt. Ebenso sind die Belastungsfähigkeit, neurologische Ausfälle und Durchblutungsstörungen von Bedeutung (☞ auch Kap. 8).

Die Versteifung des OSG führt zu 20 % MdE, in Spitzfußstellung 30 % MdE, der Verlust aller Zehen zu 20 % MdE und des Fußes im Lisfranc-Gelenk zu 30 % MdE.

16 Fuß und Zehen

 Fußdeformitäten gehören zu den komplexesten und am schwierigsten zu behandelnden orthopädischen Leiden.

16.1 Angeborene Fußdeformitäten

16.1.1 Klumpfuß

 Als zweithäufigste angeborene Anomalie (nach Hüftluxation) mit einer Frequenz von 1–2 : 1000 stellt der Klumpfuß eine komplexe Fußdeformität, einseitig genauso häufig wie zweiseitig, mit 4 Einzelfehlbildungen dar:
- ▶ Spitzfuß (Pes equinus) mit Plantarflexion des Fußes
- Hohlfuß (Pes excavatus): Plantarflexion des Vorfußes stärker als die des Rückfußes
- Sichelfuß (Pes adductus): Adduktion von Vor- und Rückfuß zueinander
- Varusstellung des Kalkaneus und Supination des Fußes (Pes varus) ◀

Ätiologie und Pathogenese
Idiopathisch oder vererbt, bei Spina bifida und bei Lähmung unterhalb L3/L4 sowie bei anderen neuromuskulären Erkrankungen kommt es häufiger bei Jungen als bei Mädchen zum Auftreten eines Klumpfußes. Pathophysiologisch wird dem **M. tibialis posterior** (= Klumpfußmuskel) die entscheidende Rolle zugeschrieben, da er für das Überwiegen der supinatorisch und plantareflektorisch wirkenden Kräfte verantwortlich ist. Knöcherner Eckpfeiler des Klumpfußes ist der **Talus:** Während er in Normalstellung zum Kalkaneus einen Winkel von 30° aufweist, kommt es durch den Fersenhochstand beim Klumpfuß zur Parallelstellung.

> **Merke!**
> Wichtig ist, bei diesen Patienten nach begleitenden Fehlbildungen wie Spina bifida occulta, Hüftdysplasie, Arthrogryposis und anderen neurologischen Defekten zu suchen.

Vom angeborenen Klumpfuß wird der so genannte **Haltungsklumpfuß** unterschieden, der durch die Zwangshaltung (z.B. Zwilling, Fruchtwassermangel) in utero entsteht und bei fehlenden anatomischen Anomalien (siehe Rö) rasch rückläufig ist.

Symptome
Die Fußdeformität zeigt eine Hohl- und Sichelfußkomponente, eine Spitzfußstellung (durch die verkürzte Achillessehne) sowie die Supinationsstellung des Fersenbeines. Aus der Bezeichnung **Pes equinovarus, excavatus et adductus** lässt sich das Erscheinungsbild des Klumpfußes herleiten (Vorfußadduktion, Supination des Fußes, Hohlfuß, ☞ Abb. 16.3). Wegen der Supinationsstellung wird der Fuß mit dem Fußaußenrand oder sogar Fußrücken aufgesetzt, was zu Druckschädigungen der belasteten Haut führt. Die Wadenmuskulatur ist atrophisch, die Deformität lässt sich nicht völlig redressieren (☞ Abb. 16.1).

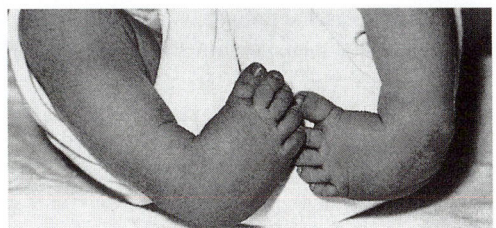

Abb. 16.1: Klumpfuß

▶ **Röntgenologischer Befund**
Seitliche Aufnahme: Durch den Fersenhochstand stehen Talus und Kalkaneus parallel. Der normalerweise zwischen Talus und Kalkaneus bestehende Winkel von 30° ist aufgehoben (☞ Abb. 16.2). ◀

▶ **Therapie**
Unmittelbar nach der Geburt erfolgt die **manuelle Redression** gegen die Adduktions-Supinationskomponente. Dann wird mit der **redressierenden Gipsbehandlung** begonnen und durch häufig durchgeführte Gipswechsel (anfangs alle 2 Tage, dann zweimal pro Woche und später wöchentlich) die Redression bis zum 3.–6. Lebensmonat weitergeführt. „Nach Ponseti werden zuerst die Hohlfußstellung, dann die Adduktions- und Varusstellung korrigiert und schließlich der Spitzfuß (ansonsten Gefahr eines ... Fußsohle)".

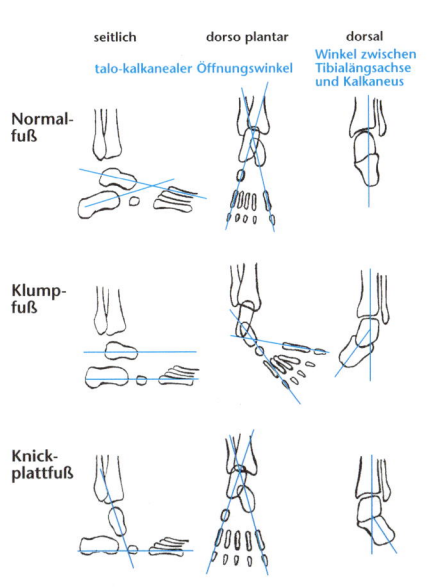

▶ **Abb. 16.2:** Röntgenbefunde ◀

Falls noch Klumpfußkomponenten verbleiben, werden eine **Achillessehnenverlängerung** und die **dorsale Kapsulotomie im Sprunggelenk** mit anschließender weiterer Gipsredression durchgeführt. Später Übergang auf **Oberschenkelnachtlagerungsschalen** und **Klumpfußeinlagen**.
Bei **therapieresistenten Klumpfüßen** und beim **Rezidiv** erfolgt ein dorsomedialer Weichteileingriff (Sehnenverlängerungen und Durchtrennung der Kapsel und der Bänder des dorsomedialen Fußrandes). Auch Verlagerungen des M. tibialis anterior nach lateral sind möglich. Nach Wachstumsabschluss können knöcherne Korrekturen durchgeführt werden (T-Arthrodese). Zur **Prophylaxe eines paralytischen Klumpfußes** eignen sich Schienenschellenapparate mit teilgesperrtem Knöchelgelenk und Hebezügen, ebenso korrigierende Nachtschienen, passive Bewegungsübungen und Widerstandsgymnastik. ◀

Prognose
Bei frühem Beginn und ausreichender Durchführung der Therapie ist die Prognose gut. Auch bei guter Korrektur verbleibt aber meist eine charakteristische Konfiguration der Wade mit nach kranial verlagertem und verschmächtigtem M. triceps surae.

16.1.2 Hackenfuß

Ätiologie und Pathogenese
Durch die intrauterine Zwangsstellung oder neuromuskuläre Störungen kann es zum Hackenfuß mit Steilstellung der Ferse und vermehrter Dorsalextension des Fußes kommen (☞ Abb. 16.3). Auch eine Schädigung des N. tibialis oder die Achillessehnendurchtrennung können Ursachen für den Hackenfuß sein.

Symptome
Der Fußrücken liegt der Vorderseite des distalen Unterschenkels nahezu auf; die Plantarflexion ist eingeschränkt. Dadurch sind die Weichteile auf der Beugeseite verlängert und auf der Streckseite verkürzt. Die Wadenmuskulatur ist meist hypoplastisch und die Kinder lernen verspätet Laufen. Dabei kommt es zur lokalen Überlastung des prominenten Kalkaneus mit lokalen Beschwerden, insbesondere der Gefahr von Drucknekrosen.

Therapie
Beim **Neugeborenen** meist spontane Besserung ohne Therapie, ggf. manuelle Redression oder Schienenkorrektur. Beim **Erwachsenen** operative Versorgung durch Muskelersatzoperationen (Transfer des M. tibialis anterior auf die Achillessehne als Muskelersatzplastik) oder T-Arthrodese mit dorsaler Keilentnahme.

16.1.3 Plattfuß

Ätiologie und Pathogenese
Familiär gehäuft, ebenso bei Spina-bifida-Kindern und bei Arthrogryposis kommt es zur Steilstellung des Talus, hochstehendem Kalkaneus und Luxation im Talonavikulargelenk.
Der posttraumatische Plattfuß entsteht nach einem Fersenbeinbruch mit Beteiligung der talokalkanearen Gelenkfläche.

Symptome
Konvexe Fußsohle (durch den Hochstand der Ferse und die Steilstellung des Talus, Rückfuß in Valgusstellung (☞ Abb. 16.3); das Ausmaß der Plantarflexion ist eingeschränkt.

▶ **Röntgenologischer Befund**
Steilstellung des Talus, der oft in Verlängerung zur Tibia steht, luxiertes Talonavikulargelenk, der Winkel zwischen Talus und Kalkaneus, der normalerweise 30° beträgt, ist vergrößert (Abb. 16.2), der Tuber calcanei steht hoch. ◀

Therapie
Unmittelbar nach der Geburt redressierende Gipsbehandlung, operative Reposition der Luxation des Talonavikulargelenks, Verlängerung der Achillessehne, Verlagerung der M. tibialis ant. und post., Nachbehandlung mit Gips, Innenschuh und Nachtlagerungsschalen, nach Wachstumsabschluss T-Arthrodese.

16.1.4 Sichelfuß

Ätiologie und Pathogenese
Adduktionsstellung des Vorfußes bei gleichzeitig normalem oder auch valgisiertem Fersenstand. Durch intrauterine Zwangslage oder bevorzugte Bauchlage des Säuglings in Innenrotation ist die Ätiologie letztlich ungeklärt, gelegentlich vergesellschaftet mit Hallux varus, meist doppelseitig; nach Klumpfußbehandlung als Restdeformität möglich.

Symptome
Kosmetisch störend durch mediale Anspreizung der Großzehe und Adduktionsstellung vorrangig zwischen den Fußwurzel- und Mittelfußknochen (☞ Abb. 16.3). Dadurch bedingte Beschwerden mit Schuhkonflikt; gelegentlich Druckbeschwerden durch vorspringendes Os cuboideum bzw. der Basis des MT V.

Therapie
Manuelle Redression, korrigierende Einlagen (fersenumfassend mit vorgezogenem Innenrand), in Ausnahmefällen operative Korrektur durch basisnahe valgisierende Osteotomie der Metatarsalia und evtl. in Kombination aufklappbare Osteotomie der Os cuneiforme I und II mit Knochenspan und zuklappende Keilresektion des Os cuboideum nach Skelettreifung.

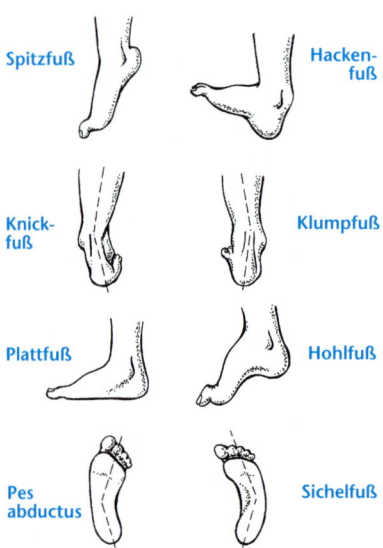

Abb. 16.3: Fußdeformitäten

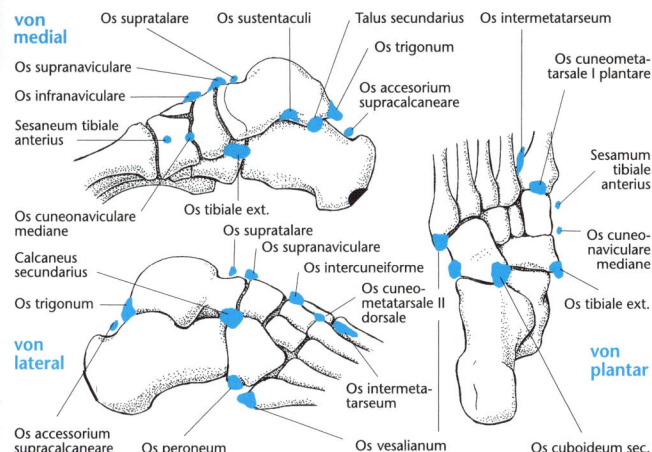

▶ **Abb. 16.4:** Akzessorische Fußknochen [8] ◀

16.1.5 Os tibiale externum

▶ Als inkonstante Apophysen, die nicht immer mit dem dazugehörigen Fußwurzelknochen verschmelzen, können **multiple akzessorische Fußwurzelknochen** (☞ Abb. 16.4) entstehen ◀
▶ Am häufigsten ist das Os tibiale externum medial des Os naviculare pedis nachweisbar (10 %, d.F., besonders weibliches Geschlecht, meist beidseits). **Klinisch** kann es lokale Druckbeschwerden machen. **Therapeutisch** hilft eine Ausweitung des Schuhwerks; gelegentlich ist die Exstirpation notwendig. ◀

> 💡 **Merke!**
> Wichtig ist, dass es nicht mit einer Fraktur verwechselt wird!

16.2 Erworbene Fußdeformitäten

16.2.1 Spitzfuß

Ätiologie und Pathogenese
Dauerhafte Plantarflexion des Fußes, wobei auch bei Belastung eine plantigrade Einstellung im oberen Sprunggelenk wegen der Verkürzung der Achillessehne und des Triceps surae nicht möglich ist.

Im Gegensatz dazu liegt beim Hängefuß ein lähmungsbedingter, meist posttraumatischer, passiv korrigierbarer Spitzfuß vor.

Ursache im **Kindesalter** ist meist eine Spastik infolge infantiler Zerebralparese oder spastischer Spinalparalyse, seltener als Folge einer Myelodysplasie oder eines muskeldystrophischen Syndroms.

Als **erworbene schlaffe Lähmung** sind ätiologisch Polymyelitis, Diphtherie, Querschnittslähmung, Hirninfarkt und diabetische Polyneuropathie zu nennen. Als iatrogene Ursache kommen eine direkte Verletzung des N. peroneus sowie ein Druckschaden des Nerven durch zu engen Gips, bei Kompartmentsyndrom, Einblutung in die Wadenmuskulatur bei Hämophilie und Deckendruck bei Bettlägerigkeit infrage. Daneben ist auch eine Schädigung der Nervenwurzel L5 z. B. durch Bandscheibenvorfall möglich.

Symptome
Spitzfüßiges Gangbild bei gleichzeitig relativer Beinverlängerung oder Aufsetzen des Fußes mit ganzer Sohle, wobei gleichzeitig das Knie unterstützt wird (☞ Abb. 16.3). Es entwickeln sich schließlich ein Genu recurvatum und eine lumbalskoliotische Fehlhaltung zum Ausgleich der funktionellen Beinverlängerung.

Röntgenologischer Befund
Gehaltene Aufnahmen in max. Dorsalextension zeigen den Winkel der passiven Fußhebung (nur zum Ausschluss knöcherner Veränderungen).

Therapie
Entscheidend ist die Verhinderung der Spitzfußausbildung durch entsprechende **Lagerung** mit rechtwinkliger Fixierung des Fußes sowie eine krankengymnastische Behandlung bei längerer Immobilisation. Die **operative Therapie** erfolgt beim Kind über die Achillessehnenverlängerung und dorsale Kapsulotomie im Sprunggelenk mit Gipsnachbehandlung. Beim Erwachsenen wird eine T-Arthrodese mit ventralbasiger Keilentnahme (OP nach Lambrinudi) oder Arthrorise (Einpfalzen eines Knochenspans in den Kalkaneus als knöcherne Anschlagsperre) durchgeführt. Bei traumatischer oder iatrogener Läsion des N. peroneus ist immer auch eine neurochirurgische Intervention mit Nerventransplantation indiziert.

16.2.2 Knickfuß, Plattfuß (Knick-Senkfuß)

Ätiologie und Pathogenese
Durch die Belastung mit dem Körpergewicht beim Stehen und Gehen ermüdet der passive und aktive Halteapparat des Fußes und lässt eine Abflachung des Fußlängsgewölbes und eine Valgusstellung des Rückfußes zu (☞ Abb. 16.3). Der **posttraumatische Plattfuß** entsteht nach einem Fersenbeinbruch mit Beteiligung der talokalkanearen Gelenkfläche.

Der Vorfuß gerät gegenüber dem Rückfuß in Abduktion und Pronation, die Knöchelgabel rotiert nach innen und der Talus sinkt nach unten innen, so dass am Innenknöchel eine Doppelkontur vor und unter dem Malleolus medialis entsteht.

Kommt es neben der **Valgusstellung des Rückfußes (Knickfuß)** zur **Abflachung des Längsgewölbes (Plattfuß)** und weiter zum **Auseinanderweichen der Mittelfußknochen (Spreizfuß)**, so ergeben diese 3 Komponenten das Vollbild eines **Knick-Senk-Spreizfußes (= Insufficientia pedis)**.

Bei Übergewichtigen, X-Bein-Stellung und Patienten mit laxem Bandapparat kommt es häufiger zu dieser Fußfehlform, ebenso durch Traumen, Entzündungen oder Knochenerkrankungen.

Symptome
Manchmal belastungsabhängige Schmerzen, Abflachung des Längsgewölbes, Kalkaneus und Rückfuß stehen in Valgusstellung, Abrollen des Fußes und Anpassung an Bodenunebenheiten ist nicht möglich.

Das **Gangbild** der Betroffenen ist unelastisch, leicht stampfend und schaukelnd. Infolge der Insufficientia pedis werden die Muskeln des Unterschenkels vermehrt belastet.
Dadurch klagen die Patienten über **rasche Ermüdbarkeit, Schmerzen** über der Tibiavorderkante – besonders bei längerem Stehen, die in Ruhe rückläufig sind –, aber auch im Knie, der Hüfte und im Rücken mit gelegentlichem Ausstrahlen in den Hinterkopf. Solange keine arthrotischen Veränderungen vorliegen, sind die belastungsabhängigen Schmerzen im Fuß eher gering.

Der **Abrollvorgang des Fußes** erfolgt nicht über die Großzehe, sondern über den Fußinnenrand, wo das Schuhleder vorzeitig durchgewetzt wird.
Neben einer **Umknickneigung** kommt es häufig auch zu nächtlichen Wadenkrämpfen und Druckstellen an den exponierten Knochenvorsprüngen.

Röntgenologischer Befund
Eine Röntgenaufnahme ist zur Diagnose nicht erforderlich. Im Seitbild ist das Längsgewölbe flach, das Os naviculare sattelförmig eingedellt, und im fortgeschrittenen Zustand stellen sich die begleitenden Zehendeformitäten bzw. arthrotischen Veränderungen dar.

Therapie
Bei **Kindern** oft Besserung des Befundes während des Wachstums, durch Fußgymnastik Kräftigung der Fußmuskulatur, Einlagenversorgung. Beim **Erwachsenen** manchmal T-Arthrodese. Dabei erfolgt eine Korrektur im unteren Sprunggelenk, im Talonavikulargelenk und Kalkaneokuboidgelenk mit Keilentnahme, Spongiosaanlagerung und Rotationskorrektur des Vorfußes.

16.2.3 Spreizfuß

Ätiologie und Pathogenese
Durch unzweckmäßige und zu hohe Schuhe, bei Übergewicht und konstitutioneller Bindegewebsschwäche senkt sich das Fußquergewölbe und der Spreizfuß bildet sich aus (☞ Abb. 16.5).
Auch im Rahmen rheumatischer Erkrankung kommt es durch Insuffizienz der ligamentären Strukturen dazu. Mit Verbreiterung des Vorfußes wird die physiologische Lastaufnahme der MT I- und V-Köpfchen auf die MT-Köpfchen II–IV verlagert, wodurch sich hier eine typische plantare Sohlenverschwielung bildet.
Der Spreizfuß selbst ist häufig und besitzt zumeist keinen Krankheitswert (sollte bei Beschwerdefreiheit auch nicht behandelt werden), ist jedoch häufig kombiniert mit einem Knick-Senk- oder Hohlfuß und stets verbunden mit einem Hallux valgus, gelegentlich mit Krallenzehen. Ursächlich hierfür ist die veränderte Zugrichtung der an den Zehen inserierenden Sehnen.

▶ Symptome
Schmerzen bei Belastung insbesondere im Vorfußbereich, Vorfußverbreiterung, abgeflachtes Fußquergewölbe, Schwielenbildung durch vermehrte Druckbelastung der Metatarsalia II–IV, Kompressionsschmerz des Mittelfußes, plantarer Druckschmerz zwischen den Metatarsalköpfchen, Zehenfehlstellungen (Hallux valgus, Hammer- und Krallenzehen) bilden sich aus. ◀

Röntgenologischer Befund
Belastungsaufnahmen: Divergenz der Metatarsalia, Zehenfehlstellungen, arthrotische Veränderungen.

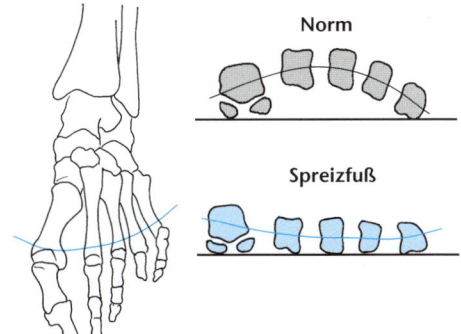

Abb. 16.5: Spreizfuß

Therapie
Fußgymnastik, im Reizzustand Bäder, Analgetika, Antiphlogistika, Ruhigstellung, Einlagen zur Fußbettung (Schmetterlingsrolle), operative Therapie der begleitenden Zehendeformitäten. Als Ultima Ratio kann bei extremen Belastungsschmerzen eine Abtragung der plantaren Randzacken und eine Schrägosteotomie mit Proximalverschwielung der betreffenden Meatatarsalköpfchen (OP nach Weil, Helal) erfolgen.

16.2.4 Hohlfuß

Ätiologie und Pathogenese
Meist idiopathisch, familiär gehäuft auftretende, aber auch infolge Störung des Gleichgewichts der Fuß- und Unterschenkelmuskulatur durch neurogene Systemerkrankungen ausgelöste Fußdeformität mit **Verstärkung des Fußlängsgewölbes und Steilstellung der Metatarsalia sowie Rückfußvarusstellung**. Wenn vornehmlich der Großzehenballen stark plantarwärts vorspringt und den inneren Bogen des Längsgewölbes betont, spricht man von einem **Ballenhohlfuß**, in Kombination mit starker Krallenzehenstellung von einem **Klauenfuß**.

Als neurologische Ursachen gelten (im 1.–3. Lebensjahrzehnt) die Friedreich-Ataxie, die Myelodysplasie bzw. Spina bifida, Lähmungen und Rückenmarks-Tumoren.

> **Merke!**
> Ätiologische Abklärung ist unbedingt erforderlich, da der Ballenhohlfuß nur ein Symptom ist!

Symptome
Verstärkung des Fußlängsgewölbes, die Metatarsalia stehen steil, Varusstellung des Rückfußes (☞ Abb. 16.3), **Druckschmerz und Schwielen- bzw. Ballenbildung unter den Mittelfußköpfchen** sind die Regel. Der hohe Rist und die Krallenzehen verhindern das Tragen von Konfektionsschuhen.

Röntgenologischer Befund
Verstärkung des Fußgewölbes mit Steilstellung der Metatarsalia, insbesondere des 1. Mittelfußknochens, weshalb es im seitlichen Röntgenbild zur

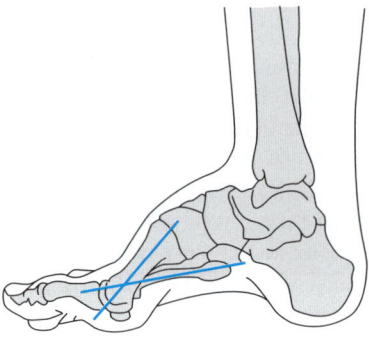

Abb. 16.6: Hohlfuß: Überkreuzung von Metatarsale I und V

Überkreuzung von MT I und MT V kommt (☞ Abb. 16.6). Beim Hackenhohlfuß steht der Kalkaneus sehr steil, der Fuß ist verkürzt und die Zehengrundgelenke sind nach dorsal subluxiert.

Therapie
Konservativ bis zum Wachstumsabschluss mit Hilfe von Nachtlagerungsschienen, Einlagen und Schuhzurichtungen, wie Mittelfußrolle und Schleppabsatz, sowie orthopädischen Schuhen entsprechend Befund.
Operativ wird die Tenotomie oder Teilresektion der Plantaraponeurose (Steindler-Release) durchgeführt, gelegentlich ein Sehnentransfer der Flexor-digitorum-longus- und Tibialis-posterior-Sehne, eine extentierende MT-I-Osteotomie sowie dorsale und interphalangeale Arthrodesen. Nach Abschluss des Wachstums kommen Keilresektionen im Bereich der Ossa cuneiformia und Arthrodesen im Fußwurzelbereich evtl. in Kombination mit Zeheneingriffen (Arthrodesen der PIP-Gelenke) in Betracht.

16.3 Entzündliche und degenerative Veränderungen im Fußbereich

16.3.1 Rheumatischer Fuß

Ätiologie und Pathogenese
Fußdeformitäten entstehen bei chronisch entzündlichen rheumatischen Erkrankungen als Folge der Beteiligung der Sehnen, des Sehnengleitgewebes und der Gelenkverbindung. Es resultieren Destruktionen der Bänder und Sehnen mit Spontanrupturen und ligamentären Insuffizienzen mit entsprechenden Fehlstellungen: durch Insuffizienz der M. tibialis-posterior-Sehne kommt es zu **Abflachung des Fußgewölbes**, welches wiederum zu verstärktem Zug der Streck- und Beugesehnen führt und **Krallenzehen** induziert, besonders in Kombination mit einer Polyneuropathie und dadurch bedingtem Ausfall der Mm. lumbricales et interossei. Die Zerstörung des Chopart-Gelenks führt zur **Vorfußabduktion**, die der Metatarsophalangegelenke zum **Spreizfuß**, auf den sich oftmals ein **statischer Plattfuß** aufpropft – es resultiert schließlich ein „**Pes planovalgus et transversoplanus**"!

Symptome
Schmerzhafte Bewegungseinschränkung mit Weichteilschwellung und o.g. Deformitäten. Die Tendosynovitiden und Bursitiden mit chronischer Arthritis bzw. Arthrose führen schließlich zur Gehunfähigkeit.

Röntgenologischer Befund
Destruktion der Gelenke, o.g. Fehlstellungen sowie stanzartige kleinzystische Veränderungen **(Usuren)** mit gleichzeitiger Knochendystrophie und Inaktivitätsosteoporose.

Therapie
Basistherapie der Grundkrankheit und evtl. intraartikuläre Injektionen von **Glucocorticoiden** sowie **orthopädietechnische Schuhzurichtung** mit Entlastung der Hautdruckpunkte am Fußskelett.
Operativ haben sich Tenosynovektomie incl. Bursektomien sowie Arthrodesen im Mittel- und Rückfußbereich bewährt. Als Resektion des ersten MT-

Kopfs und OP nach Tillmann (Hoffman) mit Resektion aller Metatarsaleköpfchen oft kombiniert mit einer OP nach Clayton mit zusätzlicher Debasierung der Grundphalangen.

16.3.2 Diabetischer Fuß

Ätiologie und Pathogenese
Sammelbegriff für Veränderungen der Weichteile wie auch des Fußskelettsystems bei Diabetes mellitus **(= diabetisch-neuropathische Osteoarthropathie (DNOAP), Charcot-Fuß)**.

Durch Polyneuropathie und Mikroangiopathie kommt es bei herabgesetzter Sensibilität, reduziertem Vibrationsempfinden und gleichzeitiger Atrophie des plantaren Fettpolsters und der Fußbinnenmuskulatur zu Perforation und trophischen Ulzerationen durch Druckschädigung **(Malum perforans)**. Infolge **bakterieller Superinfektion** mit chronisch sequestierenden Ostitiden kommt es zu Osteolysen und Osteonekrosen. Zeitlich liegen zwischen dem Auftreten des Diabetes mellitus und der DNOAP ca. 10 Jahre. Nach der Dauer eines weiteren Jahres tritt dann eine Konsolidierung der Skelettveränderungen auf.

Symptome
Durch Polyneuropathie und Mikroangiopathie kommt es zu brennenden Schmerzen im Bereich der Füße **(burning feet)** und zu gangränösen Erscheinungen. Über Hautnekrosen an den Belastungspunkten der Füße kommt es zum **Malum perforans** und zur Zerstörung der Metatarsaleköpfchen. Eine gefürchtete Folge ist die **Osteomyelitis**.

☞ Kap. 16.6.1

Neuropathische Ulzera zeigen sich besonders am Großzehenballen, unter dem Köpfchen und Basis des MT V und unter der Ferse.
Eine zunächst evtl. trockene Nekrose kann durch Keimbesiedelung zur **feuchten Gangrän** werden, die ungleich schwieriger zu behandeln ist.

Röntgenologischer Befund
Fußaufnahmen zeigen die DNOAP mit **Fehlstellung der Gelenke, reaktionslosen Osteolysen und Gelenkdestruktionen**. Weiter zeigen sich Sklerosierungen, erhalten gebliebene Skelettanteile, freiliegende Skelettreste und Einlagerung von Kalk und Knochenteilen in den Weichteilen.

Therapie
Verletzungen wegen der hohen Infektionsgefahr **vermeiden**, orthopädische Schuhversorgung, bei bestehender Gangrän Grenzzonenamputation und chirurgische Infektsanierung. Basistherapie des Diabetes mellitus und der peripheren Verschlusskrankheit, Vermeidung von weiteren Verletzungen im Fußbereich durch orthopädische Maßschuhe (Cave Nagelpflege!).

16.4 Aseptische Nekrosen

(☞ Kap. 3.6)

16.5 Kalkaneus- (Fersen-)Sporn

▶ **Ätiologie und Pathogenese**
Als spornartige Exostose wird der zehenwärts gerichtete Sporn an der Medioplantarseite des Kalkaneus als „**unterer Fersensporn**" bezeichnet, der vom Tuber calcanei beginnende und dem Verlauf des Achillessehnenansatzes folgende als „**oberer**" bzw. „**hinterer Fersensporn**". ◀

Meist handelt es sich um einen Zufallsbefund; er tritt bei **15–20 % aller Erwachsenen** auf. Neben **Veranlagung** liegen wahrscheinlich **hohe Beanspruchung des Längsgewölbes** mit Abflachung desselben (wie z.B. bei Adipositas, Knick-, Senk-, Hohl- und Plattfuß) als prädisponierende Faktoren zugrunde.

▶ **Differentialdiagnostisch** muss die Haglund-Exostose, eine knöcherne Ausziehung der Kalkaneushinteroberkante, bedacht werden. ◀

▶ **Symptome**
Belastungsabhängige, aber auch spontane **stechende Fußsohlenschmerzen** unmittelbar unter und an der Medialseite des Kalkaneus. Als Ausdruck einer Insertionstendopathie können die Schmerzsensationen der Spornbildung vorauseilen. ◀

Diagnostik
Im seitlichen Röntgenbild zeigt sich die spornartige Ausziehung.

Therapie
Durch **Locheinlagen** soll eine Druckentlastung im Spornbereich erreicht werden. Einlagen sollen das Längsgewölbe unterstützen und **Pufferabsätze** zu einer besseren Druckverteilung führen. Eine Infiltrationsbehandlung mittels Lokalanästhetikum und Glucocorticoiden ist nur beim **unteren Sporn** indiziert.

Operative Abtragung bzw. Ablösen der Plantaraponeurose ist nur selten notwendig. Gelegentlich wird auch eine extrakorporale Stoßwellenbehandlung empfohlen.

16.6 Neurogene Störungen des Fußes

Neurogene Störungen können das sensible System des peripheren Nerven betreffen und **Anästhesien verursachen**, oder aber die **Muskelaktivität beeinflussen**, d.h. das 1. oder 2. Neuron in Mitleidenschaft ziehen. Sie unterscheiden sich durch ihre **Ausdehnung** (Paraplegie, Hemiplegie, Monoplegie, Diplegie und periphere Nervenläsion) und dem **Ausmaß der auftretenden Nervenschädigung** (Plegie, Parese).
Paralytische Fußdeformitäten wie Klump- und Hackenfuß entstehen durch Tonusdifferenzen zwischen Antagonisten und Agonisten. Durch Schädigung des zentralen Neurons kann es auch zu einer Störung der Verarbeitung der afferenten Information kommen (z.B. taktile Apraxie).

Diagnostisch werden im Rahmen der klinisch-neurologisch-orthopädischen Untersuchung das Bewegungsausmaß der Gelenke, Kraft und Tonus der Muskulatur, eventuelle pathologische Muskelreaktionen, Reflexstatus und die sensiblen Dermatome kontrolliert.
Apparativ kommen zum Einsatz die Elektromyographie, die Elektroneurographie, die Liquordiagnostik, Biopsien von Muskel- und Nervengewebe, evozierte Potentiale und bildgebende Verfahren wie Sonographie, Röntgen, Szintigraphie, CT und MRT.

16.6.1 Polyneuropathien (PNP)

Ätiologie und Pathogenese
Entzündliche Schädigung mehrerer peripherer Nerven durch systemische Prozesse, die hereditären, meist jedoch metabolischen oder toxischen Ursprungs sind, aber auch paraneoplastisch, entzündlich, allergisch bzw. oder durch Autoimmunprozesse ausgelöst sein können.

Häufigste **Ursache** sind Diabetes mellitus und Alkoholismus, daneben Schwermetalle und Kohlenmonoxid.

Symptome
Meist distal symmetrisch (beide Beine betreffend) sensomotorische PNP, die schleichend beginnt und dann chronisch-progredient verläuft (selten proximal asymmetrisch, wie z.B. Mononeuropathie).

Zunächst entwickeln sich **socken- und/oder handschuhförmige Sensibilitätsstörungen**, später zunehmend Paresen wie **Fuß- und Zehenheberschwäche** sowie **Muskelatrophien**. Gleichzeitig kann es zu vegetativen-trophischen Störungen wie Hyperhidrose und Anhidrose, aber auch Blässe und Zyanose, kalten Füßen und Nagelwachstumsstörungen kommen. Beim **„Restless-Legs-Syndrom"** beklagen die Patienten „unruhige Beine", „Ameisenlaufen" und Wadenkrämpfe; beim **„Burning-Feet-Syndrom"** schmerzhaftes Brennen der Füße.

Diagnostik
Neurologisch zeigen sich eine Reflexabschwächung (v.a. ASR), taktile Hypästhesie und das EMG eine verminderte Nervenleitgeschwindigkeit.

Therapie
Noxen meiden, gute Diabeteseinstellung bzw. Behandlung des Grundleidens; bei Schmerzen Applikation von α-Liponsäure und B-Vitaminen oder Antineuropathika.

Komplikationen
Es können schwere Gelenk- und Knochendestruktionen am Fuß entstehen, wobei eine Diskrepanz zwischen dem geringen Beschwerdeausmaß und der Stärke der Destruktion auffällt. Betroffen sind zumeist die Chopart- oder Lisfranc-Gelenkreihe oder auch das subtalare Gelenk.

16.6.2 Guillain-Barré-Syndrom

Akut einsetzende Erkrankung mit **symmetrischen motorischen Ausfällen**, die an den unteren Extremitäten beginnen und unterschiedlich rasch aufsteigen, sowie autonomer Dysfunktion (Sensibilitätsstörungen stehen im Hintergrund).

Ätiologie und Pathogenese
Weitgehend ungeklärt, jedoch vermutlich **autoimmunologische Erkrankung** mit Antikörperreaktion gegen peripheres Myelin.

Symptome
Schlaffe aufsteigende **Paresen** und **erloschene Muskelreflexe** sowie autonome Störungen mit Blutdruckschwankungen, kardialen Arrhythmien, Harnverhalt und Elektrolytentgleisung.

Diagnose
Liquorpunktat mit hohem Gesamtprotein aber (nahezu) normaler Zellzahl, Nervenleitgeschwindigkeit erniedrigt, nach 2 Wochen pathologische Spontanaktivität.

Therapie
Gabe von Immunglobulinen für 5 Tage, evtl. Plasmapherese und symptomatische Therapie mit Thromboseprophylaxe, evtl. Beatmung notwendig.

Prognose
Rückbildung nach 6 Wochen mit umgekehrter Reihenfolge, selten chronische Form.

16.6.3 Morton-Neuralgie

Ätiolgie und Pathogenese
Vorfußschmerzen durch **Irritationen des** zwischen dem 3. und 4. oder 4. und 5. MT-Köpfchen verlaufenden **Interdigitalnerven**, der mit einer lokalen sklerosierenden Hyperproliferation reagiert eine „neuromähnliche" **Nervenverdickung** aufweist. Es können auch mehrere Nerven befallen sein. Gleichzeitig liegen andere Fußdeformitäten wie Spreizfuß, rheumatoide Arthritis oder Hallux valgus vor.

Symptome
Plötzliche, meist anfallsweise auftretende, genau lokalisierbare „elektrisierende" Schmerzen. Der Schmerz kann durch Kompression und Verschieben der benachbarten Metatarsalköpfchen ausgelöst werden (**Hohmann-Handgriff**). Auch die Kompression des Vorfußes kann zu Schmerzprovokation führen (**Gänsslen-Handgriff**).
Typisch ist auch der imperative Drang, augenblicklich den Schuh des betroffenen Fußes auszuziehen, um sofortige Linderung zu erfahren.

Diagnose
Die Injektion von 5 ml Bubivacain 0,25 % von dorsal auf das MT-Köpfchen bis zum Nerven führt trotz enger Schuhe zu Schmerzfreiheit von 1–3 Stunden. Im MRT lässt sich oft die neuronartige Nervenverdickung darstellen.

Therapie
Korrektur des Schuhwerks auf **weiche, breite Schuhe** evtl. mit **Detorsionseinlagen** und entlastenden **Pelotten** (Allgemeinbehandlung des Spreizfußes). Infiltrationsbehandlung mit Lokalanästhetikum und Cortisonzusatz. Bei Therapieresistenz kann der verdickte sklerosierte Nervenabschnitt reseziert werden.

16.6.4 Tarsaltunnelsyndrom

Ätiologie und Pathogenese
Häufigstes der insgesamt seltenen Nervenengpasssyndrome des N. tibialis posterior sowie seiner Endäste N. plantaris medialis und lateralis im Bereich des Tarsaltunnels dorso-distal des Innenknöchels unter dem Retinaculum muscularum flexorum. Die **Ursachen** sind mannigfaltig von rezidivierenden Traumen im Fuß und OSG-Bereich bis hin zu chronisch entzündlichen Veränderungen bei rheumatischer Arthritis und Tendosynovialitis; selbst eine Varikosis kann die Enge induzieren.

Symptome
Nächtlich betonte Schmerzen, **Dys-, Par- und Hypästhesien dorso-distal des Innenknöchels mit Ausstrahlung in Fußsohle, Ferse und Wade** sind typisch. Der Palpationsdruck hinter dem Innenknöchel kann ausstrahlende Schmerzen auslösen, die sich bei forcierter Dorsalextension verstärken. Später kommt es zur **Atrophie der Fußsohlenhaut** und schließlich zur **Atrophie der Zehenspreizer**.

Diagnose
Die **Perkussion** des Nerven im Tarsaltunnel führt zu Dysästhesien. **Elektroneurographisch** ist die NLG des N. tibialis verlängert.

Therapie
Lokale Infiltration mit Lokalanästhetikum und Glucocorticoiden. Evtl. Unterstützung des medialen Längsgewölbes mittels Einlagen. **Operativ** kann eine Neurolyse des Hauptnerven und seiner Abgänge sowie eine Spaltung des Tarsaltunnels durchgeführt werden.

16.7 Verletzungen und Verletzungsfolgen

16.7.1 Talusfraktur

(☞ Kap. 15.2)

16.7.2 Kalkaneusfraktur

Ätiologie und Pathogenese
Axiale Stauchungen, z. B. bei Sturz aus großer Höhe, bewirken eine Kompressionsfraktur des Kalkaneus mit Gelenkflächenbeteiligung. Indirekte Traumen können zur Abrissfraktur der Achillessehne führen. Häufig handelt es sich um Arbeits- oder Sportunfälle.

Symptome
Ausgeprägte **Schwellung und Hämatombildung** (nicht selten Spannungsblasen) mit Belastungsunfähigkeit des Fußes.

Die **Verkürzung und Verbreiterung des Rückfußes** bei Zusammenbruch der Fußgewölbekonstruktion wird durch die Schwellung oftmals kaschiert. **Abrissfrakturen** führen zu örtlicher Schmerzhaftigkeit, beim **Entenschnabelbruch** kann dorsal oftmals die Spaltbildung getastet werden.

> **Merke!**
> Es kann zu einem Kompartmentsyndrom des Fußes mit Sensibilitätsstörung der Zehen plantarseitig und Beugestellung im Großzehengrundgelenk kommen.

Diagnose
OSG in 2 Ebenen, Rückfuß axial; CT mit 3D-Rekonstruktion.

Einteilung des Schweregrads nach Vidal (Zwipp):

I: isolierte Fraktur des Tuber calcanei, des Sustentaculums oder des Proc. anterior (10 %)

II: Fraktur mit Gelenkbeteiligung ohne Dislokation und ohne Veränderung des Tubergelenkwinkels (25 %)

III: dislozierte Fraktur mit aufgehobenem bis negativem Tubergelenkwinkel vom „Joint-drepression-" oder „Tongue-type" (65 %)

Therapie
Konservativ nur bei nicht dislozierten Frakturen oder massivem Weichteilschaden.
Meistens wird eine **operative Intervention** mit Aufrichtung der Gelenkflächen, ggfs. Spongiosaunterfütterung und Reposition der Fragmente notwendig. Mit Hilfe von Schrauben und heutzutage meist mit einer winkelstabilen Platte erfolgt die Retention. **Ziel der OP** ist die Verhinderung der schweren Rückfußdeformität, Wiederherstellung der Fußgewölbe, der Gelenkflächen und insbes. des Tubergelenkwinkels. Entlastung des betroffenen Fußes dann für 12 Wochen bei gipsfreier Nachbehandlung.

Komplikationen
Spätarthrose wegen der nicht wiederherstellbaren Gelenkfläche, posttraumatischer Plattfuß.
Früh: Wundrandnekrose, Infektion, Kompartmentsyndrom.
Operativ: M. Sudeck.

16.7.3 Ermüdungsfrakturen

▶ **Ätiologie und Pathogenese**
Ohne äußere Gewalteinwirkung auftretende Fraktur durch chronische Schwächung des Knochengewebes infolge rezidivierender Mikrotraumen. Häufig ist die **Marschfraktur** im Bereich der Metatarsalia bei Überbeanspruchung des Fußskeletts. ◀

Symptome
Schmerzen, z. T. teigige Schwellung im betroffenen Bereich (meist MT 2 oder 3)

Röntgenologischer Befund
Fraktur oft erst später durch Kallusbildung sichtbar, Knochenszintigramm positiv.

Therapie
Ruhigstellung im Gipsverband.

16.7.4 Frakturen im Bereich des Mittelfußes

Frakturen des Os naviculare

Ätiologie und Pathogenese
Extreme Dorsalflexion und Abduktion des Fußes kann durch Zug des M. tibialis posteriore zum Abriss der Tuberositas führen. Daneben gibt es Querbrüche und nicht selten Trümmerfrakturen. Frakturen des Os naviculare sind selten und werden häufig übersehen.

Symptome
Deformierung des Fußes, Hämatom und schmerzbedingte Gebrauchsunfähigkeit des Fußes. Bei nicht dislozieren Frakturen mit geringen Schmerzen kann es im Laufe von vermehrter Belastung zum Abrutschen der Fragmente und sogar zur Luxation im Talonavikulargelenk kommen.

Diagnose
Das Ausmaß der Fraktur kann am besten im seitlichen Bild sowie im CT beurteilt werden.

Therapie
Wenn keine Dislokation vorliegt, kann **konservativ** (evtl. mit US-Gips) unter Entlastung für 3–6 Wochen behandelt werden. **Dislozierte Frakturen** sollten reponiert und verschraubt (evtl. gespickt) werden. Gleichzeitig ist ein US-Gips notwendig. **Trümmerfrakturen** mit ausgedehnter Zerstörung der Gelenkflächen sollten einer Arthrodese (mit Spongiosaplastik) zugeführt werden. Auch dann ist eine Entlastung von bis zu 12 Wochen notwendig.

Frakturen des Os cuboideum

Ätiologie und Pathogenese
Diese sind extrem selten, Entstehung durch erhebliche Gewalteinwirkung.

Symptome
Lokale Schwellung, Hämatom und Schmerzen.

Diagnose
Mittels Mittelfußaufnahmen (evtl. gedreht) und CT lassen sich die Frakturen gut nachweisen.

Therapie
☞ Os naviculare

Frakturen des Ossa cuneiformea

Ätiologie und Pathogenese
Als isolierte Verletzung sind sie extrem selten, häufig jedoch vergesellschaftet mit der Lisfranc-Luxation.

Symptome
Lokale Schwellung, Hämatom und Schmerzen.

Diagnose
Der Frakturnachweis kann extrem schwierig sein (auch mit gedrehten Aufnahmen), so dass die CT-Untersuchung fast immer notwendig ist.

Therapie
☞ Os naviculare

Subtalare Luxation

Ätiologie und Pathogenese
Seltene Verletzung, wobei sie meist nach medial erfolgt, seltener nach lateral und extrem selten nach dorsal (gelegentlich als offene Verletzung).

Symptome
Fehlstellung, Schmerzen und Gebrauchsunfähigkeit.

Diagnose
Fußaufnahmen in 2 Ebenen sind dringend als Dokumentation erforderlich.

Therapie
Sofortige Reposition und temporäre Fixierung mit K-Drähten und US-Gips für 6 Wochen. Bei ausgedehntem Weichteilschaden ist die Anlage eines Fixateur externe induziert.

Luxation im Chopart-Gelenk
Als extrem seltene Verletzungen können sie z. B. durch Sturz aus großer Höhe entstehen.

Symptome, Diagnose und Therapie ☞ subtalare Luxation

Luxation im Lisfranc-Gelenk
Ätiologie und Pathogenese
Sie entstehen **direkt** als Folge einer Fußquetschung oder **indirekt** in Supination oder Pronation bei gleichzeitiger Plantarflexion.

Symptome
Schwere **Hautläsion** durch die Dislokation, aber auch die Gefäßbeeinträchtigung kann zu weiteren Weichteilschädigungen infolge Durchblutungsstörungen führen. Entsprechend sind Schwellung und Schmerzen vorhanden.

Diagnose
Aufnahmen des Vorfußes sind fast immer durch CT zu ergänzen, da Subluxationsstellungen einzelner Metatarsalia oftmals nicht erfasst werden.

Therapie
☞ subtalare Luxation. Die zügige Reposition entscheidet über das Ausmaß des Weichteilschadens.

Frakturen der Ossa metatarsalia
Ätiologie und Pathogenese
Sie entstehen meist als indirektes Trauma, seltener nach Umknicken mit dem Fuß, und zählen mit zu den häufigsten Frakturen des Fußes.

Symptome
Fehlstellung, Belastungsschmerzen und Schwellung sowie Abflachung des Längsgewölbes (bes. bei Frakturen von MT I–V)

Röntgenologischer Befund
Aufnahme des Fußes in 2 Ebenen zeigen nicht selten ausgedehnte Dislokationen der Fragmente.

Therapie
Konservativ im US-Gips unter Entlastung können lediglich nicht dislozierte Frakturen behandelt werden. Ansonsten muss durch **operative Intervention** eine achsengerechte Stellung unter Ausgleich einer Verkürzung und Achsabweichung angestrebt werden, da persistierende Dislokationen zu empfindlichen Störungen beim Belasten führen und hier insbesondere den Abrollvorgang beeinträchtigen. Die **Spickdrahtosteosynthese** ist zumeist ausreichend, wobei der Draht von plantar eingebracht wird. Gelegentlich ist auch eine Miniplattenosteosynthese notwendig.

Abrissfrakturen am proximalen Ende des MT V bedürfen fast immer einer Zuggurtungsosteosynthese und können nur wenn sie nicht disloziert sind mit konsequenter Gipsbehandlung kuriert werden.

Zehenfrakturen
Ätiologie und Pathogenese
Sie entstehen häufig durch direkte äußere Gewalteinwirkung oder dadurch, dass ein schwerer Gegenstand auf die Zehen fällt.

Symptome
Fehlstellung, Hämatom und belastungsabhängige Schmerzen.

Röntgenologischer Befund
Vorfußaufnahmen, evtl. ergänzt durch Schrägaufnahmen, zeigen das gesamte Ausmaß der Verletzung.

Therapie
Nicht dislozierte Frakturen können mittels Dachziegelverband (evtl. Vorfußentlastungsschuh) und Entlastung für 3–6 Wochen versorgt werden, **dislozierte Frakturen** werden reponiert und mit Hilfe einer Spickdrahtosteosynthese (seltener Miniplättchenosteosynthese) optimiert.

> **Merke!**
> Besonderer Beachtung bedarf die **Fraktur der Großzehe mit Gelenkbeteiligung**, da dann eine offene Reposition und stabiler Osteosynthese, zumeist mit Miniplatte, notwendig wird. Als Spätkomplikation können Hammerzehen auftreten, die entsprechend ☞ Kap. 16.8.3 behandelt werden müssen.

16.8 Zehendeformitäten

16.8.1 Hallux valgus

Ätiologie und Pathogenese
Der Hallux valgus ist im Wesentlichen auf **endogene Faktoren** zurückzuführen. Auch durch die Entwicklung eines Spreizfußes, durch zu enge Schuhe oder bei rheumatischen Erkrankungen kommt es häufiger bei Frauen zum **Auseinanderweichen des Mittelfußes**, wobei das Fußgewölbe verschwindet. Es liegt eine **Subluxation und Abduktionskontraktur im Großzehengrundgelenk** vor. Durch die **Varusstellung des Metatarsale I** wölbt sich das Metatarsale-I-Köpfchen nach medial vor, was durch den Zug der exzentrisch angreifenden Sehne des M. extensor hallucis longus noch verstärkt wird. Durch die unveränderte Länge des intermetatarsalen Bandes zwischen MT I und MT II verlagern sich die Sesambeine nach lateral.

Symptome
Die Valgusstellung der Großzehe bewirkt **Belastungs- und Bewegungsschmerz beim Gehen**. Durch die Fehlbelastung und den Druck der Schuhe kommt es zu **schmerzhaften entzündlichen Veränderungen** und zur **arthrotischen Osteophytenbildung**. Es besteht eine mediale Prominenz des Mittelfußköpfchens mit Ausbildung einer schmerzhaften **Bursitis**.

Röntgenologischer Befund
A.p.-Aufnahme in 2 Ebenen im Stand: Achsenabweichung der Großzehe nach lateral mit **Subluxation im Grundgelenk**, arthrotische Veränderungen.

Therapie
Konservativ: Nachtlagerungsschienen, Schuhwerk mit weitem vorderem Fußraum, Spreizfußeinlagen, antiphlogistische Maßnahmen bei Reizzuständen

Operativ grundsätzlich Bevorzugung von gelenkerhaltenden Techniken vor Resektionarthroplastik (Kontraindikation: Durchblutungsstörungen).

- **OP nach Austin:** V-förmige (Chevron-)Osteotomie des distalen MT I in einem Winkel von 60° mit Verschiebung des Kopffragments nach lateral in der transversalen Ebene zur Verringerung des Intermetatarsale-Winkels. Diese kann modifiziert werden, um das distale Fragment zu verlängern, zu verkürzen, nach plantar zu verschieben oder auch zu elevieren.
- **OP nach McBride:** Weichteilkorrigierendes Verfahren (Voraussetzung geringe Arthrose und passive Redressierbarkeit der Fehlstellung) mit Exostosenabtragung, medialer Kapselraffung sowie Exzision des lateralseitigen Sesambeins: Die ätiologisch als deformierende Kraft wirkende Sehne des M. adductor hallucis wird auf den Kopf des MT I transferiert.
- **OP nach Hohmann:** Keilosteotomie hinter dem Köpfchen des MT I mit Verschiebung des Köpfchens und der Großzehe fibular- und plantarwärts sowie gleichzeitig der medialen Gelenkkapsel und Verlagerung der Sehne des M. abductor hallucis auf die mediale Seite der Grundphalanx.
- **OP nach Keller-Brandes:** Exostosenabtragung und basisnahe Resektion der Grundphalanx um die Hälfte sowie Einschlagen eines Kapselperiostlappens mit Transfixation des Großzehengliedes mit K-Draht nach Stellungskorrektur (indiziert nur bei betagten Patienten mit reduziertem Anspruch).
- **OP nach Akin:** Die keilförmige Osteosynthese der Grundphalanx erfolgt medialseitig und korrigiert den Hallux abductus interphalangeus auf dem Boden einer Asymmetrie und vermehrten Schrägstellung der distalen Grundphalanxgelenkfläche.
- **OP nach Meyer-Scarf:** Die Z-förmige Osteotomie reicht von der distalen bis zur proximalen Diaphyse des MT I, die Länge ist von der erforderlichen Winkelkorrektur abhängig. Sie erhält ihre Eigenstabilität durch Absorption der Zug- und Druckkräfte nach dem Zuggurtungsprinzip und führt zu einer primären Knochenheilung. Durch Lateralverschiebung der Fragmente wird der Intermetatarsalewinkel reduziert.

16.8.2 Hallux rigidus

Ätiologie und Pathogenese
Bei unbekannter Ursache, durch rezidivierende Traumen, endogene Disposition oder Entzündungen findet sich eine isolierte Arthrose des Großzehengrundgelenks mit Beugekontraktur des Gelenks.

▶ Symptome
Schmerzen im Großzehengrundgelenk insbesondere beim Abrollvorgang des Fußes, verminderte oder fehlende Dorsalextension. **Zehenstand unmöglich**. Sukzessive wird das gesamte Spektrum der Arthrose von Bewegungseinschränkung (**Hallux limitus**) bis zur vollständigen Versteifung (**H. rigidius**) durchgemacht. Das kompensatorische Gangbild resultiert aus Abrollen über den lateralen Rand bei adduziertem Fuß. ◀

▶ Röntgenologischer Befund
Arthrose des Großzehengrundgelenks (Gelenkspaltverschmälerung, Osteophyten, Zystenbildung, subchondrale Sklerosierung). ◀

▶ Therapie
Konservativer Versuch mit Einlagenversorgung und Schuhabrollung.
Die **operative Therapie** umfasst einerseits **gelenkerhaltende Eingriffe** mit Abtragung von Osteophyten und Débridement des gesamten Gelenks und der angrenzenden Strukturen (osteochondrale Proliferation des Gelenks), die die Gelenkbeweglichkeit einschränken, andererseits Korrektur der Gelenkflächenstellung (Plantarflexion) und Verkürzung des MT I, um eine Gelenkentlastung zu erzielen.
Gelenkresezierende Verfahren sind indiziert, wenn das Gelenk vollkommen zerstört ist und durch Schaffung eines Gelenkspalts die Beweglichkeit verbessert wird, z.B. Resektionsinterpositionsarthroplastik nach Keller-Brandes oder dorsalbasige Keilentnahme (Verfahren nach Valenti oder Moberg). Die Arthrodese des MTP-I-Gelenks sollte in 20° Dorsalextension und 15° Valgusposition durchgeführt werden.
Totalendoprothetischer Gelenkersatz hat sich aufgrund mäßiger Ergebnisse nicht durchsetzen können. ◀

16.8.3 Hammer- und Krallenzehen

Die **Hammerzehe** ist eine hammerartige Verformung der Zehe (II–IV) infolge Beugekontraktur im Endgelenk.

Die **Krallenzehe** entsteht durch Hyperextension im Grundgelenk und Beugekontraktur im Mittel- und Endgelenk.

Die **Klauenzehe** ist charakterisiert durch Überstreckung des Grundgelenks mit evtl. (Sub-)Luxation bzw. Beugekontraktur des Endgelenks.

Ätiologie und Pathogenese
Beim **Spreizfuß** und beim **Hallux valgus** finden sich oft sekundär diese Zehendeformitäten. Ebenso sind muskuläre Störungen, entzündliche Veränderungen (z.B. rheumatoide Arthritis) oder zu enges Schuhwerk ursächlich. Biomechanisch erzeugt eine veränderte Zugspannung der Sehnen eine Dysbalance der Strecker und Beuger bzw. die o.g. Kontrakturen und (Sub-)Luxation.

Symptome
Durch Schuhdruck entstehen Schwielen über der Streckseite der Zehengelenke (**schmerzhafte Clavi**) mit Druckstellen. Lokale Beschwerden ergeben sich durch sekundäre degenerative Veränderungen. Die kontrakten und fehlgestellten Zehen nehmen am aktiven Bodenkontakt nicht mehr teil und führen so zu **funktioneller Beinverkürzung und Gangunsicherheit**.

Therapie
Konservativ kann bei Frühformen durch korrigierende Verbände (Tapes, Silikonorthesen, Nachtlagerungsschienen, Einlagen) eine progrediente Deformierung abgewendet werden. Bestehende Kontrakturen müssen **operativ** z.B. durch Köpfchenresektion des Grundglieds im PIP (**OP nach Hohmann**) beseitigt werden. Für die **Weil-Osteotomie** mit verkürzender Verschiebung des distalen MT-Köpfchenfragments und dorsaler Osteotomieüberstandabtragung ist eine noch erhaltene flexible Fehlstellung notwendig. Eine Kontraktur im Grundgelenk lässt sich durch Arthrolyse mit dorsaler Kapsulotomie und Strecksehnenverlängerung beseitigen.

16.9 Orthopädische Begutachtung

Der plantigrade Auftritt und damit die Standfestigkeit sind ebenso wichtige Beurteilungskriterien wie der Abrollvorgang. Funktionsverluste der Großzehe und schmerzhafte Teilversteifungen der Fußgelenke beeinflussen den Gang. Der statische Aufbau und die Funktion stehen bei der Begutachtung des Fußes im Mittelpunkt.

17 Diagnostische Flussdiagramme

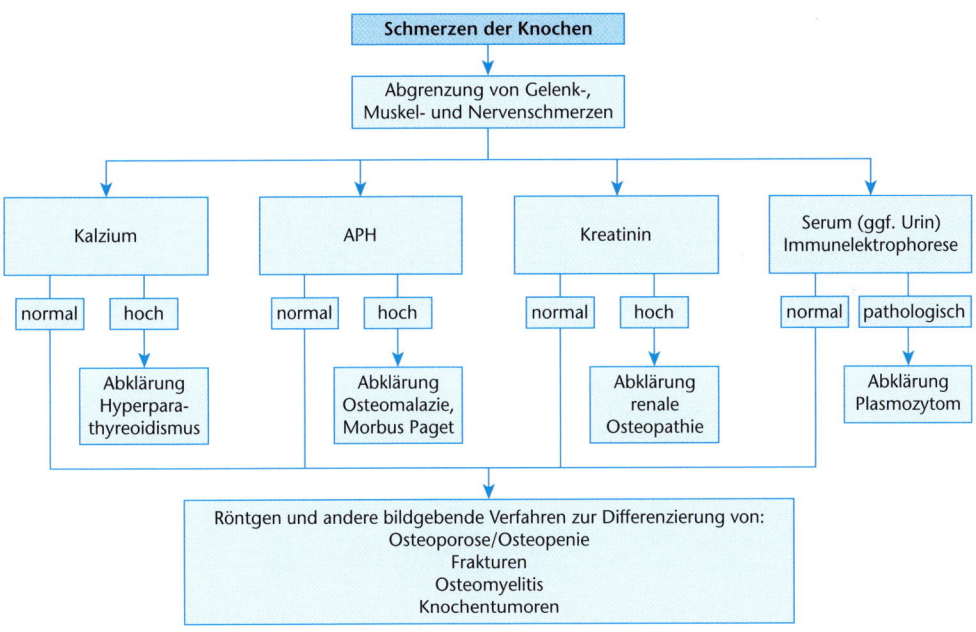

▶ **Abb. 17.1:** Differentialdiagnostisches Vorgehen bei Knochenschmerzen [17] ◀

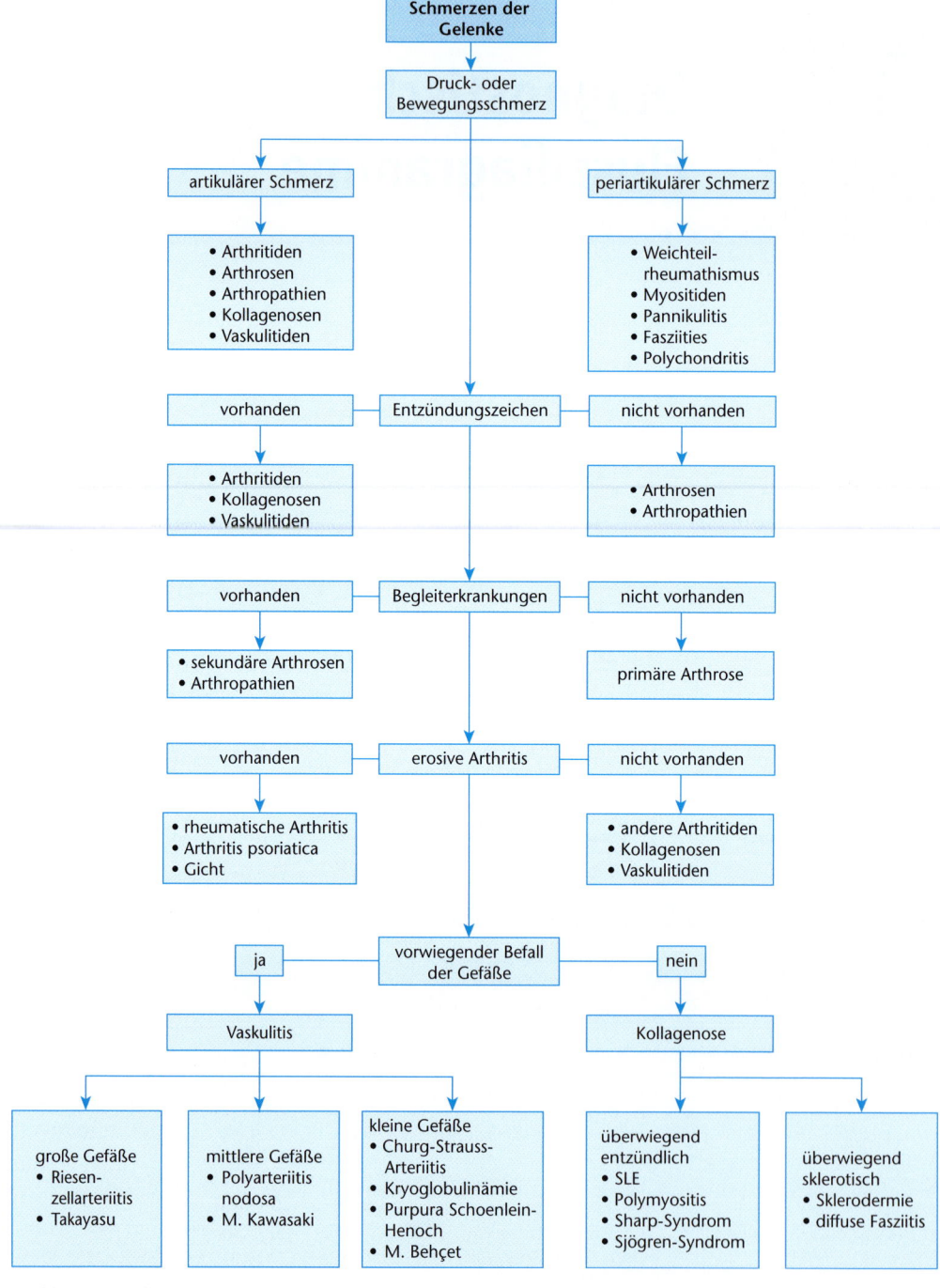

▶ **Abb. 17.2:** Differentialdiagnostisches Vorgehen bei der Untersuchung des Gelenkes [17] ◀

Index

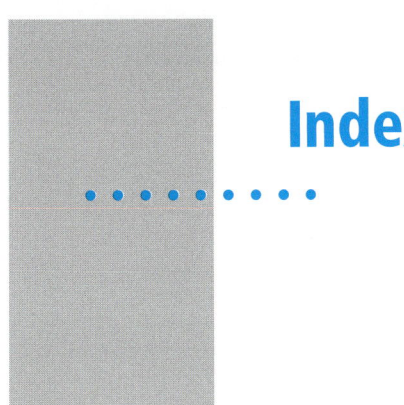

A

Abdeckprobe 204
Abdominalschmerzen, Differenzialdiagnostik 14
Abdominaltumor, subpelvine Stenose 93
Abduktionsfrakturen, Schenkelhals 472
Abduzensparese 206
Ablatio retinae 186–187, 221
– idiopathische bzw. rhegmatogene 186
Ablatio testis 27
Abszess
– Glaskörper 215
– Hals 341
– Mundboden 302
– paranephritischer 14, 41
– peritonsillärer 307
– retropharyngealer 308
– Septum 278
– Zunge 302, 308
Abweichreaktion 249
Acheirie 367
Achillessehne
– Entlastungsschuh 411
– Ruptur 410–411, 484
Achondroplasie 366, 372
Achromatopsie 177
Achsenfehler 367
Achsenmyopie 197, 201
ACR-Klassifikation, Polyarthritis, chronische 395
acute on chronic slip 465
Adduktionsfrakturen, Schenkelhals 472
Adduktorenlähmung, spastische 413
Adenoide 295, 308

adenoidzystisches Karzinom
– Nase, innere 289
– Speicheldrüsen 348
Adenokarzinom
– Nase, innere 288
– Niere 51
– Speicheldrüsen 348
Adenom, pleomorphes, Speicheldrüsen 347, Taf. XIV
Adenomektomie, offene, Prostatahyperplasie, benigne 64
Adenotomie 308–310
Aderhaut 157–158
Aderhautmelanom 143, Taf. V
Aderhauttumoren 162
Adie-Syndrom 165
Adoleszentenkyphose 433
Adrenalektomie 25
adrenogenitales Syndrom (AGS) 84
AFP, Hodentumoren 58
Ageusie 297
Agranulozytose, Angina 304
AIDS 300, 342
Akanthamöben-Keratitis 148
Akin-Operation 499
Akkommodation 152, 157, 164, 200, 221
Akkommodationsstörungen 203
Akromioklavikulargelenk, Luxation 449
Akromioplastik nach Neer 447
Akupunkt-Massage 425
Akustikusneurinom 272
akustisch evozierte Potentiale (AEP) 247
akustischer Widerstand 245
akustisches Trauma 268–269
Algodystrophie 404–405
Algurie 12, 38, 99
Allergie 19, 427

allergischer Salut 283
Alloarthroplastik 426
Alport-Syndrom 270
Altersschwerhörigkeit 269
Amaurose/Amaurosis 194, 217, 221
– fugax 181
amaurotische Pupillenstarre 165
amaurotisches Katzenauge 174, 221
Amblyopie 207, 221
Amboss (Incus) 233
Amelie 366–367
Amotio 221
Amputationen 424
Amsler-Netz 183, 221
Anderson-Hynes-Plastik 26
Androgenblockade, Prostatakarzinom 70
Angina
– catarrhalis 306
– follicularis 306
– herpetica 304–305
– lacunaris 306, Taf. XII
– Plaut-Vincent 304
– specifica 305–306
– tonsillaris 303–304, 306
– ulceromembranacea 304
Angiomyolipom, Nieren 51
anguläre Kyphose 431
Anhidrosis, Horner-Syndrom 199
Aniridie 158
Anisokorie 165, 221
Anisometropie 203, 207, 221
Ankyloblepharon 125, 221
Ankylose 369, 393
Anlaufschmerz 398
Anomaloskop nach Nagel 177
Anosmie 276
Anotie 254, Taf. VIII
Antibiotika, Nephrotoxizität 24, 38
Antirefluxoperationen 26

Antirefluxplastik 95
- subureterale, endoskopische (SE-ARP) 26
Antroskopie 276, 286
Anurie 5, 13, 82, 105, 112
Aphakie 154, 186, 221
Aphasie
- amnestische/globale 353
- motorische 352
- sensorische 353
Aphonie 328, 353
Aplasie 366
Apley-Grinding-Zeichen 479
Apodie 367
Apophyse 369
Appendix testis, Verdrehung 108
Appendizitis 14
Applanationstonometrie nach Goldmann 167
Apprehension-Zeichen, Patellaluxation 473
Arbeitsunfähigkeit 430
ARCO-Stadien, Femurkopfnekrose 470
Arcus senilis 149
Argonlaser-Trabekuloplastik, Engwinkelglaukom 169
Argyll-Robertson-Phänomen 164–165
arkuäre Kyphose 431
Arlt-Reposition 448
Arm, Defektbildungen 451
Armplexuslähmung
- obere 448
- untere 448
Armtonusreaktion 249
Arteriitis temporalis 181–182
Arteriosklerose, Retina 179
Arthritis
- bakterielle 393
- Ellenbogengelenk 452
- rheumatoide 393–396, 446
- Schulter 446
- - Kniegelenk 476
- tuberculosa 476
- Unterarm 452
Arthrodese 426
Arthrodesenstiefel 422
Arthrographie 371
Arthropathia/-pathie
- abakterielle 396–397
- Hämophilie 475
- neurogene 477
- villonodularis 396
Arthroplastik 426
Arthrose 397–399
- aktivierte 398
- Ellenbogengelenk 452

- Frakturen 417–418
- Kniegelenk 477
- Schultergelenk 446
- Unterarm 452
Artikulationsstörungen 352
Asemie 90
Aspermie 90
asthenopische Beschwerden 208
Asthenozoospermie 90
Astigmatismus 203, 221, 352
atrophische Pseudarthrose 416–417
Atropin-Intoxikation, Akkommodationsstörungen 203
Auditory Steady State Responses (ASSR) 248
Augapfel
- Kontusion/Prellung 215–216
- Schmerzen 211
Auge
- Fremdkörper 215
- Fremdkörpergefühl 211
- rotes 211, 218
- Schmerzen 211
- Schwellungen 210
- Toxoplasmose 185
- trockenes 131–133
- Veränderungen 220
- Verätzungen/Verbrennungen 213–214
- Verletzungen 214–216
Augendruck, mittlerer 166–167
Augenhintergrund, Untersuchung 176–177
Augenmotilität 204–209
Augenmuskellähmungen, Zoster ophthalmicus 127
Augenmuskeln 204
Augenschmerzen 210–211, 218
Augenspiegel 153, 172
Aurikularanhänge 255, Taf. VIII
Ausfallnystagmus 249
Ausscheidungsurogramm (AUG) 8, 19, 74
Außenbandruptur, Sprunggelenk 482
Außenknöchelfraktur 484
Austin-Operation 499
Azidose, renale, tubuläre (RTA), Kalziumoxalatsteine 72
Azinuszellkarzinom, Speicheldrüsen 348
Azoospermie 46, 90

B

Bänderverletzungen, Spätfolgen 418
Bajonettstellung der Hand 451–452, 457
Bakteriämie, Urosepsis 111

Bakteriurie 12
- asymptomatische 38
Balanoposthitis, chronische 56
Balbuties 352
Ballenhohlfuß 491
Balneotherapie 423–424
Bambusstabwirbelsäule 432–433
Bandinsuffizienz, artikuläre 412
Bandscheibenvorfall 439–441
Bandverletzungen
- Kniegelenk 479
- Sprunggelenk 482
Bankart-Läsion 418, 449
Barkan-Membran 221
Basaliom
- Lider 128–129, Taf. III
- Ohr 258, Taf. IX
basiläre Impression 435–436
Bechterew-Syndrom 424, 432–433
Beck-Bohrung 276, 403
Beckenbodenaktivität 101
Beckenfraktur 80
Beckenniere 33
Beckenosteotomie
- nach Chiari 463
- nach Salter 402, 463
- nach Tönnis 463
Begleitschielen 207–208
Beingips 420
Békésy-Audiometrie 244
Belastungsinkontinenz 101–102
Belastungsschmerzen, Koxarthrose 469
Bell-Lähmung 348
Bellocq-Tamponade, Nasenbluten 290–291
Bell-Phänomen 126
Bence-Jones-Protein 385
Bennett-Fraktur 459
BERA (Brainstem Evoked Response Audiometry) 247, 272
Berlin-Ödem 216, 221
Berufsunfähigkeit 430
Beschneidung 97
Beugesehnenverletzungen, Hand 459–460
Bewegungseinschränkung 417
Bewegungsschmerzen, Koxarthrose 469
Bewegungsstörungen 369
Bewegungstherapie 420–421
Bielschowsky-Test 209, 221
Bilharziose 48–49
Bindegewebsmassage 424
Bindehaut 221
- Abstrich 138
- Aufbau/Funktion 136
- Entzündung 138–142

- Gefäßinjektion 136–137
- Naevus 220
- Sekretqualität 138
- Untersuchung 136–138

Bitot-Flecken 221
Bizepssehnen-Syndrom 411, 447
Bjerrum-Skotom 168, 221
Blase
- autonome 104
- Missbildungen 95–96
- Operationen 26
- Teilresektion 26
- Tumoren 54–56
- Verletzungen 79–81

Blasendruckmessung 101
Blasenekstrophie 54, 96, Taf. II
Blasenentleerungsstörungen 96, 103–104
Blasenhalsstenosen 28
Blasenruptur 80
Blasenschmerz 14
Blasensteine 62, 76–77
Blasentamponade 110
Blasentumorresektion, transurethrale (TUR-B) 29
Blasenwand, Fibrosierung/Fibrosklerose 100
Blendung 212
Blepharitis 127, 221
Blepharophimose 221
Blepharorrhaphie, temporäre 126
Blepharospasmus 127, 213, 221
- Gonoblennorrhö 140
Blicklähmungen 205
Blickrichtungsnystagmus 249
Blindenwesen 217
blinder Fleck 190
Blindgang 249
Blindheit 217
Blockierung 423
Blount-Syndrom 401
Blow-out-Fraktur 198, 221, 279
Bluter-Gelenk 396–397, 475
Blutgasanalyse 334
Blutleere 427
Blutschwämmchen, Lider 129
Blutungen
- Glaskörper 173
- HNO-Bereich 356
Boari-Plastik 26
Bobath-Methode 424
Bodyplethysmographie 334
Boeck-Syndrom 133, 342
Böhler-Gips 458
Böhler-Zeichen 477, 479
Bogengänge 237
BOO (Bladder Outlet Obstruction) 60

Bostonkorsett 435
Botulismus, Akkommodationsstörungen 203
Bouchard-Arthrose 398–400
Bougie 21
Bowen-Syndrom
- Konjunktiva 143
- Penis 57
Bowman-Membran 144, 221
BPE (benign prostatic enlargement) 59
BPO (benign prostatic obstruction) 60
Bragard-Zeichen 440–441
braune Tumoren 378
Braun-Schiene 420
Brechkraft 200
Brechungsmyopie 201
Breitnase 292–293
Brickerblase 30
Brillenhämatom 214, 280
Broca-Aphasie 352
Brodie-Abszess 391
Bronchialfremdkörper 335
Bronchialkarzinom 319, 337
Bronchoskopie 334–336
Brown-Sèquard-Syndrom 443
Brückenkallus 455
Bulbocavernosus-Reflex (BCR) 87
Bulbus 222
- Motilität 195
- Palpation 166
- Verdrängung 133
- Verletzung 171
Buphthalmus 168, 222
Burning-Feet-Syndrom 493–494
Bursitis
- acromialis 447
- olecrani 453
B-Zell-Lymphom, Hals 343

C

Caissonkrankheit 388
Caldwell-Luc-Operation 287
Calvè-Legg-Perthes-Syndrom 401
Canaliculi lacrimales 130
Canalis opticus 195
Candida albicans, Stomatitis 301
Caput-ulnae-Syndrom 394
Carhart-Senke 266
Carhart-Test 244
Cataracta
- s.a. Katarakt
- subcapsularis posterior 153
Catteral-Klassifikation, Hüftkopfnekrose 401
Cavernometrie-/graphie 21
- dynamische 87

Cavographie, Nierentumoren 20
Cavum tympani 232
CCD-Winkel 463–464
CERA (Cortical Evoked Response Audiometry) 248
Cerumen obturans 256
C1-Esterase-Inhibitormangel, Zungenschwellung 302
Chalazion 122, 128, 222
Chalcosis bulbi 222
Charcot-Fuß 493
Chassaignac-Syndrom 453
Chemosis 198, 222
Chemozystitis 42
Cheneaukorsett 435
Chiari-Osteotomie 463
Chiasma opticum 193, 222
Chiasmasyndrom 193
chirurgische Therapie 25
Chlorom 197
Choanalatresie 292
Choanalpolyp 310
Choanen 274
Cholesteatom 263–264
Cholezystitis 14
Chondroblastom 379, 381
Chondrodermatitis nodularis helicis chronica 258
Chondrodystrophie 372
Chondrokalzinose 397
Chondromatose, synoviale 383
Chondropathia patellae 478
Chondrosarkom 379, 382–383
Chopart-Gelenk-Luxation 498
Chorda tympani 233
Chordektomie 330
Chorioidea 157–158, 222
Chorioiditis 161, 222
Chorioretinitis 161, 222
- centralis 161
- diffuse 161–162
- disseminata 161
- juxtapapillaris Jensen 161
chorioretinitische Narbe 185, Taf. VII
Chorioretinopathie, zentrale, seröse 184
Chromatophoren 157
Chromatopsie/Chromopsie 222
Claudicatio spinalis 441
Clavi, schmerzhafte 500
Clearance-Untersuchung 18
Clivus-Kanten-Syndrom, Akkommodationsstörungen 203
Cobb-Winkel 431
Cochlea 235
cochleäre Störungen 266–272
cochleäre Verstärker 235

Cochlear-Implant 271–272
Codman-Sporn 378, 381
Coffey-Operation 30
Colles-Fraktur 457
Colliculus inferior 238
Colonconduit 30
common cold 282
Computertomographie (CT) 252, 371
– urologische 21
Conchae nasales 274
Condylomata acuminata, Penis 56
Conjunctiva
– s.a. Konjunktiva
– bulbi 136–137
– tarsi 122–123, 136–137
Conjunctivitis
– s.a. Konjunktivitis
– sicca 139
– simplex 138–139
– vernalis 139
Conn-Syndrom 83–84
Contusio bulbi 215–216, 222, 224
Conus myopicus 202, 222
Corpora libera 383
Corpus
– ciliare 157
– trapezoideum 238
Corti-Organ 235
Cotrel-Dubousset-Operation 435
Cotton-wool-Herde 180, 222
Cover-Test 204
Coxa
– antetorta 413, 464
– retrotorta 464
– saltans 471
– valga 413, 464
– vara 373, 377, 463–464
Coxarthrose s. Koxarthrose
Coxitis
– s.a. Koxitis
– fugax 466
– purulenta 467
– rheumatica 466
– tuberculosa 467
Credé-Prophylaxe 140, 222
Crista ampullaris 237
Croup 324
Crouzon-Syndrom 270
Crus
– valgum 373
– varum congenitum 367
CUP-Syndrom (Cancer of Unknown Primary) 342
Curschmann-Steinert-Myotonie 409
Cushing-Syndrom 83

D

Dakryoadenitis 132–133, 222
– akute 132
Dakryops 222
Dakryostenose/-stenosis 134, 222
– connata 134
Dakryozystitis 134–135, 222
Dakryozystorhinostomie 134–135
Dalrymple-Zeichen 198, 222
Darmatonie 73
– Harnleiterobstruktion 8
Dashbord injury 479
Dauererektion, schmerzhafte 109
Daumenballen, Atrophie 457
Daumenstrahl, Hypo-/Aplasie 367
dB(A)-Wert 240
Degeneration 368
– Gelenke 370
Dekubitus 415
Deprivationsamblyopie 154, 222
Dermoid, Konjunktiva 142, Taf. III
Dermoidzysten
– Lider 129
– Nase 291
Derotationsspondylodese nach Dwyer bzw. Zielke 435
Desault-Verband 419
Descemet-Membran 144, 222
Detorsionseinlagen 495
Detrusordruck 101
Detrusorhyperreflexie 104
Detrusorhyporeflexie bzw. -areflexie 104
Deuteranomalie 177, 222
Deuteranopie 177, 222
Dexamethason-Hemmtest 83
Dezibel 240
Dezimeterwellentherapie 425
Diabetes mellitus
– Akkommodationsstörungen 203
– Katarakt 156
diabetischer Fuß 493
Diadochokinese 249
Dialysepatienten, Katarakt 156
Diaphanoskopie 58, 172–173, 222, 285, 287
Diaphyse 369
– Frakturen 417
dichotische Tests 244
Dietrich-Syndrom 401
digitorektale Untersuchung (DRU) 15
Dihydrotestosteron, Prostatahyperplasie, benigne 59
Dioptrie 200, 222
Diphtherie 324
– Akkommodationsstörungen 203
– Konjunktivitis 140

Diplegie 413
Diplopie 211, 222
Discus n. optici 189
Distichiasis 125, 222
Distorsionsprodukte otoakustischer Emissionen (DPOAE) 247
Divertikulektomie 26
Doppelbilder 206–207, 211
– Enophthalmus 198
Doppelniere 34, 92
Down-Syndrom
– Epikanthus 125
– Keratokonus 146
Dranginkontinenz 101
Drehbeschleunigung 238
Drehmann-Zeichen 465
Drehosteotomie 426
Drei-Gläserprobe 16
Dreinsilbertest 244
DRU (digitorektale Untersuchung), Prostatakarzinom 67
Druck-/Klopfschmerz
– Nierenlager 15
– Warzenfortsatz 239
Drusen 179, 222
Drusenpapille 190, 222
Duchenne-Hinken 368
Duchenne-Muskeldystrophie 409
Ductus
– cochlearis 235, 237
– deferens 90
– nasolacrimalis 130
Dupuytren-Kontraktur 457
Dwyer-Derotationsspondylodese 435
Dysarthrie 353
Dyslalie 352
Dysmelie 366
Dysostosen/Dysostosis 366–367
– enchondrale 373
– mandibulofacialis Franceschetti 255, 270
Dysphagie 315–316
Dysphonie 328, 353
Dysplasie 366
Dystrophia/Dystrophie 367, 370
– myotonica 409
Dysurie 42, 99
Dèjerine-Klumpke-Lähmung 448

E

Eales-Syndrom 173, 183, 222
Echinokokkose 49
Echographie, Glaskörper 173
ECochG, Meniére-Syndrom 268
Eden-Lange-Hybinette-Operation 418, 449
Einlagenversorgung 422

Einschlusskörperchen
- Konjunktivitis 141
- Trachom 141
Einwärtsschielen 208
Eiskrawatte 356
Ejakulat 17
Ejakulation, retrograde 66
Ekchondrom 379
Ektasie, reversible, Nierenbecken-
kelchsystem 8
Ektopie, Iris 158
Ektromelie 366
Ektropionieren 222
Ektropium 123, 125–126, 222
Electrical Response Audiometry
(ERA) 247
Elefantenfuß 417
elektrisches Potential, Gleichgewichts-
organ 239
Elektrocochleographie (ECochG) 248
Elektroglottographie 351
Elektrogustometrie 297
Elektromyographie (EMG) 254, 351
Elektroneurographie (ENoG) 254
Elektronystagmographie (ENG) 251
Elektroretinogramm (ERG) 178,
185–186
Elektrotherapie 425
Elephantenfuß 416
Ellenbogengelenk
- Arthritis/Arthrose 452
- Frakturen 453–454
Embryonalzellkarzinom, Hoden 57
Emmetropie 200, 222
Emmett-Klassifikation, Harnstauungs-
niere 9
Empyem, Kniegelenk 475–476
enchondrale Dysostosen 373
Enchondrom 381
Endharn 7
Endolymphe 234
Endolymph-Hydrops 268
Endophthalmitis 147
Endoprothetik, Arthrose 399
Endoskopie 22
- Bronchien 334–335
- Mundhöhle 297
- Nase 276
- Pharynx 297
- transnasale 316
- urologische 28
Engwinkelglaukom 169–170
Enophthalmus 195, 198–199, 222
- Horner-Syndrom 199
Entenschnabelbruch 496
Entropium 123, 125, 222
Enukleation 222
Enuresis diurna/nocturna 12, 97

Epicondylitis 410
- humeri radialis/ulnaris 452–453
Epididymektomie 28, 47
Epididymitis 46–47, 107
- tuberkulöse 47
Epididymitis 47
- Skrotalschmerz 14
Epididymovasostomie 28
Epiglottis 317
Epiglottitis 325–326
Epikanthus 124–125, 222
Epiphora 125, 131, 222
Epiphyse 369
Epiphysenfraktur 417
Epiphyseolysis 417
- capitis femoris 465–466
Episklera 150
Episkleritis 151, 222, Taf. IV
episkleritischer Buckel 151
Epispadie 96, Taf. II
Epistaxis 290–291
Epitheliom, intraepitheliales, Konjunk-
tiva 143
Epitympanon 233
Erb-Duchenne-Lähmung 448
Erblindung 181, 215
- Amaurosis fugax 181
Erb-Muskeldystrophie 409
Erdmann-Klassifikation, HWS-Distor-
sion 442
erektile Dysfunktion/Erektionsstörun-
gen 86–89, 114
- Harnröhrenverletzung 82
Erfrierungen, Ohrmuschel 255
Ergotherapie 424
Erholungsnystagmus 249
Ermüdungsfrakturen 388, 496–497
Erosio corneae 214, 220, 222
Ersatzblase 30
Ertaubung 357
Erwerbsunfähigkeit 430
Erythroplasie Queyrat, Penis 57
Erythrozyturie 11
Escher-Frakturen 280
Esophorie 208
Esotropie 208, 223
ESWL (extrakorporale Stoßwellenli-
thotripsie) 30–31, 75
Eustachische Röhre 233–234
Ewing-Sarkom 379, 386
Exenteratio orbitae 197, 223
Exkavation 190, 223
Exophorie 208
Exophthalmometer 195
Exophthalmus 195–198, 223
- intermittens 197
- maligner 198
- pulsierender 197

Exostosen, kartilaginäre, multiple
373–374
Expositionskeratitis 148
Exprimat 17
Exsudate, harte 178, Taf. VI
Extensionsverband 420–421

F

Facies
- adenoidea 309, Taf. XII
- myopathica 409
Fäkalurie 12
FAEP (frühe akustisch evozierte Po-
tentiale) 247
Fallhand 456
Faltenzunge 300
Farbsinnprüfung 177
Farbsinnstörungen 177
Fazialis-Diagnostik 253–254
Fazialisparese 126, 247, 344, 348
- idiopathische 348
- Mittelohrentzündung 264
- Ohrerkrankungen 348
- periphere 126, 260
- Tumorerkrankungen 348
- zentrale 260
Fazialisverletzungen 260
fazio-skapulo-humerale Form, Muskel-
dystrophie 409
FEES (Flexible Endoscopic Evaluati-
on of Swallowing) 316
Fehlbildungen 368
- Blase 95–96
- Genitale, äußeres 97
- Harnleiter 93–94
- Harnröhre 95–96
- Hoden 96–97
- Niere 92–93
- Wirbelsäule 435–437
Fehlstellung, posttraumatische, Fraktu-
ren 417–418
Fehlwuchs 368
Felsenbeinlängs-/-querbrüche
259
Femoralislähmung 468
Femur varum 373
Femurdefekt, angeborener 367
Femurfraktur, distale 480–481
Femurhals, Dislokation 465
Femurkopfnekrose 470–471
Femurkopfstörungen, jugendliche
465–466
Fernvisus 177
Fersensporn 422, 493–494
Fettstoffwechselstörung, Dystrophie
367
Feuerlamelle 156

fibröse Dysplasie   377–378
Fibrom, Nieren   51
Fibroosteoklasie   378
Fibroplasie, retrolentale   186, 223
Fibrosarkom, Nieren   51
Fibuladefekt   367
Fibulafraktur   484
Ficat-Arlet-Kriterien
– Femurkopfnekrose   471
– Koxarthrose   470
Finger, schnellender   411
Fingerend-/-mittelgelenke, Arthrose   399–400
Finger-Nase-Versuch   249
Finochietto-Zeichen   480
Fischwirbel   376
Fistel(bildung)
– Labyrinth   267
– Osteomyelitis   390
– urogenitale   101
Fistelsymptom, Prüfung   251
Fixateur externe   391
Flachrücken   432
Flachwirbel   376
Flankenschmerz   79
– Harnleiterobstruktion   8
– Nierenzellkarzinom   51
– Pyelonephritis, abszedierende   40
Fleck, blinder   190
Flimmerskotom   194
Flintenrohrgesichtsfeld   185
Flügelfell   142
Flüstersprache   241
Fluorescein-Anfärbung, Hornhautdefekte   145
Fluoreszenzangiographie, Netzhaut   178
Formstörungen   368
Formulargutachten   429
Fourchette-Stellung   457
Fovea centralis   176–177, 223
Fowler-Test   244
Frakturen
– s. a. unter den diversen Knochen- und Gelenkfrakturen
– Arthrose, sekundäre   417–418
– epiphysäre   417
– Fehlstellung, posttraumatische   417–418
– gelenknahe   417
– Komplikationen/Spätfolgen   416–418
Frakturheilung   416
Franceschetti-Syndrom   255, 270
Freiburger Sprachverständnistest   243
Fremdkörper
– Auge   215
– Bronchien   335–336

– Gehörgang   256
– Luftröhre   356–357
– Nase   357
– Ösophagus   335–336, 356
– Ohr   357
– Speiseröhre   357
– subtarsale   214
– Trachea   357
Fremdkörpergefühl, Auge   211
Frenulumeinriss   82
Frenzel-Brille   249, 251
Frequenz   240
– Umfang   237
Friedrich-Syndrom   401
Fröschleingeschwulst   347
frozen shoulder   447
Fuchs-Dystrophie   149
Fuchs-Fleck   202, 223
Fundus   223
– hypertonicus   179–180, Taf. VI
– trockener   179
Fundusfarbe   177
Funktionsdiagnostik, urologische   18–19
Furunkel
– Gehörgang   257
– Nase   282, Taf. X
– Oberlippe   282
Fusion   223
Fuß   486–500
– diabetischer   493
– neurogene Störungen   494–496
– Plantarflexion, dauerhafte   489
– rheumatischer   492–493
Fußdeformitäten
– angeborene   486–489
– erworbene   489–492
Fußfehlformen   428
Fußheberschwäche   494
Fußreflexzonenmassage   425
Fußsohlenhaut, Atrophie   495
Fußsohlenschmerzen, stechende   493
Fußwurzelknochen, akzessorische, multiple   489

G

Gaenslen-Handgriff   495
Gaenslen-Zeichen, Polyarthritis, chronische   394
Galaktosämie, Katarakt   155
Galeazzi-Fraktur   455
Gallenkolik   14
Gammazismus   352
Gang   368
– ataktischer/spastischer   369
Gangbildstörungen   368
Ganglion vestibulare   235

Gangunsicherheit, Außenbandinstabilität   482
Ganzkörperszintigraphie   371
Garden-Klassifikation, Schenkelhalsfraktur   471
Garré-Syndrom   392
Gasaustausch, Lunge   334
Gaucher-Krankheit   367
Gaumen
– Pfählungsverletzungen   299
– plastische Rekonstruktion   315
Gaumenmandeln   295–296
Gaumenspalten   298–299
geburtshilfliche Eingriffe   100–101
Gefäße, zilioretinale   190
Gefäßhaut   157–162
Gehfähigkeitsstörungen   368
Gehörgang, äußerer   231
– Fremdkörper   256
– Furunkel   257
– Stenose/Atresie   255
Gehörgangstoilette   257
Gehörknöchelchenkette   232–233, 237
– Verletzung   259
Gehörschutz   269
gelber Fleck   176
Gelenke
– Beweglichkeit, pathologische   369
– Bewegungsstörungen   369
– Degeneration   370
– Einsteifung   417
– Entzündungen   370, 396
– – abakterielle   397
– Funktionsstellung   420
– Kontrakturen   424
– Untersuchung   502
– Zirkulationsstörungen   370
Gelenkempyem   393
Gelenkendoprothesen, Infektionen   476
Gelenkerkrankungen   393–405
– Immobilisation/Inaktivität   405
– zirkulationsbedingte   400–405
Gelenkkapselverletzungen, Spätfolgen   418
Gelenkmaus   383, 403
Gelenkplastiken, Arthrose   399
Gellé-Versuch   266
Genitale, äußeres
– Missbildungen   97
– Verletzungen   82
Genu recurvatum, valgum bzw. varum   474–475
Gerontoxon   149
Gerstenkorn   122, 128, 223
Geschmacksprüfung   297
Gesichtsfeld, Untersuchung   167
Gesichtsfeldausfall/-verlust   185, 193

Gesichtsschädelfrakturen 277, 281
Gibbusbildung 437
Gicht, Harnsäuresteine 73
Gifford-Zeichen 223
Gilchrist-Verband 419
Gipsverband 419
Glanzauge 198
Glasbläserstar 156
Glasknochenkrankheit 372–373
Glaskörper 172–174
- Abszess 174, 215
- (Ein-)Blutungen 173, 179
- Infiltrationen 174
- persistierender, hyperplastischer, primärer 174
- Prolaps 156
- Trübungen 173
- Untersuchung 172–173
- Vaskularisationen, pathologische 173
Glaukom/Glaucoma 168–171, 223, 226
- absolutes 171
- akutes 156, 169–170, 211
- congestivum 169
- Differenzialdiagnose 160
- hämorrhagisches 183
- kongenitales 168
- simplex 170
Glaukomanfall 160, 169–170
Gleichgewicht 238–239
- Störungen 358
Gleichgewichtsorgan 234, 236
- Koordinationsfähigkeit 250
Gleichgewichtsprüfung 272
Gleichstromtherapie 425
Gleithoden 97
Gliedertaxe (MdE) 430
Glomerulonephritis 6, 12
Glomustumor 265
Glossitis 302
Glottiskarzinom 329–330
Glycerol-Test 268
Gnomenwaden 409
Göttinger Kindersprachtest 244
Goldenhar-Syndrom 142
Golferellenbogen 452–453
Gonarthrose 477
Gonioskop 158, 167
Gonioskopie 223
Goniosynechien 223
Goniotrepanation 170
Gonitis 475–476
Gonoblennorrhö 140, 223
Graefe-Zeichen 198, 223
Granulationsgewebe 370
Granuloma gangraenescens nasi 289–290

Gratiolet-Sehstrahlung 193, 223
grauer Star 153–156, 226
Grawitz-Tumor 51
Greisenring 149
Grippe-Otitis 262, Taf. IX
Groenouw-Klassifikation, Hornhautdegeneration 149
Grünblindheit 177
grüner Star 226
Grünschwäche 177
Guillain-Barré-Syndrom 495
Guist-Zeichen 180, 223
Gummen 284
Gunn-Zeichen 179, 223
Gustometrie 254
Gutachten, freies 429
gynäkologische Eingriffe, Folgeerscheinungen 100–101

H

Haarzellen, äußere/innere 235–237
Hackenfuß 468, 487–488
Hämangiom(a)
- cavernosum, Lider 129
- Knochen 386–387
- Konjunktiva 143
- racemosum 129
Hämarthros 396–397
Hämatome, Auge 210
Hämatozele 108
Hämaturie 11–12, 51, 60, 79, 110–111, 113
Hämophilie, Arthropathie 396–397, 475
Hämospermie 62
Hämostyptika 183
Hagelkorn 122, 128, 223
Hallux
- limitus 500
- rigidus 499–500
- valgus 491, 499–500
Hals 338
- Abszess 341
- Gewebeentnahme 340
- Untersuchungsmethoden 340
- Verletzungen 342
Halsfisteln/-zysten, laterale/mediane 341
Halslymphknoten 338–340
- Metastasen 342
- Palpation 321
- Tuberkulose 341
Halslymphknotenschwellung, Hypopharynxkarzinom 330
Halsrippe 435–436
Halsschmerzen, Diagnostik 359
Haltung 431

Haltungsklumpfuß 486
Haltungsschwäche 431
Haltungsstörungen 368
Hammer (Malleus) 233
Hammerzehe 500
Hand
- Begutachtung 461
- Defektbildungen 451
- Spaltmissbildung 367
Handgelenksarthrose 455
Harn s. Urin
Harnableitung 29–30, 40
Harnblase s. Blase
Harninkontinenz 63, 101–102
Harnleiter
- Missbildungen 93–94
- Operationen 26
- Reflux 20, 94–95
Harnleiterdarmimplantation (HDI) 30
Harnleiterkolik 24, 105–106
Harnleiterkompression, Prostatakarzinom 66
Harnleiterobstruktion 8
Harnleiterschmerz 14
Harnleitersteine 13, 73–76, 106
Harnleitertumoren 53–54
Harnröhre
- Missbildungen 95–96
- Ruptur 81–82
- Verletzungen 81–82
Harnröhrenklappen 94, 96
Harnröhrenplastik 27
Harnröhrenschmerz 14
Harnröhrenstriktur 6, 28, 82
Harnsäuresteine 71, 73, 75
Harnstau, Prostatakarzinom 66
Harnstauungsniere 8
- Emmet-Klassifikation 9
Harnsteine 71–77
- kalziumhaltige 72–73
Harntrakt
- Echinokokkose 49
- Verletzungen 78–82
Harnverhalt 13, 105
Harnwege, ableitende
- Dilatation, Schwangerschaft 100
- Sekrete 17
Harnwegsinfektionen 37–49
- rezidivierende 73, 95
Harrington-Operation 435
Harrison-Furche 374
Hasenauge 126, 224
Hasner-Klappe, Verschluss 134
Hauptbronchien 334
Haut, Druckschädigung 415
β-HCG, Hodentumoren 58
Heberden-Arthrose 398–400

Heerfordt-Syndrom 346
Hegemann-Syndrom 401
Heimlich-Handgriff 357
Heiserkeit 326
Helicotrema 235
Hemianopsie 223
– bitemporale 193–194
– heteronyme 223
– homonyme 193–194, 223
Hemicrania ophthalmica 194, 223
Heminephrektomie 25
Hemiplegie 413
Hernien, inkarzerierte 109
Herpangina 304–305
Herpes
– corneae 146
– dendriticus/disciformis 220
Hertz 240
Heschl-Windungen 238
Heterochromie 223
Heterochromie-Zyklitis 161
Heterophorie 208, 223
Heuschnupfen 283
– Konjunktivitis 139
Hexenschuss 438
High-flow-Priapismus 109
High-pressure-Reflux 95
Hill-Sachs-Delle 418, 449
Himbeerzunge 300, 305, Taf. XII
Hinken 368
Hinter-dem-Ohr(HdO)-Geräte 271, Taf. X
Hinterkammer 166
Hinterkammerlinsen, Implantation 153
von-Hippel-Lindau-Syndrom 51
Hippokrates-Reposition 448
Hirndruckerhöhung, Stauungspapille 190
Hirtenstabdeformität 377
HNO-Blutungen 356
Hochdruckableitungen, Harn 30
Hochfrequenzkinematographie 316
Hochfrequenzstrom 425
Hoden
– Lageanomalien/Missbildungen 96–97
– Unterfunktion 90
Hodenentzündung 45–46
Hodeninsuffizienz 89–90
Hodenschmerz 13
Hodenschwellung 115
Hodentorsion 14, 27, 107–108
Hodentrauma, Skrotalschmerz 14
Hodentumoren 57–59
– AFP/β-HCG 58
– nichtseminomatöse 58–59
– Skrotum, akutes 108
Hodgkin-Lymphom 343

Höckernase 292–293
Hörbahn 237–238
Hördiagnostik 244
Hörermüdung 240, 244
Hörermüdungstest 244
Hörgeräte 271, Taf. X
Hörminderung 358
Hörner-Blase 26
Hörorgan 234
Hörprüfungen 239–248, 260
– elektroakustische 242
– Kindesalter 244
Hörschäden/-schädigung 355
– periphere/retrokochleäre 244
Hörschwelle, relative 240
Hörschwellenaudiogramm 243
Hörscreening, Neugeborene 247
Hörstörungen 270–271
Hörstummheit 351
Hörsturz 357–358
Hörtraining 271
Hörvorgang 237–238
Hörweitenprüfung 241
Hohlfuß 491–492
Hohlkreuz 409, 432
Hohlorgane, Kolik 13–14
Hohmann-Handgriff 495
Hohmann-Operation 499–500
HoLEP (Holmium-Laser-Enukleation) 64
Homozysteinurie, Subluxatio lentis 156
Hordeolum 128, 223
– externum 122
Horizontalbeschleunigung 238
Horner-Syndrom 164, 198–199, 223
Hornhaut 144–149
– Abmessungen 145
– Degeneration 149, Taf. V
– Epitheldefekte, Fluorescein-Anfärbung 145
– Erosion 214
– Fremdkörper 214
– Präzipitate 225, Taf. V
– Sensibilitätsprüfung 145
– Untersuchung 145
Hornhautverkrümmung 203
Horton-Riesenzellarteriitis 181
HSM-Satztest 244
Hüftdysplasie 462–463
Hüfte, schnappende 471
Hüftkopfnekrose 401, 472
Hüftschnupfen 466
Hühnerbrust 444
Hufeisenniere 13, 32–33, 92–93
Humerusfrakturen, distale 454
Hunter-Glossitis 302
Husten, bellender 323–324

HWS-Distorsion 442
Hydatidentorsion 108
Hydronephrose 8
Hydrophthalmie 197
Hydrophthalmus 168, 223
Hydrotherapie 423–424
Hydrozele 27, 108
Hydrozephalus 185
Hyperaldosteronismus, primärer 83–84
Hypergeusie 297
Hyperkalzämie, Nierenzellkarzinom 51
Hyperkalzurie
– absorptive 72
– Kalziumoxalatsteine 72
Hyperkyphose 432
Hyperopie 202, 223
Hyperostose 197
Hyperparathyreoidismus, primärer (HPT) 72
Hyperplasie 366
Hypersekretion, Tränenflüssigkeit 131
Hyperspermie 90
Hyperthyreose 198
Hypertonie
– Fundusbild 179–180
– Lärm 269
– renale 9–10
– schwangerschaftsinduzierte 180
hypertrophische Pseudarthrose 416–417
Hyperurikämie, Harnsäuresteine 73
Hyphäma 223
Hypogeusie 297
Hypogonadismus 90
Hypoöstrogenismus, Urethritis 44
Hypopharyngo-Ösophagoskopie, direkte 335
Hypopharynx 294, 313–314
Hypopharynxkarzinom 329–331
Hypoplasie 366
Hypopyon 147, 223, Taf. IV
Hyposekretion, Tränenflüssigkeit 131–132
Hyposmie 276
Hypospadie 95–96, Taf. II
Hypospermie 90
Hyposphagma 137–138, 223
Hyposthenurie 11
Hypotympanon 233

I

Ileozökalblase 30
Ileumblase 30
Ileumconduit 30

ILK (interst. Laserkoagulation) 64
Immobilisationsschaden 417
Im-Ohr(IO)-Geräte 271, Taf. X
Impedanzmessung 245
Impingement-Syndrom 410
Impression, basiläre 435–436
Impressionstonometrie nach Schiötz 167
Inaktivitätsatrophie 417, 420
Incontinentia pigmenti 174
Infertilität 89–91, 97
Infrarotstar 156
infravesikale Obstruktion 8
Infusionsurographie 79–80
Injektion
– intraartikuläre 425
– konjunktivale 136–137, 223
– ziliare 137
Innenohr 234–237
– Schallaussendungen 247
Innenohrschwerhörigkeit 373
Innenohrtrauma 258
Insertionstendopathie 409–410
Insufficientia pedis 490
Insuffizienzhinken 368
Intakt-Nephron-Hypothese, Nierenversagen, chronisches 7
Interferenzstrom 425
Interpeaklatenzen (IPL) 247
Intraokularlinsen (IOL) 153–154
intraossäre Strukturen, Störungen 370
Intubation 332, 356
Intubationsgranulom 322–323, Taf. XIII
Intubationsnarkose, Tracheo-Bronchoskopie 334
Intubationsschäden 322–323
Iridektomie 169
Iridodialyse 215, 223, Taf. VII
Iridodonesis 156, 158, 224
Iridozyklitis 159–161, 170, 224
Iris 157–158
– bombée 160
– Ektopie 158
– Tumoren 162
– Zitterbewegungen 156
Iriskolobom 158
Irisschlottern 156
Irisstroma 157
Iritis 159–161
Ischiadicuslähmung 468
Ischuria paradoxa 13
Ischurie 105
Ishihara-Tafeln 177, 224
Isopteren, Bestimmung 167
Isosthenurie 11
Isotopen-Clearance 18

Isotopendiagnostik 18
Isotopennephrogramm (ING) 18

J

Jaffé-Lichtenstein-Syndrom 377
Jerk-Test 480
Jochbeinfraktur 279–280
Joint-depression-type, Kalkaneusfraktur 496

K

Kahnbeinfraktur 458
Kahnbeinpseudarthrose 458
Kakosmie 276
Kalikektomie 25
Kalkaneusfraktur 496
Kalkaneussporn 493–494
Kalkspritzer 383
Kalzium 376
Kalziumoxalatsteine 72–73
Kammerwasser 166
– Produktion 157
– Zirkulationsstörungen 160
Kammerwinkel 166–167
Kapillarektasie, Retina 180
Kaposi-Sarkom 342
Kappazismus 352
Kapselotosklerose 266
Karbunkel, paranephritisches 14
Karotisstenose, Amaurosis fugax 181
Karpaltunnelsyndrom 412, 458
Kartenherzbecken 376
Kartoffelnase 288
Karunkelschwellung 141
Karzinom
– subglottisches 330
– supraglottisches 329
Katarakt 153–156, 224, 226
– s.a. Cataracta
– diabetische 179
– Extraktion, extra-/intrakapsuläre 153
– (hyper)mature 155
– Lichtschäden 216
Katheter 21
– Uringewinnung 16
Katheterinkrustationen 22
Katheterismus 21–22
– intermittierender 104
Katzenauge, amaurotisches 174, 187, 221, 224
Kaudakompression 441
Kayser-Fleischer-Kornealring 149
Kehlkopf 317, Taf. XIII
– bildgebende Verfahren 321
– Funktion 319–320

– Entzündung, akute 323
– Karzinom 329
– Lähmungen 326–328
– Papillomatose 328
– Perichondritis 326
– Palpation 321
– plastische Chirurgie 332
– Präkanzerosen 329
– Retentionszysten 328–329
– Tuberkulose 325
– Tumoren 328
– Verätzungen/Verbrühungen 323
– Verletzungen 322
Kehlkopfschäden 355
Keilbeinmeningeom 197
Keilwirbel 376
Keimzelltumoren, Hoden 57
Kelchsteine 25
Keller-Brandes-Operation 499
Keratitis 146–149, 186, 224
– Akanthamöben 148
– dendritica 146, Taf. IV
– disciformis 127, 146
– e lagophthalmo 126, 148
– medikamentenbedingte 148–149
– neuroparalytica 148
– nummularis 142
– parenchymatosa 147–148
– punctata superficialis 141
Keratoconjunctivitis epidemica 141–142
Keratoglobus 224
Keratokonjunktivitis 216
Keratokonus 146, 224, Taf. IV
Keratomalazie 149, 224
Keratomykosen 147
Keratopathia/-pathie
– neurotrophische 148
– sicca 133
Kernkatarakt 153
Kernspintomographie (NMR) 252–253, 371
– urologische 21
Kernstar 155
Kieferhöhlen-Jochbeinfraktur 279
Kieferhöhlenspülung 286
Kieferklemme 280
Kieferspalten 298–299
Kieferspaltplastik 298
Kielbrust 444
Kienböck-Syndrom 388
Killian-Dreieck 313, 333
Kippel-Feil-Syndrom 445
Kirchmayr-Kessler-Naht 460
Kirner-Syndrom 401
kirschroter Fleck 181
kissing disease 305
Klauenfuß 491

Klauenzehe 500
K-Laute 252
Klebebeutel, Uringewinnung 16
Kleinhirnbrückenwinkeltumor 272
Klockhoff-Test 268
Klumpfuß 422, 424, 486–487
Klumpfußeinlagen 487
Klumphand 367, 451
Klumpke-Lähmung 448
Knickfuß 490
Knick-Senk-Spreizfuß 490
Kniebeugekontraktur, Zerebralparese, spastische 477
Kniegelenk 473–481
– Achsenfehlstellung 474
– Arthropathie, neurogene 477
– Bandverletzungen 479
– Empyem 475–476
Knochen, wachsender im Röntgenbild 369
Knochenbruchheilung 416
Knochenbrüchigkeit 373, 375–376
Knochenerkrankungen
– entzündliche 389
– generalisierte 372–377
Knochenfibrom 379, 383
Knochenhämangiom 379, 386–387
Knochenläsionen
– physikalisch bedingte 388–389
– tumorähnliche 384–385
– umschriebene 370–371
Knochenleitung 241, 243
Knochenmetastasen 387
Knochennekrosen 388
Knochenschmerzen 501
Knochenschwund 375–376
Knochensequester 370
Knochenszintigraphie 382
– Prostatakarzinom 67
Knochentumoren 378–387
– Altersverteilung 379
Knochenwachstum, überschießendes 373–374
Knochenzyste 379
– aneurysmatische 384–385
– solitäre, juvenile 384
Knöchelfrakturen 484
Knollennase 288
Knopflochdeformität 394–395, 460
Knorpelproliferation, Hemmung 372
Koagulationsnekrose, Auge 213
kochleäre s. cochleäre
Kock-Pouch 30
Köhler-Syndrom 401, 404
Kolik
– Harnleitersteine 73
– Hohlorgane 13–14

– Nieren/Harnleiter 105–106
– Therapie 24
Kolliquationsnekrose, Auge 213
Kolobom 124, 224
– Iris 158
Kommissionsgutachten 429
Kompartmentsyndrom 406–408
Konditionsaudiometrie 245
Koniotomie 331–332, 356
Konjunktiva 222, 224
– s.a. Conjunctiva
– Injektion 136–137
– Tumoren 142–143
Konjunktivitis 138–142, 160
– s.a. Conjunctivitis
– diphtherische 140
– infektiöse 139–142
– nicht-infektiöse 138–139
– Riesenpapillen 142
Konkavgläser, Myopie 201
Kontaktlinsen 203
Kontrakturen 368
– Gelenke 424
– Muskulatur 406–408
Kontrastmittelbreischluck 297, 316
Kontusionskatarakt 156, Taf. IV
Konvergenzreaktion 224
Konvexgläser, Hyperopie 202
Koordinationsprüfungen 249
Koordinationsstörungen 205, 369, 424
Kopfschmerzen 182
– mit Augenbeteiligung 211
Kopfspeicheldrüsen 344–349
Kornea 144–149, 222, 224
– Endothel 144
Korrekturosteotomie 451
Kortikosteroide
– Glaukom 171
– Katarakt 156
– Keratitis 148
Koryza 282
Koxarthrose 399, 468–470
Koxitis 466–467
– s.a. Coxitis
Krallenfuß 468
Krallenhand 456
Krallenzehen 491, 500
Kraniotabes 374
Krankengymnastik 424
Kreuzbandruptur 479
Kribbelparästhesien 412
Kristallurie 73
Kristallwachstum, Urin 72
Krümmungswinkel nach Cobb 434
Krupp 324
Kryotherapie 424

Kryptorchismus 27, 58, 96–97
Kuchenniere 92
Kunstlinsenimplantation 154
Kupferdrahtarterien 179, 224
Kurzsichtigkeit 201–202
Kurzwellentherapie 425
Kypho-Lordose 432
Kyphose 431–432
Kyphosewinkel nach Cobb 431

L

Labrum-Läsion 449
Labyrinth
– häutiges 234, 237
– knöchernes 234, 236
Labyrinth-Ausfall 358
Labyrinthfistel 267
Labyrinthitis 266–267
– circumscripta 267
– diffusa 266–267
Lachman-Test 479
Lähmungen 424
– Adduktoren 413
– Armplexus 448
– Augenmuskeln 127
– Femoralis 468
– Kehlkopf 326–328
– Medianus 456
– motorische 439
– Musculus rectus lateralis 207
– Okulomotorius 126
– Peroneus 468
– Radialis 455–456
– Rekurrens 327
Lähmungsschielen 206–207
Lärmschwerhörigkeit 269, 355
Lagenystagmus 250
Lagereflexe, Vojta-Test 413
Lagerungsnystagmus 250
Lagerungsschiene 420–421
Lagophthalmus 126, 224
Lambdazismus 352
Landkartenzunge 300
Landolt-Ring 200
Langenbeck-Geräuschaudiometrie 244
Larsen-Dale-Eek-Klassifikation 446
Laryngektomie 330–331
Laryngitis 323–324, Taf. XIII
– chronica hyperplastica 325
– – sicca sive atrophicans 324–325
– subglottica 323–324, 326
Laryngographie 321
Laryngomalazie 322
Laryngoskopie 320, 324–326, 330
– direkte 321
– indirekte 297, 303, 312, 320, 322

Larynx 317
- bildgebende Verfahren 321
- Funktion 319–320
- Palpation 321
- Tumoren 328
- Verletzungen 322
Larynxkarzinom 329, Taf. XIV
Laser-Iridoplastik 169
Laser-Scanning-Ophthalmoskop 178
LASIK-Operation 202
Lasix®-ING 19
Lasègue-Zeichen 440–441
Latenzzeiten, absolute 247
Lauenstein-Aufnahme 465
Lautheit/Lautstärke 240
Lederhaut 150–151
Lee-Test 248
LeFort-Frakturen 280
Leishmaniasis mucocutanea 285
Leistenhernie, inkarzerierte 109
Leopardenfellzeichnung 465
Leukokorie 174, 187, 224
Leukoplakie
- Kehlkopf 329
- Mundhöhle Taf. XI
- Penis 57
Leukozyturie 12, 17
- sterile 12, 17
Leydig-Zell-Tumor 57
Lichtreaktion, direkte/indirekte 163–164
Lichtreflex, Trommelfell 239
Lichtschäden 216
Lidekzem 128
Lider 122–123
- Basaliom 129
- Befunde 124
- Einwärtsklappen 125
- Fehlbildungen, angeborene 124–125
- Schmerzen 211
- Spaltbildung 124
- Stellungsanomalien 125–127
- Tumoren 128–129
- Untersuchung 123–124
- Verletzungen 214
Lidhämangiom 129
Lidkrampf 127
Lidödem 124, 210
Lidschluss, reflektorischer 123
Lidspalten, Schrägstellung 125
Lidspaltenfleck 142
Ligamentosen 412
Limbus corneae 144, 224
Limbusdermoid 142
Linearbeschleunigung 238
Lingua geographica, plicata bzw. scrotalis 300

Linse 152–156
- intraokulare, Implantation 153
- Spaltlampenuntersuchung 153
Linsenextraktion, extrakapsuläre, Nachstar 156
Linsenkapsel 152
- vordere, Pseudoexfoliation 225
Linsenkern 152
Linsenlosigkeit 154
Linsenmaße 152
Linsenschlottern 156, 215
Linsen(sub)luxation 156, 170, Taf. V
Lipom/Liposarkom, Nieren 51
Lippe, plastische Rekonstruktion 314
Lippenkarzinom 311
Lippen-Kiefer-Gaumenspalten 298–299
Liquorfistel 281
Lisfranc-Gelenk-Luxation 498
Lispeln 352
Lithotripsie, Harnsteine 30–31
Lobstein-Syndrom 373
Löffelhand 452
Logopädie 271
longitudinale Defekte/Fehlbildungen 367, 451
Looser-Umbauzonen 376
Low-flow-Priapismus 109
Low-pressure-Reflux 95
Lues
- s.a. Syphilis
- connata 147–148
- Kehlkopf 325
- Nase 284
Lüscher-Test 244
Luftdurchgängigkeit, Nase 275
Luftemphysem 210, 323
Luftleitung 242–243
Luftnot 356
Luftröhre s. Trachea
Lumbalisation 435
Lumbalsyndrom 438
Lumbotomie 25
Lunatummalazie 388, 461
Lunge 334
Lungenfunktion(sprüfung) 334
Lupenlaryngoskopie 320–321
Lupus vulgaris 284
Lupus-vulgaris-Karzinom, Nase 284
Luque-Operation 435
LUTS (lower urinary tract symptoms) 60
Luxation(en)
- Chopart-Gelenk 498
- habituelle 369
- Linse 156, 170, Taf. V
- Lisfranc-Gelenk 498
- Patella 473–474

- Radiusköpfchen 453
- Schultergelenk 448–450
- subtalare 497
- Talus 482–483
Lymphadenektomie
- pelvine 29
- retroperitoneale 59
Lymphadenitis colli 341–342
Lymphadenosen, Orbita 197
lymphatischer Rachenring 295
Lymphdrainage 425
Lymphknoten, Hals 338–340
Lymphknotenmetastasen, Hals 342
Lymphknotenschwellungen, AIDS 342
lymphoepitheliales Karzinom 313
Lymphographie, urologische 20
Lymphstauung, Lidödem 210

M

Macula(-ae)
- lutea 176, 224
- sacculi/utriculi 237
- staticae 237
Madarosis 224
Maddox-Kreuz 205, 208
Madelung-Deformität 451–452
Mainzer Kindersprachtest 244
Maisonneuve-Fraktur 484
Makrohämaturie 11, 53–54, 73, 99
Makrokornea 145, 224
Makula
- Degeneration 183–184
- kirschroter Fleck 181
- Ödem 183
- Sternfigur 180
Maldescensus testis 58, 96–97
Malrotation, Nieren 33
Malum perforans 493
manuelle Therapie 423
Marchesani-Syndrom 156
Marfan-Syndrom, Irisschlottern 156
Markschwammniere 34, 93
Masern-Otitis 262
Mason-Klassifikation, Radiusköpfchenfraktur 454
Massage 424–425
Mastoid 242
Mastoiditis 262–263
McBride-Operation 499
McMurray-Zeichen 479
MdE (Minderung der Erwerbsfähigkeit) 331, 429–430
Meatotomie 28
Meatus acusticus internus 235
Meatusstenosen 28
Medianuslähmung 456

Mediastinitis, Luftemphysem 323
medulläres Syndrom 438
Megalokornea 145
Megaureter 93–94
Meibom-Drüsen 122
– Karzinom 128
Melanom, malignes, Konjunktiva 143, Taf. V
Melanosis conjunctivae 143
Melkersson-Rosenthal-Syndrom 300
Membrana
– tectoria 236
– tympani 232
Meningoenzephalitis, Soorstomatitis 301
Meningoenzephalozele 291–292
Meningozele 436
Meniskopathie 477–478
Meniskusganglion 478
Meniskusnaht 479
Meniskusverletzungen 478–479
Meniskuszeichen, positive 479
Meniskuszyste 478
Menière-Syndrom 268, 358
Meralgia paraesthetica 468
Mesopharynx 294
Mesotympanon 233
Metamorphopsie 183–184, 224
Metastasen
– Halslymphknoten 342
– Knochen 387
– Orbita 198
– osteoblastische/-lytische 387
Meyer-Scarf-Operation 499
Michel-Dysplasie 270
Migräne
– ophthalmische/ophthalmoplegische 194, 224
– zervikale 438
Mikrohämaturie 11, 53, 73
Mikrokeratom 202
Mikrokornea 145, 224
Mikrolaryngoskopie 321
Mikrophthalmus 174
Mikropsie 184, 224
Mikrotie 254
Mikrowellentherapie 425
Miktion, zweizeitige 13
Miktionsbeschwerden 66
Miktionsstörungen 12–13
Miktionstraining 97
Miktionszentrum, sakrales 103
Miktionszystourethrogramm (MCU/MZU) 19–20
Mikulicz-Syndrom 133
Miosis 165, 199, 224
Miotika 164, 203
Missbildungen s. Fehlbildungen

Mittelfußfrakturen 497
Mittelhandfrakturen 459
Mittelohr 232, 234
– Diagnostik 247
– Muskeln 234
– Rekonstruktion 264
– Tumoren 265
Mittelohrentzündung s. Otitis media
Mittelstrahlurin 15–16
Modiolus 235
Moebius-Zeichen 198, 224
Moll-Drüsen 122
Molluscum contagiosum, Lider 128
Monarthritis 394
Mondini-Alexander-Dysplasie 270
Mongolenfalte 124–125
Monochromasie 177
Monokelhämatom 280
Mononukleose, infektiöse 305
Monteggia-Fraktur 455
Morbus s. unter den Eigennamen bzw. Eponymen
Morgagni-Katarakt 155
Morton-Neuralgie 495
Motorschiene 421
Mottenfraßnekrosen 378, 382–383
– Ewing-Sarkom 386
Mouches volantes 173, 224
Mucosus-Otitis 262
Mücken, fliegende 173
Müller-Lidheber 123
Mukoepidermoidkarzinom, Speicheldrüsen 347–348
Mukopolysaccharidosen, Dystrophie 367
Mukozele
– Nasennebenhöhlen 281, 287–288
– Orbitatumor 197
– Speicheldrüsen 347
multiples Myelom 385
Mumps, Sialoadenitis 345
Mundboden
– Abszess 302
– plastische Rekonstruktion 315
Mundbodenkarzinom 312, Taf. XII
Mundhöhle 294
– Endoskopie 297
– Innervation 295
– Inspektion 296
– Palpation 297
– Tumoren 310–313
– Verätzungen/Verbrühungen 299
Mundhöhlenkarzinom 311–312
Mundschleimhautentzündung 300
Mundvorhof 294
Muskelaktivität, gestörte 367
Muskelatrophie 409, 414
Muskeldenervation 414

Muskeldystrophie, progressive 409
Muskeleigenreflexe 414
Muskelerkrankungen 406–409
Muskelhartspann 406
Muskelhypotonie 414
Muskelkontrakturen 406–408
Mutationsfistelstimme 354
Mutationsstörungen 353–354
Myasthenie, Ptosis 127
Mydriasis 165, 224
Mydriatika 164, 203
Myelom, multiples 385
Myelomeningozele 436
Myelopathie 438
Myelosen, Orbita 197
Mykosen, Kornea 147
Myogelosen 406, 433, 438
Myom, Nieren 51
Myopie 201–202, 224
myopische Degeneration 184
Myosarkom, Nieren 51
Myositis 408–409
– ossificans 408–409
Myotomie 427
Myotonie, Katarakt 156

N

Nachstar 154, 156
Nachtblindheit 185
Nackenschmerzen 438
Näseln 352
Naevus flammeus 171
Naheinstellungsreaktion 164
Nahvisus 178, 201
Napoleonhut, umgekehrter 437
Narbe, chorioretinitische 185, Taf. VII
Narbenastigmatismus, irregulärer 203
Narbenkontrakturen 368, 414
Narbenstenosen, Ösophagus 336–337
Narkosemobilisation 421
Nase 273–275
– äußere/innere, Inspektion 275
– – Plattenepithelkarzinom 288
– Endoskopie 276
– Entzündungen 281–288
– Formveränderungen 292–293
– Fremdkörper 357
– Lues 284
– Luftdurchgängigkeit 275
– Palpation 275
– Röntgenaufnahme 276–277
– Syphilis 284
– Tuberkulose 284
– Tumoren 288
– Ultraschalldiagnostik 277
Nasenatmung, Adenoide 309

Index

Nasenbluten 290–291, 356
Nasenchirurgie, plastische rekonstruktive 293
Naseneingangsatresie 292
Nasenfisteln, konnatale 291
Nasenfrakturen 278
Nasenfurunkel 282, Taf. X
Nasenkorrektur 292, 298
Nasenmuscheln 274
Nasennebenhöhlen 274
– Entzündungen 285–286
– Mukozele 287–288
– obere, Frakturen 280–281
– Osteom 288
– Tumoren 288
Nasenpolypen 310, Taf. XI
Nasenrachenfibrom, juveniles 310
Nasenschleimhaut 274
Nasenspalten 291
Nasentamponade 290–291, 356
Nasentropfen, abschwellende 286
Nasopharynx 294
Nasopharynxkarzinom 313
nCPAP-Maske, Schlafapnoe 315
Nebenhodenentzündung 46–47, 107
Nebenschilddrüse, Hyperplasie 378
Neck dissection 311–312, 331
van Neck-Syndrom 401
Neer-Akromioplastik 447
Neer-Klassifikation 410
Neoblase 30
Neourethra 96
Nephrektomie 25
Nephritis
– Angina tonsillaris 306
– interstitielle, destruktive, bakterielle 38
Nephroblastom 98
Nephrolitholapaxie, perkutane (PNL) 23, 29, 75–76
Nephrolithotomie 76
Nephrone, Hypertrophie, kompensatorische 7
Nephropexie 25
Nephroptose 25
nephrotisches Syndrom, Proteinurie 12
Nephrotomie 25
Nephrotoxizität, Antibiotikatherapie 24, 38
Nerve Excitability Test/Nerverregbarkeitstest (NET) 254
Nervenlähmungen, Kehlkopf 326
Nervus
– cochlearis 237
– facialis, chirurgische Rekonstruktion 349
– femoralis, Schädigung 468
– ischiadicus, Schädigung 468

– lacrimalis 130
– laryngeus inferior (= recurrens) 319
– – Lähmung, einseitige 327
– laryngeus superior, Lähmung, einseitige 327
– medianus, Lähmung 456
– oculomotorius 207
– – Lähmung 126–127
– opticus 189
– peroneus, Lähmung 468
– radialis, Lähmung 455–456
– statoacusticus 238
– tibialis, Lähmung 468
– ulnaris, Lähmung 456
– vestibulocochlearis 238
Netzhaut 175–176
– Fluoreszenzangiographie 178
– pupillomotorische Erregbarkeit 164
Netzhautablösung 186–187, 221
Netzhautblutungen 179
Netzhautödem 181
Netzhautriss 186
Neugeborene, Mikrophthalmus, einseitiger 174
Neugeborenen-Hörscreening (UNHS), universelles 351
Neuraltherapie 425
Neuritis
– intraokulare 191
– nervi optici 191
– retrobulbäre 191
Neuroblastom 84–85
Neurolyse 427
Neuropathie, vestibuläre 267, 358
Neuroplastik 427
Neurotomie 414
Nieden-Tafeln 201, 203, 224
Niederdruckableitungen, Harn 30
Niederdruckresektion, TUR-P 28
Nieren
– Agenesie 32, 92
– Angiographie 20, 79
– Fehlbildungen 92–93
– Formanomalien 92
– Freilegung 25
– Hypoplasie 32, 92
– Karbunkel 41
– Lageanomalien 33
– Sonographie 17
Nierenarterienstenose, Hypertonie 9
Nierenbeckenkelchsystem, Ektasie, reversible 8
Nierenbeckenplastik 26
Nierenbeckensteine 25, 75–76
Nierenbeckentumoren 53–54
Nierendegeneration, polyzystische 33–34, 93

Nierendysplasie, multizystische 33
Nierendystopie 92
Nierenerkrankungen, zystische 93
Niereninsuffizienz 5
– terminale 7, 38
– Urosepsis 111
Nierenkolik 14, 105–106
– Therapie 24
Nierenlager, Druck-/Klopfschmerz 15
Nierenpapillennekrose 41
Nierenpunktion 22–23
Nierenschmerzen 14
Nierenstauung, Harnleitersteine 74
Nierensteine 73
Nierenszintigraphie 18
Nierenteilresektion 25
Nierentrauma/-verletzung 78–79
Nierentumor 52
Nierenübersichtsaufnahme 19
– Harnleitersteine 73
Nierenveränderungen, zystische 33–34
Nierenversagen
– akutes (ANV) 5
– chronisches 6–7
– postrenales 6
– prärenales 5
– renales 6
– urologisches 6
Nierenzellkarzinom 51–53
Nierenzysten 34, 52
Nierenzystenresektion 26
Nigst-Zoneneinteilung, Beugesehnenverletzungen 460
NMP22-Test 53, 55
NMR-Kriterien, Femurkopfnekrose 470
Non-Hodgkin-Lymphom, Hals 343
Normalsichtigkeit 200
Normogeusie 297
Nykturie 12, 99
– Prostatahyperplasie, benigne 60
Nystagmus 205, 224, 249–251
– kongenitaler 205
– latenter 205
– optokinetischer 205
– statischer 250
Nystagmusprüfungen
– Labyrinthitis 267
– rotatorische/thermische (kalorische) 250

O

OAB (overactive bladder) 43
OAE (otoakustische Emissionen) 247

OAT-Syndrom 90
O-Bein 474–475
Oberlid, Paragraphenform 133
Oberlippenfurunkel 282
Oberschenkelnachtlagerungsschalen 487
Occlusio pupillae 160
Ochsenauge 168
Ösophagoskopie 335–336
Ösophagus 333
– Engstellen 333
– Fremdkörper 335, 356
– plastische Rekonstruktion 315
– Röngenaufnahmen 335
– Sphinktermechanismus 333
– Verätzungen 336, 357
– Verbrühungen 357
Ösophagusbreischluck mit Kontrastmittel 314
Ösophagusersatzstimme 331–332
Ösophaguskarzinom 319, 337
Östrogene, Prostatahyperplasie, benigne 59
Offenwinkelglaukom 170
Ohr, äußeres 231
– Anomalien 254
– Fremdkörper 357
– Tumoren 258
Ohrenschmalz 232
Ohrenschmalzpfropf 256
Ohrenschmerzen 359
Ohrfistel 255
Ohrläppchen 231
Ohrmuschel(n) 231–232
– abstehende 255
– Perichondritis 256
– Verletzungen 255–256
Ohrspeicheldrüse s. Parotis
Ohrtrompete 234
Okulomotoriusparese 206–207
Oldenburger Kinderreimtest (OlKi) 244
Oldenburger Kindersatztest (OlKiSa) 244
Oldenburger Satztest (OlSa) 244
Olecranonfraktur 454–455
Oligozoospermie 90
Oligurie 5, 39, 112
Omarthritis 446
Omarthrose 446
Omega-Teilung 179, 224
ontogenetische Störungen 366
Operation(en) s. unter den Eigennamen
Ophthalmie 224
– sympathische 162, 215
Ophthalmometer 203
Ophthalmopathie 224
– endokrine 198

Ophthalmoplegia/-plegie 224
– externa/interna 127
– internukleäre 208
– totalis 224
Ophthalmoskopie 176–177, 224
Optikusatrophie 191–192
– Chiasmasyndrom 193
– postneuritische 192
Optikusneuritis 191
– Zoster ophthalmicus 127
Optotypen 201
Ora serrata 225
Orbita 195, 225
– Gefäß- und Nervenkanäle 195
– Tumoren 197
– Verletzungen 214
Orbitaerkrankungen
– entzündliche 196–197
– kreislaufbedingte 197
Orbitalphlegmone 196–197, 279, Taf. XI
Orbitawandfraktur, mediale 214
Orchidolyse 27
Orchidopexie 27
Orchiektomie 27
Orchitis 45–46, 107
Ormond-Syndrom 13
Oropharynx 294
Oropharynxkarzinome 312–313
Orthesen 421–422
Orthophorie 204, 225
Ortolani-Zeichen 463
– positives 462
Os(-sa)
– cuboideum, Frakturen 497
– cuneiformia, Frakturen 497
– metatarsalia, Frakturen 498
– naviculare, Frakturen 497
– – Osteochondrose, aseptische 404
– tibiale externum 489
Osgood-Schlatter-Syndrom 401, 403–404
Osteitis 389, 391
Osteoarthropathie, diabetisch-neuropathische (DNOAP) 493
osteoblastische Metastasen 387
Osteoblastom 379–381
Osteochondrodysplasie 366
Osteochondrom 373–374, 379, 381
Osteochondromatose 383
Osteochondronekrose 400
Osteochondroplastik 444
Osteochondrose/-chondrosis 400
– aseptische 403–404
– dissecans 383, 403
Osteofibrosis deformans juvenilis 377
Osteogenesis imperfecta 372–373
– Skleren, blaue 151

Osteoidosteom 379–380
Osteoidsarkom 380
Osteoklastom 379, 383–384
Osteolysedefekte, mottenfraßähnliche 382–383
osteolytische Metastasen 387
Osteom 379–380
– Nasennebenhöhle 288
Osteomalazie 376–377
Osteomyelitis 389, 427
– akute 389–391
– chronische 391–392
– endogene (= hämatogene) 389–390
– exogene 389
– plasmazelluläre/sklerosierende Garrè 392
– tuberkulöse 392
Osteopenien 374–377
Osteophyten 437
Osteoporose 375–376
Osteoradionekrose 388
Osteosarkom 379, 381–382
Osteosklerose, Tauchunfälle 388
Osteosynthese 391, 426
Osteotomie 377, 426
Othämatom 255, Taf. VIII
Otitis
– externa 256–257
– externa bullosa hämorrhagica 262
– maligna sive necroticans 257
– media Taf. IX
– – acuta 261–267
– – Adenoide 309
– – chronica 262–264
– – Fazialisparese 264
otoakustische Emissionen (OAE) 247
Otolithen 237
Otosklerose 247, 265–266
Otoskopie 239, 260
Otospongiose 265
Ototoxizität 269–270
ovales Fenster 233, 237
Oxalatstoffwechselstörungen, Kalziumoxalatsteine 72
Ozaena 284–285

P

Pachydermie 324
– Kehlkopf 329
Page-Niere 9
Paget-Syndrom 377
Panarthritis 393
Pankreatitis 14
Panner-Syndrom 401
Pannus trachomatosus 225
Panophthalmie/-ophthalmitis 215, 225

Index

Panophthalmie/-phthalmitis 225
Pansinusitis 285
Panzystitis 41
Papille 189, 225
– Untersuchung 189–190, 219
Papillitis 191
– necroticans 41
Papillom
– Konjunktiva 142
– Nase, innere 289
Papillomatose, Kehlkopf 328–329
Parästhesien, Enophthalmus 198
Parageusie 297
Parallelstand, Auge, Prüfung 204
paranephritischer Abszess 41
Paraphimose 110
Paraplegie 413, 443
Paratenonitis crepitans 411–412
Paratonsillarabszess 307
Paratrachom 141
Paresen s. Lähmungen
Parosmie 276
Parotis 344
– Inspektion 296
Parotiskarzinom Taf. XV
Pars plicata 157
Pascal (Pa) 240
Patella 473
– Dysplasie, Wiberg-Klassifikation 473
– Fraktur 481
– Luxation 473–474
– tanzende 479
Paukenhöhle 232
Pauwel-Klassifikation, Schenkelhalsfraktur 471
Payr-Zeichen 477, 479
PDE5-Inhibitoren, Erektionsstörungen 88
PDS-Banding 450
Pedikelschrauben 435
peitschenschlagartiger Knall, Achillessehnenruptur 484
Pelotten 495
Pemberton-Operation 463
Pemphigus conjunctivae 142
Pendelhoden 97
Pendelnystagmus 205
Pendelstuhlprüfung 251
Penisangiographie, dynamische 87
Penisarterien
– Dopplersonographie, dynamische 87
– Revaskularisation, Erektionsstörungen 89
Penisdeviation 27, 36
Penisfraktur 82
Peniskarzinom 56

Penisprothesenimplantation, Erektionsstörungen 89
Penisschaftaufrichtung 27
Penis(teil)amputation 27
Penistumoren 56–57
Penisvenenligatur, Erektionsstörungen 88
Perforationskatarakt 156
Periarthritis/-arthropathia humeroscapularis 410, 424, 447
Perichondritis 255
– Kehlkopf 326
– Ohrmuschel 256
Perilymphe 234, 237
Perimetrie 167, 225
Periorbita 195
Periostsporn, Osteosarkom 382
Periphlebitis retinae 183, 225
Peritonsillarabszess 307, Taf. XII
Perodaktylie 367
Peromelie 366–367
Peroneuslähmung 468
persistierender hyperplastischer primärer Glaskörper (PHPV) 174
Perthes-Syndrom 400, 421
Pes
– equinovarus excavatus et adductus 486
– planovalgus et transversoplanus 492
– valgus 484
Pfählungsverletzungen, Gaumen 299
Pfannendachplastik 463
Pfaundler-Hurler-Syndrom 149, 367
Pfeiffer-Drüsenfieber 305
Pflüger-Haken 177
Pfundnase 288
Phäochromozytom 84
Phakodonesis 215
Phakoemulsifikation 153
Phallographie 87
Pharyngitis acuta/chronica 303
Pharynx 294
– Endoskopie 297
– Gefäßversorgung 295
– Inspektion 296
– Röntgenaufnahme 297
– Tumoren 310–313
– Verätzungen/Verbrühungen 299
Phenazetinabusus, Blasenkarzinom 54
Phimose 56
Phlegmone, Orbita 196–197
Phokomelie 367
Phon 240
Phonation 320
Photophobie 159
Photopsie 186, 225

Photorezeptoren 176
Phthisis bulbi 171, 225
physikalische Therapie 419–420, 423
Pierre-Robin-Syndrom 270
Pierson-Syndrom 401
Pigmentnaevus, Konjunktiva 143
Pinguecula 142, 225
Pivot-Shift-Phänomen 479–480
Placido-Scheibe 203, 225
Plasmozytom 379, 385
Plattenepithelkarzinom
– Lider 129
– Mittelohr 265
– Nase, äußere/innere 288
– Nasopharynx 313
– Ohr 258
– Speicheldrüsen 348
Plattfuß 488, 490, 492
Plexus lumbosacralis, Läsionen 467
Plexusverletzungen 448
Plica semilunaris 225
Plummer-Vinson-Syndrom, Glossitis 302
Pneumaturie 12
PNF (propriozeptive neuromuskuläre Faszilitation) 424
PNL (perkutane Nephrolitholapaxie) 75
Poliomyelitis 414
Politzer-Ballon/-Verfahren 252
Pollakisurie 12, 38, 60, 99
Polresektion, Nieren 25
Poltern 352
Polyarthritis, chronische 393–396
Polyarthrose 399
Polydaktylie 367
Polyglobulie, Nierenzellkarzinom 51
Polymyalgia rheumatica 181, 408
Polyneuropathien (PNP) 494
Polypen, Stimmlippen 328, Taf. XIV
Polyurie 12
PORP (partial ossicular replacement prosthesis) 264, Taf. X
Postdiskektomiesyndrom 441
Postrhinoskopie 275, 303, 309–310, 313, 315
Posturographie 251
Potenzstörungen 86–89
präexistente Schädigung und Störungen 368
Präkanzerosen, Kehlkopf 329
Präzipitate, Hornhaut 225, Taf. V
Prellmarken 79
Presbyakusis 269
Presbyopie 203, 225
Prestin 235
Priapismus 109
Pridiebohrungen, Arthrose 399

Primärharn 7
Prismenabdecktest, alternierender 207
Privinismus 283
Projektionsphänomene, Röntgenaufnahmen 369
Promontorium 233
Pronatio dolorosa 453
Prostataabszess 43
Prostataadenomektomie, retropubische/transvesikale 27
Prostataadenomenukleation 63
Prostataadenomresektion, transurethrale (TUR-P) 28–29, 63
Prostatabiopsie 22
Prostatahyperplasie
– benigne (BPN) 59–66
– Nierenversagen 6
Prostatakarzinom 66–70
– Differenzialdiagnose 44, 62
– PSA-Wert 67
– TNM-Klassifikation 68–69
Prostataoperation, Ejakulation, retrograde 66
Prostataschmerz 14
Prostatasekret 17
Prostatasyndrom, benignes (BPS) 59–66
Prostatatumoren 59–70
Prostatektomie, radikale 27
Prostatitis 43–44
Prostatodynie 43
Prostatovesikulektomie 70
Protanomalie 177, 225
Protanop(s)ie 177, 225
Proteinurie 12
Prothesen 423
– Mittelohr 264
Protrusio
– acetabuli 465–466
– bulbi 225
Provokationsnystagmus 250
Prune-Belly-Syndrom 94
PSA-Wert, Prostatakarzinom 67
Pseudarthrose 416–417, 458
Pseudoachondroplasie 366
Pseudoexfoliation 171
– Linsenkapsel, vordere 225
Pseudoexophthalmus, einseitiger 197
Pseudoflüstersprache 331
Pseudogicht 397
pseudoisochromatische Tafeln nach Ishihara bzw. Stilling-Hertel 177
Pseudokrupp 323–324
Pseudomembran 140
– Herpangina 304
Pseudoptose 133
Pseudopubertas praecox 84

Pseudostrabismus 205, 208, 225
Pseudotumoren, Auge 210
psychogene Aphonie 353
Pterygium 142, 220, 225, Taf. III
Ptosis 127, 199, 225
– congenita 124
– paralytica 126
PTS (Permanent Threshold Shift) 241
Pulsionsdivertikel 313–314
Punktionsurin 16
Punktionsverfahren, urologische 22
Pupille 163–165, 225
Pupillenreaktion 158
Pupillenstarre
– absolute 164
– amaurotische 165
– reflektorische 164–165
Pupillomotorik 193
– Störungen 164–165
pupillomotorische Erregbarkeit 164
Pupillotonie 165, 225
PVP (photoselektive Vaporisierung der Prostata) 64
Pyämie 111
Pyarthritis purulenta 475–476
Pyelitis 38, 41
Pyelogramm, retrogrades (RP) 20
Pyelonephritis 6, 38–41
– VUR 95
Pyeloskopie 22
Pyelotomie 25
Pyonephrose, chronische 41
Pyozele, Nasennebenhöhlen 281, 287–288
Pyurie 17

Q

Querschnittslähmung 104, 443
de-Quervain-Tendovaginitis, stenosierende 411
Quincke-Ödem 128, 302

R

Rachenhinterwand 296
Rachenmandel 295
– Hyperplasie 308
– Tonsillektomie 308
Rachitis 374
– des Erwachsenen 376–377
rachitischer Rosenkranz 374
Radialislähmung 455–456
Radiometrie 371
radioulnare Synostose 451
Radiozystitis 42–43
Radius, Hypo- oder Aplasie 367

Radiusfraktur 457–458
Radiusköpfchenfraktur 454
Radiusköpfchenluxation 453
Ranula 347, Taf. XV
Ravitch-Operation 444
Reaktionsaudiometrie 244
Recessus piriformis 317
Recklinghausen-Syndrom 378
Recruitment, negatives/positives 244
Recruitmenttest 244
Recurrensparese, Begutachtung 355
Reflexaudiometrie 244
Reflexausfall 439–440
Reflexblase 104
Reflexinkontinenz 101
Reflux, vesikoureteraler (VUR) 20, 94–95
Refluxklassifikation nach Parkkulainen 95
Refraktion 225
Refraktionsanomalie 201–203
Refraktometer 201, 225
Refsum-Syndrom 270
Regenbogenhaut 157
Rehabilitation, orthopädische 428
Rehbein-Operation 444
Reimtest nach Sotschek 244
Reinke-Ödem 325, Taf. XIII
Reissner-Membran 235
Reizblase 43, 100
Reizhusten 324
Reizkonjunktivitis 138–139
Reizmiosis 159, 165
Reizstromtherapie 425
Renin-Angiotensin-Aldosteron-System (RAA) 9–10
Renoskopie 28
Renovasographie 20, 52
Rente 429
Rentenbegutachtung, Blindheit 217
Resochin, Keratitis 148
respiratorisches Epithel 274
Restharn 20
Restharnbildung 13, 60
Restless-Legs-Syndrom 494
Retentionszyste
– Kehlkopf 328–329
– Nasennebenhöhlen 287–288
Retina 175–176, 225
– Arteriosklerose 179
– Blutungen, flammenartige 182
retinale Dysplasie Reese-Blodi 174
Retinoblastom 187–188
Retinochorioiditis 185–186
Retinopathia/-pathie 225
– angiospastica 179–180
– centralis serosa 184
– diabetische 178–179, Taf. V, Taf. VI

– hypertensive 179–180
– Hypertonie, schwangerschaftsinduzierte 180
– pigmentosa 184–185, Taf. VII
– praematurorum 186
– durch Resochin 186
Retinoschisis 187, 225
retrokochleärer Schaden 244
retrolentale Fibroplasie 186, 223, 225
Retropharyngealabszess 308
Rhabdomyosarkom, Blase 98
rhegmatogene Ablatio 225
Rheumaknoten 394
rheumatischer Fuß 492–493
Rhinitis
– acuta 282
– allergica 283
– atrophicans 284–285
– chronica 282–283
Rhinolith 357
Rhinomanometrie 275
Rhinopathia/-pathie
– allergica 283
– vasomotorische 283–284
Rhinophonia clausa/aperta 352
Rhinophym 288, Taf. XI
Rhinoskopie/Rhinoscopia anterior/
  posterior 275, 283–287, 296, 356
Rhizarthrose 398–399
Rhodopsin-Gendefekt 185
Rhotazismus 352
Riechprüfung 276
Riesenpapillen-Konjunktivitis 142,
  Taf. III
Riesenzellarteriitis Horton 181–182
Riesenzelltumor 383–384
Rindenblindheit 194
Rindenstar 155
Rindentrübung, hintere 155
Ringknorpel 317
Ringskotom 185–186
Rinne-Versuch 242
Rippenbuckel 434
Rockwood-Klassifikation, AC-Gelenk-
  luxation 449
Röntgenaufnahme
– nach Lauenstein 465
– Nase 276–277
– Projektionsphänomene 369
– Schilddrüse 297–298
– nach Schüller 252
– nach Stenvers 252
Rolando-Fraktur 459
Romberg-Test 249
Rosenbach-Zeichen 198, 225
Rosenkranz, rachitischer 374
Rosthof, Hornhautfremdkörper 214
Rotationsprüfung 250

Rotatorenmanschettenruptur 447
Rotblindheit 177
rotes Auge 211, 218
Rotschwäche 177
Rubeosis iridis 171, 179, 225, Taf. V
Rücken, hohl-/total-runder 432
Rückenschmerzen 428
Rumpel-Leede-Zeichen 305
Rumpfgürtelform, Muskeldystrophie
  409
Rumpforthesen 421–422
rundes Fenster 233
Rundrücken 432
Ruptur
– Achillessehne 410–411, 484
– Blase 80
– Harnröhre 81–82
Rußregen 173

S

Sacculus 237
Säbelscheidentrachea 321
Säbelscheidentibia 377
Sängerknötchen 328
Säuglingsosteomyelitis, hämatogene,
  akute 389–390
Säuglingsotitis 262
Säuglingsskoliose 434
Sakralisation 435
Salter-(Becken-)Osteotomie 402, 463
Salus-Kreuzungszeichen 179, 225
Salut, allergischer 283
Samenblasenentzündung 44
Samenblasenschmerz 14
Samenwege, Veränderungen 89–90
Sammellinsen 202–203
Sarkoidose 342
Sattelnase 284, 292–293
Sauerstofftherapie, hyperbare
  (HBO) 257
Saug- bzw. Stanzbiopsie, Prostatakarzi-
  nom 67
Scala tympani/vestibuli 235
Schalentrübung, hintere 155–156
Schallaussendungen, Innenohr 247
Schalldruckpegel 237
Schallempfindungsschwerhörigkeit
  236, 241, 269
Schallleitungsschwerhörigkeit 234,
  241, 266, 309
Schallschutzfunktion 234
Schallweiterleitung 234
Scharlach 305
– Otitis 262
Schenkelhalsfraktur 471–472
Schenkelhalspseudarthrosenbildung
  472

Schenkelhalswinkel, pathologischer
  463–464
Scherengang 413
Scheuermann-Krankheit 401, 433
Schichtaufnahme 371
Schiefhals 445
– okulärer 209
Schiefnase 292–293
Schielen
– frühkindliches 208
– latentes 208
– unilaterales 205
Schielwinkel 205–206
Schienenhülsenapparat 421–422
Schienenschellenapparat 422
Schilddrüse, Röntgenaufnahme
  297–298
Schilddrüsenanamnese, Ausschei-
  dungsurogramm 19
Schildknorpel 317
Schirmer-Test 131, 225, 254
Schistoma mansoni, haematobium bzw.
  japonicum 48
Schläfenbein, Untersuchungen 252
Schlafapnoe 315
Schlaflabor 315
Schlatter-Osgood-Syndrom 401
Schlemm-Kanal 150, 166
Schleudertrauma 442
Schlingenextraktion, Harnsteine 76
Schlottergelenk 369, 394, 412
Schluckakt 296, 317
Schluckauf 296
Schluckstörungen 315–316
Schmerzen
– Auge 210–211
– beim Lesen 210
– Lider 211
– ossäre, Prostatakarzinom 66
– pulsierende 211
– urologische 13–14
Schmerzhaltung 431
Schmerztherapie, WHO-Stufenplan
  358
Schmincke-Tumor 313
Schmorl-Knötchen 433
schnappende Hüfte 471
Schneeballknirschen 210, 411–412
schnellender Finger 411
Schnelltest, Urinuntersuchung 16
Schnupfen 282
Schock 79
– septischer 111
– spinaler 104
Schonhaltung 431
Schreiknötchen 328
Schrotschussschädel 385
Schrumpfniere 32

Schubladen-Test 479
Schüller-Röntgenaufnahme 252
Schuhe, orthopädische 422
Schulter-Arm-Schmerzen 438
Schultergelenk 445
Schultergelenksluxation
– habituelle 418, 449
– rezidivierende 449
– traumatische 448–449
Schultersteife 447
Schwanenhalsdeformität 394–395
Schwangerschaft
– Harnwegsdilatation 100
– Hypertonie 180
– Pyelonephritis 100
schwarzer Star 226
Schweißperlenverletzungen 258
Schwellenabwanderung, vorübergehende 240
Schwellungen
– Auge 210
– Hoden 115
– Karunkel 141
– Lymphknoten 330, 342
– Warzenfortsatz 239
– Zunge 302
Schwerbehinderte 429
Schwerhörigenschule 271
Schwerhörigkeit 270–271
– asymmetrische 244
– Neugeborenen-Hörscreening (NHS) 351
Schwimmbad-Konjunktivitis 141
Schwindel 248, 438
– Analyse 248
– Hörsturz 357
– peripherer/zentraler 251
Schwurhand 456
SEARP (subureterale endoskopische Antirefluxplastik) 26
Seclusio pupillae 160
Sedimentuntersuchung, Urin 16
Seelenblindheit 194
Sehbahn 193
Sehnen, Erkrankungen 409–412
Sehnenscheiden, Erkrankungen 409–412
Sehnentranspositionen 427
Sehnenverletzungen
– Hand 459–460
– Spätfolgen 418
Sehnerv 189–190
Sehnervenscheibe 189, 225
Sehrinde 194
Sehschärfebeeinträchtigung, Chiasmasyndrom 193
Sehschärfe(nmessung) 177–178, 200–201

Sehschwäche, hochgradige 217
Sehstrahlung, Läsionen 193–194
Sehverschlechterung, akute starke 211
Sehzentrum, primäres/sekundäres 225
Seitenstränge 295
Seitenstrangangina 303
Sekretolyse 283
Sekundärglaukom 179
Sekundärkatarakt 156
Semikastration, inguinale, hohe 58
Seminome 57, 59
Sensibilitätsprüfung, Hornhaut 145
Sensibilitätsstörungen 439
Sepsis, tonsillogene 307–308
Septikämie, Urosepsis 111
Septumabszess 278
Septumhämatom 278
Seromukotympanum 261
Serotympanum 260, 309
Sertoli-Zell-Tumor 57
Sial(o)adenitis 345–346
– strahleninduzierte 346
Sial(o)adenose 346
Sialographie 345
Sialolithiasis 346
Sialome 346
Sialose 346
Sicca-Syndrom 133, 226
Sichelfuß 422, 488
Sichturethrotomie 28
Siderosis bulbi 215, 226
– Hornhautfremdkörper 214
Siebbeinfraktur 210, Taf. X
Sigmatismus 352
Signalkonvergenz 176
Silberblick 207
Silberdrahtarterien 180
Sildenafil (Viagra®), Erektionsstörungen 88
Silikon-Hodenprothese 58
Silverskjöld-Syndrom 401
Sinding-Larsen-Johansson-Syndrom 401
Singultus 296
Sinus-cavernosus-Thrombose 197
Sinusitis 285–286
Sinuskopie 276
Sinusthrombose, Nasen-/Oberlippenfurunkel 282
SISI (Short Increment Sensitivity Index) 244
Sjögren-Syndrom 226
– Auge, trockenes 133
– Sialoadenitis 345
SKAT (Schwellkörperautoinjektionstherapie) 88

Skelettdysplasie 366
Skelettsystem, Fehlbildungen 428
Skelettsystemerkrankungen
– angeborene 372
– erworbene 374–377
Skiaskopie 201, 226
Sklera 150–151, 189, 226
Sklerastaphylom 151
Skleren, blaue 151, 373
Skleritis 150–151, 226
Skoliose 413, 424, 433–435
Skotom 184, 186, 226
skrotale Traumen 108
Skrotalschmerz 14
Skrotum, akutes 106–109, 115
Smith-Fraktur 457
Sonographie s. Ultraschall
Soorpneumonie 301
Soorstomatitis 301
Spaltlampenmikroskop 145, 153
Spaltlampenuntersuchung 158, 172
Spaltmissbildung, Hand 367
spastische Dysphonie 353
Speichel, künstlicher 346
Speicheldrüsen 344–349
– Adenom, pleomorphes 347, Taf. XIV
– Röntgenaufnahme 297
– Untersuchungsmethoden 344–345
Speicheldrüsenkarzinom 347–348
Speichelsteine 346
Speichentrübungen, Cataracta senilis 155
Speiseröhre, Fremdkörper 357
Spermatozele, Operation 27
Spermiogramm 17, 90
Sphärophakie 226
Spiculae, Osteosarkom 381–382
Spielaudiometrie 245
Spina
– bifida 436
– ventosa 392
Spinaliom, Ohr 258
Spinalis-anterior-Syndrom 443
Spinalkanalstenose 441
Spitzfuß 489–490
Spondylitis
– ankylosans 432–433
– tuberculosa 437
Spondylolisthesis 436–437
Spondylolyse 436–437
Spondylophyten 437–438
Spondyloptose 436–437
Spongiosaplastik 426
spontane otoakustische Emissionen (SOAE) 247
Spontanfrakturen 377–378, 384, 387
Spontannystagmus 249, 267–268

Spontanurin 15
Sprach-/Sprechstörungen 352–353
Sprachaudiometrie 243
Sprachentwicklung 351
– verzögerte 351
Sprachschwäche 352
Sprachtest für Kinder 244
Sprech-/Sprachstatus 350
Sprechen, Koordinationsstörung 353
Sprechhilfe, elektronische 331
Spreizfuß 422, 490–492, 500
Spreizhose 463
Sprunggelenk, oberes 482–485
Sprunggelenksdistorsion, Außenbandruptur 482
Sprunggelenksfrakturen 484
Sprungschanzenphänomen 436
Spül-Saug-Drainage 425
Stäbchen 176, 226
Stakkatomiktion 13
Stammeln 352
Standfähigkeit 251
Stapediusreflex 246, 254, 266
– Messung 246–247
Staphylom(a) 151, 226
– posticum 151, 202, 226
Star, grauer, grüner bzw. schwarzer 226
Statolithen 237
Statolithenmembran 238
Stauffer-Syndrom 51
Stauungspapille 190–191
Steigbügel (Stapes) 233
Steinbrocker-Klassifikation, Polyarthritis, chronische 395
Steinentfernung, operative, Harnsteine 76
Steinmann-Zeichen 477, 479
Stellknorpel 317
Stellwag-Zeichen 198, 226
Stenger-Test 248
Stenvers-Röntgenaufnahme 252
Steppergang 468
Sternfigur, Makula 180
Stilling-Hertel-Tafeln 177
Stimmband 318
Stimmbildung 317–318, 320
– Muskeln 318
Stimmersatz 332
Stimmgabelprüfungen 241
Stimmgabeltest 242
Stimmlippen 318
– Reizungen 322–323
Stimmlippenkarzinom 329–330
Stimmlippenpolypen 328, Taf. XIV
Stimmprothese 331
Stimmrehabilitation 331
Stimmritze 318

Stimmritzenkrampf 353
Stimmstatus 350
Stimmstörungen 320, 353–354
Stinknase 284–285
Stirnhöhlenspülung 286
Stomatitis 300
– aphthosa (herpetica) 300–301
– Candida albicans 301
– simplex (catarrhalis) 300
– ulcerosa 301
Stoßwellen-Lithotripsie, extrakorporale (ESWL) 30–31
Stottern 352
Strabismus 207, 226
– alternans 205
– concomitans 207–208
– convergens 202, 208
– divergens 208
– inconcomitans 206–207
– paralyticus 207, 211
Straddle-Trauma 81–82
Strahlensialadenitis 346
Strahlenstar 156
Strahlenzystitis 42–43, 100
Strangurie 12
Strecksehnenruptur/-verletzung, Hand 460
Stressinkontinenz 101
Stridor 357
– congenitus 322
Stroboskopie 321, 330, 350
Stromatumoren, Hoden 57
Strukturverdichtungen, umschriebene, Knochen 371
Sturge-Weber-(Krabbe-)Syndrom 129, 171
Styloiditis radii 457
subglottisches Karzinom 330
Subluxatio lentis 156
subpelvine Stenose 93
subtalare Luxation 497
subvesikale Obstruktion 105
Sudeck-Syndrom 404–405, 458
Sulcus-ulnaris-Syndrom 456
supraglottisches Karzinom 329
Supraspinatussehnen-Syndrom 410, 447
supravesikale Obstruktion 8
Symblepharon 141, 226
Symphysenschluss, fehlender 96
Synchisis 172
Syndaktylie 452
Syndrom
– der offenen Tube 261
– der überaktiven Blase 43
Synechien 160, 226, Taf. V
Synoptophor 205
Synostose, radioulnare 451

Synovektomie 393, 396, 399, 427
Synovialitis 396
– villonoduläre, pigmentierte 396
Synoviorthese 425
Syphilis
– s.a. Lues
– Angina 305–306
– Kehlkopf 325
– Nase 284
Syringomyelozele 436
Szintigraphie 371

T

Tadalafil (Cialis®), Erektionsstörungen 88
Talgdrüsenhyperplasie, Nase 288
Talusfraktur 483
Talusluxation 482–483
tapetoretinale Dystrophie 184–185, 226
Tape-Verband 419
Tarsaltunnelsyndrom 495–496
Tarsorrhaphie 126
Tarsus 122, 226
Taschenfalte 318
Taubheit 351
Tauchunfall, Knocheninfarkt/Osteosklerose 388
Teilmeniskektomie 478
Tendinosis calcarea 447
Tendovaginitis
– Polyarthritis, chronische 394
– stenosans de Quervain 411
Tennisellenbogen 410, 452–453
Tenon-Kapsel 195
Tenoplastik 427
TENS (transkutane elektrische Nervenstimulation) 425
Teratokarzinom, Hoden 57
Teratom, Hoden 57
Teratozoospermie 90
Testosteron
– Prostatahyperplasie, benigne 59
– Prostatakarzinom 66
Tetanie, Katarakt 156
Tetraplegie 413, 443
Thermotherapie 424
Thiel-Klassifikation 180
Thiemann-Syndrom 401
Thomas-Schiene 402, 421
Thompson-Test 484
Thorakalskoliose, rechtskonvexe 434
Thorakotomie 336
Thorax, Röntgenaufnahmen 335
Tibiadefekt 367
Tibiakopffraktur 480

Tibiakopfosteotomie, valgisierende 426
Tibialislähmung 468
Tieftonschwerhörigkeit 268
Tietze-Syndrom 401
Tinel-Zeichen 412, 457
Tinnitus 266, 358
Tischtennisball-Phänomen 287
TNM-Klassifikation 50
– Mundhöhlenkarzinom 311
– Prostatakarzinom 68–69
Tönnis-Osteotomie 463
Tonaudiogramm 242, 266
Tongue-type-Kalkaneusfraktur 496
Tonhöhe 240
Tonometrie 167, 226
Tonotopie 237
Tonschwellenaudiometrie 242
Tonsillektomie 308–310
– Indikationen 309
Tonsillen 295
Tonsillenkarzinom Taf. XIII
Tonsillitis 296, 303–307
– akute 306
– chronische 306–307
TORP (total ossicular replacement prosthesis) 264
Torticollis 445
– ocularis 209
Tossy-Klassifikation, AC-Gelenkluxation 449
TOT (transobtural tape), Belastungsinkontinenz 102
Totalkyphose 432
Totenlade, Osteomyelitis 390
Toti-Operation 135
Toxoplasmose 185
Trabekulotomie 170
Trachea 317, 319
– bildgebende Verfahren 321
– Einengung 319
– Fremdkörper 356–357
– Inspektion 320
Tracheo-Bronchoskopie, direkte 334–335
Tracheotomie 331–332, 356
Trachom 140–141
Tractus opticus, Läsionen 193–194
Tränendrüse 130
– Entzündungen 132–133
– Pseudotumoren 133–134
– Tumoren 133–134
– – benigne 133
Tränenfilm 123
Tränenfilmaufrisszeit 131
Tränenflüssigkeit 130–131
– Hypersekretion 131
– Hyposekretion 131–132

Tränensekretion 254
– Messung 131
Tränenträufeln 125, 131, 211
Tränenwege, ableitende, Überprüfung 131
Tränenwegsstenose 134
Traktionsablatio 174, 178–179, 187, 226
Traktionsbehandlung 421
transitorisch evozierte otoakustische Emissionen (TEOAE) 247
Transparenzerhöhung, Knochen 370
Trans-uretero-uretero-Kutaneostomie (TUUC) 30
transurethrale Diagnostik 21–22
transurethrale Operationen, Prostata 28–29
transversale Defekte/Fehlbildungen 367, 451
Trauma, akustisches 268–269
Treacher-Collins-(Franceschetti-)Syndrom 270
Trendelenburg-Zeichen, positives 462–465
Trichiasis 125, 226
Trichromasie 177
Trichterbrust 444
Trigeminusneuralgie 211
Trigonum caroticum/submandibulare 338
Trinkplatte 298
Trisomie 270
Tritanomalie 226
Trochlearisparese 206
Trommelfell 232
– Defekt, zentraler 263
– Lichtreflex 239
– Perforationen 258–259
– Schwingungsfähigkeit 245
– Verletzungen 258
TTS (Temporary Threshold Shift) 240
Tuba auditiva 233–234
Tubenfunktionsprüfung 251–252
Tubenfunktionsstörungen 260–261
Tubenkatheterismus 252
Tubenmittelohrkatarrh, chronischer 261
Tubenverschluss 260–261
Tuberkulose
– Epididymitis 47
– Halslymphknoten 341
– Kehlkopf 325
– Nase 284
– Osteomyelitis 392
– urogenitale 47–48
Tuberositas tibiae, Osteochondrose, aseptische 403

TUIP/TULIP (transurethrale Laserinzision der Prostata) 65
Tumordiagnostik, allgemeine 50
Tumorembolisation, Nierenzellkarzinom 53
Tumoren
– s.a. unter den einzelnen Organtumoren
– braune 378
Tumornephrektomie, radikale 52
Tumortonsillektomie 312
TUMT (transurethrale Mikrowellentherapie) 65
TUNA (transurethrale Nadelablation) 64
TUR-B (transurethrale Blasentumorresektion) 29
TUR-P (transurethrale Prostataadenomresektion) 28–29, 64
TUR-Syndrom 5–6, 29
TUUC (Trans-uretero-uretero-Kutaneostomie) 30
TUV-P (transurethrale Vaporisierung der Prostata), BPS 64
TVT (tension-free vaginal tape), Belastungsinkontinenz 102
Tympanogramm 252, 260
Tympanometrie 245
Tympanoplastik 255, 264
Tyndall-Phänomen 159, 226
T-Zell-Lymphom, Hals 343

U

Übergangszellkarzinom 54–56
Überlaufinkontinenz 101
UICC-Klassifikation 50
Ulcus/Ulkus
– corneae serpens 147
– metaherpetisches, Kornea 146
– neuropathisches 493
– ventriculi 14
Ulna, Hypo-/Aplasie 367
Ulnardeviation 394
Ulnarislähmung 456
Ultraschall 351
– Gelenke 371
– Ureter 17
– Urologie 17–18
Ultraschalltherapie 425
Umgangssprache 241
Umstellungsosteotomie 426
Unfall-Ophthalmologie 213
unhappy triad 479
Unterarm, Arthritis/Arthrose 452
Unterarmschaftfraktur 455
Unterberger-Tretversuch 249

Unterkiefer, plastische Rekonstruktion 315
Unterlid, Auswärtskippen 125
Unterschenkel 482–485
Ureter
– duplex 34–35
– fissus 35
– Ligaturen 100
– Sonographie 17
– Verletzungen 79
Ureterabgangsstenose 94
Ureteranastomosen 26
Ureterhautfistel 30
Ureteritis 41
Ureterkolik 14
Uretermündung, ektope 97
Ureterolithotomie 76
Ureteropyelographie, retrograde 74
Ureterorenoskopie (URS) 22
Ureterosigmoidostomie 30
Ureteroskopie 28
Ureterotomie 26
Ureterozele 36
Ureterstenose, subpelvine 93
Urethradruckprofil 101
Urethralklappen 96
Urethralsekret 17
Urethritis 44–45
– (nicht)gonorrhoische 44
Urethrographie, retrograde (UG) 20, 82
Urethroskopie 22, 28
Urethrozystographie 80
Urethrozystoskopie 22, 62
Urge-Inkontinenz 101–102
Urin 15
– Ausscheidung, veränderte 11–12
– Färbemethoden 16
– Gewinnungsmethoden 15–16
– Kristallwachstum 72
– Kultur 17, 99
– Resistenzbestimmung 17
– Transportstörungen 7–9
– Untersuchung 15–16
– Zytologie 17
Urinteststreifen Taf. I
Urodynamik 101
Uroflowmetrie, Prostatahyperplasie, benigne 62
Urogenitalsyndrom, vegetatives (VUG) 43
Urogenitalsystem, Entzündungen 37–49
Urogenitaltuberkulose 12, 47–48
Urolithiasis 71–77
Urologie, Sonographie 17–18
urologische Diagnostik 15–23

urologische Erkrankungen
– der Frau 99–102
– Kindesalter 92–98
urologische Schmerzen 13
urologische Therapie 24–31
urologische Tumoren 50–70
– Chemotherapie 24–25
– Kindesalter 98–99
– Strahlentherapie 25
Urosepsis 111
Urothelkarzinom 54–56
Urotuberkulose 12, 47–48
Urozystitis 41
URS/LISL (ureterorenoskopische Steinentfernung/laserinduzierte Stoßwellenlithotripsie) 31, 75
Usher-Syndrom 226, 270
Utriculus 237
Uvea 157–162, 226
Uveitis
– anterior 158–159
– intermedia 159–160
– posterior 158–160
Uvulopalatopharyngoplastik (UPPP), Schlafapnoe 315

V

Vakuumpumpe, Erektionsstörungen 88
Valgusstellung, Rückfuß 490
Valgusstress, Bandverletzungen, Kniegelenk 479
Valsalva-Versuch 251–252
Vardenafil (Levitra®), Erektionsstörungen 88
Varikozele 90–91
– Operation 28
– Skrotalschmerz 14
Varisationsosteotomie, intertrochantäre 402–403
Varusdeformierungen 376
Varusstress, Bandverletzungen, Kniegelenk 479
Vasektomie 28
Vasoligatur, Epididymitis, akute 47
Vasovasostomie 28
VEGF (vascular endothelial growth factor) 184
Vena-ovarica-dextra-Syndrom 100
Verätzungen
– Auge 213–214
– Kehlkopf 323
– Mundhöhle 299
– Ösophagus 336, 357
– Ohrmuschel 256
– Pharynx 299
– Trommelfell 258

Verbrennungen/Verbrühungen
– Auge 213–214
– Kehlkopf 323
– Mundhöhle 299
– Ösophagus 357
– Ohrmuschel 256
– Pharynx 299
– Trommelfell 258
Verhebetrauma 438
Verkürzungshinken 368
Verlängerungsosteotomie 426
Verletzungen
– Blase 79–81
– Genitale, äußeres 82
– Harnröhre 81–82
– Harntrakt 78–82
– Lider 214
– Niere 78–79
– Orbita 214
– Ureter 79
Verschlussazoospermie 28, 90
Vertikalbeschleunigung 238
vesikale Obstruktion 8
vesikoureteraler Reflux (VUR) 20, 94–95
Vesikulitis 44
vestibuläre Neuropathie 267, 358
vestibuläre Störungen 266–272
Vestibularisprüfungen 248–251
vestibulospinale Reflexe 249
Vestibulum 236
Via-falsa-Bildung, Katheter-Uringewinnung 16
Vidal-Klassifikation, Kalkaneusfraktur 496
Vier-Gläserprobe 16
– Prostatitis 43
Visual Reinforcement Audiometry (VRA) 245
Visus 200, 226
– cum correctione 177
– Untersuchung 200–201
Vitamin-B_{12}-Mangel, Glossitis 302
Vitamin D 374, 376
Vitamin-D-Mangel, Rachitis 376
Vitamin-D-Überdosierung, Kalziumoxalatsteine 72
Vitrektomie 179, 226
VLAP (visuelle Laserablation), BPS 64
Vocal Cord Dysfunction (VCD) 353
Vojta-Methode 424
– Lagereflexe 413
Volkmann-Dreieck 484
Volkmann-Kontraktur 408
Volkmann-Schiene 420
Vorderkammer 166–168
– Tiefe 167

Vorhautbeschneidung 27
Vorhof 236
Vrolik-Syndrom 373
VUR (vesikoureteraler Reflux) 94–95

W

Waardenburg-Syndrom 270
Wachstumsfuge 369
Waldeyer-Rachenring 295
Wange, plastische Rekonstruktion 314
Warthin-Tumor 346
Warzen, Lider 128
Wasserspalten, Cataracta senilis 155
Watschelgang 368, 464
Weber-Operation 449
Weber-Versuch 241, 267
Weichteilschädigungen 414–415
Weil-Osteotomie 500
Weitsichtigkeit 202
Weitwinkelglaukom 170
Werferellenbogen 452–453
Wernicke-Aphasie 353
WHO-Stufenplan, Schmerztherapie 358
Wiberg-Klassifikation, Patelladysplasie 473
Wilms-Tumor 51–53, 98
Wilson-Syndrom, Kayser-Fleischer-Kornealring 149
Wimpern(reihe) 123
– doppelte 125
Winkelblock 169
Winterstein-Fraktur 459
Wirbelfraktur 442–443
Wirbelsäule
– Störungen, angeborene/erworbene 431–438
– Veränderungen, degenerative 437–441
– Verletzungen 442
Wirbelsäulentumoren 441–442
Worth-Test 205, 226

Würgreiz 297
Wundernetz 183
Wurzelreizsyndrom 440

X

Xanthelasmen 226
– Lider 128
X-Bein 474–475
Xerophthalmie 133, 149, 226

Y

YAG-Laser-Iridotomie, Engwinkelglaukom 169

Z

Zähne, Inspektion 296
Zapfen 176, 226
Zehen 486–500
– Deformitäten 499–500
– Frakturen 498
Zehenheberschwäche 494
Zehenspreizer, Atrophie 495
Zeis-Drüsen 122
Zenker-(Pulsions-)Divertikel 313–314, 333
Zentralarterienverschluss 181, 211
Zentralskotom 191
Zentralvenenthrombose/-verschluss 170, 182–183, Taf. VI
Zerebralparese
– infantile 413–414
– spastische, Kniebeugekontraktur 477
Zerumen 232
Zervikalsyndrom 438
Zielke-Derotationsspondylodese 435
ziliare Injektion 137
Ziliarkörper 157, 166
Zilien 226
zilioretinale Gefäße 190
Zirkulationsstörungen, Gelenke 370
Zirkumzision 27, 97, 110
Zohlen-Zeichen 473

Zonulafasern 152
Zoster
– ophthalmicus 127, 226
– oticus 270
Z-Plastik 414
Zunge
– Innervation 295
– Inspektion 296
Zungenabszess 302, 308
Zungenbeläge 300
Zungenbiss 299–300
Zungengrundkarzinom 313
Zungengrundstruma 313
Zungenkörperkarzinom 312
Zungenoberfläche, Veränderungen 300
Zungenschwellung 302
Zwerchfell 334
Zwergwuchs, dysproportionierter 372
Zwiebelschalenbildung
– Knochentumoren 378
– Osteosarkom 381–382
Zwipp-Klassifikation, Kalkaneusfraktur 496
Zyklophotokoagulation 170
Zykloplegie 226
Zylindrom, Nase, innere 289
Zystadenolymph, Speicheldrüsen 346
Zystektomie 26, 56
Zystennieren 34, 93, Taf. II
Zystinspeicherkrankheit, Hornhauttrübungen 149
Zystinsteine 71, 73, 75
Zystitis 41–43
– akute 41–42, 99–100
– hämorrhagische 99
– interstitielle 42, 100
Zystoskopie 22, 28
– Nierenbecken-/Harnleitertumoren 53
Zystostomie 26
– suprapubische 82
Zytomegalie-Retinochorioiditis 185–186, Taf. VII
Zytoskopie 22

# Farbtafeln

Farbtafel I — Urologie

Urologie

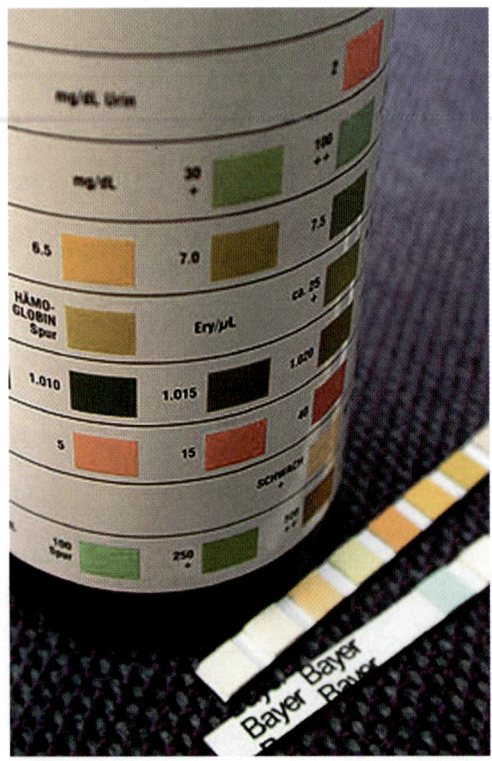

Abb. 3.1: Uriteststreifen

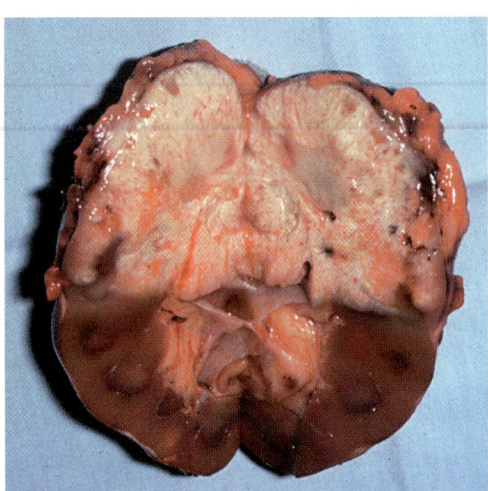

Abb. 7.4: Operationspräparat eines Nierentumors

Urologie   **Farbtafel II**

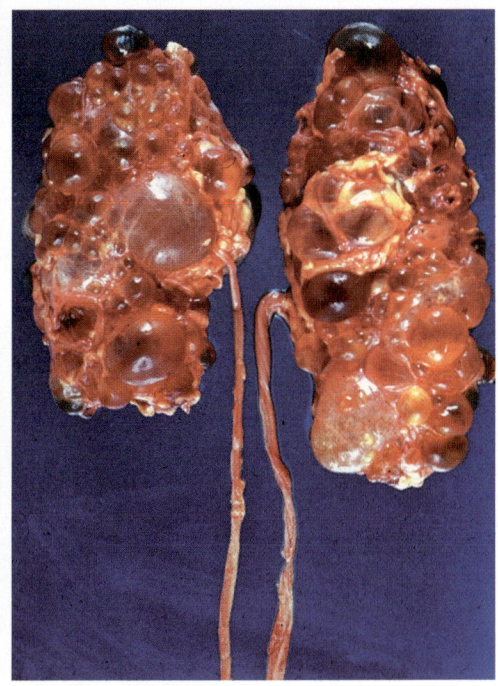

Abb. 12.1: Zystennieren

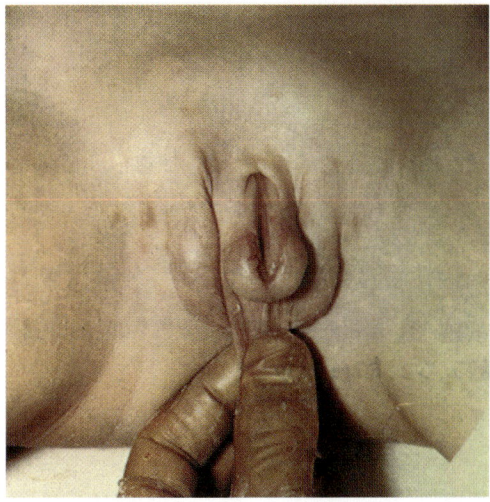

Abb. 12.5: Epispadie

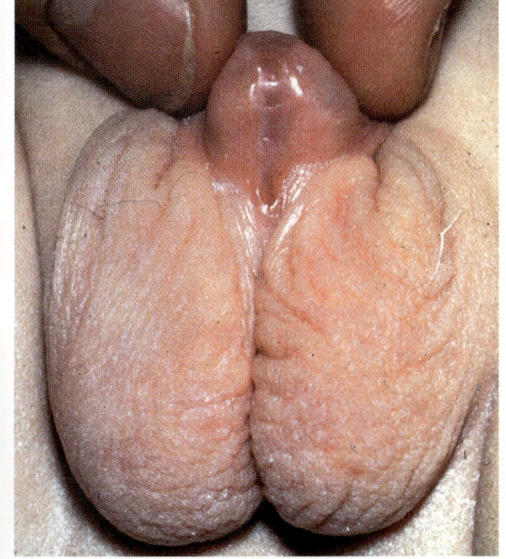

Abb. 12.4: Penoskrotale Hypospadie

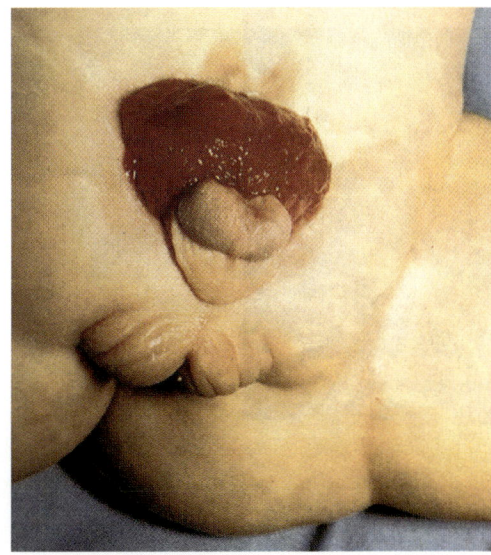

Abb. 12.6: Blasenekstrophie

Farbtafel III — Augen

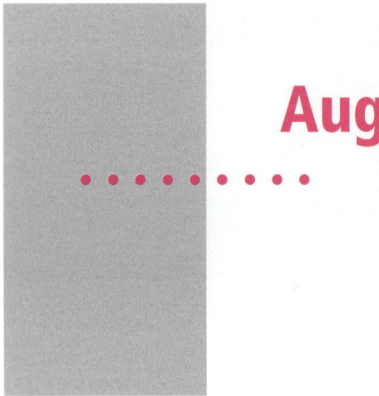

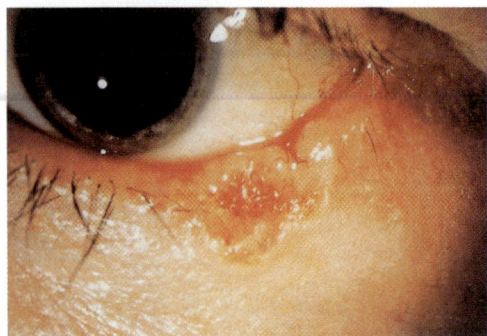

Abb. 1.7: Basaliom [12]

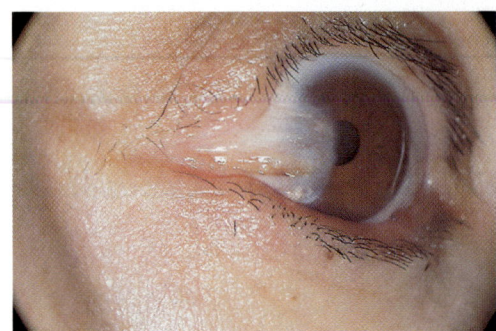

Abb. 3.2: Pterygium

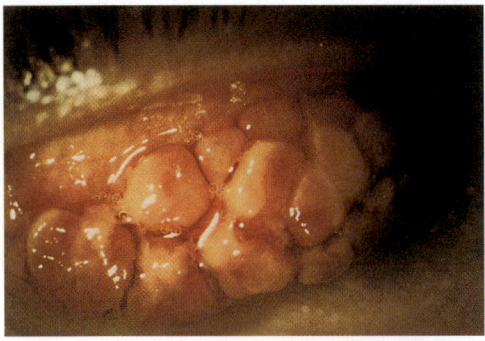

Abb. 3.1: Riesenpapillen-Konjunktivitis [12]

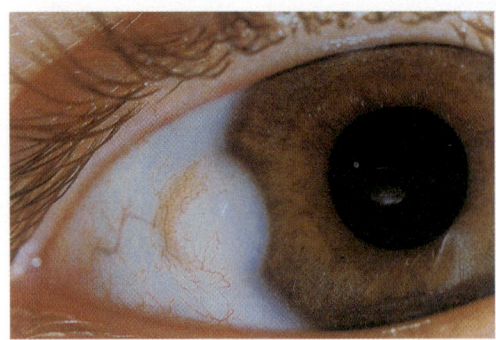

Abb. 3.3: Dermoid [12]

Augen — Farbtafel IV

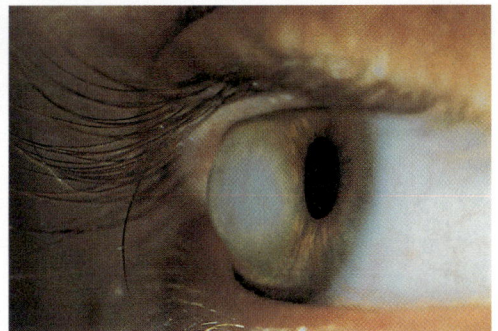

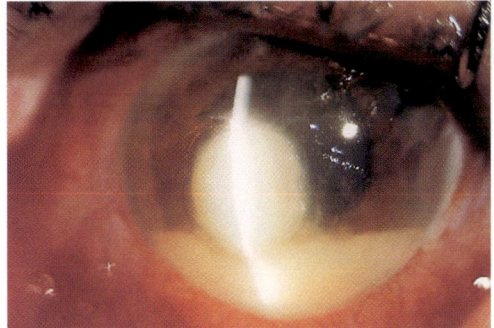

Abb. 4.4: Hypopyon

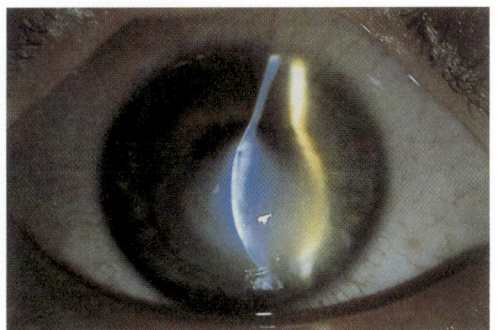

Abb. 4.2: Akuter Keratokonus: a) Übersichtsbild und b) Spaltlampenbild [12]

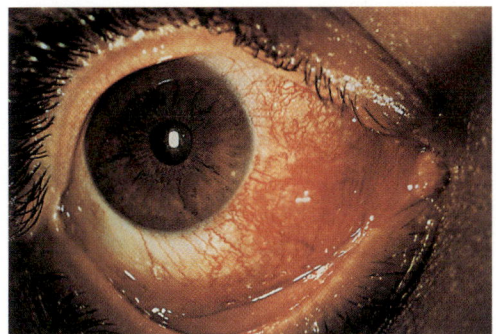

Abb. 5.1: Episkleritis [12]

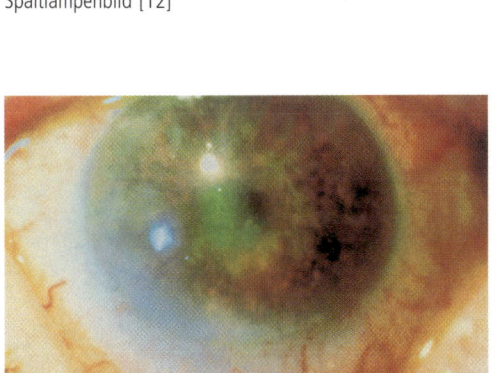

Abb. 4.3: Keratitis dendritica [12]

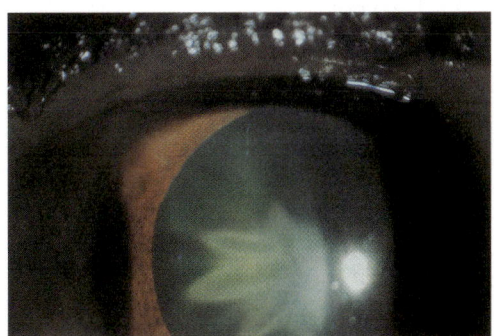

Abb. 6.2: Kontusionskatarakt [12]

Farbtafel V — Augen

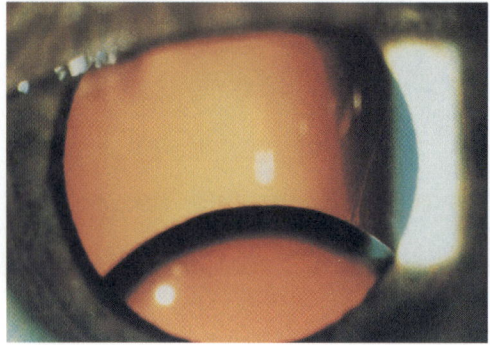

Abb. 6.3: Linsenverlagerung nach Squashballverletzung [12]

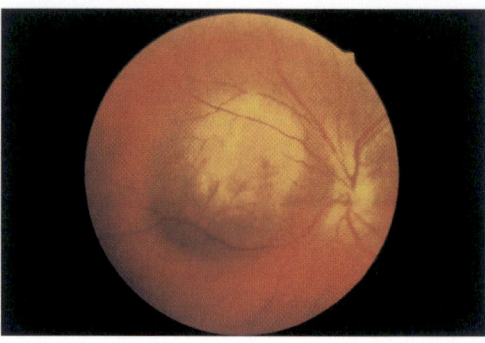

Abb. 7.4: Aderhautmelanom [12]

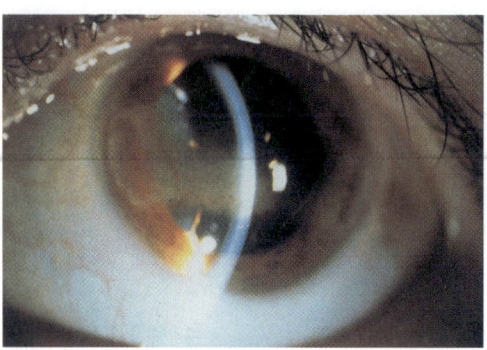

Abb. 7.2: Bandförmige Hornhautdegeneration [12]

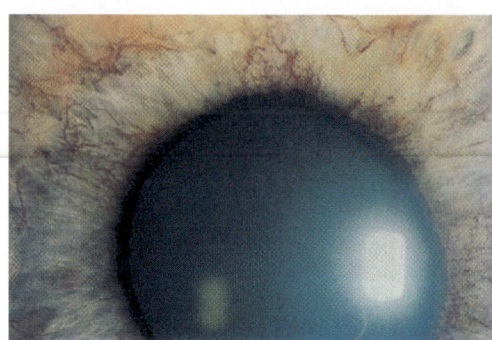

Abb. 9.4: Rubeosis iridis [12]

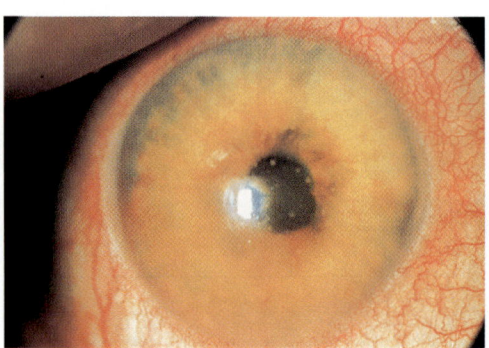

Abb. 7.3: Hornhautpräzipitate und Synechie

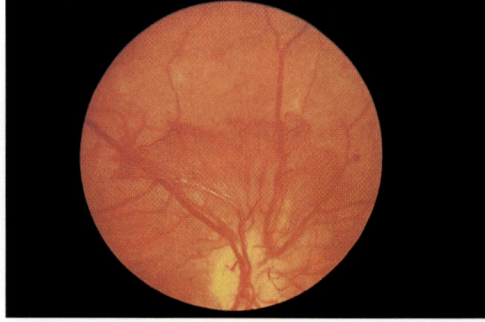

Abb. 11.3: Proliferative diabetische Retinopathie [12]

Augen   **Farbtafel VI**

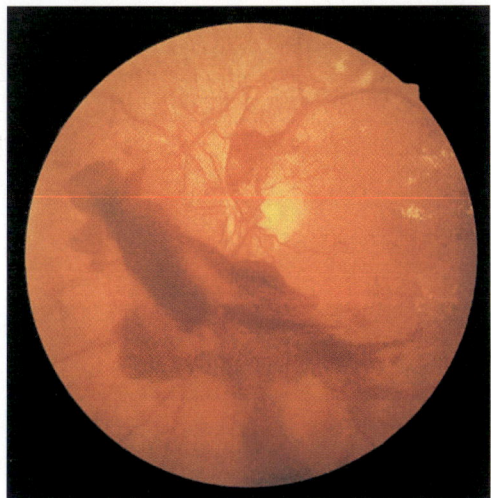

Abb. 11.4: Blutungen infolge proliferativer diabetischer Retinopathie [12]

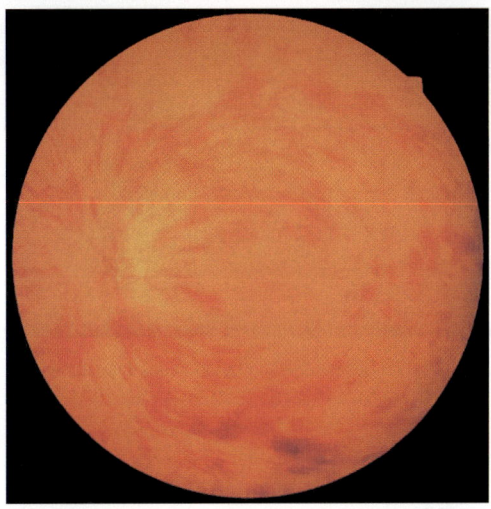

Abb. 11.9: Augenhintergrund bei Zentralvenenverschluss

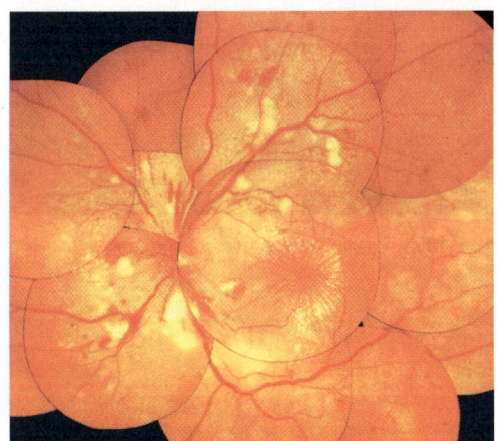

Abb. 11.8: Fundus hypertonicus IV

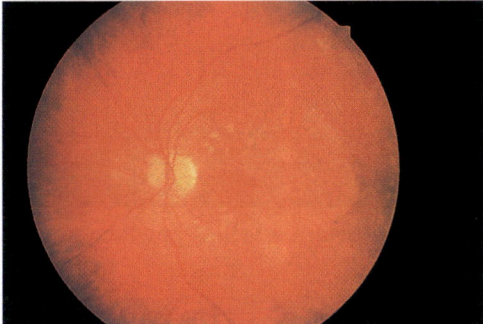

Abb. 11.10: Harte Exsudate bei florider exsudativer AMD [12]

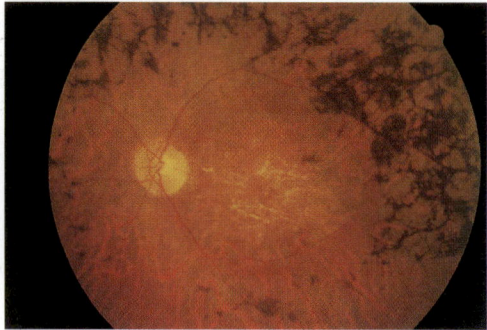

Abb. 11.12: Netzhautbefund bei Retinopathia pigmentosa [12]

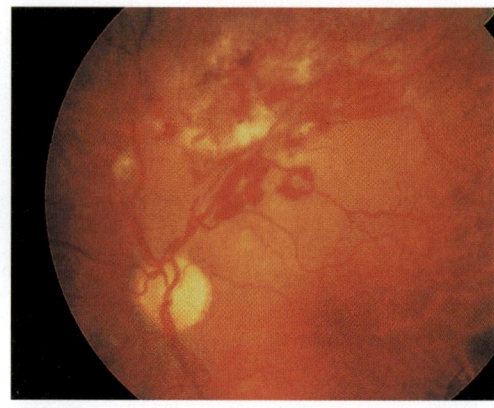

Abb. 11.14: Zytomegalie-Retinitis bei AIDS [12]

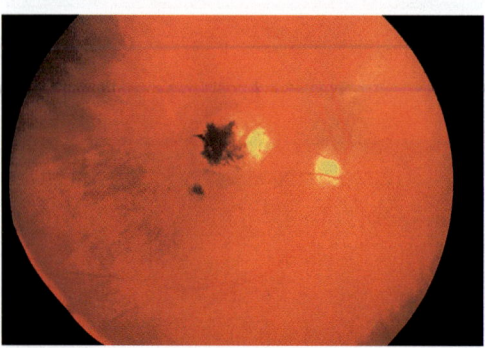

Abb. 11.13: Choriorenitische Narbe nach Toxoplasmose [12]

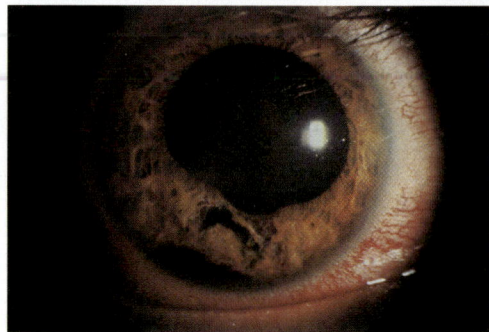

Abb. 18.2: Traumatische Iridodialyse [12]

Hals-Nasen-Ohrenheilkunde

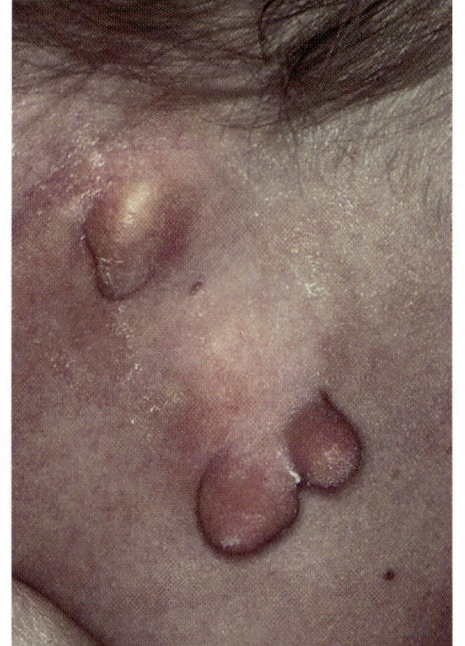

Abb. 1.20: Aurikularanhänge, Anotie

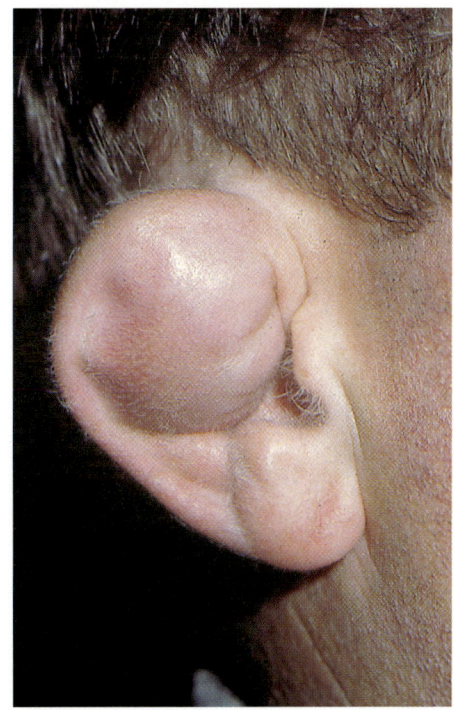

Abb. 1.21: Othämatom

Farbtafel IX Hals-Nasen-Ohrenheilkunde

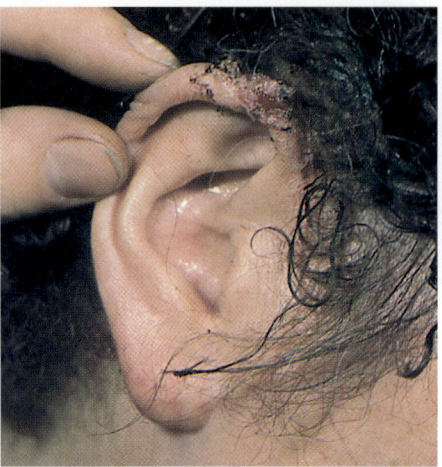

Abb. 1.22: Basaliom

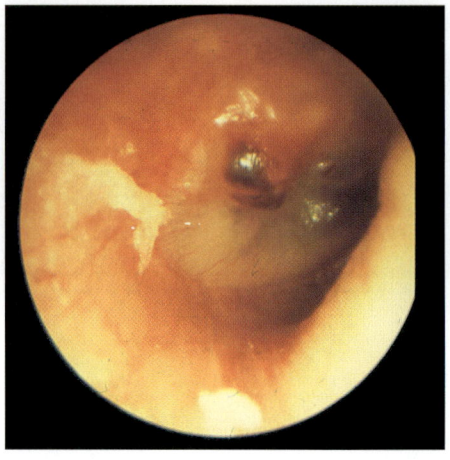

Abb. 1.26: Otoskopischer Befund bei Grippe-Otitis

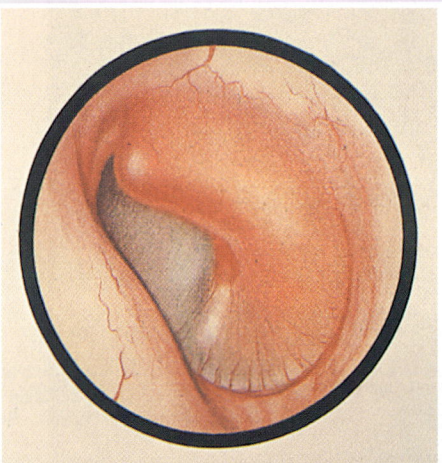

Abb. 1.25: Otoskopischer Befund bei Otitis media

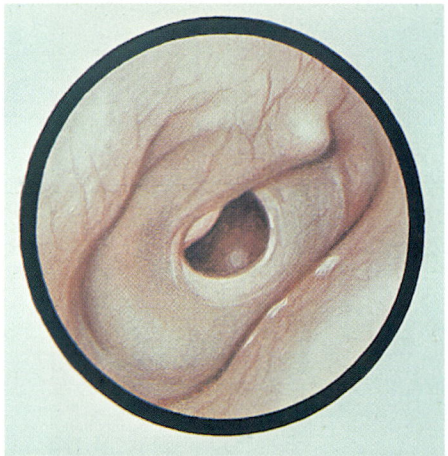

Abb. 1.27: Otoskopischer Befund bei chronisch-mesotympanaler Otitis media

Hals-Nasen-Ohrenheilkunde Farbtafel X

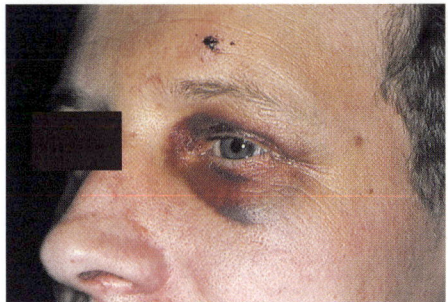

Abb. 2.8: Siebbeinfraktur nach Faustschlag

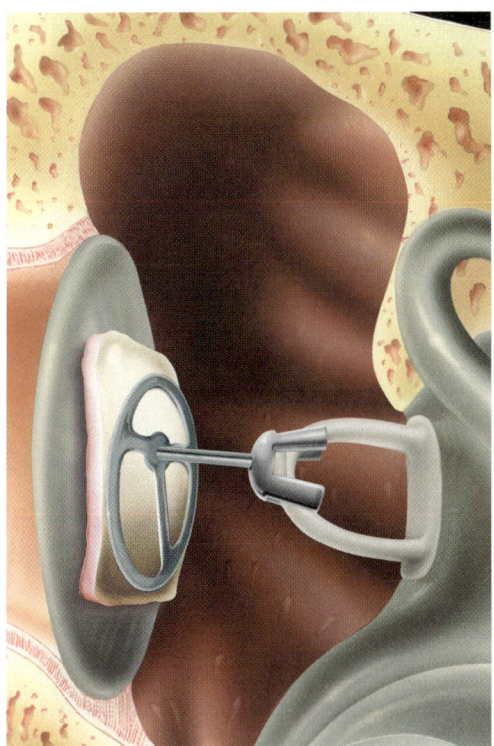

Abb. 1.29: PORP – Prothese zur Mittelohrrekonstruktion (mit freundlicher Genehmigung der Fa. Kurz)

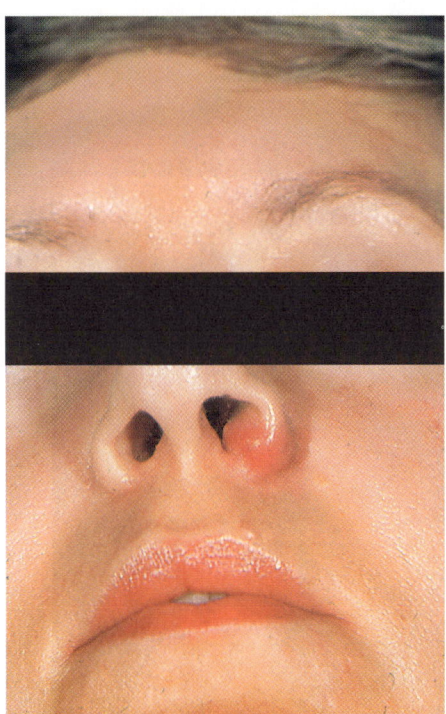

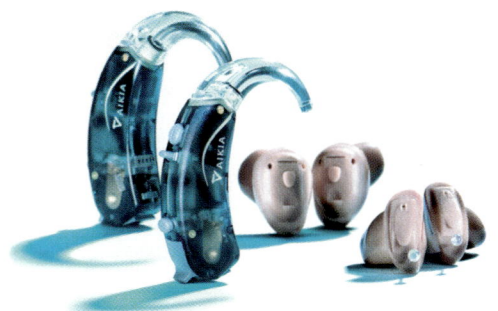

Abb. 1.32: Hörgerätetypen: links Hinter-dem-Ohr-Gerät-, rechts zwei Im-Ohr-Gerät-Hörsysteme (mit freundlicher Genehmigung der widex Hörgeräte GmbH)

Abb. 2.15: Nasenfurunkel

Farbtafel XI — Hals-Nasen-Ohrenheilkunde

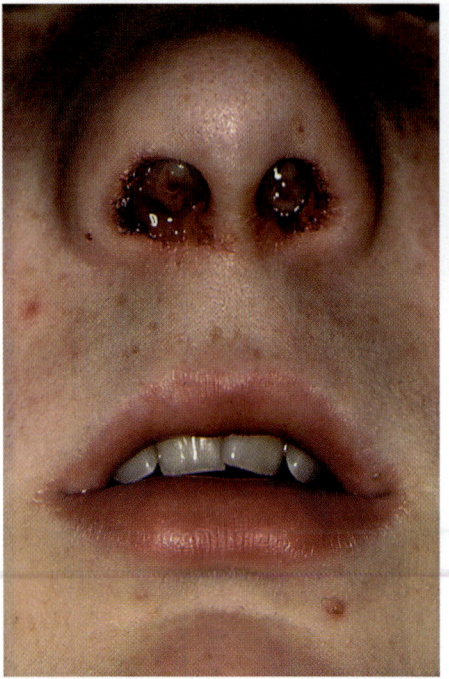

Abb. 2.18: Nasenpolypen

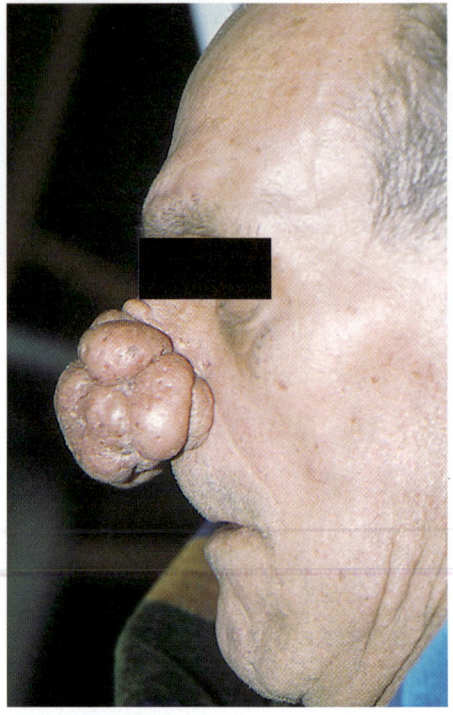

Abb. 2.22: Rhinophym

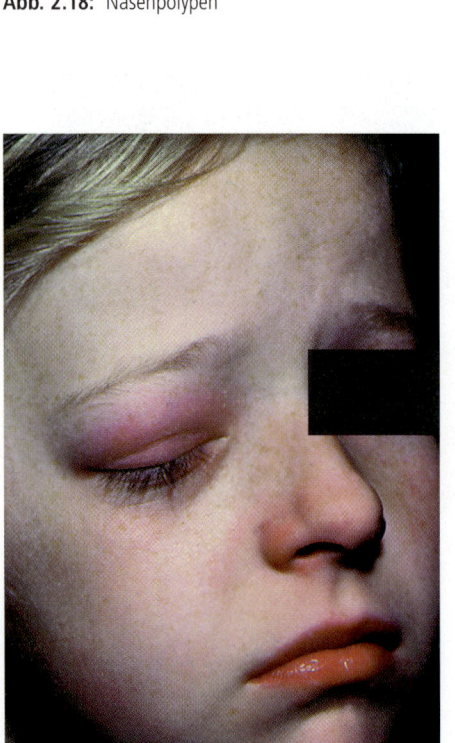

Abb. 2.20: Orbitalphlegmone

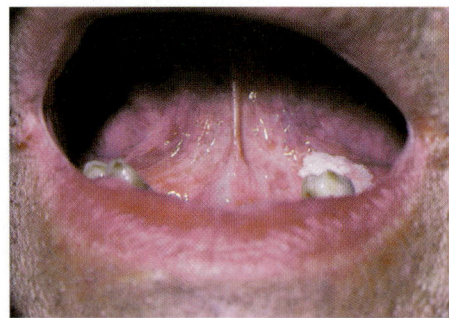

Abb. 3.6: Leukoplakie

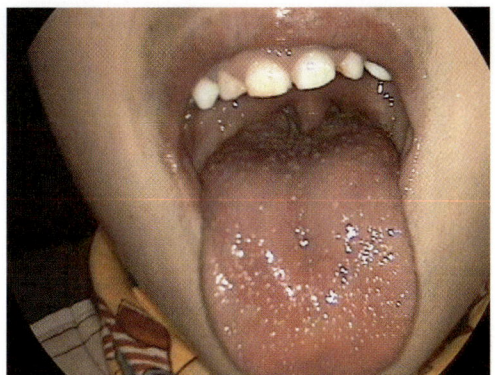

Abb. 3.7: Himbeerzunge bei Scharlach

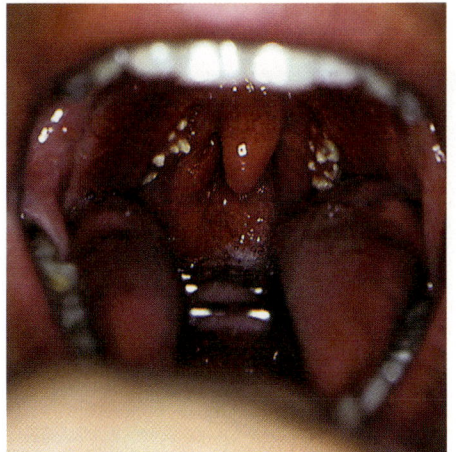

Abb. 3.8: Angina lacunaris

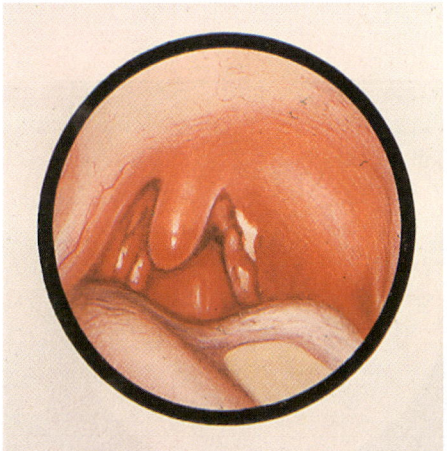

Abb. 3.9: Peritonsillarabszess

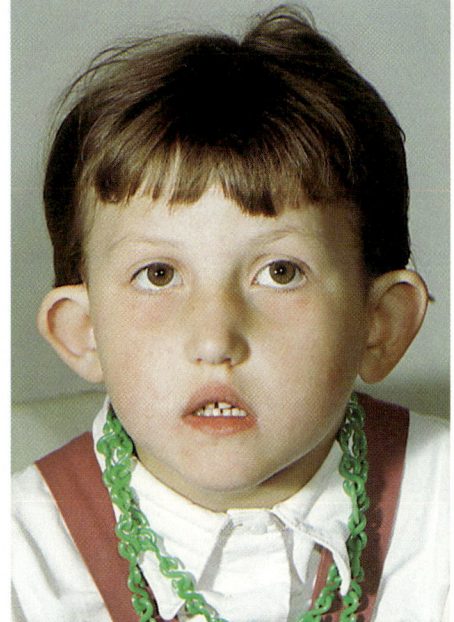

Abb. 3.13: Facies adenoidica

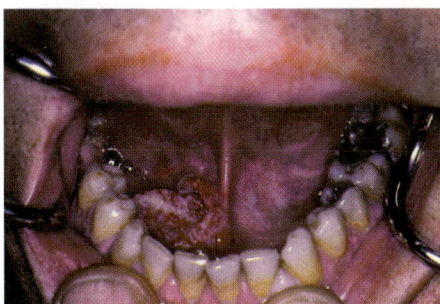

Abb. 3.17: Mundbodenkarzinom

Farbtafel XIII — Hals-Nasen-Ohrenheilkunde

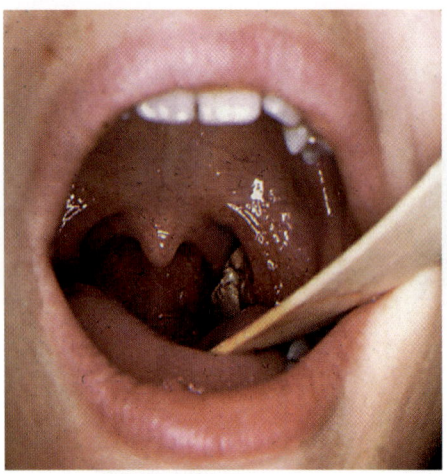

Abb. 3.18: Tonsillenkarzinom

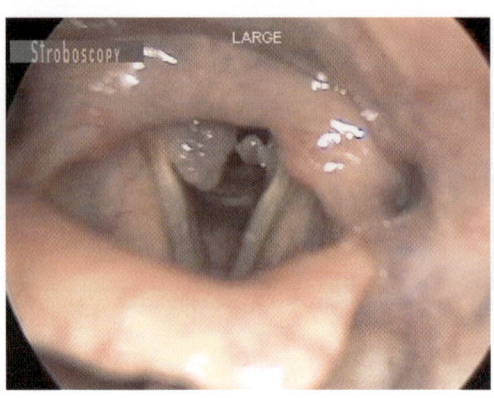

Abb. 4.11: Intubationsgranulom beidseits

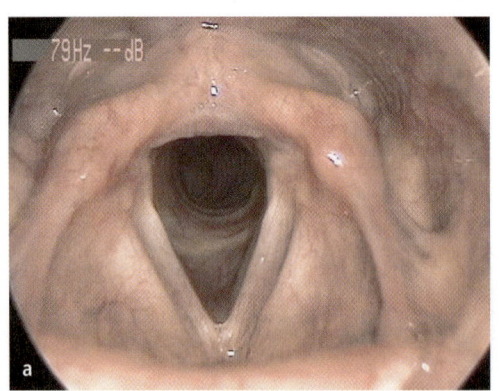

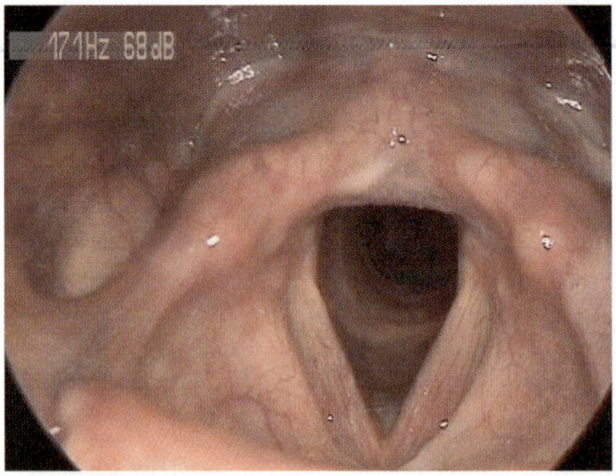

Abb. 4.12: Akute Laryngitis: Deutliche Gefäßinjektionen und Rötung der gesamten Stimmlippen und der Aryregion

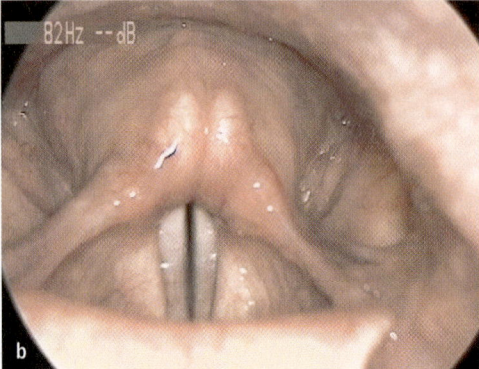

Abb. 4.9: Normaler Kehlkopfbefund, a) Respirationsstellung, b) Phonationsstellung

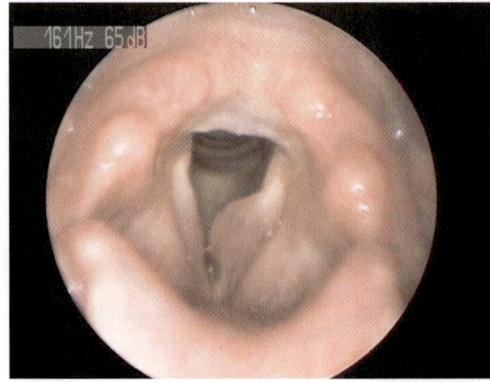

Abb. 4.14: Reinke-Ödem links

Hals-Nasen-Ohrenheilkunde Farbtafel VIX

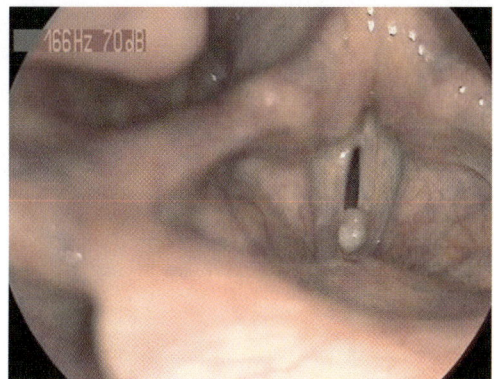

Abb. 4.19: Stimmlippenpolyp

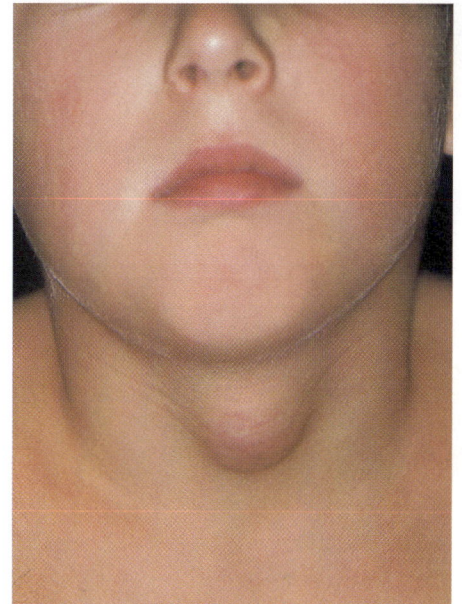

Abb. 6.3: Mediane Halszyste

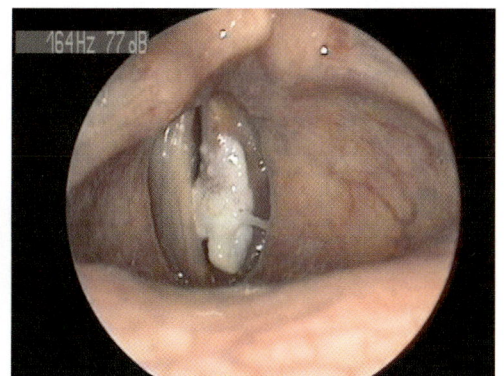

Abb. 4.20: Larynx-Karzinom linke Stimmlippe

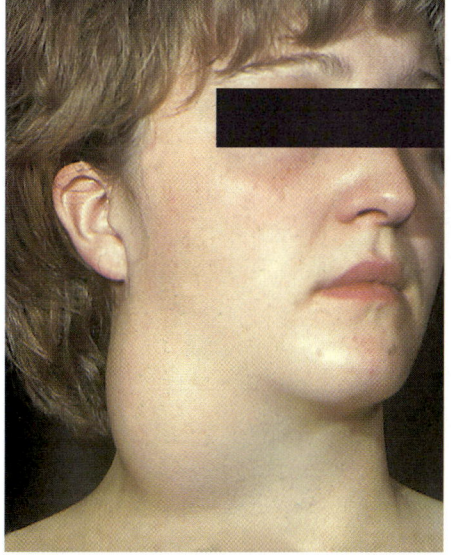

Abb. 6.4: Laterale Halszyste

Farbtafel XV — Hals-Nasen-Ohrenheilkunde

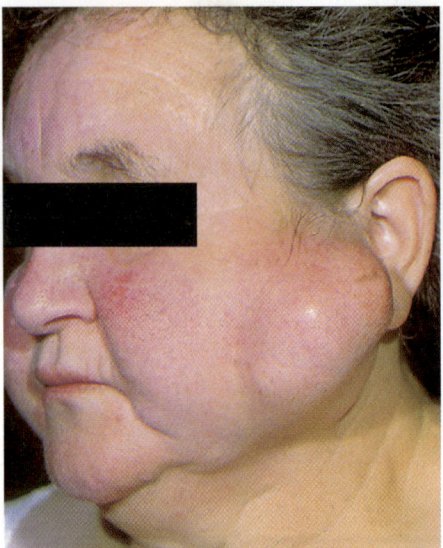

Abb. 7.1: Pleomorphes Adenom

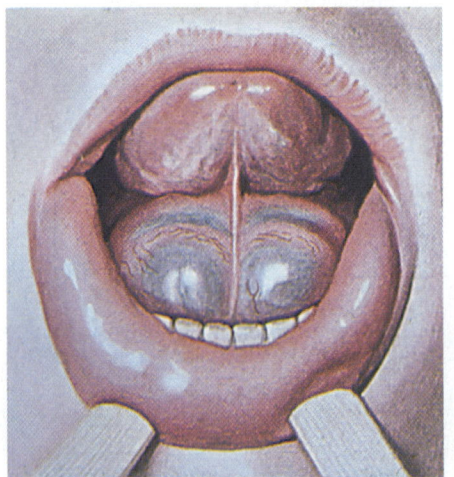

Abb. 7.2: Ranula beidseits

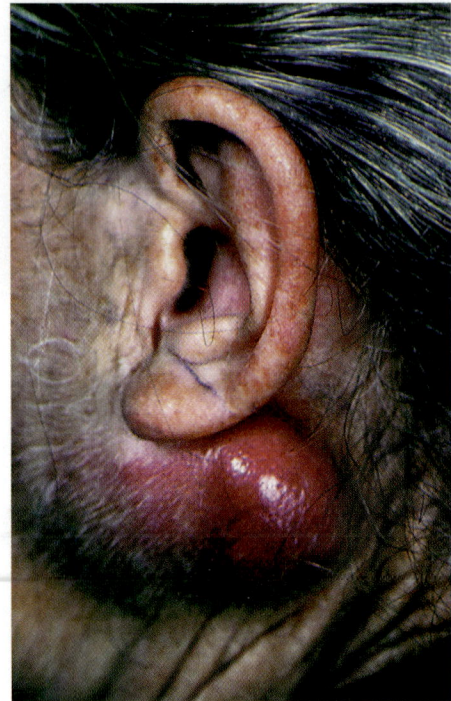

Abb. 7.3: Parotiskarzinom